Armin Bolz · Wilhelm Urbaszek

Technik in der Kardiologie

Springer-Verlag Berlin Heidelberg GmbH

Armin Bolz · Wilhelm Urbaszek

Technik in der Kardiologie

Eine interdisziplinäre Darstellung
für Ingenieure und Mediziner

Mit 290 Abbildungen

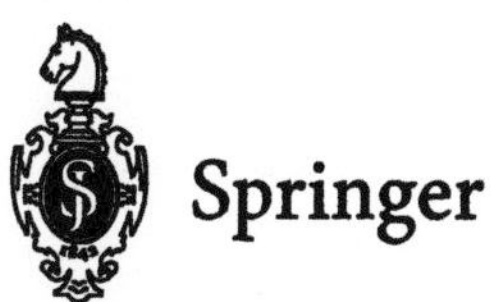

Springer

Professor Dr. rer. nat. Armin Bolz
Universität Karlsruhe
Institut für Biomedizinische Technik
Kaiserstraße 12
76131 Karlsruhe

Professor Dr. med. Wilhelm Urbaszek
Mohldorfer Straße
07973 Greiz-Raasdorf

Die Deutsche Bibliothek - CIP-Einheitsaufnahme
Bolz, Armin:
Technik in der Kardiologie: eine interdisziplinäre Darstellung für Ingenieure und Mediziner
Armin Bolz; Wilhelm Urbaszek
Berlin; Heidelberg New York; Barcelona; Hongkong, London; Mailand; Paris Singapur; Tokio:
Springer, 2002
ISBN 978-3-642-62704-0   ISBN 978-3-642-56230-3 (eBook)
DOI 10.1007/978-3-642-56230-3

http://www.springer.de

Einband-Entwurf: medio Technologies AG, Berlin
Satz: Digitale Druckvorlage der Autoren
Gedruckt auf säurefreiem Papier   SPIN: 10849367   62/3020Rw - 5 4 3 2 1 0

Unserem Kollegen, Lehrer und Vorbild

Herrn Prof. Dr. Ing. Dr. h.c. mult. Max Schaldach †

gewidmet in dankbarer Erinnerung

Vorwort

Herz-Kreislauferkrankungen gehören zu den häufigsten Todesursachen in den westlichen Industrienationen. Ihre Diagnose und Therapie erfordert das Messen physikalischer Parameter am Patienten. Allein diese Notwendigkeit verbindet zwangsläufig die drei Weltbilder der Medizin sowie der Natur- und Ingenieurwissenschaften. Das ständige Bemühen um das empirische Bündeln komplexer medizinischer Phänomene, das beharrliche Fragen nach dem Warum sowie das Wie, also das Suchen nach technischen Realisierungsmöglichkeiten, sind drei an sich gegensätzliche Denk- und Sichtweisen. Der Versuch, die Kardiologie darzustellen, wendet sich daher auch immer einer der bewährten Formen zu, je nachdem, welche Aufgabe im Vordergrund steht.

Die Erfahrung zeigt jedoch, dass jede dieser Perspektiven ihre eigenen Beschränkungen aufweist. Die Medizin alleine kann keine technischen Hilfsmittel bereitstellen. Die Ingenieurwissenschaften sind ohne fundiertes Verständnis der physiologischen Zusammenhänge nicht in der Lage, innovative diagnostische oder therapeutische Ansätze zu entwickeln und der Naturwissenschaftler versagt, sobald er seine neu gefundenen Antworten umsetzen möchte. Selbstverständlich existiert eine intensive Zusammenarbeit zwischen den Disziplinen, und doch belegen die Erfahrungen, dass die Art des Denkens auch das Herangehen an eine Aufgabe bestimmt und damit Missverständnisse und unnötige Verzögerungen vorprogrammiert sind.

Das vorliegende Lehrbuch wagt den Versuch eines Brückenschlages. Die beiden Autoren - selbst Physiker und Kardiologe - fanden sich zusammen, um gegenseitig voneinander zu lernen. Die medizinischen Aspekte werden als Grundlage verstanden, als Wissensbasis für die weitere Vorgehensweise. Die physikalische Perspektive versucht, die Kausalitäten darzulegen und technische Lösungen aufzuzeigen. Der Arzt soll damit in die Lage versetzt werden, die Möglichkeiten und Grenzen einer Technik zu verstehen und in dem Wissen um das Warum diese Technik besser anzuwenden sowie Fehlinterpretationen zu vermeiden. Der Ingenieur bzw. Naturwissenschaftler soll lernen, dass seine technische Lösung nicht autark zu sehen ist, sondern sich in die physiologischen Regelkreise des menschlichen Körpers einbettet.

Inhaltlich wird zunächst auf elementare Grundlagen physikalisch messbarer Parameter eingegangen, um das Verständnis hämodynamischer Messwerte und ihre Interpretation zu ermöglichen. Die allgemein vorhandene und weiter um sich greifende Computerisierung beim Erfassen und Bearbeiten von Daten überspielt häufig Verständnislücken. Allzu gerne verlässt sich der Nutzer auf die scheinbare Genauigkeit und Zuverlässigkeit digitaler Anzeigen. Prinzipiell darf jedoch nie vergessen werden, dass die Gesetze der Naturwissenschaften und ihr Beachten bei medizinischen Fragen die Basis für eine exakte Diagnostik bilden.

Die inhaltlichen Daten sind breit gestreut und spiegeln die komplexen Zusammenhänge kardiovaskulärer Erkrankungen und ihrer Auswirkungen auf physikalisch messbare Parameter wieder. Neben einfachen messtechnischen Prinzipien wird der Trend zur messtechnisch anspruchsvollen Diagnostik und Therapie wiedergegeben. Auch auf in der Klinik nicht mehr genutzte Verfahren wird kurz eingegangen, da die damit gewonnenen Erkenntnisse eventuell auch bei weiteren Arbeiten hilfreich sind.

Das Buch richtet sich somit an Studierende, Lernende bzw. Interessierte aller drei Fachrichtungen. Die jeweils „fremden" Perspektiven bzw. Elemente werden dabei naturgemäß deutlich schwerer zu verstehen sein als das eigene, einem selbst Vertrautere. So wird es beispielsweise der Ingenieur oder Naturwissenschaftler als mühevoll empfinden, die komprimierten Zusammenhänge in den Kapiteln 2 bis 4 in allen Details zu verinnerlichen. Im Gegenzug setzen die technischen Details der übrigen Kapitel ein gewisses Grundverständnis voraus.

Dem Leser wird daher empfohlen, sich davon nicht abschrecken zu lassen. Ziel kann es nicht sein, alles genauestens verstanden zu haben. Wichtig ist vielmehr, einen groben Überblick zu erhalten, um die Zusammenhänge zu verstehen. Die Vertiefung darf erst in einem zweiten Schritt erfolgen. Hierzu dient auch die teilweise sehr umfangreiche und aktuelle Literatursammlung.

Die Autoren wurden bei ihrem Bemühen von allen Seiten unterstützt. So stammen Teile des Manuskripts aus der Feder von Kollegen. Besonders zu nennen sind hierbei Herr Dr. med. Rolf Dörr (Dresden), dem wir das Kapitel über die Nuklearmedizin verdanken. Das gesamte Ultraschallkapitel wurde von Herrn Privatdozent Dr. med. Frank Weber (Rostock) verfasst, der dankenswerterweise auch für die Kapitel über Schrittmacher und Defibrillatoren erhebliche Zuarbeiten leistete. Ebenso danken wir an dieser Stelle Herrn Dipl.-Inf. M. Gmelin (Karlsruhe) für seine Unterstützung bei dem Kapitel über Informationstechnik. Dank gilt auch einer Reihe von Kollegen, die bei der Korrektur des Manuskripts halfen. Besonders zu nennen sind hierbei: Herr Prof. K. Meyer-Waarden, Herr Dr. J. Schöchlin, Herr Dipl.-Ing. M. Schönegg, Herr M. Frey sowie Herr A. Belej.

Frau I. Günter, Frau R. Frech und Frau R. Modery halfen unermüdlich bei der Umsetzung des Manuskripts und dem Erstellen der verschiedenen Grafiken. Ihnen danken wir an dieser Stelle ausdrücklich. Ebenso zu nennen sind die Mitarbeiter des Springer Verlages, insbesondere Herr Dr. Merkle und Frau Jantzen. Unser ganz besonderer Dank gilt aber Frau D. Schyma, die mit bewundernswerter Geduld alle Änderungswünsche aufnahm und das Buch in die Form brachte, in der es nun vorliegt. Von ihr durften die Autoren lernen, dass das reine Verfassen eines Textes einen vergleichsweise kleinen Anteil zum Gelingen eines Buches beiträgt.

Armin Bolz
Karlsruhe, im August 2001

Wilhelm Urbaszek
Greiz/Dresden, im August 2001

Inhaltsverzeichnis

1 Grundlagen der Fluidmechanik

Greift innerhalb einer Flüssigkeit senkrecht zu einem Flächenstück A die flächenhaft verteilte Kraft F an, so ergibt sich der Druck P als das Verhältnis beider Größen.

$$P = \frac{F}{A}.$$ (1.1)

Herrscht auf den beiden Seiten eines Flächenelementes der gleiche Druck, so liegt ein Kräftegleichgewicht vor und das System bleibt in Ruhe. Existiert jedoch ein Druckunterschied, so entsteht eine effektive Kraft, die zu einem Massetransport führt. Die Flüssigkeit bewegt sich dann vom Ort hohen Druckes zum Ort niedrigen Druckes. Die Voraussetzung für eine Strömung ist somit die Existenz einer Druckdifferenz ΔP.

1.1 Die Druckverteilung

Nach Bernoulli lassen sich drei verschiedene Druckbeiträge unterscheiden:

Statischer Druck
In einem ruhenden Medium entsteht aufgrund der Wandspannung des umschließenden Gefäßes ein Druck, der als statischer Druck P_{stat} bezeichnet wird.

Hydrostatischer Druck
Unterliegt das System zusätzlich dem Einfluss der Schwerkraft, so übt die über dem Messort befindliche Flüssigkeitssäule aufgrund ihres Gewichtes eine zusätzliche Kraft aus, die zu einem hydrostatischen Druck P_{hydro} führt[1]. Der Anteil dieses Druckes berechnet sich aus der Dichte ρ der Flüssigkeit, der Gravitationskonstante g (g = 9,81 m/s^2) und der Höhe der Flüssigkeitssäule h zu

$$P_{hydro} = \rho \cdot g \cdot h.$$ (1.2)

Staudruck
Bewegt sich zudem die Flüssigkeit mit der Geschwindigkeit v, so üben - bildlich gesprochen - die strömenden Teilchen durch ihren „Aufprall" eine zusätzliche

---

[1] Die unter dem Messort liegende Flüssigkeitssäule liefert keinen Beitrag zum Druck, da die Teilchen keine Zugkräfte aufeinander ausüben.

Kraft auf das Flächenelement A aus, was in einer dritten Druckkomponente resultiert. Dieser als Staudruck P_{stau} bezeichnete Wert ergibt sich zu

$$P_{stau} = \rho \cdot \frac{v^2}{2}. \tag{1.3}$$

Der Energieerhaltungssatz besagt, dass in einem geschlossenen System ohne Reibung die Energie erhalten bleibt, also die Summe von thermodynamischer, potentieller und kinetischer Energie konstant ist

$$P_{stat} \cdot V + m \cdot g \cdot h + m \frac{v^2}{2} = const. \tag{1.4}$$

Die Division durch das v Volumen führt zur sog. Bernoulli-Gleichung

$$P_{stat} + \rho \cdot g \cdot h + \rho \frac{v^2}{2} = const, \tag{1.5}$$

wonach auch die Summe der drei Druckkomponenten stets konstant ist. Dieser Zusammenhang wird bei vielen der folgenden diagnostischen Fragestellungen von Bedeutung sein. Da in der Medizin verschiedenste Druckeinheiten Verwendung finden, sind in Tabelle 1.1 die wesentlichsten Größen zusammengefasst.

Tabelle 1.1. Umrechnung der verschiedenen Druckeinheiten in die international vereinbarte SI-Einheit Pa (Pascal)

	Pa	N/m^2	Torr	mmHg	atm	at	bar
Pa	1	1	133,3	133,3	101330	98100	100000

1.2 Die Viskosität einer Flüssigkeit

Sobald eine Druckdifferenz ΔP existiert, wird auf die Flüssigkeitsteilchen eine Kraft ausgeübt und eine Strömung in Gang gesetzt. In realen Flüssigkeiten üben jedoch die einzelnen Teilchen auch Kräfte untereinander aus, wodurch es zu einer Behinderung dieser Strömung kommt. Dieser Effekt wird als innere Reibung τ bzw. Viskosität μ bezeichnet und ist in Abb. 1.1 veranschaulicht.

Dargestellt ist das Strömungsprofil einer Flüssigkeit mit der Geschwindigkeit v, die sich zwischen zwei Scheiben der Fläche A befindet. Wird auf eine der Scheiben eine Kraft F parallel zur Grenzfläche ausgeübt, so bewegt sie sich und verursacht innerhalb der Flüssigkeit eine Strömung. Wird die Flüssigkeit zur Vereinfachung in einzelne Schichten unterteilt, so nimmt die oberste Schicht die Geschwindigkeit der oberen Platte, die untere Schicht hingegen die Geschwindigkeit der unteren Platte an („Prandtl'sche Grenzflächenhaftung"). Dazwischen wird es aufgrund der inneren Reibung der einzelnen Schichten zu einem linearen Übergang der Strömungsgeschwindigkeiten kommen. Zur Quantifizierung wird zunächst die Schubspannung τ eingeführt

$$\tau = \frac{F}{A} \, . \tag{1.6}$$

Damit lässt sich der „Koeffizient der inneren Reibung" bzw. die Viskosität μ einer Flüssigkeit über den Zusammenhang zwischen der Schubspannung τ und dem Geschwindigkeitsgradienten definieren

$$\tau = \mu \cdot \frac{dv}{dy} \, . \tag{1.7}$$

Ist μ unabhängig von der Geschwindigkeit v, so spricht man von Newton'schen Flüssigkeiten. Wasser bzw. wässrige Lösungen erfüllen diese Bedingungen in guter Näherung. Bei Blut handelt es sich jedoch streng genommen um keine Newton'sche Flüssigkeit, da die korpuskulären Bestandteile zu einer Geschwindigkeitsabhängigkeit der Viskosität führen [1, 2]. Dies führt zu interessanten Effekten, wie sie beispielsweise bei nassem Strandsand zu beobachten sind: Wird ein Gegenstand (z. B. ein Fuß) langsam aus nassem Sand herausgezogen, so fließt der Sand um das Hindernis herum, und der Fuß lässt sich befreien. Sobald jedoch die Geschwindigkeit erhöht wird, verhaken sich die einzelnen Sandkörner untereinander. Dies führt zu einer starken Erhöhung der Viskosität, wodurch sich der Fuß kaum noch herausziehen lässt.

Auch Blut hat in geringem Maße derartige nichtlineare Eigenschaften. Besonders im Bereich der Mikrozirkulation ist dies von Bedeutung, im Bereich der Hauptgefäße lässt es sich jedoch als Newton'sches Fluid nähern.

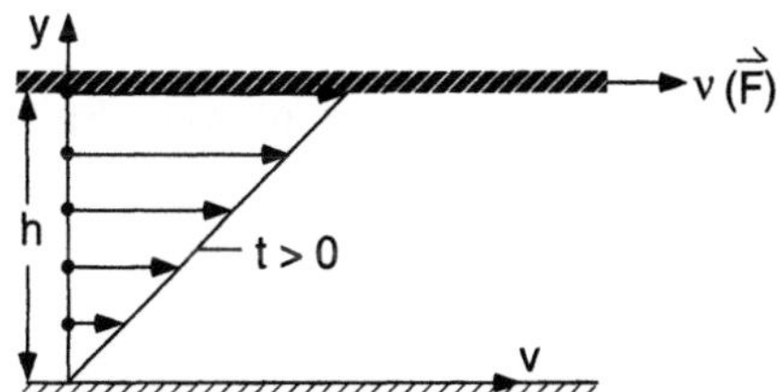

Abb. 1.1. Schichtenmodell zur Definition der Viskosität

1.3 Die Strömung einer Flüssigkeit in einem Rohr

Mit den Definitionen aus Abschn. 1.1 und 1.2 lässt sich der Zusammenhang von Druckdifferenz und Strömung einer Flüssigkeit angeben. Zunächst sei der einfachste Fall eines geraden Rohres mit kreisförmigem Querschnitt angenommen. Ferner soll die Strömung laminar sein, d. h. keinerlei Turbulenzen aufweisen. Zwischen zwei Ebenen im Abstand l herrsche die Druckdifferenz P_1-P_2. Die Abb. 1.2 fasst die Ausgangslage zusammen.

Aufgrund der Druckdifferenz wird auf die von Ebene 1 und Ebene 2 eingeschlossene Flüssigkeitssäule eine Kraft F_s ausgeübt.

$$F_s = \pi r^2 (P_1 - P_2) \, . \tag{1.8}$$

Wird das Schichtenmodell aus Abb. 1.1 auf das rotationssymmetrische Rohr-modell übertragen, so ergibt sich folgende Schubspannung an der Rohrinnenfläche

$$\tau = \frac{F}{2\pi r l}.$$ (1.9)

Mit der Definition der Viskosität nach Gl. 1.7 ergibt sich ein Zusammenhang zwischen dem gesuchten Strömungsprofil und der dadurch verursachten Kraft F

$$F = \mu \cdot 2\pi r l \cdot \frac{dv}{dr}.$$ (1.10)

Im Falle einer kontinuierlichen Strömung liegt ein Kräftegleichgewicht vor, d. h. die mit der Schubspannung verbundene Kraft F ist gegengleich zu der durch die Druckdifferenz resultierenden Kraft F_s. Daraus folgt

$$\mu \cdot 2\pi r l \cdot \frac{dv}{dr} = \pi r^2 (P_1 - P_2).$$ (1.11)

Eine Division durch πr und Integration ergibt

$$\frac{-2l\mu}{P_1 - P_2} \int dv = \int r \, dr.$$ (1.12)

Mit der Prandtl'schen Haftbedingung (d. h. v = 0 an der Rohrinnenwand) ergibt sich somit das gesuchte Strömungsprofil

$$v(r) = \frac{(P_1 - P_2)}{4l\mu} \left(r_0^2 - r^2 \right).$$ (1.13)

Bei laminarer Strömung in einem Rohr liegt folglich ein parabolisches Strö-mungsprofil vor.

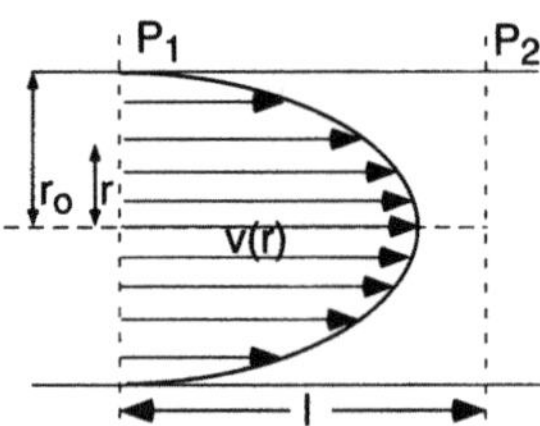

Abb. 1.2. Strömungsprofil in einem geraden Rohr mit kreisförmigem Querschnitt und dem Radius r_0

1.4 Der Fluss

In der praktischen Routine ist es meist zu aufwendig, ein komplettes Strömungs-profil zu analysieren. Häufig reicht die Durchflussrate bzw. der Fluss Q aus, der die Gesamtmenge der durch das Rohr strömenden Flüssigkeit beschreibt. Ein Rah-men, der eine Fläche A umspannt, werde von einer Flüssigkeit mit der Geschwin-digkeit v durchströmt. In der Zeit dt schiebt sich das Volumen dV durch den Rahmen

$$dV = v \cdot A \cdot dt.$$ (1.14)

Der gesuchte Fluss Q ist als das pro Zeiteinheit t durch eine Ebene hindurch-
tretende Volumen V definiert.

$$Q = \frac{dV}{dt} = v \cdot A. \tag{1.15}$$

Ist v innerhalb der Messebene nicht konstant, so ist entsprechend zu integrieren

$$Q = \int v dA. \tag{1.16}$$

Angewandt auf den Fall der Rohrströmung (Gl. 1.13) ergibt sich der Fluss in
einem Rohr zu (Hagen-Poiseuille'sches Gesetz)

$$Q = \int_0^{r_0} 2\pi r \cdot v(r) dr = \frac{\pi}{8} \frac{P_1 - P_2}{\mu l} \cdot r_0^4. \tag{1.17}$$

Der Fluss Q in einem Rohr ist somit - unter den genannten Voraussetzungen -
proportional zur Druckdifferenz ΔP zwischen den beiden begrenzenden Ebenen
und zur vierten Potenz des Rohrradius r_0. Dies ist insofern von Bedeutung, als die
intuitiv erwartete Proportionalität zum Rohrquerschnitt nur zu einer quadratischen
Abhängigkeit geführt hätte. Hieran ist der deutliche Einfluss der inneren Reibung
und des dadurch entstehenden Strömungsprofils zu erkennen.

1.5 Der Strömungswiderstand - Analogien zu einem elektrischen Stromkreis

Die Ähnlichkeit eines geschlossenen Flüssigkeitskreislaufes mit einem Stromkreis
legt es nahe, Analogien zu einem elektrischen System zu suchen. Dies bietet den
Vorteil, bekannte Methoden aus der Elektrotechnik auf die Strömungsmechanik zu
übertragen. So ist es beispielsweise in vielen Fällen hilfreich, ein elektrisches Ersatzschaltbild für ein fluidmechanisches Problem aufzustellen und zu lösen. Dies
mag insbesondere für den an der Messtechnik interessierten Leserkreis von Bedeutung sein, der über eine elektrotechnische Grundausbildung verfügt und für
den rein mechanische Betrachtungen fremd sind.
   Die treibende Kraft, die in einem Stromkreis durch die elektrische Spannung U
gegeben ist, ist im Falle einer Strömung die Druckdifferenz P_1-P_2. Dem durch die
Spannung hervorgerufenen Strom I entspricht hier der Fluss Q. Folglich lässt sich
in Analogie zu einem elektrischen System ein Strömungswiderstand R_s definieren

$$R_s = \frac{P_1 - P_2}{Q}. \tag{1.18}$$

Das Integral über den Fluss, dem in der Elektrizitätslehre die elektrische Ladung Q entspricht, ist im Falle einer strömenden Flüssigkeit das Volumen V. Auch
das speichernde Element eines Kondensators C, das in der Lage ist, proportional
zur außen angelegten Spannung eine bestimmte Ladungsmenge aufzunehmen und
wieder abzugeben, ist in der Strömungslehre wiederzufinden. Alle dehnbaren Ge-

fäße, also insbesondere die Blutgefäße, nehmen mit zunehmendem Druck Volumen auf, was als Compliance C bezeichnet wird. Der Vollständigkeit halber sei auch die der Induktivität L analoge Inertanz L′ einer Strömung erwähnt, die auf die Trägheit einer Blutströmung zurückzuführen ist. Sie spielt jedoch im Blutkreislauf eine untergeordnete Rolle. Alle genannten Größen und ihre Definitionen sind in Tabelle 1.2 zusammengefasst.

Werden diese Analogien genutzt, so lassen sich auch alle damit zusammenhängenden Gesetzmäßigkeiten der Elektrotechnik verwenden, also insbesondere die Regeln für die Serien- bzw. Parallelschaltungen von Widerständen und Kondensatoren sowie die Kirchhoff'schen Regeln. Auf diese Weise sind einfache Abschätzungen möglich, die zumindest ein grobes quantitatives Verständnis des Herz-Kreislaufsystems ermöglichen.

Tabelle 1.2. Analogien strömungsmechanischer Größen mit Elementen der Elektrizitätslehre

Allg. Bedeutung	Elektrotechnische Größe	Fluidmechanische Größe
Absolutgröße	Potential ϕ [V]	Druck P [Pa]
Differenzgröße	Spannung U [V]	Druckdifferenz ΔP [Pa]
Flussgröße	Strom I [A] $\quad I = \dfrac{dQ}{dt}$	Fluss Q [ml·s^{-1}, m^3·s^{-1}] $\quad Q = \dfrac{dV}{dt}$
Integrierte Flussgröße	Ladung [As] $\quad Q = \int Idt$	Volumen [ml, m^3] $\quad V = \int Qdt$
Resistiver Verbraucher	Widerstand [$\Omega = $V·A^{-1}] $\quad R = \dfrac{U}{I}$	Strömungswiderstand [Pa·s·ml] $\quad R_s = \dfrac{\Delta P}{Q}$
Arbeit	Arbeit [V·A·s] $\quad W = U \cdot \int Idt$	Arbeit [Pa·ml] $\quad W = \Delta P \cdot \int Qdt$
Flussspeicher	Kapazität [F = A·s·V^{-1}] $\quad C = \dfrac{Q}{U}$	Compliance [ml·Pa^{-1}] $\quad C' = \dfrac{\Delta V}{\Delta t}$
Differenzspeicher	Induktivität L [H = V·s·A^{-1}] $\quad U = L\dfrac{dI}{dt}$	Inertanz L′ [Pa·s^2·ml^{-1}] $\quad \Delta P = L'\dfrac{dQ}{dt}$

1.6 Die Strömung in einem Rohrsystem

Bislang bezogen sich die Überlegungen auf ein einziges, unverzweigtes Rohr. Sobald Veränderungen des Querschnittes oder Verzweigungen auftreten, kommt eine wesentliche Gesetzmäßigkeit hinzu, die sog. Kontinuitätsgleichung

$$Q = v_1A_1 = v_2A_2 = v_3A_3 + v_4A_4 = \text{const}. \tag{1.19}$$

Darin stehen die v_i für die Geschwindigkeiten und die A_i für die Querschnittsflächen an den Orten i innerhalb eines Rohres (Abb. 1.3). Die Gleichung besagt, dass der Gesamtfluss in einem System stets konstant bleibt.

Dies ist gleichbedeutend mit der Massenerhaltung (der integrierten Form der Kontinuitätsgleichung) und macht deutlich, dass keine Flüssigkeit verloren gehen oder hinzukommen kann. Streng genommen gilt dies nur für inkompressible Medien und Gefäße ohne jegliche Compliance, da sich sonst das Medium an bestimmten Stellen speichert. Für den Blutkreislauf ist dies jedoch in den meisten Fällen erfüllt.

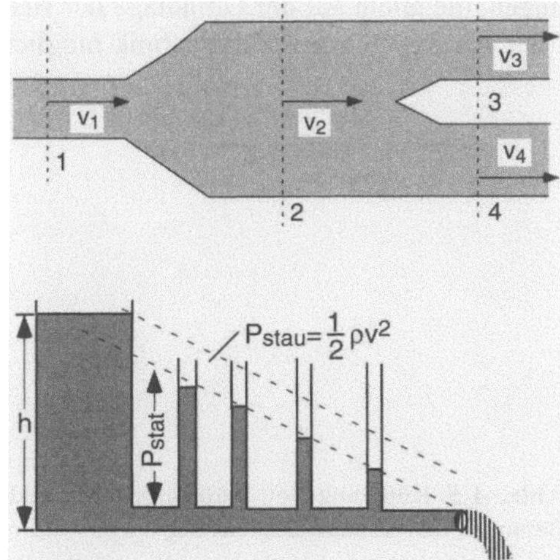

Abb. 1.3. Veranschaulichung der Kontinuitätsgleichung

Abb. 1.4. Auswirkungen von Bernoulligleichung und Strömungswiderstand auf den statischen Druckverlauf in einem Rohr

Damit ist das Rüstzeug für einfache qualitative Überlegungen zu Strömungen in Rohrsystemen gegeben. Zwei Beispiele sollen zu Übungszwecken diskutiert werden. Die Abb. 1.4 zeigt einen Druckbehälter, der über ein waagerechtes Rohr entleert wird. Die Höhe h der Wassersäule innerhalb des Druckbehälters entspricht dem hydrostatischen Druck P_{stat} am Eingang des Rohres, am Ausgang sei der statische Druck 0. Damit existiert eine Druckdifferenz $\rho \cdot g \cdot h$, die eine Strömung bewirkt. Da die Flüssigkeit reibungsbehaftet ist, tritt ein Strömungswiderstand auf R_s (Tabelle 1.2 und Gl. 1.18), der zu einer Verringerung des statischen Druckes führt. Zur Messung von P_{stat} sind an verschiedenen Stellen entlang des Rohres Messsäulen angebracht. Die sich darin ausbildende Wassersäule erlaubt eine Aussage über den lokalen statischen Druck. Deutlich ist zu sehen, dass sich unter Gleichgewichtsbedingungen ein linearer Druckabfall einstellt. Man beachte dabei, dass der statische Druck innerhalb des Rohres um den geschwindigkeitsabhängigen Staudruck $1/2\,\rho v^2$ reduziert ist.

Nimmt der Rohrquerschnitt A ab, wie im linken Teil der Abb. 1.5 dargestellt, so erhöht sich die Fließgeschwindigkeit gemäß der Kontinuitätsgleichung, was zu einem erhöhten Staudruck und damit einem verringerten statischen Druck am Ort der Verengung führt.

Selbstverständlich sind diese Beispiele nur für den stark idealisierten Fall gerader Rohre und laminarer Strömungen gültig. Für die mathematische Beschreibung komplizierterer Strömungsgeometrien sind zusätzlich auch die thermodynamischen Zustandsgleichungen sowie die Navier-Stokes-Gleichung [5] erforderlich.

Letztere entspricht der Bewegungsgleichung der Fluidmechanik und berücksichtigt das Gleichgewicht der von außen angelegten sowie der durch die Druckdifferenzen bzw. die Strömung hervorgerufener Kräfte. In Summe ergeben sich damit 6 Gleichungen, mit denen prinzipiell die Beschreibung komplizierter Strömungen möglich ist. Da die Gleichungen nichtlinear sind, setzt dies in der Regel den Einsatz numerischer Verfahren voraus [4]. Für die folgenden Überlegungen sind jedoch die qualitativen Beschreibungen, die allein auf der Grundlage der Bernoulli-, der Kontinuitätsgleichung und der Analogien zur Elektrotechnik möglich sind, völlig ausreichend.

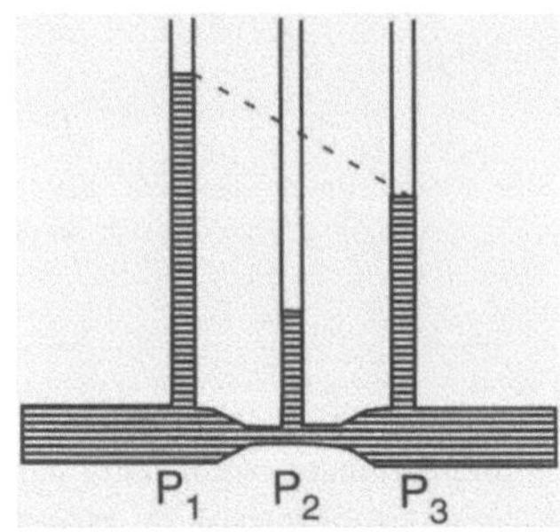

Abb. 1.5. Kopplung von Strömungswiderstand, Bernoulli- und Kontinuitätsgleichung

1.7 Literatur

[1] Darby, R., (1976) Viscoelastic fluids an introduction to their properties and behavior. Chemical processing and engineering., New York: Dekker.

[2] Ernst, E., (1989) Hämorheologie, Theorie, Klinik, Therapie, Stuttgart: Schattauer Verlag.

[3] Hou-Cheng Huang, Zheng-Hua Li and Asif S. Usmani (1999) Finite Element Analysis of Non-Newtonian Flow , Springer-Verlag Berlin Heidelberg etc.

[4] Lund Christoph Dipl.-Ing., Wentrof (1998) Ein Verfahren zur Numerischen Stimulation instationärer Strömungen mit nichtlinear-viskosen Fließeigenschaften, VDI Verlag GmbH Düsseldorf

[5] Zierep, J.(1993) Grundzüge der Strömungslehre, Springer-Verlag Berlin Heidelberg etc.

2 Anatomie und Physiologie des Herzens

Für die Diagnostik und Therapie kardiologischer Erkrankungen ist die Kenntnis der Anatomie und Physiologie des Herzens von zentraler Bedeutung. Kapitel 2 vermittelt hierzu ein grobes Verständnis, ersetzt jedoch in keiner Weise die Lektüre umfassender Spezialliteratur [10].

Ausgehend von einer kurzen makroskopischen Beschreibung des Herzens werden zunächst die zelluläre Struktur des Arbeitsmyokards sowie die darin stattfindenden elektrischen und mechanischen Vorgänge näher erläutert. Daran schließt sich eine Zusammenfassung des Erregungs- und Kontraktionsablaufes an. Dies erlaubt, die Entstehung elektrischer Herzpotentiale zu verstehen, die sich makroskopisch als Elektrokardiogramm messen lassen.

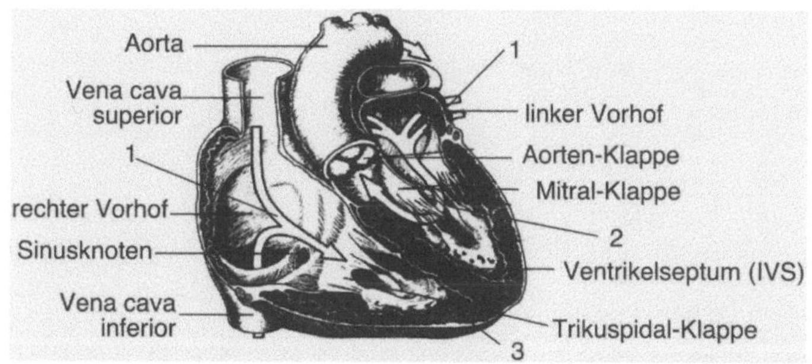

Abb. 2.1. Anatomischer Aufbau des Herzens (1 = Einflussbahnen, 2 = Trabekuläre Zonen, 3 = Ausflussbahnen)

2.1 Die Anatomie des Herz-Kreislaufsystems

Das Herz besteht aus zwei muskulären Hohlorganen, dem linken und dem rechten Herzen (Abb. 2.1), die durch die Herzscheidewand (Septum) voneinander getrennt sind. Das linke Herz versorgt über den sog. „großen Kreislauf" den gesamten Körper, das rechte Herz dient über den „kleinen Kreislauf" der Durchblutung der Lungen (Abb. 2.2).

Jede Herzhälfte wird in einen Vorhof (Atrium) und eine Kammer (Ventrikel) unterteilt, die über die Segelklappen (Atrioventrikularklappen bzw. Mitral-/Tricuspidalklappe) miteinander verbunden sind. Das Blut verlässt die Kammern durch die Taschenklappen (Aorten- bzw. Pulmonalklappe). An den Eingängen der Atrien befinden sich keine Klappen. Ihre inneren Muskelschichten verlaufen jedoch teilweise schleifenförmig um die einmündenden Venen, um einen Rückfluss zu verhindern. Aus technischer Sicht entspricht dies einer synchronisierten Serienschaltung einer Hilfspumpe (Atrium) und einer Hauptpumpe (Ventrikel). Das Atrium schlägt zuerst und dient der besseren Füllung der Ventrikel. Anschließend pumpt der Ventrikel und versorgt das nachfolgende Gefäßsystem.

Das Schlagvolumen des Herzens (d. h. das pro Herzschlag ausgeworfene Blutvolumen) wird vom linken Ventrikel durch die Aortenklappe in die Körperarterie (Aorta) ausgeworfen (Abb. 2.2). Dort verteilt es sich über die Arterienäste und Arteriolen auf immer feiner werdende Gefäße und durchströmt schließlich die Kapillaren. Aus dem Kapillargebiet nehmen Venolen das Blut wieder auf, die sich anschließend zu Venenästen und großen Venen[1] vereinigen. Das Blut gelangt schließlich zu den großen Hohlvenen (V. cava inferior und superior), die in den rechten Vorhof münden. Vom rechten Vorhof strömt das Blut durch die Segelklappen zur rechten Kammer.

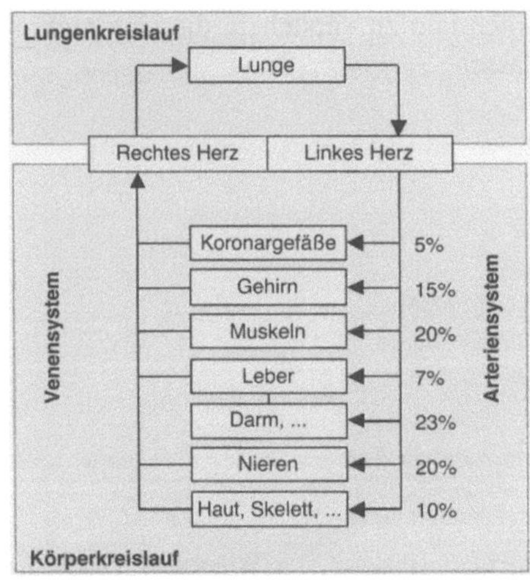

Abb. 2.2. Schematischer Aufbau des Herz-Kreislaufsystems

Die rechte Kammer wirft das Blut durch die Pulmonalklappen in die Lungenarterie (A. pulmonalis) aus. Diese verästelt sich und leitet das Blut in die rechte und linke Lunge mit ihren Kapillaren, die die Lungenbläschen (Alveolen) umschließen und so dem Gasaustausch dienen. Anschließend wird das Blut über vier Lungenvenen (Vv. pulmonales) dem linken Vorhof zugeleitet, der es durch die Segelklappen zur linken Kammer weiter transportiert. Unter Ruhebedingungen liegt der Beitrag der Vorhöfe an der Ventrikelfüllung bei etwa 15-25%. Bei höheren Herzfrequenzen ist die Vorhofkontraktion stärker an der Kammerfüllung beteiligt. Analysen der linksatrialen Funktion zeigen, dass die linksventrikuläre Füllung unter Belastung infolge beschleunigter Relaxation und niedrigeren frühdia-

---

[1] Allgemein werden vom Herzen wegführende Gefäße Arterien, zum Herzen hinführende Gefäße Venen genannt. Die landläufige Meinung, Arterien transportierten stets das sauerstoffhaltige Blut und Venen das sauerstoffarme, gilt folglich nicht für den Lungenkreislauf.

stolischen Druckes über den Vorhof zunimmt. Dieser Effekt geht bei den Herzinsuffizienzpatienten verloren, da der linksventrikuläre frühdiastolische Druck unter Belastung ansteigt.

Die komplexe Myoarchitektur reicht bis in die Mündungsgebiete der Lungenvenen, besonders der oberen Lungenvenen. Pulmonalvenen-Flussanalysen sowie die Beobachtung struktureller und biochemischer Anpassungen bei bestehenden kardiovaskulären Erkrankungen bestätigen die essentielle Rolle vor allem des linken Vorhofes [12]. Über die Sekretion von Peptidhormonen und Interaktionen mit im Endothel der Gefäße gebildeten Substanzen werden die Pumpfunktionen, der Gefäßwiderstand und die Ausscheidungsfunktion der Nieren beeinflusst.

Vorhöfe und Ventrikel sind über das fibröse Herzskelett befestigt. Es handelt sich um 4 fibröse Klappenringe, die miteinander verbunden sind und die sog. Herzbasis bilden. Die Mitralklappenringfunktion fördert nachweislich Füllungsvorgänge des linken Ventrikels. Die systolische Mitralklappenring-Retraktion vergrößert z. B. die Vorhofkapazität und speichert potentielle Energie. Der Umkehrprozess in der frühen Diastole beschleunigt die ventrikuläre Füllung.

Vom Herzskelett ziehen Muskelstränge zur Spitze der Herzkammern, wobei sie spiralig verlaufen und zur Herzbasis zurückführen. Zwischen den äußeren und inneren Spiralmuskeln liegt endokardial eine zirkumferentielle Schicht. Diese fördert die Kontraktion in der Querachse. Beim rechten Ventrikel dominieren die Spiralmuskeln und damit die Längsverkürzung. Beim linken Ventrikel überwiegt die Querachsenreduktion. Nur in den Papillarmuskeln und Trabekeln verlaufen die Muskelfasern parallel. Das Ventrikelseptum (IVS) trennt beide Herzkammern. Die Muskelfasern verlaufen in Form einer Acht von einem Ventrikel zum andern. Das IVS gehört funktionell zum linken Ventrikel und beteiligt sich an der sphärischen Formveränderung.

Die Herzklappen sichern die korrekte Flussrichtung des Blutes. Die Atrioventrikular (AV)-Klappen bestehen aus trichterförmigen Segeln, die Mitralklappe aus 2 Hauptsegeln und die Tricuspidalklappe aus 3 Segeln. Die Fläche der Klappen ist größer als die Fläche des jeweiligen Ausflusstraktes. Die Haltefunktion der Klappen wird über die sog. Chordae tendineae und die angeschlossenen Papillarmuskeln gesichert. Durch die Kontraktion der Papillarmuskeln werden die Klappensegel zusammengezogen und ein Durchschlagen der Segel in der Auswurfphase verhindert. Die Semilunarklappen der Aorta und der A. pulmonalis haben völlig freie Enden und schließen nachlastabhängig dicht.

Das Perikard umgibt das gesamte Herz und hält es in seiner Position. Die Perikardflüssigkeit sichert eine reibungslose Beweglichkeit. Das Perikard lässt eine akute Herzdilatation von bis zu 20% zu und begrenzt bei einer Perforation der Herzkammern das in den Perikardraum einströmende Blutvolumen. Überschreitet jedoch der intraperikardiale Druck ca. 30 mmHg, so kommt es zur deletären Kompression besonders des rechten Vorhofes und der rechten Herzkammer und damit zu einer Perikardtamponade mit Kreislaufstillstand. Auf zellulärer Ebene lassen sich zwei grundsätzlich unterschiedliche Zelltypen unterscheiden. Für die eigentliche Kontraktion des Herzens sind die Herzmuskelzellen (Myozyten) verantwortlich, die häufig unter dem Begriff Arbeitsmyokard zusammengefasst werden (Abschn. 2.2). Sie werden von elektrisch autonom depolarisierenden Zellen des Erregungsbildungs- und -leitungssystems durchzogen, die die Synchronität der Kontraktion gewährleisten (Abschn. 2.3).

2.2 Das Arbeitsmyokard

Herzmuskelzellen weisen wie Skelettmuskulatur eine typische Querstreifung auf. Charakteristische Unterschiede gegenüber Skelettmuskelzellen sind der meist zentral gelagerte Zellkern, die zahlreichen Mitochondrien sowie ein geringerer Faserdurchmesser. Die Breite der Herzmuskelzellen ist mit ca. 11 µm bei allen Säugetieren relativ konstant, ihre Länge variiert stärker. Der Herzmuskel zeigt eine ununterbrochene periodische Kontraktionsfolge und ist im Gegensatz zum Skelettmuskel nicht tetanisierbar. Die wesentlichen topographischen Aspekte der Herzmuskulatur veranschaulicht Abb. 2.3.

Die Zelle ummantelt eine Plasmamembran. Diese bildet zahlreiche Einstülpungen, die einen transzellulären Transport (Mikropinozytose) absichern, wobei Stoffe als Vesikel in die Zelle hinein- oder herausgelangen. Myokardzellen weisen eine Perimembran auf. Diese entspricht der Basalmembran anderer Zellen. Sie wird über kollagene Fibrillen im Interstitium befestigt. Plasmamembran und Perimembran werden durch einen Spalt getrennt. Beide Membranen bilden das Sarkolemm. An den Kontaktstellen zwischen zwei Muskelzellen bildet die Plasmamembran unter Verzahnung einen 5-20 nm breiten Spalt, die sog. Glanzstreifen. Die Glanzstreifen grenzen die Zellen quer zur Verlaufsrichtung ab.

Verschiedene Kommunikationsstellen sichern die koordinierte Zellenfunktion. So dienen sog. Zonulae occludentes (Nexus) und die Maculae adhaerentes (Desmosomen) der Glanzstreifen über einen Ionentransport als elektrische Synapsen. Viele hintereinandergeschaltete Herzmuskelzellen bilden über eine umhüllende Perimembran eine Herzmuskelfaser. Die Zellmembran selbst umschließt das Sarkoplasma, das Zytoplasma einer Zelle.

Im Sarkoplasma lagern Myofibrillen, Mitochondrien, verschiedene Granula (Glykogen, osmophile Ribosomen usw.), Fetttropfen, Lipofuszinkörper, das endoplasmatische Retikulum, der Golgi-Apparat (im Herzen eher spärlich) u.a. Der ovale Zellkern ist zentral angeordnet, mehrere Kerne in einer Zelle sind selten. Im Karyoplasma des Zellkerns ist meist ein Nukleolus vorhanden. Eine doppelte Kernmembran umschließt eine Zisterne, die bis 0,1 nm weite Poren aufweist. Über Teile des endoplasmatischen Retikulums ist der Zellkern mit dem Extrazellulärraum verbunden. Der Zellkern ist verantwortlich für die identische Reduplikation, er ist Stoffwechselzentrum für die Proteinsynthese und deren Regulation.

Das endoplasmatische Retikulum in der Herzmuskelzelle heißt sarkoplasmatisches Retikulum (SR). Es handelt sich um zwei morphologisch und funktionell differenzierbare Systeme, das T-System (tubuläres oder transversales) und das L-System (longitudinales oder endoplasmatisches Retikulum). Das T-System weist fingerartige Einstülpungen zum Sarkolemm auf, die in Höhe der Z-Streifen die Herzmuskelzelle quer durchziehen. Damit ist das T-System zum Extrazellulärraum offen. Es dient zum Stofftransport und zum raschen Ausbreiten der elektrischen Erregung. Das L-System entspricht dem endoplasmatischen Retikulum anderer Zellen. Es bildet ein intrazelluläres geschlossenes System.

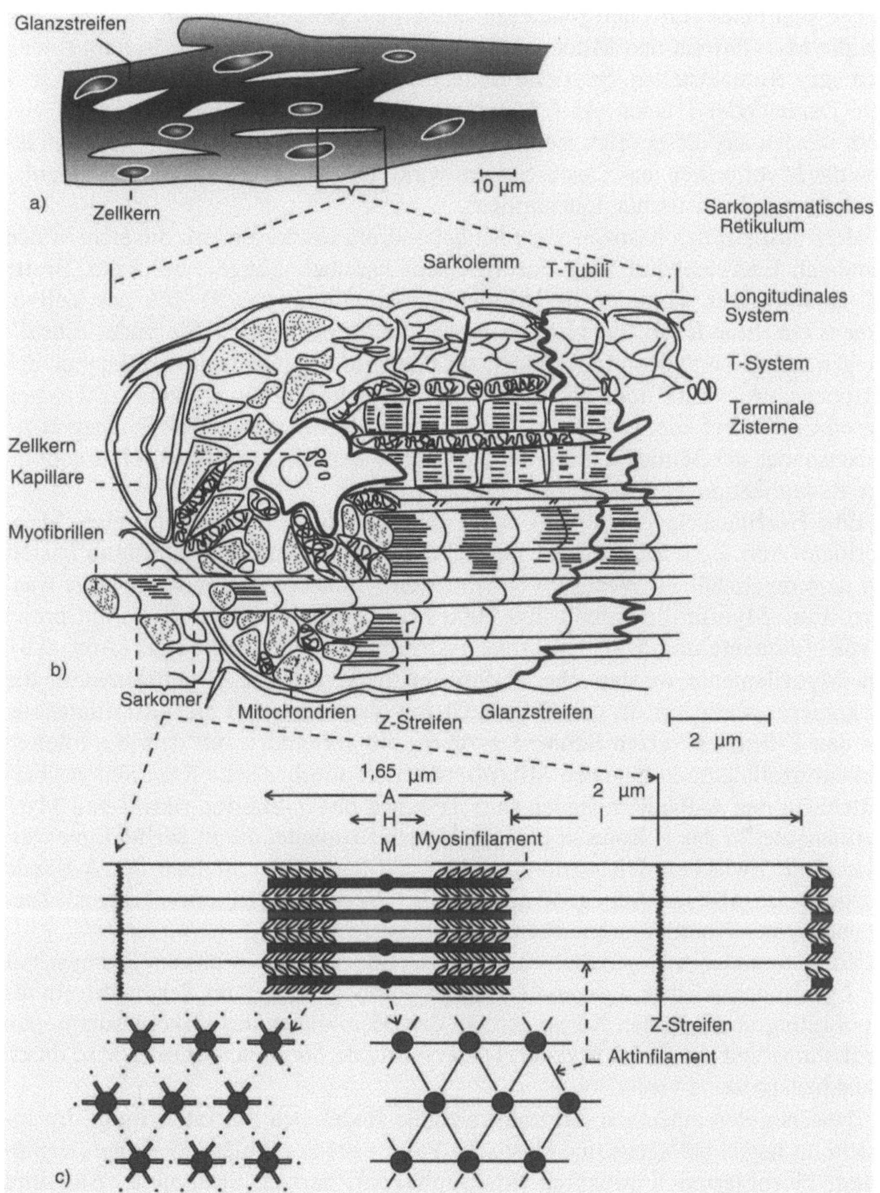

Abb. 2.3. Schematischer Aufbau der Herzmuskelzellen: **a)** Verknüpfung der Herzmuskelzellen zur Faser **b)** Myofibrillen mit sarkoplasmatischem Retikulum (SR), longitudinalem System (LS) und transversalem Tubulussystem (TTS), Zellkern und Mitochondrien **c)** Sarkomer einer Myofibrille mit Myosin- und Aktinfilamenten, A- und I-Bande, H- und M-Zone sowie Querschnitten mit Höhe der M-Zone und der A-Bande ausserhalb der H-Zone

Die von einer einfachen Membran umhüllten Tubuli bilden ein direktes Netz um die Myofibrillen und Mitochondrien. Zwischen dem T- und L-System finden sich enge Kontaktstellen. Spezielle Bedeutung besitzen die sarkolemmalen Zisternen (Diaden oder Triaden, Abb. 2.3). Nach elektrischer Erregung durch das T-System werden aus diesen Zisternen Ca^{2+}-Ionen freigesetzt. Diese lösen die Kontraktion der Myofibrillen aus. Das L-System wirkt als Calciumpumpe und als Regulator des sarkoplasmatischen Ionenmilieus.

Herzmuskelzellen besitzen viele Mitochondrien (Sarkosomen). Sie sichern den ständigen Energiebedarf. Ihre Form ist sehr variabel (Länge 3,5-2,5 nm, Breite 0,2-1,0 nm). Das Volumen der Mitochondrien nimmt ca. 20-30% des Zellvolumens ein. Eine Doppelmembran begrenzt die Mitochondrien. Sie bildet Einstülpungen (cristae mitochondriales) aus, auf denen in bestimmter Folge Enzyme des Zitronensäurezyklus und der oxidativen Phosphorylierung lagern. Zwischen diesen Cristae befindet sich die Matrix mit verschiedenen Partikeln. Die begrenzte Lebensdauer der Mitochondrien beträgt 7-10 Tage. Sie sind genetisch autonom, ihre Reduplikation wird von außen gesteuert.

Eine Herzmuskelzelle enthält 0,2-2,3 nm dicke und teilweise verzweigte Myofibrillen (Abb. 2.3). Sie sind der kontraktile Apparat. Ihre Querstreifung basiert auf dem regelmäßigen Wechsel von isotropen I-Bändern und anisotropen A-Bändern. Eine Myofibrille enthält 200-1000 Myofilamente, die in 10-15 nm breite Myosinfilamente und 5-7,5 nm breite Aktinfilamente unterteilt sind (Abb. 2.3). Die Myofilamente werden über Z-Streifen in kontraktile Grundelemente, die Sarkomere, gegliedert. In den Z-Streifen fest verankert sind die Aktinfilamente. An den Z-Streifen setzen Sehnenfasern an, die verbunden mit dem Sarkolemm und extrazellulären kollagenen Mikrofibrillen die mechanische Kontraktion übermitteln. In den A-Bändern finden sich zwischen den Z-Streifen Aktin- und Myosinfilamente, in der H-Zone liegen nur Myosinfilamente, die in der M-Linie verdickt sind. Zwischen den Aktin- und Myosinfilamenten innerhalb der A-Bande existieren im Abstand von ca. 40 nm jeweils 6 Verbindungen (cross bridges). Diese sind für den Kontraktionsmechanismus bedeutsam.

Von den anderen Organellen in der Myokardzelle sind in diesem Rahmen nur die Lysosomen wichtig. Lysosomen lagern vorwiegend in ihrer Sekundärform als Lipofuszingranula an den Kernpolen, an den Membranen des sarkoplasmatischen Retikulums und am Golgi-Apparat. Die lysosomale Membranstabilität wird durch Krankheitsprozesse verändert.

Zwischen den einzelnen Herzmuskelzellen findet sich das Interstitium. Im Interstitium liegen kollagene und elastische Fasern sowie zelluläre Elemente (Histiozyten, Fibroblasten, Fibrozyten, Makrophagen), nervale Strukturen, Blut und Lymphgefäße.

2.2.1 Mechanismen der Herzkontraktion

Die Myofibrillen sind der eigentliche kontraktile Apparat. Sie bestehen aus hintereinandergeschalteten Sarkomeren. Diese sind je nach dem Dehnungszustand der Muskelfaser zwischen 1,6 μm und 3 μm lang. Myosinfäden und Aktinfäden haben eine konstante Länge von 1,5 μm bzw. 1,0 μm.

Verschiedene Vorstellungen bestehen zum Mechanismus der Herzkontraktion. Die Faltentheorie nach [11] nimmt durchgehende Myofilamente unterschiedlicher Dicke an, die sich bei Kontraktionen verkürzen und entfalten können. Die Theorie der gleitenden Filamente („sliding filaments") nach [6] besagt, dass die Kontraktion mit einer Verschiebung der A- und I-Bande gegeneinander einhergeht. Die dünnen Aktinfilamente treten bei der Kontraktion tiefer zwischen die dickeren Myosinfilamente (Abb. 2.4).

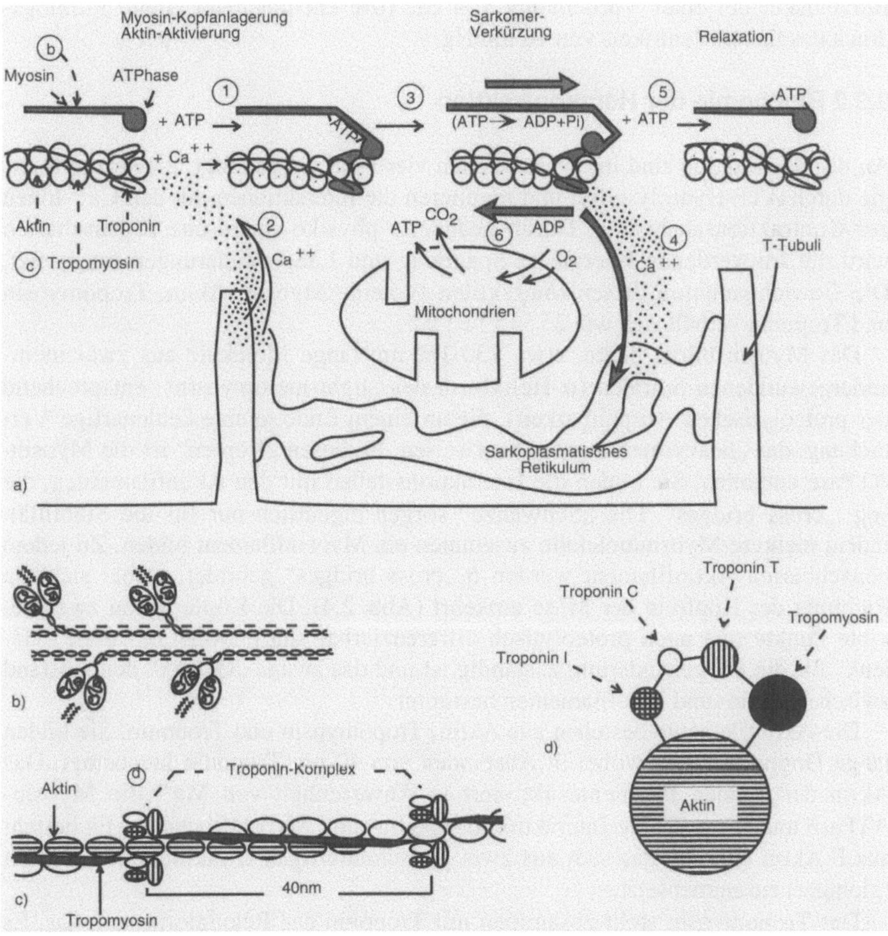

Abb. 2.4. Kontraktionsmechanismus: **a)** 1. Aktivierung des Aktin-Myosinkomplex durch Ca^{2+}-Ionen aus dem SR und den T-Tubuli, 2. Anlagerung der Myosinköpfe an den Troponinkomplex, 3. Sarkomerverkürzung unter ATP-Verbrauch, 4. Ca^{2+}-Rückenbindung, 5. Relaxation unter ATP-Verbrauch, 6. ATP-Produktion in den Mitochondrien usw., **b)** Aufbau des Myosinfilamentes **c)** Aufbau des Aktinfilamentes mit Troponinkomplex und Tropomyosin **d)** Anordnung von Troponinen, Tropomyosin und Aktin [7, 14]).

Die Struktur der Aktin- und Myosinfilamente bleibt unverändert. Die Querbrücken (cross bridges) an den Myosinfilamenten legen sich um etwa 45° um und führen so zu einer Verkürzung von ca. 1%. Elektronenoptisch ließ sich belegen, dass die Länge der Filamente unabhängig vom Kontraktionszustand bleibt und dass sich nur die Länge der I-Bande verändert.

Die Fähigkeit, Kraft zu entwickeln, hängt davon ab, inwieweit Aktin- und Myosinfilamente sich initial überlappen. Eine Kraftentwicklung wird bei extremer Vordehnung des erschlafften Muskels unmöglich, wenn die Aktinfäden fast ganz aus dem Myosinfadenbündel herausgezogen sind. Maximale Kraft erreicht der Herzmuskel bei einer Vordehnung von ca. 10% entsprechend einem Füllungsdruck des linken Ventrikels von 10 mmHg.

2.2.2 Biochemie der Herzkontraktion

An der Kontraktion sind im Wesentlichen vier Proteine beteiligt. Sie setzen Energie durch ATP-Hydrolyse frei und regulieren die Interaktionen mit den Ca^{2+}-Ionen zur Kontraktionsauslösung. Durch geänderte physiko-chemische Eigenschaften wird die freiwerdende Energie in Spannung und Längenänderungen umgesetzt. Die Gewichtsrelation dieser kontraktilen Proteine Myosin, Aktin, Tropomyosin und Troponin verhält sich wie 25 : 15 : 5 : 2,5.

Das Myosin bildet dicke, etwa 130-160 nm lange Moleküle aus zwei ineinandergewundenen Spiralen (α-Helixform des „light meromyosin", entsprechend der proteolytischen Abspaltbarkeit), die an einem Ende je eine keulenartige Verdickung, das „heavy meromyosin" aufweisen. In diesen „Köpfen" ist die Myosin-ATPase enthalten. Sie bilden die Interaktionsstellen mit den Aktinfilamenten, die sog. „cross bridges". Die „Schwänze" sorgen eigentlich nur für die Stabilität, indem mehrere Myosinmoleküle zusammen ein Myosinfilament bilden. Zu jedem benachbarten Aktinfilament werden 6 „cross bridges" gebildet, wobei sich die Richtung der Köpfe in der Mitte umkehrt (Abb. 2.4). Die Köpfe haben zwei flexible Punkte (die auch proteolytisch differenzierbar sind), wobei das erste „Gelenk" für die Längenänderung zuständig ist und das zweite „Gelenk" den Abstand zwischen Aktin- und Myofilamenten bestimmt.

Die Aktinfilamente bestehen aus Aktin, Tropomyosin und Troponin. Sie bilden lange Doppelspiralen, wobei in Abständen von 40 nm Troponin herausragt. Das Aktin der dünnen Filamente aktiviert in Anwesenheit von Mg^{2+} die Myosin-ATPase und sorgt für die Interaktion der Aktin- und Myosinfilamente. Es besteht aus F-Aktin (fibrös), das sich aus zwei perlschnurartigen G-Aktinmonomerfäden (globulär) zusammensetzt.

Das Tropomyosin stellt zusammen mit Troponin das Regulatorprotein dar. Es bildet ebenfalls α-helikale „Schrauben" aus zwei Peptidketten, die über eine Disulfidbrücke verankert sind. Die Tropomyosinfäden liegen so zwischen den beiden Aktinfäden, dass die Interaktion zwischen Aktin und Myosin gehemmt wird. Es moduliert somit Aktin und Myosin.

Das Troponin ist ein Komplex aus verschiedenen Proteinen, wobei das C-Troponin als Ca^{2+}-Rezeptor fungiert, das T-Troponin die Verbindung zum Tropomyosin sichert, und das I-Troponin den eigentlichen „Interaktionsinhibitor" darstellt.

Diese Tropomyosin-Troponin-Hemmung kann von Ca^{2+}-Ionen in einer Konzentration von 10^{-7} mol aufgehoben werden, indem sie sich an C-Troponin anlagern. Dadurch verändert das I-Troponin seine Lage (Verbiegung zahnähnlicher Strukturen) und hebt die Inhibitorwirkung des Tropomyosins auf, indem sich das Tropomyosin mehr in die „Gruben" der Aktinfäden verlagert. Calciumionen haben somit eine wesentliche Bedeutung für den Kontraktionsmechanismus. Das freigelegte Aktin aktiviert die Myosin-ATPase und führt letztlich zur „Verbiegung" der „cross bridges" und somit zu einer Verschiebung der Aktin- und Myosinfilamente, was sich in einer Verkürzung des Sarkomers widerspiegelt (Abb. 2.4).

In der Diastole ist die Ca^{2+}-Konzentration durch Abbruch des „slow Ca^{2+}-inward current" so niedrig, dass der Aktin-Myosin-Komplex durch das Tropomyosin-Troponin-System inaktiv bleibt. In der Systole übersteigt die Ca^{2+}-Konzentration den Schwellenwert, die Hemmung wird unterbunden, ATP wird freigesetzt und kann gespalten werden. Infolgedessen verkürzt sich die Myofibrille durch eine Konformationsänderung der Myosinköpfe. Wie die aus ATP freigesetzte Energie die Lageänderung dieser Querbrücken auslöst, ist allerdings noch weitgehend unbekannt.

Simplifiziert lässt sich der Kontraktionsprozess wie folgt darstellen: Der Troponin-Tropomyosin-Komplex verhindert in Ruhe eine Interaktion zwischen Aktin- und Myosinfilamenten. Die über die Erregung freigesetzten Ca^{2+}-Ionen heben diese Hemmung auf, so dass das aktivierte Aktin-Myosin-System die chemische Energie in Spannung und Längenänderung durch Verlagerung der Aktinfilamente umsetzt. Einzelheiten dieses noch nicht in allen Einzelheiten geklärten Prozesses finden sich in [1, 2 ,3, 7].

2.2.3 Elektrophysiologie von Herzmuskelzellen

Die Kontraktion der Herzmuskelzelle wird durch elektrische Erregung induziert. In Ruhe existiert eine konstante Potentialdifferenz zwischen Zellinnerem und - äußerem von etwa -90 mV (Transmembranpotential). Dieses als Ruhepotential bezeichnete Niveau basiert auf einer ungleichen Ionenverteilung zwischen Zellinneren und extrazellulärem Milieu. Es lässt sich durch eine elektrische Polarisation - z. B. durch die elektrische Erregung der Nachbarzelle oder ein äußeres elektrisches Feld verändern. Übersteigt dabei das Transmembranpotential einen Schwellenwert von etwa -60 mV, so kommt es durch eine elektrostatische Steuerung von Ionenkanälen zu einer spontanen Depolarisation der Zelle nach Abb. 2.5 und der Ausbildung eines sog. Aktionspotentials bzw. -impulses.

Ausgehend vom Ruhepotential, das hauptsächlich durch Kaliumionen getragen wird, nimmt nach Auftreten eines überschwelligen Reizes die Membranpermeabilität für Natriumionen zu. Dadurch kommt es zu einem Natriumioneneinstrom in das Sarkoplasma (ca. $3 \cdot 10^{-12}$ mol/cm^2 Zelloberfläche pro Erregung), der durch einen zunehmenden Kaliumionenausstrom kompensiert wird. Der dadurch verursachte Potentialanstieg wird als Phase 1 des Aktionspotentials bzw. als Depolarisation bezeichnet.

Die nun folgende Repolarisation ist komplexer. Zunächst schließt sich bei der Herzmuskelfaser eine Plateauphase an, in der ein zusätzlicher langsamer Calciumioneneinstrom auftritt, der den repolarisierend wirkenden Kaliumionenausstrom verringert (Phase 2 der Repolarisation). Erst wenn der Calciumioneneinstrom abgeklungen ist, kann der Kaliumionenausstrom wieder zunehmen (Phase 3) und die elektrische Ausgangslage der Zellmembran, das Ruhepotential, wieder erreicht werden (Phase 4).

Der Kationenaustausch während der Diastole erfordert einen aktiven energieabhängigen Ionentransport über transtubuläre Na^+-K^+-ATPase-Pumpen. Zusätzlich werden während der Ruheperiode Ca^{2+}-Ionen über das sarkolemmale Na^+, -Ca^{2+}-Austausch-Transport-System aus der Muskelzelle entfernt.

Da ein zusätzliches elektrisches Feld während der Erregung einer Zelle keine weitere Depolarisation auslösen kann, sind Zellen innerhalb der Plateauphase nicht erregbar; dies wird als absolute Refraktärzeit bezeichnet. Erst wenn die Depolarisation abgeklungen ist, kann ein erneutes Aktionspotential ausgelöst werden. Zwischen beiden Phasen - Plateau- und Ruhephase - liegt der Bereich der relativen Refraktärzeit, in der elektrische Depolarisationen von kurzer Dauer zwar prinzipiell möglich sind, jedoch nicht die vollständige Form eines Aktionspotentials annehmen.

Am Ende der relativen Refraktärzeit befindet sich die sog. vulnerable Phase. In ihr lässt sich mit Fremd- oder auch Eigenimpulsen niedriger Reizintensität unter krankhaften Konditionen (O_2-Mangel, Kalium-Verluste o. a.) Kammerflimmern auslösen. Als Ursache hierfür wird eine inhomogene Repolarisation angesehen, in der noch erregte und bereits wieder im Ruhezustand befindliche Zellen nebeneinander vorliegen.

Die elektrische Aktivität der Herzmuskelzelle löst gleichzeitig in den als Calciumspeicher wirkenden Terminalzisternen eine Calciumionenausschüttung in das Innere der Zelle aus. Hierdurch werden zyklische Querbrückentätigkeiten innerhalb der Myofibrillen in Gang gesetzt und so die kontraktilen Elemente der Zellen zu einer Längenverkürzung gezwungen, die sich äußerlich als Muskelkontraktion bemerkbar macht. Die elektrische Aktivität der Zelle ist also ursächlich mit der für die Kreislaufversorgung wichtigen Pumpfunktion des Herzens verknüpft, was unter dem Begriff der elektromechanischen Kopplung zusammengefasst wird [10].

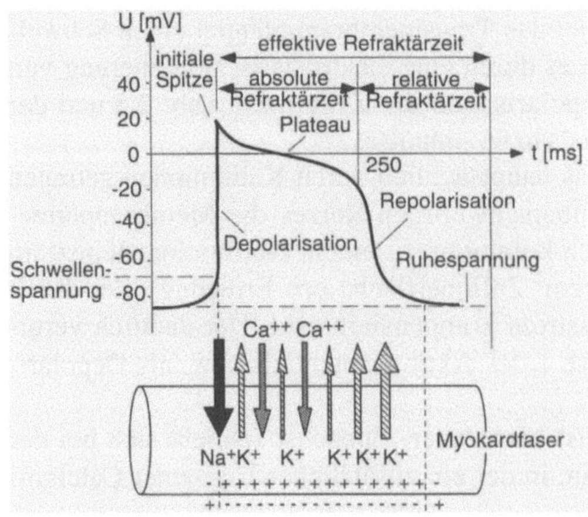

Abb. 2.5. Aktionspotential einer Herzmuskelzelle. Ventrikuläre Zellen besitzen eine Aktionspotentialdauer von etwa 300 ms, atriale Zellen erreichen bereits nach etwa 80 ms ihren Ruhezustand wieder.

2.2.4 Elektromechanische Kopplung

Der Begriff elektromechanische Kopplung umfasst Vorgänge, die zwischen dem Aktionspotential und dem Beginn der Aktivierung des kontraktilen Substrats ablaufen. Die Mechanismen dazu sind hypothetisch. Die Aktivierung setzt ein, wenn im erschlafften Myokard die freie Calciumkonzentration von ca. 10^{-7} mol/l Ca^{2+} auf 10^{-6} mol/l Ca^{2+} ansteigt. Sie beginnt also erst während der Repolarisation. Dabei scheint nicht das Ca^{2+}-Ion die Kontraktion direkt auszulösen, es veranlasst vielmehr die intrazelluläre Freigabe aus Bindungsorten der Ca^{2+}-Ionen in das Myoplasma. Mit jeder Erregung wird der Ca^{2+}-Pool aufgefüllt. Dieser Auffüll-effekt verursacht das sog. Treppenphänomen, d.h. die Zunahme der Kontraktions-kraft mit steigender Reizfrequenz (Bowditch-Phänomen).

Der Mechanismus der Ca^{2+}-Freisetzung ist nicht völlig geklärt, jedoch scheinen schlauchförmige Einstülpungen der Oberflächenmembran (sog. transversale Tu-buli des SR) über terminale Zysternen des SR eine wesentliche Rolle zu spielen. Dabei lassen sich zumindest drei verschiedene Arten der Calciumbewegung unter-scheiden:

- Transmembranäre Bewegungen über die sarkolemmale Calcium-ATPhase (elektrogen)
- Na^+/ Ca^{2+}-Austauschvorgänge (von Calcium mitreguliert)
- Transport über Calcium-ATPasen im sarkoplasmatischen Retikulum (Rezeptor vermittelt).

Über den sarkolemmalen Transport gelangen nur etwa 1-10 nmol Ca^{2+}-Ionen in das Zellinnere, für eine Kontraktion werden aber etwa 90-100 nmol benötigt. Trotzdem ist dieser Anteil sehr wichtig, da u. a. hier eine Steuerfunktion durch Auffüllung der intrazellulären Speicher ausgeübt wird und eine Triggerfunktion durch die calciuminduzierte Calciumfreisetzung vorliegt. Neben der Calciumfrei-setzung ist jedoch auch die Rückspeicherung und der Transport in den Extrazellu-lärraum für eine koordinierte Funktion bedeutsam, wofür ebenfalls Energie be-nötigt wird.

Die Dauer des Aktionspotentials (AP) beeinflusst die Kontraktionsstärke, weil bei längerem Aktionspotential (z. B. durch Katecholamine) mehr Ca^{2+}-Ionen in die Zelle eintreten und umgekehrt. Dabei steuert nicht nur die absolute AP-Dauer die Kontraktionsstärke, sondern auch die relative Dauer spielt eine Rolle, da die Re-lation Ca^{2+}-Freisetzung und Rückbindung ebenfalls die Ca^{2+}-Konzentration beein-flusst.

Mittlerweile lässt sich der Einfluss des AP auf die Calciumbewegung diffe-renzieren [13]. So wird durch das erste Drittel (150-200 ms) die Menge der intra-zellulären Calciumfreisetzung bestimmt. Die Plateauphase entscheidet dagegen, wieviel Ca^{2+} in der folgenden Kontraktion freigesetzt wird. Der Eintritt der Ca^{2+}-Ionen erfolgt über sog. „langsame Ca^{2+}-Kanäle" offenbar unter Einbeziehung eines sarkolemmalen Pools von locker gebundenen Ca^{2+}-Ionen [5].

Die Natriumionen können mit den Calciumionen konkurrieren, da eine erhöhte extrazelluläre Na^+-Konzentration die Aufnahme von Ca^{2+} behindert. Andererseits führt eine erhöhte intrazelluläre Na^+-Konzentration zu einer verbesserten Ca^{2+}-Aufnahme über transmembranären Na^+-Ca^{2+}-Austausch.

Unabhängig von der AP-Dauer lässt sich die Kontraktionskraft auch durch die extrazelluläre Calciumkonzentration oder den transmembranären Calciumeinstrom steuern. So reduzieren Cobalt- und Nickelionen die Kontraktilität, da sie Ca^{2+}-Ionen verdrängen. Viele Wirkstoffe wirken kardiodepressiv über einen calciumantagonistischen Effekt, in dem sie den transmembranären Calciumeinstrom hemmen (unspezifische oder spezifische „Ca^{2+}-channelblockers" wie Barbiturate, Mangan, Lanthan, Calciumantagonisten, β-Blocker, Antiarrhythmika, Azidose usw.).

Dieser Ca^{2+}-Eintritt über die „slow channels" ist somit mengenmäßig gering, funktionell aber sehr bedeutsam. Störungen an „slow channels" können zu einer „Utilisationsinsuffizienz" führen, da die energiereichen Phosphate vermehrt vorliegen und die so gebundene Energie nicht in mechanische Arbeit umgewandelt werden kann. Alle Stoffe, die die elektromechanische Kopplung verbessern, lösen demnach einen günstigen Effekt bei einer Utilisationsinsuffizienz aus (z. B. Katecholamine, Herzglykoside usw.). Bei der Mangelinsuffizienz sind infolge Ischämie, Hypoxie oder Stoffwechselinhibitoren die energiereichen Phosphate vermindert.

Terminale Phasen der Herzinsuffizienz mit Pumpversagen können zum Bild der elektromechanischen Entkopplung führen. Dabei sind elektrische Potentiale noch vorhanden, die mechanische Funktion liegt jedoch nieder.

2.3 Erregungsbildung und -leitung

Neben dem Arbeitsmyokard gibt es spezialisierte Herzzellen für die elektrische Erregungsbildung und -leitung, sog. Pale- oder P-Zellen. P-Zellen besitzen wenig Organellen und besonders glykogenreiche Fasern [8]. Sie kommen am häufigsten im Sinusknoten vor, zahlreich im AV-Knoten und nur in geringem Umfang in den Leitungsbahnen des Vorhofes bzw. des Arbeitsmyokards. Sog. Transitionszellen stellen den Kontakt zwischen P-Zellen und Arbeitsmyokard und auch zu den Purkinje-Zellen her. Purkinje-Zellen sind marginal im Sinusknoten angeordnet, verfügen über linear verlaufende Myofibrillen und leiten über einen komplexen interzellulären Kontaktapparat die Erregung rasch weiter.

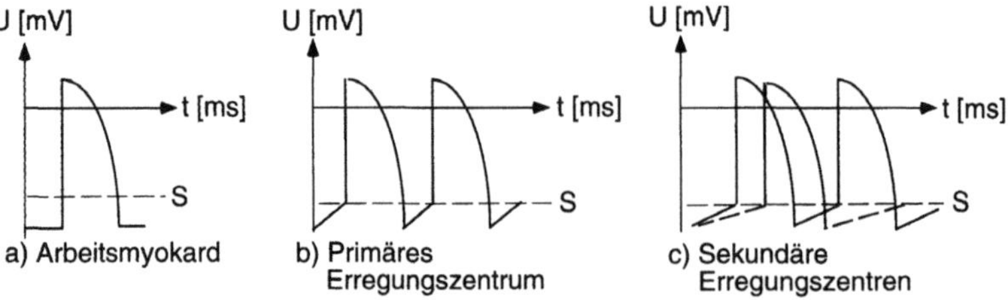

Abb. 2.6. Grundformen des Erregungsablaufes verschiedener Herzmuskelfasern

Der elektrophysiologische Unterschied zwischen dem Arbeitsmyokard und den P-Zellen besteht darin, dass sich bei der Arbeitsmuskulatur der Erregungsprozeß ausschließlich durch einen depolarisierenden Reiz auslösen lässt (Abb. 2.6a). Die Fasern des Erregungsbildungs-/leitungssystems weisen dagegen einen langsamen Anstieg des Ruhepotentials auf, wodurch das Transmembranpotential bis zur Depolarisationsschwelle angehoben wird und somit spontane Aktionsimpulse auftreten (Abb. 2.6b und c). Durch die periodische Wiederholung dieses Vorganges ergibt sich eine automatische, rhythmische Erregungsbildung (Autorhythmie der Zelle).

Zellen des Erregungsbildungssystems weisen zusätzlich erhebliche Unterschiede in ihrer Aktivierungsfrequenz auf, die auf unterschiedliche Gradienten des Ruhepotentials zurückzuführen sind. Beim Sinusknoten ist die spontane Veränderung der Ruhespannung besonders ausgeprägt (Abb. 2.6b), während beim AV-Knoten, dem His-Bündel und den Purkinje-Fasern deutlich geringere Depolarisationsgeschwindigkeiten bzw. Autorhythmiefrequenzen zu erkennen sind (Abb. 2.6c).

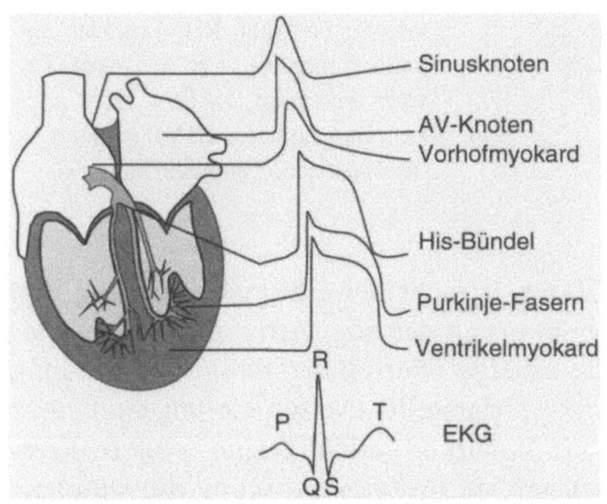

Abb. 2.7. Schematische Darstellung des Herzens und der Varianten der zellulären Aktionspotentiale

Die exakte Form des jeweiligen Aktionspotentials hängt vom genauen Zelltyp ab. Abb. 2.7 zeigt die wesentlichen Zellvarianten und ihre Aktionspotentiale. So weisen z. B. Ventrikelmyokardzellen eine Aktionspotentialdauer von etwa 300 ms auf, atriale Zellen zeichnen sich dagegen durch deutlich kürzere Potentiale aus. Auch innerhalb der Herzwand treten derartige Dispersionen auf, sie sind jedoch geringer ausgeprägt.

Das Erregungsbildungs- und leitungssystem bildet ein mehrstufiges, feinverzweigtes System, das die synchrone Erregung von Vorhof und Ventrikel sowie die physiologisch optimale Kontraktionsdynamik gewährleistet (Abb. 2.8). Ferner bietet es über redundante Strukturen Sicherheit bei Ausfall eines Erregungsbildungszentrums.

Das primäre Erregungszentrum ist der Sinusknoten, der nahe der Einmündungsstelle der oberen Hohlvene in den rechten Vorhof liegt. Er dominiert, weil seine spontane Depolarisation rascher abläuft als bei allen anderen autonomen Zellen des Herzens. Im physiologischen Fall liegt die Aktivität des Sinusknotens bei 60-100 Schlägen (S) pro Minute. Das spontan ausgelöste Aktionspotential des Sinusknotens greift - das Erregungsleitungssystem nutzend - zunächst auf das benachbarte atriale Arbeitsmyokard über. Die Erregungsleitungsgeschwindigkeit des Vorhofmyokards liegt bei etwa 0,8 m/s (Abb. 2.9).

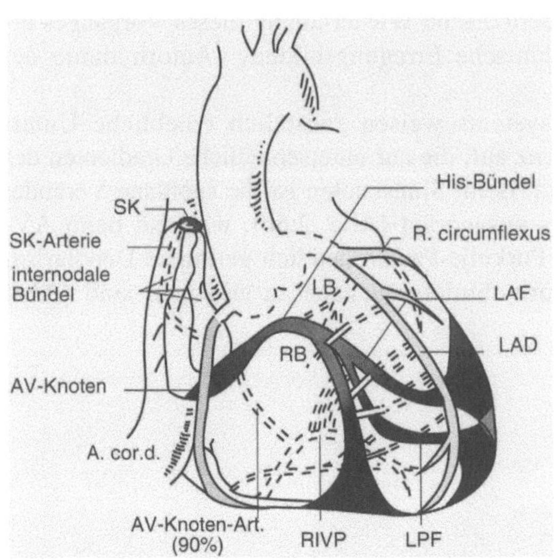

Abb. 2.8. Anatomie des Erregungsbildungs- und leitungssystems (SK = Sinusknoten, AV = AV-Knoten, LPF = links posteriorer Faszikel, LAF = links anteriorer Faszikel, RB = rechter Tawara Schenkel, LB = linker Tawara Schenkel, LAD = Left anterior descendens, RIVP = Ramus interventricularis posterior)

Nach einer Verzögerung von etwa 30 ms erreicht der Erregungsvorgang den linken Vorhof und gelangt nach weiteren 30 ms an den sog. Atrioventrikular-Knoten (AV-Knoten), der im Normalfall die einzige überleitungsfähige Verbindung zwischen den Vorhöfen und den Ventrikeln darstellt. Dessen Zellen sind zwar ebenfalls autonome Erregungszentren, sie bewirken jedoch keine weitere Erregung, da vorher der vom Sinusknoten ausgelöste Erregungsvorgang die spontane Depolarisation des AV-Knotens unterbricht. Er wird daher als sekundäres Erregungszentrum bezeichnet (Abb. 2.6).

Die Geschwindigkeit der Erregungsausbreitung im AV-Knoten ist gering und beträgt etwa 0,1 m/s. Hierdurch erfolgt eine erneute Verzögerung (AV-Überleitungszeit oder kurz AV-Zeit genannt) bevor der Erregungsvorgang, anfangs auf dem His-Bündel, dann auf getrennten Leitungsbahnen, den Tawara-Schenkeln mit erhöhter Geschwindigkeit von etwa 2 m/s abwärts läuft, um sich dann über Verzweigungen, dem Purkinje-Netzwerk, überall im Ventrikelmyokard auszubreiten (Abb. 2.9). Die Ausbreitungsgeschwindigkeit des Erregungsvorganges in der Herzmuskulatur ist geringer als die im Erregungsleitungssystem und beträgt etwa 0,5 m/s.

Von besonderer funktioneller Bedeutung ist die Refraktärzeit der Aktionspotentiale, da sie einen Schutz der Herzmuskulatur vor einer zu schnellen Wiedererregung durch zusätzliche Reizimpulse darstellt. Da der gesamte Erregungsvorgang dem langsamen Ausbreiten einer Erregungsfront gleicht und die Herzkammern geschlossene Flächen darstellen, trifft die Erregungsfront zwangsläufig auf Gewebe, das im selben Erregungszyklus bereits erregt wurde. Würde dieses Gewebe erneut erregt werden können, käme es zu einer kreisenden Erregung innerhalb des Myokards und damit zu einer unphysiologisch hohen Herzfrequenz. Durch die Refraktärzeit wird jedoch sichergestellt, dass die vom Sinusknoten ausgehende Erregungsfront nach der kompletten Kontraktion des Herzens erlischt und neue Erregungen stets von einem Erregungszentrum ausgehen müssen. Nur im pathologischen Fall erhöhter Leitungsgeschwindigkeiten oder verkürzter Refraktärzeiten werden kreisende Erregungen beobachtet, die sich medizinisch als lebensbedrohliche Tachykardien auswirken (Abschn. 4.7).

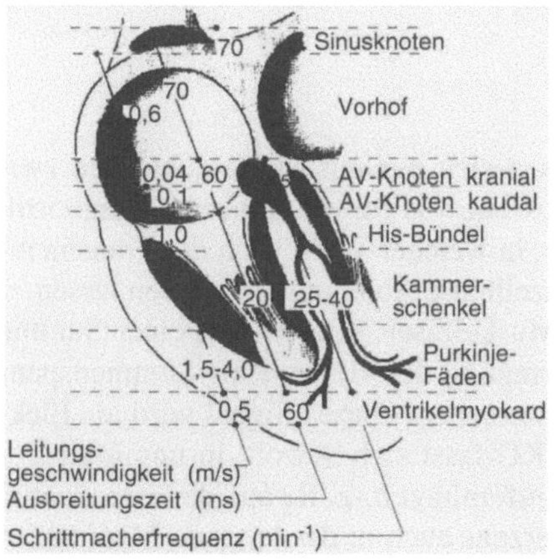

Abb. 2.9. Leitungsgeschwindigkeiten, Ausbreitungszeiten und Schrittmacherfrequenzen des Erregungsprozesses

Eine besondere Funktion haben die Refraktärzeiten des AV-Knotens, die zwischen Vorhof und Kammermuskulatur ein Frequenzsieb realisieren. Hohe Erregungsfrequenzen der Vorhöfe werden dadurch unterdrückt, so dass die Ventrikel nur bis zu einer Maximalfrequenz von etwa 180 S/min durch den Sinusknoten erregt werden können. Übersteigt die Vorhoffrequenz diesen Grenzwert, so wird jede innerhalb der AV-Refraktärzeit liegende Erregung geblockt. Hierdurch kommt es zur Ausbildung von sog. 2:1 bzw. allgemein n:1-Überleitungsblöcken (Abb. 2.10). Dieser Effekt trägt den Namen Wenckebach-Effekt.

Fällt aus irgendeinem Grund die Erregungsbildung im Sinusknoten aus oder wird die Erregung nicht auf die Vorhöfe weitergeleitet (SA-Block), kann die spontane Depolarisation der AV-Knoten-Zellen weiter fortschreiten (Abb. 2.6c), die kritische Schwelle erreichen und einen Aktionsimpuls auslösen. Der AV-Knoten ist dann in der Lage, als sekundäres Erregungszentrum die Schrittmacherfunktion zu übernehmen. Durch die langsamere spontane Depolarisation des AV-Knotens im Vergleich zum Sinusknoten liegt hier jedoch eine zeitlich langsamere Erregungsbildung als im Sinusknoten vor, die bei etwa 40 S/min liegt. Der übrige Erregungsablauf entspricht dem normalen Fall.

Tritt eine komplette Unterbrechung des Erregungsleitungssystems zwischen den Vorhöfen und dem distalen AV-Knoten auf (AV-Block), kann schließlich ein tertiäres Erregungszentrum in Form der spontan depolarisierenden Zellen des His-

Bündels oder der Purkinje-Fasern einspringen. Dieses Erregungszentrum aktiviert das Herz nur mit etwa 30 S/min.

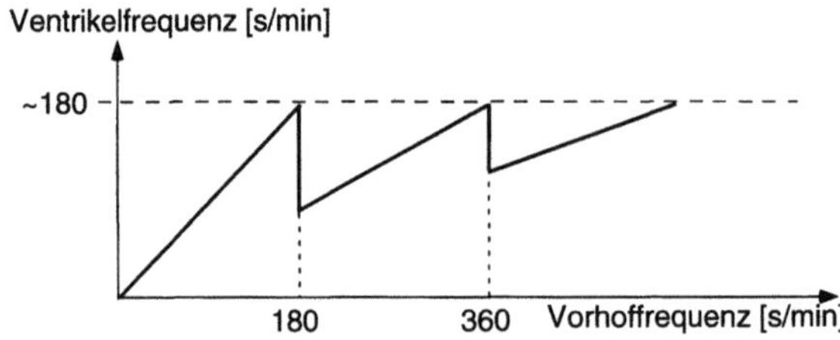

Abb. 2.10. Graphische Veranschaulichung des Wenckebach-Effektes

2.4 Das Elektrokardiogramm

Transpotentiale von Herzmuskelfasern lassen sich nur mit Mikroelektroden zwischen dem Intra- und Extrazellulärraum messen, was für die klinische Diagnostik untauglich ist. Es stellt sich daher die Frage, in welcher Weise sich die Transmembranströme bzw. -potentiale durch rein extrazelluläre Ableitungen erfassen lassen.

Da das Herz nicht aus einer einzelnen Muskelfaser, sondern aus einer Summe vieler Fasern besteht, ist die elektrische Erregung des Herzens als Summenspannung vieler einzelner Aktionsspannungen anzusehen. Dieses Signal wird als Elektrokardiogramm (EKG) bezeichnet. Das EKG lässt sich sowohl in unmittelbarer Nähe des Herzens als auch in größeren Entfernungen, z. B. auf der Brustwand, messen, da sich das elektrische Feld des Herzens auch in das leitende Medium im Körper ausbreitet. Je nach Messort besitzt das EKG jedoch unterschiedliche Signalformen.

Anhand der unterschiedlich erregten Herzmuskelzellen lässt sich rechnerisch eine Abschätzung des Summenpotentials durchführen. Der Einfachheit halber wurde die Begrenzung des Thoraxraumes ins Unendliche gelegt und die Leitfähigkeit κ als homogen vorausgesetzt. Dann ergibt sich das Potential am Ort r zu

$$\Phi(\vec{r}) = -\frac{1}{4\pi\kappa} \int \frac{\nabla \vec{J}_i}{|\vec{r} - \vec{r}'|} dv'. \tag{2.1}$$

J_i stellt dabei die durch die Herzmuskelzellen eingeprägten bioelektrischen Ströme dar. Nach Umformung ergibt sich mit Hilfe des Gaußschen Satzes

$$\Phi(\vec{r}) = \frac{1}{4\pi\kappa} \int \vec{J}_i \frac{(\vec{r} - \vec{r}')}{(\vec{r} - \vec{r}')^3} dv'. \tag{2.2}$$

Mit der Definition des Stromdipols $\bar{p}$

$$\bar{p} = \vec{J}_i dv, \tag{2.3}$$

stellt Gl. 2.2 die Überlagerung vieler einzelner Stromdipole dar. Anschaulich lässt sich ein Stromdipol auch als ein sehr kurzer Pfad der Länge d verstehen, durch den ein Strom fließt [4].

Zur numerischen Berechnung des Potentiales muss der Körper in diskrete Volumenelemente zerlegt werden. Je gröber diese Diskretisierung vorgenommen wird, desto ungenauer wird das Ergebnis.

2.4.1 Das Dipolmodell

Speziell im Fall von Spannungsmessungen an der Körperoberfläche darf das elektrische Verhalten des Herzens auf einen einzigen Stromdipol mit dem Moment $\bar{p}$ reduziert werden, da die Messungen in großem Abstand von der Quelle erfolgen. Dieser Stromdipol wird allgemein als Herzvektor bezeichnet.

Der zeitliche Verlauf dieses Dipolmomentes, auch Vektorkardiogramm[1] genannt, weist drei unterschiedlich ausgeprägte Kurvenstücke, die P-, QRS- und T-Schleife, auf (Abb. 2.11). Sie beginnen und enden im Nullpunkt und sind geschlossen.

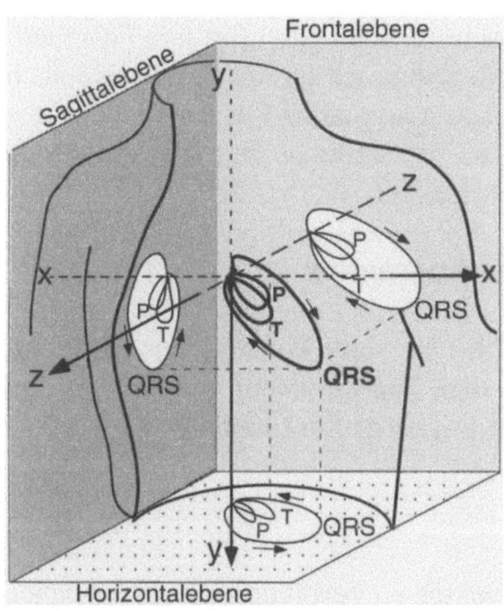

Abb. 2.11. Zeitlicher Verlauf des elektrischen Dipolmomentes des Herzens

P-Schleife
Der erste Teil der P-Schleife ist überwiegend durch die elektrische Aktivität des räumlich vorne liegenden rechten Vorhofs bedingt, während der letzte Abschnitt auf den linken Vorhof zurückzuführen ist. Im Mittel hat die P-Schleife die räumliche Richtung nach links unten hinten. Die Rotationsrichtung ist normalerweise in allen drei Ebenen gegen den Uhrzeigersinn.

---

[1] Historisch gesehen spielte das Vektorkardiogramm tatsächlich eine Rolle, als mit Hilfe von Oszilloskopen versucht wurde, die Oberflächenableitungen als Dipolkomponenten zu verstehen und eine 2-dimensionale Rekonstruktion des Dipolmomentes zu erzielen [9]. Heutzutage besitzt die Vektorkardiographie jedoch keine Bedeutung mehr.

QRS-Schleife

Die QRS-Schleife hängt mit der Depolarisation der Kammer zusammen und weist die größte Ausdehnung auf. Ihre Form ist länglich und ohne Unregelmäßigkeiten. Die Hauptachse ist in der räumlichen Darstellung nach links vorne unten gerichtet, d. h. in Richtung des linken Ventrikels, der durch seine große Muskelmasse elektrisch dominiert. Interessant ist in der QRS-Schleife noch der initiale Schleifenteil, der vorwiegend von der Erregung des Ventrikelseptums gebildet wird. Im mittleren Abschnitt findet sich die diagnostisch wichtige maximale Weite der QRS-Schleife, die mit der Erregung beider Ventrikel zusammenhängt. Der terminale Schleifenanteil wird durch die zuletzt erregten Muskelbezirke gebildet. Die QRS-Schleife dreht im Normalfall in der horizontalen Ebene gegen den Uhrzeigersinn. In der sagittalen und frontalen Ebene können beide Rotationsrichtungen auftreten.

T-Schleife

Die T-Schleife hängt mit der Repolarisation des Herzmuskels zusammen. Sie weist fast immer eine schmale elliptische, manchmal auch strichförmige Form auf, die etwa dreimal größer als die P-Schleife sein kann. Sie ist normalerweise nach links unten vorne gerichtet. Der Winkel zwischen maximalem QRS- und T-Vektor sollte im physiologischen Fall nicht mehr als 75° betragen und das Verhältnis Länge zu Breite nicht den Quotienten 2,66:1 übersteigen.

2.4.2 Der zeitliche Verlauf des Elektrokardiogramms

Das elektrische Dipolmoment des Herzens führt zu einer Potentialverteilung auf der Körperoberfläche (Abb. 2.12). Zwischen dem Dipolmoment $\bar{p}$ (Gl. 2.3) und den gemessenen Potentialdifferenzen U besteht folgender Zusammenhang

$$U = \frac{1}{4\pi\kappa} \frac{p\cos\alpha}{r^2}. \tag{2.4}$$

Der Winkel α liegt zwischen dem Radiusvektor r (Verbindungslinie zwischen Aufpunkt und elektrischer Quelle) sowie der Dipolachse. Wenn der Betrag des Radiusvektors und der Winkel α bekannt sind, lässt sich mit Hilfe einer Spannungsmessung das Dipolmoment bestimmen. Umgekehrt lässt sich der zeitliche Verlauf der Potentialdifferenz zwischen zwei Ableitorten als Projektion des Herzdipolmomentes verstehen.

Eine typische EKG-Ableitung ist in Abb. 2.13 dargestellt. Sie besteht aus positiven und negativen Ausschlägen, die nach Einthoven als P, Q, R, S, T und U bezeichnet werden. Der zeitliche Ablauf des EKG sowie die Amplituden der einzelnen Zacken liegen normalerweise in einem physiologischen Bereich, der in Tabelle 2.1 zusammengefasst ist.

Ausgehend vom Dipolmodell lassen sich die einzelnen Zacken des EKG mit der elektrischen Aktivität des Herzens in direkten Zusammenhang bringen. Abb. 2.14 zeigt hierzu exemplarisch eine Projektion des Dipolmomentes auf die Achse zwischen rechtem Arm und linkem Fuß. Je nach Wahl der Ableitlinie ändert sich die Projektion des Herzdipols und folglich auch die Polarität und Morphologie des EKGs.

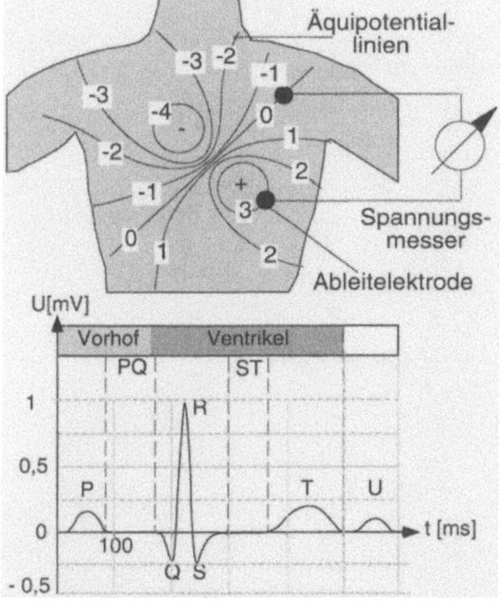

Abb. 2.12. Potentialfeld des Herzens zur Zeit der R-Zacke

Abb. 2.13. EKG mit den nach Einthoven eingeführten Bezeichnungen

Tabelle 2.1. Normalwerte des EKG

Typische Intensitäten der EKG-Wellen [mV]

Wellenbezeichnung	Extrem. Ableitung	Brustwand Ableitung
P	< 0,25	< 0,25
PQ	0	0
Q	0,2	0,3
QRS	1	1–3
S	R/4	2
ST	0	0
T	R/4	< R/8

Typische Dauer der EKG-Wellen [ms]

Bez.	P	PQ	Q	QRS	S	QT
t	90	160	< 30	80	< 40	400

P-Welle

Die Erregung des Herzens beginnt am Sinusknoten und breitet sich anschließend über die Vorhöfe aus. Während der Vorhoferregung weist der resultierende Feldstärkevektor zur Herzspitze, bedingt durch den Verlauf der Erregung vom oben liegenden Sinusknoten zum basiswärts liegenden AV-Knoten. Die Projektion dieses Vektors auf die Ableitlinie ist betragsmäßig klein und weist in die positive Richtung. Die P-Welle ist somit Ausdruck der Erregungsausbreitung in beiden Vorhöfen.

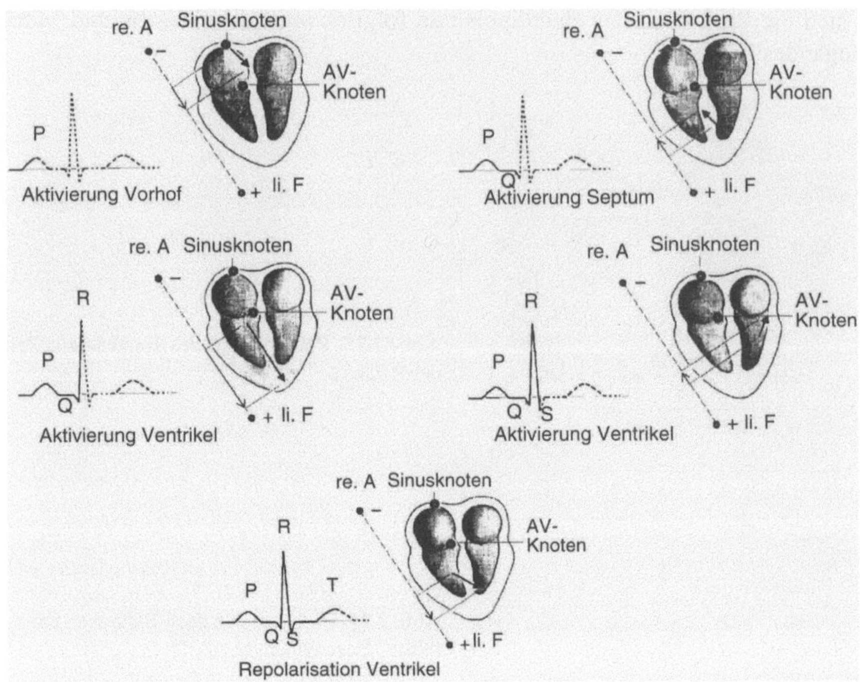

Abb. 2.14. Erregungsausbreitung im Herzen

PQ-Strecke

Nach der Vorhoferregung ist das gesamte Vorhofmyokard außen negativ. Es existiert damit in dem PQ-Zeitintervall kein Dipolmoment und im EKG auch keine Potentialdifferenz. Die PQ-Strecke stellt die Überleitungszeit vom Vorhof zur Kammer dar. Sie erstreckt sich von P-Ende bis Q-Anfang und wird als Bezugslinie für die Spannungsmessung (isoelektrische Linie) genommen.

QRS-Komplex

Die Ventrikelerregung beginnt an der linken Seite des Kammerseptums. Zwischen diesem Gebiet und dem sich rechtsventrikulär anschließenden unerregten Gewebe entsteht ein nach rechts und basiswärts gerichteter Vektor. Die Projektion dieses Vektors auf die Ableitlinie ist in der Regel negativ, so dass die mit diesem Erregungszeitpunkt verbundene Q-Zacke ebenfalls negativ ist.

Kurze Zeit später ist das Septum einschließlich der Herzspitze erregt. Die resultierende Ausbreitung ist jetzt herzspitzenwärts gerichtet. Damit hat die Projektion des Vektors auf die Ableitlinie zu diesem Zeitpunkt und damit auch die R-Zacke eine positive Polarität.

Die ventrikuläre Erregungsausbreitung endet an der Basis des linken Ventrikels. Die resultierende Feldstärkekomponente zeigt jetzt nach rechts, basiswärts; die S-Zacke ist damit negativ.

Der QRS-Komplex entspricht somit der Erregungsausbreitung in beiden Herzkammern. Er beginnt bei Q-Anfang und reicht bis zum Ende der S-Zacke. Fehlt
eine dieser Zacken, gilt der entsprechende Nulldurchgang der R-Zacke als Bezugspunkt der Zeitmessung.

ST-Strecke
Nach Abschluss der Ventrikelerregung ist die gesamte Herzoberfläche negativ.
Potentialdifferenzen sind nicht registrierbar. Diese Phase im Erregungsablauf des
Herzens ist im EKG mit einer Null-Linie, der ST-Strecke (gemessen vom S-Ende
bis T-Anfang), verbunden.

T-Welle
Die ventrikuläre Repolarisationsphase des Herzens beginnt in den subendokar-
dialen Schichten und schreitet in Richtung Endokard fort. Damit liegt eine Feldstärkekomponente vor, die aus den noch erregten, negativen endokardialen
Schichten in die schon unerregt und damit positiv gewordenen Bezirke zeigt. Zur
Zeit der T-Welle, die mit der Repolarisationsphase verbunden ist, ist die Projektion des Feldstärkevektors auf die Ableitlinie positiv. Die T-Welle im EKG ist
damit positiv.

Die bereits im Rahmen der Einführung des Aktionspotentials erwähnte vulnerable Phase spielt gerade auch für externe Therapiegeräte eine entscheidende Rolle. Eine exakte Messung würde invasive elektrophysiologische Untersuchungen
erfordern. Als Daumenregel gilt jedoch der Bereich der aufsteigenden Flanke der
T-Welle im EKG als vulnerable Phase (Abb. 2.15), was für praktische Anwendungen eine ausreichende Genauigkeit besitzt.

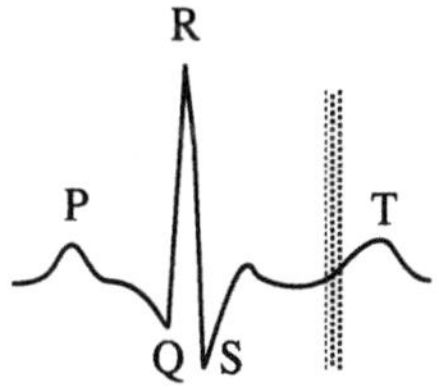

Abb. 2.15. Lage der vulnerablen Phase in der Herzaktion (schraf-
fierter Bereich)

2.5 Literatur

[1]   Berne RM (1979) Handbook of Physiology, Section 2. In The Heart, vol. 1. Baltimore: Williams & Wilkinson Co

[2]   Bleifeld W, Kramer C, Meyer-Hartung K (1978) Klinische Physiologie. G. Witzstrock, Baden-Baden

[3]   Braunwald E, Ross J, Sonnnenblick EH (1976) Mechanism of contraction of the normal and failing heart. Little Brown & Co., Boston

[4]   Dössel O (1999) Bildgebende Verfahren in der Medizin. Springer, Berlin Heidelberg

[5]   Fleckenstein A (1982) Calciumantagonismus ein neues Prinzip in der kardiovaskulären Therapie. In: Rosskamm H, Reindell H (Hrsg) Herzkrankheiten. Springer, Berlin, S 777-799

[6]   Huxley HE (1957) The double array of filaments in cross-striated muscle. J Biophys Biochem Cytol 3: 631-642

[7]   Katz AM (1977) Physiology of the heart. Ravens Press, New York

[8]   Modersohn P, Urbaszek W (1985) Pathophysiologie und Therapie der Herz- und Coronarinsuffizienz. VEB Gustav Fischer Verlag, Jena

[9]   Neher FH (1981) The Ciba collection of medical illustration, vol 5, Heart. 5th printing. Ciba corp. Summit

[10] Schmidt RF, Thews G (1990) Physiologie des Menschen. Springer, Berlin Heidelberg

[11] Sjöstrand FS (1962) The connections let mean A-band I-band filaments in striated frog muscle. Ultrastruct Res 7: 225-238

[12] Toutouzas P, Stefandis C, Boudoulas H (2000) Left atrial function. European Heart Journal Suppl K: K1-K90

[13] Winegard S (1979) Electromechanical coupling in heart muscle. In: Berne RM (ed) The Heart. Williams & Wilkins Co., Baltimore,

[14] Zelis R, Flaim SF, Liedtke AJ, Nellis SH.(1981) Cardiocirculatory dynamics in the normal and failing heart. Annual Review of Physiology 43:455-476

3 Der Blutkreislauf

Das Herz, das arterielle und venöse Gefäßsystem sowie der Gefäßinhalt und das Blut, sind morphologisch und funktionell miteinander verknüpft. Hydrodynamische Gegebenheiten, muskeltypisches Kontraktions- bzw. Relaxationsverhalten sowie neurohumorale und rezeptorabhängige Regulationen passen die Herz-Kreislauf-Funktion an differente Leistungen an (Homöostase).

Die Entwicklung und Anwendung diagnostischer bzw. therapeutischer Verfahren für das Herz-Kreislaufsystem erfordert somit eine genaue Kenntnis der Zusammenhänge. Kapitel 3 widmet sich daher ausführlich den regulativen Mechanismen des Kreislaufs. Aus der Vielzahl der physiologischen Transportaufgaben wird lediglich der Sauerstofftransport näher vorgestellt, da er die höchste diagnostische Bedeutung in der klinischen Routine besitzt.

3.1 Anatomie und Physiologie des Gefäßsystems

Klassisch wird das Gefäßsystem in den arteriellen Systemkreislauf (Hochdrucksystem) und das venöse oder Niederdrucksystem eingeteilt. Das arterielle System reicht vom linken Ventrikel bis zum Übergang von den Arteriolen zu den Gewebekapillaren. Das Niederdrucksystem beginnt mit den Gewebekapillaren und reicht über die Körpervenen, das rechte Herz und sämtliche Lungengefäße bis zum linken Ventrikel (Abschn. 3.2.3). Die Differenzierung der beiden genannten Kreislaufbereiche erfolgt an Hand

- von unterschiedlichen Drücken und Druckgradienten,
- von differenten Widerständen,
- von unterschiedlichen Volumina,
- von differenten Druck-Volumen-Diagrammen.

Die Gefäße zeigen einen komplexen mehrschichtigen Aufbau. Anatomisch werden - von innen nach außen - Intima, Media und Adventitia unterschieden. Die innere Gefäßschicht ist mit einer Monolage von Endothelzellen ausgelegt. Die Integrität dieser Zellschicht mit den vorhandenen Rezeptoren und synthetischen Leistungen sichern den Blutabstrom und ein Gleichgewicht im Gerinnungssystem. Die darunter befindlichen Schichten enthalten im unterschiedlichen Mengenverhältnis zirkuläre, schräg und längs verlaufende Faserzüge aus elastischem und kollagenem Gewebe sowie glatte Muskulatur.

Die Zusammensetzung der Wandschichten variiert. Arterien vom elastischen Typ (Aorta und A. carotis) enthalten mehr elastische Elemente. Arterien vom muskulären Typ, wie mittlere und kleinere Arterien, weisen einen höheren Gehalt an Muskulatur auf. Die muskulären Elemente (Durchmesser 4-7 μ, Länge 15-20 μ) sind untereinander und mit elastischen sowie kollagenen Fasernetzen verbunden. Über arterielle Endäste, Arteriolen und Kapillaren strömt das Blut über Venolen, Terminalvenen, Hauptvenen und große Venen in die Vena cava bis zum rechten Vorhof zurück. Analoges gilt für den Lungenkreislauf.

Die terminalen Arteriolen verzweigen sich letztendlich in die Kapillaren, die die engsten und dünnwandigsten Blutgefäße (Lichtungsdurchmesser bis 10 μm, Wanddicke des Endothels 0,1-0,4 μm) darstellen. Sie bilden ausgedehnte vielfach verzweigte Netze, die die Organe in wechselndem Ausmaß durchziehen. Die Kapillaren münden in Venolen (Lichtungsdurchmesser 50 μm). Abhängig von der Art der Anordnung der Endothelzellen, von intraendothelialen Poren, vom Vorkommen von Perizyten und Basalmembranen, werden elektronenmikroskopisch 3 Typen von Kapillaren unterschieden. In den Kapillaren findet der für den Stoffwechsel erforderliche diffusive Austausch statt.

Die Venen besitzen gegenüber den Arterien dünnere Wände. Die Dreischichtung in Intima, Media und Adventitia ist weniger deutlich. Die Variabilität des Wandaufbaues ist größer als bei den Arterien. Venenwände enthalten reichlich kollagene Fasern (eine Art „Leinwandverstärkung"). Eine hydrostatisch bedingte Überdehnung der Peripherie wird durch Venenklappen normalerweise verhindert. Der Rückstrom des Blutes erfolgt durch die fortgeleitete arterielle Pulswelle auf die Wand sowie durch Kontraktion der Beinmuskulatur. Das Blut wird so von Venenklappe zu Venenklappe herzwärts gepumpt. Die Venen in den Körperhöhlen führen keine Klappen. Der Rückstrom zum Herzen wird weiter gefördert durch die ansaugende Wirkung des rechten Vorhofes in der Diastole und durch den Sogeffekt des negativen intrathorakalen Druckes der von den Atembewegungen abhängt.

3.1.1 Verteilung der Blutvolumina

Die Verteilung des gesamten Blutvolumens von etwa 5 l auf den System- bzw. Lungenkreislauf zeigt eine Relation von ca. 2:1 (Volumen von Aorta, Arterien, Körperkapillaren, Venolen und Körpervenen bezogen auf das Volumen von Pulmonalarterien, Lungenkapillaren, Lungenvenolen und Pulmonalvenen). Über 2/3 des Blutes befindet sich in den Venen des Systemkreislaufs. Neben dem Hauptblutreservoir, dem Gefäßbett, werden zentrale Venenabschnitte, die Herzkammern (z. B. bei Ausdauerathleten), die Leber und Milz als weitere Blutspeicher angesehen. Bei kardiomuskulären Erkrankungen kann die Verteilung des Blutvolumens auf die beiden Kreislaufabschnitte erheblich verändert sein. Bei Herzinsuffizienz erklärt dies z. B. die erhöhten Drücke im Lungenkreislauf und im linken Herzen.

Die Unterteilung des Blutvolumens erfolgt in ein zentrales, ein intrathorakales und ein extrathorakales. Das zentrale Blutvolumen beträgt ca. 500-900 ml oder etwa 10 Schlagvolumina. Der Pulmonalkreislauf erfaßt 300-700 ml, das linke Herz in der Diastole 200 ml. Das intrathorakale Blutvolumen wird auf ca. 1600 ml geschätzt oder auf 25-30% des Gesamtblutvolumens. Es besteht aus dem zentralen Blutvolumen und dem Volumen des rechten Herzens und der großen intrathora-

kalen Venen. Das extrathorakale Blutvolumen beträgt etwa 70% des Gesamtblutvolumens [10].

Der Druckpuls in der Aorta und in den herznahen Arterien sorgt dafür, dass
eine bestimmte Blutmenge im Arteriensystem dauernd gespeichert ist und die elastischen Wände spannt (Abschn. 3.2). Dieses Volumen beträgt etwa 15 % des Ge-
samtvolumens, d. h. beim Erwachsenen etwa 800 ml. Im Rhythmus der Herzaktion schwankt das gespeicherte Volumen ebenso wie der Druck. Die pulsatori-
schen Volumenschwankungen im arteriellen System betragen ca. 5% des mittleren, in ihm enthaltenen Volumens. Die Druckschwankungen sind größer - etwa
40% - infolge zunächst flacher und dann steiler werdender Druck-Volumen-Kur-
ven [31].

3.1.2 Gefäßversorgung des Herzens

Die Gefäßversorgung des Herzens ist infolge der ständigen Muskelaktivität besonders gesichert. Sie erfolgt im wesentlichen über die rechte (right coronary: RCA)
und die linke Herzkranzarterie (LCA). Sie wird unterstützt durch die LAD (left
anterior descendens) sowie die LCX (left circumflex). Ihr Aufbau unterscheidet
sich bei epikardialen und intramuralen Arterien. Die intramuralen Arterien ähneln
im wesentlichen den Arterien der Körperperipherie. Die epikardialen Gefäße besitzen dagegen eine starke Intima mit kräftiger Längsmuskulatur vor der Membra-
na elastica interna.

Die Kontraktionen des Herzens ändern rhythmisch die extravasale Komponente
des Koronarwiderstandes und verursachen einen rhythmischen Ein- und Ausstrom. Abbildung 3.1 vermittelt hierzu typische Flussprofile der wesentlichen
Herzgefäße.

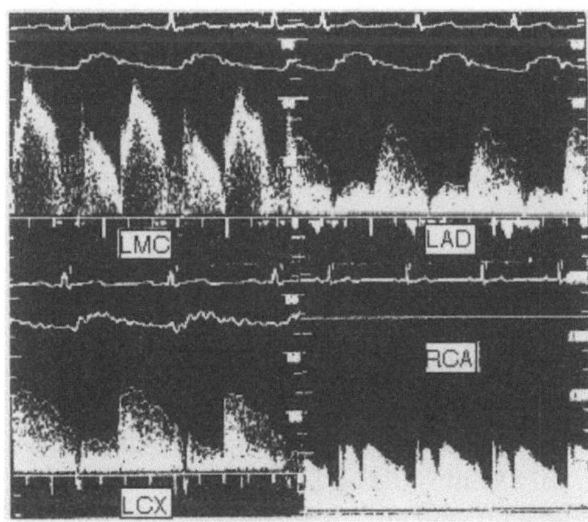

Abb. 3.1. Flussgeschwindigkeitsmessun-
gen (Ultraschall-Doppler) im linken
Hauptstamm (LMC), in der LAD (left anterior descendens), in der LCX (left circumflex) und in der RCA (right coronary
artery)

Über die Windkesselfunktion der Aorta werden die epikardialen Koronararterien diastolisch gefüllt und gedehnt. In der Systole wird die so gespeicherte
Energie wieder abgegeben und die Gefäße verkürzen sich. Die Myokardperfusion

erfolgt in Ruhe vordergründig diastolisch. Die systolische Perfusion nimmt unter Belastungen und bei erhöhter Herzfrequenz zu. Diagnostisch ist der Koronarfluss von hoher Bedeutung, da epikardiale Koronarstenosen den Abstrom beeinträchtigen können bzw. auch bei freien epikardialen Koronararterien die Mikrozirkulation eingeschränkt sein kann [5].

Ursache hierfür kann eine Mikroarteriopathie (small vessel disease) sein. Umgekehrt wird eine primär gestörte Mikrozirkulation auch bei gleichzeitigen epikardialen Stenosen erwogen [25]. Pathophysiologisch bedeutsam ist, dass die kleinen Arteriolen unter 450 µm die Hauptdeterminanten des koronaren Gefäßwiderstandes sind. Eine weitere Widerstandsbarriere liegt in Gefäßen unter 100 µm. Diese Gefäße sind für die Autoregulation der Myokarddurchblutung verantwortlich [24]. Drei wesentliche Mechanismen regulieren den koronaren Gefäßtonus:

Die metabolische Regulation

Der mikrovaskuläre Tonus hängt eng vom myokardialen Sauerstoffverbrauch ab. Erhöhter O_2-Bedarf dilatiert die mikrovaskulären Gefäße (funktionelle Hyperämie). Insbesondere freigesetztes Adenosin induziert eine Erweiterung der kleinen und größeren Arteriolen. Die epikardialen Koronararterien werden über NO bzw. EDRF (endothelial derived relaxing factor) reguliert. Dabei liegen funktionell Verknüpfungen vor.

Die flussabhängige Regulation

Die flussabhängige Wandspannung sowie zirkulierende und freigesetzte Transmitter (Acetylcholin, Noradrenalin, Histamin u. a.) fördern die lokale EDRF-induzierte Gefäßerweiterung. Desgleichen relaxiert der EDHF (endothelium-derived hyperpolarizing factor) vaskuläre Myozyten. Die flussabhängige Dilatation reguliert epikardial und mikrovaskulär das Stromvolumen.

Die Autoregulation

Die Autoregulation ist definiert als eine intrinsische Eigenschaft, den Koronarfluss bei geändertem Perfusionsdruck unabhängig von Änderungen des Metabolismus aufrechtzuerhalten. In weiten Druckbereichen bleibt die koronare Perfusion konstant, d. h. bei mittleren arteriellen Drücken zwischen ca. 60-150 mmHg [29]. Als Antwort auf physiologische Einflüsse reagiert das koronare mikrovaskuläre Gebiet nicht einheitlich. Die großen Unterschiede im Koronarfluss, die regional bei reduziertem Perfusionsdruck vorliegen, sind wesentlich abhängig von physikalischen Faktoren, z. B. der myokardialen Kontraktion.

Die Koronarreserve wird aus der Durchblutung und aus der arteriovenösen Differenz für den Sauerstoff berechnet. Die Ruhedurchblutung liegt bei ca. 80 ml/min · 100 g Myokard, die arteriovenöse Differenz um 14,5 Vol % und somit besteht ein Sauerstoffangebot von 11,6 ml O_2/min · 100 g [15]. Ein gesundes Herz kann die Perfusion auf das 4-fache erhöhen und die Sauerstoffausnutzung auf 90 % steigern. Auf diese Weise würde sich ein maximaler Antransport von 74,0 ml O_2/min · 100 g ergeben. Bei starker körperlicher Belastung können Werte von 500 ml/min · 100 g Myokard überschritten werden.

Das Venensystem am Herzen wird in ein oberflächliches und ein tiefes unterteilt. Am linken Ventrikel begleiten meist 2 Venen die LAD, die dann die Vena cordis magna im Sulcus atrioventricularis bilden. Der Endabschnitt des Venensystems ist der Koronarsinus (Sinus Coronarius), der in den rechten Vorhof mündet. Der Koronarsinus enthält hauptsächlich den Abstrom aus der linken Koronararterie. Ein gewisser Teil venösen Blutes strömt über sog. thebesische Venen direkt in die Herzhöhlen. Epikardiale Venen sind infolge kollagener Strukturen nur in Längsrichtung dehnbar. Tiefe Venen werden in der Diastole ohne wesentliche Lumenänderungen gestreckt, was einen Saugeffekt auf das nachgeschaltete Kapillarbett auslöst. Systolisch werden die intramuralen Venen in Richtung der epikardialen Venen entleert. Die Abb. 3.2 übermittelt eine Übersicht zum kardialen Venensystem.

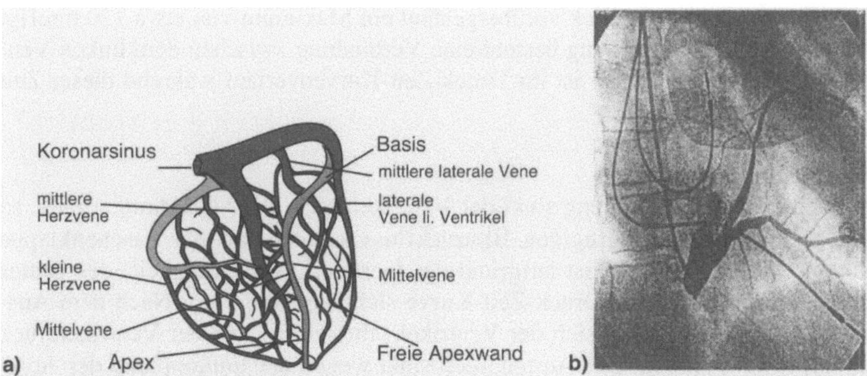

Abb. 3.2. a) Herzvenen, Koronarsinus und größere Venen; **b)** Venogramm bei einem Herzschrittmacherpatienten mit Vorhof- und Ventrikelsonden

3.2 Blutdruck und Blutfluss

3.2.1 Herzzyklus und -zeitintervalle

Der Transport des Blutes erfolgt nicht kontinuierlich, sondern unregelmäßig in einzelnen diskreten „Portionen" (Strompulsen), die bei jedem einzelnen Herzschlag ausgeworfen werden. Diese Form der schubweisen Strömung wird als pulsatil bezeichnet. Ein einzelner Herzzyklus wird dabei gemäß Abb. 3.3 in vier Phasen unterteilt[1]:

---

[1] Da der große Kreislauf aus diagnostischer Sicht die größere Bedeutung hat, orientiert sich die Phasenunterteilung an der Funktion des linken Ventrikels. Die Kontraktion des rechten Herzens erfolgt jedoch annähernd gleichzeitig und in den selben Phasen, allerdings auf einem anderen Druckniveau.

Anspannungsphase

Die Kammer ist durch eine Kontraktion des Vorhofes gefüllt worden. Die Taschenklappe zur Aorta ist geschlossen, die Segelklappe zum Vorhof ist noch offen. Nun beginnt die Kontraktion des Herzkammermuskels. Infolge des Druckanstieges schließt die Segelklappe. Da der Aortendruck (die sog. Nachlast) noch deutlich über dem Ventrikeldruck liegt, öffnet die Taschenklappe noch nicht. Dadurch erfolgt die Muskelkontraktion zunächst ohne Volumenänderung (isovolumetrische Kontraktion), allerdings steigt der Ventrikelinnendruck von 1-2 mmHg auf etwa 80 mmHg.

Auswurfphase

In dem Augenblick, in dem der Kammerdruck den Aortendruck von etwa 80 mmHg übersteigt, öffnet sich die Taschenklappe und das Blutvolumen des Ventrikels wird unter einem weiteren Druckanstieg in den Aortenbogen ausgeworfen. Dabei erreicht der Druck vorübergehend ein Maximum von etwa 120 mmHg. Während der Klappenöffnung besteht eine Verbindung zwischen dem linken Ventrikel und der Aorta. Daher ist ihr Druck-Zeit-Kurvenverlauf während dieser Zeit identisch.

Entspannungsphase

Bei beginnender Entspannung sinkt der Ventrikeldruck unter den Aortendruck, so dass es zu einem geringfügigen Blutrückfluss kommt und die Taschenklappe schließt. Dieser Zeitpunkt ist aufgrund der Inertanz (Massenträgheit) des Blutes durch eine Inzisur in der Druck-Zeit-Kurve sichtbar (Abb. 3.3). Nach dem Auswurf des Blutes entspannt sich der Ventrikel sehr schnell und der Ventrikeldruck fällt auf etwa 2 mmHg. Der Aortendruck sinkt wegen der Entkopplung der Aorta vom linken Ventrikel nur langsam ab, da das durch die Compliance der Aorta gespeicherte Blut erst allmählich in die Peripherie abfließt (sog. Windkesselfunktion).

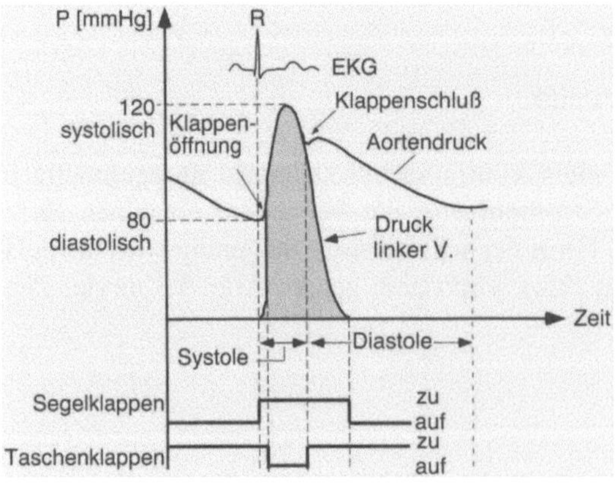

Abb. 3.3. Unterteilung eines Herzzyklus in vier Phasen

Füllungsphase
Sobald der Ventrikeldruck unter den venösen Druck (sog. Vorlast) gefallen ist, öffnet sich die Segelklappe und die Kammer füllt sich erneut. Der Ventrikeldruck steigt langsam auf 2-11 mmHg. Zusätzlich kontrahiert das Atrium und trägt so zur Ventrikelfüllung bei. Während der Füllungsphase sinkt der Aortendruck auf sein Minimum von etwa 80 mmHg.

Mit Hilfe invasiver Druckmessungen in den einzelnen Herzabschnitten und zentralen Gefäßen unter Bezug auf nichtinvasive Verfahren sind Teilphasen des Herzzyklus zu differenzieren. Als Bezug dienen das Elektrokardiogramm, das Phonokardiogramm mit den zyklusbezogenen Herztönen (S_1 = 1. Herzton = AV-Klappenschluss + Ventrikelwandschwingungen zu Beginn der Systole; S_2 = 2. Herzton als Schlussphänomen der Aorten- und Pulmonalklappen am Ende der Systole, S_3 = 3. Herzton als Füllungsphänomen der Ventrikel; S_4 = 4. Herzton als Aktionsphänomen des linken Vorhofes) oder das Apexkardiogramm (Mechanokardiographie des Herzspitzenstoßes bzw. der Herzvorderwandbewegungen mit elektrischem Druckwandler oder auf photoelektrischem Wege). Diese aufwendigen Analysen skizziert Abb. 3.4.

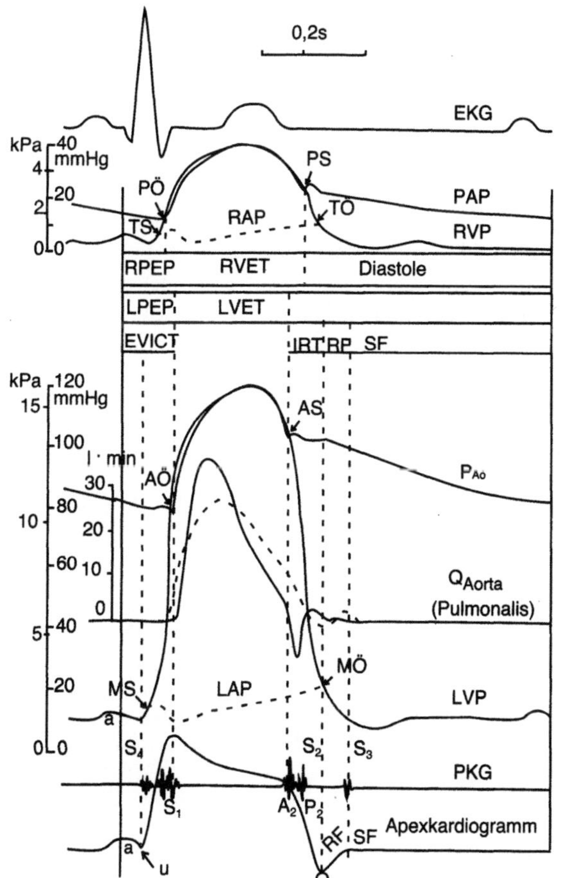

Abb. 3.4. Darstellung des Druckes und Flusses im rechten und linken Herzen sowie in der Aorta und A. pulmonalis mit unterteilten Phasen eines Herzzyklus

Die Erregung beginnt im Sinusknoten. Die ausgelöste Vorhofkontraktion ist im Druckkurvenverlauf und im Apexkardiogramm (AKG) als a-Welle auszumachen. Im Anschluss an die PQ-Zeit im EKG beginnt die Systole. Die Erregungsausbreitung erfolgt im Ventrikelsystem rechts- und linksventrikulär gleichzeitig. Die elektromechanische Verzögerung (etwa 27 ms) umschließt die Zeitphase von der Q-Zacke des EKG's bis zum Beginn der Ventrikelkontraktion. Nach Beginn der Ventrikelkontraktion wird im rechten Herzen die Tricuspidal- und im linken Herzen die Mitralklappe geschlossen, die Mitralklappe etwa 17 ms früher. Das fällt in der Regel mit dem R-Zackengipfel und dem u-Wert im AKG zusammen. Der erste Herzton S_1 liegt dagegen schon im Beginn der isovolumetrischen Kontraktionszeit (ICT), die links etwa 38 ms und rechts etwa 14 ms dauert. Sie wird durch die Öffnung der Pulmonal- bzw. der Aortenklappe beendet. Die Ausbreitung der Erregung ist zu diesem Zeitpunkt noch nicht beendet, das Maximum der Druckanstiegsgeschwindigkeit (dp/dt_{max}) sollte jedoch in dieser Phase liegen. Der erste Herzton beginnt in der ICT. Die Ejektionszeit (ET, Auswurfphase) liegt zwischen der Öffnung und dem Schluss der Aorten- bzw. Pulmonalklappen. Sie lässt sich noch in die frühe oder schnelle Ejektionsphase bis zum Gipfelpunkt der Aortenflusskurve unterteilen. Der Beginn dieser ET ist im Apexkardiogramm als E-Gipfel oder im Steilanstieg der Aortenflusskurve zu finden, das Ende dagegen ist schwieriger zu bestimmen.

Nach der ET schließt sich die isovolumetrische Relaxationsphase (IRT) an, die rechts etwa 39 ms und links etwa 81 ms dauert. Sie endet mit der Öffnung der Trikuspidal- bzw. Mitralklappe, wobei der 0-Punkt im AKG der Mitralöffnung entsprechen soll. Die folgende schnelle Füllung (RF) ist nur im AKG zu begrenzen und hat noch keine gesicherte Bedeutung. Wenn ein dritter Herzton vorliegt, soll er ebenfalls zu diesem Zeitpunkt auftreten. Die langsame Füllphase (SF) reicht bis zur a-Welle im AKG bzw. Vorhof- und Ventrikeldruckkurve. Das elektromechanische Intervall (auch präisovolumetrische Kontraktionszeit genannt) und die isovolumetrische Kontraktionszeit (ICT) ergeben zusammen die Präejektionsperiode (PEP) oder Anspannungszeit. Wenn auch nicht völlig exakt (s. oben), kann die PEP aus der Differenz (Q - S_2) - ET-Zeit berechnet werden und die ICT aus PEP - QS_1.

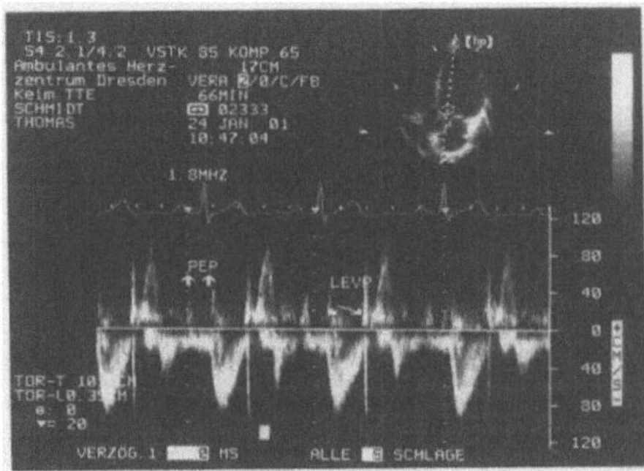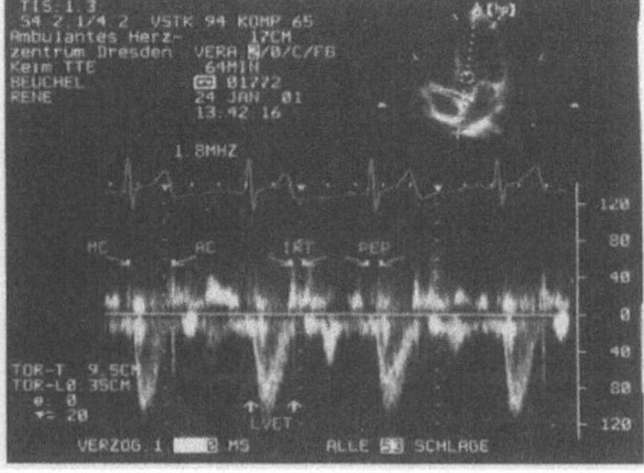

Abb. 3.5. Doppler-sonographische Bestimmung systolischer Zeitintervalle aus dem Aortenflusssignal unter Bezug auf das EKG

Die Doppler-Sonographie informiert über Ein- und Ausstrom der linken und auch der rechten Herzkammer. Aus apikaler Schallkopfposition lassen sich der aortale Ausstrom, die Klappenphänomene und der mitrale Einstrom bestimmen (Abb. 3.5).

3.2.2 Zentraler Blutdruck und -fluss

Der Blutdruck in der Aorta bzw. im Ventrikel schwankt periodisch. Zur Charakterisierung werden einige Definitionen eingeführt: Anspannungs- und Auswurfphase werden als Systole zusammengefasst, Entspannungs- und Füllungsphase bilden die Diastole. Folglich wird das Maximum des Blutdruckes als systolischer Blutdruck P_{sys} und das Minimum als diastolischer Blutdruck P_{dia} bezeichnet (Abb. 3.3). In der Regel wird die Blutdruckdynamik als Quotient aus den Druckwerten P_{sys} und P_{dias} angegeben, z. B. 120/80. Neben den Extremwerten wird in manchen Fällen auch der Mittelwert P_m genannt. Häufig findet sich hierfür in der Literatur auch die Bezeichnung MABP („mean arterial blood pressure").

$$P_m = \frac{1}{T} \int_0^T P(t)dt. \tag{3.1}$$

Nur während der Austreibungsphase des Herzens, d. h. zwischen der Aortenklappenöffnung und dem Aortenklappenschluss, wird Blut in die Aorta ausgeworfen. Mit dem Beginn der Austreibungsphase steigt der Blutfluss an, erreicht im ersten Drittel dieser Phase sein Maximum und fällt dann bis zu ihrem Ende wieder auf Null ab (Abb. 3.6). Das Maximum der Strömungsgeschwindigkeit erreicht dabei einen Wert von $v_{max} = 50$ cm/s.

Beim Diastolenbeginn kommt es, bedingt durch einen kurz andauernden Rückstrom vor dem völligen Klappenschluss, zu einem negativen Fluss. Danach folgt oft noch ein kurzzeitiger positiver Blutfluss, der durch eine vom Herzen weggerichtete Rückschwingung der Klappe erzeugt wird.

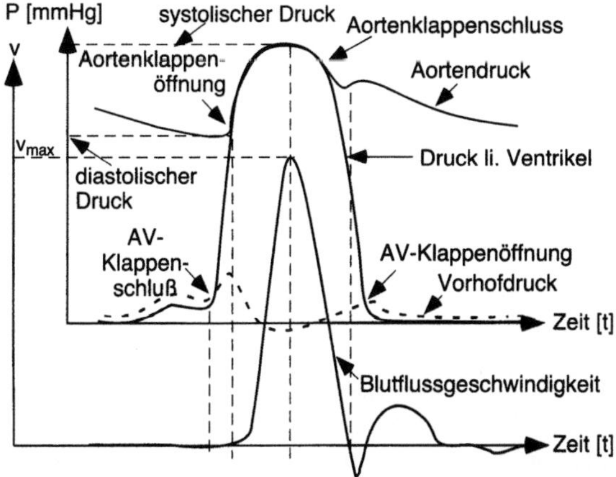

Abb. 3.6. Zentraler Blutdruck und Blutfluss (linker Ventrikel)

3.2.3 Ortsabhängigkeit von Blutdruck und Blutfluss

Aufgrund der in Kap. 1 eingeführten Gesetzmäßigkeiten der Fluidmechanik ist der Blutdruck nicht an allen Stellen des Körpers gleich, sondern hängt vom lokalen Blutfluss (Bernoulligleichung) und der Verteilung des peripheren Strömungswiderstandes ab. Der genaue Verlauf der Druckparameter lässt sich am besten in der elektrischen Analogie (Tabelle 1.2) verstehen. Rechte und linke Herzhälfte stellen dabei eine Spannungsquelle dar. Die einzelnen anatomisch unterscheidbaren Gefäßabschnitte lassen sich durch Widerstände repräsentieren.

Während die Aorta eine Querschnittsfläche von wenigen Quadratzentimetern besitzt, sind die Arteriolen und Kapillaren so stark verzweigt, dass sie zusammen eine effektive Querschnittsfläche von 3000 cm^2 aufweisen. Nach dem Hagen-Poisseuille-Gesetz hängt der Strömungswiderstand von der vierten Potenz des Radius ab. Allerdings führen parallele Verästelungen zu einer Verringerung des Widerstandes. Beide Effekte zusammengenommen führen dazu, dass die Arteriolen den höchsten Beitrag zum Strömungswiderstand des großen Kreislaufes, dicht gefolgt von den Kapillaren liefern. Venen und Arterien zeichnen sich durch einen sehr geringen Widerstand aus, da sie das Blut schnell und ungehindert zu dem Zielorgan transportieren müssen. Tabelle 3.1 fasst die Verteilung der wesentlichen Gefäßdurchmesser und Widerstände zusammen.

Tabelle 3.1. Gefäßdurchmesser d, mittlerer Blutdruck P_m und mittlere Strömungsgeschwindigkeit v_m (gemittelt über Radius und Zeit) im großen Kreislauf. Die Widerstände sind dabei in relativen Größen angegeben, da sie in der klinischen Praxis nicht absolut erfasst werden. Die Absolutwerte liegen bei 920-1440 dyn s cm^{-5} für das arterielle System und 120-270 dyn s cm^{-5} für das Niederdrucksystem.

Gefäß	Gefäßdurchmesser [mm]	Beitrag zum peripheren Widerstand [%]	Mittlere Strömungsgeschwindigkeit [cm/s]	Mittlerer Blutdruck [mmHg]
Aorta	20-25	0	20	100
kleine Arterien	-	19	2-10	70-95
Arteriolen	-	47	0,2-0,3	35-70
Kapillaren	-	27	-	-
- arterielles Ende	0,01	-	0,03-0,1	30-35
- mittlerer Teil	0,01	-	0,03-0,1	20-25
- venöses Ende	0,01	-	0,03-0,01	15-20
Venolen	0,5-1	4	0,5-1	10-15
Venen	1-15	3	1-10	< 10
Vena cava	20-30	0	10-16	< 5

Diese Verteilung der Widerstände hat Auswirkungen auf den Druckverlauf innerhalb des Gefäßsystems (Abb. 3.7). In Abschn. 1.6 wurde gezeigt, dass der Druckabfall in einer Strömung proportional zum Strömungswiderstand ist. Folglich sinkt der mittlere Blutdruck in den der Aorta nachfolgenden Gefäßabschnitten und großen Arterien nur wenig. Erst in dem Bereich der Arteriolen und Kapillaren fällt der mittlere Druck rapide. Der Druck am arteriolären Ende der Kapillare liegt durchschnittlich um 35 mmHg, der mittlere Kapillardruck beträgt um 25 mmHg. Für den Nieren- und Pfortaderkreislauf existieren 2 hintereinander geschaltete Kapillarketten. Die Druckverhältnisse sind dort unterschiedlich. Der Druck in den glomerulären Kapillaren der Niere bewegt sich um 70-80 mmHg und in den tubulären Kapillaren um 25 mmHg. Im venösen Bereich ist der Druckabfall bis zum Herzen wiederum sehr gering. Die physiologischen Normalwerte sind in Tabelle 3.1 zusammengefasst.

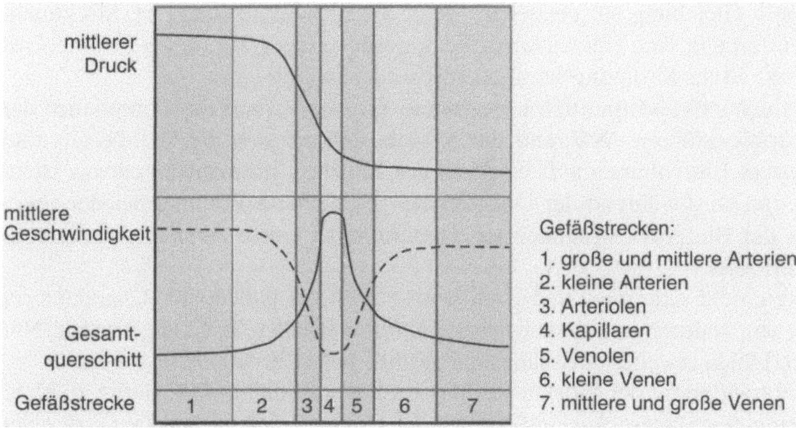

Abb. 3.7. Zusammenhang zwischen Gesamtquerschnitt, Druck und mittlerer Strömungsgeschwindigkeit

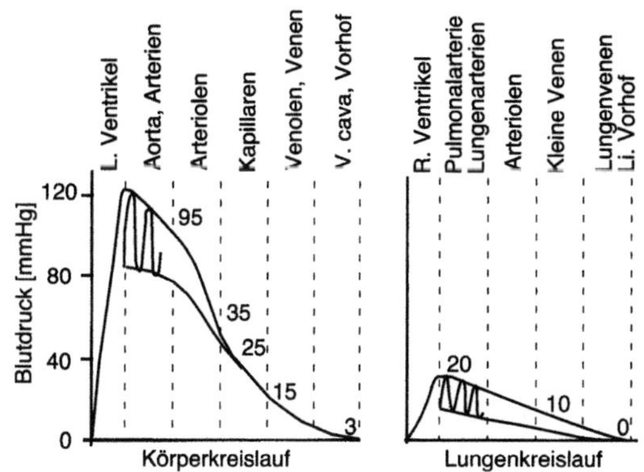

Abb. 3.8. Intravasale Drücke im Körper- und Lungenkreislauf. Die Durchschnittsdrücke sind an den Kurven aufgeführt.

Für den Lungenkreislauf ergeben sich analoge Verläufe, wobei jedoch nur Maximaldrücke von etwa 20 mmHg erreicht werden. In den Lungenkapillaren liegt der mittlere Druck um 10 mmHg. Einen Vergleich der Druckverläufe zeigt Abb. 3.8.

Da in beiden Kreisläufen der gleiche Gesamtfluss bewältigt werden muss, benötigt der große Kreislauf nach Gl. 1.18 eine deutlich höhere Druckdifferenz. Dies führt dazu, dass das linke Herz eine wesentlich höhere Arbeit zu verrichten hat (Tabelle 1.2). Aus diesem Grund ist der linke Ventrikel deutlich muskulöser und größer als der rechte.

3.2.4 Ortsabhängigkeit der Pulskurven

Der Verlauf der Druck-Zeit-Kurve und seine Ortsabhängigkeit lässt sich aufgrund der Bernoulli-Gleichung nur verstehen, wenn der Blutfluss bekannt ist. Mit zunehmender Entfernung vom Herzen sinkt die Amplitude des systolischen Strompulses und die diastolische Strömungskomponente nimmt zu (Abb. 3.9).

Diese als Windkesselfunktion bezeichnete Eigenart ist auf die Compliance der Gefäße zurückzuführen. Während der Systole dehnen sich die Gefäße aus und nehmen etwas Blutvolumen auf, wodurch der Blutfluss stromabwärts etwas sinkt. Anschließend wird während der Diastole das gespeicherte Volumen wieder abgegeben, da der Blutdruck gesunken ist. Dies führt zu einem Anstieg des diastolischen Blutflusses.

Im Bereich der Arteriolen und Kapillaren nimmt der pulsierende Charakter der Strömung ab, wodurch es zu einer nahezu kontinuierlichen Strömung kommt. Nur in seltenen Fällen erweiterter Gefäße sind geringe pulsatile Anteile feststellbar.

Diese Veränderung der Pulskurve führt nach der Bernoulli-Gleichung zu einer Veränderung des Staudruckes und somit - der Gesamtdruck ist konstant - zu einer Änderung des Druck-Zeit-Verlaufes (Abb. 3.10). Da der Staudruck mit zunehmendem Abstand vom Herzen sinkt, steigt der systolische Blutdruck im arteriellen System an, bis er schließlich im Bereich der Arteriolen zusammen mit dem mittleren Blutdruck sinkt. Dieser zunächst paradox klingende Effekt führt zu Blutdruckänderungen von bis zu 30% und ist bei der Wahl des Messortes von entscheidender Bedeutung. Den genannten Effekten sind zudem Reflexionseffekte überlagert, d. h. die vom Herzen ausgehende Pulswelle trifft in der Peripherie auf einen Widerstand, z. B. in Form von Gefäßverzweigungen oder Kapillaren. Dadurch wird die Welle reflektiert und überlagert sich mit der Ausgangswelle, was zu zusätzlichen Veränderungen der Pulsform führt.

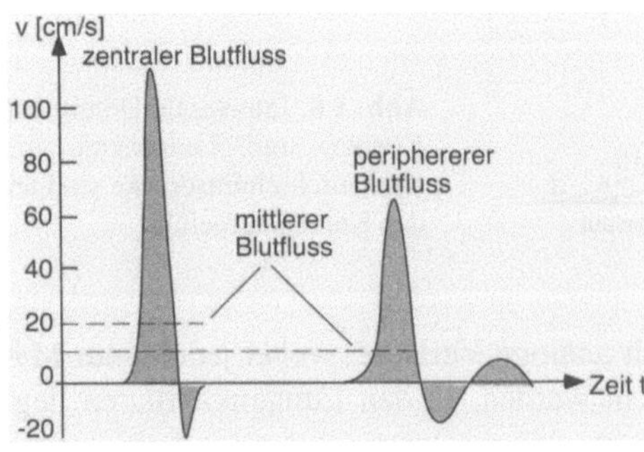

Abb. 3.9. Veränderung des Strompulses: links herznah, rechts herzfern

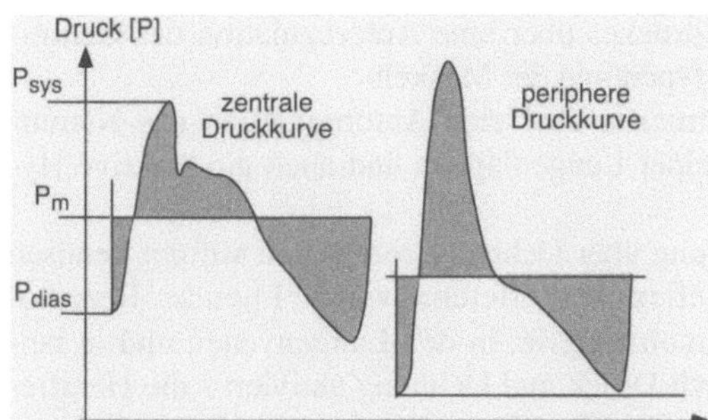

Abb. 3.10. Veränderung des Blutdruckverlaufes: links herznah, rechts herzfern

3.3 Regulation des Blutdruckes

Die in Tabelle 3.1 genannten Blutdruckwerte stellen empirisch ermittelte Durchschnittswerte eines jungen Erwachsenen dar. Dabei darf jedoch nicht der Eindruck entstehen, dass diese Werte konstant seien. Vielmehr existieren eine Reihe von Einflussfaktoren, die zu einer vorübergehenden oder sogar kontinuierlichen Änderung des Blutdruckes führen. Hierzu gehören:

- *Atmung*: Bei der Inspiration kommt es zu einem geringen Druckabfall, bei der Exspiration zu einem geringen Anstieg.
- *Psychische Belastungen*: Z. B. führen Angstzustände oder Erwartungshaltungen zu einem Druckanstieg („Erwartungshypertonie").
- *Physische Faktoren*: Z. B. Schlaf, Füllungsstand der Blase, Nahrungsaufnahme (danach steigt P_{sys} und sinkt P_{dias}) etc. haben ebenfalls einen Einfluss.
- *Außentemperatur*: Eine kalte Umgebung führt zur Blutdrucksteigerung.
- *Körpertemperatur*: Fieber verursacht häufig einen Blutdruckabfall.
- *Tageszeit*: Nachts gegen 3 Uhr ergibt sich ein Minimum, gegen 15 Uhr ein Maximum.
- *Muskelarbeit*: Gesteigerte Aktivität führt normalerweise zu einem Blutdruckanstieg.
- *Körperlage*: Beim Wechsel von liegend zu stehend steigt der systolische und der diastolische Blutdruck.
- *Blutvolumen*: Bei Blutverlust sinkt der Blutdruck.

Der physiologische Effekt bestimmter Einflüsse ist keineswegs zufällig, sondern auf interne Regulationsmechanismen zurückzuführen, die zu jedem Zeitpunkt eine ausreichende Blutversorgung des Körpers sicherstellen sollen. Die oben genannten Einflussfaktoren verändern dabei meist den peripheren Widerstand bzw. die Compliance der Kapazitätsgefäße, so dass sich das Herz an die neuen Strömungsparameter anpassen muss. Diese als Homöostase bezeichnete Regelung sorgt für eine „Konstanz der Betriebsbedingungen", die für die Lebenserhaltung notwendig ist.

Neben der direkten Blutdruckregulation, die uns im folgenden noch näher beschäftigen wird, existieren eine Reihe weiterer durch reflektorische Kreislaufregulationen beeinflusste Regelgrößen. Hierzu zählen:

- Die Homöostase des CO_2-Partialdruckes über eine Autoregulation der Gehirndurchblutung bzw. eine reaktive Hyperämie der Muskeln.
- Die Homöostase des O_2-Partialdruckes über eine Autoregulation des Nieren und Koronarkreislaufs bzw. einzelner Lungenlappen und auch die reaktive Hyperämie in Muskeln.
- Die Homöostase der Vorhofdehnung über Dehnungsrezeptoren auf der venösen Seite des Herzens (Bainbridge-Reflex) und efferente vagale Impulse. Rezeptoren im linken Vorhof, in der Pulmonalarterie, in den Lungenvenen und in beiden Ventrikeln beeinflussen - durch Druck und Dehnung aktiviert - die Herzfrequenz und den peripheren Widerstand. Eine Druckerhöhung in den Lungenvenen und im linken Vorhof verursacht eine Bradykardie.

Die Anpassung des Blutdruckes erfolgt über neurale Impulsänderung (aktivierend oder hemmend) und über humorale sowie lokale Faktoren in einzelnen Organbereichen. Kurzfristige Druckänderungen werden über einen Wechsel neuraler Impulse durch das Vasomotorenzentrum, das in der Medulla oblongata lokalisiert ist, übermittelt. Dieses Zentrum unterliegt jedoch vielfältigen Einflüssen (Abb. 3.11), wobei auch übergeordnete Zentren im Zwischenhirn (diencephale oder hypothalamische Kerngebiete) und in der motorischen Hirnrinde beteiligt sind. Das Verstellen der Aktivität des Vasomotorenzentrums ändert die Herzfunktion und die Gefäßregulation. Zusätzlich wirken lokal und systemisch freigesetzte humorale und vasoaktive Substanzen.

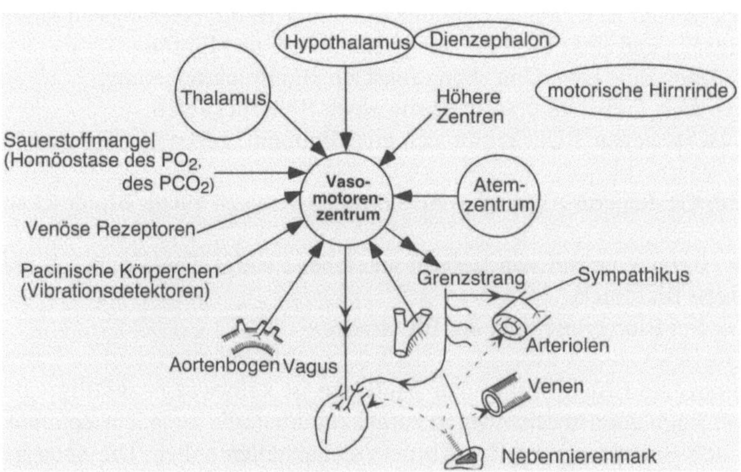

Abb. 3.11. Komplexe Effektormechanismen zur Regulation des Blutdruckes mit Auswirkungen auf das Herz und auf die Gefäßregulation

Die Homöostase des arteriellen Druckes wird vordergründig über Baro- und Chemorezeptoren geregelt (Abb. 3.12). Durch Rezeptoren im Aortenbogen, am Anfang der A. carotis communis und in der Karotisgabel gelangen Impulse über die N. vagi und N. glossopharyngeus zum Vasomotorenzentrum.

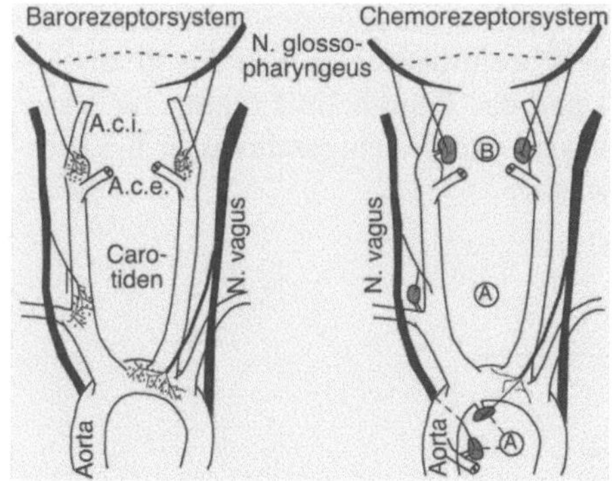

Abb. 3.12. Lage und Innervation der Barorezeptoren (links) und der Chemorezeptoren (rechts). Über den N. vagus und N. glossopharyngeus jeder Seite erfolgt die Transmission der Impulse an das Vasomotorenzentrum. Barorezeptoren sind im Aortenbogen, am unteren Teil der A. carotis communis, an der Aufteilung zur A. carotis interna (A. s. i.) und A. carotis externa (A. c. e.) und die Chemorezeptoren an den markierten Stellen der rechten Bildseite gelagert.

Die Chemorezeptoren am Aortenbogen, an der Gefäßaufteilung der Arm- und Halsgefäße sowie an der Innenseite zu Beginn der A. carotis interna übersenden Impulse zum Atemzentrum. Das Blockschaltbild der Abb. 3.13 skizziert den homöostatischen Mechanismus der normalen Blutdruckregulation. Die Abweichung vom Sollwert wird über die afferente Reflexbahn zu den Vasomotoren- und Kreislaufzentren im Gehirn geleitet. Das Koordinationszentrum übermittelt korrigierende Signale über die efferenten Reflexbahnen zu den Effektormechanismen. Diese Effektormechanismen beeinflussen die Herzaktivität und den Durchmesser der peripheren Blutgefäße derart, dass die durch die Störgröße verursachte Abweichung minimiert wird (negative Rückkopplung).

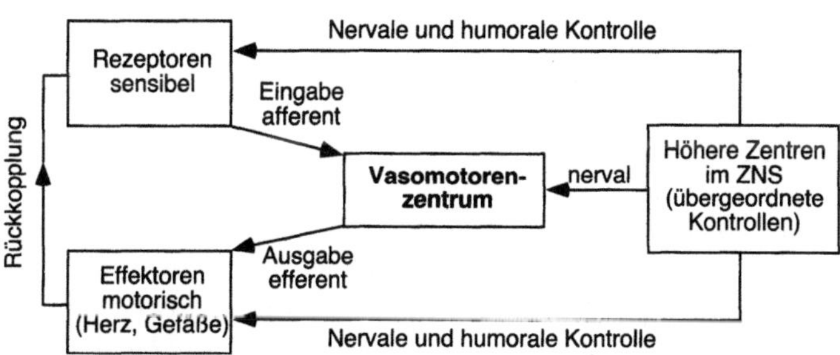

Abb. 3.13. Blockschaltbild eines homöostatischen Mechanismus mit Rückkopplung für die Regelgröße Blutdruck

Für die Blutdruckregulation werden Mechanismen mit drei unterschiedlichen Zeitkonstanten diskutiert (Tabelle 3.2). Für kurzfristige Blutdruckänderungen sind der Frank-Starling-Effekt, der Barorezeptorreflex unter Einbeziehung des vegetativen Nervensystems mit dominierender sympathischer oder vagaler (hemmender) Aktivität, Auswirkungen des lokalen Renin-Angiotensin-Systems sowie andere vasokonstriktorische oder gefäßerweiternde Faktoren (z.B. über den endothelial derived relaxing factor = EDRF) verantwortlich. Die Blutdruckregulation wird mittelfristig vor allem bei Hypertonikern und bei Patienten mit eingeschränkter Pumpfunktion durch das Renin-Angiotensin-Aldosteron-System sowie durch eine Erhöhung des Endothelin-Spiegels beeinflusst. Das über das Renin-Angiotensin-System gebildete Angiotensin II und das Endothelin I führen zur Vasokonstriktion. Es resultiert ein höherer Blutdruck und bei eingeschränkter linksventrikulärer Funktion ein reduzierter Blutauswurf.

Tabelle 3.2 Blutdruckregulationsmechanismen

Kurzfristig	- Frank-Starling-Effekt - Barorezeptorreflex - Lokales Renin-Angiotensin-System - Lokale chemische Faktoren (EDRF u. a.)
Mittelfristig	- Renin-Angiotensin-Aldosteron-System - Endothelin
Langfristig	- Salz- und Wasserhaushalt, Aldosteron

Langfristig spielen neben diesen Mechanismen die Tendenz zur Wasser- und Salzeinlagerung in das Gewebe und u. a. eine durch das Aldosteron zusätzlich geförderte Fibrosierung eine Rolle. Das Verhältnis vasopressorischer Hormone (Renin-Angiotensin-Aldosteron System, Arginin-Vasopressin, Katecholamine, Endothelin) zu vasodepressorischen Hormonen (Natriuretische Peptide (ANP, BNP), Kinin-Kallikrein-System, Medullipin System (Medullipin II), Adrenomedullin, NO bzw. EDRF, Prostaglandine (PGJ_2, Prostacyclin)) wird zur vasopressorischen Seite beim Hochdruck und bei der Herzinsuffizienz verschoben.

Aus dem Blickwinkel der Messtechnik ist die Kenntnis dieser Regelkreise wichtig, da sie direkt die Messgrößen beeinflussen und so zu einer Fehlinterpretation der Ergebnisse führen können. Aus der Vielzahl der einzelnen Regelkreise seien im folgenden zwei der wesentlichsten herausgegriffen, der Frank-Starling-Effekt (Autoregulation) und der Barorezeptorreflex, da sie über kurze Zeitkonstanten verfügen und damit direkt die Messungen verfälschen können. Alle anderen Mechanismen (z. B. das Angiotensin-Renin-System) zeigen erst nach Stunden oder Tagen einen Effekt, so dass sie nur bei entsprechender Versuchsdauer zu berücksichtigen sind. Sie werden im folgenden nur kurz zusammengefasst.

Da die Regelkreise teilweise sehr komplex und ineinander verwoben sind, ergeben sich teilweise sehr eigenartige Effekte. Hinzu kommen Nichtlinearitäten, die einfache Abschätzungen unmöglich machen. Aus diesem Grund ist unter http://www-ibt.etec.uni-karlsruhe.de/ ein stark vereinfachtes MATLAB-Modell des Herz-Kreislaufsystems hinterlegt, dass numerische Abschätzungen der wesentlichsten Kreislaufparameter erlaubt. Auf eine Beschreibung des Modells wird an dieser Stelle verzichtet, da sie ebenfalls über das Netz verfügbar ist. Das Modell erlaubt dem interessierten Anwender einfache Trendrechnungen und soll dazu dienen, Versuchsplanungen und -durchführungen zu begleiten und die Interpretation von Messergebnissen zu unterstützen.

3.3.1 Der Frank-Starling-Effekt

3.3.1.1 Das PV-Diagramm des Herzens

Druck und Fluss beschreiben als Zeitfunktion gut die Eigenschaften des Kreislaufes. Für die Beschreibung der Herzfunktion sind sie jedoch nicht ausreichend, da hier eine weitere wichtige Größe - das Ventrikelvolumen - hinzukommt. Dabei ist nicht allein das Schlagvolumen[1] ausschlaggebend, vielmehr sind auch die absoluten Volumina während der einzelnen Herzphasen von Bedeutung, da sie die Dehnung bzw. Wandspannung des Herzmuskels beschreiben. Die Abb. 3.14 zeigt den zeitlichen Zusammenhang zwischen Blutdruck bzw. -fluss und dem Ventrikelvolumen.

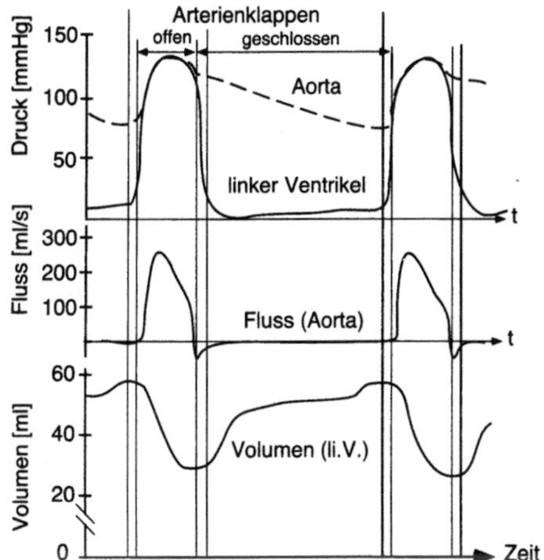

Abb. 3.14. Aortendruck, Druck im linken Ventrikel sowie Aortenblutfluss und Volumen des linken Ventrikels

Als anschauliche Darstellung eines solchen periodischen Prozesses hat sich das sog. Druck-Volumen- oder kurz PV-Diagramm eingebürgert. Die Abb. 3.15 zeigt schematisch eine solche Druck-Volumen-Beziehung für das Herz. In dem zweidimensionalen Raum aus Druck und Volumen kann das Herz nur ganz bestimmte Wertepaare annehmen, d. h. jedem Druckwert sind bestimmte Volumina zugeordnet und umgekehrt. Da das Herz eine periodische Kontraktion durchführt, existieren zu jedem sinnvollen Druckwert jeweils zwei Volumina, eines für die Kontraktion und eines für die Erschlaffung.

---

[1] Blutvolumen, das bei einem Herzschlag aus einem Ventrikel in die Arterie ausgeworfen wird. Im Normalfall werfen linker und rechter Ventrikel die gleiche Blutmenge aus, da es sich beim Kreislauf um ein geschlossenes System handelt. In seltenen Fällen, z. B. bei einer Lungenerkrankung oder einer plötzlichen Erweiterung der Kapazitätsgefäße, können sich linkes und rechtes SV kurzzeitig unterscheiden.

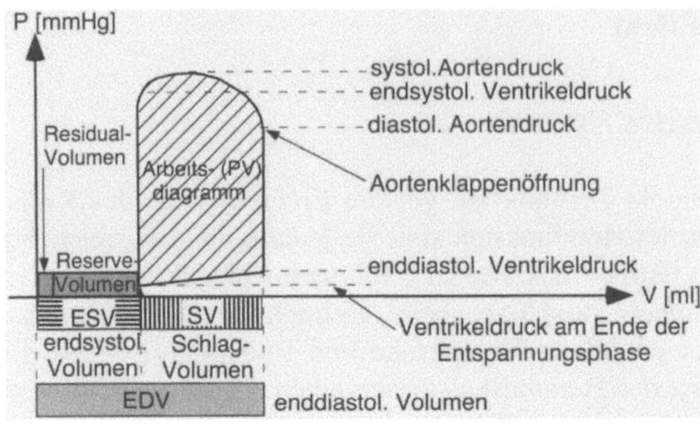

Abb. 3.15. Druck-Volumen-Beziehung des linken Ventrikels während eines Herzzyklus

Aus dem Diagramm lässt sich unmittelbar ablesen, dass es ein minimales Volumen gibt, das der Ventrikel nicht unterschreitet. Es wird als endsystolisches Volumen (ESV) bezeichnet, da es dem Volumen am Ende der Auswurfphase entspricht. Analog existiert eine Obergrenze, das enddiastolische Volumen (EDV), das dem Ende der Füllungsphase entspricht. Ebenso sind entsprechende Druckwerte definiert.

Wie sich zeigen wird, ist das endsystolische Volumen von dem aktuellen Belastungszustand des Kreislaufes abhängig, kann also größere oder kleinere Werte annehmen. Allerdings existiert eine absolute untere Grenze, das Residualvolumen, das aus anatomischen Gründen nicht unterschritten werden kann. Die Differenz aus endsystolischem und Residualvolumen wird als Reservevolumen bezeichnet, da es die Volumenreserve darstellt, über die der Ventrikel im Bedarfsfall verfügen kann.

Das PV-Diagramm hilft auch die einzelnen Phasen der Herzaktion anschaulicher darzustellen. Der rechte aufsteigende Ast der Kurve entspricht der Anspannungsphase. Deutlich ist zu sehen, dass in dieser Phase das enddiastolische Volumen konstant bleibt, der Druck jedoch ansteigt, bis der diastolische Aortendruck überwunden ist (isovolumetrische Kontraktion). Der obere Bogen entspricht folglich der Auswurfphase, in der unter geringfügigem Druckanstieg das Blut aus dem Herzen ausgeworfen wird, sich also das Ventrikelvolumen verkleinert. Die Entspannungsphase ist durch den linken abfallenden Zweig des PV-Diagramms charakterisiert, die untere Begrenzung entspricht der Füllungsphase.

Diese etwas ungewohnte Darstellung eines zeitlich periodischen Vorgangs bietet einige Vorteile. Zum einen lässt sich aus dem Kreisintegral direkt die physikalische Arbeit des Herzens berechnen, da die von dem PV-Diagramm eingeschlossene Fläche der notwendigen Pumparbeit pro Herzschlag entspricht. Zum anderen lässt sich daran die Autoregulation des Herzens gut erläutern (Abschn. 3.3.1.3).

3.3.1.2 Die Konstruktion des PV-Diagramms

Vor der Verwendung des PV-Diagramms müssen noch drei Grenzkurven eingeführt werden, die den Bereich der mechanischen Herzarbeit einschränken. Dies sind die Kurven der:

- Ruhedehnung,
- isotonischen Maxima,
- isovolumetrischen Maxima,
- Maxima der Unterstützungszuckungen.

Ruhedehnungskurve
Die Ruhedehnungskurve (Abb. 3.16) stellt die Druck-Volumen-Relation des diastolisch völlig erschlafften Herzens dar. Sie ergibt sich, indem bei unterschiedlichen Füllungen des erschlafften Herzens der im Ventrikel auftretende Druck gemessen wird.

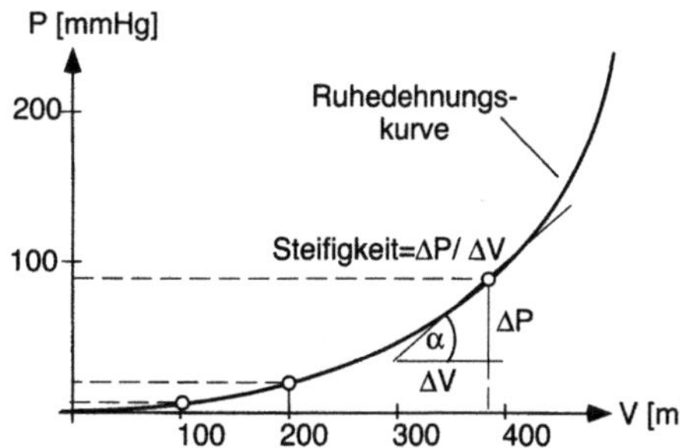

Abb. 3.16. Ruhedehnungskurve. Ihre Steigung ist ein Maß für die Steifigkeit der Ventrikelmuskulatur

Die Ruhedehnungskurve stellt damit die Gesamtheit der möglichen enddiastolischen Ausgangslagen des Herzens bei verschiedenen Füllungen dar. Ihre Steigung ist ein Maß für die Steifigkeit $\Delta P/\Delta V$, wobei die reziproke Größe $\Delta V/\Delta P$ Dehnbarkeit genannt wird. Bei kleinen Volumina treten bei einer Volumenzunahme um ΔV nur geringe Drucksteigerungen ΔP auf, d. h. der Herzmuskel weist in diesem Bereich eine geringe Steifigkeit auf. Bei höheren (enddiastolischen) Füllungen des Herzens nimmt die Steifigkeit stark zu. Dies ist vor allem auf die volumenbegrenzende Eigenschaft des Herzbeutels zurückzuführen.

Kurve der isobaren Maxima
Wird die gesamte bei der Kontraktion des Herzens auftretende mechanische Energie in eine Muskelverkürzung umgesetzt, so ergibt sich die maximal mögliche Volumenverkleinerung ΔV bei konstantem Druck P (isobare Füllung). Die bei unterschiedlichen enddiastolischen Füllungen erhaltenen Druckwerte bilden im PV-Diagramm die Kurve der isobaren Maxima (Abb. 3.17).

Kurve der isovolumetrischen Maxima
Wird die gesamte bei der Kontraktion des Herzens auftretende mechanische Energie bei gleichbleibendem Volumen in Druck umgesetzt, so ergibt sich die maximal mögliche Drucksteigerung (isovolumetrische Kontraktion). In Analogie zum isobaren Fall zeigt die Kurve der isovolumetrischen Maxima die maximale Drucksteigerung bei gleichbleibendem Volumen (Abb. 3.18).

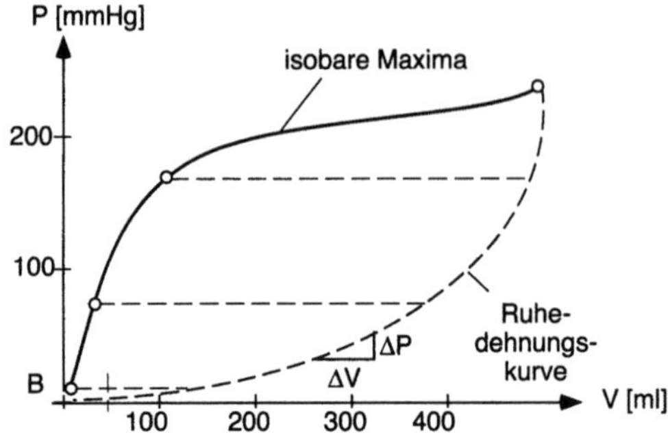

Abb. 3.17. Kurve der isobaren Maxima

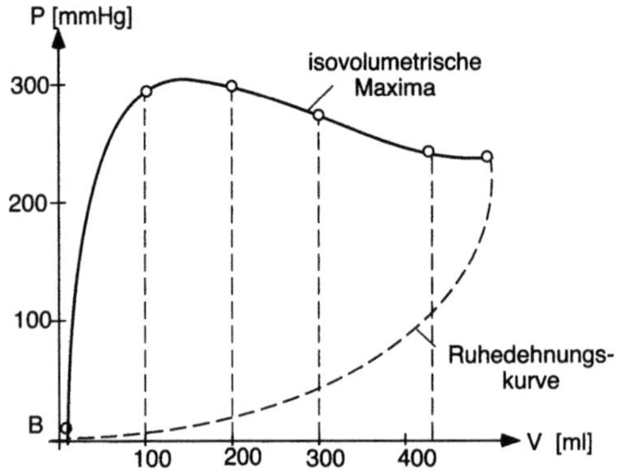

Abb. 3.18. Kurve der isovolumetrischen Maxima

Kurve der Maxima der Unterstützungszuckungen

Die Bezeichnung der Kurve stammt von einer speziellen Kontraktionsform des Herzens, in der sich Druck und Volumen gleichzeitig verändern und die auch als auxotone Phase bezeichnet wird. Die Kurve der Maxima der Unterstützungszuckungen (U-Kurve) wird ermittelt, indem man die für die Ausgangslage gültigen isovolumetrischen und isotonischen Maxima miteinander verbindet. Diese Maxima werden unter extremen, nur im Experiment realisierbaren Bedingungen erreicht, denn nur dann kann sich das Herz aus der Ruhestellung rein isotonisch (nach B) oder isovolumetrisch (nach A) kontrahieren (Abb. 3.19). Verbindet man A mit B, so erhält man die o. g. U-Kurve, auf der die Arbeitskurven aller natürlichen Kontraktionen enden müssen. Verschiedene Ausgangslagen des Ventrikels ergeben verschiedene U-Kurven. Diese Kurven verlaufen um so flacher, je höher die Ventrikelfüllung ist.

Erstellt man mit den genannten Voraussetzungen den Arbeitszyklus des linken Ventrikels im PV-Diagramm, so ergibt sich folgender Ablauf: Die Kontraktion des linken Ventrikels beginnt im Punkt a (Abb. 3.19). Dieser Punkt liegt auf der Ruhedehnungskurve und wird durch die enddiastolische Füllung bestimmt. Mit der isovolumetrischen Anspannung beginnt die Systole. In dieser Phase erfolgt ein steiler Druckanstieg im linken Ventrikel (a-b). Der Ventrikel erreicht seinen enddiastolischen Aortendruck bei ca. 80 mmHg (b). Mit der Aortenklappenöffnung beginnt die Blutaustreibung, mit der eine kräftige Volumenverkleinerung verbunden ist (b-c). In der Austreibungsphase erreicht der Blutdruck bei ca. 120 mmHg sein systolisches Maximum (c). Danach (d) sinkt der Druck auf den endsystolischen Wert von ca. 110 mmHg (Abschluss der Austreibung). Das dazu gehörige endsystolische Volumen ergibt sich aus der U-Kurve, die aus der enddiastolischen Füllung durch Bestimmen der Punkte A und B gewonnen wird.

Die sich anschließende Diastole beginnt mit einem raschen isovolumetrischen Druckabfall bis auf die Ruhedehnungskurve (d-e). Nach der Öffnung der Mitralklappen folgt die Füllungszeit, wodurch der nächste Herzzyklus eingeleitet wird. Die Überlegungen im PV-Diagramm für den linken Ventrikel lassen sich ohne Einschränkungen entsprechend auch auf den rechten Ventrikel übertragen.

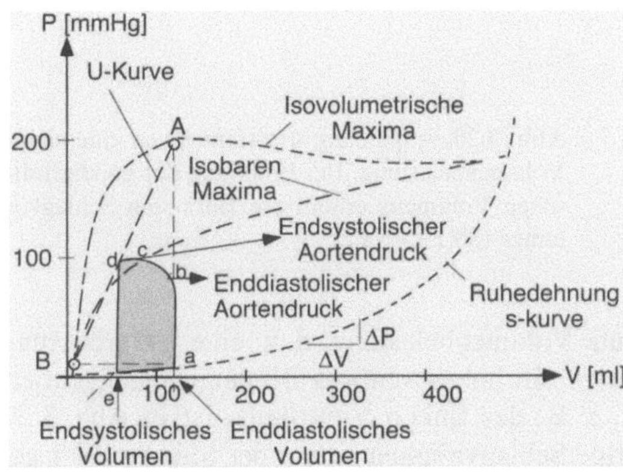

Abb. 3.19. Herzarbeit im PV-Diagramm: Grenzbedingungen werden durch vier Kurven festgelegt, innerhalb derer die mechanische Arbeit des Herzens möglich ist: Ruhedehnungskurve, Kurven der isotonischen und isovolumetrischen Maxima und U-Kurve

3.3.1.3 Die Autoregulation des Herzens (Frank-Starling-Effekt)

Das PV-Diagramm beschreibt zwar allein die Funktion des Herzens, die charakteristischen Werte (also die enddia- bzw. endsystolischen Drücke und Volumina) hängen jedoch auch vom restlichen Kreislauf ab. Kommt es hier zu Veränderungen, z. B. durch Änderung der Körperlage oder Temperatur, so treten folgende Effekte auf:

- *Akute Vorlaständerung*: Wird z. B. das venöse Angebot durch Hinlegen erhöht, so steigt die enddiastolische Füllung.
- *Akute Nachlaständerung*: Z. B. führt ein „Sprung ins kalte Wasser" zu einer Vasokonstriktion der peripheren Gefäße, wodurch sich der periphere Widerstand und damit die Druckbelastung des Ventrikels (sog. Nachlast) erhöhen.
- Für das normale Funktionieren des Kreislaufes muss die Kontinuitätsgleichung erfüllt sein, d. h. vom linken Ventrikel muss im Mittel genauso viel Blut ausgeworfen werden, wie in den rechten hineingelangt. Ist dies kurzfristig nicht der Fall, verändern sich die Drücke an den Eingängen der beiden Herzhälften.

Alle diese Effekte müssen automatisch, d. h. ohne Eingriff höherer Zentren, durch Gegenregulation so weit korrigiert werden, dass eine ausreichende Versorgung des Körpers sichergestellt ist bzw. die fehlende Kontinuität im Lungen- und Körperkreislauf wiederhergestellt wird. Die Funktion dieser allein auf die mechanischen Eigenschaften des Herzmuskels zurückzuführenden Anpassung, die nach den Entdeckern als Frank-Starling-Mechanismus bezeichnet wird, soll anhand 2 Beispiele erläutert werden.

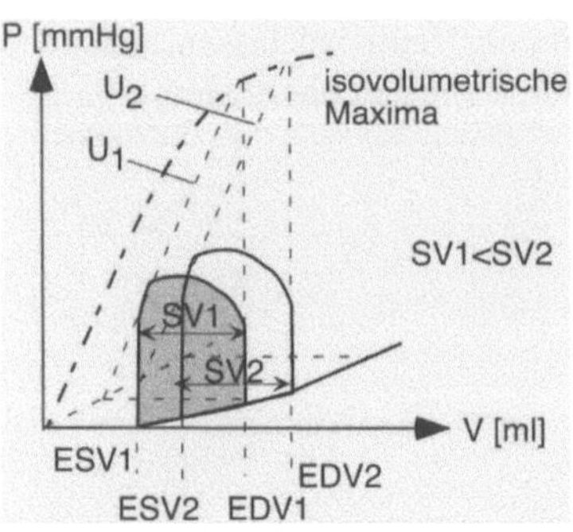

Abb. 3.20. Anpassung des Herzens an eine akute Volumenbelastung. Bei Erhöhung des enddiastolischen Volumens erhöht das Herz sein Schlagvolumen (SV1 –> SV2)

Als erstes Beispiel soll eine akute Volumenbelastung, d. h. eine Vergrößerung des enddiastolischen Volumens durch ein hohes venöses Blutangebot, diskutiert werden. Der normale Herzzyklus, z. B. des linken Ventrikels, ist in Abb. 3.20 dunkelgrau hinterlegt. Das zugehörige Schlagvolumen ist mit der Strecke SV 1 gekennzeichnet. Nach einer Erhöhung des venösen Blutangebotes (Vorlast) verschiebt sich das enddiastolische Volumen EDV1 des linken Herzens und damit der Startpunkt der Kontraktion auf der Ruhedehnungskurve nach EDV2.

Unter Berücksichtigung der ebenfalls veränderten U-Kurve verlagert sich der gesamte Arbeitszyklus des Herzens nach rechts, wodurch sich das Schlagvolumen von SV1 auf SV2 vergrößert. Dadurch wird das vermehrte venöse Blutangebot wieder abtransportiert. Nach dem Frank-Starling-Gesetz wird also das Schlagvolumen durch das enddiastolische Volumen automatisch reguliert. Diese negative Gegenkopplung stellt die gleichmäßige Auslastung des Herzens und damit die Kontinuitätsgleichung sicher.

Beim 2. Beispiel wird von einer akuten Druckbelastung in der Aorta ausgegangen. Im vorliegenden PV-Diagramm der Abb. 3.21 muss der intraventrikuläre Druck während der Anspannungsphase nach der Erhöhung des Aortendruckes höher ansteigen, bis die Blutaustreibung beginnen kann. Dadurch wird das Schlagvolumen SV2 verringert, d. h. es bleibt ein größeres Restvolumen im Ventrikel zurück.

Bei unverändertem venösem Zustrom kommt nun eine stärkere Füllung zustande, so dass das Herz das ursprüngliche Schlagvolumen (SV3) gegen einen höheren Druck auswerfen muss. Die Anpassung des Schlagvolumens SV an sich ändernde Belastungen (EDV) ist nicht beliebig möglich. Wie Abb. 3.22 zeigt, treten bei Überschreiten eines enddiastolischen Grenzvolumens Einschränkungen des

Schlagvolumens auf. Die absolute Höhe dieses Grenzvolumens hängt zusätzlich
von dem Zustand des Myokards ab. Im Falle einer sympathischen Erregung steigt
z. B. das Grenzvolumen, bei einer parasympathischen Aktivierung, einer Herzinsuffizienz oder anderen schwächenden Einflüssen sinkt es.

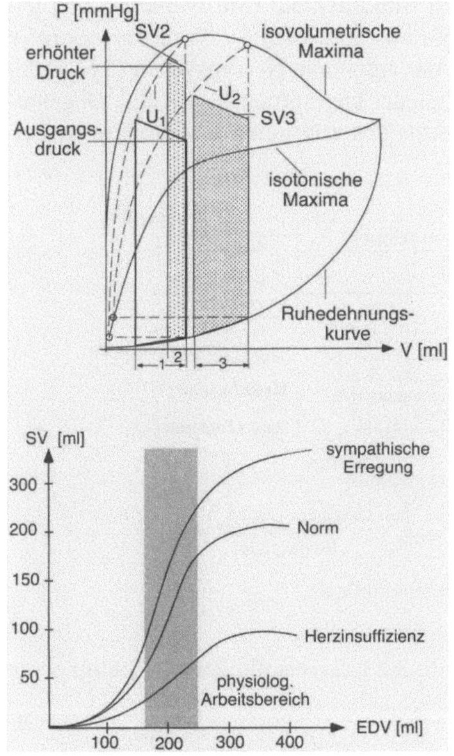

Abb. 3.21. Anpassung des Herzens an eine
akute Druckbelastung in der Aorta

Abb. 3.22. Anpassung des Schlagvolumens
an sich ändernde Belastungen ist nicht beliebig. Bei Überschreiten eines enddiastolischen Grenzvolumens tritt eine Schlag-
volumenverringerung auf, da die isovolumetrischen Maxima ab diesem Punkt
drastisch fallen.

3.3.2 Der Barorezeptorreflex

Der Frank-Starling-Effekt sorgt für eine sofortige Schlag-zu-Schlag Regulation,
hat jedoch physikalische Grenzen. Überschreiten Vor- oder Nachlast bestimmte
Werte, weil z. B. das Herzzeitvolumen[2] (HZV) des Herzens nicht der aktuellen
Belastung und dem damit verbundenen totalen peripheren Widerstand angepasst
ist, so reicht die Autoregulation nicht mehr aus. In diesem Fall muss ein zusätzlicher Regelmechanismus über dem Barorezeptorreflex eingreifen.

---

[2] Unter dem Herzzeitvolumen (HZV) wird das von einer Herzkammer in einer Zeiteinheit geförderte Blutvolumen verstanden. Meist wird das HZV auf eine Minute bezogen und trägt dann
auch die Bezeichnung Herzminutenvolumen (HMV). Das HZV ist folglich das Produkt aus
Herzrate und Schlagvolumen. Unter Ruhebedingungen beträgt das HZV normalerweise etwa 4-
5 l/min.

Der Grundgedanke des Barorezeptorreflexes ist folgender: Physische oder emotionale Belastungen führen zu einer Veränderung des totalen peripheren Widerstandes (TPR). Z. B. werden die Muskelgefäße bei Belastung erweitert, um eine bessere Versorgung zu ermöglichen, wodurch der TPR und damit auch der mittlere arterielle Blutdruck sinken.

Um eine Gegenregulation zu ermöglichen nehmen die sog. Barorezeptoren im Bereich der Halsschlagader[3] den arteriellen Blutdruck auf (*Messwandler*) und leiten den aktuellen Wert über Nervenfasern an die Medulla oblongata (*zentraler Regler*) weiter. Von dort aus werden über das autonome Nervensystem (Sympathikus, Parasympathikus) verschiedene Stellglieder angesprochen, die eine Gegenregulation des HZV und damit eine Korrektur des arteriellen Blutdruckes herbeiführen.

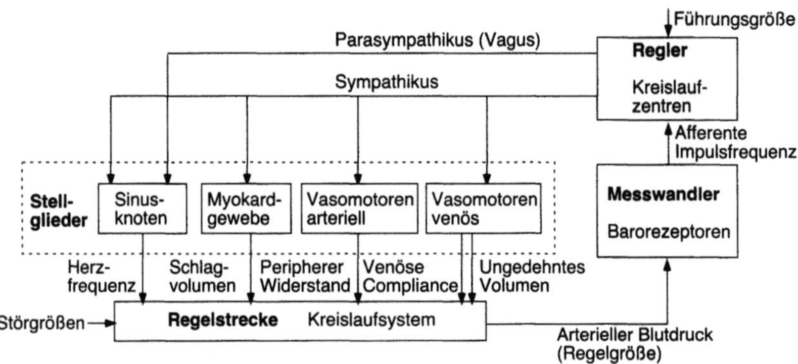

Abb. 3.23. Vereinfachtes Regelschema des Barorezeptorreflexes

Der entsprechende Regelkreis ist in Abb. 3.23 dargestellt. Zu den Stellgliedern gehören:

- der Sinusknoten, über den sich die Herzrate modulieren lässt,
- das Myokard, über das sich das Schlagvolumen beeinflussen lässt,
- sowie die Vasomotoren (d. h. die die Blutgefäße umgebenden Muskeln), über die der TPR und die venöse Compliance gesteuert werden.

In Fortsetzung des obigen Beispiels führt ein Blutdruckabfall zu einem Anstieg der Herzrate, einer Erhöhung des Schlagvolumens und einem Anstieg des vasomotorischen Tonus. Zum besseren Verständnis werden wiederum die unter http://www-ibt.etec.uni-karlsruhe.de/ verfügbare MATLAB-Modelle empfohlen. Mit ihrer Hilfe ist auch der Einfluss verschiedener Störgrößen sowie das Zusammenspiel mit Herzschrittmachern nachvollziehbar.

---

[3] Die vier Hauptrezeptorfelder liegen im Bereich des Aortenbogens, der abzweigenden Aorta und dem linken und rechten Karotissinus. Die kopfnahe Lokalisation verdeutlicht, dass der Barorezeptorreflex vorwiegend die Kopfperfusion sicherstellen soll. Daneben existieren noch eine Reihe weiterer, untergeordneter Rezeptorfelder, die ebenfalls in die Regulation in einem geringen Umfang einbezogen werden [10].

Zusammengefasst hat der Barorezeptorreflex die Aufgabe den mittleren arteriellen Blutdruck vorwiegend durch Änderung des HZV und des TPR annähernd konstant zu halten und so bei wechselnder Belastung eine ausreichende Perfusion sicherzustellen. Die Normalwerte des HZV liegen zwischen 4-5 l/min in Ruhe. Mit Hilfe des Barorezeptorreflexes wird das HZV bei körperlicher Belastung auf bis zu 30 l/min gesteigert.

Dabei wirken jedoch die einzelnen Stellglieder nicht in gleicher Weise zusammen, sondern weisen erhebliche Unterschiede auf (Abb. 3.24). Während z. B. die Herzrate monoton mit der Belastung ansteigt, existiert für das Schlagvolumen ein Maximum. Dies ist darauf zurückzuführen, dass eine gestiegene Belastung zu einer Erhöhung der Kontraktionskraft des Myokards führt, die sich primär in einem erhöhten Schlagvolumen bemerkbar macht. Allerdings verursacht die damit ebenfalls verbundene schnellere Kontraktion bei höheren Frequenzen auch eine schlechtere enddiastolische Füllung der Ventrikel, wodurch das Schlagvolumen effektiv sinkt.

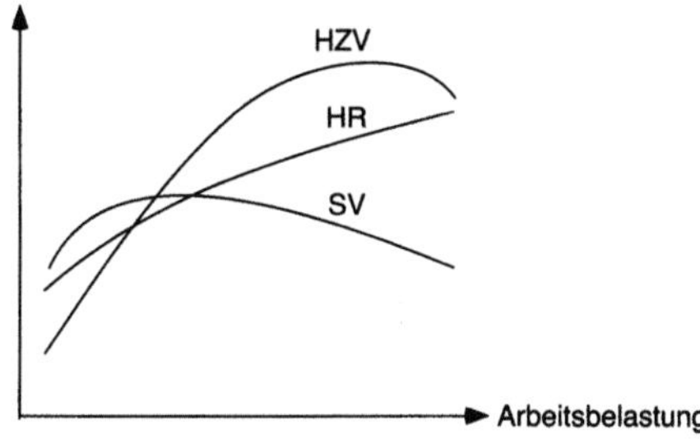

Abb. 3.24. Herzzeitvolumen, Schlagvolumen und Herzrate sind von der physischen bzw. psychischen Belastung abhängig

3.3.3 Mittel- und langfristige Regulationsmechanismen

Langfristig für die Blutdruckregulation bedeutsam sind der Salz- und Wasserhaushalt sowie das Aldosteron. Rezeptoren in den Zellen der Macula densa am Ende der Henleschen Schleife registrieren abweichende Natriumkonzentrationen im normalerweise hypotonen Tubulusinhalt der Niere und beeinflussen den Renin-Angiotensin-Aldosteron-Mechanismus. Das Renin-Angiotensin-Aldosteron-System ist das wichtige Kontrollsystem für die Regulation des arteriellen Blutdruckes sowie des Elektrolyt- und Volumen-Haushaltes. Die Reaktionskette umfasst die Leber (Angiotensinogen-Synthese), die Nieren (Reninbildung aus dem juxtaglomerulären Apparat der Nieren) sowie die Nebennieren (Aldosteronproduktion in der Zona glomerulosa der Nebennierenrinde). Diese Organe sind Bildungsstätten und z. T. Effektororgane dieser Wirkstoffe.

Das Enzym Renin bildet aus dem Angiotensinogen das Angiotensin I. Das vor allem in der Lunge wirksame Angiotensin Converting Enzym (ACE) setzt Angiotensin I zu Angiotensin II um. Angiotensin II (A II) wird über Angiotensinasen in inaktive Peptide katabolisiert. Angiotensin II stimuliert die Aldosteron-Sekretion in den Nebennieren und fördert den adrenergen Antrieb. Neben diesem klassischen systemischen Renin-Angiotensin-System (RAS) gibt es verstreute Gewebesysteme im Herzen, an den Gefäßen und im Gehirn. Das Angiotensin Converting

Enzym ist fast überall im Gewebe vorhanden. Daneben setzen auch andere Enzyme, besonders die im menschlichen Herzen gefundene Chymase, das lokal entstehende Angiotensinogen in A II um. Das Angiotensin II ist eine der stärksten vasokonstriktorisch wirksamen Substanzen und spielt als primäres vasoaktives Hormon des RAS eine entscheidende Rolle für die Pathophysiologie der Hypertonie und anderer kardiovaskulärer Störungen.

Das zirkulierende RAS ist für kurzfristige Effekte verantwortlich. Dem gewebeständigen RAS wird eine wichtige Rolle für Endorganschäden zugesprochen [26]. Vermittelt wird der Einfluss von A II über AT_1- und AT_2-Rezeptoren. Der AT_1-Rezeptor findet sich in adulten Geweben wie Blutgefäßen, noradrenergen Nervenendigungen, Nieren, Nebennieren, Herz, Leber und beeinflusst die Gefäßweite, die kardiale Kontraktilität, die Abgabe von Aldosteron und somit die Natriumretention (extrazelluläre Volumenzunahme), die glomeruläre Filtration, den renalen Blutfluss sowie die zentrale Osmoregulation [7] (Abb. 3.25).

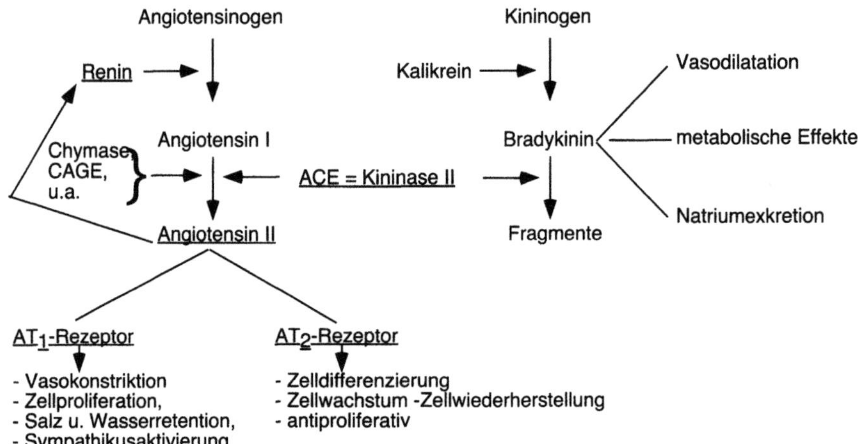

Abb. 3.25. Humorale Blutdruckregulation über Angiotensin II- und Bradykininbildung. Über die Kininase II erfolgt der Abbau des Bradykinins und die Bildung des A II. Angiotensin II ensteht über Enzyme im Gewebe (Chymase, CAGE = Chymostatin - empfindliches A II generierendes Enzym).

Langfristig führen AT_1-vermittelte Effekte zu pathologischen Veränderungen des Herz-Kreislauf-Systems (z. B. Linksherzhypertrophie). Mehrere Isoformen des AT_1-Rezeptors wurden identifiziert. Ihre pathophysiologische Bedeutung wird weiter geprüft [11, 18]. Die über A II und AT_2-Rezeptor vermittelten Effekte sind nicht vollständig geklärt. Beim Menschen findet sich der AT_2-Rezeptortyp vor allem in fetalen Strukturen. Er ist aber auch in adulten Geweben im Gefäßendothel, in Nebennieren, im Myokard, im Gehirn, im Uterus und in den Ovarien exprimiert. Die Wirkung von A II auf den AT_2-Rezeptor wird als antiproliferativ angesehen, Zellwachstum und Zelldifferenzierungen werden beeinflusst und die Intimabildung gehemmt [13]. Abb. 3.26 bringt eine Übersicht der A II-Effekte auf verschiedene Organe.

Abbildungen 3.27 und 3.28 skizzieren die Regelkreise am Einzelnephron und zur Blutdruckeinstellung. Die Regelkreise mit A II beziehen sich auf das Sichern der Funktion des Einzelnephrons der Nieren. Für den Gesamtorganismus regelt das RAS den Blutdruck und die Kochsalzbilanz. Blutdruckabfall und NaCl-Mangel im Vas afferens der Niere stimulieren eine vermehrte Reninabgabe gefolgt vom erhöhten A II Spiegel. Dieser steigert den Widerstand im Vas efferens, sichert darauf den Filtrationsdruck und die Primärharngewinnung und stimuliert im proximalen Tubulus die Na^+-Reabsorption. Die systemischen Einflüsse sind AT_1-Rezeptor-vermittelt über eine Zunahme des peripheren Gefäßwiderstandes sowie über eine erhöhte Produktion und Freigabe von Aldosteron aus der Nebennierenrinde mit nachfolgender NaCl- und H_2O-Retention.

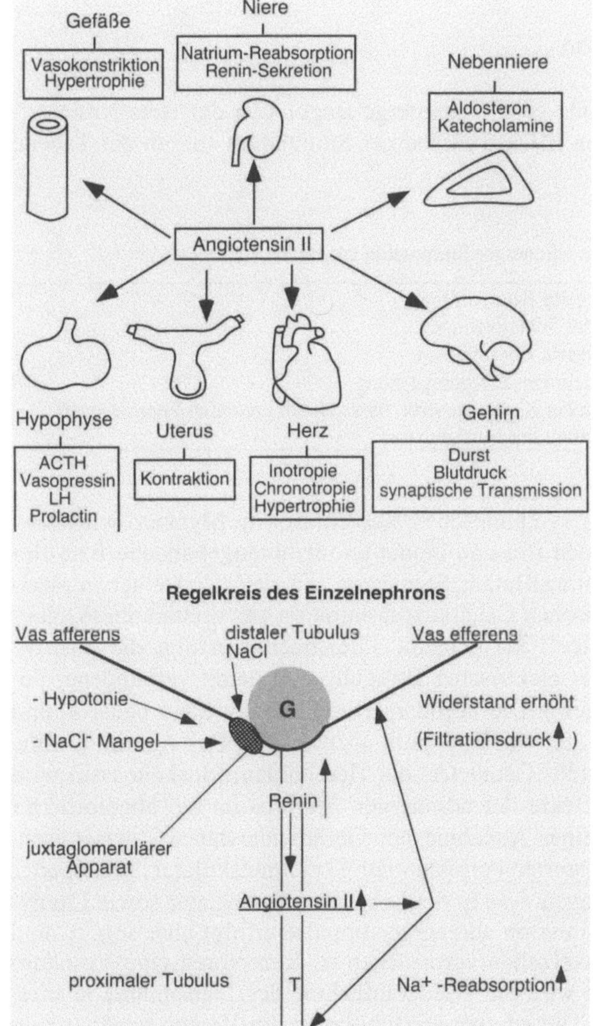

Abb. 3.26. Übersicht der A II-Effekte auf verschiedene Organe [9]

Abb. 3.27. Druckabfall und NaCl-Mangel erhöhen über den juxtaglomerulären Apparat die Reninfreigabe und die A II -Zunahme. Der erhöhte Widerstand und vermehrte Na^+-Reabsorption korrigieren die Regelgrößen. Hohe A II Spiegel hemmen die Reninausschüttung und bewirken eine AT_1-Rezeptor-Down-Regulation (negative Rückkopplung). Das NaCl-Angebot im distalen Tubulus senkt die Reninproduktion im juxtaglomerulären Apparat. G = Glomerulum, T = Tubulus

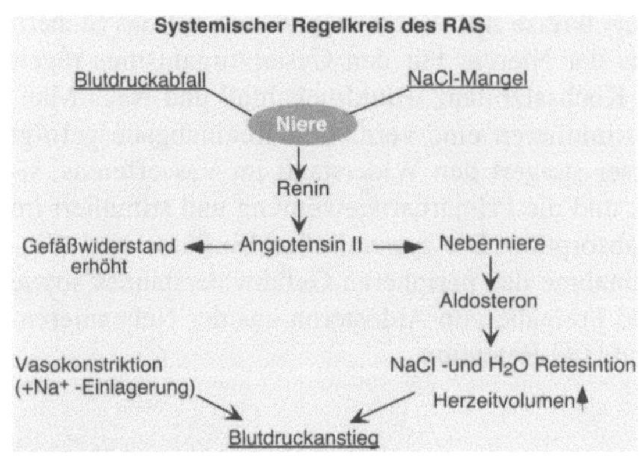

Abb. 3.28. Über das zirkulierende Renin-Angiotensin-Aldosteron erfolgt die Regulation des arteriellen Blutdruckes

3.3.4 Adrenerge Regulation

Eine maßgebliche Komponente ist die adrenerge Regulation der Herz-Kreislauffunktion. Die physiologischen Effekte adrenerger Stimulation sind in der Tabelle 3.3 dargestellt [13].

Tabelle 3.3 Physiologische Effekte adrenerger Stimulation am Herzen

Inotropie	- Gesteigerte Kontraktilität
	- Erhöhtes Schlagvolumen
Chronotopie	- Gesteigerte Herzfrequenz
	- Beschleunigte Erregungsleitung
Energetik	- Nutzen der Koronarreserve für erhöhten kardialen Energiebedarf
Strukturelle Anpassung	- Adaptation der Muskelmasse

Mit der Depolarisation der sympathischen Nervenfaser im Myokard wird Noradrenalin aus den Varikositäten frei und bindet an membrangebundene Beta-Rezeptoren. Damit wird der intrazelluläre Signalweg mit dem Ziel einer intrazellulären Zunahme der zytosolischen Calciumkonzentration zur verstärkten myokardialen Kontraktion (Inotropieeffekt) gebahnt. Gleichzeitig erfolgt die positive Chronotropie mit akzelerierter elektrischer Erregung und damit verbundener positiver Kraft-Frequenzbeziehung. Die koronare Durchblutung kann bedarfs- und trainingsabhängig zunehmen, um die Energetik abzusichern. Der Anreiz für eine Anpassung kardialer Strukturen (Geometrie der Herzhöhlen, Muskelmasse) wird gegeben. Diese kardialen Effekte der adrenergen Stimulation bei abgeforderter Leistung gehen einher mit einer Abnahme des Gefäßwiderstandes (systemisch, pulmonalarteriell), mit verbesserter Perfusion der Skelettmuskulatur, gesteigerter Ventilation, verstärkter Glykogenolyse in der Leber und Muskulatur sowie Lipolyse im Fettgewebe. Die Transmission adrenerger Impulse erfolgt über sog. α- und β-Rezeptoren. An Gefäßmuskelzellen verursachen α_1-Rezeptoren eine Vasokonstriktion, über α_2-Rezeptoren wird die Wiederaufnahme des Transmitters in adrenerge Varikositäten getätigt. Die adrenerge Stimulation am Herzen wird vorwiegend über β_1-Rezeptoren vermittelt. Die Gefäßerweiterung wird über β_2-Rezeptoren induziert, sie bedingen auch eine bronchiale Erweiterung. β_2-Rezeptoren stimulieren zusätzlich die Noradrenalinfreigabe aus den Varikositäten. β_3-Rezeptoren sind für die Lipolyse an Fettzellen verantwortlich. Noradrenalin stimuliert stärker die α_1- und β_1- sowie β_3-Rezeptoren, der β_2-Rezeptor ist höher Adrenalinsensibel. β_2-Rezeptoren fördern in der Skelettmuskulatur die Kontraktilität, die Glykogenolyse und K^+-Aufnahme. β_2- und α-Rezeptoren übermitteln in der Leber eine Zunahme der Glykogenolyse und Glukoneogenese. Zur Struktur und zum Vorkommen adrenerger Rezeptoren muss auf das Schriftum verwiesen werden [1, 3, 6, 12] (Abb. 3.29).

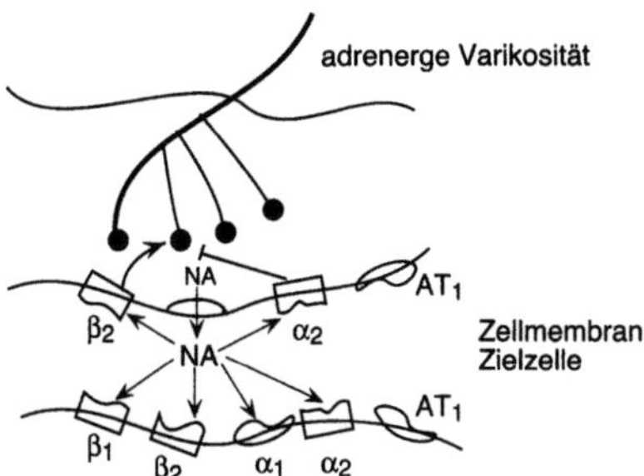

Abb. 3.29. Verteilung adrenerger Rezeptoren an den Zielzellen und sympathischen Varikositäten (NA: Noradrenalin)

Die biologischen Antworten des humanen Herzens auf adrenerge Reize fasst die Tabelle 3.4 zusammen. Hieraus wird ersichtlich, dass im Falle einer übermäßigen adrenergen Reizung myokardiale, aber auch vaskuläre Schäden auftreten können.

Tabelle 3.4. Biologische Antworten des menschlichen Myokards übermittelt durch adrenerge Rezeptoren [3]

Biologische Antworten	Adrenerge Rezeptoren
Myokardiales Wachstum	β_1, β_2, α_1
Positive Inotropie	β_1, β_2, α_1 (minimal)
Positive Chronotropie	β_1, β_2
Toxische Effekte auf Myozyten	β_1, β_2
Myozytäre Apoptose	β_1

3.3.4.1 β-adrenerge Signaltransduktion

Zum Verständnis der β-adrenergen Signaltransduktion und der elektromechanischen Kopplung folgen einige Hinweise. Im Rahmen kardiovaskulärer Erkrankungen entstehen hierbei erhebliche Störungen. Mit der Repolarisation sympathischer Nervenfasern im Herzmuskel wird über freigesetztes Noradrenalin und der Bindung an den β-Rezeptor der Prozess über aktivierte G-Proteine (Guanin-Nukleotid bindende Proteine) fortgesetzt. Die α-Einheit des G-Proteins bindet GTP von der βγ-Einheit und hydrolisiert GTP in GDP und Phosphat. Dieses G-Protein stimuliert die membranständige Adenylatzyklase. Diese formt ATP in zyklisches Adenosinmonophosphat (cAMP) um, das die Proteinkinase A (PKA) aktiviert. Die Proteinkinase A öffnet zellmembranständige Calciumkanäle. Ein Na^+Ca^{2+}-Exchanger (EXCH) reguliert die intrazelluläre Ca^{2+}-Homöostase [20]. Der EXCH transportiert im Austausch gegen 3 Na^+-Ionen ein Ca^{2+}-Ion transarkolemmal aus der Zelle. Niedrige diastolische Ca^{2+}-Konzentrationen begünstigen die myokardiale Relaxation [19], eine Hochregulation des EXCH kompensiert erhöhte intrazelluläre Calcium-Konzentrationen [2]. Zu Beginn der Systole fördert der EXCH den für die myokardiale Kontraktilität bedeutsamen Ca^{2+}-Influx [8] (Abb. 3.30).

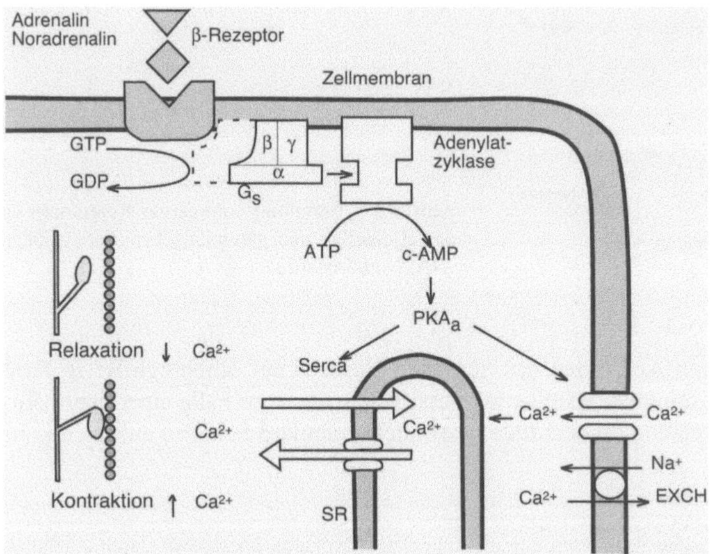

Abb. 3.30. Skizze zur Interaktion der β-Rezeptor-Stimulation mit der elektromechanischen Kopplung von Myokardzellen (G_S = stimulierendes G_S-Protein, PKA_a = Proteinkinase a, SR= sarkoplasmatisches Retikulum, SERCA = sarko(endo)-plasmatische Ca-ATPase, GTP und ATP = Guanin- und Adenosintriphosphat)

Wichtig für die Relaxation ist die parallele Aktivierung der sarko(endo)-plasmatischen Ca-ATPase (SERCA) durch die Phosphorylierung von Phospholamban mit einer gesteigerten Durchpumprate des Calciums in das sarkoplasmatische Retikulum. Kardiovaskuläre Erkrankungen, besonders die Herzinsuffizienz, gehen mit einer gestörten Regulation der β-adrenergen Signaltransduktion einher. Die Tabelle 3.5 fasst die wesentlichen Aspekte zusammen.

Beta-Rezeptoren unterliegen einer Down- oder Up-Regulation. Sie können aus der Membran in die Zelle internalisiert werden und dann entweder abgebaut oder regeneriert und wieder externalisiert werden. Der β-Rezeptor kann über eine β-Adrenorezeptor-Kinase (β-ARK) phosphoryliert und dadurch vom G_S-Protein entkoppelt werden. Die Stimulation der Adenylatzyklase findet damit nicht statt und die cAMP-Bildung wird herabgesetzt. Diese Desensibilisierung der adrenergen Signalkette nimmt mit dauerhaft erhöhter adrenerger Stimulation, wie bei der Herzinsuffizienz, weiter zu. Es findet eine erhöhte Expression und Synthese β-adrenerger Rezeptorkinasen (β-ARK) über entsprechende Messenger-RNA (β-ARK-mRNA) statt. Die Phosphorylierung der Rezeptoren ermöglicht die Bindung von Inhibitorproteinen, den β-Arrestinen [16]. Diese blockieren dann die Funktion der Rezeptoren. Eine weitere funktionelle Rezeptorentkopplung erfolgt über die vermehrte Expression (G_I-mRNA) und Synthese der inhibitorischen G_I-Proteine (Abb. 3.31). Diese Veränderungen treffen vor allem für die kardialen β_1-Rezeptoren zu. Die Rezeptordichte der β_2-Rezeptoren bleibt weitgehend erhalten.

Tabelle 3.5. Störungen der Signaltransduktion

- Störungen der adrenergen Sginaltransduktion
- Abnahme der β_1-Rezeptoren an der Zellmembran, d. h. eine Down-Regulation der Rezeptoren
- Rezeptorentkopplung vom G_s-Protein durch Phosphorylierung
- Desensibilisierung über Rezeptorkinasen, Inhibitorproteine, inhibitorische G_i-Proteine
- Reduktion der Adenylatzyklaseaktivität und herabgesetzte cAMP-Bildung
- Eingeschränkte Pumpkapazität für die Rücknahme der Ca^{2+}-Ionen in das sarkoplasmatische Retikulum (SERCA-Aktivität gemindert).

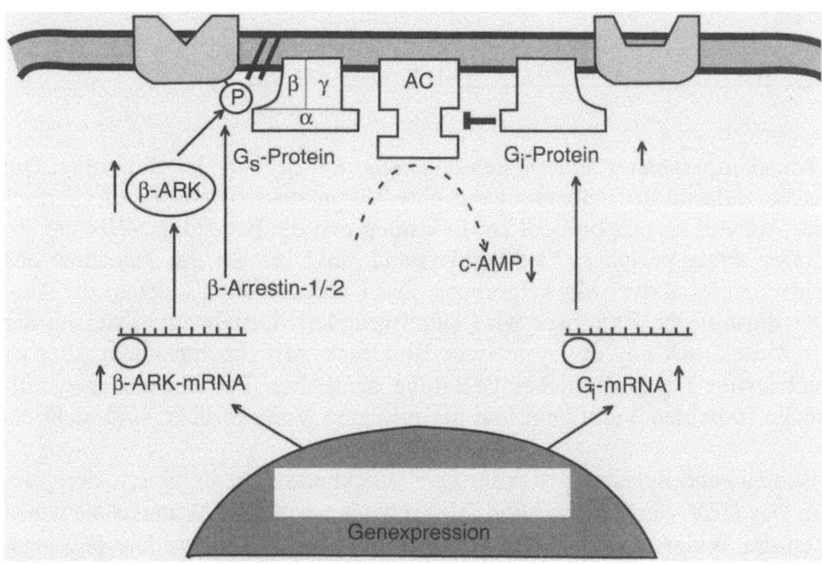

Abb. 3.31. Desensibilisierung der adrenergen Signalkette durch Expression von β-Adrenorezeptor-Kinase (β-ARK), Inhibitorproteinen (β-Arrestine), inhibitorischem G_i-Protein, AC = Adenylatzyklase [13].

3.3.5 Arbeitsweise des gesunden menschlichen Herzens

Liegt bis in den molekularen Bereich eine normale Regulation vor, dann passt sich das Herz-Kreislaufsystem abgeforderten Leistungen in großem Umfang an. Die Arbeitsweise des gesunden menschlichen Herzens unter körperlicher Belastung sichert einen linearen Anstieg der O_2-Aufnahme und des Herzzeitvolumens (Abb. 3.32). Die maximale O_2-Aufnahme (Ruhe ca. 3,5 ml/kg/min) bei der Ergometrie untrainierter Männer liegt um 45 ml/kg/min, bei Frauen um 38 ml/kg/min, bei Leistungssportlern bei 70-80 ml/kg/min. Im gleichen Verhältnis zur Zunahme des HMV nimmt die arteriovenöse O_2-Differenz von etwa 5,0 Vol% auf 17 Vol% bei maximaler Belastung zu. Der totale O_2-Verbrauch variiert bei Laufbandbelastung infolge des differenten Körpergewichtes. Die Arbeitslast bei der Fahrradergometrie ist weitgehend unabhängig vom Körpergewicht. Eine Information zur Herzfrequenzbeurteilung sowie zur Soll-Leistung gesunder Probanden bringt die Tabelle 3.6.

Tabelle 3.6. Herzfrequenzbeurteilung und Soll-Leistung

Herzfrequenzbeurteilung	
Maximalfrequenz	= 220 - Lebensalter
Untere Maximalfrequenz	= 200 - Lebensalter
Submaximalfrequenz	= 180 - Lebensalter
Soll-Leistung:	=
männlich	= 3 W/kg (> 30 LJ - 10 % pro Dekade)
weiblich	= 2,5 W/kg (> 30 LJ - 8 % pro Dekade)

Die Kreislaufparameter ändern sich abhängig von der Art der Belastung. Die dynamische Belastung ist überwiegend eine Volumenarbeit (-last), die kardiovaskuläre Antwort ist proportional zur Belastung und die Belastung bleibt gut abstufbar. Der totale periphere Gefäßwiderstand sinkt infolge der Abnahme des Gefäßwiderstandes aktiver Muskelgruppen. Das Druckverhalten skizziert die Abb. 3.33. Der diastolische Blutdruck wird kaum geändert. Lastabhängig steigen der arterielle Mitteldruck und der systolische Blutdruck. Mit zunehmendem Alter ist der Druckanstieg bei körperlicher Belastung deutlicher. Die diastolischen Füllungsdrücke in beiden Ventrikeln und die mittleren Vorhofdrücke sind nicht erhöht.

Die isometrische Belastung ist mehr eine Druckbelastung, sie ist schwierig abzustufen. Das HZV wird nicht erhöht. Die erhöhten peripheren Widerstände gehen zu Lasten der Widerstandszunahme in inaktiven Muskelgruppen. Die Füllungsdrücke und Drücke im Systemkreislauf werden erhöht. Lastabhängig kommt es infolge Pressatmung und Sympathikusaktivierung zur Verkleinerung des Herzens mit Herzfrequenz- und Blutdruckanstieg.

Das Schlagvolumen im Liegen ist um 20 % größer als das Ruheschlagvolumen. Bei Belastung wird ein stärkerer Anstieg des Schlagvolumens im Vergleich zum

Ruheschlagvolumen gemessen, da bei Muskelarbeit das orthostatisch in den venösen Kreislauf verlagerte Blut in den arteriellen Kreislauf rückverlagert wird.

Die Ventrikelgröße bleibt bis zu mittleren Belastungen enddiastolisch unverändert. Endsystolisch stellt sich bei Laststufen von 25-50 Watt eine Verkleinerung ein. Erst bei Frequenzen über 120/min kommt es endsystolisch und enddiastolisch zur weiteren Verkleinerung bei zunehmend größer werdender Auswurffraktion.

Die vermehrte Herzarbeit wird vor allem durch die Zunahme der Frequenz und der Kontraktilität über den erhöhten adrenergen Antrieb abgeleitet. Der verstärkte Sympathikusantrieb ist über sog. Kontraktilitätsparameter messbar. Die Zunahme des Schlagvolumens um ca. 50 % und der Anstieg der Herzfrequenz um bis zu 300 % erhöhen das HZV auf das 4-5fache. Dem Frank-Starling-Mechanimus kommt während gradueller Belastungsanstiege bei gesunden Herzen keine Bedeutung zu [23].

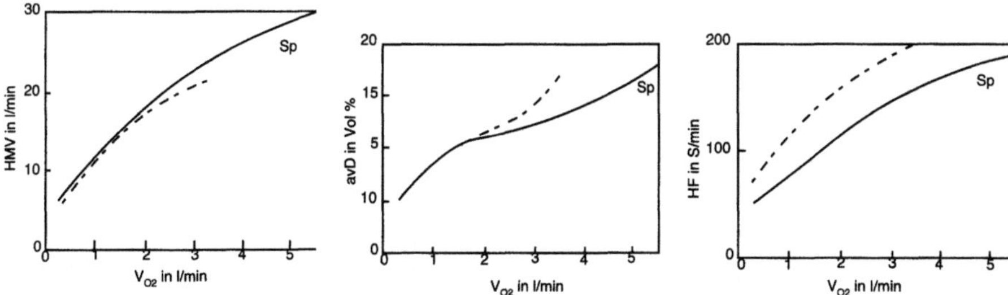

Abb. 3.32. Beziehungen des Herzminutenvolumens (HMV), der Herzfrequenz (HF/min) und der arteriovenösen Sauerstoffdifferenz (avD in Vol%) zur Sauerstoffaufnahme in Ruhe und bei körperlicher Belastung für Normalpersonen (----) und für Sportler (_____) [28].

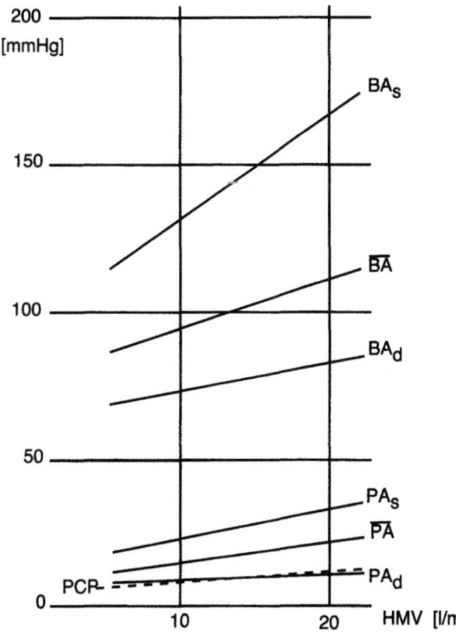

Abb. 3.33. Beziehungen zwischen Drücken im Systemkreislauf (systolisch in der Aorta BA$_s$, Mitteldruck in der Aorta $\overline{BA}$, diastolischer Aortendruck BA$_d$) und Pulmonalkreislauf (systolischer Pulmonalarteriendruck PA$_s$, Mitteldruck im Truncus pulmonalis $\overline{PA}$, diastolischer Pulmonalarteriendruck PA$_d$, PCP = Pulmonalkapillardrücke) in Ruhe und während körperlicher Belastung [23].

3.3.6 Arbeitsweise trainierter Herzen

Bei chronischer Trainingsbelastung erfolgt eine strukturelle Adaptation der Herzmuskulatur und des Kreislaufabschnittes, der in den Belastungsprozess einbezogen wird. Ausdauersportler haben vergrößerte Herzen, das sog. kritische Herzgewicht liegt zwischen 450-500 g. Der Ausdauersport vergrößert alle Herzhöhlen. Das Wachstum wird als harmonisch bezeichnet. Myofibrillen, Mitochrondrien, Kapillaren, Endothelzellen bleiben im normalen Verhältnis wie die Herzhöhlen-Muskelmassen-Relation. Der Grenzbereich der Herzvergrößerung wird mit 19-20 ml/kg Körpergewicht angegeben. Beim Krafttraining (Gewichtheben) liegt die relative Herzvergrößerung im unteren Normbereich. Geschlechtsspezifische Differenzen betreffs der Größenzunahme der Herzen bei Frauen bestehen nicht. Die Herzvolumenzunahme fällt bei Frauen um ca. 10 % kleiner aus.

Die Größenzunahme der Herzen betrifft auch die Lungenvenen, die zentralen Venen und die arteriellen Gefäße. Das endsystolische bzw. das enddiastolische Ventrikelvolumen sowie das Schlagvolumen sind bei Ausdauersportlern gegenüber Untrainierten vergrößert. Messungen der Drücke im System- und Pulmonalkreislauf sowie invasiv und ultraschallkardiographisch bestimmte Kontraktilitätsparameter ergeben normale Werte der hypertrophierten Herzmuskulatur bei Trainierten. Training bewirkt auch eine Aktivitätshypertrophie der Atemmuskulatur.

Die Arbeitsweise des Sportherzens ist charakterisiert durch die Ruhebradykardie. Die Frequenzreduktion ist stärker als die Schlagvolumenzunahme. Die Frequenzreduktion wird durch einen in Ruhe niedrigen adrenergen Antrieb und hohen Vagotonus erklärt. Die Kontraktilitätsparameter liegen trotz des hohen Vagotonus im Normbereich, da die Ventrikel vom Parasympathikus kaum innerviert werden. Eine höhere Rezeptorempfindlichkeit auf Katecholamine wirkt ferner ausgleichend gegenüber dem erhöhten Vagotonus.

Die Arbeitsweise des Sportherzens hängt davon ab, ob trainierte oder untrainierte Skelettmuskulatur belastet wird. Bei Belastungen über nicht trainierte Muskulatur, z. B. Armarbeit beim Langstreckenläufer, resultiert ein höherer Frequenzanstieg als bei trainierten Belastungsformen. Die trainierte Skelettmuskulatur erhöht die aerobe Kapazität infolge eines verbesserten oxidativen Metabolismus. Vermutlich wird über Rezeptoren in der Skelettmuskulatur die Arbeitsweise des Herzens über das vegetative Nervensystem reguliert [28].

Die Zunahme des Schlagvolumens beim Trainierten beträgt 20-30 % gegenüber einer Zunahme von 5-15 % bei Untrainierten [4]. Bei maximalen Belastungen liegt die arteriovenöse O_2-Differenz bei Trainierten höher als bei Untrainierten. Die größere maximale Sauerstoffkapazität ergibt sich aus dem größeren Herzzeitvolumen und der höheren arteriovenösen Sauerstoffdifferenz bei gering erniedrigter maximaler Herzfrequenz. Das Prinzip der Leistungszunahme durch Training ist die Ökonomisierung von kardiovaskulären Funktionen verbunden mit Trainingseffekten auf die Skelettmuskulatur. Die roten, sarkoplasmareichen Muskelfasern enthalten mehr Mitochondrien und Fermente des oxidativen Stoffwechsels. Sie sind das Ergebnis des Dauertrainings. Die mehr weißen Muskelfasern sind reicher an Fibrillen und Fermenten des anaeroben Stoffwechsels. Krafttraining fördert ihre Bildung. Beide Muskelfasertypen unterscheiden sich morphologisch, biochemisch und funktionell [17].

3.3.7 Regulation unter pathologischen Bedingungen

Chronische krankheitsbedingte Belastungen führen zu einer strukturellen Adaptation der belasteten Herz- und Kreislaufabschnitte. Die Adaptation ist als phänotypische Reaktion auf den krankheitsverursachenden Bedarf anzusehen. Zusätzlich nehmen abhängig vom Krankheitsprozess und vom Krankheitsstadium neurohumorale Regelkreise Einfluss auf die Herzfunktion. Die neurohumorale Regelaktion umfasst

- Das vegetative Nervensystem (geänderte Inotropie, geänderte Frequenzregulation und Gefäßwiderstände).
- Das Renin-Angiotensin-System (Volumenretention, Vasokonstriktion).
- Die Volumenregulation über natriuretische Peptide (ANP, BNP, CNP).
- Das antidiuretische Hormon (ADH) (Abb. 3.34 und Abb. 3.35).

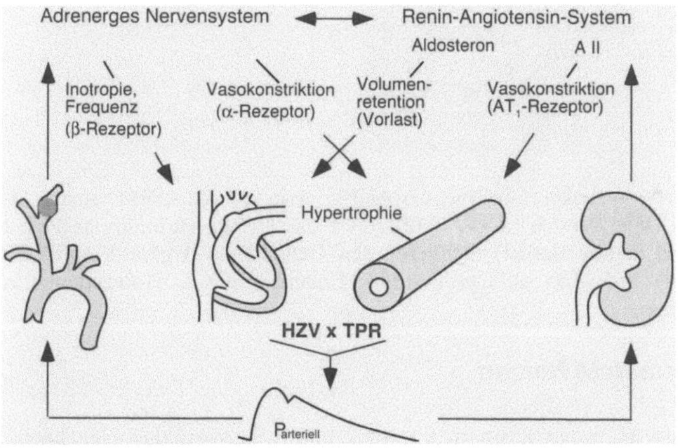

Abb. 3.34. Regelkreise zur Blutdruckanpassung und zum Erhalt der Perfusion der Vitalorgane

Zusätzlich einbezogen sind endotheliale Faktoren über eine geminderte NO bzw. EDRF-Verfügbarkeit und eine erhöhte Endothelin-Synthese. Endothelin wirkt als extrem potenter Vasokonstriktor neben anderen gestörten Endothel-Zell-Funktionen der Gefäßwanddynamik und der Gerinnung [27]. Der NO-Mangel wird als Ursache der endothelialen Dysfunktion diskutiert. Bei verschiedenen Erkrankungen wie arterieller Hypertonie, Hypercholesterolämie und Diabetes mellitus ist die vasadilatierende Wirkung von NO abgeschwächt. Über eine damit verbundene erhöhte Superoxid O_2-Produktion und konsekutive Lipid-Oxidation werden Membranen geschädigt. Die endotheliale Dysfunktion wird durch Angiotensin II und Prostaglandinprodukte der Cyclooxygenase verstärkt. Den chronischen Krankheitsprozess beeinflussen zusätzlich zytotoxische Substanzen (TNFα = Tumor Nekrose Faktor alpha, Interleukine, toxische Radikale) sowie geänderte genetisch gekoppelte Informationen (Variabilität kardialer Myosinstrukturen u.a.).

Die funktionellen Auswirkungen dieser gestörten Regulation sind über hämodynamische Parameter abschätzbar. Die gestörte hydrodynamische Regulation bezieht sich auf die geänderte Vorlast. Das funktionell eingeschränkte Herz arbeitet nach dem Frank-Starling-Prinzip auch unter Ruhebedingungen. Über die strukturelle Adaptation passt sich das Herz über lange Zeit auf eine vermehrte Druck- oder Volumenbelastung an. Insgesamt bleibt jedoch die Effektivität dieser Kompensationsmechanismen zeitlich begrenzt.

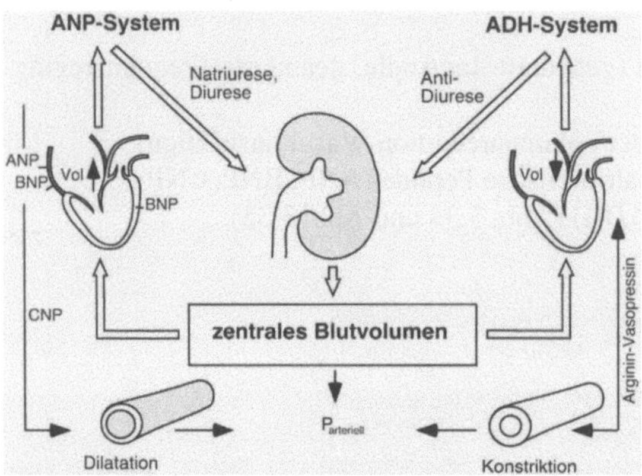

Abb. 3.35. Regelkreise zur Volumenkontrolle über das ANP-System und das ADH-System. Atriale und „brain" natriuretische Peptide (ANP, BNP) sowie das C-Typ natriuretische Peptid (CNP, Herkunft Hirn und Gefäßendothel) regulieren den Gefäßtonus. Arginin-Vasopressin (ADH) konstringiert Gefäße und wirkt antidiuretisch über Hemmung der ADH-Rezeptoren in den Sammelrohren der Nieren.

3.3.7.1 Drucküberbelastete Herzen

Die Druckbelastung des Herzens kann in verschiedenen Ebenen des Herzkreislaufsystems erfolgen (Abb. 3.36). Für das linke Herz sind folgende Ursachen bekannt
- Subvalvuläre Stenose im Ausflusstrakt (muskuläre oder fibröse Subaortenstenose).
- Valvuläre Stenose an der Aortenklappe (Aortenklappenstenose).
- Supravalvuläre Stenose nach der Aortenklappe in der aufsteigenden Aorta (kongenitale Anomalie).
- Aorten-Isthmusstenose im Bereich der absteigenden Brust-Aorta (kongenitale Anomalie).
- Nierenarterienstenose mit Renin-Angiotensin-Effekten.
- Periphere Gefäßwiderstandserhöhungen.

Zentral und endokrin verursachte Hypertonien sind für die krankhafte Widerstandsregulation zusätzlich zu berücksichtigen. Als Folge der Drucküberbelastung

des linken Ventrikels resultiert eine Hypertrophie durch Wachstum der Herzmuskelzellen mit vermehrter kontraktiler Substanz und erhöhter Mitochondrienzahl.
Ventrikelwände und Septum sowie Papillarmuskeln werden verdickt. Als Anpassung kommt es zur konzentrischen Hypertrophie, d. h. der Querdurchmesser der
Kammer verkleinert sich bzw. bleibt klein. Nach der Laplace-Beziehung lässt sich
die myokardiale Spannung T ausdrücken über

$$T = P \cdot r^2 \, \pi. \tag{3.2}$$

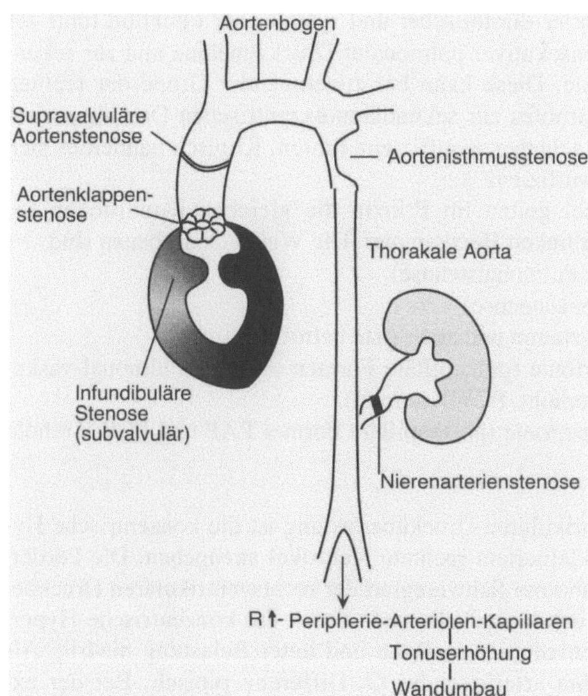

Abb. 3.36. Skizze zu den Widerstandsebenen im arteriellen System mit konsekutiver Druckbelastung

Der kleine Radius und das kleine EDV halten trotz Druckbelastung die myokardiale Spannung in Grenzen. Erst beim Fortschreiten der Hypertrophie und besonders beim Überschreiten des kritischen Herzgewichtes von ca. 500 g kommen
weitere pathogenetische Aspekte auf [14]. Das harmonische Wachstum myokardialer Zellen hört auf und eine Hyperplasie der Herzmuskelfasern stellt sich
ein. Der Kapillarisierungsgrad wird dem Bedarf der hypertrophierten Muskulatur
nicht mehr gerecht. Mangeldurchblutung und Stoffwechselstörungen sind die Folgen mit disseminierten Nekrosen und Verschiebungen im bindegewebig-muskulä-
ren Gefüge des Herzmuskels. Die Erweiterung des drucküberlasteten Herzens -
die exzentrische Druckhypertrophie - verlängert die Ausflussbahn und vergrößert
den Querdurchmesser. Das EDV wird zunehmend größer. Der erhöhte Spannungs-
aufwand pro Myokardfaser resultiert aus der Zunahme des Radius. Der fortge-
setzte morphologische Umbau vermindert die Zahl der Myokardfasern pro geome-

trischer Einheit. Es liegt dann eine pathologische Gefügedilatation vor. Die entwickelte Spannung pro Einzelfaser T_E

$$T_E = \frac{P \cdot r^2 \cdot \pi}{n} \tag{3.3}$$

ändert sich, da der Kammerradius r sich vergrößert und die Faserzahl n kleiner wird. Damit werden Arbeitsmechanik und Ökonomie der Herzarbeit zunehmend beeinträchtigt, die Pumpinsuffizienz resultiert. Die linksseitige exzentrische Druckhypertrophie mit gestörter diastolischer und systolischer Funktion führt zur Linksherzinsuffizienz mit konsekutiver pulmonaler Druckzunahme und zur sekundären Rechtsherzhypertrophie. Diese kann bei zunehmender Größe der rechten Kammer und des rechten Vorhofes zur sekundären exzentrischen Druckhypertrophie mit sich ausbildender Rechtsherzinsuffizienz führen. Klinisch handelt es sich dann um eine globale Herzinsuffizienz.

Für den rechten Ventrikel gelten im Prinzip die gleichen Konditionen bei Drucküberlastung wie bei der linken Herzkammer. Die Widerstandsebenen sind
- Subvalvulär (subvalvuläre Pulmonalstenose).
- Valvulär (valvuläre Pulmonalstenose).
- Supravalvulär (Pulmonalisstamm und auch Äste betroffen).
- Primäre pulmonale Hypertonie (präkapilläre Formen = totaler Pulmonal-vaskulärer Widerstand (TPVR) erhöht, PCWP normal).
- Sekundäre pulmonale Hypertonie (postkapilläre Form = PAP und PCWP erhöht bei normalen TPVR).

Als Folgen der rechtsventrikulären Drucküberlastung ist die konzentrische Hypertrophie zunächst mit verkleinertem rechtem Ventrikel anzugeben. Die Förderleistung des Herzens hängt ab vom Schweregrad der rechtsventrikulären Druckbelastung. Die Verkleinerung des Ventrikellumens durch die konzentrische Hypertrophie hält das Herzminutenvolumen in Ruhe und unter Belastung niedrig. Als Kompensation ist die erhöhte arteriovenöse O_2-Differenz typisch. Bei der exzentrischen Druckhypertrophie ist das Lumen der rechten Kammer erweitert und zunächst die Ausflussbahn verlängert. Mit fortschreitender exzentrischer Druckhypertrophie wird auch die Einflussbahn des rechten Ventrikels erweitert. Die Herzgröße liegt dann außerhalb der Normgrenzen im Röntgenbild und drängt die linke Kammer nach hinten.

Die funktionellen Folgen der Hypertrophie ergeben sich aus der geänderten Geometrie, den gestörten Interaktionen des kontraktilen Apparates und aus der veränderten elektromechanischen Kopplung. Die Abb. 3.37 skizziert die wesentlichen Aspekte.

Die strukturelle Adaptation betrifft neben dem Myokard auch das Bindegewebe. Die Bindegewebsproliferation mit überschießender Kollagensynthese führt zur Myokardfibrose. Diese behindert die Zellverschiebung systolisch und die Dehnbarkeit diastolisch. Bei eingeschränkter geordneter Zellverschiebung durch stark gesteigerten Kollagenumsatz kann als Basis der Gefügedilatation ein sog. Slippage-Phänomen eintreten, das optimale Überlagerungen der Aktin- und Myosinfilamente stört und die Geometrie verschlechtert. Mit zunehmendem Grad der myokardialen Hypertrophie ist die elektromechanische Kopplung gestört (Abb. 3.38).

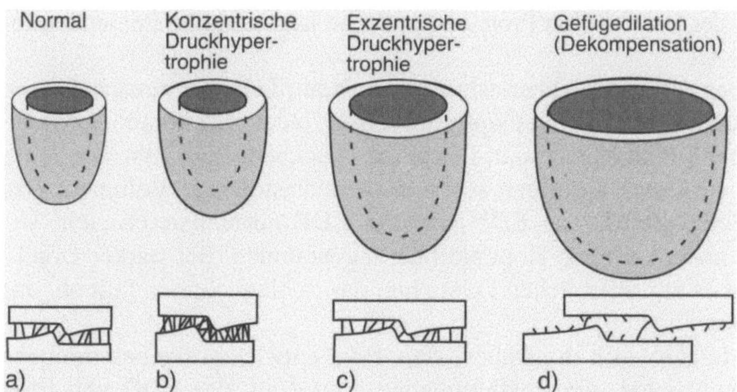

Abb. 3.37. Hypertrophiefolgen bei Druckbelastung: **a)** normales Herz, regelrechte Faserverknüpfung, **b)** konzentrische Druckhypertrophie, Radius normal bis klein, Bindegewebevermehrung, **c)** Exzentrische Druckhypertrophie, Querdurchmesser vergrößert, **d)** Gefügedilatation mit Slippage-Phänomen, Querdurchmesser stark vergrößert

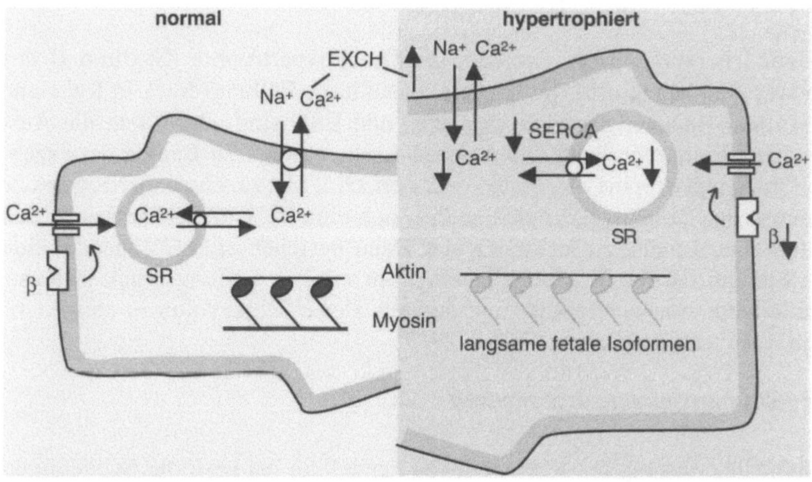

Abb. 3.38. Störung der elektromechanischen Kopplung und der kontraktilen Funktion bei Hypertrophie, hochregulierte Ca^{2+}-Exchanger (EXCH), geringere SERCA-Funktion, β-Rezeptor Down-Regulation = β↓

Bei normaler adrenerger Stimulation setzt das vermehrt einströmende Triggercalcium aus dem sarkoplasmatischen Retikulum (SR) große Mengen Ca^{2+} frei, das diastolisch durch die Ca^{2+}-ATPase (SERCA) rasch wieder in das SR zurückgepumpt wird. Diese Vorgänge garantieren eine gute Kontraktion und rasche Relaxation. Mit zunehmender Hypertrophie und sich einstellender Herzinsuffizienz ist die adrenerge Ansprechbarkeit herabgesetzt und infolge verminderter SERCA-Aktivität die Ca^{2+}-Rückspeicherung unzureichend. Dies stört die Relaxation und führt langfristig zur Calciumverarmung, da außerdem kompensatorisch der Calciumaustausch (EXCH) in der äußeren Zellmembran hochreguliert wird. Ferner wird der Phänotyp der kontraktilen Proteine durch die langsamkontrahierenden fetalen Isoformen ersetzt.

Die akute kompensierte Drucküberlastung eines Ventrikels löst zunächst keine Zunahme der Ventrikelgröße aus. Pathophysiologisch findet eine homöometrische Autoregulation (Anrep-Phänomen) statt. Die akute Druckbelastung lässt kurzzeitig den enddiastolischen Druck ansteigen sowie das enddiastolische Volumen. Das Schlagvolumen bleibt gleich, das EDV und der EDP normalisieren sich. Ursächlich wird eine andere erhöhte Kontraktilität angenommen. Bei starker Drucküberlastung kommt es zur erheblichen Dilatation, das Schlagvolumen fällt ab, das Herz wird insuffizient.

Das kompensierte chronisch drucküberlastete Herz entwickelt die beschriebene konzentrische Hypertrophie, die Restblutmenge nimmt ab, das EDD und ESD werden kleiner. Der mittlere diastolische Füllungsdruck ist in Ruhe normal, der enddiastolische Füllungsdruck als Resultat der verstärkten Vorhofkontraktion gesteigert. Bei starker Druckbelastung kann bei verkleinertem Herzcavum das maximale Herzzeitvolumen reduziert sein. Dann ist kompensatorisch die arteriovenöse O_2-Differenz in Ruhe und bei allen Belastungen erhöht. Die Auswurffraktion ist normal oder überhöht. Pathophysiologisch liegt das Stadium I der Drucküberlastung vor.

Mit dem Übergang in die exzentrische Druckhypertrophie (Stadium II des drucküberlasteten Herzen) ist der mittlere diastolische Füllungsdruck in Ruhe und bzw. erst unter Belastung erhöht. Der EDD und ESD sind vergrößert, die Auswurffraktion ist eingeschränkt. Die kardiale Leistung kann zu Beginn der exzentrischen Druckhypertrophie nur gering reduziert sein. Mit zunehmender Herzgröße bei exzentrischer Druckhypertrophie stellen sich eine Belastungsinsuffizienz und schließlich eine Ruheherzinsuffizienz ein. Dann bestehen eine Gefügedilatation und ein Stadium III der Drucküberlastung. Der erhöhte Füllungsdruck in Ruhe, eine verkleinerte Auswurffraktion und das reduzierte Schlagvolumen charakterisieren die Ruheherzinsuffizienz.

3.3.7.2 Volumenüberlastete Herzen

Die Volumenüberlastung entsteht durch das Pendelblut bei gestörter Schließfunktion der Herzklappen (Aorten-, Mitral-, Tricuspidal-, Pulmonalklappeninsuffizienzen) bzw. ist abhängig vom Kurzschlussblut bei Scheidewanddefekten oder bei zentralen Verbindungen zwischen dem Niederdruck- und dem Hochdrucksystem (Ductus Botalli apertus, AV-Shunts). Das EDV wird um den Betrag des Pendel- bzw. Kurzschlussblutes erhöht. Der Querdurchmesser der Herzkammer nimmt im Gegensatz zum kompensierten drucküberlasteten Ventrikel zu. Die Volumenüberlastung im Stadium der Kompensation erzeugt eine exzentrische Volumenhypertrophie. Trotz der Hypertrophie wird die Kammerwand nur wenig dicker, so dass von einer Anpassungsdilatation bzw. adaptativen Dilatation gesprochen wird [22].

Eine akute Volumenüberlastung, z. B. bei akuter Läsion der Mitral- oder Aortenklappe, erhöht den diastolischen Füllungsdruck bis zu einer Dimensionszunahme des belasteten Ventrikels. Die Kompensation des vergrößerten Schlagvolumens erfolgt über die heterometrische Autoregulation (Frank-Starling-Mechanismus). Die Anpassungsdilatation und Myokardhypertrophie betrifft den Ventrikel und abhängig vom Klappendefekt, z. B. akute Mitralklappeninsuffizienz, initial auch den Vorhof. Systolisch resultiert bei diesem Beispiel ein Reflux zum linken Vorhof („Refluxlunge" infolge Rückstauung) und diastolisch ein Blutaufstau in die Lunge („Stauungslunge") infolge erhöhter Füllungsdrücke. Weitere myokardiale Überlastung oder zusätzliche myokardiale Schäden erhöhen die diastolischen Drücke und verstärken die Lungenstauung.

Bei chronischer Volumenüberlastung passt sich der Ventrikel durch die exzentrische Volumenhypertrophie in systolischer und diastolischer Endstellung an das totale Schlagvolumen bzw. Restblut in einem Verhältnis wie beim unbelasteten Ventrikel an. Der diastolische Füllungsdruck ist nicht erhöht, die Auswurffraktion zunächst dem Bedarf adäquat. Die Wandspannung eines Hohlmuskels steigt bei gleichem intracavitärem Druck mit zunehmendem Radius an, bei der Volumenüberlastung, jedoch weniger als bei der Drucküberlastung. Arbeits- und Stoffwechselbedingungen sind beim volumenüberlasteten Herzen besser als beim drucküberlasteten Herzen. Die Anpassungsdilatation bei chronischer Volumenüberlastung stellt jedoch einen krankhaften Prozess da. Diese adaptative Dilatation ist von der regulativen Dilatation des Sportherzens zu unterscheiden. Abhängig vom Schweregrad der Erkrankung wird eine pathophysiologische Stadieneinteilung getroffen.

Stadium I: Regurgitierende Blutmenge oder Shuntblut weniger als 20% des totalen Schlagvolumens:
- EDV nicht vergrößert
- Systolische Entleerung verstärkt
- Auswurffraktion übernormal
- Diastolische Füllungsdrücke normal
- Herz nicht vergrößert.

Stadium II: Größere Regurgitations- oder Shuntvolumina:
- Abhängig von der Größe des totalen Schlagvolumens EDV und ESV vergrößert (Anpassungsdilatation)
- Diastolischer Füllungsdruck normal, auch unter Belastung
- Auswurffraktion normal
- Förderinsuffizienz unter Belastung möglich, d. h. die maximale Zunahme des HMV ist begrenzt, ohne dass eine myokardiale Kontraktionsinsuffizienz vorliegt.

Stadium III: Vorliegen einer Kontraktionsinsuffizienz: EDV und ESV vergrößert, besonders ESV:
- Auswurffraktion reduziert
- Totales Schlagvolumen eingeschränkt

- Diastolischer Füllungsdruck in Ruhe oder nur unter Belastung erhöht
- Myogene Dilatation mit weiterer Zunahme der Größe des belasteten Ventrikels und Vorhofes bei fortschreitender Erkrankung.

3.3.7.3 Pumpinsuffiziente Herzen

Eine Herzinsuffizienz besteht, wenn trotz eines ausreichenden venösen Blutzustromes der Organismus nicht ohne Kompensationsmechanismen mit Blut versorgt werden kann. Eine Schweregradeinteilung kann nach subjektiven Kriterien der Patienten nach den NYHA-Kriterien (New York Heart Association) und nach hämodynamischen Parametern [23] erfolgen (Tabelle 3.7).

Tabelle 3.7. Symptome, NYHA-Schweregrade, Hämodynamik und Ventrikelfunktion bei verschiedenen Stadien der Herzinsuffizienz.

Beschwerden	Stadien	Hämodynamik			Ventrikelfunktion
Keine	NYHA I	LVEDP	Nur bei Belastung	↑	Abnorme Ventrikelfunktion
		HZV	Normal		bei Belastung
Bei starker Belastung	NYHA II	LVEDP	Bei Ruhe und Belastung	↑	Abnorme Ventrikelfunktion in Ruhe und bei Belastung
		HZV	Normal		
Bei leichter Belastung	NYHA III	LVEDP	Bei Ruhe und Belastung	↑	Belastungsförderinsuffizienz
		HZV	Bei Belastung	↓	
In Ruhe	NYHA IV	LVEDP	In Ruhe	↑	Ruheförderinsuffizienz
		HZV	In Ruhe	↓	

Demnach ist eine normale Förderleistung bis in das NYHA-Stadium II möglich bei erhöhtem Füllungsdruck in Ruhe und unter Belastung. Häufig besteht zwischen den subjektiven Beschwerden und den hämodynamischen Parametern keine Übereinstimmung. Die Beschwerden hängen ab von der Grunderkrankung, ob eine primär myokardiale Schädigung, eine koronare Herzerkrankung oder ob eine Druck- bzw. Volumenbelastung bestehen.

Eine weitere Differenzierung der Herzinsuffizienz kann nach unterschiedlichen Aspekten erfolgen

- Nach der Klinik
    - Symptomatische Herzinsuffizienz
    - Asymptomatische linksventrikuläre Fehlfunktion
- Nach der Belastbarkeit
    - Belastungsherzinsuffizienz
    - Ruheherzinsuffizienz
- Nach der erkrankten Herzkammer
    - Linksherzinsuffizienz
    - Rechtsherzinsuffizienz
    - Globale Herzinsuffizienz

- Nach dem zeitlichen Verlauf
     Akute Herzinsuffizienz (Tabelle 3.8)
- Akute Linksinsuffizienz (z. B. Myokardinfarkt)
- Akute Rechtsinsuffizienz (z. B. Lungenembolie)
     Chronische Herzinsuffizienz
- Nach dem Kompensationsgrad
  - Kompensierte Herzinsuffizienz. Das Ruhe-HMV (HZV) bleibt über wirksame Kompensationsmechanismen noch normal
  - Dekompensierte Herzinsuffizienz
     Erniedrigtes Ruhe-HMV (HZV), Dyspnoe und geringe Leistung trotz wirksamer Kompensationsmechanismen.
- Nach der Symptomatik
  - Vorwärtsversagen: Minderperfusion, Organfunktionsstörungen bis zum kardiogenen Schock.
  - Rückwärtsversagen: venöser Rückstau, Lungenstauung bis Lungenödem, sekundär Rechtsherzbelastung mit Rückstauung (Leber, Organe, Venen).
- Nach dem HMV(HZV)
  - Low output-Herzinsuffizienz (z. B. kardiogener Schock)
  - High output-Herzinsuffizienz (z. B. Anämie, AV-Shunt).
- Nach der gestörten ventrikulären Funktion
  - Systolische Herzinsuffizienz
  - Diastolische Herzinsuffizienz

Tabelle 3.8. Schweregrade der akuten Pumpinsuffizienz mit hämodynamischen Parametern für den linken Ventrikel.

Pulmonaler Kapillardruck (PCP)		Herzindex	
Normal	bis 10-12 mmHg (1,3-1,6 kPa)		
Beginnende Stauung	18-20 mmHg (2,4-2,7 kPa)	Normal	$3,0 - 3,5$ l/min/m^2
Mittgradige Stauung	20-25 mmHg (2,7-3,3 kPa)	Beginnende Insuffizenz	$2,0$-$2,2$ l/min/m^2
Schwere Stauung	25-30 mmHg (3,3-4,0 kPa)	Schwere Insuffizenz	$1,5$-$2,0$ l/min/m^2
Lungenödem	über 30 mmHg (über 4,0 kPa)	Tod	$< 1,5$ l/min/m^2

Die diastolische Herzinsuffizienz geht in der Regel der systolischen Dysfunktion bei hypertrophierenden (Koronare Herzkrankheit, Hypertonie, hypertropher Kardiomyopathie) und ischämischen kardialen Erkrankungen voraus. Bei der diastolischen Herzinsuffizienz liegen:

- eine Relaxationsstörung (frühdiastolisch)
- eine Compliancestörung (spätdiastolischer, passiver, nicht ATP-verbrauchender Prozess im Gegensatz zum ATP-Verbrauch bei der Relaxation) oder
- beides zugrunde.

3.3.7.4 Pathophysiologische Hinweise zur Herzinsuffizienz

Das Herzminutenvolumen wird durch die Determinanten bestimmt
- Vorlast.
- Nachlast.
- Kontraktilität.
- Herzfrequenz.

Die Vorlast fördert durch stärkere diastolische Füllung die positive Kraft-Längenbeziehung (Frank-Starling-Mechanismus). Die Kraft der Kontraktilität nimmt zu bis zu einem LVEDP von 20-22 (25) mmHg. Bei höherem LVEDP fällt das HMV ab. Bei der chronischen Herzinsuffizienz (CHF) ist die Erhöhung der Calciumsensibilität kontraktiler Proteine - die für die Effektivität der Kraft-Längenbeziehung nötig ist - nicht mehr wie beim Gesunden nutzbar. Fortschreitende Ventrikeldilatation infolge Hypervolämie und größerer ventrikulärer Füllung erhöhen den Wandstress, den O_2-Verbrauch, verursachen eine Dehnung und Insuffizienz der atrioventrikulären Klappen (Mitralisation, Tricuspidalisation) (Abb. 3.39a).

Die Nachlast wird beim Gesunden unter Belastung regulativ erniedrigt und das Fördervolumen nimmt zu. Bei der Herzinsuffizienz besteht zwischen dem Schlagvolumen und dem peripheren Gefäßwiderstand (TPR) eine inverse Beziehung (Abb. 3.39b).

Beim insuffizienten Herzen kommt es mit dem TPR-Anstieg zur progredienten Abnahme des Schlagvolumens. Neben dem Grundleiden sind für die gestörte kardiale und Kreislaufsituation das überstimulierte Renin-Angiotensin-Aldosteron-System, die vermehrte Endothelinfreisetzung, der peripher überaktivierte Sympathikus und die relative kardiale Katecholaminrefraktärität (Abnahme kardialer β_1-Rezeptoren, Zunahme der G_1-Proteine, Aktivität der Adenylatzyklase gemindert, Aktivitätsminderung der SERCA, vermehrte Aktivität der β-Adrenorezeptorkinasen) verantwortlich. Zusätzlich kommt es zur Verstellung von Baro- und Chemorezeptoren. Bei nachlassendem Schlagvolumen bei CHF kann zunächst über den gesteigerten Sympathikustonus mit erhöhter Herzfrequenz das HMV konstant gehalten werden. Diese positive *Kraft-Frequenzbeziehung* (Bowditch-Effekt) geht infolge Zunahme der diastolischen Calciumkonzentration durch geringere Reakkumulation von Ca^{2+}-Ionen in das sarkoplasmatische Retikulum und damit systolisch weniger verfügbares Ca^{2+} zur Kontraktion verloren. Die Kontraktilität nimmt mit steigender Herzfrequenz ab (Abb. 3.39c). Damit wird ein circulus vitiosus (Abb. 3.40) bei der chronischen Herzinsuffizienz offenbar, der die schlechte Langzeitprognose verständlich macht.

Die zunächst zweckmäßigen Kompensationsmechanismen begrenzen den Langzeitverlauf. Über Druck- und Volumenmessungen sowie nachfolgende Widerstandserrechnungen lassen sich die individuelle Situation messtechnisch verfolgen und die Effekte der Therapie einschätzen. Die Abb. 3.41 skizziert Ventrikelfunktionskurven bei normaler und eingeschränkter kontraktiler Situation.

Eine hämodynamische Analyse erfasst auch latente kardiale Kontraktionsschwächen (Tabelle 3.9). Dabei spielen Belastungen eine wichtige Rolle in Form körperlicher oder pharmakologischer Tests.

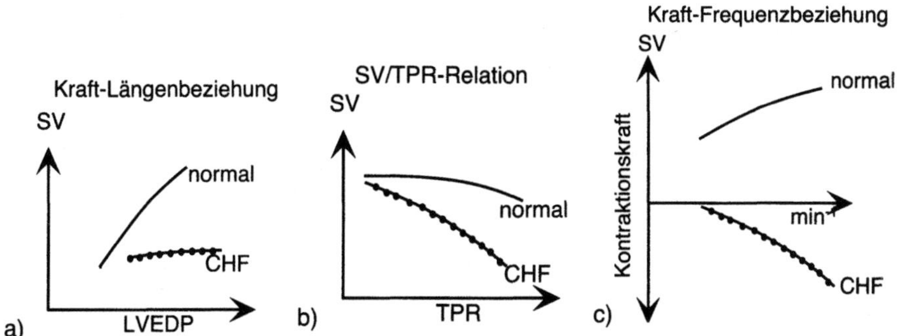

Abb. 3.39 Skizzen der gestörten Kompensationsmechanismen bei chronischer Herzinsuffizienz (CHF) **a)** gestörte Kraft-Längenbeziehung, **b)** inverse Schlagvolumen/Widerstands-Beziehung bei CHF, **c)** negative Kraft-Frequenzbeziehung bei der CHF mit steigender Herzfrequenz

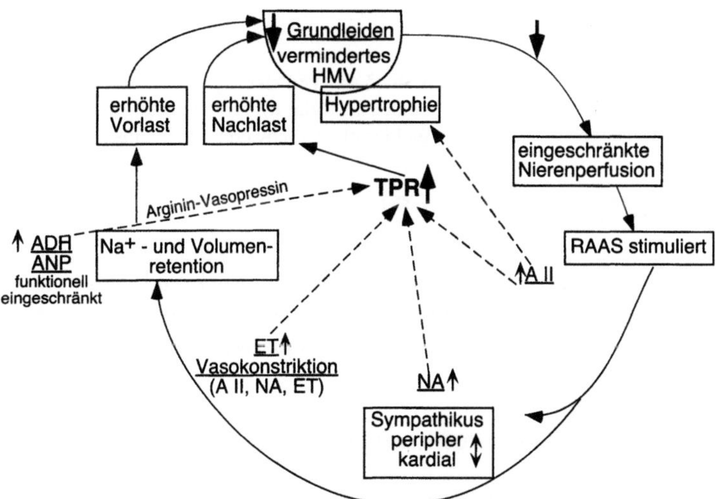

Abb. 3.40. Circulus vitiosus bei Herzinsuffizienz. Ausgehend von der Förderinsuffizienz werden Kompensationsmechanismen stimuliert (RAAS, Sympathikus, Na+- und Volumenretention), die trotz erhöhter Vorlast und Hypertrophie die Progression der Pumpinsuffizienz nicht aufhalten (AII = Angiotensin II; NA = Noradrenalin; ET = Endothelin, ADH = antidiuretisches Hormon = Arginin-Vasopressin, ANP-System funktionell eingeschränkt).

Tabelle 3.9. Parameterverhalten unter Belastung bei latenter Kontraktionsschwäche

Unter Belastung		
↑ Füllungsdrucke	↑ ZVD, LA$_m$ ↑ PAEDP bzw. LVEDP ↑ ED- u. ES Herzgröße ↓ SV	
↓ Förderleistung	Nicht adäquate ↑ HZV Inadäquate ↑ Herzfrequenz Präejektionsphase-Parameter Ejektionsphase-Parameter Füllungsphase-Parameter (Prävalenz der LVEDP-Änderung)	 → pathologisch → pathologisch → pathologisch

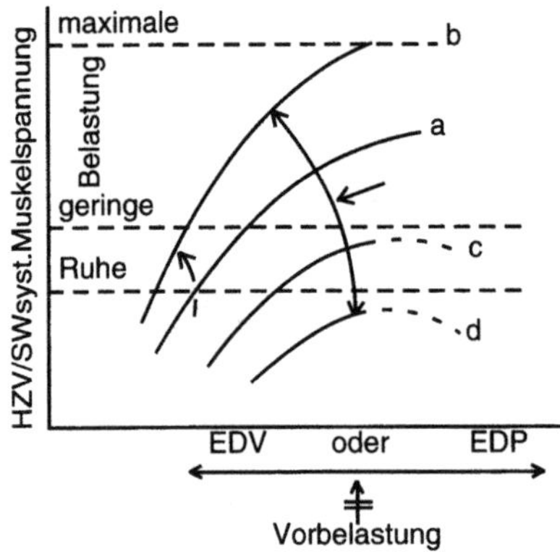

Abb. 3.41 Ventrikelfunktionskurven von Gesunden in Ruhe **a)** und Belastung **b)** sowie bei leichter **c)** und schwerer **d)** Herzinsuffizienz

3.4 Der Sauerstofftransport im Blut

Alle bislang beschriebenen Anpassungsvorgänge für Blutdruck und -fluss dienen letztlich nur dem einem Ziel, die kontinuierliche Sauerstoffversorgung des Körpers zu gewährleisten. Hierfür sind jedoch außer dem Bluttransport auch noch physikochemische Faktoren entscheidend.

3.4.1 Physikochemie des Sauerstofftransportes

Betrachten wir uns modellhaft den Weg, den der Sauerstoff von außen in das Zellinnere zurücklegt. Abb. 3.42 faßt die wesentlichen Vorgänge schematisch zusammen: Im ersten Schritt wird der Alveolarraum der Lunge - also das Innere der Lungenbläschen - durch aktive Atmung mit Luft aus der umgebenden Atmosphäre gefüllt. Treibende Kraft ist folglich die Differenz der Absolutdrücke. In Abhängigkeit von der Gaszusammensetzung der Umgebungsluft ist nur ein bestimmter Teil Sauerstoff. Die quantitative Beschreibung der Sauerstoffkonzentration erfolgt über den Sauerstoffpartialdruck (pO_2). Er ist definiert als der Druckbeitrag, den der

Sauerstoff zum Gesamtdruck liefert. Damit ist die Summe der Partialdrücke aller Gasbestandteile gleich dem Gesamtdruck. Da es beim Befüllen des Alveolarraumes zu einer Durchmischung von Restgas und Frischluft kommt, gleichen sich die Sauerstoffpartialdrücke im Inneren der Lunge und in der Umgebungsluft im Allgemeinen nicht. Unter Normalbedingungen beträgt der Sauerstoffpartialdruck außerhalb des Körpers 200 hPa, im Inneren etwa 100 hPa.

Anschließend kommt es zu einer Diffusion des Sauerstoffs vom Alveolarraum in das Lungenkapillarblut. Treibende Kraft für diesen Diffusionsprozeß ist die Differenz der Sauerstoffpartialdrücke zwischen Alveolarraum (pO_{2alv}) und Blut, wobei hier zwischen venösem (pO_{2ven}) und arteriellem Blut (pO_{2art}) unterschieden werden muß. Nach dem Henry-Dalton-Gesetz

$$cO_2(\text{phys.}) = \alpha \cdot pO_2 , \tag{3.4}$$

mit: $cO_2(\text{phys.})$ = Konz. an phys. gelöstem Sauerstoff [ml Gas/ml Flüssigkeit],
α = Löslichkeitskoeffizient,
pO_2 = Sauerstoffpartialdruck im angrenzenden Gas

bildet sich zwischen einer Flüssigkeit und einem angrenzenden Gas ein Gleichgewicht, indem Gasmoleküle in der Flüssigkeit gelöst werden, bis die entsprechende Gleichgewichtskonzentration erreicht ist. Die sich dabei einstellende Gaskonzentration innerhalb der Flüssigkeit hängt von dem Löslichkeitskoeffizienten α ab, der stoffspezifisch und temperaturabhängig ist. Für Sauerstoff beträgt α im Blut bei 37° C etwa $2{,}4 \cdot 10^{-5}$ hPa^{-1}, so dass sich im arteriellen Blut eine Konzentration an physikalisch gelöstem Sauerstoff von etwa 0,0024 ml pro ml Blut einstellt[1].

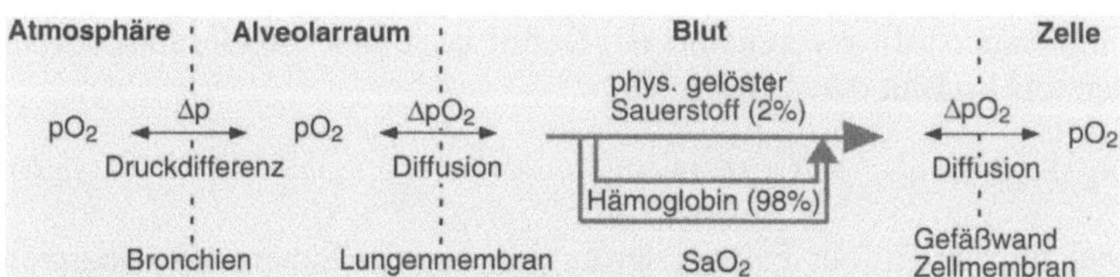

Abb. 3.42. Der Sauerstofftransport im Herz-Kreislaufsystem

Diese Sauerstoffkonzentration reicht jedoch nicht für die Versorgung des gesamten Körpers aus. Aus diesem Grund enthält das Blut einen zweiten Transportmechanismus, das Hämoglobin. In Analogie zu einem chemischen Puffer nimmt es zuvor physikalisch gelösten Sauerstoff auf und gibt ihn bei Bedarf wieder an die Umgebung ab. Zu diesem Zweck bindet das Hämoglobin (Hb) den Sauerstoff chemisch, wodurch es zu Oxihämoglobin (HbO_2) umgewandelt wird. Die Reaktion ist reversibel und benötigt keine wesentliche Aktivierungsenergie.

---

[1] Am Rande sei bemerkt, dass der Löslichkeitskoeffizient für CO_2 mit $4{,}9 \cdot 10^{-4}$ zwanzig mal höher ist. Deswegen ist für Kohlendioxid auch kein zusätzlicher Transportkanal notwendig.

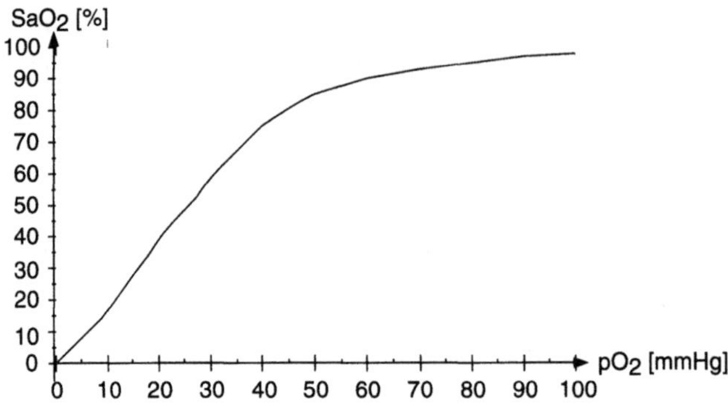

Abb. 3.43. Zusammenhang zwischen Sauerstoffsättigung SaO_2 und Sauerstoffpartialdruck pO_2

Der Gesamttransport an Sauerstoff setzt sich folglich aus zwei Größen zusammen, dem physikalischen und dem Hämoglobintransport. Die jeweils transportierten Sauerstoffmengen stehen zueinander im Verhältnis von 1:50 bis 1:100. Der zweite Weg über das Hämoglobin ist damit aus physiologischer Sicht der eigentlich entscheidende. Zur einfacheren Beschreibung wird der Begriff der Sauerstoffsättigung SaO_2 eingeführt.

$$SaO_2 = \frac{c_{HbO_2}}{c_{HbO_2} + c_{Hb}}, \qquad (3.5)$$

mit: c_{Hb} = Konzentration an Hämoglobin,
   c_{HbO2} = Konzentration an Oxihämoglobin.

Die Sauerstoffsättigung gibt an, welcher Prozentsatz des gesamten Hämoglobinanteils mit Sauerstoff angereichert ist. Damit lässt sich die Gesamtkonzentration an Sauerstoff im Blut cO_2 angeben zu

$$cO_2 = SaO_2 \cdot \left(c_{Hb} + c_{HbO_2}\right) \cdot H + \alpha \cdot pO_2 . \qquad (3.6)$$

H steht dabei für den Hüfner-Faktor, der angibt, wieviel Sauerstoff prinzipiell an Hämoglobin gebunden werden kann. Im gesunden Fall gilt H = 1,39 ml/g. Im Gegensatz zur Sauerstoffaufnahme wird der Sauerstofftransport nicht direkt vom Partialdruck, sondern von der Sauerstoffkonzentration bestimmt. Dabei ist jedoch zu beachten, dass pO_2 und SaO_2 voneinander abhängen. Die Oxigenisierung von Hämoglobin gleicht einer chemischen Reaktion, für die das Massenwirkungsgesetz gilt.

Die Lage des Gleichgewichtes - und damit die Sauerstoffsättigung SaO_2 - wird direkt vom Partialdruck bestimmt (Abb. 3.43). Eine Erhöhung des Partialdruckes führt zu einer Zunahme der Sättigung, eine Verringerung entsprechend zu einer Abnahme. Dies ist schematisch auch in Abb. 3.42 angedeutet. Im Bereich der Sauerstoffaufnahme in der Lunge wird Sauerstoff zunächst physikalisch gelöst (äußerer Kreislauf). Dadurch wird vermehrt Sauerstoff an Hämoglobin angelagert, wodurch sich die Sättigung erhöht (Übergang zum inneren Kreislauf). Entsprechend gilt am Ort der Sauerstoffabgabe, dass zunächst der physikalisch gelöste Sauerstoff zur Versorgung des Gewebes dient, da er unmittelbar verfügbar ist. Hierdurch kommt es zu einer Entsättigung, was schließlich zu einer Umwandlung von Oxihämoglobin in Hämoglobin unter Freisetzung von Sauerstoff führt.

Den letzten Schritt in der Sauerstoffversorgung bildet die Diffusion des Sauerstoffs vom Blut in das Gewebe, die wiederum von der Partialdruckdifferenz zwischen Zellinneren und Blut bestimmt wird.

3.4.2 Diagnostisch wichtige Parameter

Für die Beurteilung des Sauerstofftransportes innerhalb des Organismus ist Gl. 3.6 maßgeblich. α und H sind Konstanten, die nicht gesondert erfaßt werden müssen. Für eine vollständige Diagnostik sind somit idealerweise die drei Größen SaO_2, c_{Hb} und pO_2 zu bestimmen.

Nach dem bisher Gesagten wäre zwar zu vermuten, dass SaO_2 und pO_2 gemäß Abb. 3.43 redundante Information darstellen, da scheinbar ein eindeutiger Zusammenhang zwischen beiden Größen besteht. Die Sauerstoffaffinität des Hb hängt jedoch entscheidend von den Umgebungsbedingungen ab, insbesondere den vier Faktoren pH-Wert, CO_2-Partialdruck (pCO_2), Temperatur (T) und 2,3-Diphosphoglyzeratkonzentration (2,3-DPG). Sobald der pCO_2-Wert, die 2,3-DPG-Konzentration oder die Temperatur sinken bzw. der pH-Wert steigt, verschiebt sich die Sauerstoffbindungskurve nach links, so dass bereits geringere Partialdrücke zu einer ausreichenden Sauerstoffsättigung führen. Entsprechendes gilt umgekehrt. Prinzipiell wären somit pO_2 und SaO_2 getrennt zu erfassen. Da der physikalisch gelöste Anteil an der Sauerstoffkonzentration jedoch nur 1-2% beträgt, sind die für die Diagnostik wesentlichen Größen SaO_2 und c_{Hb}.

Bei der Bestimmung des SaO_2-Wertes muß jedoch noch etwas berücksichtigt werden. Neben Hb und HbO_2, den beiden für den Sauerstofftransport wichtigen Molekülen, existieren auch sog. dysfunktionelle Hämoglobinfraktionen. Hierzu zählen das Methämoglobin (MetHb), das keine Sauerstoffaffinität aufweist, sowie das Carboxyhämoglobin (COHb), das durch Bindung von Kohlenmonoxid entsteht. Die in Gl. 3.5 definierte Sauerstoffsättigung ist somit nur bei Fehlen dysfunktioneller Hb-Fraktionen die tatsächliche Sauerstoffsättigung. Zur besseren Unterscheidung definiert man die funktionelle Sättigung als den Bezug auf die funktionellen Hb-Komponenten, dagegen die fraktionelle Sättigung als den Bezug auf die Gesamt-Hb-Konzentration. Sofern nicht weiter spezifiziert, ist im Folgenden immer von der funktionellen Sättigung die Rede.

3.4.3 Pathologische Einflussfaktoren und Symptome

Eine Beurteilung der Wertigkeit der einzelnen Parameter erlaubt ein Blick in die Pathophysiologie, der in Abb. 3.44 zusammengefasst ist. Eine Abnahme des pO_2 wird als Hypoxie, eine Abnahme des SaO_2 als Hypoxigenation und eine Abnahme der Sauerstoffkonzentration cO_2 als Hypoxämie bezeichnet. Eine arterielle Hypoxie, beispielsweise aufgrund einer schlechten Lungenfunktion, führt damit zu einer hypoxischen Hypoxigenation und schließlich zur Hypoxämie.

Für die Diagnostik ist dabei von Bedeutung, dass eine Hypoxie nie direkt zu einer Hypoxämie führt, da der physikalisch gelöste Sauerstoff lediglich etwa 1-2% von der Gesamtkonzentration ausmacht. Es ist also stets die Sättigung der diagnostisch wichtigere Wert.

Eine Hypoxigenation kann aber auch aufgrund von toxisch bedingten Veränderungen des Hämoglobins auftreten (toxische Hypoxigenation) und ebenfalls zu einer Hypoxämie führen. Ein bekanntes Beispiel hierfür ist die Kohlenmonoxidvergiftung. Aufgrund der hohen Affinität des Hämoglobins zu CO steigt in einer kohlenmonoxidhaltigen Atmosphäre der Anteil an COHb, wodurch SaO_2 sinkt.

Bei einer Anämie kommt es infolge der Abnahme an Hämoglobin (z. B. aufgrund von Eisenmangel) ebenfalls zu einer Hypoxämie.

Für den Bereich der kardiopulmonalen Erkrankungen kann man sich daher auf die Bestimmung der beiden Parameter SaO_2 und c_{Hb} beschränken. Nur in besonderen Fällen ist die technisch aufwendigere Messung des pO_2 notwendig. Für beide Parameter haben sich heutzutage spektralphotometrische Verfahren durchgesetzt (Kap. 9).

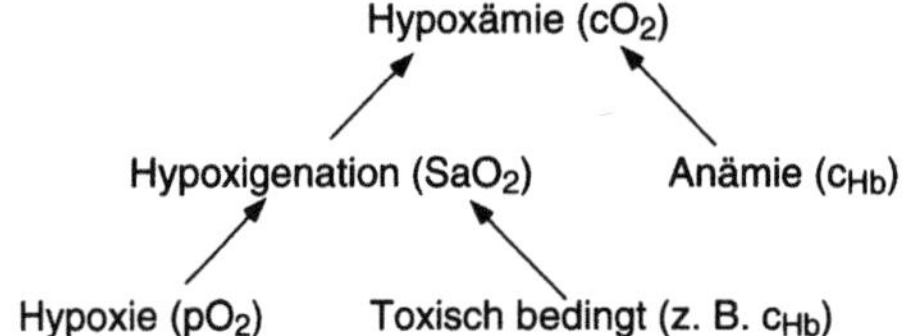

Abb. 3.44. Zusammenfassung möglicher Pathologien im Bereich der Sauerstoffversorgung

3.5 Literatur

[1] Åblad B, et al. (1884) Pharmakologische Grundlagen. In: Lohmann FW (Hrsg) Die klinische Bedeutung der Beta$_1$-Selektivität. Verlag für angewandte Wissenschaften, München, S 11-32

[2] Beuckelmann DJ, Nabauer M, Erdmann E (1992) Intracellular calcium handling in isolated ventricular myocytes from patients with terminal heart failure. Circulation 85: 1046-1055.

[3] Bristow MR (2000) beta-adrenergic receptor blockade in chronic heart failure. Circulation 101: 558-569.

[4] Dickhuth HH, et al. (1983) Zweidimensionale Belastungsechokardiographie und Plasmakatecholamie-Bestimmungen zur Beurteilung des physiologisch hypertrophierten Herzens. Z Kardiol 72: 268-276.

[5] DiMario C Intracoronary ultrasound. Habilitationsschrift

[6] Dominiak P, et al. (1997) Betablocker im Mittelpunkt der Forschung. Springer, Berlin Heidelberg New York

[7] Edling O, et al. (1995) Physiology of the renin-angiotensin system: physiology and pathophysiology. In: Schachter M (ed) ACE inhibitors: current use and future prospects. Martin Dunitz, London

[8] Flesch M, et al. (1996) Evidence for functional relevance of an enhanced expression of the $Na^{(+)}$-Ca^{2+} exchanger in failing human myocardium. Circulation 94: 992-1002.

[9] Gallinats S, Edling O, Unger TH (1999) Das Renin-Angiotensin-System: Physiologie und Pathophysiologie. In: Dominiak P, Unger TH (Hrsg) AT1-Rezeptorangionisten Angiotensin II. Steinkopf, Darmstadt, S 1-38

[10] Gauer OH (1972) Kreislauf des Blutes. In: Gauer OH, Kramer K, Jung R (Hrsg) Physiologie des Menschen. Urban und Schwarzenberg, München, S 61-163

[11] Goodfriend TL, Elliott ME, Catt KJ (1996) Angiotensin receptors and their antagonists. N Engl J Med 334: 1649-1654.

[12] Grobecker HF, Krämer BK (1996) Beta-Rezeptoren-Antagonisten. Wissenschafliche Verlagsgesellschaft mbH, Stuttgart

[13] Hellige G, Osterziel KJ, Sigmund M (1999) Betablocker bei chronischer Herzinsuffizienz - Ein Paradigmenwechsel in Pathophysiologie und Therapie. Arcis Verlag GmbH, München

[14] Linzbach AJ (1960) Die pathologische Anatomie der Herzinsuffizienz. In: Schwiegk H (Hrsg) Handbuch der inneren Medizin. Springer, Berlin, S 706

[15] Lochner W (1971) Herz. In: Schütz E (Hrsg) Physiologie des Kreislaufs. Springer, Berlin Heidelberg, S 185-221

[16] Lohse MJ (1996) Mechanismen der Regelung beta-adrenergener Rezeptoren. Z Kardiol 85: (7) Suppl.1-4

[17] Mellerowicz H, Meller W (1972) Training. Springer, Berlin Heidelberg

[18] Messerli FH, Weber MA, Brunner HR (1996) Angiotensin II receptor inhibition. A new therapeutic principle. Arch Intern Med 156: 1957-1965.

[19] Philipson KD(1990) The cardiac Na^+-Ca^{2+} exchanger: dependence on membrane environment. Cell Biology International Reports 14 (4):305-309

[20] Piper C, et al. (2000) Ändert sich die $Na^+Ca^{(2+)}$ Exchanger Expression im Endomyokard von Patienten mit chronischen Herzklappenfehlern parallel zur Störung der myokardialen Pumpfuktion. Z Kardiol 89: 682-690.

[21] Rahle G (1982) Small vessel disease morhpology. In: Tillmanns H, Kübler W, Zebel H (eds) Microcirculation of the heart. Springer, Berlin Heidelberg New York

[22] Reindell H, König K, Roskamm H (1967) Funktionsdiagnostik des gesunden und kranken Herzens. Thieme, Stuttgart

[23] Reindell H, et al. (1988) Funktionsdiagnostik des gesunden und kranken Herzens. Georg Thieme, Stuttgart New York

[24] Rimoldi O, Camici PG (1999) PET measurement of the coronary flow reserve and microcirculatory function. Herz 24: 522-530

[25] Sambuceti G, et al. (2000) Interaction between coronary artery stenosis and coronary microcirculation in ischemic heart disease. Z Kardiol 89: 126-131

[26] Saxena PR (1992) Interaction between the renin-angiotensin-aldosterone and sympathetic nervous systems. J Cardiovasc Pharmacol 19: S80-88.

[27] Sila CA (2000) Carotid stenosis: current strategies for choosing between medical and surgical management. Cleveland Clinic Journal of Medicine 67(11): 851-861)

[28] Stegemann J, Kenner T (1971) A theory on heart rate control by muscular metabolic receptors. Arch Kreislaufforsch 64: 185-214.

[29] Strandgaard S, Haunso S (1987) Why does antihypertensive treatment prevent stroke but not myocardial infarction? Lancet 2: 658-661

[30] Topol EJ, Yadav JS (2000) Recognition of the importance of embolization in atherosclerotic vascular disease. Circulation 101: 570-580

[31] Wetterer E, Bauer RD, Pasch T (1971) Arteriensystem. In: Schütz E (Hrsg) Physiologie des Kreislaufs. Springer, Berlin Heidelberg, S 1-60

[32] Wieneke H, et al. (1999) Non-invasive characterization of cardiac microvascular disease by nuclear medicine using single-photon emission tomography. Herz 24: 515-521

4 Ausgewählte Herz-Kreislauferkrankungen und ihre Diagnose

Das vorliegende Lehrbuch hat zum Ziel, technische Werkzeuge für die Kardiologie näher zu erläutern und ihre Wirkungsweise zu diskutieren. Dabei soll jedoch der Versuch unternommen werden, nicht allein den technischen Blickwinkel in den Vordergrund zu stellen, da er die eigentliche Aufgabenstellung nicht zu erklären vermag und somit bei einer Weiterentwicklung sehr leicht der falsche Weg eingeschlagen wird.

Der folgende Abschnitt hat daher die Aufgabe, zwischen der rein medizinischen Basis der Kapitel 2 und 3 sowie den nachfolgenden vorwiegend technischen Kapiteln eine Brücke zu schlagen. Anhand der häufigsten Herz-Kreislauferkrankungen sollen die wesentlichsten pathologischen Veränderungen diskutiert und in den Zusammenhang mit möglichen messtechnischen Verfahren gestellt werden. Auf diese Weise gelingt es, die kausalen Zusammenhänge zwischen den einzelnen Verfahren sowie ihre jeweiligen Möglichkeiten und Grenzen zu erspüren.

Die Diagnose sowie die Angabe von Schweregraden einer Erkrankung erfordert das Messen physikalischer Parameter. Anamnestische Hinweise und Beschwerden liefern zwar erste Ansatzpunkte für eine Vermutungsdiagnose, die körperliche Untersuchung ist jedoch für die Erhärtung der These unersetzbar. Das Ruhe-EKG, die Ultraschallkardiographie und Röntgen-Thoraxaufnahmen helfen zu entscheiden, welche zusätzlichen Messdaten erhoben werden müssen und welche Messtechnik zum Einsatz kommt. Tabelle 4.1 vermittelt einen Überblick über das in der Kardiologie verwendete diagnostische Repertoire. Darin sind auch einige Verfahren - insbesondere aus dem Bereich der Bildgebung - aufgeführt, die über den Rahmen dieses Buches hinausgehen. Hierfür wird auf ergänzende Literatur verwiesen [2]. Die folgenden Beispiele einiger wesentlicher Erkrankungsgruppen und der jeweils erforderlichen Messtechnik dienen als grobe Orientierungshilfe. Reihenfolge und Umfang des Geräteeinsatzes hängen vom klinischen Bild des Patienten ab.

4.1 Koronare Herzkrankheit (KHK)

Die koronare Herzkrankheit basiert auf lumeneinengenden, in der Regel arteriosklerotischen Prozessen der epikardialen Koronararterien. Der ausschließlich mikrovaskuläre Befall der kleinen intramuskulären Gefäße (small vessel disease) ist seltener. Das Missverhältnis zwischen myokardialem Sauerstoff-Bedarf und -Angebot prägt den Schweregrad der Koronarinsuffizienz. Eine funktionelle oder sekundäre Koronarinsuffizienz liegt vor bei Spasmen der Koronararterien, bei Anämien, Hypoxämien, bei Perfusionsstörungen durch Vitien, bei Herzhypertrophien oder bei rheologischen Störungen. Das Leitsymptom ist der Herzschmerz. Dieser hängt ab von der Verlaufsform der KHK. Sie reicht von der asymptomatischen Verlaufsform bis zum instabilen Zustand, vom akuten koronaren Syndrom bis zum akuten Myokardinfarkt. Der Einsatz der Messtechnik wird zusammen mit den zu erwartenden Aussagen in den Tabellen 4.2 bis 4.4 skizziert. Über die Wahl der Reihenfolge entscheidet das klinische Bild.

Tabelle 4.1. Diagnostische Schritte bei von Herz-Kreislauferkrankungen

Methoden	Aussagen
Anamnese	
Körperliche Untersuchung	Auskultation - Palpation am Herzen und am Gefäßsystem, Blutdruckmessung
Ruhe-EKG	Rhythmusanalyse, Hypertrophie, Infarktzeichen
Ultraschall-Kardiographie	Klappenfunktion, Herzhöhlen-Dimensionen, Wandkinetik, Pumpfunktion
Röntgen-Thorax	Herzdimensionen, zentrale Gefäße, Lungenbefunde
Belastungsuntersuchungen	EKG, Stress-Echo
Szintigraphie in Ruhe und unter Belastung	Myokardperfusion, Ischämie, Narben, Vitalität, radionuklidventrikulographische Analyse von Dimension, Kinetik und Pumpfunktion beider Ventrikel
Kardiopulmonale Leistungsprüfung	Laststufen in Watt, Blutdruckverhalten, evtl. PAP-Messungen und Thermodilution (HZV), Herzfrequenzverhalten, Rhythmus, EKG-Analyse, O_2-Aufnahme, CO_2-Abgabe, Berechnen zusätzlicher hämodynamischer und respiratorischer Parameter
Herzkatheterismus	Drücke, Druckgradienten, Kontraktilität, Ventrikulographien, Dimension, Kinetik, u.a. Angiographien der Koronararterien, Pulmonalarterien und andere selektive Gefäßdarstellungen
Computertomographische Angiographie	3D-Darstellung der großen Gefäße, Morphologiebestimmung
Kernspinangiographie/-Tomographie	Ultraschnelle Sequenzen (Morphologie, Gewebeeigenschaften, Funktion, Flussparameter, große und kleine Gefäße)
Elektronenstrahltomographie (EBCT)	Kalkscreening, Bypass-Bestimmung
Multidetektor-CTs (MDCT)	Morphologie, Kalkscreening, nicht-invasive Koronarangiographie
Positronen-Emissions-Tomographie (PET)	Myokardstoffwechsel, Vitalität
EKG-Mapping-Verfahren	Invasiv zur Rhythmusanalytik und zur Ablationstherapie. Nichtinvasiv als Ruhe-Mapping-EKG (nicht transmurale Schädigungszonen), Belastung mit Mapping, EKG zur graduellen Wertung der Repolarisationsstörungen
Langzeit-EKG	Rhythmusanalytik, Ischämiediagnostik („schmerzlose" Ischämieepisoden), Herzfrequenzvariabilität
Langzeit-Blutdruck-Messungen	Tagesprofil (24h) zur optimalen Therapie bei Hypertonikern

Tabelle 4.2. Messtechnik bei chronischer KHK (stabiler Angina pectoris)

Methoden	Aussagen
Ruhe-EKG	ST-, T-Veränderungen, Infarktzeichen, Rhythmusstörungen, Hypertrophiezeichen
Ultraschallkardiographie	Dimensionen, Kinetik, Pumpfunktion
Belastungs-EKG	Ischämie bei relevanten Stenosen (Sensitivität 40-70 %)
Langzeit-EKG	stumme Ischämien, supraventrikuläre bzw. ventrikuläre Dysrhythmien
Stress-Echo	Dimensionsänderung, Kinetik, LV-Funktion
Myokardszintigraphie (SPECT)	Ischämienachweis, Vitalität, Narben
Radionuklidventrikulographie	Volumendaten, regionale und globale Kinetik, biventrikuläre Funktionsdaten
Herzkatheterismus	Wandkinetik, Kontraktionsfunktion
Koronarangiographie	Angabe kritischer epikardialer Koronarstenosen
Intravaskulärer Ultraschall (IVUS)	Stenosegrad und Ausdehnung präzisieren
Doppler Flow-wire	Koronarreserve, Hinweise zur small vessel disease

Tabelle 4.3. Messtechnik beim akuten Koronarsyndrom bis Infarkt

Methoden	Aussagen
EKG	ST-, T-Veränderungen, Infarktzeichen,
Anamnese, Klinik, Labordaten	Infarkttypische Enzyme (CK-Creatinkinase; Creatinkinase-Isoenzym, Troponin, Myoglobin)
Orientierende Ultraschallkardiographie	Dimensionen, Kinetik, LV-Funktion, Infarktzeichen
Herzkatheterismus mit Interventionsentscheidung	Kororonarstenosen, LV-Funktion, Entscheidung zur PTCA bzw. Rekanalisation

Tabelle 4.4. Messtechnik des Postinfarktherzens

Methoden	Aussagen
Ruhe-EKG	ST-, T-Veränderungen; Rhythmusstörungen
Langzeit-EKG	Stumme Ischämie; Rhythmusanalysen, evtl. Herzfrequenzvariabilität
Langzeit-Blutdruck	Zirkadianes Druckverhalten
Ultraschallkardiographie	Dimensionen, Kinetik, EF, Klappendysfunktion
Belastungs-EKG	Ischämie-EKG (ST-, T-Veränderungen)
evtl. Stress-Echo	Kinetikstörungen, Funktion
evtl. Nukliddiagnostik	Ischämie, Vitalität, Narben
Ergometrie bzw. Spiroergometrie mit Pulmonalisdruckmessung	Kardiale Leistung, Regulation (Blutdruck, Herzfrequenz), Ischämiezeichen, zentrale Hämodynamik

4.2 Hypertonie

Die Definition der arteriellen Hypertonie bezieht sich auf die quantitative Abweichung der Kenngröße Blutdruck. Normotonie bedeutet Werte systolisch: < 40 mmHg und diastolisch < 90 mmHg (Tabelle 4.5).

Tabelle 4.5. Die Definition der Hypertonie der WHO/ISH [1]

Kategorien	Systolisch [mmHg]	Diastolisch [mmHg]
Optimal	< 120	< 80
Normal	< 130	85
Hoch-normal	130-139	85-89
Hypertonie Grad 1 (leicht)	140-159	90-99
Subgruppe "Borderline"	140-149	90-94
Hypertonie Grad 2 (mäßig)	160-179	100-109
Hypertonie Grad 3 (schwer)	≥ 180	≥ 110
Isolierte systolische Hypertonie	≥ 140	< 90
Hypertensive Krise	> 220	> 120
Maligne Hypertonie	> 180	> 120
	+ fehlender nächtlicher Abfall (< 10%)	
	+ Fundus hypertonicus	
	+ Niereninsuffizienz	

Tabelle 4.6. Einflüsse auf die Blutdruckvariabilität

- Herzzeitvolumen
- Peripherer Widerstand
- Arterielles Blutdruckniveau
- Zirkadianer Rhythmus
- Gefäßwandeigenschaften (myogener Tonus, Wanddicke, Compliance, Distensibilität)
- Barorezeptorfunktion
- Funktion des autonomen Nervensystems (Mayer-Wellen)
- Funktion des Stammhirns
- Hormonstatus (Nebennierenrinde, Schilddrüse, Sexualhormone)
- Renale Funktion
- Atemabhängige Oszillationen
- Externe Einflüsse (physische, psychische Aktivität, Medikamente)

Physikalisch liegt ein gestörtes Verhältnis von HZV zu Gefäßwiderstand vor. Pathophysiologisch ist der Regelkreis, der den arteriellen Blutdruck konstant hält, verstellt. Die Schwelle des Barorezeptorreflexes ist bei Hypertonikern verändert, d.h. der hohe arterielle Blutdruck wird als normal registriert. Die Prognose von Bluthochdruckpatienten sowie das Ausmaß hypertoner Endorganschäden (Hirn, Herz, Nieren) hängt signifikant von der zirkadianen Blutdruckvariabilität ab. Mögliche Einflüsse auf die Blutdruckvariabilität vermittelt Tabelle 4.6.

Über ambulante Langzeitaufzeichnungen einer kontinuierlich, nichtinvasiv erfassten Blutdruckkurve wurde eine Reihe von Einflüssen auf die Genese von Blutdruckfluktuationen bestimmt [4]. Die komplexe multifaktorielle Pathogenese der arteriellen Hypertonie wird durch diese Befunde offensichtlich.

Die Einteilung der Hypertonie erfolgt nach der zugrundeliegenden Ursache. Unterschieden wird die primäre oder essentielle Hypertonie von sekundären Hypertonieformen. Die primäre Form trifft für mehr als 90 % der Hypertoniker zu. Die essentielle Hypertonie ist eine Ausschlussdiagnose, Umweltfaktoren und genetische Einflüsse spielen hier eine Rolle. Die sekundäre Hypertonie lässt sich ursachenbezogen einteilen in:

- Renovaskuläre und renoparenchymatöse Hypertonien (Häufigkeit ca. 5 %)
- Endokrine Hypertonien (Phäochromozytom, Hyperthyreose, Akromegalie, hormonelle Antikonzeption, Mineralo- und Glucocorticoidüberschuss: ca. 1 %)
- Sog. kardiovaskulärer Hochdruck (Aortenisthmusstenose, Aortenklappeninsuffizienz, Schlagvolumenhochdruck bei AV-Blockierungen: ca. 1 %)

Für die sekundären Hypertonien sind spezielle organbezogene diagnostische Verfahren und z.T. eine umfangreiche Laboranalytik nötig. Die Hypertonie verursacht Umbauvorgänge am linken Herzen (Hypertrophie) mit Rückwirkungen auf die Lungenstrombahn und das rechte Herz in Spätstadien der Erkrankung. Ähnlich ist das arterielle Gefäßsystem mit zunehmenden arteriosklerotischen Veränderungen betroffen. In diesem Rahmen wird lediglich auf prinzipielle diagnostische Schritte und den Einsatz einer begrenzten Messtechnik in der Tabelle 4.7 hingewiesen [8]. Die arterielle Hypertonie gehört zu den Hauptrisikofaktoren für eine myogene und vaskuläre Herzerkrankung.

Tabelle 4.7. Diagnostik der arteriellen Hypertonie

Methoden	Aussagen
Anamnese	Hinweise zu Hypertonieursachen
Körperliche Untersuchung	Pulse und RR an beiden Armen und Beinen, Strömungsgeräusche, Cushing-Habitus
24-Std. Blutdruck (ABDM = Ambulantes Blutdruck-Monitoring)	Zirkadiane Rhythmik, nächtlich > 10 % minus normal
EKG	Linksherzhypertrophie, Erregungsrückgangs- und Rhythmusstörungen
Röntgen-Thorax	Linksherzhypertrophie, Stauungszeichen
Sonographie	Nieren (Größe, Parenchym, Zysten), Nebennierentumoren
Duplexsonographie	Nierenarterienstenosen
Echokardiographie	LV-Hypertrophie, Herzhöhlen, Pulmonalisdruckabschätzung, Pumpfunktion, Kinetik
Isotopen-Scanning	Nebennierentumore, Phäochromozytome
Kernspin-Tomographie bzw. - Angiographie	Herzmuskelmasse, Herzdimensionen, Funktionsparameter, Aortenisthmusstenose, Nierenarterienstenose, Gefäßstatus
Ergometerbelastung + PAP-Messung	Kardiale Leistung, zentrale Hämodynamik, Ischämiehinweise, Kontrolle der Therapieeffekte

4.3 Herzklappenerkrankungen

Herzklappenfehler führen zu Fehlfunktionen am Herzen. Stenosen behindern den Ausstrom aus einem Herzabschnitt. Insuffizienzen führen zur gestörten Schließfunktion und zu Regurgitationen in den nachgeschalteten Herzabschnitten. Diese Fehlfunktionen führen zu Druck- und Volumenbelastungen der unmittelbar betroffenen Herzabschnitte. Ohne Korrektureingriffe (Klappenrekonstruktionen, prothetischer Herzklappenersatz) werden alle Kompensationsmechanismen des Herzens und des nerval-endokrinen Systems (Kap. 3) im Laufe der Zeit genutzt bis zum terminalen mechanischen (Herzinsuffizienz) oder durch Dysrhythmien verursachten Herzversagen.

Die Pathogenese der Herzklappenfehler (Vitien) ist komplex. Überwiegend werden die mechanisch stärker belasteten Klappen des linken Herzens betroffen. Als mögliche Ursachen lassen sich stichwortartig unterscheiden:
- Rheumatische (immunologische) Genese für die Mitral- und Aortenklappen
- Degenerative Genese (v. a. im linken Herz), Klappenverkalkung, Mitralklappenprolaps, Marfan-Syndrom
- Infektiöse Genese, infektiöse Endokarditis, Endomyokarditis
- Ischämische Genese, Papillarmuskeldysfunktion (Mitralklappeninsuffizienz), -abriss, Ventrikelfunktionsstörung nach Myokardinfarkt (Hinterwand)
- Funktionelle Genese, relative Insuffizienzen bei überdehntem Klappenring infolge gestörter Ventrikelfunktion und Dilatation, Aortektasie oder pulmonaler Druckerhöhung; relative Stenose durch pathologisch erhöhtes Durchflussvolumen (Shuntvitien)
- Traumatische Genese (selten), Papillarsehnenfadenabriss, Aortendissektion
- Kongenitale Genese für Aorten- und Pulmonalklappenstenosen, ganz selten und strittig für Mitralklappenstenosen (häufig kombiniert mit einem Vorhofseptumdefekt)

Tabelle 4.8. Wertigkeit der Untersuchungsmethoden bei Klappenfehlern

	Mitralklappe		Aortenklappe	
	Stenose	Insuffizienz	Stenose	Insuffizienz
Blutdruck/Puls	(+)	+	+	++
EKG	+	++	++	++
Röntgen-Thorax	++	++	+	++
Echokardiographie (ΔP, Klappenöffnungsflächen. Regurgitationen, Dimensionen, Wanddicken)	+++	++	+++	++
Radionuklidventrikulographie	$\ominus$	++	$\ominus$	++
Herzkatheterismus (LiRe-HK) (Fluss-Druck-Beziehung)	++++	++	++++	++
Kammervolumina (exzentrische Hypertrophie, Gefügedilatation)	+	+++	++	+++
Druckgradienten	++	$\ominus$	++	$\ominus$
Druck LA (PCP, diast. PAP)	++	+	+	+
Drücke unter Belastung (> PAP)	+++	+	++	(+)

Tabelle 4.9. Klassifizierung der Klappeninsuffizienzen

Grad	Regurgitationsfraktion
Grad I, mild	< 20 %
Grad II, mäßig	20-40 %
Grad III, beträchtlich	40-60 %
Grad IV, schwer	> 60 %

Tabelle 4.10. Klassifizierung der Klappenstenosen

Aortenstenose

Grad	Druckgradient [mmHg]	Klappenöffnungsfläche [cm^2]	Klappenöffnungsflächenindex [cm^2/m^2]
Grad I, mild	< 40	> 1,5	0,9-1,2
Grad II, mäßig	40-80	1,0-1,5	0,6-0,9
Grad III, beträchtlich	80-120	0,5-1,0	0,3-0,6
Grad IV, schwer	> 120	< 0,5	<0,3

Mitralstenose

Grad	Druckgradient [mmHg]	Klappenöffnungsfläche [cm^2]	Klappenöffnungsflächenindex [cm^2/m^2]
Grad I, mild	gering	> 2,5	1,5-2,3
Grad II, mäßig	5-10	1,5-2,5	1,0-1,5
Grad III, beträchtlich	> 10	1,0-1,5	0,5-1,0
Grad IV, schwer	> 10	< 1,0	< 0,5

Pulmonalklappenstenose

Grad	Druckgradient [mmHg]	Klappenöffnungsfläche [cm^2]	Klappenöffnungsflächenindex [cm^2/m^2]
Grad I, mild	< 25	> 20	> 12
Grad II, mäßig	25-50	1,5.2,0	0,9-1,2
Grad III, beträchtlich	50-80	1,0-1,5	0,6-0,9
Grad IV, schwer	> 80	< 1,0	< 0,6

Die Messtechnik spielt bei Vitien eine entscheidende Rolle für die Auskunft zum Schweregrad der Klappenläsion sowie zum Ausmaß der beeinträchtigten Herzfunktion. Die Tabelle 4.8 vermittelt dazu eine Übersicht. Ab dem klinischen Schweregrad NYHA III (Beschwerden bei geringen körperlichen Belastungen) sollte die invasive Diagnostik erfolgen. Für die Verlaufskontrolle sind Klinik, EKG und besonders die Echokardiographie wichtig. Echokardiographisch lassen sich Wanddicken, Dimensionen, Klappenöffnungsflächen, Druckgradienten (ΔP) und das Ausmaß einer Regurgitation in der Regel sicher beurteilen. Fehlermöglichkeiten in der Interpretation von Druckgradienten resultieren bei eingeschränkter Pumpfunktion und bei Vorhofflimmern, wenn nicht zeitidentische Messungen durchgeführt werden. Tabelle 4.9 klassifiziert die Klappeninsuffizienzen, Tabelle 4.10 gibt eine Übersicht über Klappenstenosen. Die operative Korrektur eines Klappendefektes ist abhängig von der Klinik und den Umbauprozessen am Herzen ab dem Schweregrad III erforderlich. Bei kombinierten Herzklappenfehlern, z. B. einer Aorten- und Mitralklappenerkrankung, müssen die hämodynamischen Parameter besonders kritisch im Bezug zur Morphologie interpretiert werden. Eine Herzklappe kann z. B. gleichzeitig stenotisch und nicht optimal schließfähig sein („unreines Aorten- oder Mitralklappenvitium").

4.4 Kongenitale Herzfehler

Kongenitalen Herzfehlern liegen strukturelle und funktionelle Anomalien des Herz-Kreislaufsystems zugrunde, die bereits bei der Geburt bestehen. Es handelt sich um ca. 0,8 % der Lebendgeburten. Etwa 70 % werden im Kindesalter operativ behandelt. Assoziierte extrakardiale Anomalien bestehen bei ca. 25 %. Die Klassifizierung erfolgt nach Vorhandensein und Art eines Shunts, d. h. einer anomalen Verbindung zwischen linker und rechter Herzhälfte, die einen unphysiologischen Blutaustausch zur Folge hat.

Bei kongenitalen Herzfehlern sollte die Diagnostik in ausgewiesenen Zentren mit moderner Messtechnik erfolgen. Von den gewonnenen Parametern hängen die Empfehlungen zu Korrektureingriffen ab. Auf seltene Formen der kongenitalen Vitien wurde in diesem Rahmen nicht eingegangen.

4.4.1 Herzfehler ohne Shunt

20-30 % der kongenitalen Herzfehler weisen keinen Shunt auf. Dazu gehören:
- Pulmonalklappenstenose (PST) (6-7 %)
- Aortenklappenstenose (AST) (6-7 %)
- Aortenisthmusstenose (6-9 %)
    a) infantile Form: Ductus Botolli offen, oft mit Ventrikelsystemdefekt u.a. Anomalien
    b) Erwachsenenform: Ductus Botolli verschlossen, häufig bicuspidale Aortenklappe

Die Stenosierung der thorakalen Aorta liegt meist unterhalb des Abganges der linken A. subclavia. Es besteht eine Hypertonie der oberen und eine Hyportonie der unteren Körperhälfte. Typisch sind im Thoraxbild Konturdefekte an der Unterseite der Rippen durch ektatische Kollateralgefäße. Die Darstellung kann erfolgen mit Ultraschallkardiographie, angiographisch mit zusätzlicher invasiver Messung des Druckgradienten, über eine Computer-Tomographie mit Kontrastmittel bzw. durch Magnetresonanz-Tomographie/Angiographie.

4.4.2 Herzfehler mit Links-Rechts-Shunt

Etwa die Hälfte aller Herzfehler besitzen einen Links-Rechts-Shunt bei, dem Blut aus der linken Herzhälfte in den rechten Teil gelangt. Im einzelnen sind dies:
- Ventrikelseptumdefekt (VSD) (20-30 %): Klinik-Auskultation wesentlich, relative Pulmonalklappeninsuffizienz bei pulmonaler Hypertonie möglich. EKG: Links- bzw. biventrikuläre Hypertrophie bis massive Rechtshypertrophie bei Shuntumkehr. Röntgen-Thorax: Bei großem Shunt Kardiomegalie, vermehrte Lungengefäßzeichnung, betontes Pulmonalsegment. Echokardiographie: Defektdarstellung, durch Farbdoppler ist transseptal der Jet darstellbar, bei Tricuspidalinsuffizienz sind pulmonale Drücke abschätzbar. Links-Rechts-Herzkatheter mit Oximetrie: Defektdarstellung, Quantifizieren des Shuntvolumens, Drücke im kleinen Kreislauf, Kreislaufwiderstände

- Vorhofseptumdefekt (ASD) (5-10 %): Messtechnisches Programm wie beim Ventrikelseptumdefekt (typisch bei der Kontrastechokardiographie ein Auswaschphänomen im rechten Vorhof.)
- Persistierender Ductus arteriosus Botalli (PDA) (10-15 %): Links-Rechts-Shunt zwischen thorakaler Aorta descendens und linker A. pulmonalis. Volumenbelastung des linken Ventrikels (bis zur Linksherzinsuffizienz). Mit zunehmender pulmonaler Hypertonie Druckbelastung des rechten Ventrikels. Risiko der irreversiblen Pulmonalsklerose mit Shuntumkehr (= Eisenmenger-Reaktion[1], dann mit Zyanose). Farbdopplerechokardiographie sichert die Diagnose. Herzkatheterismus zur Darstellung des Ductus und zum Analysieren der Hämodynamik, danach Entscheidung zur Katheterokklusion oder operativen Ligatur.

4.4.3 Herzfehler mit Rechts-Links-Shunt

Das Leitsymptom des Herzfehlers mit Rechts-Links-Shunt, der in etwa 20-30 % der Fälle vorliegt und den Rückstrom venösen Blutes in den Körperkreislauf zur Folge hat, ist die zentrale Zyanose, also eine primäre O_2-Untersättigung des arteriellen Blutes (reduziertes Hämoglobin > 5 g/dl). Die zentrale Zyanose ist deutlich von einer peripheren Zyanose zu trennen, bei der eine vermehrte periphere Ausschöpfung primär normal O_2-gesättigten arteriellen Blutes vorliegt. In beiden Fällen ist die Haut zyanotisch, bei der zentralen Form zusätzlich auch die Zunge. Grundsätzlich lassen sich zwei Formen unterschieden:
- Verminderte Lungenperfusion: Z. B. Fallot-Tetralogie (Pulmonalstenose: infundibulär, evtl. zusätzlich valvulär, subaortaler großer Ventrikelseptumdefekt (VSD), reitende Aorta über dem VSD, rechtsventrikuläre Hypertrophie). Diagnose: Klinik, Auskultationsbefunde typisch, Rechtsherzhypertrophie (Druckbelastung durch Pulmonalstenose) im EKG erkennbar, im Röntgen-Thorax angehobene Herzspitze, eingesunkene Herztaille (hypoplastisches Pulmonalsegment), verminderte Lungengefäßzeichnung. Weitere morphologische und funktionelle Sicherung der Diagnose durch die Echokardiographie (2D, Farbdoppler) und Herzkatheterismus.
- Vermehrte Lungenperfusion: Z. B. Transposition der großen Gefäße (TGA): Aorta entspringt aus dem RV, die Pulmonalarterie aus dem LV (Trennung des großen und kleinen Kreislaufs). Lebensfähig nur durch Shuntverbindung (meist Vorhofseptumdefekt oder offener Ductus Botalli). Diagnosesicherung auch hier über Parameter der Echokardiographie und Messdaten beim Herzkatheterismus. Bei komplexen Herzfehlern kann über die Magnetresonanz-Tomographie-Angiographie eine umfassende morphologische und funktionelle Analyse erfolgen.

---

[1] Kongenitale Vitien mit einem primären Links-Rechts-Shunt können bei größerem Shuntvolumen zur schweren pulmonalen Hypertonie mit Shuntumkehr, d. h. dominierendem Rechts-Links-Shunt führen. Dieser Sachverhalt wird als Eisenmenger-Reaktion bezeichnet.

4.5 Kardiomyopathien

Die Einteilung der Kardiomyopathien erfolgt nach morphologischen und funktionellen Gesichtspunkten. Bestimmend in der Zuordnung sind die Echokardiographie, die Ventrikulographie und die Magnetresonanz-Tomographie. Über eine Myokardbiopsie sind zusätzlich mikroskopische, elektronenmikroskopische und immunhistochemische Kriterien zu gewinnen. Die funktionellen Hinweise lassen sich aus den gestörten Fluss-Druckbeziehungen, den eingeschränkten systolischen Parametern (herabgesetzte Kontraktilität, geringe Ejektionsfraktion) und der gestörten diastolischen Funktion (Relaxations- und Compliancestörungen) ableiten.

4.5.1 Die dilatative/kongestive Kardiomyopathie

Die dilatative/kongestive Kardiomyopathie (DCM/IDC) ist eine primäre oder sekundäre myokardiale Erkrankung mit links- oder biventrikulärer bzw. globaler Dilatation aller Herzhöhlen bei zunehmend gestörter Kontraktionsfunktion. Die Pathogenese der idiopathischen Form (IDC) ist unbekannt. Ventrikuläre Dilatation, normale Wanddicken, erhöhtes Herzgewicht, interstitielle Fibrose, evtl. Lymphozyteninfiltrate sowie progressive Kontraktionsstörung sind typisch. Die familiär bedingte DCM/IDC zeigt molekularbiologische bzw. genetische Befunde. Die Klinik wird durch eine zunehmende Herzinsuffizienz, Neigung zu ventrikulären Arrhythmien und relativen Insuffizienzen der Atrio-Ventrikular-Klappen geprägt. Verlaufskontrollen laufen vordergründig über die Echokardiographie. Spiroergometrie (Leistung, EKG, Blutdruck, VO_2 max) und PAP-Messung mit Thermodilution (PVR > 500 dyn · sec · cm^{-5}, nicht fixierte pulmonale Hypertonie) helfen über eine Herztransplantation zu entscheiden.

Als mögliche Ursachen für eine sekundäre DCM kommen Toxine (Alkohol, Chemotherapeutika u. a.), Stoffwechselstörungen (Thiamin-, Selen-, Carnitinmangel), endokrine Störungen (Hyperthyreose, Diabetes mellitus, Cushing), entzündliche Grundleiden (Sarkoidose u. a.), Infektionen (Viren, Pilze u. a.), neuromuskuläre Erkrankungen (z. B. Muskeldystrophien) oder eine Manifestation in der Schwangerschaft (Schwangerschafts-Kardiomyopathie) in Frage. Der Verlauf hängt ab vom Grundleiden. Kardiovaskuläre Funktionsparameter (EF, Füllungsdrücke, HZV, PAP, TPR, PVR) bestimmen die medikamentöse oder evtl. chirurgische Therapie (z. B. Ventrikelverkleinerung, Klappenrekonstruktion bei Klappeninsuffizienzen, Herztransplantation).

4.5.2 Die hypertrophische Kardiomyopathie

Bei den hypertrophischen Kardiomyopathien (HCM) handelt es sich um linksventrikuläre, asymmetrische, septumbetonte myokardiale Wandhypertrophien, initial mit normalem oder hyperkinetischem Kontraktionsverhalten (Echokardiographie, Herzkatheter). 2 Formen werden nach echokardiographischen und ventrikulographischen Kriterien einschließlich intrakavitären Druckmessungen und ermittelten Druckgradienten unterschieden.

Die hypertrophisch-obstruktive Kardiomyopathie (HOCM) zeigt eine subaortale Obstruktion, die zu einem intrakavitären Druckgradienten führt und keinen Druckgradienten von der subvalvulären Kammer in die Aorta aufweist. Die frühere Bezeichnung war: Idiopathische hypertrophische Subaortenstenose (IHSS). Als „atypische" HOCM wird die mittventrikuläre Obstruktion (echokardiographisch, Magnetresonanz-Tomographie) geführt.

Die 2. Form, die hypertrophisch nicht-obstruktive Kardiomyopathie (HNCM) kommt als asymmetrische Septumhypertrophie (AS) oder als apikal betonte Hypertrophie (AH) vor. HOCM und HNCM sind charakterisiert durch Wandhypertrophie, gestörte myokardiale Textur (myokardbioptische Befunde), zunehmende Fibrosierung und erhöhte myokardiale Steifigkeit. Die ventrikuläre diastolische Füllungsbehinderung nimmt mit der Krankheitsdauer zu. Eine Mitralklappeninsuffizienz über das vordere Mitralklappensegel (SAM = systolic anterior movement) kann vor allem bei der HOCM vorliegen, desgleichen Verdickungen der Koronargefäße mit eingeschränkter koronarer Flussreserve (über Flow wire Messungen bestimmbar).

Messtechnisch werden für Diagnose und Verlaufskontrollen das EKG, das Langzeit-EKG, vor allem die Echokardiographie und der Herzkatheterismus eingesetzt. Die Magnetresonanz-Tomographie kommt weniger zur Anwendung. Im EKG bestehen die Linksherzhypertrophie, pathologische Q-Zacken und negative T-Wellen linkspräkardial (Pseudoinfarkt). Das Langzeit-EKG soll neben anderen Rhythmusstörungen in 1. Linie ventrikuläre Arrhythmien erfassen. Bei Ausschluss einer anderen Ursache für die Druckbelastung der linken Kammer (z. B. durch eine Aortenklappenstenose oder eine arterielle Hypertonie) informiert die Echokardiographie über Ort und Ausmaß der Hypertrophie, bei der HNCM septal und selener apikal. Für die HOCM gelten:
- Asymmetrische Septumhypertrophie (> 15 mm) mit Quotient Septumdicke/-Hinterwand > 1,3.
- Systolische Vorwölbung des vorderen Mitralsegels gegen das Septum (SAM) (Venturieffekt infolge erhöhter Ausstromgeschwindigkeit im LV-Ausflusstrakt).
- Vorzeitiger mesosystolischer Aortenklappenschluss.
- Säbelscheidenartige Kontrastmittelkonturen in der LV-Ausflussbahn.

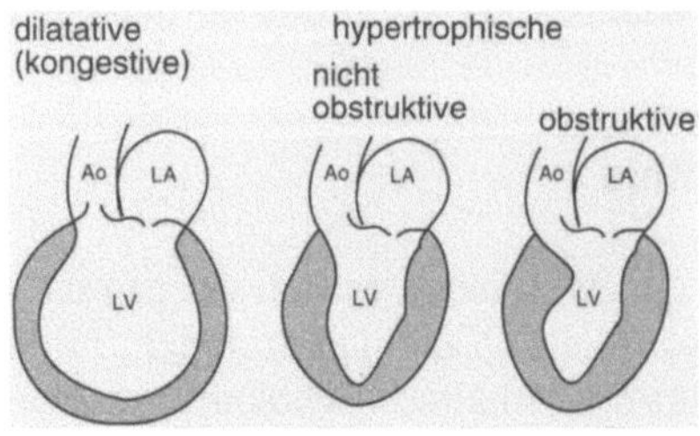

Abb. 4.1. Skizzen zur dilatativen und hypertrophischen Kardiomyopathien.

Per Herzkatheter werden ein verkleinertes endsystolisches Ventrikelvolumen bei erhöhten Füllungsdrücken und stadienabhängig unterschiedlicher Kontraktion erfasst. Der intraventrikuläre Druckgradient bei der HOCM nimmt nach Valsalva-

Manöver (Pressdruckversuch nach tiefer Inspiration bei geschlossenem Mund und zugehaltener Nase) und postextrasystolisch zu.

Die Myokardbiopsie bestätigt eine mehr sternförmige Anordnung statt der parallelen Orientierung für die Muskelfasern. Die Abb. 4.1 zeigt Skizzen zur DCM und HOCM sowie HNCM.

4.5.3 Die arrhythmogene rechtsventrikuläre Kardiomyopathie

Die arrhythmogene rechtsventrikuläre Kardiomyopatie (ARVCM) ist eine familiär gehäuft auftretende Herzmuskelerkrankung mit fibro-lipomatösem Ersatz von Myokard (über Apoptose = abnorm programmierter Zelltod), bevorzugt im rechten Ventrikel. Der regional betonte Myokardverlust verursacht Kontraktionsstörungen. Diese treten vor allem am Ausflusstrakt, inferobasal (subtrikuspidal) und apikal im rechten Ventrikel auf (Dreieck der „Dysplasie"). Messtechnisch sichert der Herzkatheterismus mit Angiographie die regionalen rechtsventrikulären Kontraktionsstörungen, die schwere Dilatation des RV mit reduzierter EF und die erhöhten Füllungsdrücke im fortgeschrittenen Stadium. Echokardiographisch sind ausgeprägte regionale Kinetikstörungen und die globale Kontraktionsfunktion erfassbar. Die Magnetresonanztomographie differenziert Wandausdünnungen sowie Kontraktionsstörungen und unterscheidet muskuläre sowie lipomatöse Wandareale. Über die Myokardbiopsie gelingt der direkte Nachweis einer interstitiellen Fibro-Lipomatose.

Die fibro-lipomatösen Interponate beeinflussen die elektrischen Potentialverläufe und stellen ein arrhythmogenes Substrat dar. Dies kann komplexe ventrikuläre Arrhythmien und plötzliche Todesfälle verursachen. Im EKG sind F-Negativierungen in den rechtspräkardialen Ableitungen (V_1-V_2), sog. Epsilon-Wellen oder lokal breite QRS (> 110 ms)-Komplexe in V_1-V_3 nachweisbar. Im Ruhe-, Langzeit- oder Belastungs-EKG lassen sich gehäufte ventrikuläre Extrasystolen (> 1000/24^h) und ventrikuläre Tachykardien (anhaltend oder nichtanhaltend) mit Linksschenkelblock-Konfiguration erfassen. Das Signalmittelungs-EKG kann ventrikuläre Spätpotentiale aufweisen. Elektrophysiologische Untersuchungen geben Hinweise auf ein arrhythmogenes Substrat mit verzögerter intramyokardialer Erregungsausbreitung. Hierbei sind die prognostisch günstigen rechtsventrikulären Ausflusstrakt-Tachykardien ohne ARVCM abzugrenzen. Diese insgesamt umfangreiche Messtechnik ist u.a. eine Voraussetzung für eine Ablationstherapie (Kap. 15). Nur in fortgeschrittenen Krankheitsstadien sind linksventrikuläre Beteiligungen bei der ARVCM beschrieben. Messtechnisch weichen dann auch im linken Ventrikel Dimensionen und Fluss-Druckbeziehungen vom Normalen ab.

4.5.4 Die restriktive Kardiomyopathie

Bei der restriktiven oder obliterativen Kardiomyopathie (RCM) dominiert neben dem morphologischen Befund die diastolische Dehnungsbehinderung (diastolischer Compliancefehler) des Herzens. Pathogenetisch bestehen myokardiale (idiopathisch, Sklerodermie, Amyloidose, Pseudoxanthomatose, Sarkoidose, Glykogenspeichererkrankungen u. a.) oder endomyokardiale (Endomyokardfibrose, Endocarditis fibroplastica Löffler, Karzinoid, Tumormetastasen, Bestrahlungsfolgen, hypereosinophile Syndrome, Chemotherapeutica) Gewebeprozesse mit Versteifung des Endo-Myokards.

Die Diagnose der RCM wird über bildgebende Verfahren (Echokardiographie, Herzkatheterismus, MRT) sowie über Fluss-Druck-Beziehungen gesichert. Die diastolische Funktionsstörung ist vergleichbar mit den Befunden einer konstriktiven Perikarditis mit Ummantelung großer Herzanteile durch Entzündungs- und Narbengewebe. Durch den Stopp der raschen frühdiastolischen Ventrikelfüllung resultiert in der ventrikulären Druckkurve ein Dip-Plateau-Phänomen bei erhöhten enddiastolischen Drücken (Abb. 4.2).

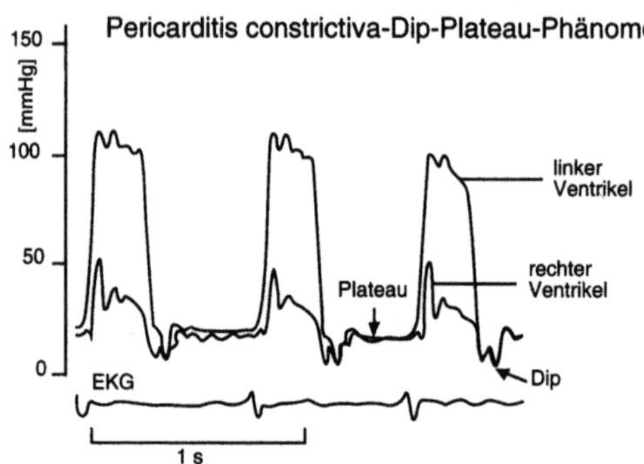

Abb. 4.2. Rechts- und linksventrikuläre Druckkurven bei Pericarditis constrictiva mit Dip-Plateau-Phänomen als Ausdruck der diastolischen Steifigkeit [7].

4.6 Herzinsuffizienz

Bei der Herzinsuffizienz ist das Herz aufgrund einer gestörten eigenen Funktion oder infolge einer Störung seiner Arbeitsbedingungen innerhalb des Herz-Kreislaufsystems nicht mehr in der Lage, alle Organe und Körpergewebe ausreichend mit Blut zu versorgen, um Stoffwechsel- und Energiebedürfnisse zu decken. Unter differentialdiagnostischer Klärung der zugrunde liegenden Ursache wird der Schweregrad der Herzinsuffizienz anhand anamnestischer (NYHA-Klassen I-IV), klinischer und messtechnischer Parameter klassifiziert. Die akute Herzinsuffizienz kann:

- primär myokardial (akuter Myokardinfarkt, Myokarditis, Intoxikationen, negativ inotrope Pharmaka),
- kardial (akute Klappeninsuffizienz, postinfarktbedingter Septumdefekt oder Papillarmuskelabriss, Herzrhythmusstörungen) oder
- extrakardial (Hochdruckkrise, Lungenembolie, vasokonstriktorische Medikamente, hochpositive Flüssigkeitsbilanz bei Dialysepatienten)

verursacht sein. Klinisch-radiologisch sind Einteilungen nach Killip (Tabelle 4.11) und Forrester (Tabelle 4.12) für die Situation beim akuten Myokardinfarkt möglich.

Messtechnisch informativ für die akute und für die chronische Herzinsuffizienz sind:
- EKG: Tachy-, Bradykardie, Blockbilder, Schädigungs-/Infarktzeichen

- Langzeit-EKG: Frequenzverhalten, zirkadiane Rhythmik, Zeichen der stummen Ischämie, supraventrikuläre und ventrikuläre Rhythmusstörungen
- Echokardiographie: Ventrikelgröße und Funktion, Klappenfehler, Wandhypertrophien (IVS, LVHW), Shunt-Vitien, Thromben
- Röntgen-Thorax: Herzdimensionen, akute/chronische Stauungszeichen, Infiltrate, Pleuraergüsse, Zwerchfellstand
- Evtl. Radionuklidventrikulographie mit Angaben zur RV und LV-Funktion sowie zur Lungendurchblutung.
- Herzkatheteruntersuchungen (Rechts-Linksherzkatheter: Fluss-Druck-Beziehungen im RV-LV, HZV, Herzindex/Norm $\geq$ 2,5 l/min/m^2, Koronarbefunde (Ventrikelfunktionskurven)
- Evtl. Magnetresonanzangiographie/-Tomographie bei komplexen Fragestellungen: Dimensionen der Ventrikel und Vorhöfe, Flussgeschwindigkeit, Volumina, Angaben zu großen und kleinen Gefäßen.

Tabelle 4.11. Klassifizierung der akuten Herzinsuffizienz nach Killip

	Definition	Häufigkeit auf Intensivstationen [%]	Letalität [%]
Klasse I	Fehlen von Rasselgeräuschen über den Lungenfeldern; kein 3. Herzton	30-40	8
Klasse II	Rasselgeräusche über 50 % der Lunge oder weniger; 3. Herzton vorhanden	30-30	30
Klasse III	Rasselgeräusche über mehr als 50 % der Lungenfelder; häufig Lungenödem	4-10	44
Klasse IV	Kardiogener Schock	10	80-100

Tabelle 4.12. Klassifizierung der akuten Herzinsuffizienz nach FORRESTER (beim AMI)

		Herzindex l/min/m^2	Pulmonalkapillar mitteldruck	Letalität [%]
Klasse I	Keine Lungenstauung, periphere Minderdurchblutung	3	12	2,2
Klasse II	Isolierte Lungenstauung	2,3	23	10
Klasse III	Isolierte periphere Minderdurchblutung	2,0	12	22
Klasse IV	Lungenstauung und periphere Minderdurchblutung	1,6	27	55

Anhand dieser messtechnischen Daten und zusätzlichen Laborparameter zum Beurteilen von anderen Organfunktionen ist das Ausmaß der eingeschränkten Pumpfunktion abschätzbar. Prognostisch ungünstige Parameter sind:

- NYHA IV
- Herzindex $< 2\ \text{l/min/m}^2$
- Pulmonalkapillardruck $> 20\ \text{mmHg}$
- LVEF $< 20\ \%$
- RVEF $< 35\ \%$
- Verkürzungsfraktion (Echo) $< 15\ \%$
- max. O_2-Aufnahme $< 14\ \text{ml/kg/min}$ ($< 50\ \%$ vom Soll)

Zum Einschätzen des Therapieeffektes sind spiroergometrische Untersuchungen zweckmäßig. Abhängig von der klinischen Fragestellung sind Pulmonalisdruckmessungen und die Thermodilution (HZV) dabei zusätzlich einzusetzen.

Messtechisch umfangreich ist die Überwachung des Herz-Kreislaufs bei stark eingeschränkter Pumpfunktion auf Intensivtherapiestationen, im Rahmen von herzchirurgischen Eingriffen sowie in der postoperativen Nachbehandlung. Das Messprogramm ist auf die individuelle Situation anzupassen. Dabei handelt es sich um:

- EKG
- Blutdruck (> invasiv).
- Zentralvenöser Druck.
- PAP + Thermodilution (HZV, TPR, PVR).
- Pulsoximetrie (SaO_2).
- Blutgasanalysen (arterielle Bestimmung von PaO_2, $PaCO_2$, pH, Standard Bicarbonat).
- Urinmenge (ml/h.
- Kontrolle der Laborparameter (Leber-, Nierenfunktion und Stoffwechsel + Serumelektrolyte).
- Thorax-Röntgen-Aufnahme.
- Echokardiographie (Dimensionen, Kinetik, Klappenfunktion, Pumpfunktion).

4.7 Arrhythmien

Arrhythmien des Herzen sind gesondert zu betrachten, da sie ein häufig zu beobachtendes Symptom mit eigenen Therapieformen darstellen, pathophysiologisch jedoch verschiedenste - z. B. die bereits in den Abschn. 4.1. bis 4.6 disktuierten - Ursachen haben.

Abschn. 4.7.1 vermittelt zunächst einen Eindruck der Komplexität der Pathogenese und klassifiziert die bekannten Arrhythmien nach ihrer Frequenz. Anschließend werden die Effekte bestimmter Erregungsbildungs- und -leitungsstörungen diskutiert, um eine andere Sichtweise zu erarbeiten. Messtechnisch lassen sich alle Veränderungen alleine über das EKG erfassen. Das Bestimmen der Ursache erfordert jedoch eine weitaus umfangreichere Diagnostik, wie sie zuvor bereits diskutiert wurde.

4.7.1 Pathophysiologie der Arrhythmien

Als kausale Faktoren für Arrhythmien kommen mechanische Überlastung, struktureller Umbau der Herzkammern, Sauerstoffmangel, körpereigene metabolische Effekte, Entzündungen, Pharmaka und genetische Störungen in Frage. Symptomatisch lassen sich bradykarde (zu langsame) und tachykarde (zu schnelle) Arrhythmien unterscheiden.

4.7.1.1 Bradykarde Arrhythmien

Bradykarde Rhythmusstörungen basieren auf eine Dysfunktion der Reizbildung oder auf einer gestörten Erregungsleitung. Die bradykarde Automatiefrequenz des Sinusknotens kann elektrophysiologisch bedingt sein durch ein verlängertes Aktionspotential (aufgrund von herabgesetzten Kaliumströmen, veränderten Calciumfluxen und erhöhter Aktivität des Na/Ca-Austauschers), durch eine Hyperpolarisation mit Zunahme des maximalen diastolischen Potentials oder durch eine herabgesetzte Anstiegsteilheit der diastolischen Depolarisation.

Störungen der Erregungsleitung führen ebenfalls zu Bradykardien. Die Erregungsleitung kann verlangsamt sein und partiell bis total ausfallen. Die gestörte Reizbildung und Erregungsleitung wird klinisch bedeutsam beim Sinusknotensyndrom sowie bei graduell differenten sinuatrialen und atrioventrikulären Leitungsstörungen bis Blockaden. Beim Sinusknotensyndrom reicht die Variation elektrophysiologischer Veränderungen vom Sinusknotenstillstand mit Ersatzrhythmik bis zur chaotischen Vorhofaktivität.

4.7.1.2 Tachykarde Arrhythmien

Pathogenetisch beruhen Tachykardien auf einer lokalen Impulsbildung mit einer resultierenden gestörten Reizbildung und einer kreisenden Erregung. Tabelle 4.13 vermittelt dazu eine Übersicht.

Tabelle 4.13. Pathogenese tachykarder Rhythmusstörungen

Gestörte (ektope) Reizbildung	Gestörte Erregungsleitung
Gesteigerte Automatie	Kreisende Erregung (Reentry) in präformierten Leitungswegen
Abnorme Automatie	Kreisende Erregung (Reentry) ohne präformierte Leitungswege
Getriggerte Automatie	

Die *gesteigerte Automatie* stellt einen pathologisch beschleunigten Prozess der Reizbildung dar. Sinusknoten, AV-Knoten, Purkinje-Fasern und bestimmte atriale Fasern mit latenter Schrittmacherfunktion sind zu spontaner Reizbildung fähig. Unter dem Einfluss körpereigener Wirkstoffe oder pharmakologischer Substanzen kann sich ihre Automatiefrequenz erhöhen. Sie hängt dabei ab von der diastolischen Depolarisationsgeschwindigkeit, der Differenz zwischen dem maximalen diastolischen Potential und dem Schwellenpotential sowie von der Aktionspotentialdauer (Abb. 4.3). Einflüsse des Sympathikus (Adrenalin, Noradrenalin) und des Vagus (Acetylcholin) sowie geänderte Ionengradienten für Kalium- und Natriumionen verbunden mit Einflüssen der kardialen Herzerkrankung sind für den gestörten elektrophysiologischen Ablauf verantwortlich [6].

Bei *abnormer Automatie* liegen der gestörten Reizbildung geänderte transmembranäre Ionenfluxe zugrunde. Im Gegensatz zur gesteigerten Automatie kann die abnorme Automatie auch in der Arbeitsmuskulatur der Vorhöfe und Ventrikel entstehen. Ursächlich besteht elektrophysiologisch eine Instabilität des Membranpotentials mit Abnahme des Ruhepotentials auf -50 mV, was zur Inaktivierung des schnellen Natriumeinwärtsstromes führt. Die Depolarisation wird dadurch vordergründig von Calciumionen über den sog. langsamen Ca^{2+} - Kanal getätigt [3]. Die Depolarisation geht als sog. frühe Nachdepolarisation von einem niedrigen Membranpotential aus. Sie unterscheidet sich im Schwellenniveau, in der Amplitude und der Aufstrichgeschwindigkeit von der normalen Depolarisation.

Die *getriggerte Aktivität* stellt eine weitere Form möglicher ektoper Reizbildung dar. Sie basiert auf verzögerten Nachpotentialen bzw. Nachdepolarisationen am Ende der Repolarisation eines Aktionspotentials. Getriggert bedeutet, dass ein Aktionspotential im Anschluss an eine vorausgegangene Erregung entsteht. Einflüsse, die den Calciumeinstrom in die Zelle beschleunigen (Hyperkaliämie, Hypokaliämie, Katecholamine, Glykoside, Frequenzstimulation, Extrasystolen), begünstigen das Entstehen einzelner oder mehrfacher ektoper lokaler Oszillationen. Der langsame Calcium-Kanal ist verantwortlich für die Kopplung der Erregung der Zellmembran mit der Aktivierung der kontraktilen Proteine und für die Reizbildung und Erregungsleitung (AV-Knoten). Seine elektrophysiologischen Eigenschaften bestimmen das Entstehen ektoper Automation.

Mittleres Schwellenpotential, niedrige Depolarisationsrate, niedrige Amplitude, langsame Leitungsgeschwindigkeit, langsame Antwort auf Reize mit unterschiedlicher Erregungsleitung sowie mögliche Teilblockaden an Verzweigungsstellen erleichtern das Aufkommen lokaler ektoper Automation sowie zusätzlich das Phänomen der *kreisenden Erregung (Reentry)*. Als Substrate für ein Reentry kommen präformierte lineare Leitungsstrukturen wie das intraventrikuläre Leitungssystem, die akzessorischen Bahnen zwischen Vorhof und Ventrikel oder der AV-Knoten in Frage. Ebenso kommen aber auch nicht formierte Bahnen wie infiziertes und fibrotisches Ventrikelmyokard in Betracht. Zur Aufrechterhaltung eines Reentry muss die Wellenlänge WL der Erregung kürzer sein als die Kreisbahn L.

$$WL := LG \cdot ARP \leq L, \qquad (4.1)$$

mit: LG   = Leitungsgeschwindigkeit,
ARP = absolute Refraktärzeit.

So gelangt die Erregungsfront stets an eine Region, die nicht mehr refraktär ist. Orte der kreisenden Erregung reichen vom Sinusknoten (atriale Echoschläge, supraventrikuläre Tachykardien), über den Vorhof (Tachykardien, Vorhofflattern), AV-Knoten (funktionelle Längsdissoziation mit atrialen und ventrikulären Echoschlägen sowie supraventrikulären Tachykardien) bis zum Ventrikel. Für den Ventrikel ist das Erregungskreisen als *Mikroreentry* über Purkinjefasern und Myofibrillen oder als *Makroreentry* unter Einbezug der Kammerschenkel und der Leitungsstrukturen erklärbar. Dadurch können Extrasystolen, ventrikuläre Tachykardien und Kammerflimmern entstehen.

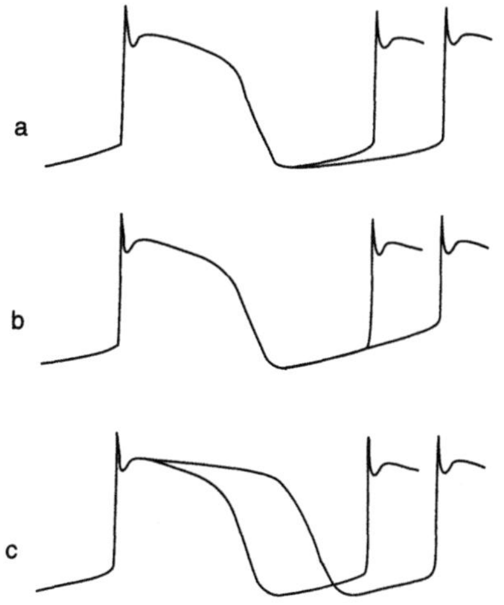

Abb. 4.3. Die Reizbildungsfrequenz ist abhängig von a) der diastolischen Anstiegsteilheit, b) dem Schwellenpotential und c) der Aktionspotentialdauer

Die bekanntesten klinischen Beispiele für ein Reentry sind Präexzitationssyndrome. Durch akzessorische Bahnen (Abb. 4.4) kann es temporär zum Kreisen der Erregung über die normale und akzessorische Bahn kommen. Klinisch liegen dann supraventrikuläre Tachykardien vor. Vorhofflimmern beruht wahrscheinlich auf mehreren gleichzeitig vorliegenden Kreiserregungen innerhalb der Vorhöfe in Form multipler Mikroreentry-Erregungen (Abb. 4.5). Dagegen basiert das Vorhofflattern auf Makroreentry-Mechanismen. Dabei kreisen die Erregungen um die Einmündungen der oberen und unteren Hohlvene im rechten Vorhof.

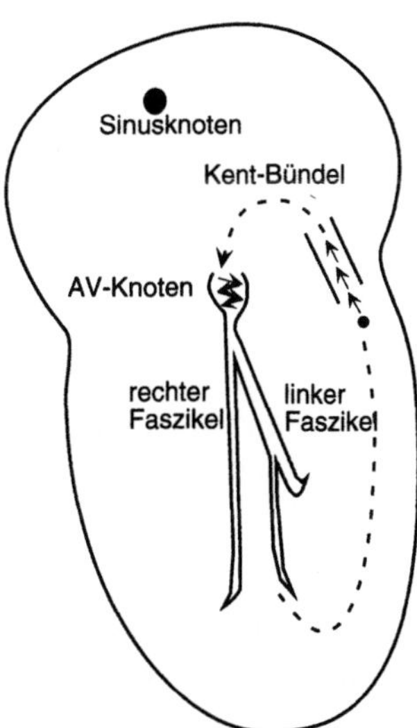

Abb. 4.4. Schema einer Reentrytachykardie über ein Kent-Bündel beim Wolff-Parkinson-White-Syndrom. Die Ventrikel werden über das spezifische Erregungsleitungssystem depolarisiert. Dann folgt die Depolarisationswelle über das Kent-Bündel auf die Vorhöfe [7]

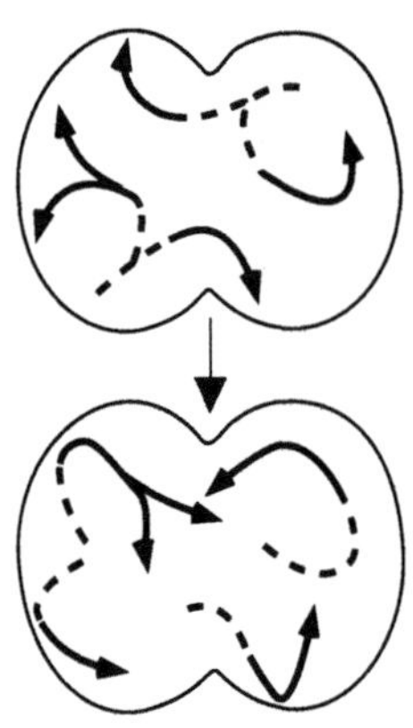

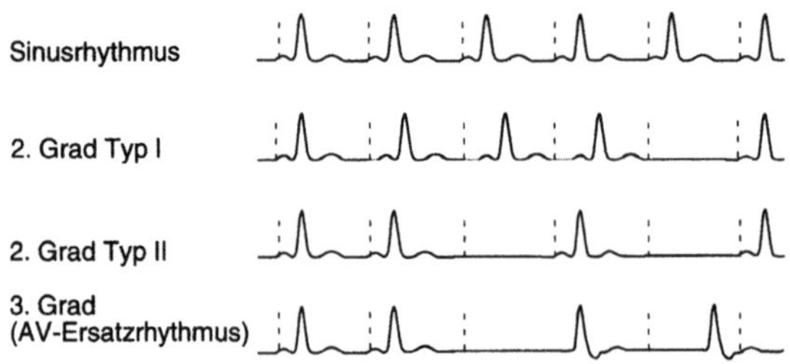

Abb. 4.5. Bei Vorhofflimmern bewegen sich multiple kleine Erregungswellen mit wechselnden Erregungsmustern. Komplette Kreiserregung findet sich selten [6]

4.7.2 Erregungsleitungsstörungen

Eine wichtige Größe in der Analyse der Herzfunktion ist die Beurteilung der Erregungsleitung. Da in der PQ-Strecke die Überleitungszeit im Erregungsleitungssystem und im QRS-Komplex die Depolarisationszeit in den Kammern zu erkennen ist, lassen sich mit Hilfe des EKG Verzögerungen und Unterbrechungen der Erregungsleitung gut darstellen.

Erregungsleitungsdefekte werden unterteilt in Störungen 1., 2. und 3. Grades. Störungen 1. Grades sind Überleitungsverzögerungen. Überleitungsstörungen 2. Grades sind Überleitungsunterbrechungen (Blöcke), die nur zeitweise auftreten. Sie werden deshalb auch als partielle Blöcke bezeichnet. Überleitungsstörungen 3. Grades sind dagegen totale Unterbrechungen. Empfindliche Stellen gegenüber Blockierungen sind hauptsächlich die Übergänge des Erregungsvorganges:
- Vom Sinusknoten zum rechten Vorhof (sinuatriale (SA-) Überleitungsstörungen).
- Vom Vorhof zum His-Bündel (atrioventrikuläre (AV-)Überleitungsstörungen).
- Auf das His-Bündel und die sich daran anschließenden Tawara-Schenkel (Schenkel-Blöcke).

Abb. 4.6. Sinuatriale Leitungsstörungen

Sinuatriale Überleitungsstörungen
Erregungsleitungsverzögerungen (Störungen 1. Grades) zwischen Sinusknoten und Vorhof sind elektrokardiographisch nicht darstellbar, da die elektrische Akti-

vität des Sinusknotens nicht messbar ist. Überleitungsstörungen 2. Grades zwischen Sinusknoten und Vorhof sind jedoch im EKG zu erkennen.

Kennzeichnend für die sinuatriale partielle Leitungsunterbrechung ist der zeitweise Ausfall einer P-Welle sowie des darauf folgenden QRS-Komplexes (Abb. 4.6). Überleitungsstörungen 3. Grades sind an der Sinusknoten-Vorhofgrenze mit einem Ausfall des gesamten EKG's verbunden, wenn nicht sekundäre (AV-Knoten) oder tertiäre Erregungszentren die Herzaktivierung übernehmen.

Atrioventrikuläre Überleitungsstörungen
Bei atrioventrikulären Überleitungsstörungen treten neben dem AV-Block 1. Grades, der sich durch verlängerte PQ-Zeiten auszeichnet, auch atrioventrikuläre Überleitungsstörungen 2. Grades auf, bei denen einzelne oder gehäufte AV-Leitungsausfälle zu registrieren sind (Abb. 4.7). Die mit der P-Welle verbundene Vorhofaktivität wird nicht auf das His-Bündel und die Tawara-Schenkel übergeleitet, so dass dann im EKG der QRS-Komplex fehlt.

Bei den AV-Überleitungsstörungen 3. Grades fehlt ein mit der P-Welle synchronisierter QRS-Komplex. Dafür ist ein langsamer, regelmäßiger Kammereigenrhythmus erkennbar, der unabhängig von der Vorhofaktivität vorliegt. Liegen proximale AV Leitungsstörungen vor, so ist der QRS-Komplex normal, während sich bei distalen AV Leitungsstörungen verbreiterte QRS-Komplexe ergeben.

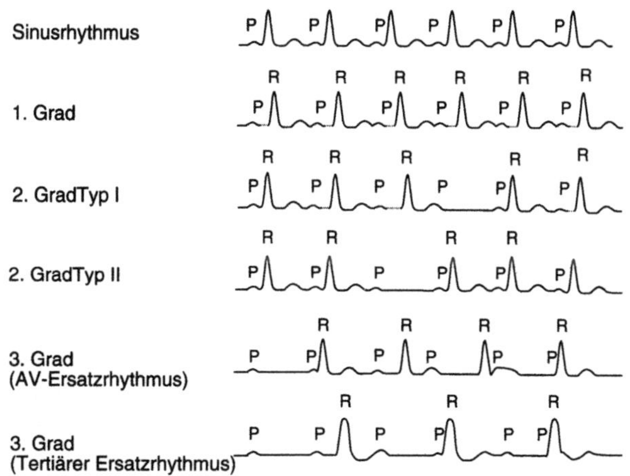

Abb. 4.7. Atrioventrikuläre Leitungsstörungen

Schenkelblöcke
Hier liegen Unterbrechungen der Erregungsüberleitung in die Tawara-Schenkel vor. Zu unterscheiden sind zwei Gruppen: die eine Gruppe weist Blockierungen des rechten Schenkels, die andere eine Blockierung der beiden linken Schenkel auf. Charakteristisch für die EKG-Veränderung ist, dass bei diesen Gruppen die Ventrikelerregung entweder nur über den rechten oder nur über die linken Schenkel laufen kann (Abb. 4.8).

Bei der Blockierung des rechten Schenkels läuft der Erregungsvorgang nur über den linken Tawara-Schenkel, d.h. die normale Erregung des rechten Ventrikels ist gestört. Es tritt zwar eine normale Erregung des Septums und auch der Spitzenregion sowie der Vorder- und Seitenwand des linken Ventrikels von links nach rechts auf. Nur der rechte Ventrikel wird durch den Rechtsschenkelblock unphysiologisch von links nach rechts erregt und zwar auf muskulärem Weg mit verlangsamter Ausbreitungsgeschwindigkeit. Die Folgen im EKG sind plumpe QRS-Komplexe sowie breite und tiefe S-Zacken.

Beim totalen Linksschenkelblock ist die Erregung der linken Schenkel unterbrochen. Dadurch läuft der Erregungsvorgang nur über den rechten Schenkel in das Ventrikelmyokard und erfasst, von der rechtsventrikulären Septumwand ausgehend, zunächst angrenzende Teile des rechten Ventrikels erfassen. Ihm folgt die unphysiologische Septumerregung von rechts nach links, ehe dann die stark verzögerte Erregungsausbreitung in der freien Wand des linken Ventrikels erfolgt. Dadurch ergeben sich charakteristische EKG-Veränderungen in Form M-förmiger breiter und plumper QRS-Komplexe.

Da es eine große Anzahl von Unterbrechungsmöglichkeiten gibt, ist die Zahl der Schenkelblocktypen entsprechend groß. Auf Einzelheiten soll hier nicht eingegangen werden, da hierfür einschlägige Literatur existiert [5].

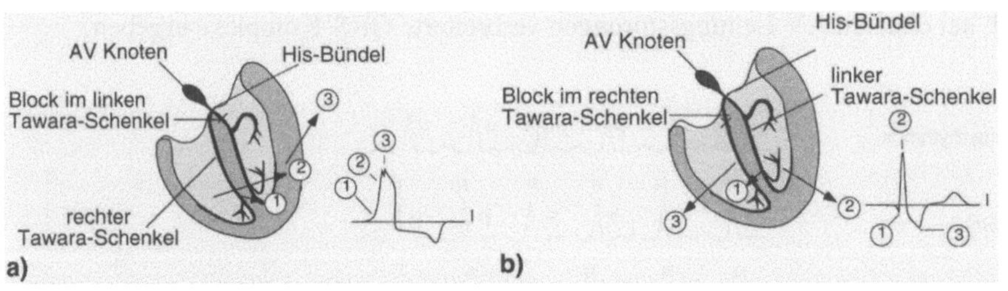

Abb. 4.8. a) Links- und **b)** Rechtsschenkelblock

4.7.3 Nomotope Erregungsbildungsstörungen

Neben der gestörten Erregungsleitung kann auch eine gestörte Erregungsbildung mit Hilfe des Elektrokardiogramms erkannt werden. Ursache sind die sog. nomotopen Rhythmusstörungen, die sich durch Zu- oder Abnahme der langsamen diastolischen spontanen Depolarisationsgeschwindigkeit des Sinusknotens oder durch Veränderung des Unterschiedes zwischen Ruhepotential und Depolarisationsschwelle ergeben.

Von einer *Sinustachykardie* spricht man, wenn bei Erwachsenen in Ruhe die Herzaktivität 100 S/min übersteigt. Auch hier bleibt die Grundform des EKG's gewahrt (Abb. 4.9, oben).

Eine Verringerung der periodischen Herzaktivität unter Werte von 60 S/min bezeichnet man als *Sinusbradykardie* (Abb. 4.9, Mitte). Die Grundform des EKG bleibt dabei unverändert. Manchmal können die QT-Strecken an der oberen Grenze der Normalwerte liegen.

Normalerweise wird das Herz durch eine rhythmische Tätigkeit des Sinusknotens aktiviert, so dass die einzelnen EKG-Komplexe in gleichen Abständen folgen, abgesehen von inspiratorischen und exspiratorischen Frequenzerhöhungen bzw. -abnahmen. Tritt eine Unregelmäßigkeit außerhalb der vorgegebenen physiologischen Grenzen auf, so spricht man von einer *Sinusarrhythmie* (Abb. 4.9, unten).

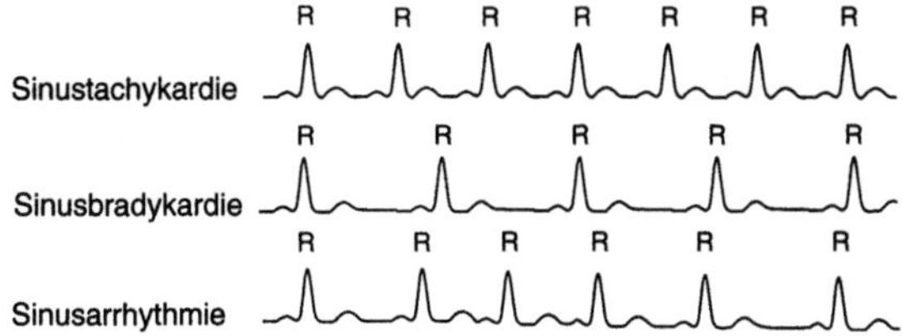

Abb. 4.9. Nomotope Rhythmusstörungen

4.7.4 Heterotope Rhythmusstörungen

Den nomotopen Rhythmusstörungen stehen die heterotopen Rhythmusstörungen gegenüber. Bei ihnen sind nicht nur der Sinusknoten, sondern auch andere Reizbildungszentren tätig, z. B. der AV-Knoten mit seinem AV-Rhythmus oder andere Erregungszentren, die dann mit einer höheren Frequenz aktiv werden als der Sinusknoten. In vielen Fällen entstehen nur vorübergehende Störungen der Herzaktivierung durch gelegentliches Wirksamwerden von Extrareizen. Die damit verbundenen Veränderungen im EKG bezeichnet man als Extrasystolen, die je nach dem Reizbildungsort das EKG in charakteristischer Weise verändern.

Bei den supraventrikulären Extrasystolen (SVE) befindet sich der zusätzliche Reiz im Vorhof, so dass der Erregungsvorgang zwar zeitlich unnormal liegt, die Ventrikel aber normal über das Erregungsleitungssystem aktiviert werden. Die QRS-Komplex-Form bleibt damit normal (Abb. 4.10 a, c). Bei den ventrikulären Extrasystolen (VES) ist dagegen der QRS-Komplex breit und weist auf den ventrikulären Ursprung des Extrareizes hin (Abb. 4.10 b, c).

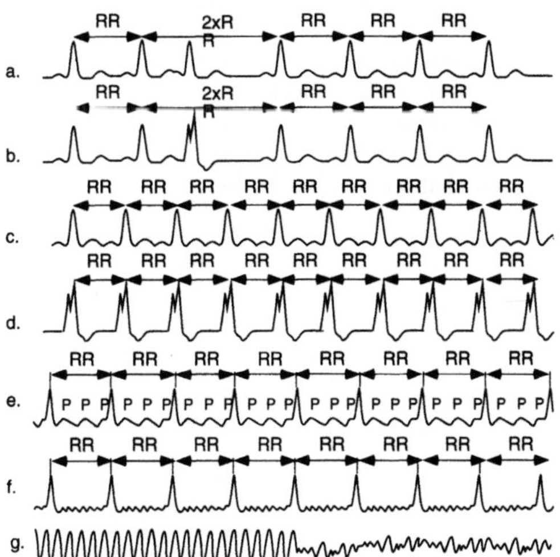

Abb. 4.10. Heterotope Rhythmusstörungen: **a)** supraventrikuläre Extrasystolen, **b)** ventrikuläre Extrasystolen, **c)** supraventrikuläre paroxysmale Tachykardie, **d)** ventrikuläre Tachykardie, **e)** Vorhofflattern, **f)** Vorhofflimmern, **g)** Kammerflattern und Kammerflimmern

Die Extrasystolen fallen, wie ihre Bezeichnung schon andeutet, vorzeitig ein und sind, zumal bei Kammerextrasystolen, von einer sog. *kompensatorischen Pause* gefolgt. Dies lässt sich dadurch erklären, dass die Extrasystole die Kammern erfaßt und sie refraktär macht, während vom Sinusknoten die nächste fällige Erregung heruntergeleitet wird, die jedoch zu keiner Kontraktion führt, da die Kammermuskulatur noch unerregbar ist. Daher fällt die betreffende Kammeraktion aus. Erst die übernächste Sinuserregung gelangt wieder in die Ventrikel hinein, so dass zwischen Extrasystole und nächster Kammerkontraktion eine Pause, die kompensatorische Pause, entsteht. Hinzu kommen zelluläre Effekte, die aufgrund der veränderten Ionenkonzentration ähnliche Wirkungen haben. Der Abstand der Extrasystole von der R-Zacke der vorangehenden Normalsystole heißt Kupplung.

Zu den heterotopen Rhythmusstörungen zählen auch die *Flatter- und Flimmervorgänge* der Vorhöfe und Kammern (Abb. 4.10 e, f, g). Bei diesen fehlt der normale Wechsel von Kontraktion und Erschlaffung des Myokards. An Stelle der zeitlichen und mechanischen Synchronisation der Herzwandbewegungen treten dann zahlreiche Teilkontraktionsvorgänge, die eine unkoordinierte Herzwandbewegung zur Folge haben. Liegt die Herzaktivität bei 200-350 S/min liegt Herzflattern vor, während man von Herzflimmern spricht, wenn die Herzaktivität 600 S/min übersteigt. Flattern und Flimmern können sowohl Vorhöfe als auch Herzkammern erfassen, wobei Vorhofflattern oder -flimmern nur eine unwesentliche Reduzierung der Arbeitsleistung des Herzens bewirken (etwa 10%), Kammerflimmern dagegen mit einem völligen Zusammenbruch der Herzleistung und damit bei fehlender Reanimation mit dem Tod verbunden ist.

4.8 Literatur

[1] (1999) WHO/ISH-Empfehlungen. J Hypertens I 7: 151-183
[2] Dössel O, (2000) „Bildgebende Verfahren in der Medizin" Springer, Berlin Heidelberg
[3] Haverkamp W, et al. (2000) Neue Erkenntnisse in der Arrhythmiequelle: Die Rolle der Ionenkanäle und genetische Aspekte. Z Kardiol 89: X/2-X/10
[4] Hohage H, Gerhart U (2000) Blutdruckvariabilität und Barorerzeptorfunktion. Med Klin 95: 254-260
[5] Lang E (1987) Kleines EKG-Seminar. Perimed Fachbuch Verlag, Erlangen
[6] Lüderitz B (1998) Herzrhythmusstörungen. Springer, Berlin Heidelberg
[7] Mügge A, Daniel WG (1999) Perikarderkrankungen. In: Thiemes innere Medizin:TIM. Thieme, Stuttgart, S 1196-1203
[8] Scholze J (1999) Hypertonie. Blackwell Wissenschaftsverlag, Berlin Wien

5 Elektrokardiographie

Ein einfacher Weg der diagnostischen Informationsgewinnung ist die Messung der vom Herzen verursachten elektrischen Potenzialdifferenzen mittels zweier oder mehrerer Oberflächenelektroden, was als Elektrokardiographie bezeichnet wird. Diese Potenzialdifferenzmessung greift aus dem komplexen elektrischen Feld, das sich bis zur Körperoberfläche erstreckt, einige wenige Punkte heraus, zwischen denen die Spannung bestimmt wird. Dies stellt zum einen eine erhebliche Informationseinschränkung dar, zum anderen erfordert es das Festlegen und Normieren der Messpunkte und Auswerteverfahren, um zu reproduzierbaren Messwerten zu kommen.

Ziel dieses Kapitels ist es daher, nach der Klärung der technischen Voraussetzungen (Elektroden, Verstärkertechnik) die erforderlichen medizinischen Konventionen zusammenzufassen und ihre Unterschiede zu erläutern. Eine Übersicht über modernere Ableitverfahren sowie elektrophyiologische Methoden rundet das Kapitel ab.

5.1 Ableitelektroden

Zur Messung von Potenzialdifferenzen an der Körperoberfläche ist eine elektrische Kopplung zwischen Messgerät und Patient erforderlich. Hierzu werden Elektroden mit Hilfe eines leitfähigen Gels (Elektrodenpaste) mit der Haut in Kontakt gebracht. Elektroden dienen dem Austausch elektrischer Ladung zwischen zwei elektrochemisch unterschiedlichen Phasen. In der Regel besteht die Elektrode selbst aus einem Elektronenleiter, d.h. einem Metall, und die zweite Phase aus einem Ionenleiter, meist einem Elektrolyten. Elektroden haben somit die Aufgabe, den Wechsel zwischen beiden Ladungsträgerarten zu ermöglichen.

Die Eigenschaften von Festkörper-Elektrolyt-Systemen werden vorrangig durch die physikalische Struktur der Phasengrenze zwischen den beiden Medien bestimmt. An dieser Grenzfläche kommt es zur Ausbildung einer Potenzialdifferenz und zur Adsorption von Deckschichten an der Festkörperoberfläche, die der Grenzfläche kapazitive Eigenschaften verleihen. Der isolierende Charakter der Adsorbatschichten führt dazu, dass ein großer Teil des Potenzials über der Grenzfläche abfällt, so dass elektrochemische Reaktionen nur in unmittelbarer Umgebung der Festkörperoberfläche ablaufen können. Damit sind die Struktur und der daraus resultierende Potenzialverlauf entscheidend für die verschiedenen Stromtransportmechanismen über die Grenzfläche.

5.1.1 Das thermodynamische Gleichgewicht

An der Grenzfläche zwischen Festkörper und Elektrolyt treffen zwei Systeme mit verschiedenen chemischen Potenzialen μ_i aufeinander. Aufgrund der unterschiedlichen Austrittsarbeiten von Elektronen und Ionen aus beiden Medien kommt es zu einem Ladungsaustausch zwischen Festkörper und Elektrolyt. Infolge dieser Austauschreaktionen stellt sich ein thermodynamisches Gleichgewicht ein, in dem das chemische Potenzial in jeder der beteiligten Phasen gleich groß ist. Dabei laufen an der Grenzfläche elektrochemische Reaktionen ab, die eine Änderung der Konzentrationen der beteiligten Reaktionspartner bewirken. c_i ist über die Aktivitätskoeffizienten f_i mit der Aktivität der Ionen a_i verknüpft.

$$a_i = f_i \cdot c_i \tag{5.1}$$

a_i berücksichtigt die interionischen Wechselwirkungen im Elektrolyten und ihre Einflüsse auf die energetischen Verhältnisse [64]. Aufgrund der Reaktionen gleichen sich die chemischen Potenziale der einzelnen Phasen nach Gleichung 5.2 an

$$\mu_i = \mu_i^0 + RT \ln a_i, \tag{5.2}$$

mit: μ_i^0 = chemisches Potenzial unter Standardbedingungen,
  R = Gaskonstante,
  T = Temperatur.

Der Ladungsaustausch während der Reaktionen führt zur Aufladung der Elektrode, wodurch sich eine Potenzialdifferenz zwischen der Festkörperoberfläche und dem Elektrolytinneren ausbildet [28], die als Galvanispannung bezeichnet wird. Sie ist einer direkten Messung nicht zugänglich, da ein auf die Potenzialdifferenz ansprechendes Messsystem mit beiden Phasen in Kontakt stehen muss. Folglich kommt mit dem Messsystem eine zweite Phasengrenze hinzu, an der sich wiederum eine für dieses Festkörper-Elektrolyt-System charakteristische Galvanispannung einstellt. Es lassen sich somit nur Differenzen zwischen Galvanispannungen bestimmen (Abb. 5.1). Diese als elektromotorische Kraft bezeichnete Potenzialdifferenz hängt deshalb nicht nur von der zu untersuchenden Elektrode und dem Elektrolyten, sondern in gleichem Maße von dem Messsystem ab. Aus diesem Grund werden die Elektrodenpotenziale E_0 mit Hilfe einer Referenzelektrode unter Standardbedingungen gemessen und in Form der elektrochemischen Spannungsreihe tabelliert [52]. Tabelle 5.1 vermittelt einen Überblick über die wesentlichen Referenzelektroden, Tabelle 5.2 fasst die wichtigsten Standardelektroden zusammen. Ausgehend von diesen Werten lassen sich die elektromotorischen Kräfte E in Abhängigkeit von der Temperatur und der Aktivität der Elektrolytbestandteile entsprechend der Nernst'schen Gleichung berechnen

$$E = E_0 - \frac{RT}{nF} \sum_i v_i \ln a_i, \tag{5.3}$$

mit: n = Zahl der in der Reaktion ausgetauschten Elektronen,
  F = Faraday-Konstante,
  v_i = Stöchiometrischer Faktor der i-ten Komponente.

Tabelle 5.1. Standardpotenziale wichtiger Referenzelektroden

Referenzelektrode	System	Potenzial gegen NHE
Normalwasserstoff-Elektrode (NHE)	Wasserstoff umspült Platinelektrode unter Standardbedingungen	0,000 V
Kalomel-Ektrode	Hg/Hg_2Cl_2-Elektrode in gesättigter KCl-Lösung	0,241 V
Silber-Silberchlorid-Elektrode	$Ag/AgCl$-Elektrode in gesättigter KCl-Lösung	0,197 V

Tabelle 5.2. Standardpotenziale (Standardbedingungen, d. h. Aktivitäten gleich eins, 1 atm, 25° C) einiger Elektroden, gemessen unter Standardbedingungen gegen NHE

Metall	Standardpotenzial (V)	Metall	Standardpotenzial (V)
Li	− 3,00	Zn	− 0,763
Rb	− 2,97	Co	− 0,28
K	− 2,92	Ni	− 0,24
Cs	− 2,92	Sn	− 0,14
Ba	− 2,92	Pb	− 0,13
Sr	− 2,89	Fe	− 0,45
Ca	− 2,84	H	0
Na	− 2,71	Cu	+ 0,35
Mg	− 2,38	Hg	+ 0,80
Al	− 1,66	Ag	+ 0,80
Mn	− 1,05	Pd	+ 0,830
Se	− 0,78	Au	+ 1,5

5.1.2 Die Helmholtz-Doppelschicht

Der Verlauf des elektrischen Potenzials, das sich zwischen Festkörper und Elektrolyt ausbildet, wird durch die Struktur der Phasengrenze geprägt. Infolge des Ausgleichs der chemischen Potenziale kommt es zur Aufladung der Elektrode und damit zu elektrostatischen Wechselwirkungen zwischen der geladenen Festkörperoberfläche und den stark polaren Wassermolekülen. Aufgrund der großen Beweglichkeit und der hohen Konzentration dieser Moleküle bildet sich eine gerichtete Monolage von adsorbierten Wasserdipolen an der Elektrodenoberfläche aus. Zur Ladungskompensation lagern sich im Anschluss daran entgegengesetzt geladene, solvatisierte Ionen aus der Lösung an, so dass an der Grenzfläche eine starre Schicht aus Wassermolekülen und solvatisierten Ionen - die sog. Helmholtz-Doppelschicht - entsteht (Abb. 5.1).

Der Aufbau der Phasengrenze Festkörper-Elektrolyt als geladene, starre Doppelschicht wurde schon 1879 von Helmholtz beschrieben [29]. Er leitete daraus ein Kondensatormodell der Phasengrenze mit entgegengesetzten Ladungsüberschüssen auf der Elektrolyt- bzw. Festkörperseite ab. Die Betrachtungen von Helmholtz wurden in der Folgezeit vor allem durch Gouy, Chapman und Stern erweitert, die im Anschluss an die starre Doppelschicht eine diffuse ionische Raumladung beschrieben. Aufgrund der thermischen Bewegung der Ionen kommt es bei geringen Elektrolytkonzentrationen zu einer geringfügigen Verschmierung der Raumladung innerhalb des Elektrolyten. Es lässt sich zeigen, dass sich dadurch ein exponentieller Potenzialabfall gemäß

$$\varphi(\xi) = (\varphi(0) - \varphi_L)\exp\left(-\frac{\xi}{X}\right) + \varphi_L, \qquad (5.4)$$

mit: ξ = Abstand von der starren Helmholtzschicht,
    φ_L = Potenzial des Elektrolyten,
    X = Dicke der Gouy-Chapman-Schicht

ergibt. Dieser Bereich wird allg. als Gouy-Chapman-Schicht bezeichnet, deren Dicke vor allem von der Ionenkonzentration abhängt. Für stark verdünnte Eletrolyte liegt X im Bereich einiger 10 nm bis µm, für normale Elektrolyte - insbesondere alle Körperelektrolyte - ist diese Größe jedoch zu vernachlässigen [28].

Zusätzliche Erschwernisse treten auf, wenn die an der Oberfläche ablaufenden elektrochemischen Reaktionen eine anhaftende Deckschicht hervorrufen, z. B. aufgrund einer Oxidation. In diesem Fall führt die deutlich geringere Leitfähigkeit derartiger Schichten zu einer Verschiebung des Potenzialverlaufes und zusätzlichen kapazitiven Effekten. Da dies jedoch im medizintechnischen Bereich eine untergeordnete Rolle spielt, sei an dieser Stelle nur darauf verwiesen. Gute Zusammenfassungen dieser Thematik finden sich in [5, 6].

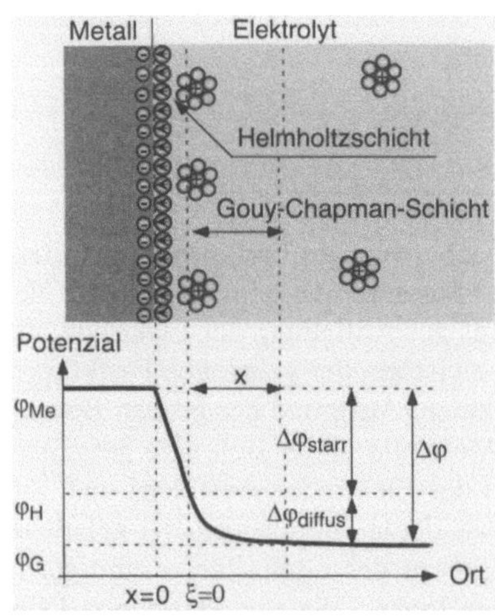

Abb. 5.1. Struktur der Helmholtz- und der Gouy-Chapman-Schicht an der Grenzfläche zwischen metallischen Festkörper und einem Elektrolyten

5.1.3 Die Kinetik von Elektrodenreaktionen

Die Beschreibung der Festkörper-Elektrolyt-Phasengrenze als weitgehend statisches System aus Helmholtz- und Gouy-Chapman-Schicht wird dem dynamischen Charakter des Gleichgewichtes an der Grenzfläche nicht gerecht, da ständig elektrochemische Reaktionen stattfinden, die mit einem Ladungsaustausch zwischen beiden Medien verbunden sind. Im thermodynamischen Gleichgewicht ist der Betrag der kathodischen Stromdichte S_K bzw. der anodischen S_A gleich groß, so dass sich extern kein Strom (Nettostrom) messen lässt. S_K bzw. S_A entsprechen dann der Austauschstromdichte S_0

$$S_0 = \left| S_K \right| = S_A.$$ (5.5)

Die Austauschstromdichte ist materialspezifisch (Tabelle 5.3) und gibt über die Schnelligkeit der Gleichgewichtseinstellung einer Elektrode Auskunft. Wird das System durch eine externe Spannung aus dem Gleichgewicht ausgelenkt, so bildet sich eine bevorzugte Reaktionsrichtung aus, die zu einem messbaren Ladungstransfer über die Grenzfläche und einer Veränderung der Potenzialverteilung führt. Je größer die Austauschstromdichte ist, desto schneller wird das Gleichgewicht wieder erreicht. Die Austauschstromdichte beeinflusst somit wesentlich die Registrierung von Biosignalen.

Tabelle 5.3. Austauschstromdichten verschiedener Elektrodenmaterialien

Elektrode [(chem. Abkürzung)]	Austauschstromdichte S_0 [A cm^{-2}]
Zn/Zn^{2+}	$1 \cdot 10^2$
Fe/Fe^{2+}	$>10^{-8}$
Ni/Ni^{2+}	$>10^{-8}$
Ag/Ag^{2+}	$4,5 \cdot 10^2$
Au/Au^{2+}	$1 \cdot 10^{-6}$
Pt/Pt^{2+}	$4 \cdot 10^{-6}$

5.1.3.1 Polarisation und Überspannung

Fließt durch eine Elektrode ein Strom I, so nimmt das Elektrodenpotenzial einen von der Stromdichte abhängigen Wert U(I) an. Je nachdem, ob die Elektrode von einem positiven (anodischen) oder negativen (kathodischen) Strom durchflossen wird, tritt eine positive oder negative Abweichung auf. Die Auslenkung der Elektrode aus der Gleichgewichtslage wird als Polarisation bezeichnet. Die Differenz zwischen dem Elektrodenpotenzial U(I) und dem Ruhepotenzial im thermodynamischen Gleichgewicht U(0) nennt man Überspannung η

$$\eta = U(I) - U(0).$$ (5.6)

Vom praktischen Standpunkt aus ist bei allen Messungen die Kenntnis der Spannungsveränderung an der Grenzschicht als Funktion des Stromes von großer Bedeutung, da erst sie Abschätzungen zulässt, ob das Nutzsignal vom Störsignal verdeckt wird. Für den Messvorgang ist ferner wichtig, dass die Messströme den Gleichgewichtszustand der Messelektrode nicht verändern. Hierfür ist die Kenntnis der Strom-Spannungskennlinie der Elektrode eine wesentliche Voraussetzung, da ihr der Gleichgewichtszustand zu entnehmen ist. Aus diesem Grund soll bei den zu besprechenden Polarisationsvorgängen immer die Herleitung dieser Kennlinie das erste Ziel sein.

Jede Elektrodenreaktion setzt sich aus einer Summe von Teilreaktionen zusammen, die unterschiedlich gehemmt sein können. Wird z. B. ein Metallion an der

Kathode abgeschieden, muss es erst aus dem Lösungsinneren an die Grenzfläche zwischen Elektrode und Elektrolyt transportiert werden. Es durchläuft dann einen Resolvationsprozeß, ehe es die Phasengrenze passieren und in das Kristallgitter eingebaut werden kann. Die Überspannung einer Elektrode wird daher durch drei Einzelreaktionen bestimmt:

- Durchtrittsüberspannung η_t: Werden Ladungstransportprozesse durch die Phasengrenze gehemmt, so entsteht eine Durchtrittsüberspannung.
- Diffusionsüberspannung η_d: Der Transport von Ladungen an die Phasengrenze bzw. von ihr weg führt zu einem Potenzialgradienten, der Diffusionsüberspannung.
- Chemische Überspannung η_c: Hemmungen chemischer Reaktionen bzw. Kristallisationsreaktionen sind die Ursache für chemische Überspannungen.

Es gilt

$$\eta = \eta_t + \eta_d + \eta_c \,. \tag{5.7}$$

5.1.3.2 Durchtrittsüberspannung

An jeder Elektrodenoberfläche laufen ständig Durchtrittsreaktionen ab, bei denen Elektronen bzw. Ionen zwischen dem Festkörper und dem Elektrolyten ausgetauscht werden. Der Ladungsübertritt führt damit aufgrund chemischer Redoxreaktionen oder zumindest Änderungen der Ionenkonzentrationen zu chemischen Veränderungen der Lösung. Im folgenden wird eine Strom-Spannungs-Kennlinie für die einfachste Elektrodenreaktion abgeleitet, bei der Elektronen von der Elektrode zum Elektrolyten bzw. umgekehrt transferiert werden. Für komplexere Reaktionen gelten qualitativ ähnliche Beziehungen.

Der eigentliche Elektronendurchtritt durch die Phasengrenze lässt sich als quantenmechanischer Tunnelprozeß beschreiben, bei dem das Elektron vom Festkörper direkt in ein unmittelbar vor der Elektrodenoberfläche befindliches Redoxsystem übergeht. Infolge der dadurch hervorgerufenen Zustandsänderung kommt es zu einer Umstrukturierung des Komplexes und seiner Solvathülle. Während dieses Prozesses muss ein aktivierter Komplex durchlaufen werden, der von beiden Verbindungen eingenommen werden kann. Da der durch den Elektronenübertritt ausgelöste Relaxationsprozeß wesentlich langsamer ist als der Tunnelprozeß, müssen die beiden Vorgänge entsprechend dem Franck-Condon-Prinzip als entkoppelt betrachtet werden [7, 8]. Demzufolge sind mit dem isoenergetischen Tunnelprozeß keine zeitlich einhergehenden strukturellen Änderungen verbunden. Damit wird die Strom-Spannungs-Kennlinie der Durchtrittsreaktionen durch die Wahrscheinlichkeit, den Reaktionspartner im Elektrolyten in einem angeregten Zustand vorzufinden, und die Tunnelwahrscheinlichkeit der Elektronen bestimmt. Zudem setzt der elastische Tunnelprozeß auch im Festkörper besetzte bzw. unbesetzte Zustände voraus, deren Vorhandensein durch Zustandsdichte und Fermiverteilung beschrieben wird.

Die Wahrscheinlichkeit für das Vorhandensein aktivierter Komplexe hängt über den Boltzmannfaktor von der Höhe des Potenzialwalls und damit von der Aktivierungsenergie für den oxidierten und den reduzierten Zustand E_a^{ox} und E_a^{red}

ab. Im Gleichgewicht ist die Aktivierungsenergie für die Oxidation und die Reduktion gleich groß, so dass sich die anodische S_A und die kathodische Teilstromdichte S_K ausgleichen.

$$S_{ges} = S_A + S_K.$$

(5.8)

Durch Anlegen äußerer Spannungen, die eine Änderung des Potenzialabfalls an der Phasengrenze um die Überspannung η_t bewirken, verschieben sich die Energieabhängigkeiten der oxidierten und reduzierten Zustände gegeneinander, da sie über unterschiedliche Ladungen verfügen. Damit tritt eine Energiedifferenz zwischen den Minima e^{ox} und e^{red} in Abhängigkeit von der Überspannung auf.

$$e^{ox} - e^{red} = -e_0 \eta_t.$$

(5.9)

Zusätzlich wird λ als die Reorganisationsenergie definiert, die den Übergang des einen Zustands in den anderen durch eine energetische Anregung des Systems und die anschließende Relaxation beschreibt. Sie entspricht der Überspannung, bei der die Aktivierungsenergie für die jeweils bevorzugte Richtung des Ladungstransfers verschwindet (Abb. 5.2). Wird für e^{red} bzw. e^{ox} die parabolische Näherung verwendet, die Funktion nach Taylor entwickelt und das Ergebnis in die Boltzmannstatistik eingesetzt, so ergibt sich (c_{ox} bzw. c_{red} sind dabei Proportionalitätskonstanten):

$$S_{ges} = c_{red} \exp\left(-\frac{\lambda + 2e_0\eta_t}{4kT}\right) + c_{ox} \exp\left(-\frac{\lambda - 2e_0\eta_t}{4kT}\right).$$

(5.10)

Dieser Zusammenhang ist unter dem Namen Butler-Volmer-Gleichung bekannt und wird häufig als vereinfachte Strom-Spannungs-Funktionalität angegeben. Genau genommen berücksichtigt er jedoch noch nicht den Tunnelprozeß sowie die Festkörpercharakteristika. Mit der Tunnelwahrscheinlichkeit $T(E)$, der elektronischen Zustandsdichte $D(E)$ der Elektrode sowie der Fermifunktion $f(E)$ ergibt sich die Kennlinie durch Integration über die Elektronenenergie E realistischer zu

$$S_{ges} = A \cdot \int_{-\infty}^{\infty} T(E) \cdot D(E) \cdot f(E) \cdot \exp\left(-\frac{(\lambda + E + 2e_0\eta_t)^2}{4\lambda kT}\right) dE,$$

$$+ \int_{-\infty}^{\infty} T(E) \cdot D(E) \cdot [1 - f(E)] \cdot \exp\left(-\frac{(\lambda + E - 2e_0\eta_t)^2}{4\lambda kT}\right) dE.$$

(5.11)

Für metallische, nicht oxidierte Elektroden ist jedoch Gl. 5.10 in guter Näherung erfüllt und reicht für die weiteren Berechnungen aus. Die grafische Darstellung der Butler-Volmer-Gleichung ist in Abb. 5.3 wiedergegeben. Im elektrochemischen Gleichgewicht sind anodische und kathodische Teilstromdichten dem Betrag nach gleich. Wird die Elektrode als Anode geschaltet und ihr damit eine positive Überspannung zugeordnet, so wird der anodische (positive) Strom begünstigt und die Geschwindigkeit des Oxidationsvorganges erhöht. Gleichzeitig verringert sich die kathodische Teilstromdichte, so dass der kathodische Vorgang zunehmend gehemmt wird. Dadurch tritt schon bei kleinen Überspannungen ein anodischer Nettostrom auf. Analoges gilt in umgekehrter Richtung.

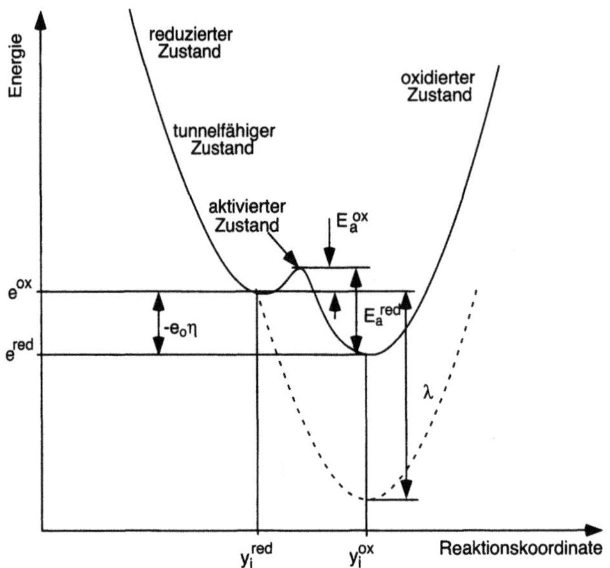

Abb. 5.2. Verlauf der potenziellen Energie des Redoxsystems im Gleichgewichtszustand bzw. nach Änderung der Potenzialverhältnisse an der Phasengrenze um η_t. Tunnelvorgänge sind nur in dem aktivierten tunnelfähigen Zustand erlaubt.

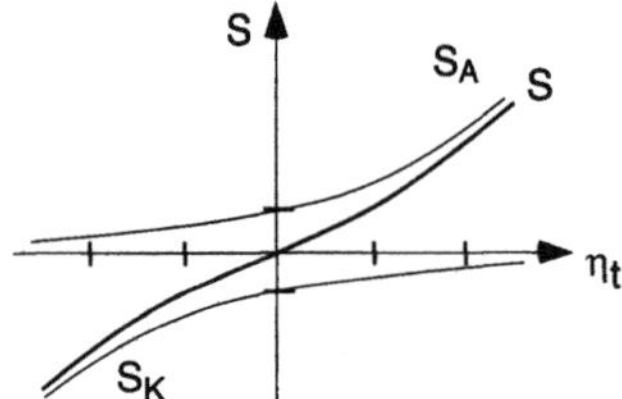

Abb. 5.3. Strom-Spannungskennlinie bei Durchtrittshemmung

In einer bestimmten Entfernung von der Gleichgewichtselektrodenspannung entspricht die anodische bzw. kathodische Stromdichte der Gesamtstromdichte. Die jeweilige Gegenreaktion liefert in diesem Bereich keinen Beitrag mehr zum Gesamtstrom. Für die Abhängigkeit der Durchtrittsüberspannung η_t von der Stromdichte S lässt sich dann die Tafelsche Gleichung heranziehen

$$|\eta_t| = a + b \ \log|S|, \tag{5.12}$$

$$\text{mit: } a = -b \log S_0,$$
$$b = 2{,}303 \ \frac{RT}{\alpha|Z|F}$$

5.1.3.3 Diffusionsüberspannung

Die Diffusionsüberspannung tritt auf, wenn bei Stromfluss der Herantransport der zu verbrauchenden Stoffe oder der Abtransport der gebildeten Substanzen gehemmt ist. Unter der Voraussetzung, dass dabei alle chemischen Vorgänge einschließlich der Kristallisationsvorgänge und der Durchtrittsreaktionen im Gleichgewicht vorliegen, lässt sich die Diffusionsüberspannung unabhängig von den anderen Überspannungsformen behandeln. Ionenbewegungen entstehen in Lösungen durch Strömung (aufgrund von Druckgradienten oder Konvektion), durch elektrische (Überführung) sowie durch chemische Potenzialgradienten (Diffusion). Strömung sei im folgenden ausgeschlossen. Ferner sei angenommen, dass sich an der Elektrodengrenzfläche eine Diffusionsschicht der Dicke d ausbildet, in der sich die Konzentration c_i an der Metalloberfläche bis auf die Konzentration c_0 im Inneren der Lösung verändert. Ebenso sei vorausgesetzt, dass sich die Konzentration der potenzialbestimmenden Ionen in der Diffusionsschicht linear mit dem Abstand von der Elektrodenoberfläche ändert. An der Kathode findet jetzt eine Reduktion und damit ein Teilchenverbrauch statt, so dass die Konzentration c_i kleiner als die Konzentration c_0 wird. Die Anzahl der durch einen Querschnitt A pro Sekunde hindurchdiffundierenden Mole eines Stoffes wird durch das 1. Ficksche Gesetz bestimmt

$$I = -D\frac{dc}{dx}, \tag{5.13}$$

mit: I = Teilchenstrom,
      D = Diffusionskoeffizient.

Unter der Annahme, dass die Geschwindigkeit der Elektrodenreaktion durch die Diffusionsgeschwindigkeit festgelegt ist, lässt sich die Diffusionsstromdichte S_d wie folgt errechnen

$$S_d = -\frac{zD(c_0 - c_i)}{Ad}. \tag{5.14}$$

Der Diffusionsstrom ist damit proportional zum Konzentrationsgradienten der Ionen. Für große Stromstärken geht die Konzentration c_i an der Kathode gegen Null, weil jedes durch Diffusion an die Kathode gelangende Ion sofort entladen wird. Mit dem Grenzwert $c_i = 0$ geht S_d in die Diffusionsgrenzstromdichte $S_{d\,lim}$ über

$$S_{d\,lim} = -\frac{zDc_0}{Ad}. \tag{5.15}$$

Für gegebene Werte von z, D und d ist die Diffusionsgrenzstromdichte direkt proportional der Konzentration c_0. Die Diffusionsüberspannung η_d ergibt sich dann mit Hilfe der Nernst-Gleichung (Gl. 5.3) zu

$$\eta_d = \frac{RT}{zF}\ln\frac{c_0}{c_i}. \tag{5.16}$$

Bildet man den Quotienten aus Gl. 5.13 und Gl. 5.12 und löst ihn nach c_0/c_i auf, so ergibt sich nach Einsetzen in Gl. 5.14 zwischen Diffusionsüberspannung η_d und der Diffusionsstromdichte S_d folgender Zusammenhang

$$\eta_d = -\frac{RT}{zF} \ln\left(1 - \frac{S_d}{S_{d\,lim}}\right). \tag{5.17}$$

Gleichung 5.17 zeigt, dass bei der Diffusionsstromdichte $S_d = 0$ auch die Diffusionsüberspannung $\eta_d = 0$ wird. Die Elektrode befindet sich dann im Gleichgewichtszustand. Für hohe Überspannungen geht die Diffusionstromdichte in ihren Grenzwert $S_{d\,lim}$ über. Die exakte Kennlinie ist in Abb. 5.4 dargestellt.

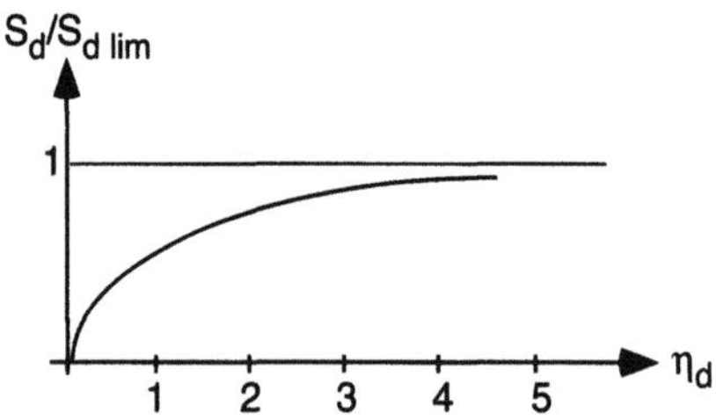

Abb. 5.4. Kennlinie bei Diffusionsüberspannung

5.1.3.4 Chemische Überspannung

Mit der Durchtrittsreaktion können auch chemische Reaktionen verbunden sein, die vor- oder nachgelagert sind. Als Beispiel sei die Solvatation, Desolvatation oder die Komplexbildung genannt. Tritt bei diesen Vorgängen eine Reaktionshemmung auf, so kommt es in der Nähe der Elektrodengrenzfläche zu einer unterschiedlichen Konzentration der Ladungsträger und damit zu einer Ladungstrennung, die mit einer Reaktionsüberspannung zusammenhängt. Aufgrund der Vielfalt möglicher Reaktionen lassen sich keine allgemeinen Angaben hierzu machen. Typisch für Reaktionsüberspannungen sind starke Nichtlinearitäten in der Kennlinie innerhalb eng begrenzter Potenzialbereiche (Peaks). Da sowohl die Diffusions- als auch die chemische Überspannung mit dem Auftreten von Konzentrationsgradienten zwischen Phasengrenze und dem Lösungsinneren verbunden sind, werden häufig beide unter dem Begriff Konzentrationsüberspannung zusammengefasst.

5.1.4 Elektrodenübergangsimpedanz

Die Strom-Spannungs-Kennlinien ermöglichen zum einen eine Beurteilung der chemischen Elektrodeneigenschaften (Oxidation-Reduktion), zum anderen gestatten sie auch einen Einblick in das elektrische Verhalten der Elektrode. Eine Kennlinie, die bei geringen Überspannungen bereits hohe Stromdichteveränderungen aufzeigt (Abb. 5.5 a), weist auf ein Elektrodenverhalten mit geringen Hemmungen der Oxidations- und Reduktionsvorgänge hin. Elektroden, die einen größeren ungehinderten Ladungstransport durch die Phasengrenze ermöglichen, ohne dass sich die Elektrodenpotenzialdifferenz wesentlich vom Gleichgewichtszustand entfernt, werden als unpolarisierbar bezeichnet. Derartige Elektroden beruhen auf reversiblen chemischen Elektrodenreaktionen, die auch unter der Bezeichnung „elektroaktiv" zusammengefasst werden. In der Regel handelt es sich dabei um dreiphasige Systeme, bei denen die eigentliche Elektrode und der Elektrolyt noch durch eine unlösliche Zwischenschicht getrennt sind, die die oxidierten bzw. reduzierten Komplexe enthält und somit als Ionenspeicher fungiert. Dadurch findet die eigentliche Durchtrittsreaktion innerhalb der Zwischenschicht statt und ist vom Stromtransport insofern entkoppelt, als die Diffusion der Ionen den begrenzenden Faktor darstellt.

Ganz andere Eigenschaften weist die Elektrode auf, deren Stromdichte-Spannungs-Kennlinie in Abb. 5.5 b dargestellt ist. Belastet man eine solche Elektrode zusätzlich, so ist schon bei geringen Stromdichten eine Hemmung des Ladungstransportes und damit eine große Abweichung der Elektrodenspannung vom Gleichgewichtswert zu erkennen. Solche Elektroden werden als polarisierbar bezeichnet. Nahezu alle Metallelektroden gehören zu dieser Gruppe. Die Eigenschaften realer Elektroden liegen zwischen diesen beiden Idealfällen.

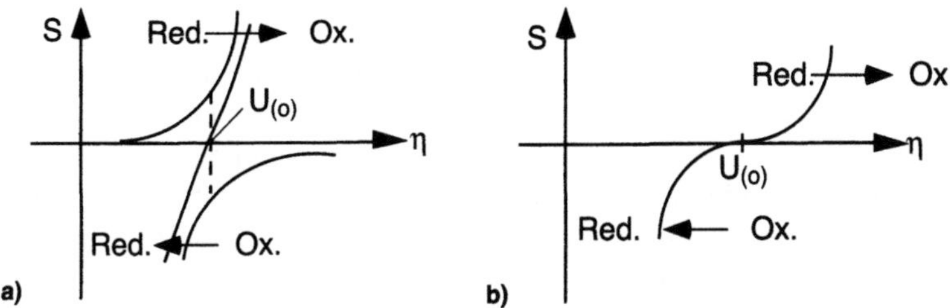

Abb. 5.5. Stromdichte-Spannungs-Kennlinien für **a)** unpolarisierbare und **b)** polarisierbare Elektroden

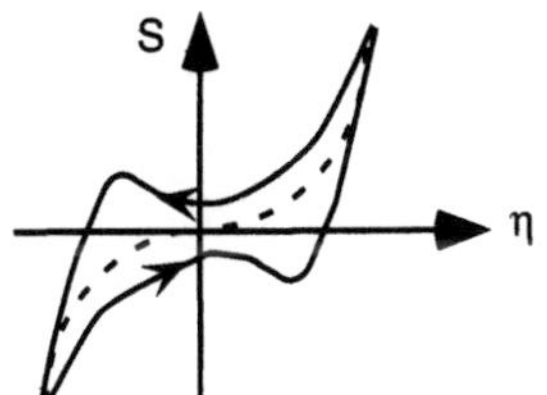

Abb. 5.6. Schematischer Verlauf der Strom-Spannungs-Kennlinie bei Wechselspannungsmessungen

Das in Abb. 5.5 dargestellte Gleichstromverhalten einer Elektrode wird ausschließlich durch die Durchtrittsreaktionen und eventuelle Diffusions- bzw. Reaktionsbegrenzungen bestimmt. Kapazitive Umladungsprozesse innerhalb der Helmholtzschicht bzw. elektroaktive Mechanismen leisten keinen Beitrag zum Stromfluss, so dass die Butler-Volmer-Gleichung in guter Näherung gilt. Wesentlich komplexer stellt sich jedoch der Stromfluss unter Wechselspannungen dar, was sich primär in einer Hystereseschleife um die Gleichspannungskennlinie herum ausdrückt (Abb. 5.6). Ursache hierfür sind in erster Linie kapazitive Effekte der Helmholtz- und der Gouy-Chapman-Schicht[1]. Sobald durch eine Elektrode ein

---

[1] In besonderen Fällen, z. B. bei den sog. Platinmetallen, tragen auch elektroaktive Mechanismen zu Umladungen bei. In diesen Fällen existieren eine ausreichende Anzahl an Redoxzentren mit sehr geringen Reaktionsüberspannungen, so dass sich der Ionenaustausch aus der Speicher-

Strom fließt, lädt sich die Helmholtzkapazität C_H auf. Wird anschließend die externe Spannung zurückgefahren, verbleibt die Ladung auf der Phasengrenze und führt zu einem langsam abklingenden Polarisationsartefakt. Um all diese Effekte elektrotechnisch beschreiben zu können, sind unterschiedliche Ersatzschaltbilder eingeführt worden (Abb. 5.7).

Abbildung 5.7 a) zeigt zunächst das einfachste Ersatzschaltbild, das unter dem Namen Randles-Zelle bekannt geworden ist. Hierin wird der eigentliche Ladungstransfer durch die Faradayimpedanz R_F dargestellt, die parallel zur Helmholtzkapazität C_H angeordnet ist. Hinzu kommt ein in Serie geschalteter Widerstand R_Z, der Zuleitungswiderstände repräsentiert. In diesem einfachen Fall sind alle Werte konstant. Das Randles-Modell gilt somit nur bei unpolarisierbaren Elektroden bzw. für den Fall kleiner externer Potenziale.

Wird die von außen angelegte Spannung soweit erhöht, dass die lineare Näherung nicht mehr erlaubt ist, so müssen die Einzelelemente als spannungsabhängige Größen dargestellt werden (Abb. 5.7 b). Zusätzliche Komplexität erreicht das Schaltbild, wenn auch die Elektrodengleichgewichtspotenziale berücksichtigt werden müssen (Abb. 5.7 c). Im Falle stark diffusionsbegrenzter Elektroden tritt zudem eine negative Phasenverschiebung von Strom und Spannung auf, die sich nicht durch Kapazitäten erklären lässt. In diesem Fall wird zusätzlich die sog. Warburgimpedanz eingeführt. Für die weiteren Überlegungen spielt sie jedoch keine Rolle.

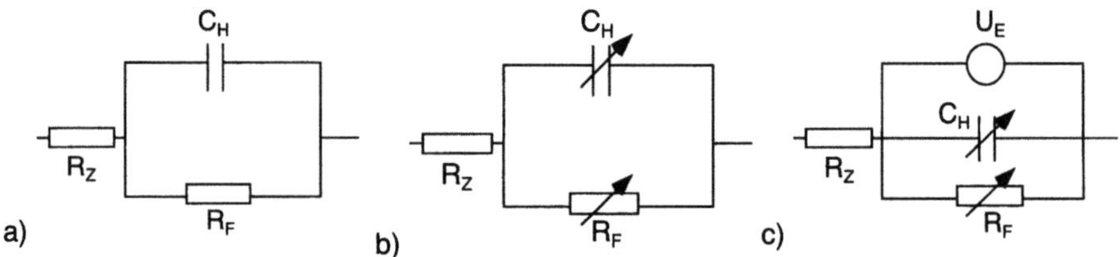

Abb. 5.7. Gegenüberstellung unterschiedlicher Ersatzschaltbilder für Elektroden

5.1.5 Gebräuchliche Elektrodentypen

Die Impedanz einer Elektrode - auch als Elektrodenübergangsimpedanz bezeichnet - ist abhängig von der Stromdichte und damit nichtlinear. Ferner weisen Elektroden stets komplexe Impedanzen auf, die meist von kapazitiven Effekten dominiert werden. Sie zeigen somit erhebliche Polarisationseffekte. Fehlerfreie Messungen erfordern daher stets, dass das elektrochemische Gleichgewicht der Ableitelektroden erhalten bleibt, z. B. indem die Messstromdichte im Vergleich zur Austauschstromdichte sehr gering gehalten wird oder aber reine Wechselstrommessungen durchgeführt werden.

Aus dieser Perspektive würden sich zwar prinzipiell unedle Elektroden als Messelektroden anbieten, da sie erhebliche Austauschstromdichten aufweisen. In

---

schicht als Kondensator betrachten lässt. Ferner sind auch besondere elektrochemische Reaktionen - z. B. Wasserstoffadsorption- bzw. -desorption an Platin - zu berücksichtigen.

der Praxis ist dies jedoch nicht umsetzbar, da Korrosionsfestigkeit und mechanische Stabilität ebenso gewährleistet sein müssen. In Einzelfällen finden sich daher konventionelle, teilweise vergoldete oder verchromte Metallelektroden. Sie stellen an die nachfolgende Messtechnik erhebliche Anforderungen, da sie stark polarisierbar sind und teilweise sogar halbleitende Deckschichten ausbilden, die zu weiteren Artefakten (Driften etc.) führen.

5.1.5.1 Silber/Silberchlorid-Elektrode

Stand der Technik in der Oberflächenableitung sind gering polarisierbare Silber/Silberchlorid-Elektroden. Sie bestehen aus einem metallischen Silberkern, der mit dem schwerlöslichen Silberchlorid überzogen ist und sich in einem mit Chlorionen gesättigten Elektrolyten befindet. Grob vereinfacht lässt sich der Ladungstransfer eines solchen Systems gemäß Gl. 5.18 als Transfer des Chlorions auffassen.

$$AgCl + e^- \leftrightarrow Ag + Cl^-. \tag{5.18}$$

Im Falle einer kathodischen Belastung der Elektrode wandern Elektronen aus dem Metallkern in die Silberchloridphase und führen dort zur Dissoziation von Silberchlorid, was schließlich in der Desorption eines Chlorions endet. Entsprechend umgekehrt wird die anodische Reaktion von der Anlagerung eines Chlorions und der damit verbundenen Freisetzung eines Elektrons bestimmt. Da dieser Ad- bzw. Desorptionsprozess ohne große Reaktionsüberspannung erfolgt, werden die Eigenschaften dieser Elektrode vorwiegend von der Diffusion der Chlorionen bestimmt. Sie ist damit in guter Näherung unpolarisierbar.

Mit Hilfe der Nernst-Gleichung (Gl. 5.3) lässt sich das Elektrodenpotenzial einer Silberelektrode in einem Silberionen enthaltenden Elektrolyten wie folgt angeben:

$$U_{eq} = \Phi_{Ag}{}^o + \frac{RT}{zF} \ln a_{Ag^+}. \tag{5.19}$$

Zur Bestimmung der Aktivität a_{Ag^+} lässt sich das Löslichkeitsprodukt L des Silberchlorids heranziehen. Veränderungen der Konzentrationskomponenten des Silberchlorids führen zur Ausfällung oder Dissoziation des festen Silberchlorids.

$$L = a_{Ag^+} \cdot a_{Cl^-}. \tag{5.20}$$

Durch Auflösen des Löslichkeitsproduktes nach der Silberionenaktivität und Einsetzen in die Nernst-Gleichung ergibt sich das Elektrodenpotenzial zu

$$U_{eq} = \Phi_{Ag}{}^o + \frac{RT}{zF}(\ln L - \ln a_{Cl^-}). \tag{5.21}$$

Zusammenfassen der konstanten Glieder der Gl. 5.21 zu einer neuen Konstanten Φ'_{Ag0} ergibt

$$U_{eq} = \Phi'_{Ag}{}^o - \frac{RT}{zF} \ln a_{Cl^-}. \tag{5.22}$$

Das Elektrodenpotenzial einer Silber/Silberchlorid-Elektrode hängt damit ausschließlich von der Chlorionenkonzentration und der Temperatur ab. Sowohl der anodische als auch der kathodische Stromfluss über eine Silber/Silberchlorid-Elektrode führt jedoch zu einer laufenden Konzentrationsverschiebung der den Strom tragenden Chlorionen. Wird die Chlorionenkonzentration im angrenzenden Elektrolyten maximiert, z. B. indem eine gesättigte Chloridlösung verwendet wird, so lässt sich auch das Elektrodenpotenzial der Silber/Silberchlorid-Elektrode als konstant ansehen. Silber/Silberchlorid-Elektroden sind somit nahezu unpolarisierbar und driftfrei. Sie eignen sich damit in besonderer Weise als Ableitelektroden für die Messtechnik.

Abbildung 5.8 zeigt ein Beispiel einer typischen Elektrodencharakteristik als Funktion von Stromdichte S und Frequenz f. Die Ortskurven liegen im vierten Quadranten des kartesischen Koordinatensystems und sind halbkreisähnlich. Die Frequenz f weist auf der rechten Seite der Kurven niedrige und in Richtung des Nullpunktes des Koordinatensystems hohe Werte auf. Die Elektrodenimpedanz nimmt daher mit wachsender Frequenz ab.

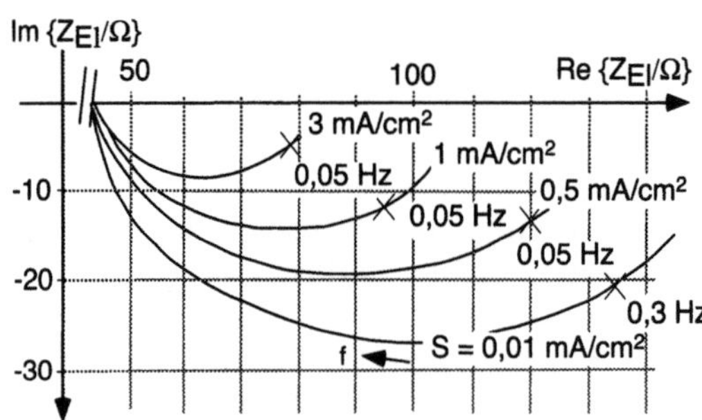

Abb. 5.8. Ortskurven der Impedanz einer Silber/Silberchlorid-Elektrode in Abhängigkeit unterschiedlicher Stromdichten S und Frequenzwerte f

Die Ortskurven zeigen ferner, dass die Elektrodenübergangsimpedanz mit zunehmender Stromdichte geringer wird (Stromdichte nimmt von der äußeren Kurve in Richtung der inneren zu). Auch die Phase ändert sich in Abhängigkeit von der Frequenz. Sie weist bei niedrigen Frequenzen relativ geringe Werte auf, die sich mit zunehmender Frequenz zunächst vergrößern, im weiteren Verlauf aber wieder geringer werden.

In der Praxis werden sowohl wiederverwendbare als auch Einwegelektroden verwendet. Beide Varianten lassen sich in Elektroden mit direktem bzw. indirektem Kontakt unterteilen. Erstere weisen starke Bewegungsartefakte auf, da sie nur über einen dünnen Elektrolytfilm (Elektrodenpaste) mit der Hautoberfläche in Verbindung stehen. Sie sind zwar sehr einfach herzustellen, indem z. B. ein einfaches Silberblech chloriert und mit einer Klammer oder einem Gurt aufgedrückt wird, finden jedoch aufgrund ihrer messtechnischen Nachteile kaum Verwendung.

Elektroden mit indirektem Kontakt erweisen sich in dieser Hinsicht als günstiger, da eine dicke Elektrolytbrücke zwischen Haut und Elektrodenoberfläche vorhanden ist und die Elektrode praktisch auf dem Elektrolyten schwimmt. Auf diese

Weise fängt die Elektrolytschicht die Bewegung der Elektrode gegenüber der Haut auf.

Den Aufbau einer derartigen Elektrode zeigt Abb. 5.9. Sie besteht aus einer Silber/Silberchlorid-Elektrode, die sich in einem mit Elektrodenpaste gefüllten Napf befindet. Die Befestigung der Elektrode erfolgt über einen selbstklebenden Außenring. Neben den Oberflächenklebeelektroden finden in besonderen Fällen auch Nadelelektroden Anwendung, wenn z. B. punktuelle Messungen mit hoher lokaler Auflösung durchgeführt werden.

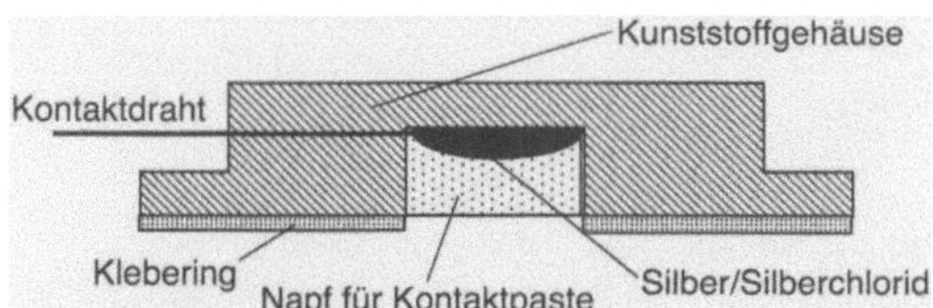

Abb. 5.9. Hautelektrode mit indirektem Kontakt

5.1.5.2 Fraktale Elektroden

In Spezialfällen, insbesondere im Bereich implantierbarer Diagnose- oder Therapiegeräte, sind Silber/Silberchloridelektroden ungeeignet, da keine konstante Chloridkonzentration im angrenzenden Elektrolyten sichergestellt ist und sie zudem toxische Eigenschaften besitzen. Lange Zeit musste man sich daher mit metallischen Elektroden aus Edelstahl (vorwiegend Elgiloy) oder Platinlegierungen begnügen, die jedoch hohe Elektrodenübergangsimpedanzen und Polarisationsartefakte aufweisen.

Seit einigen Jahren haben sich sogenannte fraktale Elektroden als Standard in der Implantatindustrie durchgesetzt. Ihr Prinzip beruht auf einer bewussten Maximierung der Phasengrenzkapazität, um auf diese Weise faradaysche Redoxreaktionen zu minimieren und den Stromfluss über den reinen Verschiebungsstrom der Helmholtzkapazität sicherzustellen. Dies lässt sich durch eine besondere Beschichtung der Elektroden erreichen, wodurch die Oberfläche eine fraktale Oberflächenmorphologie in Form eines Blumenkohls erhält (Abb. 5.10). Die Selbstähnlichkeit der Strukturen führt zu einer deutlichen Erhöhung der aktiven Grenzfläche. Stand der Technik sind Oberflächenstrukturen, die eine 1000-fache Vergrößerung ihrer Grenzfläche gegenüber ihrer geometrischen Grundfläche bewirken. Hierdurch lassen sich Helmholtzkapazitäten von einigen Millifarad herstellen, so dass fraktale Elektroden nahezu polarisationsfrei arbeiten [5].

Da ihr Effekt auf der Oberflächenstruktur beruht, lässt sich das Prinzip auf beliebige Materialien anwenden. Aus Gründen der mechanischen Stabilität haben sich heutzutage allerdings ausschließlich Titannitrid- bzw. Iridiumbeschichtungen durchgesetzt, die sich beide durch eine extrem hohe Härte auszeichnen. Titannitrid ist der preiswertere Werkstoff, eignet sich jedoch aufgrund seines Oxidationsverhaltens nur für kathodische Anwendungen.

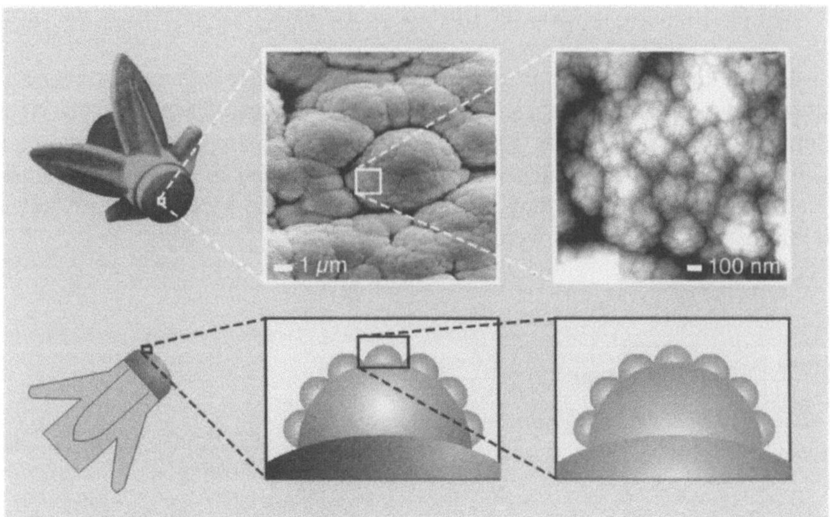

Abb. 5.10. Prinzip der fraktalen Elektrode

5.1.6 Elektrodenpasten

Elektrodenpasten dienen zur Verringerung der Übergangsimpedanz zwischen Ableitort und Registrierapparatur, da der Widerstandswert der Übergangsimpedanz klein gegenüber der Eingangsimpedanz des Verstärkers sein muss. Ferner hat der Elektrolyt bei Verwendung von Silber/Silberchlorid-Elektroden für eine ausreichende Chlorionenkonzentration zu sorgen. Außerdem sollen die elektrischen Eigenschaften der Elektrodenpaste möglichst frequenzunabhängig sein, um den Frequenzgang des Registriersystems nicht zu verändern. Der Ohmsche Widerstand errechnet sich zu

$$R = \rho l / A. \tag{5.23}$$

Der Widerstand der Elektrodenpastenschicht hängt somit von der Elektrodenoberfläche A, der Dicke l der Pastenschicht unter der Elektrode und dem spezifischen Widerstand ρ der eingebrachten Elektrodenpaste ab[2]. Die letzte Größe ist herstellerspezifisch und nimmt je nach Produkt Werte zwischen 9 und 310 Ω cm an. Physiologische Kochsalzlösung besitzt im Vergleich hierzu einen spezifischen Widerstand von 70 Ω cm. Der Widerstandswert der Elektrodenpaste liegt damit um Größenordnungen unter den Werten der Elektrodenübergangsimpedanz und der noch zu besprechenden Haut.

---

[2] Der Widerstand der Elektrodenpaste ergibt sich z. B. für eine Elektrodenfläche von etwa 1 cm^2 und einer Länge von 1 mm bei einer relativ hochohmigen Elektrodenpaste (Contactine S, Siemens, $\rho = 310\ \Omega$ cm) zu R = 31 Ohm.

5.2 Die Haut als elektrische Grenzschicht

Neben dem Ladungstransfer zwischen Elektrode und Elektrodenpaste ist auch die Haut zu überwinden. Sowohl in der Elektrodenpaste als auch im Inneren des Körpers liegt Ionenleitung vor, da beide Phasen über einen hochkonzentrierten Elektrolyten verfügen. Die Haut selbst ist jedoch undurchlässig für Flüssigkeiten und muss daher gesondert untersucht werden.

5.2.1 Anatomischer Aufbau der Haut

Die Haut bildet keine strukturelle Einheit, sondern besteht aus drei wesentlichen Teilen, der Epidermis, der Lederhaut (Corium) und der Subcutis (Abb. 5.11). Die Epidermis bildet die Oberfläche und besteht aus Epithelgewebe. Die wesentlich dickere, tieferliegende Lederhaut stammt aus dem mesodermalen Mesenchym und stellt vornehmlich eine Faserstruktur dar. Darunter liegt die Subcutis, in die wesentliche Strukturen (z. B. Haare, Schweißdrüsen etc.) eingebettet sind.

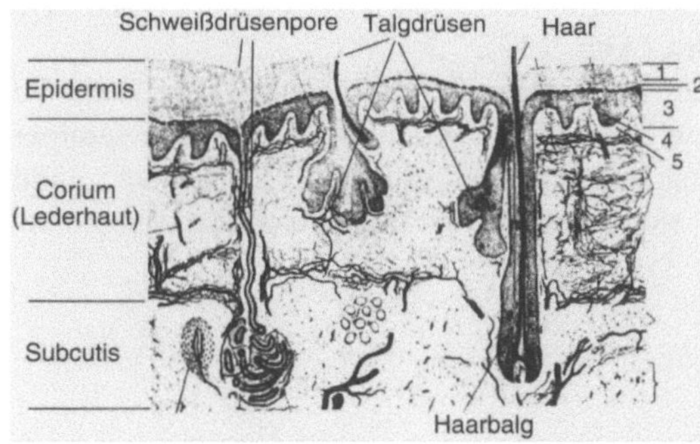

Abb. 5.11. Anatomischer Aufbau der Haut: **1)** Stratum (Str.) corneum, **2)** Str. lucidum, **3)** Str. granulosum, **4)** Str. germinativum, **5)** Str. papillare

Neben der morphologischen Differenzierung lässt sich auf zellulärer Basis eine Feingliederung vornehmen. Danach wird die oberste Hautschicht als Hornschicht (*Stratum corneum*) bezeichnet. Sie besteht aus verhornten, abgestorbenen Zellen und weist keine Durchblutung auf. Darunter liegt das Stratum lucidum, das aus einer wenige Zellen mächtigen, homogenen, stark lichtbrechenden Schicht besteht. Danach folgt die Körnerzellenschicht, auch Str. granulosum genannt, die aus bis zu 5 Zelllagen besteht und in der sich die ersten Zeichen der Verhornung bemerkbar machen. Sie verhindert den Eintritt von Wasser in die Haut.

Der Körnerzellenschicht folgt die Keimschicht (Str. germinativum), deren Struktur sich durch interzelluläre Brücken auszeichnet. Die zwischen den Interzellularbrücken befindlichen Räume stellen ein wichtiges interepitheliales Saftlabyrinth und gleichzeitig einen Anhang des Gefäßsystems dar. Die Keimschicht weist auch eine reiche Endverästelung der zahlreichen interepithelialen sensiblen Nerven auf.

Die unterste Schicht der Epidermis heißt Str. basale. Hier werden die für den Ausgleich der Hautabnutzung benötigten Zellen gebildet. Alle diese hier angeführten Zellschichten werden von Schweiß- und Talgdrüsengängen durchbrochen. Sie reichen von der Hornschicht bis in die Subcutis hinein. Das Gefäßnetz reicht aus der Subcutis nur bis in die Lederhaut.

5.2.2 Elektrisches Ersatzschaltbild der Haut

Der geschichtete Aufbau der Haut (Abb. 5.11) legt den Schluss nahe, dass sich ihre elektrischen Eigenschaften durch einen Kondensator beschreiben lassen. Die Impedanzwerte sind damit von der Frequenz der Messströme abhängig. Da die Hautstrukturen jedoch auch durch Kanäle der Schweißdrüsen und Haarbälge durchbrochen werden, damit also eine direkte leitende Verbindung vom Stratum corneum bis in die subkutanen Schichten existiert, muss im Ersatzschaltbild noch ein ohmscher Widerstand R parallel zum Kondensator berücksichtigt werden. In Analogie zu den Elektroden sind beide Elemente spannungsabhängig. Die subkutanen Schichten, die sich dank ihrer guten Durchblutung durch eine gleichmäßige Leitfähigkeit auszeichnen, werden im elektrischen Ersatzschaltbild durch einen zu dem bisherigen Ersatzschaltbild in Serie liegenden Widerstand erfasst. Die Hautimpedanz Z_{Haut} ist somit komplex (Abb. 5.12).

Neben den passiven Komponenten ist ferner eine Spannungsquelle zu berücksichtigen, da die Epidermis bzw. speziell das Stratum corneum eine semipermeable Membran darstellt, wodurch Ionenkonzentrationsunterschiede und damit Potenzialdifferenzen auftreten, die sich durch die Nernst-Gleichung beschreiben lassen.

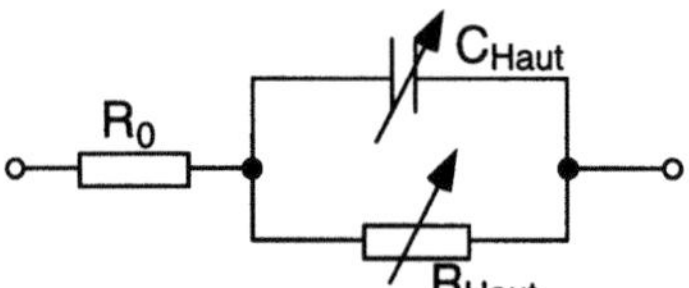

Abb. 5.12. Elektrisches Ersatzschaltbild der Haut

5.2.3 Messung der Hautimpedanz

In einigen Fällen ist es erforderlich, den genauen Frequenzverlauf der Hautimpedanz zu bestimmen. Grundlage hierfür ist eine konventionelle Zweielektrodenanordnung, bei der ein Strom I der Frequenz f eingespeist und der dadurch verursachte Spannungsabfall U gemessen wird. Gemessen wird bei konstantem Strom und verschiedenen Frequenzwerten der Real- und Imaginärteil der Impedanz, aus denen dann Betrag und Phasenverschiebung bestimmt werden.

Neben der gesuchten Hautimpedanz, die in dem geschlossenen Kreis doppelt auftritt, muss die zweifache Elektrodenimpedanz sowie die Impedanz des Gewebes berücksichtigt werden. Demzufolge gilt für den gesuchten Wert von Z_{Haut}

$$Z_{Haut} = \frac{1}{2}\left(\frac{U}{I} - 2Z_{El} - Z_{Gew}\right). \tag{5.24}$$

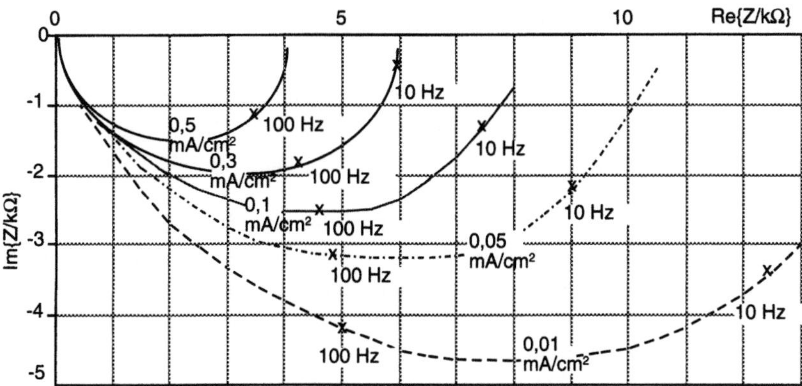

Abb. 5.13. Ortskurven der Hautimpedanz Z_{Haut} mit der Stromdichte S und der Frequenz f als Parameter

Die Elektrodenimpedanz ergibt sich idealerweise durch potentiostatische Messungen in einem bekannten, hochkonzentrierten Elektrolyten. Der Wert von Z_{Gew} lässt sich aus Vierelektrodenmessungen gewinnen, bei denen der Messstrom durch die beiden äußeren Elektroden eingespeist wird und der Spannungsabfall im Gewebe über die beiden inneren erfasst wird. Die Messung muss dabei annähernd stromlos erfolgen, um Polarisationseffekte und den Einfluss der Elektrodenimpedanz auszuschließen. Durch Verwendung eines Messgerätes mit sehr hoher Eingangsimpedanz werden Ströme im Bereich von 10^{-12} A erreicht.

Die Ergebnisse zeigen, dass die subkutane Gewebeimpedanz annähernd reell ist und etwa 48 Ohm/m beträgt. Dieser sehr kleine Wert bewirkt, dass der Strom von einer Ableitelektrode senkrecht durch die Haut, durch das subkutane Gewebe und wieder senkrecht durch die Haut zur anderen Elektrode fließt.

Abb. 5.13 zeigt derart ermittelte Ergebnisse für die Hautimpedanz in Form einer Ortskurve. Danach ist die Hautimpedanz für Frequenzen kleiner 0,1 Hz fast reell. Mit zunehmender Frequenz werden die Impedanzwerte komplex und betragsmäßig kleiner. Außerdem zeigen die Kennlinien, dass die Hautimpedanz um so kleiner ist, je größer die Stromdichte wird. Aus messtechnischer Sicht ist ferner zu beachten, dass die Hautimpedanz starken zeitlichen Schwankungen unterliegt. Abb. 5.14 zeigt die verschiedenen Einflussmöglichkeiten auf. Daraus wird ersichtlich, dass insbesondere physische bzw. psychische Belastungen erhebliche Auswirkungen besitzen.

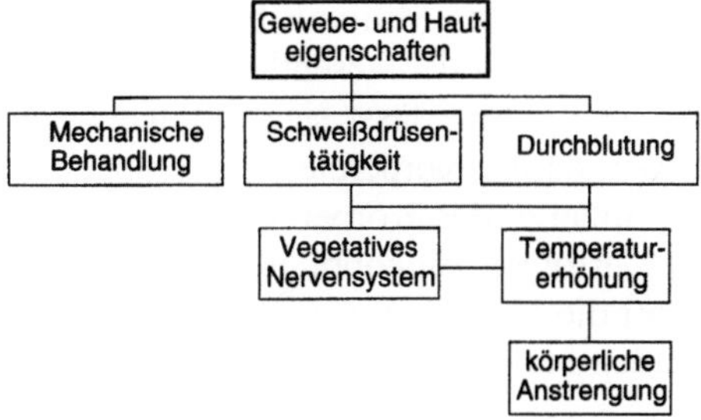

Abb. 5.14. Möglichkeiten der Hautimpedanzbeeinflussung

5.3 Ersatzschaltbild des Gesamtsystems

Als Elektrodenübergangsimpedanz wird die Summe aus Elektroden- und Hautimpedanz sowie dem Widerstand des Kontaktmediums bezeichnet. Unter Berücksichtigung der einzelnen Komponenten erhält man das folgende Gesamtersatzschaltbild (Abb. 5.15).

Die Ableitung von bioelektrischen Signalen erfolgt über Spannungsmessungen. Bei diesem Vorgehen muss das Prinzip der Spannungsanpassung beachtet werden, d. h. die Innenimpedanz einer auszumessenden Spannungsquelle muss wesentlich kleiner als die Eingangsimpedanz des verwendeten Registrierverstärkers sein, um Signalverzerrungen zu vermeiden.

Als Innenimpedanz muss bei dem vorliegenden Messproblem die Summe aus Gewebewiderstand R_{Gew}, Hautimpedanz Z_{Haut} und Elektrodenimpedanz Z_{El} angesehen werden. Da die Leitfähigkeit des Kontaktmediums normalerweise sehr groß ist, werden hauptsächlich die Elektroden und die Hautimpedanz Beiträge zur Quellenimpedanz leisten.

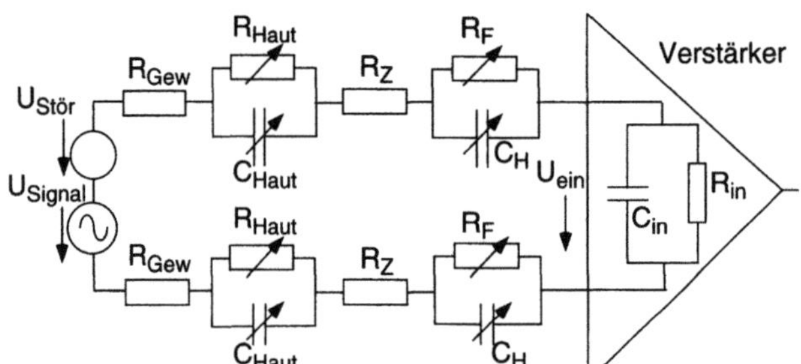

Abb. 5.15. Elektrisches Ersatzschaltbild der Registriereinheit zwischen Elektrode und subkutanem Gewebe

5.4 Ableittechnik

Prinzipiell lässt sich das über die Elektroden ableitbare elektrische Signal in zwei qualitativ unterschiedliche Anteile zerlegen, das Nutzsignal und das Störsignal. Das Nutzsignal ist eine bestimmte, am Messobjekt auftretende Potenzialdifferenz, deren messtechnische Erfassung mit Hilfe des Ableitsystems durchgeführt werden soll. Alle anderen vom Ableitsystem ebenfalls registrierten elektrischen Signale werden als Störsignal zusammengefasst.

Im vorliegenden Fall der Elektrokardiographie besitzt das Nutzsignal an der Körperoberfläche Amplituden von einigen Mikro- bis Millivolt bei einer Bandbreite von etwa 200 Hz. Herkunft, Größe und Qualität der wesentlichen Störsignale veranschaulicht Abb. 5.16. Der menschliche Körper lässt sich in guter Näherung als rein ohmscher Widerstand auffassen, da die Körperelektrolyte über eine ausreichend hohe Leitfähigkeit verfügen. Solange der Körper keinen leitenden Kontakt zu einem Bezugspotenzial besitzt, erfolgen Einkopplungen vorwiegend über Streukapazitäten. Zum einen ist hierbei die über C_S angebundene Störquelle U_S zu nennen. In konventionellen Gebäuden stellt z. B. jede Netzleitung eine derartige Quelle dar. Zum anderen ist der Körper über eine analoge Streukapazität C_B an das Bezugspotenzial der Registriereinheit angebunden. Obwohl diese Kapazitäten nur einige pF betragen, stellen sie doch einen annähernd symmetrischen Spannungsteiler dar, so dass etwa die Hälfte der Störspannung am Körper anliegt[1]. Es stellt sich damit die Aufgabe, das Nutzsignal aus einem im Normalfall um fünf Größenordnungen höheren Störsignal zu gewinnen.

Zur technischen Lösung wird die Eigenschaft der Gleichphasigkeit der Störsignale ausgenutzt. Die Störungen liegen in der Regel an allen Punkten des Körpers in gleicher Amplitude und Phase an und werden daher als Gleichtaktsignal bezeichnet. Das gesuchte Nutzsignal stellt dagegen ein Differenzsignal dar, so dass sich eine Störeliminierung über Differenzbildung anbietet.

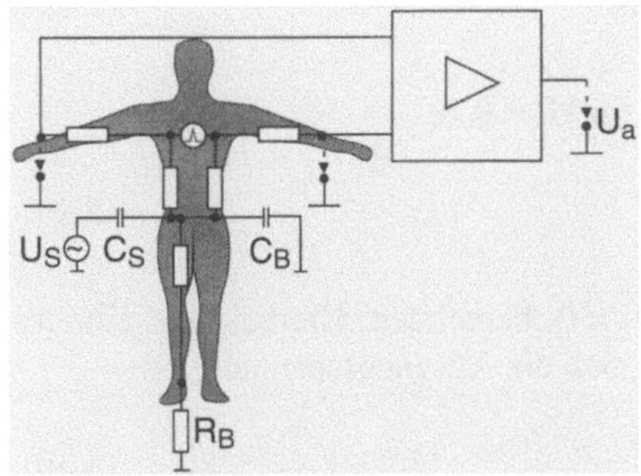

Abb. 5.16. Veranschaulichung der Störeinkopplungen und der Messbedingungen bei der Ableitung eines Elektrokardiogramms

5.4.1 Der Operationsverstärker als Subtrahierer

Den grundsätzlichen Aufbau eines Subtrahierers zeigt Abb. 5.17. Die an den beiden Eingängen anliegenden Spannungen U_N und U_P sind jeweils aufgeteilt in einen gemeinsamen Gleichanteil U_{Gl}, der die Störspannungen repräsentiert, und das symmetrisierte Differenzsignal U_D.

$$U_N = U_{Gl} + \frac{U_D}{2} \tag{5.25}$$

$$U_P = U_{Gl} - \frac{U_D}{2} \tag{5.26}$$

Die Gleichtaktspannung entspricht somit dem arithmetischen Mittel aus U_N und U_P, das gesuchte Nutzsignal der Differenz aus beiden Spannungen.

---

[1] Prinzipiell liesse sich der Körper zwar erden (z.B. über den Widerstand R_B), um auf diese Weise das Störsignal zu minimieren. Bis in die 90er Jahre hinein wurde dies auch tatsächlich noch praktiziert. Allerdings stellt diese Methode ein erhöhtes Sicherheitsrisiko dar, da im Fehlerfall ein hoher Fehlerstrom direkt durch den Patienten zum Bezugspotenzial fließen würde, was u.U. tödliche Folgen hätte. Die direkte Erdung ist daher heutzutage verboten. Vielmehr ist eine 4 kV Trennung vom Bezugspotenzial vorgeschrieben.

Die Verstärkung einer derartigen Subtrahiererschaltung lässt sich am einfachsten mit Hilfe des Überlagerungssatzes bestimmen. Er besagt, dass bei einem linearen System die Ausgangsspannung U_a als unabhängige Überlagerung der einzelnen Eingangsspannungen verstanden werden darf. Sei zunächst $U_N = 0$. In diesem Fall liegt ein einfacher nicht-invertierender Verstärker vor, dessen positiver Eingang über einen Spannungsteiler angesteuert wird. Für die Ausgangsspannung gilt dann

$$U_a = \left(1 + \frac{R_N}{R_N/\alpha_N}\right) \cdot U_+ = (1 + \alpha_N)U_+, \tag{5.27}$$

mit

$$U_+ = \frac{R_P}{R_P/\alpha_P + R_P} U_P = \frac{\alpha_P}{1 + \alpha_P} U_P. \tag{5.28}$$

Damit ergibt sich die Ausgangsspannung für $U_N = 0$ zu

$$U_a = (1 + \alpha_N)\frac{\alpha_P}{1 + \alpha_P} U_P. \tag{5.29}$$

Analog lässt sich der zweite Fall, d.h. $U_P = 0$, berechnen. Hierbei liegt eine invertierende Verstärkerschaltung vor, so dass sich die Ausgangsspannung als

$$U_a = -\frac{R_N}{R_N/\alpha_N} U_N = -\alpha_N U_N \tag{5.30}$$

angeben lässt. Damit ergibt sich gemäß dem Überlagerungssatz die Ausgangsspannung der in Abb. 5.17 gezeigten Subtrahiererschaltung zu

$$U_a = (1 + \alpha_N)\frac{\alpha_P}{1 + \alpha_P} U_P - \alpha_N U_N. \tag{5.31}$$

Für den Fall exakt gleicher Spannungsteilererverhältnisse

$$\alpha_N = \alpha_P = \alpha \tag{5.32}$$

gilt für die Ausgangsspannung

$$U_a = \alpha(U_P - U_N) = \alpha U_D. \tag{5.33}$$

In diesem Fall liegt also eine tatsächliche Differenzbildung vor. Die Schaltung nach Abb. 5.17 hat jedoch den großen Nachteil, dass die Eingangsimpedanz für eine Spannungsanpassung zu niedrig ist, da sie nicht der Eingangsimpedanz des Operationsverstärkers entspricht, sondern vielmehr durch die Spannungsteiler vorgegeben ist. Damit liegt die Eingangsimpedanz in der Regel bei einigen 10 kΩ. Da die Quellenimpedanz, also die Summe aus Gewebewiderstand, Hautimpedanz und Elektrodenübergangsimpedanz deutlich über dieser Größenordnung liegt, treten mit reinen Subtrahiererschaltungen deutliche Signalverzerrungen auf. Aus diesem Grund bedarf es einer zusätzlichen vorgeschalteten Impedanzwandlerstufe.

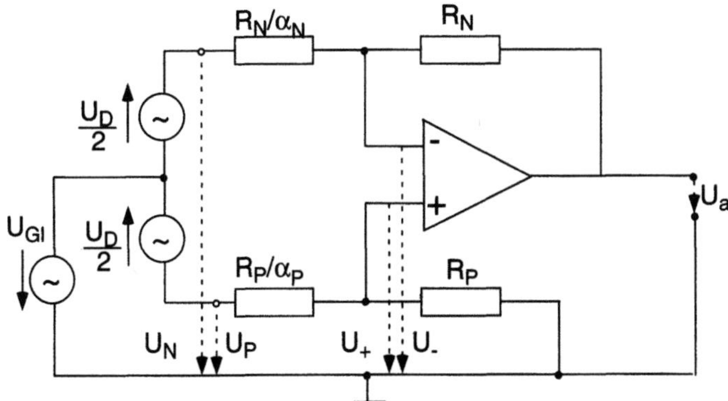

Abb. 5.17. Prinzipieller Aufbau eines Subtrahierers auf der Grundlage eines Operationsverstärkers

5.4.2 Die Impedanzwandlerstufe

Ziel der Impedanzwandlerstufe ist es, die Eingangsimpedanz der Registriereinheit so hoch zu setzen, dass keine Strombelastung der Quelle auftritt. Eine mögliche Realisierungsform zeigt Abb. 5.18. Im gezeigten Beispiel berechnet sich die Signalverstärkung der Eingangsstufe aus dem Verhältnis der anliegenden Spannungen und dem Spannungsteilerverhältnis aus R_1 und R_2.

Es gilt

$$\frac{R_1}{R_1 + 2R_2} = \frac{U_2 - U_1}{U_P - U_N}. \tag{5.34}$$

Damit folgt für die Verstärkung des Differenzsignals

$$U_P - U_N = \left(1 + \frac{2R_2}{R_1}\right) U_D. \tag{5.35}$$

Durch die vorgeschaltete Impedanzwandlerstufe lässt sich also sowohl eine erste Verstärkung erzielen als auch die geforderte hohe Eingangsimpedanz sicherstellen. Die Gesamtverstärkung ergibt sich aus dem Produkt der beiden Einzelverstärkungen nach Gl. 5.31 und Gl. 5.35. Die Hintereinanderschaltung von Impedanzwandler und Subtrahierer wird in der Praxis auch als Instrumentenverstärker bezeichnet. Da die Gleichtaktverstärkung der ersten Stufe stets 1 ist, wird die Gesamtverstärkung in aller Regel durch R_1 und R_2 realisiert. α_N und α_P werden dann auf 1 gesetzt.

An dieser Stelle muss jedoch angemerkt werden, dass zu hohe Eingangsimpedanzen als unnötige Rauschquellen wirken. Entwicklungsziel muss daher sein, die Eingangsimpedanz so groß wie nötig zu machen und nicht so groß wie möglich. Theoretisch müsste daher für jeden Anwendungsfall eine Messung der Quellenimpedanz und im Anschluss eine entsprechende Anpassung der Eingangsimpedanz erfolgen. In der Praxis werden jedoch meist Verstärker mit einigen MΩ ohne genauere Analyse verwendet.

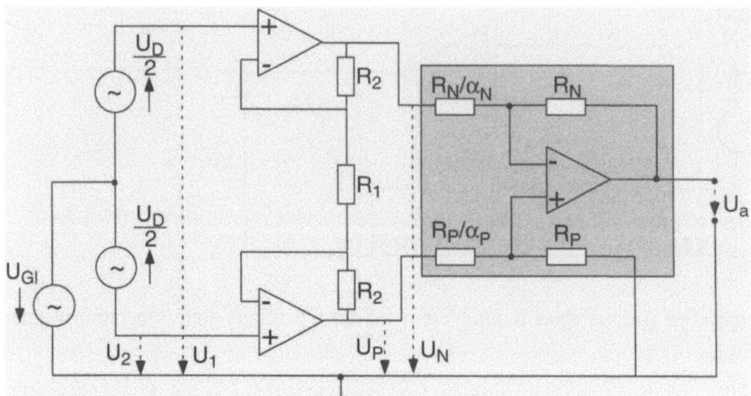

Abb. 5.18. Subtrahierer mit vorgeschalteter Impedanzwandlerstufe

5.4.3 Die Gleichtaktunterdrückung

Gemäß Gl. 5.33 lässt sich mit Hilfe einer Subtrahiererschaltung prinzipiell das reine Nutzsignal ohne jegliche Gleichtaktkomponente gewinnen. Dies setzt zum einen ideale Operationsverstärker voraus, zum anderen ein exakt gleiches Widerstandsverhältnis nach Gl. 5.32. Beides ist in der Realität nicht gegeben, so dass am Ausgang auch Störkomponenten anliegen. Die hierfür maßgebende Größe ist die Gleichtaktunterdrückung G[2], die als Quotient aus Differenzverstärkung A_D und Gleichtaktverstärkung A_{Gl} definiert ist.

$$G = \frac{A_D}{A_{Gl}}. \tag{5.36}$$

Dabei gelten folgende Definitionen

$$A_D = \left.\frac{U_a}{U_D}\right|_{U_{Gl}=0}, \tag{5.37}$$

$$A_{Gl} = \left.\frac{U_a}{U_{Gl}}\right|_{U_D=0}. \tag{5.38}$$

Zur Bestimmung der Gleichtaktunterdrückung einer Subtrahiererschaltung nach Abb. 5.17 muss die allgemeine Lösung der Ausgangsspannung (Gl. 5.31) nach

---

[2] Häufig wird auch in deutschsprachigen Datenblättern die Bezeichnung CMRR für die Gleichtaktunterdrückung angegeben. Dies ist auf die entsprechende englische Übersetzung „common mode rejection ratio" zurückzuführen.

Gleichtakt- und Differenzanteil aufgelöst werden. Durch Einsetzen von Gl. 5.25 und Gl. 5.26 in Gl. 5.31 erhält man

$$U_a = \left(\frac{1+\alpha_N}{1+\alpha_P}\alpha_P - \alpha_N\right)\cdot U_{Gl} + \frac{1}{2}\left(\frac{1+\alpha_N}{1+\alpha_P}\alpha_P + \alpha_N\right)\cdot U_D. \tag{5.39}$$

Daraus folgt für die Gleichtaktunterdrückung eines Subtrahierers

$$G = \frac{A_D}{A_{Gl}} = \frac{1}{2}\frac{(1+\alpha_N)\alpha_P + (1+\alpha_P)\alpha_N}{(1+\alpha_N)\alpha_P - (1+\alpha_P)\alpha_N}. \tag{5.40}$$

Wie bereits gezeigt, ergibt sich der ideale Fall maximaler Gleichtaktunterdrückung bei idealem Abgleich der Spannungsteiler nach Gl. 5.32. In diesem Fall entspricht die Gleichtaktunterdrückung des Subtrahierers der Gleichtaktunterdrückung des Operationsverstärkers. Mit heutiger Technologie lassen sich Werte bis etwa 110 dB erreichen. Für den Fall eines nichtidealen Abgleichs werde folgende Vereinfachung eingeführt

$$\alpha_N = \alpha - \tfrac{1}{2}\Delta\alpha \quad \text{bzw.} \quad \alpha_P = \alpha + \tfrac{1}{2}\Delta\alpha. \tag{5.41}$$

Dann lässt sich die Gleichtaktunterdrückung umschreiben zu

$$G \approx (1+\alpha)\frac{\alpha}{\Delta\alpha}. \tag{5.41}$$

Zur Veranschaulichung der Konsequenzen dieser Gleichung diene folgendes Zahlenbeispiel: Beträgt das Nutzsignal $U_D = 1$ mV, das Störsignal $U_{Gl} = 10$ V und die Verstärkung $\alpha = 100$, so ergibt sich die in Tabelle 5.4 wiedergegebene Abhängigkeit von der Spannungsteilertoleranz.

Es zeigt sich, dass sich erst bei ausgesprochen geringen Toleranzen von 0,1 % halbwegs akzeptable Werte für die Gleichtaktunterdrückung erzielen lassen. Heutzutage wird dieser Abgleich der Spannungsteiler nicht mehr durch Selektion der Widerstände oder Verwenden eines Potentiometers realisiert, sondern durch integrierte Instrumentenverstärker (Schaltung analog zu Abb. 5.18), bei denen sich die Spannungsteiler auf dem Chip befinden und vollautomatisch lasergetrimmt wurden.

Tabelle 5.4. Einfluss der Spannungsteilertoleranz auf die Gleichtaktunterdrückung des Subtrahierers

Toleranz	$\Delta\alpha/\alpha = 5\%$	$\Delta\alpha/\alpha = 1\%$	$\Delta\alpha/\alpha = 0{,}1\%$
Gleichtaktunterdrückung G^3	66 dB	80 dB	100 dB
Nutzsignal/Störsignal	1:5	1:1	10:1

---

[3] Die Gleichtaktunterdrückung wird in aller Regel in dB angegeben, was dem 20fachen des Logarithmus des linearen Wertes entspricht.

5.4.4 Bezugspotenzialsteuerung

Für den Fall, dass die Gleichtaktunterdrückung der verwendeten Schaltung noch keine befriedigenden Verhältnisse von Netz- zu Störsignal liefert bzw. das Gleichtaktsignal aufgrund kapazitiver Einkopplungen zu hoch ist, ist zusätzlich eine Bezugspotenzialsteuerung erforderlich, die auch unter dem Namen „driven right leg" bekannt geworden und deren Prinzip in Abb. 5.19 dargestellt ist.

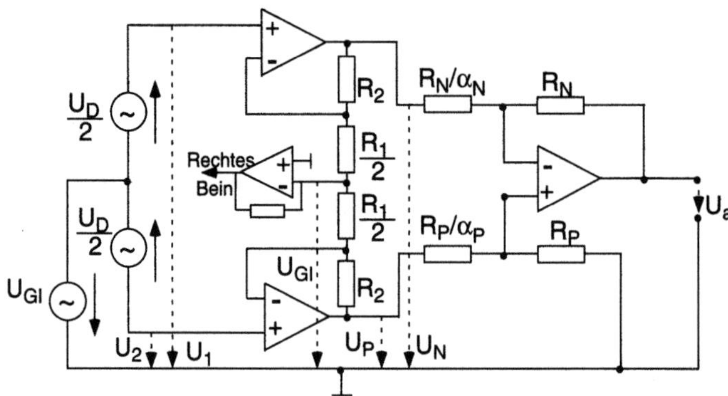

Abb. 5.19. Bezugspotenzialsteuerung

Im Mittelpunkt des Eingangsspannungsteilers liegt aus Symmetriegründen die reine Gleichtaktspannung an. Wird sie über einen invertierenden Verstärker an den zu untersuchenden Körper zurückgekoppelt, so vermindert sich bei entsprechender Verstärkung das Gleichtaktsignal. Eine weitere häufig angewandte Methode zur Gewinnung der Gleichtaktspannung besteht in der Verknüpfung von U_N und U_P über einen Summierer.

5.4.5 Der EKG-Verstärker

Abbildung 5.20 zeigt ein Realisierungsbeispiel für einen EKG-Verstärker unter Verwendung hochintegrierter Bausteine. Die beiden Kernkomponenten sind der Instrumentenverstärker INA 102 sowie der Operationsverstärker OPA 121. Sie dienen der in den vorangegangenen Kapiteln erläuterten Subtraktion und Bezugspotenzialsteuerung.

Die an den Eingängen bzw. am Bezugspotenzialausgang eingefügten Dioden und Überspannungsschutzelemente (NE2H) dienen dem Schutz der Schaltung vor externen Überspannungen, wie sie z. B. während einer Defibrillation auftreten. Das RC-Netzwerk am Eingang des Instrumentenverstärkers bildet einen Tiefpaß, der eine erste Bandbegrenzung des Eingangssignals bewirkt. Der ebenfalls erforderliche Hochpaß zur Unterdrückung niederfrequenter Störungen und Offsets befindet sich am Ausgang des Instrumentenverstärkers.

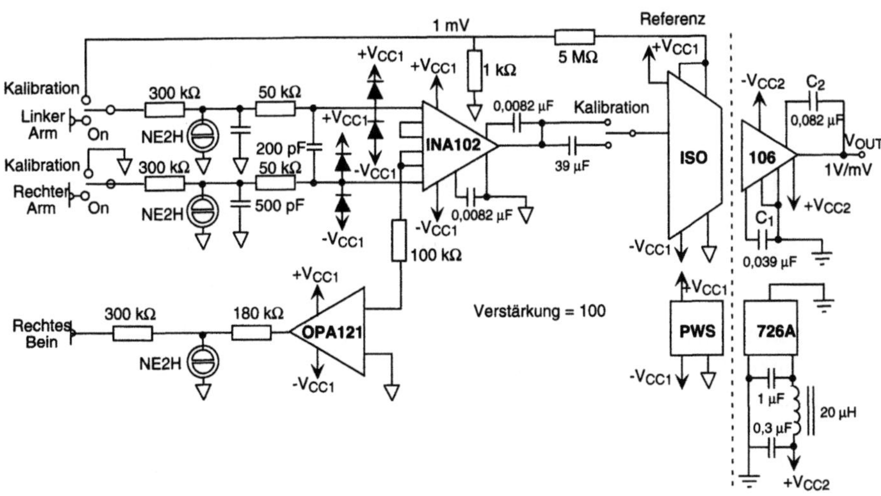

Abb. 5.20. Schaltung eines EKG-Verstärkers mit Bezugspotentialsteuerung und galvanischer Trennung

Um die nach dem Medizinproduktegesetz (MPG) sowie einschlägigen Normen vorgeschriebene galvanische Trennung des Patienten von der Netzspannung sicherzustellen, ist sowohl die Spannungsversorgung über den DC-DC-Wandler PWS 726A als auch das Ausgangssignal mit Hilfe des Isolationsverstärkers ISO 106 galvanisch entkoppelt. Das erste Bauelement basiert auf einem Übertrager, dessen Primärspannung moduliert und dessen Sekundärspannung gleichgerichtet und gefiltert wird. Die galvanische Trennung des Isolationsverstärkers erfolgt über eine kapazitive Kopplung. Der hier gezeigte Weg ist nur als Beispiel gedacht, d.h. die konkrete Bauteilauswahl muss den speziellen Erfordernissen angepasst werden. Die Vierteilung in Filter, Verstärkung, Bezugspotenzialsteuerung und galvanische Trennung gilt jedoch für alle EKG-Verstärkerschaltungen.

5.5 Nichtinvasive Ableitverfahren

Zur Beurteilung der Gesamtaktivität des Herzens ist prinzipiell eine dreidimensionale Erfassung des Herzvektors erforderlich. Aufgrund der Körperform ist jedoch eine mathematisch ideale Ableitung im Sinne eines kartesischen Koordinatensystems nicht möglich. Aus diesem Grund wurden empirisch Standards entwickelt, die es erlauben, an der Körperoberfläche die wesentlichen Informationen reproduzierbar zu erfassen. Zu diesen nichtinvasiven Verfahren zählen die Ableitungen nach Einthoven, Goldberger und Wilson. Franck versuchte schließlich, ein annähernd orthogonales Verfahren zu etablieren.

5.5.1 Einthoven-Ableitungen

Aus der vektoriellen Betrachtungsweise der elektrischen Herzfunktion entwickelten sich die Extremitätenableitungen nach Einthoven, bei denen die Spannungen zwischen dem rechten und dem linken Arm, dem rechten Arm und dem linken Fuß sowie zwischen dem linken Arm und dem linken Fuß gemessen werden (Abb. 5.21). Das rechte Bein dient als „Erde" und damit der Bezugspotentialsteuerung.

Ableitung I	linker Arm (gelb)	rechter Arm (rot)
Ableitung II	linker Fuß (grün)	rechter Arm (rot)
Ableitung III	linker Fuß (grün)	linker Arm (gelb)

(Die Farben in Klammern sind genormte Farbmarkierungen der Verbindungsstecker).

Das Ableitsystem ist derart definiert, dass der rechte Arm in Ableitung I und II und der linke Arm in Ableitung III immer mit dem negativen Eingang des Registrierverstärkers verbunden werden. Als Folge ergibt sich in den registrierten Signalen im Normalfall eine positive R-Zacke. Die registrierten Spannungen werden mit U(I), U(II) und U(III) bezeichnet. Nach Kirchhoff gilt, dass die Umlaufspannung unabhängig vom Weg gleich Null ist. Unter Berücksichtigung der Vorzeichen für einen Umlauf erhält man für das Extremitäten-EKG

$$U(I) + U(II) + U(III) = 0. \tag{5.42}$$

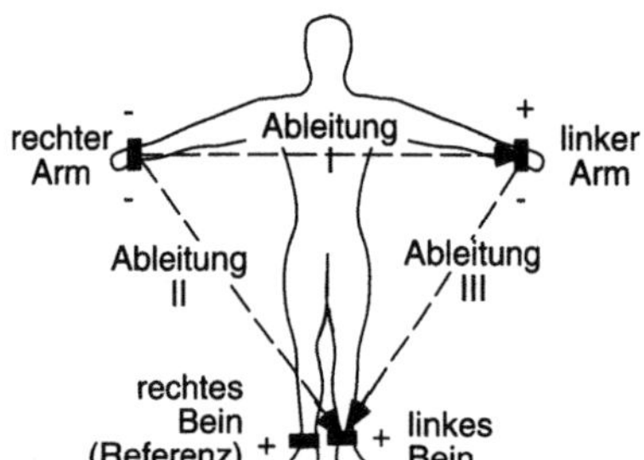

Abb. 5.21. Extremitätenableitungen nach Einthoven

5.5.2 Goldberger-Ableitungen

Ergänzend zu den bipolaren Extremitätenableitungen nach Einthoven hat Goldberger drei weitere Standardableitungen, die Extremitätenableitungen nach Goldberger eingeführt, die sich in der klinischen Routine eingebürgert haben (Abb. 5.22). Sie gehören zu den unipolaren Ableitungen, bei denen die Spannung zwischen einem definierten Ort auf der Körperoberfläche und einem Bezugspunkt abgeleitet wird. Der Bezugspunkt ergibt sich aus dem Zusammenschluss von 2 Extremitäten über je einen Widerstand R von mindestens 5 kΩ. Der Widerstand R muss groß gegenüber dem Hautwiderstand, jedoch vernachlässigbar klein gegenüber dem Eingangswiderstand des nachgeschalteten Verstärkers sein. Bei der Bildung des Referenzpunktes ging man von der Überlegung aus, dass eine Potenzialmessung nur dann einwandfrei durchgeführt werden kann, wenn bei ihr das Bezugspotenzial konstant ist. Bei dem beschriebenen Referenzpunkt für die Goldberger-Ableitungen kann durch die Zusammenschaltung von nur zwei Extremitäten dieser elektrische Nullpunkt nur annähernd gebildet werden.

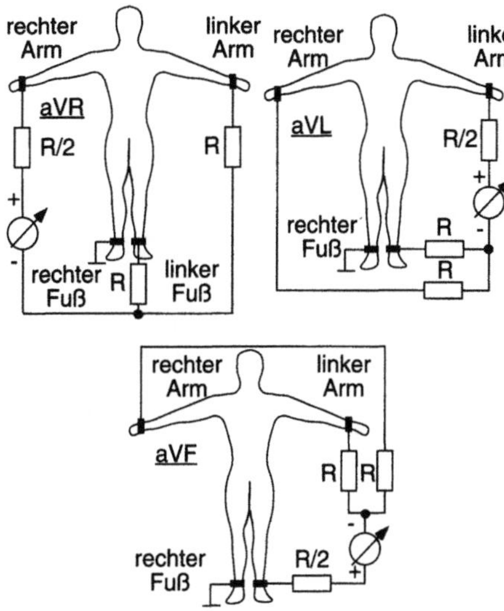

Ableitung aVR: rechter Arm (rot) – Bezugspunkt 1
Ableitung aVL: linker Arm (gelb) – Bezugspunkt 2
Ableitung aVF: linkes Bein (grün) – Bezugspunkt 3
(Die in Klammern angegebenen Farben sind die genormten Farbmarkierungen der Verbindungsstecker).

Abb. 5.22. Goldberger-Ableitungen

Unipolare Ableitungen werden grundsätzlich immer durch den Buchstaben V gekennzeichnet. Die Goldberger-Ableitungen werden deshalb als aVR, aVL und aVF bezeichnet, wobei der Buchstabe a „augmented" bedeutet und auf die größeren Amplituden im Vergleich zu den Einthoven-Ableitungen hinweist. Die letzten Buchstaben R, L und F geben den Ort der Ableitelektrode, rechter Arm, linker Arm bzw. linker Fuß an.

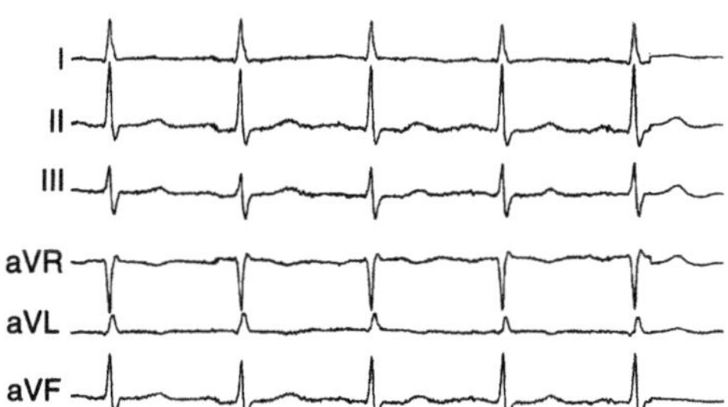

Abb. 5.23. Extremitäten EKG nach Einthoven und Goldberger: 0,05 -150 Hz

Bei der Ableitung aVR wird z. B. die Spannung zwischen dem rechten Arm und dem Bezugspunkt 1 gemessen, der sich aus der Zusammenschaltung von linkem Arm und linkem Bein ergibt. Als Ableitungslinie gilt dann die Winkelhalbierende zwischen Ableitung I und II im Einthoven-Dreieck (Abb. 5.21).

In entsprechender Weise entsteht die Ableitung aVL, die zwischen dem linken Arm und der Zusammenschaltung von rechtem Arm und linkem Fuß erfolgt. Die Ableitung aVF wird zwischen dem linken Fuß und der Zusammenschaltung von rechtem und linkem Arm vorgenommen.

Die bipolaren und unipolaren Extremitätenableitungen nach Einthoven bzw. Goldberger sind die ersten sechs Standardableitungen, die die wesentliche Information über die frontale Projektion des Dipolvektors enthalten (Abb. 5.23).

5.5.3 Wilson-Brustwandableitungen

Durch die herzfernen Ableitpunkte der Extremitätenableitungen lassen sich kleinere Störungen des Herzmuskels nicht erkennen, da die elektrische Feldstärke bzw. Stromdichte mit zunehmendem Abstand vom Herzen sehr rasch abfällt. Aus diesem Grund führte Wilson die Brustwandableitungen ein. Die Wilson-Ableitungen sind unipolare Ableitungen, die durch ihre herznahen Elektroden detaillierte Informationen über die Herzoberfläche liefern. Sie verwenden als Bezugselektrode den Zusammenschluss aller drei Extremitäten über Widerstände von ca. 3 kΩ (Abb. 5.24).

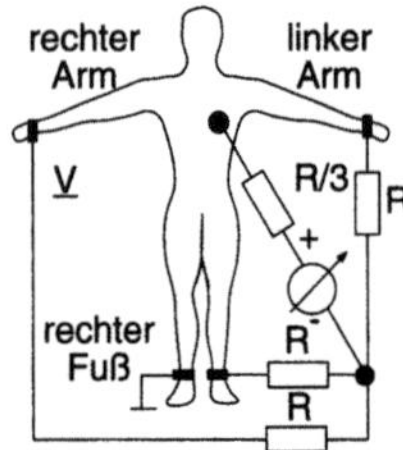

Abb. 5.24. Sternpunkt nach Wilson

Die Brustwandableitungen haben folgende Elektrodenlagen (Abb. 5.25):

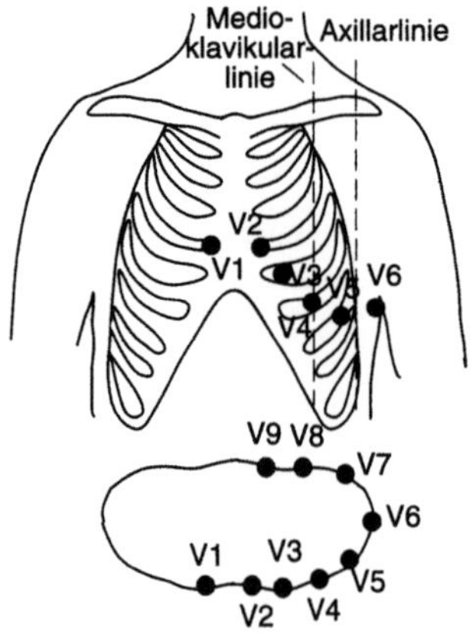

V1: Rechter Sternalrand IV. Interkostalraum (ICR) (rot)
V2: Linker Sternalrand IV. ICR (gelb)
V3: Zwischen V2 und V4 (grün)
V4: V. ICR an linker Medioklavikularlinie (MCL) (braun)
V5: Höhe von V4 auf der vorderen Axillarlinie (schwarz).
V6: Höhe von V4 auf der mittleren Axillarlinie (blau)
V7: Höhe von V4-V6 auf der hinteren Axillarlinie
V8: Höhe von V4-V6 auf der Skapularlinie
V9: Höhe von V4-V6 auf der Paravertebrallinie

Abb. 5.25. Elektrodenlagen für die Brustwandableitungen nach Wilson

Die Brustwand-Ableitpunkte liegen dem Herzen wesentlich näher und erfassen damit ein Potenzialfeld, das dem an der Herzoberfläche wesentlich besser entspricht. Dadurch sind die Spannungsintensitäten größer als die der Extremitäten-Ableitungen, was Aussagen über die elektrischen Vorgänge auf und im Herzen ermöglicht. Von den Brustwand-Ableitungen nach Wilson werden die ersten sechs als Standard-Ableitungen verwendet (Abb. 5.26).

Zusätzlich zu den linksthorakalen Ableitungen können selbstverständlich auch solche von der rechten Brustwand angefertigt werden. Sie haben die gleiche Nummerierung wie auf der linken Thoraxseite, erhalten jedoch zur Unterscheidung zusätzlich im Index ein „r". Da die Brustwandableitung V1 bereits auf der rechten Thoraxseite spiegelbildlich zur Brustwandableitung V2 liegt, nennt man die erste mit „r" bezeichnete Ableitung auf der rechten Thoraxhälfte V3$_r$.

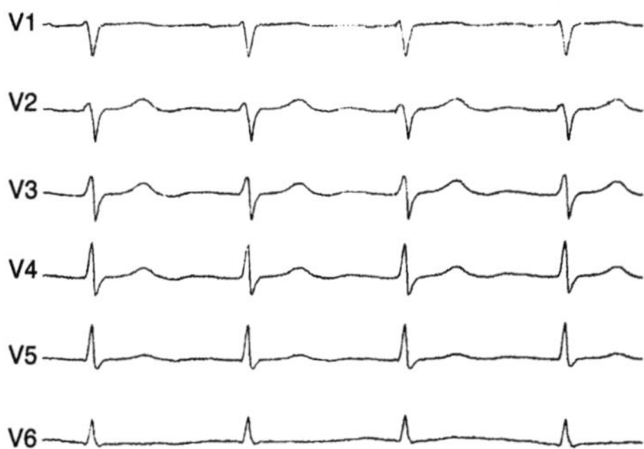

Abb. 5.26. Brustwandableitungen nach Wilson. Bandbreite: 0,05-150 Hz

5.5.4 Standardableitungen nach Nehb

Weitere interessante Ableitungen in der Horizontalebene sind die drei Ableitungen nach Nehb. Sie sind aus den bipolaren Extremitätenableitungen nach Einthoven entstanden, indem das Einthoven-Dreieck in Herznähe verlagert wurde. Dadurch entstand das sog. kleine Herzdreieck mit den folgenden drei Eckpunkten:
1. Zweite Rippe am Sternum,
2. Projektionsstelle der Herzspitze auf dem Rücken sowie
3. Herzspitze (Abb. 5.27).

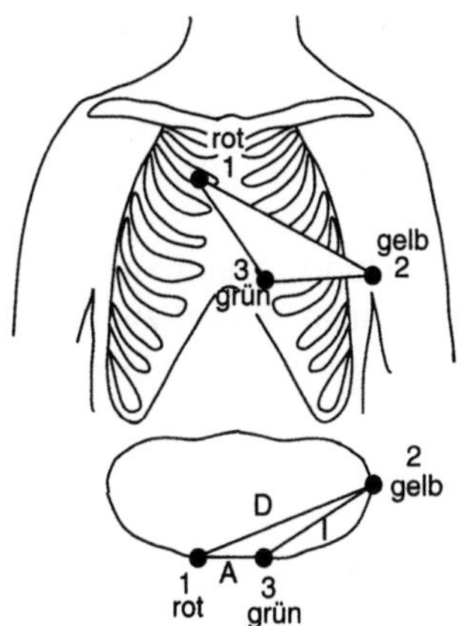

D (Nehb dorsal): Re. Sternalrand der 2. Rippe (rot) - li. Axillarlinie auf Apexhöhe (gelb)

A (Nehb anterior): Re. Sternalrand der 2. Rippe (rot) - Apexbereich (grün)

I (Nehb inferior): Li. Axillarlinie auf Apexhöhe (gelb) - Apex (grün)

Abb. 5.27. Kleines Herzdreieck nach Nehb

Die klinische Bedeutung der Nehb-Ableitungen liegt in einer Ergänzung der Ableitungen III und aVF sowie in der Registrierung von Ereignissen der Herzhinterwand. Die Zuordnung der Punkte des Einthoven-Dreiecks auf das Dreieck von Nehb ergibt folgende Zusammenhänge (Tabelle 5.5).

Tabelle 5.5. Zuordnung der Einthoven-Ableitungen zu den Ableitungen nach Nehb

Einthoven	Nehb (N.)
Ableitung I	Dorsal (D)
Ableitung II	Anterior (A)
Ableitung III	Inferior (I)

5.5.5 Cabrera-Kreis

Um eine schematische Interpretation der registrierten EKG-Ableitungen unter Berücksichtigung der Signalintensität und -polarität im Zusammenhang mit der Erregungsausbreitung im Herzen zu erhalten, führte Cabrera den sog. Cabrera-Kreis ein, der anhand der sechs Standard-Ableitungen in der Frontalebene entworfen wurde, aber auch auf die Brustwandableitungen anzuwenden ist. Zur Darstellung dieses Kreises wurden die Ableitlinien der sechs frontalen Standard-Ableitungen in den Mittelpunkt eines Kreises geschoben, der das gleichseitige Einthoven-Dreieck umschreibt. Die Schnittpunkte des Kreises mit den Ableitungslinien entsprechen dann den Ableitpunkten (Abb. 5.28).

Dieser Kreis mit seiner Einteilung erlaubt eine schnelle Orientierung über die Projektion der Momentanvektoren des resultierenden Dipols auf die frontale Ebene. Es ergeben sich immer dann maximale positive Ausschläge im EKG, wenn die Richtung des Vektors auf den Ableitpunkt hinweist und der Vektor parallel zur Ableitungslinie liegt. Liegt der zu beurteilende Vektor senkrecht zur Ableitungslinie, so ist sein Beitrag im EKG Null. Wird der Winkel zwischen Ableitungslinie und Vektor größer als 90°, registriert man in den EKG-Ableitungen negative Ausschläge (Abb. 5.28).

Mit Hilfe des Cabrera-Kreises lassen sich zum Zeitpunkt der R-Zacke die verschiedenen physiologischen Herzlagen im Thorax beschreiben. Hierfür wird die Winkelabweichung des maximalen Dipolvektors (R-Zacke) von der Ableitlinie I bestimmt. Im Normalfall liegt dieser Maximalvektor zwischen +30° und +60° (Normaltyp). Liegt ein verdrehter Dipolvektor zwischen 0° und -30° vor, wird diese Herzlage als Linkstyp bezeichnet.

Von einer Steillage (Steiltyp) spricht man bei einer Vektorrichtung zwischen +60° und +90° und von einer Rechtslage (Rechtstyp) bei einem Winkel zwischen +90° und 120°. Ferner ist der Horizontaltyp bei 0 Grad zu erwähnen. Die sog. überdrehten Lagetypen findet man bei Winkelabweichungen, die größer als -30° und größer als +120°sind.

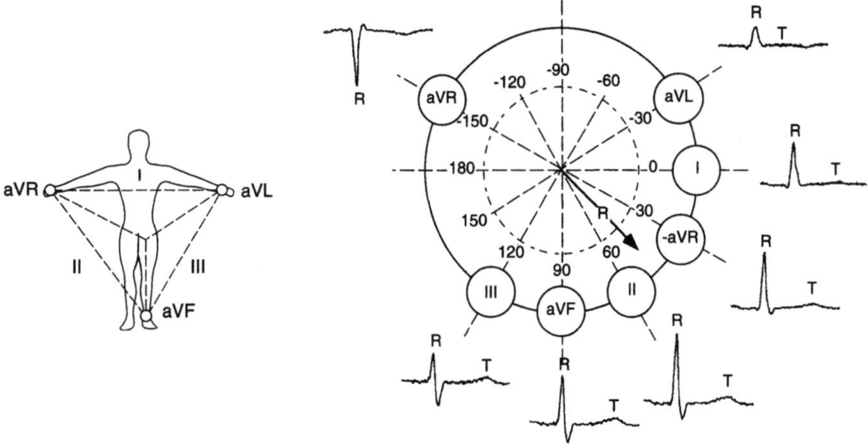

Abb. 5.28. Konstruktion des Cabrera-Kreises (Normaltyp)

5.5.6 Korrigiertes Franksches Ableitverfahren

Aus den in den vorangehenden Kapiteln angeführten Ableitmethoden des Elektrokardiogramms werden 12 routinemäßig in der klinischen Diagnostik eingesetzt. Man bezeichnet sie als Standardableitungen. Zu ihnen gehören die drei Extremitätenableitungen nach Einthoven (Abb. 5.21), die drei Goldberger-Ableitungen (Abb. 5.22), und die sechs Brustwandableitungen nach Wilson (Abb. 5.25).

Die Elektrokardiographie ist ein sog. inverses Untersuchungsverfahren, bei dem man, ausgehend von an der Körperoberfläche abgegriffenen elektrischen Potenzialdifferenzen, auf den Zustand des Herzens schließen kann. Der Rückschluss von den Körperoberflächen-EKG auf die Herzfunktion ist bisher ausschließlich durch Korrelation bestimmter EKG-Kurvenformen mit klinischen Beobachtungen gewonnen worden. Diese empirische Form der EKG-Diagnostik verhindert eine umfassende Information über die elektrische und damit verbunden auch mechanische Funktion des Herzens. Deshalb wurden aussagekräftigere Ableitverfahren entwickelt.

Erste systematische Arbeiten in dieser Richtung wurden von Burger und van Milan zwischen 1946 und 1948 veröffentlicht. Eine Voraussetzung ihrer Arbeiten war die Annahme, dass die elektrische Herzfunktion durch eine ortsfeste, aber in der Orientierung variable Dipolquelle ersetzt werden kann. Mit ihr führten sie Spannungsmessungen bei exzentrischer Dipollage zunächst an einem homogenen Phantom durch, dessen Gestalt dem menschlichen Körper nachmodelliert war. Später ersetzte man das homogene durch ein inhomogenes Phantom, wobei die Inhomogenitäten im Thoraxraum, wie Knochen- und Lungengewebe, sowie das Blut berücksichtigt wurden. Bei den Untersuchungen stellte man fest, dass die anatomischen Ableitachsen, die sich als verbindende Gerade zwischen den Ableitelektroden ergeben, nicht den elektrischen Ableitachsen entsprechen.

Basierend auf diesen Arbeiten wurden die orthogonalen Ableitsysteme entwickelt, die Spannungsmessungen auf der Körperoberfläche mit dem intrakardialen ortsfesten Dipol und seinen drei orthogonalen Komponenten in Zusammenhang brachten. Die anatomischen Verhältnisse beim Menschen führten jedoch u.a. durch die Exzentrizität und die Variationen der anatomischen Lage des Herzens, die wechselnde Form der Körperoberfläche bei verschiedenen Individuen sowie die Leitungsunterschiede der Gewebe zwischen Herz und Ableitpunkten zu der Erkenntnis, dass anatomisch orthogonale Ableitungen nicht unbedingt auch im elektrischen Sinn orthogonal sind. Dadurch treten Vektorverzerrungen auf, die die exakte Erfassung des räumlichen Vektors verhindern.

Aus diesen Erkenntnissen heraus führten Burger, Schmitt, McFee und Frank korrigierte orthogonale Ableitungen ein, von denen jedoch nur das Franksche Ableitverfahren eine große Verbreitung, speziell in den USA, gefunden hat (Abb. 5.29).

Bei dem korrigierten Ableitsystem nach Frank handelt es sich um eine empirisch entwickelte Messanordnung, bei der durch ein Widerstandsnetzwerk elektrisch orthogonale Ableitungen erreicht werden. Die Art und Dimensionierung des Netzwerkes ermittelte Frank durch umfangreiche Versuche an Torsomodellen und am Menschen.

Das Franksche Ableitsystem setzt sich aus sieben Elektroden zusammen, von denen die ersten fünf (A, C, E, I, M) in der Höhe des 5. ICR angebracht werden, die sechste am Hals und die siebte am Fuß. Die genauen Positionen der sieben Ableitelektroden und ihre den Ableitkabeln zugeordneten Farbmarkierungen ist der Abb. 5.29 zu entnehmen. Der positive Pol der Ableitung U_x liegt links am Körper, der von U_y am Fuß unten und der von U_z hinten am Rücken. Da alle elektrokardiographischen Registrierungen einen nach oben gerichteten (positiven) Ausschlag aufweisen, ergibt sich bei der räumlichen Konstruktion des Vektors zur Zeit der R-Zacke eine Richtung nach links unten hinten.

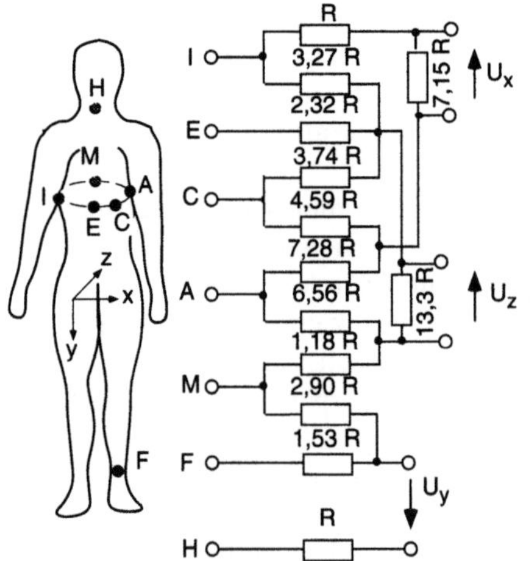

Elektrodenlage:

A: Linke mittlere Axillarlinie (braun-weiß-braun)

C: Brustwand links vorne im Winkel von 45° zu Elektrode A (grün-weiß-grün)

E: Vordere Mittellinie (gelb-weiß-gelb)

I: Rechte mittlere Axillarlinie (rot-weiß-rot)

M: Hintere Mittellinie über der Wirbelsäule (schwarz-weiß-schwarz)

F: Linker Fuß oder linker Unterschenkel (grün)

H: sStirn oder Nacken (violett-weiß-violett)

R: Eingangswiderstand des Registrierverstärkers

Abb. 5.29. Elektrodenlagen, Widerstandsnetzwerk und Ableitungen nach Frank

5.6 Elektrophysiologische Untersuchungen

Kardiale Arrhythmien haben vielfältige Ursachen. Therapeutische Konsequenzen hängen vom Grundleiden (KHK, Myokarditis, Elektrolytstörungen, endokrine Erkrankungen, hämodynamischen Faktoren, Schrittmacherfunktionsstörungen) und von der Art der Rhythmusstörung ab. Die Symptomatik kann sich in Form von Herzunruhe, Herzjagen, Herzstichen, Angina pectoris, Schwindel bis hin zu Ohnmachtszuständen äußern. Wesentlich für den Arzt ist es, die Rhythmusstörung im EKG zu erfassen und zu klassifizieren. Tabelle 5.6 vermittelt hierfür einen Stufenplan, der schrittweise abgearbeitet werden muss. Aus der Vielzahl von nichtinvasiven bis zu invasiven Verfahren ist ersichtlich, dass der Weg zur richtigen Diagnose und damit zur effizienten Therapie zunehmend von gerätetechnisch gut ausgerüsteten und interdisziplinär zusammengesetzten Arbeitsgruppen wahrgenommen werden muss.

Tabelle 5.6. Stufenplan der Rhythmusdiagnostik

Klinische Symptomatik	Anamnese
Nichtinvasive Untersuchungsmethoden	- 12 Kanal-Ruhe-EKG - Langzeit-EKG - Spätpotenzialanalyse - Ösophagus-EKG - Telefonische EKG-Übertragung - Body Surface Potential Mapping (BSPM)
Invasive Untersuchungsverfahren	- Implantierbare EKG-Event-Recorder - Intrakardiale Ableitungen und Stimulation - Vorhofstimulation - His-Bündel-Elektrographie - Programmierte Ventrikelstimulation - Neue Mapping-Verfahren (Multipolares Basket-Mapping, Elektromagnetisches Mapping, Noncontact Mapping, Ultraschall-Mapping) - Epikardiales Mapping

5.6.1 Ruhe-EKG

Das Ruhe-EKG mit dem 12-Kanal-Standardprogramm (I, II, III, aVR, aVL, aVF, V_1-V_6) erfasst in der Regel nur ständig bestehende Rhythmusstörungen. Gegebenenfalls sollte über 2-3 min mit niedriger Papiergeschwindigkeit (10 oder 25 mm/s) eine etwas größere Zeitspanne beobachtet werden. Atriale Rhythmusstörungen, AV-Blockierungen oder QT-Verlängerungen lassen sich auf diese Wiese als Auslöser von Beschwerden feststellen. Ventrikuläre Arrhythmien sind über das Ruhe-EKG nur bedingt zu registrieren und kaum zu quantifizieren.

Provokationstests können beim Standard-EKG ergänzend herangezogen werden (z. B. Belastungs-EKG oder Karotisdruckversuch: Frequenzabnahme > 5-10

Schläge pro min bei hypersensitivem Karotissinus; Atropintest (0,5-2,0 mg i.v.): Gestörte Sinusknotenfunktion liegt vor, wenn der Frequenzanstieg unter 25 % der Ausgangsfrequenz liegt bzw. die absolute Herzfrequenz unter 90/min bleibt).

5.6.2 Langzeit-EKG

Da die meisten Arrhythmien nur intermittierend auftreten, nimmt ihre Nachweiswahrscheinlichkeit mit der Dauer der EKG-Registrierung zu. Das langfristige Aufzeichnen des EKGs mit 2-3 Kanälen erfolgt über tragbare Recorder, die auf Bändern oder Festspeichern über 24-48 Stunden kontinuierlich die EKG-Potenziale speichern. Höher ausgerüstete Geräte gestatten, ein hochverstärktes EKG, die Langzeitblutdruckanalyse und weitere Funktionen parallel zu beurteilen. Teilweise werden preiswerte Systeme eingesetzt, die aufgrund von Speicherplatzbeschränkungen eine kontinuierliche Real-time-Analyse von 2-Kanal-Ableitungen durchführen und diskontinuierlich bestimmte EKG-Anomalien speichern und dokumentieren (sog. Event-Recorder). Nachteilig ist dabei die mangelhafte Zuordnung von klinischen Ereignissen zur EKG-Dokumentation.

Das Indikationsspektrum des Langzeit-EKG (auch Holter-EKG genannt) ist weitreichend. Es erstreckt sich von der Klärung subjektiver Symptome über prognostische Aussagen (z. B. bei ventrikulären Arrhythmien nach Myokardinfarkt, obstruktiven hypertrophen Kardiomyopathien oder dilatativen Kardiomyopathien mit niedriger Ejektionsfraktion) bis hin zu einer Therapieüberwachung, die z. B. die Effektivität einer medikamentösen Therapie zu beurteilen erlaubt. Zudem bezieht sich die Klassifikation ventrikulärer Rhythmusstörungen auf Befunde im Langzeit-EKG (sog. Lown-Klassen, Tabelle 5.7).

Tabelle 5.7. Definition der Lown-Klassen

Grad	Beschreibung
Grad 0	Keine ventrikulären Extrasystolen (VES)
Grad I	VES < 30/h
Grad II	VES > 30/h
Grad III a	Polytope VES
Grad III b	Ventrikulärer Bigeminus (VES und normaler Komplex im Wechsel)
Grad IV a	Couplets (2 VES nacheinander)
Grad IV b	Triplets (3 VES nacheinander) und höhergradige Salven
Grad V	Früh einfallende VES (R auf T-Phänomen)

Die EKG-Analyse findet mit hochleistungsfähigen Computern statt. Die Programme ermöglichen eine Frequenzanalyse (Fast-Fourier-Transformation) zur Artefakterkennung, eine rasche automatische Auswertung nach verschiedenen Kriterien, eine zeitlich geraffte manuelle Analyse (meist 60-120fache Geschwindigkeit mit Superposition der Komplexe) oder Stapelverarbeitung. Die gewonnenen Daten können als Muster-EKGs, als Vollausschrieb, numerisch als Herzfrequenz, als Anzahl supra- und ventrikulärer Arrhythmien, Pausen oder Schrittmacheraktionen sowie als Trendkurven (Histogramme) ausgegeben werden. Ein klinisch bezogener Protokollausdruck mit EKG-Beispielen schließt die Gesamtanalyse ab (Tabelle 5.8 und Abb. 5.30).

Tabelle 5.8 Langzeit-EKG-Report

Praxis:		Name	:				
		Vorname:	:				
		Alter	:				
		Geb.-Datum	:				
Arzt:		Geschl.	:				
		Patienten-Nr.	:				
		Station	:				
		Hausarzt	:				
Bearbeitet	:	Bearbeitet von	:				
Aufz.-Datum	:	Protokoll	:				
Aufzeichnungsdauer	:	Asystolische Pause ab					
Analysiert	:	Vorzeitigkeit SVES	:				
Recorder-Modell	:	Vorzeitigkeit VES	:				
Recorder-Referenz	:						
Indikation	:						
Ruhe-EKG	:						
Medikation							

ERGEBNIS

Mittl. HF Tag : Nacht:

	Zeit	Dauer	HF	Min.	Zeit	Dauer	HF	Max

Bradykardie HF <   Tachykardie HF >
Gesamtdauer: Gesamtdauer:
Anzahl: Anzahl:

Min. HF

Arrhythmie
  Gesamtdauer:
  Anzahl:

Pausen	**Dynamische Pausen**
Anzahl:	Anzahl:

Supraventrikuläre Extrasystolie	**Ventrikuläre Extrasystolie**
Isoliert:	Isoliert:
Bigemin.:	Bigemin.:
Trigemin.:	Trigemin.:
Couplets:	Monotope:| Polytope:
Salven:	Couplets:
	Salven:

BEFUND

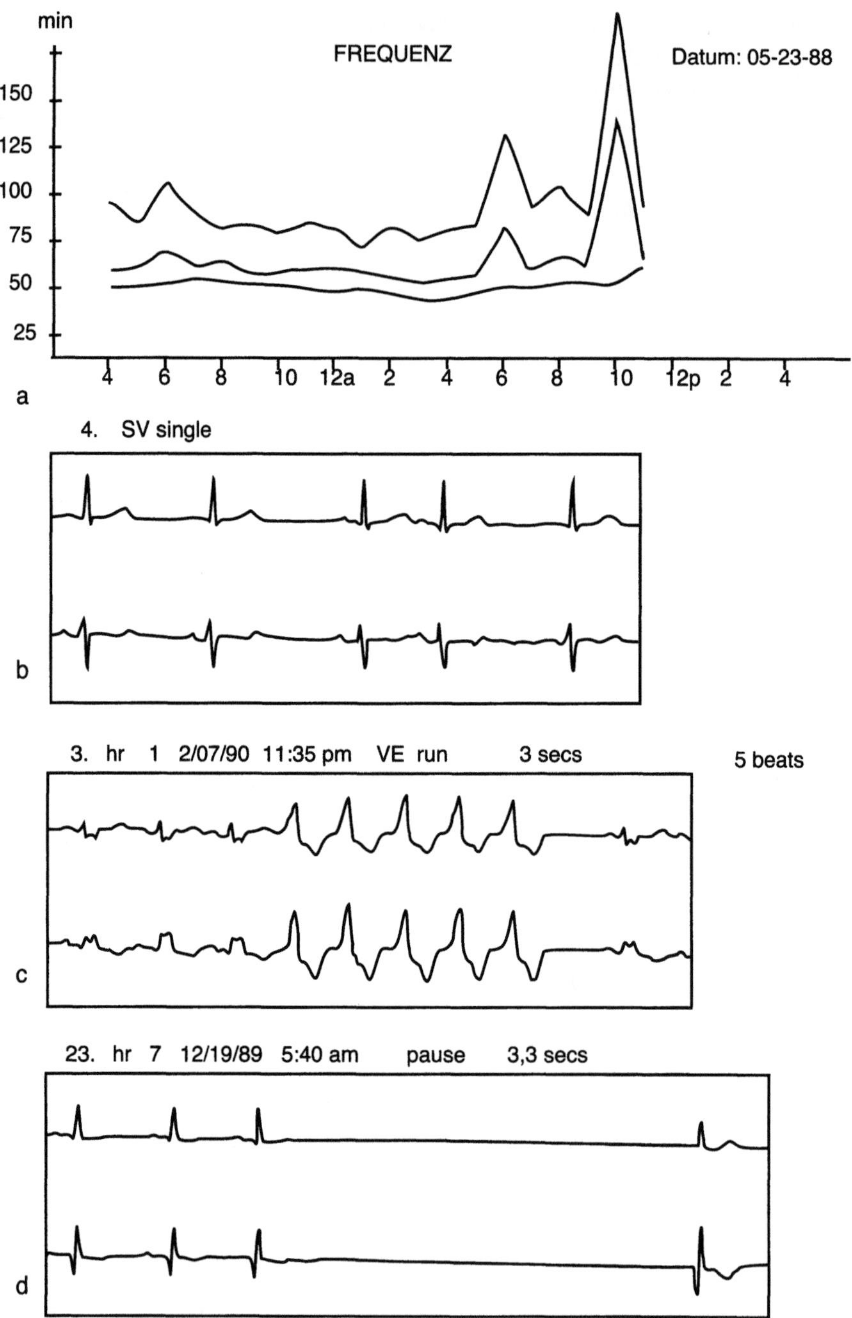

Abb. 5.30. Langzeit-EKG-Analyse: **a**) Frequenzgraphik mit paroxysmaler supraventrikulärer Tachykardie in der vorletzten Stunde der insgesamt 20stündigen Überwachung; **b**) Supraventrikuläre Extrasystole; **c**) Ventrikuläre Salve; **d**) SA-Blockierung mit einer Pause von 3,3 Sekunden und einer Ersatzsystole

Auf diese Weise lassen sich Art und Zahl der Arrhythmien (ES, Salven, Tachykardien, Pausen) zum Tagesablauf zuordnen. Eine unkontrollierte automatische Analyse ist jedoch durch Fehler belastet und schränkt die Interpretation ein. Die Kontrolle durch einen erfahrenen Arzt ist daher in jedem Falle ratsam. Neben dieser rein rhythmologischen Auswertung bieten moderne Systeme eine Reihe weiterer Analyseverfahren, die eine verfeinerte Diagnose ermöglichen.

5.6.2.1 Die ST-Streckenanalyse

Die ST-Streckenanalyse im Langzeit-EKG liefert Hinweise auf stumme Ischämieepisoden. Die totale Ischämiebelastung bei der KHK wird so abschätzbar. Als definierte Ableitpunkte dienen CM_5 (bipolare Ableitung zwischen oberem Sternum und V_5) sowie CC_5 (bipolare Ableitung zwischen V_5 rechts und links, Abb. 5.31). Insbesondere CC_5 erlaubt die Lokalisation einer Hinterwandischämie.

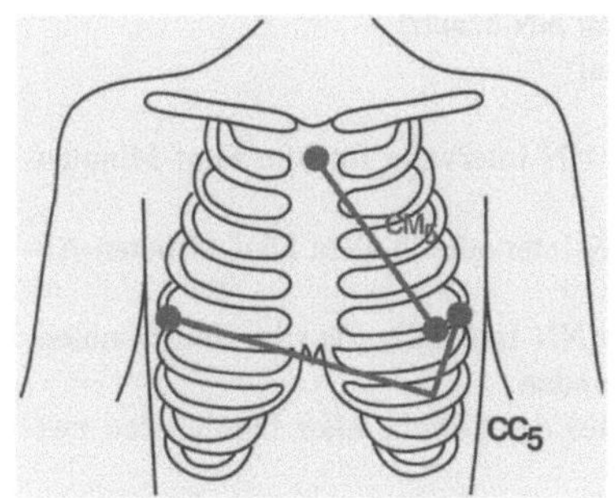

Abb. 5.31. Definierte Ableitpunkte beim Langzeit-EKG

Die Vermessung der ST-Strecken erfolgt in der Regel automatisch. Dabei werden die Amplituden der Herzschläge in mV einzeln bzw. über mehrere Aktionen gemittelt sowie die Dauer der ST-Streckenabweichung angegeben. Technische Voraussetzungen sind eine hohe Nulllinienstabilität, weitgehend fehlende Phasenverschiebungen und eine große Genauigkeit der Geräte, besonders im unteren Frequenzbereich (Standard der American Heart Association: 0,05-100 Hz). Die schnellen Reflexionen des QRS-Komplexes sind durch Informationen mit hohem Frequenzgehalt gekennzeichnet. Der sog. J-Punkt liegt im Übergangsbereich zwischen hohen und niedrigen Frequenzinhalten. Die Absenkung des J-Punktes kann durch nichtlineares Verhalten in jedem Frequenzbereich mitbedingt werden und führt zu falsch positiven Befunden [3, 9, 31, 58]. Die Kontrolle der automatischen ST-Analyse durch einen erfahrenen Untersucher ist zweckmäßig.

5.6.2.2 Analyse der Herzfrequenzvariabilität

Die Herzfrequenzvariabilität (HRV) gilt als Kriterium eines kardialen Risikos. Mit der HRV werden Schwankungen der Herzfrequenz von Herzschlag zu Herzschlag über längere Messzeiten hinweg erfasst. Zum Bestimmen der HRV liegen verschiedene Auswerteverfahren vor. Die zeitbezogene Messung (time domain) erfasst Intervalle der Herzaktionen über die Zeit und daraus errechnete Mittelwerte, Standardabweichungen und weitere Parameter. Die sog. frequenzbezogene Analyse (frequency domain) benutzt mathematische Verfahren - z. B. die schnelle Fourier-Analyse - und wandelt zeitbezogene Änderungen der Herzfrequenzabstände in frequenzbezogene Daten. Aus den kontinuierlichen Änderungen der Spektraldichteverteilung bzw. der Energiedichteverteilung (power) werden Frequenzbereiche und daraus abgeleitete Parameter berechnet. Zu Definitionen informiert die Tabelle 5.9 [53]. Für einige Messgrößen der HRV liegen vergleichbare Referenzbereiche vor (Tabelle 5.10).

Tabelle 5.9. Definitionen zur Herzfrequenzvariablität

Kürzel	Zeitbezogene Größen, statistische Größen
RR	Abstand zweier Herzschläge (R-Zacken im EKG). Diese Abkürzung kann im Deutschen zu Missverständnissen führen, da damit auch der Blutdruck gemeint sein kann. Daher wird üblicherweise die Abkürzung NN benutzt.
NN	Abstand zweier Herzschläge (normal to normal)
SDNN	Standardabweichung aller NN-Intervalle
SDNN-i	Mittelwert der Standardabweichungen aller NN-Intervalle für alle Fünf-Minuten-Abschnitte bei 24-Stunden-Aufzeichnungen
SDANN	Standardabweichung des Mittelwertes der NN-Intervalle in allen Fünf-Minuten-Abschnitten der gesamten Aufzeichnung
SDANN-i	Standardabweichung des mittleren normalen NN-Intervalls für alle Fünf-Minuten-Abschnitte bei einer Aufzeichnung von 24 Stunden
r-MSSD	Quadratwurzel des quadratischen Mittelwertes der Summe aller Differenzen zwischen benachbarten NN-Intervallen
pNN50	Prozentsatz der Intervalle mit mindestens 50 msec Abweichung vom vorausgehenden Intervall
SDSD	Standardabweichung der Differenzen zwischen benachbarten NN-Intervallen
NN50	Anzahl der Paare benachbarter NN-Intervalle, die mehr als 50 msec voneinander in der gesamten Aufzeichnung abweichen
	Geometrische Größen
HRV-Triangular-Index	Integral der Dichteverteilung (Anzahl aller NN-Intervalle dividiert durch das Maximum der Dichteverteilung)
TINN	Länge der Basis des minimalen quadratischen Unterschiedes der triangulären Interpolation für den höchsten Wert des Histogramms aller NN-Intervalle

Die Daten des Frequenz- oder Leistungsspektrums im hochfrequenten Bereich (0,15-0,4 Hz) werden dem Parasympathikus zugeordnet und das der niedrigeren Frequenz (0,04-0,15 Hz) dem Sympathikus. Die mittleren Frequenzen unterliegen dem Einfluss durch beide Systeme. Die HRV-Parameter werden durch die autonome Regulation beeinflusst, sie zeigen zirkadiane Schwankungen und erfahren Änderungen durch Medikamente. Kardiovaskuläre Erkrankungen beeinflussen die HRV und davon abgeleitete Parameter. Ein Beispiel eines HRV-Spektrums aus einem Langzeit-EKG-Befund zeigt Abb. 5.32.

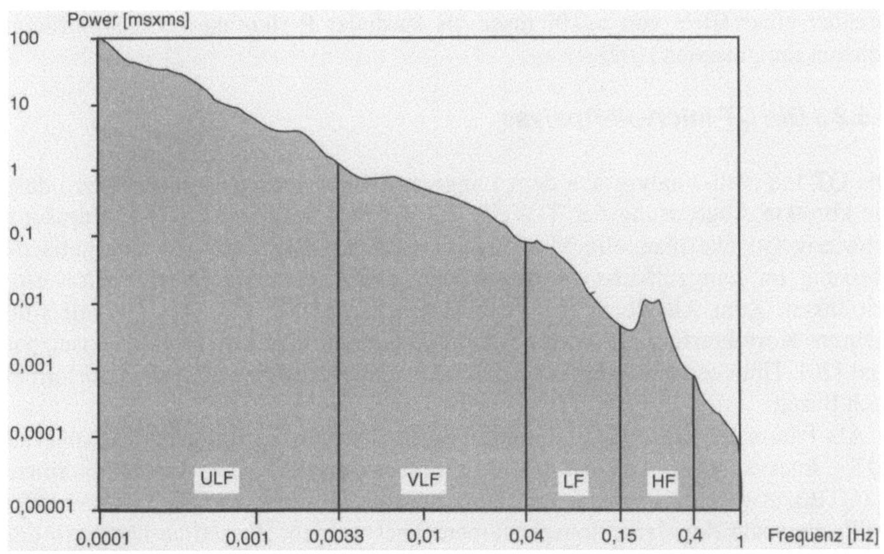

Abb. 5.32. Beispiel eines HRV-Spektrums aus einer Langzeit-EKG-Aufzeichnung und der Bezug zu zeitbezogenen und statistischen Größen.

Tabelle 5.10. Normalwerte der Herzfrequenzvariabilität (Abkürzungen: LF: Niedrige Frequenzen, HF: Hohe Frequenzen, nu: normalisierte Einheit (engl. normalized unit), d. h. prozentuale Angabe der HF- bzw. LF-Werte)

Parameter	Dimensionen	Normalwert (x + SD)		
Zeitbezogene Größen, 24-Stunden-Analyse				
SDNN	msec	141	+	139
SDANN	msec	127	+	35
MSSD	msec	27	+	12
HRV-Triangularindex		37	+	15
Spektralanalyse, 5-Minuten-Aufzeichnung im Liegen				
Gesamtverteilung	$msec^2$	3466	+	1018
LF	$msec^2$	1170	+	416
HF	$msec^2$	975	+	203
LFnorm	nu	54	+	4
HFnorm	nu	29	+	3
LF / HF Quotient		1,5-2,0		

Das ULF- (ultra low frequency) und das VLF- (very low frequency) Band umfassen etwa 90% der gesamten Energie. SDNN beschreibt das gesamte Spektrum, SDAN erfasst die niederfrequenten, r-MSSD die hochfrequenten Spektralanteile. Grundsätzlich in der Klinik akzeptierte Standardisierungen fehlen. Eine niedrigere HRV infolge eines erhöhten sympathischen Tonus von < 50 msec erwies sich ge-

genüber einer HRV von > 100 msec als kardialer Risikofaktor mit signifikant
höheren Ereignisraten [102].

5.6.2.3 Die QT-Intervall-Analyse

Die QT-Intervall-Analyse aus dem Langzeit-EKG unterliegt dem Problem, dass
die korrekte Abgrenzung der T-Welle bei der automatischen EKG-Vermessung
schwierig ist. Die manuelle Messung im 12-Kanal-EKG und die automatische
Messung im Langzeit-EKG erbringt Differenzen, die eine Interpretation einschränken. Zum Ausgleich des Frequenzeinflusses auf das QT-Intervall sind
mehrere Korrekturformeln verfügbar, die jedoch alle nicht universell einsetzbar
sind [20]. Üblicherweise eignet sich für die Analysesysteme die Korrekturformel
nach Bazett.

Als Parameter dienen: QT-Intervall (QT), frequenzkorrigiertes QT-Intervall
(QT_c), Intervall Q bis Spitze T (QTP), frequenzkorrigiertes Intervall Q bis Spitze
T (QTP_c). Aus diesen Parametern kann über die Differenzen QT-QTP und QT_c-
QTP_c die späte Repolarisationsphase berechnet werden. Zusätzlich lässt sich das
mittlere Intervall zwischen zwei als normal bewerteten Herzaktionen (NN-m) bestimmen.

Der Stellenwert der automatischen QT-Analyse ist umstritten. Im Einzelfall
bestehen relativ ausgeprägte Tag-zu-Tag-Schwankungen, die vor allem auf technische Probleme bei der QT-Analyse im Langzeit-EKG zurückzuführen sind [102].
Das Prüfen von Therapieeffekten und die Verlaufsuntersuchung im Rahmen von
Krankheitsprozessen erfordert eine kritische Wertung, da technisch bedingte Messungenauigkeiten nicht in jedem Fall auszuschließen sind [61]. Trotz der genannten Einschränkungen bleibt die QT-Analyse unbestritten wichtig für das Zuordnen von Krankheitsbildern, für das Prüfen vom Pharmakaeffekten sowie für das
Abschätzen kardialer Risiken. So wird der erhöhten QT-Dispersion in den Morgenstunden bei koronar Herzkranken der Hinweis für eventuelle kardiale Ereignisse entnommen [2].

5.6.2.4 Die T-Wellen-Alternans Analyse

Mit Hilfe der Spektralanalyse gelingt es, T-Wellen-Alternans im Microvolt Bereich nachzuweisen [48, 85]. Hierzu werden Oszillationen der Amplitude der T-
Welle mit einer Periode von 2 Schlägen ausgewertet. Unter konstanter Vorhofstimulation erbrachte diese Methode einen deutlichen Zusammenhang zwischen
T-Wellen-Alternans und induzierbaren Kammertachykardien bzw. spontanen
Kammertachykardierezidiven [70]. Desgleichen fand sich eine gute Korrelation
zwischen der invasiven T-Wellen-Alternans-Analyse durch Vorhofstimulation und
der nichtinvasiven T-Wellen-Alternans-Messung mit Frequenzzunahme durch
Fahrradergometrie [33]. Ebenso wurde das Phänomen des T-Wellen-Alternans in
bisher begrenzten klinischen Untersuchungen mit einer gesteigerten Inzidenz von
Kammerflimmern in Verbindung gebracht [1, 18, 70]. Weitere Studien sollen den
Stellenwert des T-Wellen-Alternans bei der Risikostratifikation für den plötzli-

chen Herztod bei Postinfarktpatienten und Patienten mit dilatativer Kardiomyopathie klären.

5.6.2.5 Herzfrequenzturbulenz

Mit Herzfrequenzturbulenz werden Fluktuationen der RR-Intervalle bei Sinusrhythmus unmittelbar im Anschluss an eine einzelne ventrikuläre Extrasystole bezeichnet. Dieses Verfahren ergab bei retrospektiven Analysen von Langzeit-EKG's bei Studienpatienten in der Postinfarktphase mit eingeschränkter linksventrikulärer Funktion den besten prädiktiven Wert für die Gesamtmortalität [76]. Der klinische Stellenwert dieses Verfahrens wird derzeit in prospektiven Untersuchungen geprüft.

5.6.3 Spätpotenzialanalyse mit Hilfe der hochauflösenden Elektrokardiographie

Als Spätpotenziale (engl. late potentials) werden Signale geringer Amplitude verstanden, die gegen Ende des QRS-Komplexes oder in der ST-Strecke verzögert auftreten. Seltener finden sie sich auch während der T-Welle oder des diastolischen Intervalls. Die Spätpotenziale werden als Ausdruck einer lokalen Erregungsleitungsverzögerung (verzögerte intrinsische Deflexion) bestimmter Myokardareale, insbesondere im Randbereich von Infarktnarben angesehen. Durch endokardiales Mapping ließ sich belegen, dass die Anzahl der Zonen, an denen verzögerte fraktionierte Aktivität über das Ende des QRS-Komplexes hinaus registriert werden kann, bei Kranken mit VT signifikant größer ist als bei Patienten ohne VT.

Die Spätpotenziale liegen im Mikrovoltbereich, treten meist mit dem QRS-Komplex auf und reichen einige ms in das ST-Segment hinein. Sie sind bei ventrikulärer Tachykardie als „verspätete" und unvollständige Kammererregung sowohl epi- als auch endokardial nachzuweisen. Auf der Körperoberfläche gehen sie im normalen EKG im Rauschpegel unter. Wird das EKG jedoch hochverstärkt, gefiltert (< 25 Hz) und über mehrere Ereignisse hinweg gemittelt (Averaging[1]), so sind im Anschluss an den QRS-Komplex bei Patienten mit VT nach Myokardinfarkt typische kleine Zacken (1-25 μV) zu erkennen. Je nach Anwendung ist die Filtertechnik sehr komplex. Details finden sich in [10, 26, 27, 81, 83].

Die Messungen finden am ruhig liegenden Patienten statt. Das EKG-Signal wird mit Klebeelektroden bipolar von der Brustwand abgeleitet. Bevorzugt werden dabei orthogonale XYZ-Ableitungen. Nach dem Signalmitteln und Filtern werden die Ableitungen oft zu einem Vektor kombiniert

$$ VM = \sqrt{\left(x^2 + y^2 + z^2 \right)}, \tag{5.42} $$

---

[1] Es lassen sich zeitliches und räumliches (spatial) Averaging unterscheiden. Im ersten Fall werden periodische Signale getriggert überlagert und arithmetisch gemittelt, im zweiten erfolgt die Mittelung über mehrere räumlich dicht nebeneinander liegende Ableitungen. In beiden Fällen werden auf diese Weise die Pegel unperiodischer Störungen proportional zur Quadratwurzel der untersuchten Zyklenzahl gesenkt.

der die hochfrequenten Informationen in allen Ableitungen aufsummiert. Ein Beispiel einer solchen Spätpotenzialanalyse zeigt Abb. 5.33.

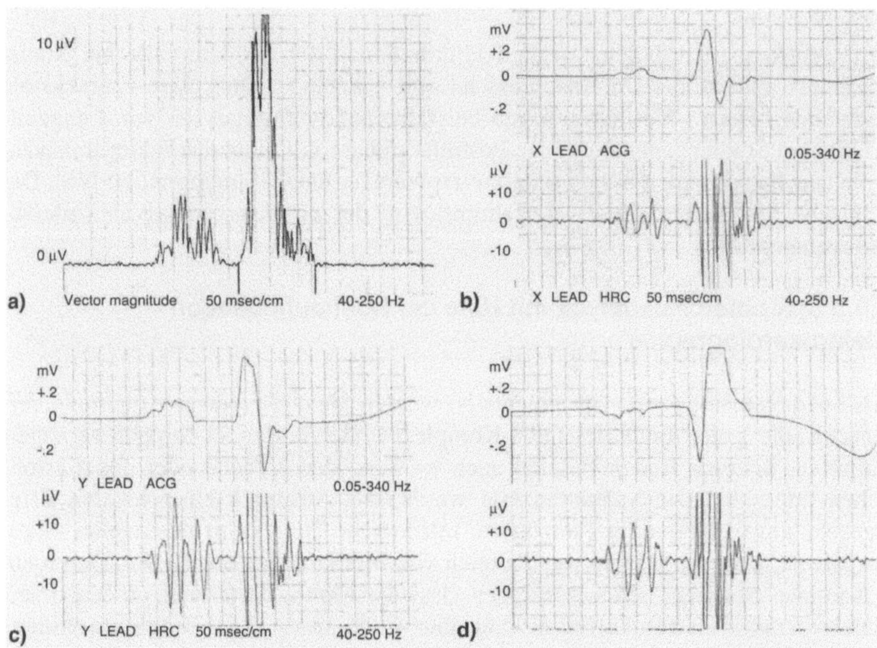

Abb. 5.33. Beispiel einer Spätpotenzialanalyse (Mittelung über 127 Schläge) **a)** Vektordarstellung **b)** Ableitung X ungefiltert (oben) bzw. gefiltert mit Spätpotenzial (unten), **c)** Wie b, aber Ableitung Y, **d)** Wie b, aber Ableitung Z

Die klinische Auswertung von Spätpotenzialen erfolgt sowohl im Zeit- als auch im Frequenzbereich. Registrierverfahren und Parameter enthält Tabelle 5.11 [6]. Ein Spätpotenzial liegt vor, wenn:
1. der gefilterte QRS-Komplex länger als 114-120 ms ist,
2. in den letzten 40 ms dieses Komplexes die Potenziale < 20 µV betragen,
3. die terminal gefilterten QRS-Komplexe über eine Dauer von 38 ms unter 40 µV bei 40 Hz Filterung bleiben.

Der totalen QRS-Dauer des gefilterten QRS-Komplexes wird bei Patienten ohne Bündelblock eine hohe Aussage eingeräumt, der Amplitudenmessung dagegen nicht. Patienten mit einem Bündelblock sind generell auszuschließen. Ferner weisen Patienten mit VT in den terminalen 40 ms des QRS und den folgenden ST-Anteilen eine 10-100fache Zunahme von 20- bis 50 Hz-Komponenten im Vergleich zu Patienten ohne VT auf.

Der prognostische Wert der Spätpotenziale zeigt sich daran, dass bei Patienten mit Spätpotenzialen nach einem akuten Myokardinfarkt ein höheres Risiko für schwere arrhythmische Ereignisse oder VF vorliegt. Die Aussagekraft erhöht sich bei zusätzlichen Auswertungen der programmierten Stimulation [6, 81]. Patienten mit wiederholter und induzierbarer VT nach akutem Myokardinfarkt bieten in 79-92 % im Signalmittelungs-EKG Spätpotenziale. Dagegen bestehen sie in nur 7-15 % bei Patienten nach akutem Myokardinfarkt ohne VT und der LOWN-Klasse 0-1. Die Indizes steigen in der ersten Woche nach dem Infarkt. Auch eine induzierbare VT ohne Bezug zur koronaren Herzkrankheit korreliert gut mit dem Auftreten von Spätpotenzialen.

Tabelle 5.11. Hochauflösende Elektrokardiographie zur Erfassung ventrikulärer Spätpotenziale [6].

Registrierverfahren		Parameter
Zeitdomäne	Beurteilung der Amplitude als Funktion der Zeit	- QRS_d = Gesamtdauer des gefilterten QRS-Komplexes - RMS40 = Amplitude der terminalen 40 ms des QRS - LAS 40 = Dauer des terminalen niederamplitudigen Anteils von QRS
Frequenzdomäne	Frequenzgehalt eines Fensters am Übergang von QRS zur ST-Strecke	
Spektrotemporales Mapping Spektrale Turbulenzanalyse	Frequenzanalyse multipler, schrittweise verschobener Fenster Inhomogenitäten innerhalb des gesamten QRS und am Beginn der ST-Strecke	NF (Normalitätsfaktor)

Der prädiktive Wert von Spätpotenzialen für die Induktion von anhaltenden VT wurde in mehreren Studien belegt. Auch bei der Früherkennung von Rejektion nach Herztransplantationen haben Spätpotenziale schon sichere Hinweise gezeigt [26]. Als Kriterium für den medikamentösen Therapieerfolg bei einer VT sind Spätpotenziale offensichtlich nicht geeignet. Das Verschwinden bzw. die Verkürzung des Spätpotenzials nach operativer Therapie von Kammertachykardien korreliert jedoch eng mit dem Operationserfolg.

Elektrophysiologische Hinweise auf den Gefährdungsgrad werden bei koronarer Herzkrankheit, speziell nach Myokardinfarkt, bei Patienten mit Synkopen sowie bei kongestiver Kardiomyopathie erwartet. Extrem lange Spätpotenziale fanden sich bei der sog. arrhythmogenen rechtsventrikulären Dysplasie. Wenige Informationen bestehen über den Stellenwert des Signalmittelungs-EKGs bei hypertropher Kardiomyopathie [81, 83].

Die funktionelle Spätpotenzialanalyse im Langzeit-EKG erweitert klinische Einschätzungen [89, 90]. Postinfarktpatienten mit verhaltenen Kammertachykardien haben überwiegend konstant über 24 Stunden nachweisbare Spätpotenziale. Bei Postinfarktpatienten, die Kammerflimmern überleben, waren passager nachweisbare Spätpotenziale vorhanden, die nur über das Langzeit-EKG erfasst werden konnten. Bei einer Risikostratifizierung ist dieser Sachverhalt zu berücksichtigen.

In Analogie zur Mittelung ventrikulärer Signale ist kürzlich auch die Analyse atrialer Signale eingeführt worden [16]. Die P-Wellen-Signalmittelungs-Technik eignet sich als nichtinvasives Verfahren, um Patienten zu identifizieren, die ein erhöhtes Risiko für das Auftreten von Vorhofflimmern aufweisen. Auch nach kardiochirurgischen Eingriffen eignet sich diese Methode zum prädiktiven Erkennen von Patienten, die Vorhofflimmern entwickeln werden. Pathophysiologisch beeinflussen die Vorhofgröße, fibrotische Prozesse und eine geänderte atriale Erregungsleitungsgeschwindigkeit die Parameter der P-Wellen-Potenziale. Ein Altersbezug ist experimentell gesichert [16]. Ausreichende klinische Erfahrungen mit diesem Analyseprinzip fehlen jedoch noch.

5.6.4 Ösophagus-EKG

Die Ösophaguselektrokardiographie nutzt eine in den Ösophagus eingeführte mehrpolige Sonde und dient der Grobinformation zum Elektroatrio- und Ventrikulogramm. Dank der anatomischen Nähe des Ösophagus zum Vorhofbereich gelingt eine gute Abgrenzung von Vorhof- und Kammerpotenzial. Die Differenzierung von ventrikulären und supraventrikulären Tachykardien mit intraventrikulär gestörter Leitung wird damit möglich (Abb. 5.34). Bei 40 Hz Filtereinstellung werden nahezu ausschließlich Vorhofpotenziale gemessen. Bei 15 Hz Grenzfrequenz sind Vorhof- und Kammerpotenziale amplitudenmäßig gut abgrenzbar. Zur Abklärung retrograder Leitungen bewährt sich eine 3 Hz Einstellung [37].

Bipolare Ableitungen erwiesen sich gegenüber unipolaren als vorteilhafter, da sie geringeren Störeinflüssen unterliegen [40]. Über spezielle silberchlorierte Ableitelektroden lassen sich die Ösophagus-Signale auch ohne Nutzung bekannter Filtertechniken bipolar ableiten [54, 56]. Mit letztgenannter Technik sind auch Inhomogenitäten der ST-Strecken und somit auch Hinweise auf Myokardischämien zu erfassen. Bei aorta-koronaren Bypassoperationen erfasst diese Technik signifikant mehr ischämische Episoden als das Oberflächen-EKG.

5.6.5 Telefonische EKG-Übertragung

Eine telefonische EKG-Überwachung findet zweiteilig statt. Der Patient erhält eine kleine Registriereinheit, die abhängig vom Modell die Brustwand- als auch in modifizierter Form die Extremitätenableitungen aufzeichnet. Anschließend erfolgt telefonisch die Übertragung an das zuständige Überwachungszentrum mit zusätzlichen Hinweisen zur Symptomatik. Bisher wird diese Methode vor allem zur Arrhythmiediagnostik und Überwachung genutzt, wobei größere Erfahrungen für Schrittmacherkontrollen vorliegen. Die technische Weiterentwicklung ermöglicht mit bis zu 12 EKG-Ableitungen auch eine Ischämiediagnostik und Therapiekontrolle. Auf dieser Basis lassen sich für Problempatienten frühzeitig therapeutische Empfehlungen bei Rhythmusstörungen und akuten ischämischen Attacken ableiten (Tabelle 5.12).

Tabelle 5.12. Indikationen zur telefonischen EKG-Überwachung [55]

Diagnostik	Therapiekontrollen
- Abklärung seltener Rhythmusstörungen, besonders seltener supraventrikulärer Arrhythmien	- Intermittierende supraventrikuläre Arrhythmien mit und ohne Therapie
- Synkopen unklarer Genese (nach Ausschöpfung anderer Methoden)	- Komplexe ventrikuläre Arrhythmien mit und ohne Therapie
- Abklärung unspezifischer kardialer Symptome (z. B. Schwindel)	- Patienten mit koronarer Herzkrankheit und hohem Risiko, speziell vor Bypassoperationen oder anstehender PTCA
- Verdacht auf Angina pectoris ohne Ischämienachweis mit üblichen Verfahren	- Patienten mit häuslichem Training nach Infarkt oder eingeschränkter Pumpfunktion in der Rehabilitationsphase
- Analyse möglicher stummer Ischämien nach kardialen Ereignissen zur Prognoseabschätzung	- Kontrollen unter antiarrhythmischer oder antianginöser Therapie

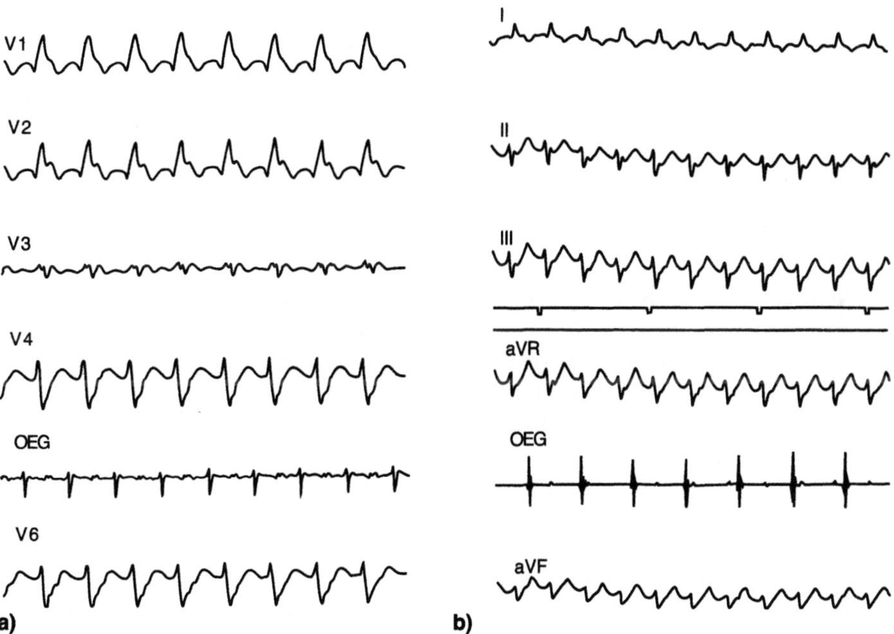

Abb. 5.34. a) Gefiltertes Ösophagus-EKG zur Tachykardiedifferenzierung bei einem Infarktpatienten mit Sinustachykardie und Ausschluss einer ventrikulären Tachykardie, **b)** Gefiltertes Ösophagus-EKG bei einem Patienten mit Kammertachykardie und langsamen P-Wellen im OEG bei einem EKG-Bild wie im Falle einer SVT

5.6.6 Implantierbare EKG-Event-Recorder

Für Synkopen unklarer Genese ergibt sich neuerdings die Möglichkeit, Rhythmusstörungen über implantierbare EKG-Recorder über einen Zeitraum von bis zu 14

Monaten zu erfassen. Dabei handelt es sich um batteriebetriebene Vollimplantate mit meist einkanaliger, in das Gehäuse integrierter Ableittechnik. Auf diese Weise ergeben sich zwar kleinere QRS-Amplituden, jedoch störfreiere EKGs mit gut sichtbarer P-Welle.

Aufgrund der Speicherplatzbeschränkung erlauben derartige Implantate jedoch nur die Aufzeichnung kurzer EKG-Episoden. Die Speicherung lässt sich beim Auftreten körperlicher Beschwerden manuell durch ein externes Programmiergerät starten. Über eine kontinuierliche EKG-Analyse ist ferner eine automatische, von rhythmologischen Kriterien (z. B. Bradykardie, Tachykardie oder Asystolieintervall) abhängige Aufzeichnung möglich. Die Auswertung der EKG-Daten erfolgt über ein externes Programmiergerät mit Hilfe einer Nahfeldtelemetrie in Analogie zur Schrittmacher oder ICD-Technologie (Kap. 13).

Die Resultate der ersten Multizenter-Studien [49, 79] zeigen, dass die Dokumentationswahrscheinlichkeit einer Synkope oder Präsynkope infolge Brady- oder Tachykardie, je nach Beobachtungszeit, bis zu 68 % beträgt. Für den Einsatz derartiger EKG-Event-Recorder bestehen seitens kardiologischer Gesellschaften Richtlinien [13, 33].

Ein weitgehender Konsens (Kategorie A) zur Implantation von Event Recordern besteht bei Verdacht auf eine mögliche arrhythmogene Ursache bei folgenden unspezifischen Beschwerden nach anderweitiger Abklärung:
- Präsynkopen
- Synkopen mit länger anhaltender Aura.
- Palpitationen, kurze Schwindelattacken.
- Kurzes Schwächegefühl.
- Kurze Übelkeit.

Kein allgemeiner Konsens (Kategorie B) besteht aufgrund des gegenwärtigen Erkenntnisstandes für:
- Seltene, kurzanhaltende Tachykardie, Tachyarrhythmien oder Bradykardien.
- Seltene synkopische Ereignisse, die möglicherweise arrhythmogen sind, nachdem eine EPU und eine Kipptischuntersuchung zu keiner Diagnose führten.
- Arrhythmieverdacht bei organischen Herzerkrankungen mit eingeschränkter Pumpfunktion.

Keine Indikation (Kategorie C) besteht:
- Zur Therapiekontrolle bei antiarrhythmischer Therapie, die einer Quantifizierung von Ereignishäufigkeiten bedarf.
- Zur Abklärung häufiger Ereignisse, die einer Klärung mit dem Langzeit-EKG zugänglich sind.

5.6.7 Multielektrodensysteme und Mappingverfahren

Multielektrodensysteme werden benutzt, um kardiale Potenziale regional besser zu erfassen. Lokale Folgen elektrischer Aktivität werden überschaubarer, wenn Depolarisation und Repolarisation hinsichtlich ihrer Sequenz und räumlichen Verteilung auf der Körperoberfläche endokardial oder epikardial abgegriffen werden. Auf diese Weise lassen sich vertiefte Informationen zu Leitungsstrukturen, Arrhythmiezentren, Narben und Ischämiezonen gewinnen. Die Aufnahme, Verarbeitung und Darstellung der Potenziale erfolgt je nach Fragestellung und je nach dem verfügbaren Untersuchungs- und Verarbeitungsprogramm unterschiedlich [82].

5.6.7.1 Body Surface Potential Mapping (BSPM)

Das BSPM erfasst die Verteilung elektrischer Potenziale über den Körperrumpf. Die Ausbreitung der elektrischen Erregung über Vorhöfe und Ventrikel sowie die anschließende Rückbildung führt zu einer dreidimensionalen, zeitabhängigen Verteilung von intra- und extrakardialen bioelektrischen Strömen, die dreidimensionalen Potenzialfeldern entsprechen. Wie der Name Mapping sagt, soll aus möglichst vielen Ableitungen - in Analogie zu den Isobaren einer Wetterkarte - eine Karte der elektrischen Herzpotenziale erfasst werden. Die Zahl der simultanen EKG-Ableitungen auf der Körperoberfläche bestimmt die Genauigkeit der extrapolierten Isopotenzial-Linien. Gebräuchlich sind 28 bis 256 Ableitpunkte. Höhere Zahlen sind nicht erforderlich (Abb. 5.35). Je nach der Art der nachfolgenden Verarbeitung werden folgende Darstellungsarten unterschieden.

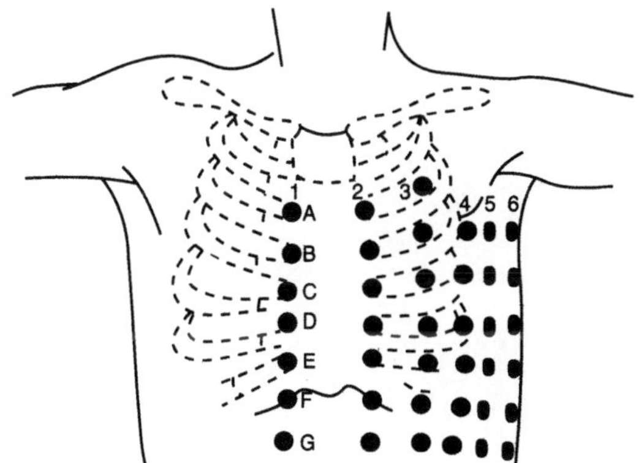

Abb. 5.35. Prinzipskizze zum Body Surface Potential Mapping

Isopotenziale oder „equipotential contour maps"
Sie stellen die momentane Potenzialverteilung über der untersuchten Region dar. Dazu werden von allen Elektroden die Spannungen zur gleichen Zeit (instantan) auf einer Matrix aufgetragen und durch lineare Interpolation die Punkte gleicher Spannung durch Linien verbunden (Äquipotenzial- oder Isopotenzial-Linien). Da diese Isopotenzial-Linien nur für einen Zeitpunkt zutreffen, müssen alle Zeitpunkte im PQRSTU-Intervall in gleicher Weise untersucht werden (Abb. 5.36).

„Isointegral contour maps":
Contour maps integrieren die Messungen über definierte Zeitabschnitte, bspw. über den "QRS"-Komplex oder die ST-Strecke. Hier werden die Linien zwischen den Punkten gleicher Spannungs-Zeitintegrale gezogen (Abb. 5.37).

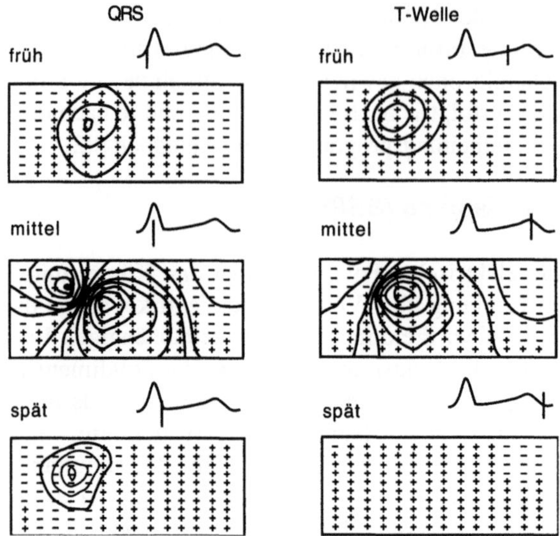

Abb. 5.36. Gemitteltes Isopotenzial-Map von Probanden im Alter von 30-39 Jahren. In der QRS-Darstellung beträgt der Abstand der Isopotenziallinien 0,1 mV, bei der T-Welle 0,05 mV. Das abgebildete Rechteck entspricht einem aufgerollten Zylinder, der links medioaxillär und oben klavikulär beginnt und unten im Nabelbereich endet

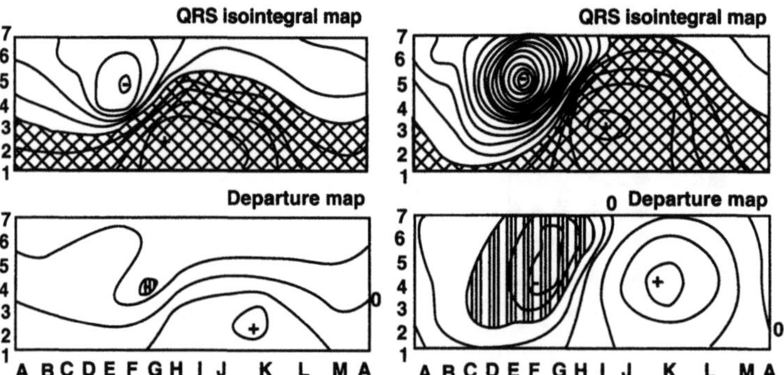

Abb. 5.37. Linke Seite: QRS-Isointegral Map von einem Patienten mit RIVA-Stenose und anterolateraler und apikaler Hypokinesie. Im Departure Map ist eine kleine Region der Vorderwand mit einem Departure-Index unter -2 markiert (G 4). Rechte Seite: Vergleichbare Technik bei einem Patienten mit Akinesie.

„Departure maps"

Departure maps zeigen die Abweichungen eines aktuellen Isointegral maps von einem standardisierten Mittelwert aus einer normalen Referenzgruppe (Abb. 5.37). Durch Index-Bildung (der aktuelle Wert einer Ableitung wird durch den standardisierten Mittelwert dividiert) ergeben sich departure index maps.

„Isochrone maps"
Isochronen sind Linien gleicher Zeitpunkte im Erregungsablauf. Sie spiegeln die zeitliche Folge der Erregungsausbreitung und Rückbildung auf der Herzoberfläche und in der Herzwand wider. Als Bezugspunkt wird entweder der (erste) negative Spitzenwert des ersten Differentials des unipolaren QRS-Komplexes oder der Spitzenwert der bipolaren epikardialen, endokardialen oder intramuralen EKG-Signale verwendet.

Tierexperimentelle und klinische Studien belegen, dass EKG-Mapping (BSPM) mehr Information liefert als eine 12-Kanal "Standard"-Ableitung [97]. Der Informationsgewinn beruht dabei weniger auf der höheren Zahl von Ableitungen, sondern vielmehr auf der komplexeren Betrachtungsweise, indem beim Mapping Veränderungen eines elektrischen Signals auf der Körperoberfläche in Relation zu allen anderen Ableitungen dargestellt werden.

Bislang wurde der Einsatz durch aufwendige und teure Rechentechnik begrenzt. Da leistungsfähige Rechner immer preiswerter und die Software immer perfekter wird, bleibt die Anwendung des EKG-Mapping nur durch das aufwendigere Anlegen der zahlreichen Elektroden erschwert [84].

Während in den ersten Jahren mit EKG-Mapping nur Krankheitszustände ausführlicher beschrieben worden sind, werden seit den 80er Jahren Spezifität und Sensitivität dieser Methode mit anderen diagnostischen Verfahren verglichen und Normwerte ermittelt. In der Praxis ist dem Belastungs-Mapping-EKG bei Patienten mit koronarer Herzkrankheit eine gewisse Rolle beizumessen [46]. Ebenso lässt sich die Abgrenzung von Hypertrophie und Ischämie sowie das Einschätzen scharf begrenzter Schädigungszonen versuchen.

BSPM hat jedoch den großen Nachteil, dass die Potenzialverteilung nicht nur von der elektrischen Erregung des Herzens, sondern ebenso von der räumlichen Verteilung der elektrischen Leitfähigkeiten der übrigen Gewebe bestimmt wird. Aus diesem Grunde wurden herznahe, epi- oder endokardiale Methoden entwickelt.

5.6.7.2 Epikardiales Mapping

Epikardiales Mapping bietet sich primär bei eröffnetem Thorax an. Je nach Fraugestellung werden unterschiedliche Elektroden verwendet. Während unipolare Ableitungen Informationen über die gesamte elektrische Aktivität des Herzens erfassen, werden weiter entfernt liegende Effekte der Gewebsaktivierung bei Verwendung von bipolaren Elektroden ausgeklammert. Elektrodenform, Material und der mechanische Kontakt beeinflussen die Qualität der erfassten Daten [85, 86].

Mit einer Stabelektrode ist eine manuelle Führung zu fast jedem interessierenden Abgriffpunkt möglich. Nach KUPERSMITH [50] bietet eine 3-Punkte-Elektrode die besten Möglichkeiten. Der Nachteil einer Stabelektrode besteht in der schlechten Standardisierbarkeit der Abgrifforte und dem zeitlichen Aufwand, der insbesondere bei Arrhythmien die Aussage erschwert. Bei akzessorischen Leitungsbahnen reicht diese Technik meist aus, da eine vergleichbare Sinuserregung vorliegt oder eine elektrische Stimulation mit einem Schrittmacher erfolgt.

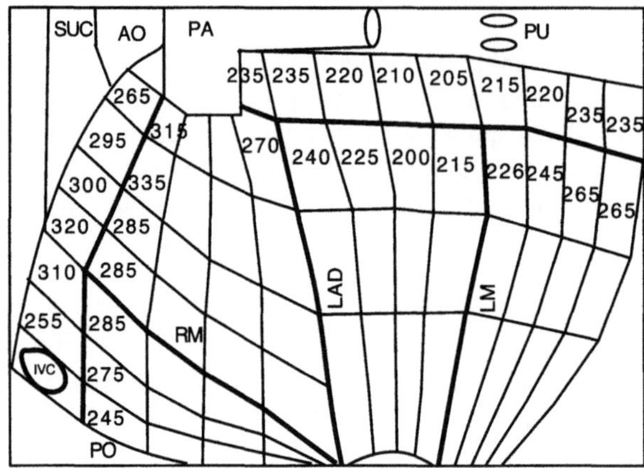

Abb. 5.38. Epikardiales Mapping unter Stimulationsbedingungen bei einem Patienten mit WPW-Tachykardien (linksposteriores Bündel).

Neben Stabelektroden finden netzartige Gebilde aus verschiedenen Materialien (Silikongummi, Latex, usw.) mit variabler Elektrodenzahl (uni- oder bipolar) Anwendung, die der äußeren Herzform angepasst werden. Auch wenn nur Teile des Herzens abgegriffen werden sollen, ist eine gute Anpassung wesentlich, um die Kontraktionsdynamik nicht zu stören [35].

Mit intramyokardialen Elektroden lassen sich die elektrischen Aktivitäten innerhalb die Herzwand registrieren. So entwickelten KASELL und GALLAGHER [97] eine Nadelelektrode, die in 1 mm Abständen bis zu 20 Drähte beinhaltet und uni- oder bipolare Elektrogramme liefert.

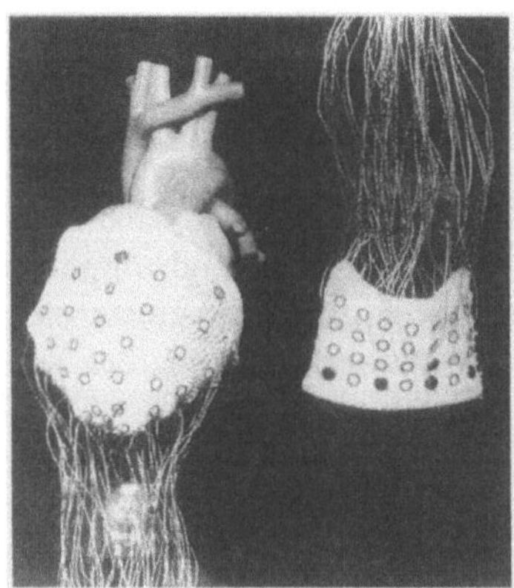

Abb. 5.39. Elektrodenanordnung zur epikardialen Potenzialableitung (BARD Cardial Mapping System)

Das zunehmende Bemühen um kausale Therapiestrategien durch ablatierende oder chirurgische Maßnahmen (Kap. 15) förderte das Interesse am epikardialen Potenzialabgriff. In Form eines epikardialen Mapping mit 40-70 Abgriffstellen ist eine umfassende Analyse der atrialen und ventrikulären Erregungsbildung sowie -ausbreitung möglich. Abbildung 5.38 skizziert ein Schema zum Eintragen der epikardialen Erregungsausbreitung. Auf diese Weise lassen sich ventrikuläre Tachykardien [19] und Präexzitations-Syndrome [38] einer chirurgischen Behandlung unterziehen. Bevorzugt werden hierfür bandförmig angeordnete Multielektroden (Abb. 5.39).

Neuerdings wurde sogar transthorakales epikardiales Mapping technisch möglich [98]. Über eine subxiphoidale Punktion wird eine 8F-Schleuse in den Perikardraum gelegt und darüber ein 7F-steuerbarer Mappingkatheter in den Perikardsack eingeführt. Unter Sedierung und Durchleuchtungskontrolle kann ein vollständiges Mapping des rechts- und linksventrikulären Epikards erfolgen. Epikardiale Ablationen ventrikulärer Tachykardien wurden auf diesem Wege durch-geführt.

5.6.7.3 Endokardiales Mapping

Das endokardiale Mapping ist infolge verbesserter Einführungssysteme zum Platzieren von Elektroden im rechten und linken Herzen sowie durch die hochentwickelte Messtechnik zu einem wichtigen diagnostischen Prinzip in der Rhythmusdiagnostik geworden. Unter aseptischen Bedingungen werden nach Lokalanästhesie mit Hilfe der Seldinger-Technik bevorzugt venöse und nur selten arterielle Katheter eingeführt. Im Gebrauch sind je nach Fragestellung bipolare bis 16-polige, steuerbare Katheter. Typische Abgriffpunkte sind:
- Obere (VCS) und untere Hohlvene (VCI)
- Isthmusregion (zwischen VCI, Koronarsinusostium, Trikuspidalklappe) im rechten Vorhof
- Koronarsinusregion
- Rechter Ventrikel apikal und basal
- Linker Vorhof (transseptal erreichbar) und Pulmonalveneneinmündungen
- Posteriorer Aortenklappensinus und septumnahe Regionen im linken Ventrikel (His-Bündel und Schenkelbereich)

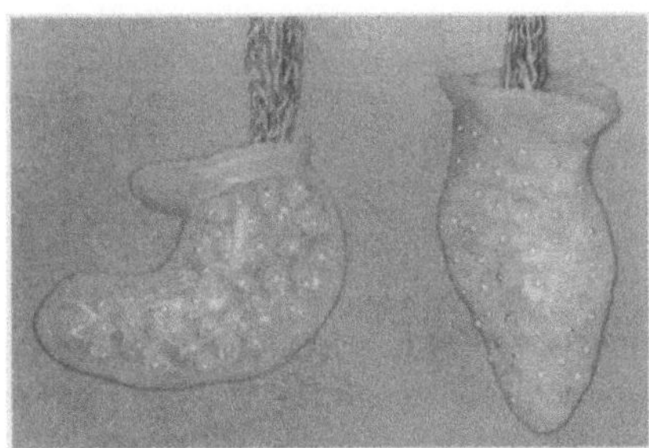

Abb. 5.40. Umfassendes ENDO-Mapping über Multielektrodensysteme für den rechten und linken Ventrikel [4] (s. Anhang)

Abhängig vom Krankheitsbild und von der verfügbaren Messtechnik werden weitere Orte in den Vorhöfen und Ventrikeln abgegriffen. Ebenso ist ein Mapping in den Koronararterien mit 16 poligen over-the-wire-Mikrokathetern möglich [98].

In Analogie zu epikardialen Mappingsystemen sind ferner Multielektroden-systeme zum umfassenden ENDO-Mapping (Abb. 5.40.) entwickelt worden, die an die jeweilige Form der Ventrikel angepasst werden müssen [4]. Über Atriotonien lassen sie sich in die Ventrikel einführen. Sie helfen, ektope Herde als Auslöser für ventrikuläre Tachykardien zu orten und im Rahmen operativer Korrektureingriffe (Bypässe, Aneurhysmaplastiken) zu beseitigen. Aufgrund praktischer Schwierigkeiten in der Anwendung haben sie sich jedoch nicht durchgesetzt.

Die Auswertung der endokardialen Signale erfolgt vorwiegend durch eine Analyse der darin enthaltenen Zeitinformationen. Hierzu werden die an den ver-schiedenen Orten abgeleiteten Potenziale zunächst synchron aufgetragen. Ein Beispiel einer einfachen endokardialen Ableitung zeigt Abb. 5.41. Anschließend werden daraus die intrakardialen Intervalle bestimmt. Tabelle 5.13 vermittelt hierzu Normwerte.

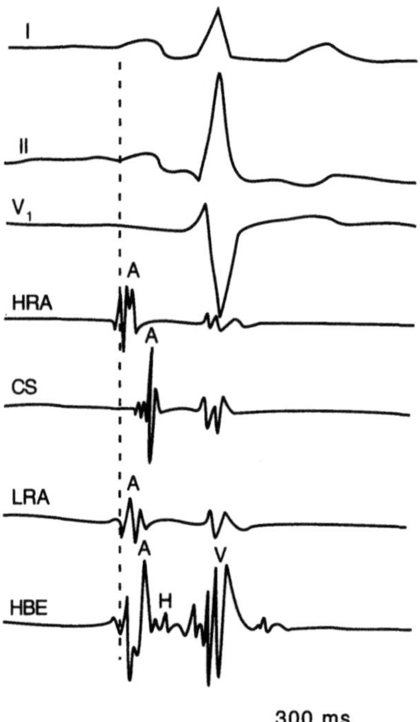

Abb. 5.41. Beispiel einer Ableitungsanordnung zur intrakardialen Potenzialanalyse. Bei I, II und V_1 handelt es sich um externe Standardableitungen, HRA entspricht dem Signal im hohen rechten Vorhof, CS stellt das Coronarsinus-Signal dar, LRA das Signal im niedrigen rechten Vorhof und HBE ist das Hisbündelelektrogramm

Zur umfassenden Diagnose sind reine Leitungszeiten, die sich aus den Signalen der natürlichen Erregungen gewinnen lassen, meist nicht ausreichend. Wie Tabelle 5.13. zeigt, sind darüber hinaus auch Refraktärzeiten sowie die Sinusknotenerholungszeit und der Wenckebachpunkt erforderlich. Dies erfordert neben der reinen Ableitung intrakardialer Potenziale auch eine Möglichkeit zur gezielten programmierten Stimulation, wodurch sich zusätzlich pathologische Leitungswege (ante- bzw. retrograde Leitung) diagnostizieren lassen. Darüber hinaus wird über verschiedene Stimulationsprogramme sowohl eine Induktion als auch das Terminieren von Dysrhythmien versucht (Abschn. 5.6.7.6). Aus diesem Grunde sind elektrophysiologische Diagnosesysteme in der Regel mit externen, programmierbaren Stimulatoren gekoppelt, die es erlauben, an jedem Ableitort getriggert in unterschiedlichen Zeitabständen zu stimulieren.

Tabelle 5.13. Normwerte der wichtigsten intrakardialen Zeitintervalle (HRA: Signal im hohen rechten Vorhof; LRA: Signal im niedrigen rechten Vorhof; A: Intrakardiales Vorhofsignal; P: P-Welle; H: HIS-Bündelsignal; V: Ventrikelsignal; QTc: Korrigierte QT-Zeit. Vergleiche auch die Notationen in Abb. 5.41.)

Intervall	Normwerte [ms]		
HRA – LRA	10	-	40⁺
A – H	55	-	130
H – V	35	-	55
P – A	25	-	45
H (Dauer)	15	-	25
$QTc = \dfrac{\text{Gemessene QT} - \text{Zeit}}{\sqrt{\text{RR} - \text{Intervall} \left[\text{sec}\right]}}$	< 420	-	440
Korrigierte Sinusknotenerholungszeit (CSNRT)	530	-	550
Sinuatriale Leitungszeit (SACT)	50	-	125
Effektive Refraktärzeit des Vorhofes	180	-	320
Effektive Refraktärzeit des AV-Knotens	230	-	430
Effektive Refraktärzeit der Kammer	180	-	290
AV-Knoten Wenckebachpunkt	500	-	333

Neben der genannten Stimulation wird die Aussagekraft der endokardialen Ableitung zusätzlich durch Karotissinusmassage (einseitige Massage an der Bifurkation der A. carotis direkt unter dem Kieferwinkel, Massagedauer 5-10 s, suspekt bei Asystolie von > 3s) sowie pharmakologische Interventionen (z. B. i.v. Injektion von Atropin) erhöht. Nähere Details finden sich in [14, 43, 71, 81]. Auf diese Weise gelingt es, folgende Informationen zu gewinnen:

Sinusknotenerholungszeit
Zum Bestimmen der Sinusknotenerholungszeit wird der rechte Vorhof 30-60 s lang stimuliert und anschließend eine Pause von 1 min eingelegt. Daraufhin wird die Stimulationsfrequenz um 10/min gesteigert und die Prozedur wiederholt, bis eine Frequenz von 200/min erreicht ist. Als maximale Sinusknotenerholungszeit wird die längste Poststimulationspause nach Abschalten der atrialen Stimulation bezeichnet. Die Angabe erfolgt als absoluter (SNRT < 1400-1500 ms) und als korrigierter Wert (CSNRT=Differenz zwischen SNRT und Spontanperiodendauer).

Sinuatriale Leitungszeit
Die sinuatriale Leitungszeit ergibt sich als halbe Differenz aus postextrasystolischer Pause und Spontanperiodendauer bei vorzeitiger Vorhofeinzelstimulation in der Phase des Reset. Die Angabe erfolgt als Mittelwert aus allen Einzelbestimmungen in dieser Phase.

Effektive Refraktärzeiten

Effektive Refraktärzeiten lassen sich durch Doppelstimulation ermitteln (Abschn. 5.6.7.4). Hierzu wird zunächst stimuliert (S_1) und sichergestellt, dass der Stimulus effektiv war. Anschließend wird ein zweiter Stimulus S_2 abgegeben und das längste S_1S_2-Intervall bestimmt, bei dem S_2 nicht beantwortet wird. In Ergänzung hierzu wird eine funktionelle Refraktärzeit unterschieden, die als das kürzeste gemessene A_1A_2-Intervall bei programmierter vorzeitiger atrialer Stimulation definiert ist.

Wenckebachpunkt

Hierzu wird atrial hochfrequent stimuliert und die Stimulationsfrequenz allmählich in Schritten von 10/min erhöht. Gleichzeitig wird die Überleitungszeit in den Ventrikel gemessen. Als Wenckebachpunkt wird die Frequenz (oder das Stimulationsintervall) bezeichnet, an dem erstmals eine AV-Block Grad II vom Typ I und eine damit verbundene Verringerung der ventrikulären Frequenz zu registrieren ist.

Das Analyseprogramm atrialer Tachykardien ist sehr komplex [93]. Eine substratbezogene Einteilung atrialer Tachykardien [51] lässt 4 Kategorien (I-IV) erkennen (Tabelle 5.14). Vom elektrotherapeutischen Aspekt interessiert besonders Vorhofflattern. Das typische Vorhofflattern läuft als rechtsatriales Makroreentry durch den Isthmus (Region der verlangsamten Leitung) zwischen Vena cava inferior und Trikuspidalklappenring. Typisches Vorhofflattern im Uhrzeigersinn (clockwise) erregt das Septum in kraniokaudaler Richtung, durchzieht den Isthmus und läuft entlang der Crista terminalis zur freien rechten atrialen Wand kaudokranial (P-Wellen in II, III, V_1 positiv). Das häufigere typische Vorhofflattern entgegen dem Uhrzeigersinn (counter clockwise) führt zur sequentiellen Erregung am Septum im kaudokranialer Richtung sowie zur Erregung der rechten freien atrialen Wand in kraniokaudaler Richtung entlang der Crista terminalis (P-Wellen in II, III, aVF negativ). Atypisches Vorhofflattern durchläuft nicht den Isthmus. Der Reentry kreist entweder um das myokardiale Narbengewebe oder im linken Vorhof.

Tabelle 5.14. Einteilung atrialer Tachykardien nach LESH [51]

I	Fokale Tachykardien	A)	Atriale Tachykardien mit dem Ursprung im Bereich der Crista terminalis
		B)	Atriale Tachykardien mit dem Ursprung im Bereich der Pulmonalvenen
		C)	Atriale Tachykardien mit dem Ursprung im Bereich des Septums
		D)	Andere fokale atriale Tachykardien
II	Atriale Makro-Reentry-Tachykardien	A)	Typisches Vorhofflattern - gegen den Uhrzeigersinn
		B)	Atypisches Vorhofflattern
		C)	Atriale Inzisionstachykardien
III	Vorhofflimmern	A)	Fokales Vorhofflimmern
		B)	Rechtsseitiges Vorhofflimmern
		C)	Linksseitiges Vorhofflimmern
IV	Syndrom der inadäquaten Sinustachykardie		

5.6.7.4 His-Bündel Elektrographie

Einen speziellen Fall der endokardialen Ableitung stellt die His-Bündel-Elektrographie dar, die der Diagnostik alterierter Leitungsverhältnisse des ventrikulären Erregungsleitungssystems dient. Sowohl orthograde als auch retrograde Leitungsanomalien lassen sich dadurch diagnostizieren. Hierzu wird ein Elektrodenkatheter über die rechte V. femoralis so eingeführt, dass die Elektroden kurz unterhalb des septalen Segels am rechten Ventrikelseptum anliegen. Bei Multielektrodenkathetern werden durch Selektorschaltung zwei benachbarte Elektroden gewählt, die das His-Bündel-EKG optimal aufzuzeichnen erlauben. Ein transvenöser über den Arm applizierter Elektrodenkatheter im rechten Vorhof gestattet eine programmierte atriale Stimulation.

Als Messgrößen interessieren wiederum die AV-Knotenleitungszeit, der Wenckebachpunkt sowie die bekannten Refraktärzeiten. Die AV-Knotenleitungszeit entspricht der AH-Zeit im His-Bündel-EKG. Die Bestimmung der Refraktärperioden des AV-Knotens hat keine große Bedeutung. Suspekt sind funktionelle Refraktärperioden über 500 ms und effektive Refraktärperioden weit über 400 ms. Größere klinische Relevanz kommt dem Beleg akzessorischer AV-Leitungen während des Abarbeitens des Stimulationsprogrammes oder dem Auslösen supraventrikulärer Tachykardien während der gekoppelten Stimulation zu. Tabelle 5.15 fasst die Definitionen der verschiedenen Refraktärperioden zusammen.

Das AH-Intervall sowie die AV-Knotenleitungszeit gelten als Basisparameter. Bei Sinusrhythmus und atrialer Stimulation zählt die Zeit vom Anfang der Depolarisation des basalen Vorhofseptums A bis zum Beginn des Bündelpotenzials H im Hisbündelelektrogramm.

Sowohl das AH-Intervall, die AV-Zeit als auch die Refraktärperioden hängen erheblich vom vegetativen Tonus ab. Ungewöhnliche Verlängerungen lassen sich auf verschiedenste Ursachen zurückführen. Die Verzögerung im AV-Knoten ist die häufigste Ursache für eine verlängerte AV-Leitung. Eine im Oberflächen-EKG verlängerte bzw. pathologische Erregungsleitung kann jedoch auch durch atriale sowie intra- bzw. infrahisäre Leitungsstörungen verursacht werden.

So kann bspw. ein AV-Block I. Grades (PQ > 0,2 s) auch durch eine intraatriale Erregungsleitungsstörung verursacht werden. Im Falle normaler AH-Perioden sollte ein Vorhof-Mapping versucht werden, da regional differente Leitungen möglich sind. Ebenso sind Störungen im intra- oder infrahisären Bereich möglich.

Beim AV-Block II. Grades Typ I mit progressiv verzögerter Leitung sind die Störungen selten im Vorhof, gewöhnlich im AV-Knoten, kaum intra- bzw. infrahisär. Dagegen ist der AV-Block II. Grades Typ II häufig auf intra- bzw. infrahisäre Veränderungen zurückzuführen.

Beim AV-Block III. Grades bestehen die Störungen im AV-Knoten bzw. intra- oder infrahisär. Die verschiedenen Schweregrade der verzögerten Leitung lassen sich im Rahmen der Stimulationsversuche mithilfe der intrakardialen Diagnostik provozieren und lokalisieren.

Das Erkennen von intrahisären Störungen erfordert eine sorgfältige Exploration der AV-Region mit dem Elektrodenkatheter, um proximale und distale H-Potenziale zu erhalten. Die AH-Zeit ist normal. Eine intrahisär verlängerte Leitung kann vermutet werden, wenn die His-Potenzialdauer 25 ms überschreitet und das Potenzial gesplittet ist.

Tabelle 5.15. Definition der Refraktärperioden

1. Atriale effektive Refraktärperiode: Max. A_1-S_2-Intervall, bei dem kein Vorhofpotenzial A_2 ausgelöst wird
2. Effektive Refraktärperiode des AV-Knotens: Max. A_1-A_2-Intervall, das nicht von einem His-Bündel-Potenzial H_2 gefolgt wird
3. Funktionelle Refraktärperiode des AV-Knotens: Das kürzeste H_1-H_2-Intervall bei gekoppelter Vorhofstimulation
4. Relative Refraktärperiode des AV-Knotens: Das A_1-A_2-Intervall, bei dem A_2-H_2 gegenüber A_1-H_1 zunehmend länger wird
5. Effektive Refraktärperiode des His-Purkinje-Systems: Das kürzeste V_1-V_2-Intervall bei gekoppelter Vorhofstimulation
6. Funktionelle Refraktärperiode des His-Purkinje-Systems: Das kürzeste V_1-V_2-Intervall bei gekoppelter Vorhofstimulation
7. Relative Refraktärperiode des His-Purkinje-Systems: Das H_1-H_2-Intervall, bei dem H_2-V_2 gegenüber H_1-V_1 zunehmend länger wird oder V_2 erstmals aberrierende Leitung zeigt
8. Effektive Refraktärperiode des Ventrikels: Das max. V_1-S_2-Intervall, bei dem kein Kammersignal V_2 ausgelöst wird

S_1 = Stimulus, A_1 = Vorhofsignal, H_1 = His-Bündelsignal, V_1 = Kammersignal bei Basisstimulation. Die Buchstaben mit dem Index 2 entsprechen der vorzeitig angekoppelten Aktion.

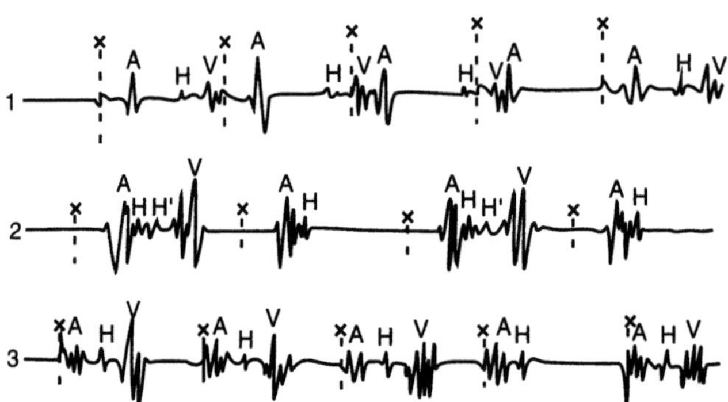

Abb. 5.42. Skizzen zum Verständnis der unterschiedlichen Formen der AV-Leitungsverzögerung: 1) AV-Block; 2) und 3) Intrahisäre Leitungsverzögerungen (x gibt den Zeitpunkt der Vorhofstimulation an)

Beim zweiten Grad des intrahisären Blockes liegt eine intermittierend unterbrochene Leitung zwischen proximalem und distalem H-Potenzial vor, es finden sich lediglich ein H und keine H'- sowie V-Potenziale. Fällt die Leitung intrahisär komplett aus, dann entspringt die Ersatzrhythmik distal der unteren AV-Region, so dass bradykardiebedingte Symptome beim chronischen, kompletten Leitungsblock bestehen. Beim mangelnden Nachweis des distalen H-Potenzials kann beim verbreiterten QRS eine infrahisäre Störung nicht ausgeschlossen werden. Charakteristisch für Störungen im His-Purkinje-System sind langsame ventrikuläre Ersatzsystolen mit breitem QRS, vor dem kein His-Potential abgrenzbar ist. Ein enger QRS-Komplex spricht mehr für Störungen im AV-Knoten bzw. intrahisäre zusätzliche Bündelblöcke (Abb. 5.42).

Infrahisäre Leitungsstörungen umfassen Veränderung der Hauptbündelanteile und Faszikel. Der erste Grad der infrahisär gestörten Leitung resultiert aus einem über 55 ms verlängerten (60-100 ms) HV-Intervall. Das P-R-Intervall kann dabei noch normal sein. Ein Block zweiten Grades Typ I drückt sich in einer schrittwiese verlängerten HV-Zeit bis zum Leitungsausfall aus. Beim Typ II tritt der infrahisäre Block plötzlich und unerwartet ohne HV-Verlängerung auf. Der dritte Grad des infrahisären Blockes ist der komplette Leitungsblock. Er stellt die häufigste Ursache infrahisärer Leitungsstörungen dar und tritt bei etwa zwei Dritteln der Patienten auf [43]).

5.6.7.5 Funktionsstörungen der intraventrikulären Leitung

Die klinische Rolle der intraventrikulären Leitungsstörungen ist in der Tatsache begründet, dass sie zumeist in höhergradige AV-Überleitungsstörungen übergehen. Mithilfe der intrakardialen Elektrographie gelingt es, die intraventrikuläre Erregung zu prüfen und gefährdete Patienten speziell über die AV-Zeitintervalle zu eruieren. Die Bündelstamm-Faszikel-Leitungszeit zählt vom Beginn der Bündeldepolarisation H im HBE bis zum frühesten Beginn des QRS-Komplexes. Sie gilt als ein Maß der Erregungsleitung durch distale Bündelanteile, Schenkel und Faszikel bei Sinusrhythmus und Vorhofstimulation.

Die bisherigen Erfahrungen [95] sprechen dafür, dass beim Linksschenkelblock (LSB) und beim bisfaszikulären Block mit AV-Überleitungsverzögerung meist verlängerte HV-Intervalle bestehen. Beim bifaszikulären Block in Form des Rechtsschenkelblockes (RSB) und links anterioren Faszikelblockes (LAFB) ohne verzögerte AV-Leitung liegen nur in etwa 30 % pathologische Leitungszeiten vor. Ein Rechtsschenkelblock oder isolierter links anteriorer oder links posteriorer Faszikelblock (LPFB) weist häufig zusätzliche intraventrikuläre Leitungsstörungen auf, wenn gleichzeitig eine AV-Blockierung 1. Grades existiert. Eine normale HV-Zeit schließt dabei das mögliche Entstehen eines AV-Blockes nicht aus.

Diese Befunde einschließlich Interventionstest (Stimulation, Pharmaka) sind jedoch nur im positiven Falle verwertbar. Differente Meinungen zum Wert der HV-Intervallmessungen für die Prognose (verlängertes HV-Intervall = myokardiale Dysfunktion, Tendenz zum Kammerflimmern bzw. zum Tod am Herzblock) liegen vor. Bei HV-Zeiten bis 55 ms und bestehenden intraventrikulären Leitungsstörungen (LSB, RSB, intraventrikulärer Leitungsdefekt (IVLD) mit QRS > 120 ms, RSB + LAFB oder LPFB; alternierender Bündelblock) wird keine Elektrotherapie erforderlich. Bei HV-Zeiten über 100 ms ist dagegen stets eine Elektrotherapie notwendig, ebenso bei HV-Perioden von 60-90 ms bei gleichzeitig auftretenden kardiovaskulären Symptomen.

5.6.7.6 Ventrikuläre Stimulation und Ableitung

Die elektrophysiologische Diagnostik ventrikulärer Tachykardien erfordert neben der endokardialen Ableitung im hohen rechten Vorhof, am HIS-Bündel, im rechten Ventrikel und im Koronarsinus eine zusätzliche ventrikuläre Stimulation. Das Anliegen der Untersuchung ist
- die Differentialdiagnose zwischen ventrikulärer Tachykardie und supraventrikulärer Tachykardie mit aberrierender Überleitung,
- die Induktion der Tachykardie und ihrer Charakteristik,
- die Unterbrechung der Tachykardie [55],
- sowie Voraussetzungen für weiterführende elektrotherapeutische Maßnahmen zu schaffen.

Zu Beginn der Diagnostik steht das Bestimmen elektrophysiologischer Basisparameter (z. B. Refraktärzeiten, Leitungszeiten) des rechten Vorhofes und Ventrikels und der atrioventrikulären Überleitung [47]. Anschließend wird versucht, mittels programmierter Stimulation eine Tachykardie zu induzieren. Dabei wird über den rechtsventrikulären Elektrodenkatheter nach jeder 8.-10. Basisstimulation eine vorzeitige Kammererregung induziert. Die Stimulation erfolgt bipolar und mit der doppelten Schwellenreizstromstärke. Zunächst wird mit einem langen Kopplungsintervall begonnen. Der vorzeitige Impuls fällt spät in die ventrikuläre Diastole ein. In konsekutiven Stimulationsversuchen wird das Kopplungsintervall in 5-10 ms Schritten verkürzt, bis der Extrastimulus in die Refraktärphase des rechten Ventrikels fällt. An den ersten kritisch einfallenden Stimulus (S_1), der noch vom Ventrikel übernommen wird, wird ein zweiter Impuls (S_2) angekoppelt. Auch dessen Vorzeitigkeit wird in 5-10 ms Schritten verkürzt. Analog kann ein dritter Stimulus appliziert werden.

Die Induktion der Tachykardie mittels programmierter Stimulation ist für die weitere Diagnostik bedeutsam. Sie ermöglicht die Analyse der zeitlichen Abfolge der Erregung von Vorhöfen, His-Bündel und Ventrikel sowie eine Beurteilung, wie sich die Tachykardie in den sog. Übergangszonen (Beginn und Ende der Tachykardie, Auftreten eines Schenkelblocks, Veränderungen der Zykluslänge, einfallende spontane oder induzierte Extrasystolen) verhält. Abb. 5.43 demonstriert zwei Beispiele für den differentialdiagnostischen Wert der invasiven Diagnostik.

Für die durch programmierte Stimulation induzierbaren Extrasystolien und Tachysystolien ventrikulärer Herkunft gilt folgende Terminologie [8, 14]:
- Kammervulnerabilität: Zusatzerregungen bei elektrischen Reizen niederer Intensität.
- Repetetive ventrikuläre Extrasystolie: 1-5 ES nach programmierter Stimulation.
- Nicht persistierende ventrikuläre Tachykardie: Ventrikeltachykardie, die spontan innerhalb von 30 s sistiert.
- Persistierende ventrikuläre Tachykardie: Ventrikeltachykardie mit einer Dauer von über 30 s oder Ventrikeltachykardie, die zur Bewusstlosigkeit führt.
- Monomorphe ventrikuläre Tachykardie: Ventrikeltachykardie mit wechselnder QRS-Morphologie.

- Polymorphe ventrikuläre Tachykardie: Ventrikeltachykardie mit wechselnder QRS-Morphologie und abgrenzbaren QRS-Komplexen in den Oberflächenableitungen.
- Kammerflattern: Monomorphe Ventrikeltachykardie mit einer Frequenz von über 300/min.
- Kammerflimmern: Kammerarrhythmie mit aufgelöster QRS-Morphologie.

Das Stimulationsergebnis gilt als hochspezifisch, wenn persistierende monomorphe Ventrikeltachykardien mit 1-2 ES auszulösen sind. Die Auslösung von nichtpersistierenden polymorphen Kammertachykardien mit 1-2 ES wird als signifikant angesehen. Dem Rechtsschenkelblock wird hinsichtlich eines kardialen oder plötzlichen Herztodes eine schlechtere Prognose eingeräumt als dem Linksschenkelblock [94].

Bei aggressiver Stimulation mit 3-4 Extrastimuli ist die Auslösung von nicht persistierenden polymorphen Kammertachykardien und Kammerflimmern als unspezifisch einzuordnen. Keine klinische Relevanz wird Kammertachykardien bei Patienten beigemessen, die keine spontanen Ventrikeltachykardien aufweisen und bei denen kein Verdacht auf Kammertachykardien besteht.

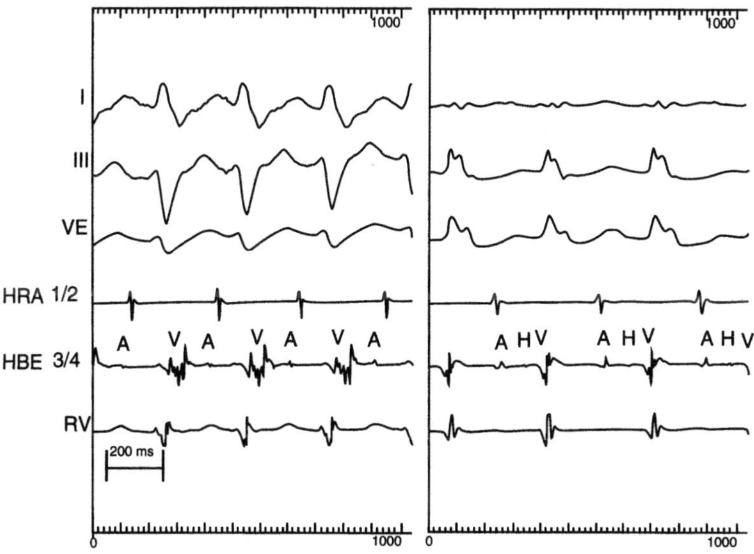

Abb. 5.43. Beispiel für eine ventrikuläre (links) und eine supraventrikuläre (rechts) Tachykardie bei verbreitertem QRS-Komplex

Als akzeptierter Zeitpunkt einer elektrophysiologischen Untersuchung (EPU) einschließlich programmierter Stimulation bei symptomatischen Patienten gilt die Zeitspanne von zwei bis drei Wochen nach dem Infarkt. Insbesondere bei der koronaren Herzkrankheit ist eine globale Betrachtung elektrophysiologischer und hämodynamischer Befunde nötig.

Die Einstellung zur programmierten Stimulation ist kritisch. In der ESVEM-Studie (The Electrophysiologic Study vs. Electrocardiographic Monitoring) [66] waren die Aussagen von 48h Langzeit-EKGs mit den Ergebnissen elektrophysiologischer Untersuchungen vergleichbar. Unstrittig bleibt der diagnostische Stellenwert der programmierten Stimulation bei induzierbaren Tachykardien, bei einer EF < 30 % sowie beim Nachweis von Spätpotenzialen. Ebenso ist die elektrophysiologische Untersuchung für die Zuordnung zur ICD-Therapie bedeutsam. Im Multicenter Automatic Defibrillator Implantation Trial (MADIT) zeigten Post-Infarktpatienten mit eingeschränkter EF und asymptomatischen nichtanhaltenden ventrikulären Tachykardien, die bei der EPU reproduzierbare anhaltende ventrikuläre Arrhythmien aufwiesen, eine verbesserte Überlebenschance mit einem Defibrillator gegenüber konventioneller medikamentöser Therapie [60].

Die Diagnostik ektoper Rhythmusstörungen mit konventionellen Elektrodenkathetern ist aufwendig und z. T. nur über ein umfangreiches Ableitprogramm möglich [44]. Eine ähnliche Situation besteht bei Präexzitations-Syndromen [25, 55], AV-Knoten-Reentrytachykardien und orthodromen (in regulärer Richtung laufenden) atrioventrikulären Reentrytachykardien mit akzessorischer Bahn der freien Wand [42, 55, 81, 93, 96, 103]. Das Lokalisieren des arrhythmogenen Substrats bei fokalen Tachykardien lässt sich über die nachfolgend erläuterten, dreidimensionalen Mapping-Technologien weiter präzisieren und vereinfachen.

5.6.7.7 Multipolares Basket-Mapping

Normale multipolare Katheter erlauben zwar eine grobe radiologische Ortsbestimmung, für die präzise Lokalisation sind sie jedoch aufgrund der zweidimensionalen Projektion bei der Röntgenkontrolle nicht geeignet. Aus diesem Grunde wurden Basketkatheter entwickelt, die in Analogie zu einem Schneebesen korbförmig angeordnete selbstexpandierende Federelemente aufweisen, auf deren Außenseite 32 bis 64 Elektroden mit einem Durchmesser von 1 mm sowie einem Interelektrodenabstand von 3-10 mm angebracht sind (Abb. 5.44). Die Basketkatheter werden über lange Schleusen (11 F) eingeführt. Mit dem Rückzug der Schleuse entfalten sich die Basketringe und legen sich an das Endokard an. Eine räumliche Zuordnung gelingt über Röntgenmarkierungen.

Der Einsatz derartiger Basketkatheter ist beschrieben bei atrialen und ventrikulären Rhythmusstörungen [72]. Die Größe der Basketkatheter wird mithilfe einer echokardiographischen Untersuchung an die Dimensionen der Herzhöhlen angepasst. Der Basketkatheter sollte stets als erster Katheter eingeführt werden, um einen optimalen, durch Kontrastmittelapplikation zu überprüfenden Wandkontakt zu gewährleisten. Unter- oder überdimensionierte Basketkatheter schränken die Qualität der Ableitungen ein.

Das Einführen des Basketkatheters erfolgt meist über die rechte V. jugularis interna und seltener über den femoralen Zugang, um Elektrogramme aus der Isthmusregion und der Zone um den Koronarsinus besser ableiten zu können. Zusätzlich zum Basketkatheter werden in der Regel konventionelle quadripolare Katheter zum His-Bündel sowie ein dekapolarer Katheter in den Koronarsinus gelegt. Über einen parallel eingeführten Ablationskatheter erfolgt direkt die Therapie.

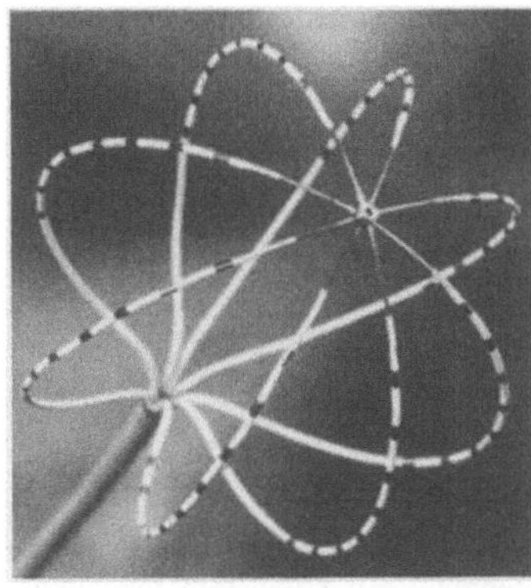

Abb. 5.44. Darstellung eines Basketkatheters (s. Anhang)

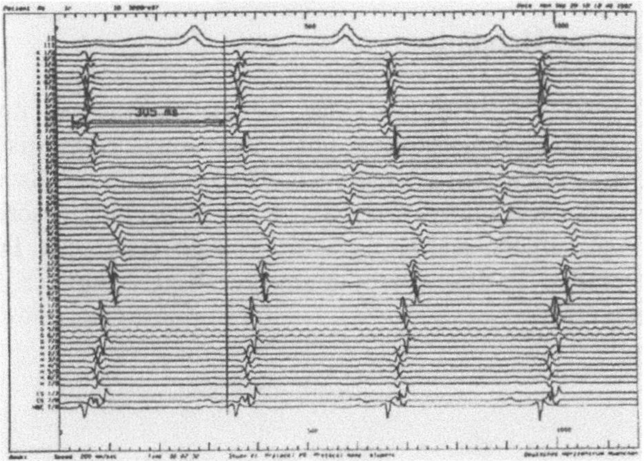

Abb. 5.45. Basket-Mapping-Darstellung einer fokalen rechtsatrialen Tachykardie mit frühem Erregungsursprung in den Basketpolen B 5/6 [77]

Über Elektrogramme des Basketkatheters lassen sich die früheste atriale Aktivität und die atriale Aktivationssequenz analysieren (Abb. 5.45). Dieser Katheter ist daher bei kurzanhaltenden komplexen Vorhofarrhythmien mit multiplen Foci vorteilhaft. Die zirkulär über den gesamten Vorhof ableitbaren atrialen Elektrogramme (von beiden Seiten der Isthmusregion entlang der Tricuspidalklappe und der Vena cava inferior) erfassen den Makrorentry-Typ des Vorhofflatterns gut. Der bidirektionale Block nach Isthmusablation lässt sich ebenfalls gut nachweisen. Transseptal in den linken Vorhof eingeführte Basketkatheter erfassen die Regionen um die rechtsseitigen Pulmonalvenen nicht ausreichend. Farbkodierte Animationsprogramme zur dreidimensionalen Präsentation der registrierten Erregungssequenzen erleichtern das Erkennen des frühesten Erregungsursprungs (Abb. 5.46). Als problematisch erwies sich jedoch die Positionierung des Ablationskatheters in Bezug zu den Basketelektroden [72]. Aus diesem Grunde wurden Navigationssysteme entwickelt, die eine räumliche Ortung der Katheterspitze erlauben.

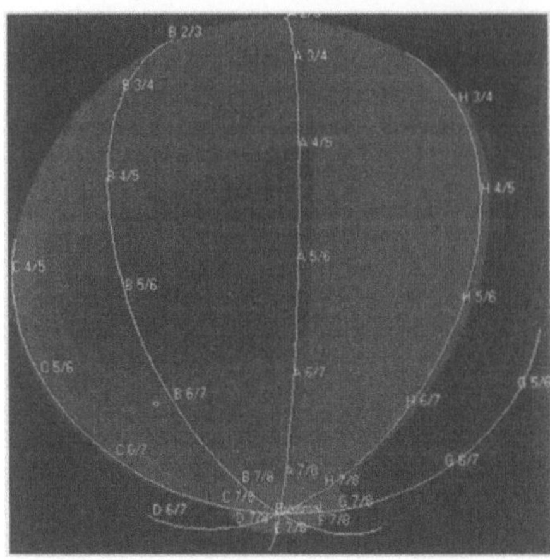

Abb. 5.46. Farbkodierte Animation der elektrischen Potenziale mit frühestem Erregungsbeginn auf dem Basketring B 5/6 [77] (s. Anhang)

5.6.7.8 Elektromagnetisches Mapping

Das Mappingsystem CARTO™ (Biosense Ltd., Israel) besteht aus drei Elektromagneten (M_1, M_2, M_3), die dreieckförmig unter dem Untersuchungstisch gelagert sind und ein inhomogenes magnetisches Wechselfeld von 0,05-0,2 Gauss erzeugen. Das System verfügt über Katheter, deren Spitze mit Magnetfeldsensoren ausgerüstet ist, einen Referenzkatheter und eine graphische Auswerteeinheit. Die Sensoren erlauben eine relative Positionsbestimmung der Katheterspitzen in Bezug zum Referenzkatheter [23].

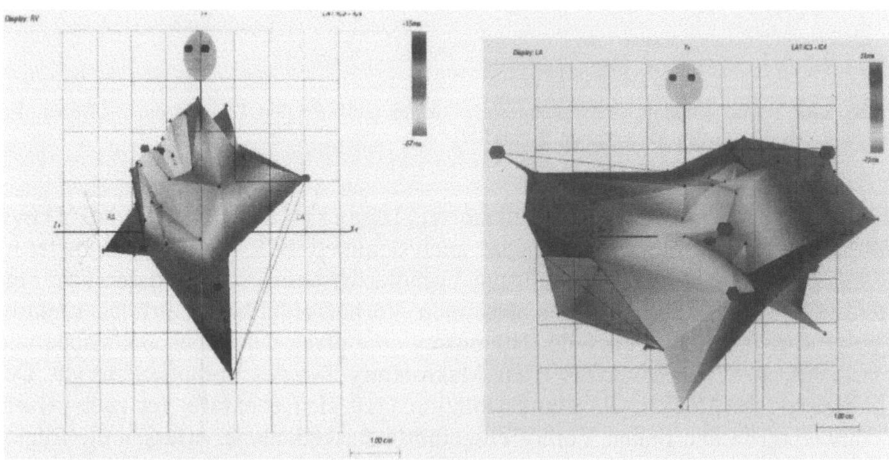

Abb. 5.47. Elektromagnetisches Mapping einer linksatrialen Tachykardie septumnah oberhalb des Mitralklappenannulus (links) und einer Tachykardie aus dem rechtsventrikulären Ausflusstrakt (rechtes Bild). Die früheste elektrische Aktivität ist rot gekennzeichnet und liegt septumnah oberhalb des Mitralklappenanulus. Die rot-braunen Sechsecke markieren Ablationspunkte, die grauen Sechsecke die Mündung der Pulmonalvenen [77] (s. Anhang).

Über die distale Katheterspitze lassen sich uni- und bipolare Elektrogramme aufzeichnen und in zeitliche Beziehung zu einem Referenzsignal setzen. Die Mapping- und Referenzsignale werden hinsichtlich ihrer maximalen/minimalen Amplitude und Aufstrichgeschwindigkeiten analysiert. Die so bestimmten Aktivierungszeiten werden farbkodiert und in eine auf Basis der Positionsmessungen rekonstruierte, dreidimensionale Darstellung der Herzinnenwand übertragen (Abb. 5.47). Rot bedeutet die früheste, violett die späteste Aktivierung. Nachteilig ist jedoch die lange Akquisezeit, da die Analyse ein sequentielles Abtasten verschiedener endokardialer Punkte erfordert.

Die Vorteile des Systems sind die mit der elektrischen Messung verknüpfte Bestimmung anatomischer Grenzen, die exakte Navigation und damit eine reproduzierbare Katheterpositionierung auch ohne Röntgenkontrolle. Linksatriale Tachykardien, rechtsventrikuläre Ausflusstrakttachykardien und stabile linksventrikuläre Kammertachykardien [62, 91] wurden mit Hilfe dieses Systems analysiert und erfolgreich ablatiert. Die rechtsatrialen Analysen sind gut möglich. Besonders die Katheterablation von Vorhofflattern wird damit routinemäßig versucht. Nicht empfohlen wird das elektromagnetische System für die AV-Knoten-Modulation oder für die Ablation akzessorischer Leitungsbahnen [77].

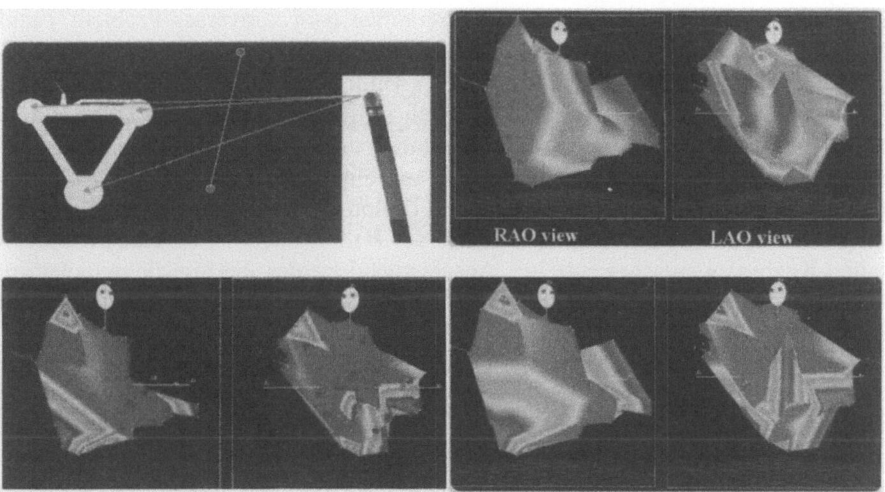

Abb. 5.48. Elektromechanisches Mapping (NOGA). Links oben: Anordnung der Elektromagneten sowie des Mapping-Katheters (NAVI-STAR, Cordis-Webster). Rechts oben: Farbkodiertes unipolares Voltage-Map, gelb und rot weisen erniedrigte Spannungen aus. Links unten: Braun markierte Laserkanäle in der Randzone zur kinetischen Region. Rechts unten: Farbkodiertes mechanisches Map mit akinetischer roter Region (s. Anhang).

Eine konsequente Weiterentwicklung stellen elektromechanische Mappingsysteme dar, die zusätzlich das Einschätzen der Hämodynamik sowie eine Vitalitätsdiagnostik erlauben. Das NOGA-System (Biosense) eignet sich prinzipiell sogar zur detaillierten anatomischen Analyse des linken Ventrikels. Über eine 8F

Schleuse wird femoral der Mappingkatheter in die linke Kammer eingeführt. Der Referenzkatheter wird am Rücken des Patienten angelegt. Mit dem visualisierten Mappingkatheter wird die Innenbegrenzung der Herzkammern dreidimensional abgetastet. Abhängig von den vorgegebenen Kriterien [23] werden die Grenzen automatisch erfasst und die Kontaktpunkte automatisch in Systole und Diastole ermittelt. Aus der punktuellen Bewegungsanalyse wird auf die Kontraktilität geschlossen (mechanisches Mapping). Gleichzeitig werden lokal die elektrischen Potenziale gemessen, woraus sich ein elektrisches Mapping erstellen lässt (Abb. 5.48).

Im NOGA-Katheter ist ein Anschluss an einen Holmium-Laser integriert, so dass er sich für die transmyokardiale Lasertherapie eignet. Mithilfe des elektromechanischen Mappings lassen sich die Myokardkanäle direkt kontrollieren. Mittelfristig wird eine dosierte intramyokardiale Applikation von Proteinen oder genetischem Material zur Triggerung der Angiogenese angestrebt [12].

5.6.7.9 Noncontact Mapping

Das Noncontact-Mapping [92] ist eine indirekte Mappingmethode mit einem Multielektrodenkatheter, der räumlich ohne direkten Wandkontakt Fernpotenziale erfasst. Ein computergestütztes Aufzeichnungssystem berechnet daraus mithilfe der Laplace-Gleichung virtuelle Elektrogramme (sog. „inverses Problem") und stellt die endokardiale Aktivierung als Isopotenzial-Map dar.

Die klinische Nutzung dieses Prinzips ist mit dem EnSite 3000, Endocardial Solutions Inc., St. Paul, MN, USA möglich [75]. Das System besteht aus einem Multielektrodenkatheter, einer Verstärkereinheit und einer Silicon Graphics Workstation. Der Multielektrodenkatheter ist aus einem Geflecht von 64 isolierten feinen Drähten aufgebaut, die einen 7,5 ml Ballon am Ende eines Pigtail-Katheters umgreifen. Nach dem Positionieren wird der Ballon mit 8-10 ml eines Kontrastmittel-Kochsalzgemisches entfaltet. Anschließend werden die Signale unipolar unter Bezug auf eine proximale Referenz-Ringelektrode am Katheterschaft registriert (Abb. 5.49).

Das System kann über ein ausgesendetes 5,68 kHz-Signal die Mappingkatheter lokalisieren. Dieses Lokalisationssignal wird zum Erstellen des dreidimensionalen virtuellen Endokards und zum Visualisieren der Position des Mappingskatheters genutzt. Über ein computergeneriertes Modell einer Herzkammer, in der der Multielektrodenkatheter positioniert wurde, rekonstruiert das System bis zu 3360 Elektrogramme. Bis zu einer Distanz von 34 mm vom Ballon zum Endokard ist eine exakte Rekonstruktion unipolarer Elektrogramme gesichert. Der Einsatz dieses Multielektrodenkatheters erfordert eine intensive Antikoogulation mit Heparin (ACT 300-350 s) und umsichtiges Manipulieren besonders im arteriellen System. Die bisherigen klinischen Erfahrungen sind gering. Die Lokalisation des Ursprungs atrialer und ventrikulärer Tachykardien ist möglich (Abb. 5.50 und 5.51) [77].

Der besondere Vorteil dieses System besteht darin, dass bereits die Aufzeichnung eines einzelnen Schlages zur Analyse der Arrhythmie ausreicht. Dies erleichtert die Diagnostik instabiler Arrhythmien. Durch das Dokumentieren der frühesten intrakavitären Aktivierung und das Darstellen der Lage der Mapping-elektrode im virtuellen Modell ist die Ablation auch während des Sinusrhythmus möglich. Die weitere Evaluierung wird den eigentlichen Stellenwert dieser Messtechnik für die klinische Routine zeigen. Technische Verbesserungen besonderes des Messkatheters sind anzustreben.

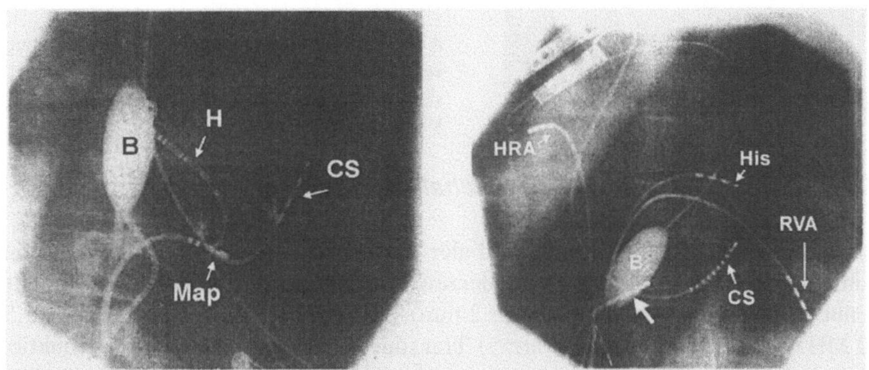

Abb. 5.49. Katheterpositionen beim non-contact mapping: Links: Posterior-anteriore Position, Ballonkatheter (B) im rechten Vorhof, Mappingkatheter im Isthmusbereich (Map), Koronarsinus-Katheter (CS), Halo-Katheter (H) zum Mapping sowie zur Ablation bei Vorhofflattern bzw. Vorhofflimmern. Rechts: Posterior-anteriore Position mit Ballonmultielektrodenkatheter (B), CS-Katheter, Katheter in der Spitze des rechten Ventrikels (RVH), Katheter am His-Bündel (His) und im hohen rechten Atrium (HRA). Der Pfeil zeigt die Lage des Mapping/Ablationskatheters im Isthmusbereich [77]

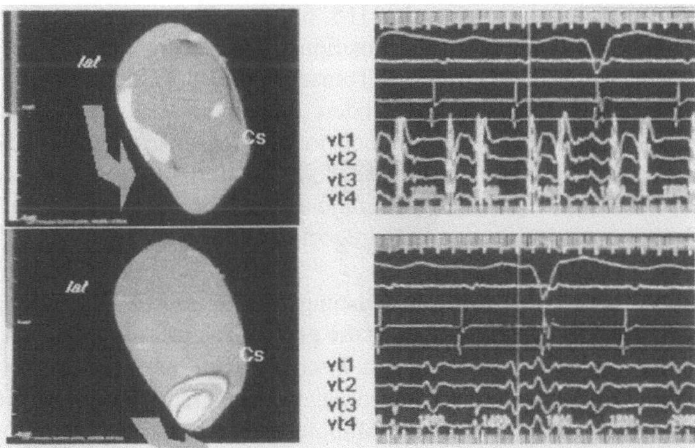

Abb. 5.50. Non-contact mapping von Vorhofflattern. Obere Bildhälfte: Aktivierungsfront entlang der Lateralwand des rechten Vorhofes (weißes Areal) mit registrierten Doppelpotenzialen in den virtuellen (vt) Elektrogrammen. Untere Bildhälfte: Erregungsfront in der Isthmusregion mit kleinen Potenzialen in dieser Region [77] (s. Anhang)

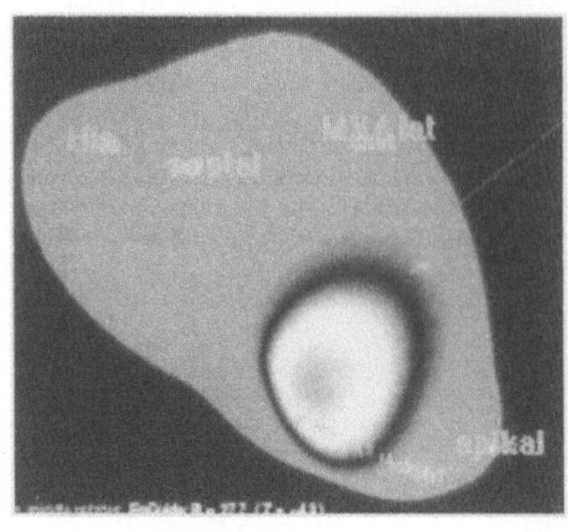

Abb. 5.51. Non-contact mapping einer ventrikulären Tachykardie. Septal-apikal findet sich die früheste Aktivierung (weiß) im linken Ventrikel [77] (s. Anhang)

5.6.7.10 Realtime Position Ultraschall-Monitoring

Die transvaskuläre Analyse intrakardialer Strukturen über Ultraschallkatheter mit miniaturisierten Transducern wird derzeit klinisch erprobt und teilweise bereits genutzt. Verfügbar ist ein 10 F (3,2 mm)-Katheter, an dessen Spitze ein 5,5-10 MHz (Vector phased sector array) Transducer mit kompletter Dopplerfunktion integriert ist. Die Scan-Richtung ist longitudinal, die Eindringtiefe beträgt über 10 cm. Der Katheter ist in 4 Richtungen steuerbar und kann über geeignete Echokardiographiegeräte (Sequoia, Acuson) genutzt werden. Auf diese Weise lassen sich Gefäßstrukturen, Hämodynamik und Flüsse des rechten Vorhofs und des rechten Ventrikels analysieren, wobei die anatomischen Strukturen, die Flussphänomene und die Wandbewegungen zugleich erfasst werden [7]. Diese Transducer ermöglichen ferner kontrollierte Ablationen in erreichbaren Herzabschnitten sowie das Einschätzen gesetzter Läsionen.

Die präzise 3D-Lokalisation ist mithilfe eines neuen ultraschallbasierten 3D-Realtime-Position-Systems möglich geworden [15, 68, 78]. Das neuartige Navigationssystem (Cardiac Pathways, Realtime Position Management TM System) benutzt 2 Referenzkatheter mit je 4 Ultraschall-Transducern. Ein Katheter liegt im rechten Vorhofohr oder im Koronarsinus, der andere im rechten Ventrikel. Durch Laufzeitmessungen wird eine relative dreidimensionale Lokalisierung der Katheter und ihrer Bewegung möglich. Ein gekühlter steuerbarer Ablationskatheter (Cardiac Pathways, Chillirpm™) enthält ebenfalls einen Ultraschalltransducer, sodass sich seine Position und Bewegung in Bezug zu den Mappingelektroden exakt angeben lässt.

Zu Beginn der Prozedur werden mehrere Leistungsstrukturen (u.a. Koronarsinus, His-Bündel usw.) markiert. Danach können die geplanten Linearläsionen festgelegt werden. Das Ultraschall-Navigationssystem ermöglicht eine präzise Positionierung des Ablationskatheters entlang der vorgegebenen Linien. Es ist für die elektrophysiologische Analyse, ein sicheres Mapping, eine simultane Elektrogrammableitung sowie die Ortung arrhythmogener Zonen geeignet.

Besonders lineare Ablationstechniken beim Vorhofflattern verlängern die Untersuchungszeiten und führen bei üblicher Kathetermethodik zu hohen Strahlenbelastungen. Vergleichende Studien belegen die Vorteile der Ultraschallmethode in der Präzision und die wesentlich niedrigere Strahlenbelastung [17,45].

Gewisse Nachteile der beschriebenen Lokalisierungsmethoden resultieren bei displatzierten Referenzelektroden. Ihre nachträgliche Repositionierung ist nicht möglich, so dass die Untersuchung in einem solchen Fall wiederholt werden muss. Außerdem ist eine Navigation während der Ablation nicht möglich [88].

5.7 Literatur

[1]   Adachi K, et al. (1999) Determinant of microvolt-level T-wave alternans in patients with dilated cardiomyopathy. J Am Coll Cardiol 34: 374-380.

[2]   Batur MK, et al. (1999) Circadian variations of QTc dispersion: is it a clue to morning increase of sudden cardiac death? Clin Cardiol 22: 103-106.

[3]   Bethge KP, Gonska BD (1992) Langzeitelektrokardiographie. Springer, Berlin Heidelberg New York

[4]   Boineau JP, et al. (1993) Potential distribution mapping of ventricular tachycardia. In: Shenesa M, et al. (eds) Cardiac mapping. Futura Publishing Company, Mount Kisco New York, pp. 85-107

[5]   Bolz, A., (1995) Die Bedeutung der Phasengrenze zwischen alloplastischen Festkörpern und biologischen Geweben für die Elektrostimulation, Fachverlag Schiele&Schön, Berlin

[6]   Breithardt G, et al. (1992) Ventrikuläre Spätpotentiale - Methodik und klinische Bedeutung. Der Umschau 49: 550-558

[7]   Bruce CJ, Packer DL, Seward JB (1999) Transvascular imaging: Feasibility study using a vector phased array ultrasound catheter. Echocardiography 16: 425-430

[8]   Brugada P, Wellens HJJ (1984) Programmed electrical stimulation of the human heart. In: Josephson ME, Wellens HJJ (eds) Tachycardias, mechanisms diagnosis treatment. Lea & Febinger, Piladelphia

[9]   Brüggemann T, Andersen D, Schröder R (1989) St-Strecken-Analyse im Langzeit-EKG: Amplituden- und Phasenantwort verschiedener Systeme im Vergleich zum Standard-EKG und deren Einfluß auf die originalgetreue Wiedergabe von ST-Streckensenkungen. Z Kardiol 78: 14-22

[10] Cain ME, et al. (1984) Fast-Fourier transform analysis of signalaveraged electrocar-diograms for identification of patients prone to sustained ventricular tachycardia. Circulation 69: 711-720.

[11] Cain ME, et al. (1985) Quantification of differences in frequency content of signal-avera-ged electrocardiograms in patients with compared to those without sustained ventricular tachycardia. Am J Cardiol 55: 1500-1505

[12] Colombo A, et al. (2000) Electromechanical mapping (NOGA) and direct myocardial revascularisation. Cardiovascular Intervention 4: 14-15

[13] Crawford MH, et al. (1999) ACC/AHA Guidelines for Ambulatory Electrocardiography. A report of the American College of Cardiology/American Heart Association Task Force on Practice Guidelines (Committee to Revise the Guidelines for Ambulatory Electro-cardiography). Developed in collaboration with the North American Society for Pacing and Electrophysiology. J Am Coll Cardiol 34: 912-948.

[14] D'Alnoncourt CN (1986) Herzrhythmusstörungen. Springer, Berlin

[15] de Groot N, et al. (2000) Three-dimensional catheter positioning during radiofrequency ablation in patients: first application of a realtime position management system. J Cardiovasc Electrophysiol 11: 1183-1192.

[16] Ehrlich JR, et al. (2001) P-Wellen Signalmitteilungs-EKG: Normalwerte und Reproduzierbarkeit. Z Kardiol 90: 170-176

[17] Epstein LM, et al. (1998) Comparative study of fluoroscopy and intracardiac echocardiographic guidance for the creation of linear atrial lesions. Circulation 98: 1796-1801

[18] Estes NA 3rd, et al. (1997) Electrical alternans during rest and exercise as predictors of vulnerability to ventricular arrhythmias. Am J Cardiol 80: 1314-1318

[19] Fontaine G, et al. (1976) Epicardial mapping and surgical treatment in six cases of resistent ventricular tachycardia not related to coronary artery disease. In: Wellens HJJ, Lie J, Janse MJ (eds) The conduction system of the heart. Stenfert Kroese, Leiden

[20] Funck-Brentano C, Jaillon P (1993) Rate-corrected QT interval: techniques and limitations. Am J Cardiol 72: 17B-22B

[21] Geiger, J, (1981) Intensitäten in einem Elektronenbandsystem (Franck-Condon-Prinzip), in H. Gobrecht (Ed.): Bergmann-Schäfer, Lehrbuch der Experimentalphysik, Walter de Gruyter, Berlin, New York, Band 4, Teil 1, 2. Auflage

[22] Gepstein L, et al. (1998) Electromechanical characterization of chronic myocardial infarction in the canine coronary occlusion model. Circulation 98: 2055-2064

[23] Gepstein L, Hayam G, Ben-Haim SA (1997) A novel method for nonfluoroscopic catheter-based electroanatomical mapping of the heart. In vitro and in vivo accuracy results. Circulation 95: 1611-1622.

[24] Grimsehl, E., (1988) Lehrbuch der Physik, Bd. 4, Struktur der Materie, BSB B. G. Teubner Verlagsgesellschaft, Leipzig

[25] Grossmann G (2000) Elektrophysiologische Differentialdiagnostik ventrikulärer und supraventrikulärer Tachykardien. In: Thamasett S, Hornbach V (Hrsg) Mappingvervahren in der Elektrophysiology. Steinkopf, Darmstadt, S. 109-121

[26] Haberl R, et al. (1987) Frequency analysis of the surface electrocardiogram for recognition of acute rejection after orthotopic cardiac transplantation in man. Circulation 76: 101-108

[27] Haberl R, et al. (1989) Spectral mapping of the electrocardiogram with Fourier transform for identification of patients with sustained ventricular tachycardia and coronary artery disease. Eur Heart J 10: 316-322

[28] Hamann, C. H., W. Vielstich, (1985) Elektrochemie I – Leitfähigkeit, Potentiale Phasengrenzen, Verlag Chemie, Weinheim

[29] Helmholtz, H. v., (1882) Wissenschaftliche Abhandlungen, Bd. 1, Barth, Leipzig, S. 855

[30] Himmrich E, et al. (2000) An welcher Stelle soll ein implantierbarer EKG-Event-Recorder plaziert werden. Z Kardiol 89: 289-294

[31] Hoberg E (1990) ST-Streckenanalyse im Langzeit-EKG. Springer, Berlin

[32] Hoffmann E, et al. (2000) (Fokale) atriale Tachykardien. In: Thamasett S, Hombach V (Hrsg) Mappingverfahren in der Elektrophysiologie. Steinkopf, Darmstadt, S. 47-51

[33] Hohenloser S, et al. (1999) Richtlinien für die Durchführung der nichtinvasiven Diagnostik von Rhythmusstörungen, herausgegeben von der Deutschen Gesellschaft für Kardiologie. Z Kardiol 88: 51-60

[34] Hohenloser SH, et al. (1961) T-wave alternans during exercise and atrial pacing in humans. J Cardiovasc Electrophysiol 8: 987-993

[35] Ideker RE, Smith WM, Wolf PD (1989) Cardiac mapping at Duke Medical Center. Am J Cardiol 63: 17F-30F

[36] Introduction to the arrhythmia mapping system with realtime position management technology. Cardiac Pathways Corporation, Chapter 1, AMS Operator's Manual 970700,

[37] Ismer W, von Knorre GH, Voss W (1989) Ösophaguselektrokardiographie mittels aktiver elektronischer Filter. Wiss Z Univ Rostock 32: 86-91

[38] Iwa T, et al. (1980) Localization and interruption of accessory conduction pathway in the Wolff-Parkinson-White syndrome. J Thorac Cardiovasc Surg 80: 271-279

[39] Jain U, et al. (1989) Suitability of esophageal electrocardiogram for intraoperative monitoring. Anesthesiology 71: A 342

[40] Jenkins JM, Wu D, Arzbaecher RC (1979) Computer diagnosis of supraventricular and ventricular arrhythmias. A new esophageal technique. Circulation 60: 977-987

[41] Josephson ME (1993) Recurrent ventricular tachicardia. In: Clinical cardiac electrophysiology: techniques and interpretations. Lea & Febinger, Philadelphia London, pp. 417-615

[42] Josephson ME (1993) Supraventricular tachicardias. In: Clinical cardiac electrophysiology: techniques and interpretations. Lea & Febinger, Philadelphia London, pp. 181-247

[43] Josephson ME, Seides SF (1979) Clinical cardiac electrophysiology. Lea & Febinger, Philadelphia

[44] Kallische D (2000) Konventionelle Mappingverfahren bei ventrikulären Tachykardien. In: Thamasett S, Hornbach V (Hrsg) Mappingvervahren in der Elektrophysiology. Steinkopf, Darmstadt, S. 69-80

[45] Kalman JM, et al. (1998) "Cristal tachycardias": origin of right atrial tachycardias from the crista terminalis identified by intracardiac echocardiography. J Am Coll Cardiol 31: 451-459

[46] Kehl K (1993) Die diagnostische Aussage und der Stellenwert des Ruhe- und Belastungs-Mapping-EKGs in der kardiologischen Praxis bei Patienten mit koronarer Herzkrankheit. Habilitationsarbeit, Universität Rostock

[47] Klein GJ, Prystowsky EN (1997) Clinical electrophysiology review. McGraw-Hill, New York

[48] Klingenheber T, et al. (2000) Mikrovolt-T- Wellen- Alternans- ein neuer Marker zur nicht-invasiven Risikostratification. Z Kardiol 89: III 57-III 61

[49] Krahn AD, et al. (1999) Use of an extended monitoring strategy in patients with problematic syncope. Reveal Investigators. Circulation 99: 406-410

[50] Kupersmith J (1976) Electrophysiologic mapping during open heart surgery. Prog Cardiovasc Dis 19: 167-202

[51] Lesh MD, et al. (1994) Radiofrequency catheter ablation of atrial arrhythmias. Results and mechanisms. Circulation 89: 1074-1089

[52] Lide, D. R. (Ed.), (1992) Handbook of Chemistry and Physics, CRC Press, Boca Raton, Ann Arbor, Tokyo,

[53] Löllgen H (1996) Herzfrequenzvariabilität. Dt Ärzteblatt 96: B1746- B1749

[54] London MJ, Kaplan JA (1993) Advances in electrographic monitoring. In: Kaplan JA (ed) Cardiac anesthesia. Saunders, Philadelphia, pp. 306

[55] Lüderitz B (1998) Herzrhythmusstörungen. Springer, Berlin Heidelberg New York

[56] Mächler H, et al. (1999) Das Ösophagus-EKG: Neue Einsatzmöglichkeiten durch neue Technik. J Kardiol 6: 303-307

[57] Malik M (1996) Heart rate variability. Standards of measurement, physiological interpretation, and clinical use - Task Force of The European Society of Cardiology and The North American Society of Pacing and Electrophysiology. Eur Heart J 17: 354-381

[58] Morganroth J, Nestico PF (1988) Ambulatory Holter Electrocardiography: Technology, clinical application, and limitations. In: Parmley WW, Chatterjee K (eds) Cardiology. Lippincott, Philadelpia

[59] Morrison, S. Roy, (1980) Electrochemistry at Semiconductor and Oxidized Metal Electrodes, Plenum Press, New York,

[60] Moss AJ, et al. (1996) Improved survival with an implanted defibrillator in patients with coronary disease at high risk for ventricular arrhythmia. Multicenter Automatic Defibrillator Implantation Trial Investigators. N Engl J Med 335: 1933-1940

[61] Murray A, McLaughlin NB, Campbell R (1995) Errors associated with assuming that the complete QT-duration can be estimated from QT-measurement to the peak of the T-wave. J Amb Monit 8: 265-270

[62] Nademanee K, Kosar EM (1998) A nonfluoroscopic catheter-based mapping technique to ablate focal ventricular tachycardia. Pacing Clin Electrophysiol 21: 1442-1447

[63] Narula OS, et al. (1978) A new method for measurement of sinoatrial conduction time. Circulation 58: 706-714

[64] Perry, J., (1963) Chemical Engineers' Hansbook, 4th Edition, Mc Craw Hill Book Company

[65] Reddy BRS, et al. (1992) High resolution ECG. Medical Electronics 23: 60-73

[66] Reiter MJ, et al. (1995) Significance and incidence of concordance of drug efficacy predictions by Holter monitoring and electrophysiological study in the ESVEM trial. Electrophysiologic Study Versus Electrocardiographic Monitoring. Circulation 91: 1988-1995

[67] Reithmann C, et al. (2001) Electroanatomical mapping for visualization of atrial activation in patients with incisional atrial tachycardias. Eur Heart J 22: 237-246

[68] Ren JF, et al. (1998) Imaging technique and clinical utility f. electrophysiologic procedures of lower frequency (9 MHz) intracardiac echocardiography. Am J Cardiol 82: 1557-1560

[69] Rosenbaum DS, Albrecht P, Cohen RJ (1996) Predicting sudden cardiac death from T-wave alterans of the surface electrocardiogram: Promise and pitfalls. J Cardiovasc Electrophysiol 7: 1095-1111

[70] Rosenbaum DS, et al. (1994) Electrical alternans and vulnerability to ventricular arrhythmias. N Engl J Med 330: 235-241

[71] Rostock KJ, Schirdewan A, Krones U (1980) Klinisch-elektrophysiologische Untersuchungen zur Wirkung neuer Antiarrhythmika. Dtsch Gesundhwes 35: 1337-1367

[72] Schalij MJ, et al. (1998) Endocardial activation mapping of ventricular tachycardia in patients: first application of a 32-site bipolar mapping electrode catheter. Circulation 98: 2168-2179

[73] Schilling RJ, Davies DW, Peters NS (2000) Clinical developments in cardiac activation mapping. Eur Heart J 21: 801-807

[74] Schilling RJ, et al. (2000) Endocardial mapping of atrial fibrillation in the human right atrium using a non-contact catheter. Eur Heart J 21: 550-564

[75] Schilling RJ, Peters NS, Davies DW (1998) Clinical investigation and reports–Simultaneous endocardial mapping in the human left ventricle using a noncontact catheter: Comparison of contact and reconstructed electrograms during sinus rhythm. Circulation 98: 887-898

[76] Schmidt G, et al. (1999) Heart-rate turbulence after ventricular premature beats as a predictor of mortality after acute myocardial infarction. Lancet 353: 1390-1396

[77] Schmitt G, Karch M, Zrenner B (2000) Möglichkeiten neuer Mappingvervahren mit multipolarem Basket-Mapping, elektromagnetischem Mapping und Noncontact-Mapping. In: Thamasett S, Hombach V (Hrsg) Mappingverfahren in der Elektrophysiologie. Steinkopf, Darmstadt, S. 123-136

[78] Schneider MAE, et al. (1997) Improved 2-D and 3-D intracardiac echocadiography in electrophysiological mapping studies: first experience with a new 9-F MHZ ultrasound catheter. Circulation 96: I-586

[79] Seidl K, et al. (2000) Initial experience with an implantable loop recorder in patients with unexplained syncope. Z Kardiol 89: 43-50

[80] Seifert T, et al. (1989) Verhalten ventrikulärer Spätpotentiale nach Katheterablation ventrikulärer Tachykardien. Z Kardiol 78: 647-653

[81] Seipel L (1987) Klinische Elektrophysiologie des Herzens. Thieme, Stuttgart

[82] Shenasa M, et al. (1993) Cardiac Mapping. Futura Publishing Company, Mount Kisco New York

[83] Simson MB (1989) Signal averaged electrocardiography: methods and clinical applications. In: Braunwald E (ed) Heart disease. pp. 145-156

[84] Smeets JL, et al. (1998) New method for nonfluoroscopic endocardial mapping in humans: accuracy assessment and first clinical results. Circulation 97: 2426-2432

[85] Smith JM, et al. (1988) Electrical alternans and cardiac electrical instability. Circulation 77: 110-121

[86] Smith WM, Ideker RE (1983) Computer techniques for epicardial and endocardial mapping. Prog Cardiovasc Dis 26: 15-32

[87] Sosa E, et al. (1998) Endocardial and epicardial ablation guided by nonsurgical transthoracic epicardial mapping to treat recurrent ventricular tachycardia. J Cardiovasc Electrophysiol 9: 229-239

[88] Spitzer SG (2000) Radiofrequeny catheter ablation guided by a new mapping system. Presented at 17th Meeting of the Japanese Society of Electrocardiology, Tokyo

[89] Steinbigler P, et al. (1997) Funktionelle Spätpotentialanalyse. Herzschr Elektrophys 8: 245-254

[90] Steinbigler P, et al. (2000) Variable Spätpotentiale im Langzeit-EKG des von Kammerflimmern bedrohten Postinfarktpatienten. Z Kardiol 89: 274-283

[91] Stevenson WG, et al. (1998) Identification and ablation of macroreentrant ventricular tachycardia with the CARTO electroanatomical mapping system. Pacing Clin Electrophysiol 21: 1448-1456

[92] Taccardi B, et al. (1987) A new intracavitary probe for detecting the site of origin of ectopic ventricular beats during one cardiac cycle. Circulation 75: 272-281

[93] Thamasett S (2000) Vorhofflattern. In: Thamasett S, Hombach V (Hrsg) Mappingverfahren in der Elektrophysiologie. Steinkopf, Darmstadt, S. 53-68

[94] Trappe HJ, et al. (1989) Die Bedeutung der Kammertachykardie - Morphologie für die Prognose und Verlauf. Z Kardiol 78: 633-639

[95] Urbaszek W (1987) Diagnostik und Therapie der Herzrhythmusstörungen. Barth, Leipzig

[96] Urbaszek W, Weichstadt H, Modersohn D (1992) Kardiovaskuläre Funktionsdiagnostik. Gustav Fischer Verlag, Jena Stuttgart New York

[97] Van Dam RT, Van Oosterom A (1986) Electrocardiographic body surface mapping. Martinus Nijhoff Publishers, Dordrecht Boston Lancaster

[98] Vester EG (2000) Erfahrungen und Umgang mit Mapping und Ablation in epikardialen Strukturen. In: Thamasett S, Hombach V (Hrsg) Mappingverfahren in der Elektrophysiologie. Steinkopf, Darmstadt, S. 81-108

[99] Vetter, K. J., (1961) Elektrochemische Kinetik, Springer Verlag, Berlin, Göttingen, Heidelberg

[100] Waldo AL (1997) Atrial flutter: entrainment characteristics. J Cardiovasc Electrophysiol 8: 337-352

[101] Weber F (2000) Untersuchungen zum Stellenwert der Herzfrequenzvariabilität (HRV) im 24-Stunden-Holter-EKG bei Patienten mit koronarer Herzerkrankung. Habilitationsschrift, Universität Rostock

[102] Weber F, et al. (2000) Wie reproduzierbar ist die QT-Intervall-Analyse im 24-Stunden-Holter-EKG von Patienten mit koronarer Herzerkrankung. J Kardiol 7: 182-186

[103] Wellens HJJ, Lie KI (1976) The conduction system of the heart. Stenfort Kroese, Leiden

[104] Wittkampf FH, et al. (1999) LocaLisa: new technique for real-time 3-dimensional localization of regular intracardiac electrodes. Circulation 99: 1312-1317

6 Messung des Blutdruckes

Für die Beurteilung der Kreislauffunktion sind Blutdruck und Blutfluss von entscheidender Bedeutung. Obwohl aus physiologischer Sicht der Blutfluss die wichtigere Größe darstellt, da er den Stofftransport bestimmt und das Schlagvolumen des Ventrikels mit erfasst, hat die Druckmessung klinisch den höheren Stellenwert. Dies liegt zum einen an der einfacheren Messtechnik und zum anderen an den umfangreicheren Erfahrungen, die mit der Erfassung des Blutdruckes vorliegen. Darüber hinaus besitzt der Blutdruck hohen prognostischen Wert für die Pathogenese von Herz-Kreislauferkrankungen.

Grundsätzlich lassen sich direkte (invasive) und indirekte (nichtinvasive) Messverfahren unterscheiden: Bei den invasiven Methoden wird ein Blutgefäß punktiert und ein Katheter in dem Gefäß an den Messort vorgeschoben. Dies hat den Vorteil einer höheren Messgenauigkeit, da der Druck exakt an dem gewünschten Ort erfasst wird. Ferner sind zeitkontinuierliche Messungen möglich, die Aussagen über die Pulskurven erlauben. Allerdings ist mit den invasiven Methoden auch ein erhöhtes Infektions- bzw. Verletzungsrisiko für den Patienten verbunden. Allein zur Druckmessung ist daher eine arterielle Punktion selten indiziert, so dass diese Verfahren meist nur in Verbindung mit Angiographien oder anderen invasiven Eingriffen eingesetzt werden.

Im Gegensatz dazu wird bei nichtinvasiven Methoden der Blutdruck an einer leichter zugänglichen extrakorporalen Stelle ermittelt, wobei der zu messende Druck über ein Ankoppelsystem (Haut/Manschette) auf den Sensor übertragen wird. Dabei ist jedoch zu beachten, dass der Blutdruck eine ortsabhängige Größe ist und sich durch die indirekte Ankopplung zusätzliche Fehlerquellen ergeben.

Alle genannten Verfahren nutzen direkt den Druck als physikalisch zu messende Größe. Vor der Erläuterung der einzelnen Messverfahren soll daher ein kurzer Überblick über gebräuchliche Drucksensoren gegeben werden.

6.1 Drucksensoren

Die klassische Methode der Druckmessung ist die Verwendung eines U-Rohr-Barometers (Abb. 6.1). Beim U-Rohr wirken der zu messende Druck im Behälter (Absolutdruck) P_{abs} und der Atmosphärendruck P_{atm} gegeneinander. Sind sie gleich, so steht die Flüssigkeit (in der Regel Quecksilber) in beiden Rohrteilen gleich hoch. Steigt der Druck im Behälter, so verschiebt sich die Flüssigkeitssäule. Die gemessene Druckdifferenz P_{gem} entspricht dann dem Druck, der durch die Gewichtskraft der „Flüssigkeitssäulendifferenz" erzeugt wird (ρ entspricht der Dichte der Messflüssigkeit, g der Erdbeschleunigung):

$$P_{gem} = P_{abs} - P_{atm} = \rho g(y_2 - y_1) = \rho g h. \tag{6.1}$$

Definitionsgemäß wird der Blutdruck nicht als Absolutwert angegeben, sondern als Differenz von Absolutwert und Atmosphärendruck. Der Blutdruck entspricht somit genau P_{gem}. Auf diese Weise ist man von Schwankungen des Luftdruckes unabhängig. Damit ist auch verständlich, dass der Blutdruck in mmHg (oder Torr) angegeben wird. Noch in den 80er Jahren wurden derartige Messgeräte im klinischen Alltag eingesetzt. Aufgrund der Toxizität des Füllmediums (in der Regel Quecksilber) und der großen räumlichen Abmessungen sind jedoch U-Rohr-Barometer heutzutage kaum mehr anzutreffen. Trotzdem hat sich aus historischen Gründen die Einheit mmHg bis heute für Blutdruckmessungen erhalten.

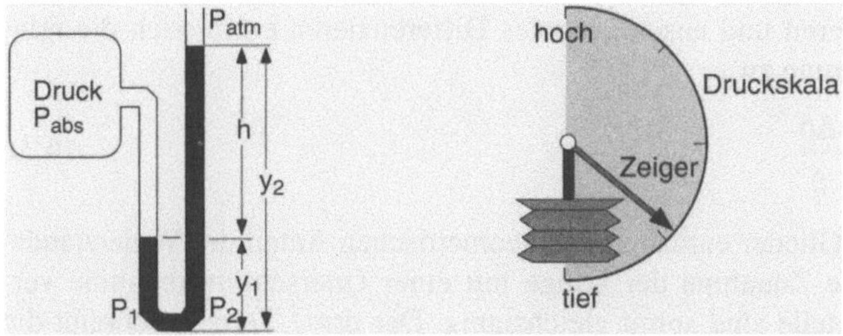

Abb. 6.1. Offenes U-Rohr-Barometer   **Abb. 6.2.** Prinzipieller Aufbau einer Druckmessdose

Die gängige Alternative unter den mechanischen Sensoren ist die Druckmessdose. Diese flexible Dose aus dünnem Blech erlaubt die Messung der Druckdifferenz zwischen Innen und Außen. Je nach Anwendung wird dabei einer der beiden Drücke konstant gehalten. Im Falle der Blutdruckmessung liegt außen der Atmosphärendruck an und innen der Absolutdruck. Bei steigendem Absolutdruck dehnt sich die Dose aus, bei fallendem zieht sie sich zusammen (Abb. 6.2). Diese Größenänderung der Dose wird mechanisch auf einen Zeiger übertragen. Je nach Eichung der Skala lässt sich so der Absolut- oder der Differenzdruck ablesen. Nahezu alle heutzutage eingesetzten Sphygmomanometer beinhalten eine solche Druckmessdose.

Viele der moderneren Verfahren erfordern einen Drucksensor, der direkt ein elektrisches Signal liefert. In diesem Bereich existiert eine Vielzahl unterschiedlicher Sensoren. Allen Prinzipien ist gemeinsam, dass sie in Analogie zur Druckmessdose die mechanische Verformung eines Sensorelementes (i. allg. einer Membran) messen und dadurch indirekt den Druck erfassen. Prinzipiell lassen sich induktive, kapazitive und potentiometrische Geber unterscheiden. Induktive Sensoren nutzen die mechanische Verformung der Membran zur Verschiebung eines leitfähigen Werkstoffes in einer Spule, wodurch sich deren Induktivität ändert. Kapazitive Sensoren bestimmen die Kapazität zwischen der Druckmembran und einer Referenzelektrode. Da die Kapazität vom Abstand der Platten abhängt, ergibt sich ein druckabhängiges Signal. Potentiometrische Sensoren beruhen auf der Widerstandsänderung eines Werkstoffes, der sowohl durch geometrische Verformung als auch mikroskopische Änderungen der Kristallstruktur verursacht wird.

Durchgesetzt haben sich heutzutage vor allem potentiometrische Sensoren. Eine gründliche mathematische Beschreibung erfordert wegen der anisotropen Eigenschaften vieler Materialien eine tensorielle Beschreibung [3]. Für das Folgende ist jedoch eine lineare Betrachtung ausreichend, da in aller Regel nur eine einachsige Verformung berücksichtigt werden muss: Der Widerstand R eines Leiters der Länge l mit dem Querschnitt A und dem spezifischen Widerstand ρ ist gegeben durch

$$R = \rho \frac{l}{A}.$$ (6.2)

Durch Logarithmieren und anschließendes Differenzieren ergibt sich die relative Widerstandsänderung zu

$$\frac{\Delta R}{R} = \frac{\Delta l}{l} - \frac{\Delta A}{A} + \frac{\Delta \rho}{\rho}.$$ (6.3)

Die ersten beiden Glieder enthalten den geometrischen Anteil der Widerstandsänderung, wobei eine Zunahme der Länge mit einer Querschnittsabnahme verbunden ist. Beide Anteile sind somit gleichsinnig. Der dritte Term beschreibt die Widerstandsänderung durch den piezoresistiven Effekt. Mit der Einführung von

Dehnung:
$$\varepsilon = \frac{\Delta l}{l},$$ (6.4)

Querkontraktionszahl:
$$\mu = -\frac{1}{2} \frac{\Delta A}{A} \cdot \frac{l}{\Delta l},$$ (6.5)

und k-Faktor:
$$k = \frac{\Delta \rho}{\rho} \cdot \frac{l}{\Delta l},$$ (6.6)

ergibt sich:
$$\frac{\Delta R}{R} = \varepsilon \cdot (1 + 2\mu + k).$$ (6.7)

Für Metalle liegt μ im Bereich zwischen 0,3 und 0,5 [3] und der k-Faktor zwischen 0 und 4,4. Für Halbleiter überwiegt der piezoresistive Effekt. Hier kann k in Abhängigkeit der Dotierung Werte bis 200 annehmen. Dabei ist zu beachten, dass k nur für n-dotierte Werkstoffe positiv ist und bei p-Halbleitern negativ wird. Die dabei auftretende hohe Temperaturabhängigkeit lässt sich durch Integration eines Temperatursensors kompensieren.

Über das Hookesche-Gesetz sind Spannung σ und Dehnung ε der Membran über den Elastizitätsmodul E miteinander verknüpft. Solange die Durchbiegung der Membran klein gegenüber ihren geometrischen Abmessungen ist, ist die Spannung σ proportional zur applizierten Druckänderung ΔP [3]. Es ergibt sich

$$\frac{\Delta R}{R} = \frac{\sigma}{E} \cdot (1 + 2\mu + k) \sim \Delta P.$$ (6.8)

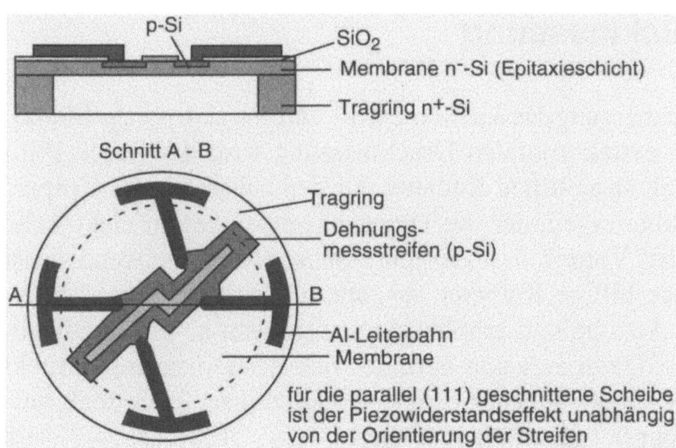

Abb. 6.3. Membran mit einer integrierten Vollbrückenschaltung [3]

Potentiometrische Druckgeber werden in aller Regel nicht trägerlos eingesetzt, sondern auf einer Membran aufgebracht, deren mechanische Eigenschaften zusammen mit denen des Sensors die Empfindlichkeit und Dynamik des Systems bestimmen. Hierbei werden in aller Regel Brückenschaltungen eingesetzt (Wheatstone-Brücke [16]), um herstellungsbedingte Toleranzen zu kompensieren. Abbildung 6.3 zeigt ein Beispiel eines solchen Sensors. Durch geschickte Plazierung von jeweils zwei Elementen in der Druck- und Zugzone der Membran wird zudem die Temperaturdrift kompensiert.

Moderne Drucksensoren werden in aller Regel durch Ionenimplantation auf einer dünnen Siliziummembran hergestellt. Auf diese Weise lassen sich heutzutage Sensoren mit Abmessungen im Millimeterbereich zu Kosten herstellen, die sogar eine einmalige Verwendung erlauben. Die Ansteuerung der Messbrücke erfolgt in den seltensten Fällen auf dem klassischen Weg der diskret aufgebauten Konstantstromeinspeisung und Spannungsmessung. Wesentlich einfacher ist der Einsatz vollintegrierter Auswerteschaltungen, die zudem sogar eine Korrektur verbleibender Nichtlinearitäten erlauben. Ein Beispiel einer solchen Applikation ist in Abb. 6.4 dargestellt.

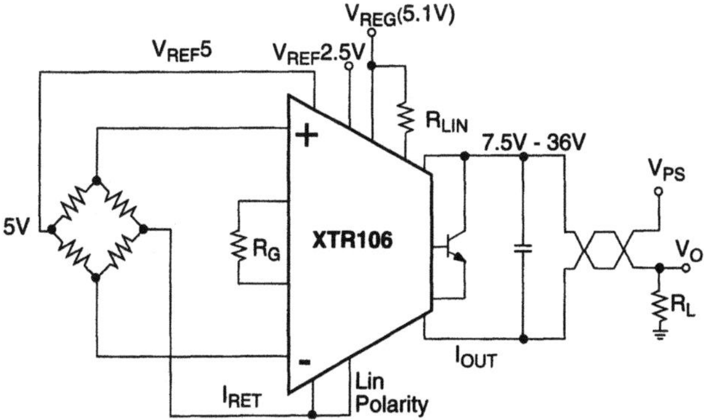

Abb. 6.4. Auswerteschaltung einer Wheatstoneschen Brücke mit Hilfe des XTR 106 von Burr Brown

6.2 Invasive Blutdruckmessung

Bei der invasiven Blutdruckmessung lassen sich extra- und intrakorporale Methoden unterscheiden: Bei der extrakorporalen Druckmessung wird der Druck P im Blutgefäß über einen flüssigkeitsgefüllten Katheter auf den außerhalb des Körpers befindlichen Drucksensor übertragen, der die Druckschwankungen in elektrische Signale wandelt. Dies hat den Vorteil, dass der teure Sensor wiederverwendbar ist und nur der vergleichsweise billige Katheter ausgetauscht werden muss. Allerdings stellt diese indirekte Ankopplung erhöhte Anforderungen an die Messtechnik. Bei der intrakorporalen Druckmessung befindet sich der Drucksensor direkt am Messort im Gefäß. Dies gewährleistet exaktere Messungen, ist jedoch aufgrund der erhöhten Kosten nur in Einzelfällen indiziert.

6.2.1 Extrakorporale Druckmessung

Bei der extrakorporalen Druckmessung wird der Druck P im Blutgefäß über die Flüssigkeitssäule eines Katheters auf den Drucksensor übertragen (Abb. 6.5). Druckänderungen am Messort verursachen eine Auslenkung der Sensormembran und haben somit eine Verschiebung der Flüssigkeitssäule zur Folge. Damit ist ein Massetransport verbunden, der in dem Übertragungssystem eine Trägheit verursacht. Zusätzlich wird die Flüssigkeitssäule in ihrer Bewegung durch Reibung innerhalb des Katheters behindert. Ferner besitzt der Katheter, der in der Regel aus Kunststoff gefertigt wird, eine gewisse Elastizität, d.h. er verändert sein Volumen proportional zum Innendruck (Compliance des Katheters).

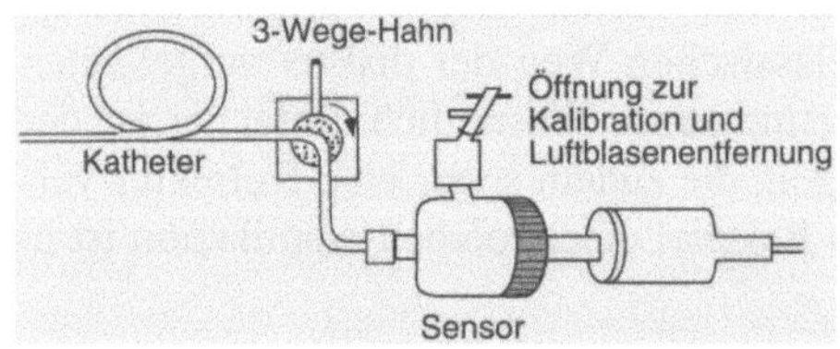

Abb. 6.5. Aufbau eines extrakorporalen Druckmesssystems

6.2.1.1 Das Übertragungsverhalten eines Katheters

Ein invasives extrakorporales Messsystem stellt somit ein schwingungsfähiges Gebilde dar, das bei Anliegen einer äußeren Kraft F_{ext} (die der zu messenden Größe Blutdruck proportional ist) gedämpfte erzwungene Schwingungen ausführt. Anschaulich lässt sich dies an einem mechanischen Ersatzschaltbild verstehen (Abb. 6.6). Zur mathematischen Beschreibung derartiger Systeme wird zunächst vom Gleichgewicht aller anliegenden Kräfte ausgegangen [6].

$$P \cdot A_k = F_{ext}(t) = F_{Trägheit}(t) + F_{Reibung}(t) + F_{Elastizität}(t), \qquad (6.9)$$

mit: P = Blutdruck,

A_k = Öffnungsfläche des Katheters am Messort.

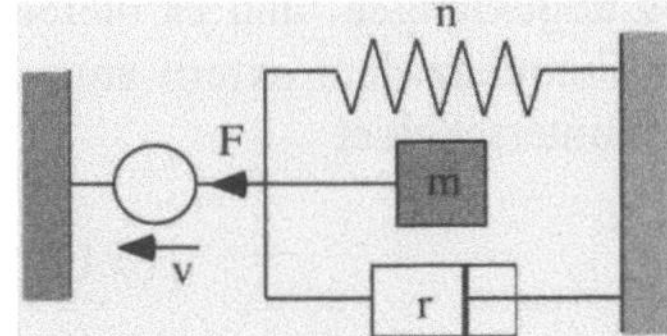

Abb. 6.6. Mechanisches Ersatzschaltbild des Katheters. Die Masse m entspricht der zu bewegenden Masse der Flüssigkeitssäule zwischen Katheteröffnung und Sensor, der Reibungskoeffizient r beschreibt die Innenreibung der Flüssigkeit und die Federkonstante n charakterisiert die Compliance des Katheters und der Sensormembran.

Durch Einsetzen der bekannten Gesetzmäßigkeiten für die einzelnen Kräfte ergibt sich die allgemeine Form der Schwingungsdifferentialgleichung[1]. Zur einfacheren Beschreibung soll hier auf den besonders interessanten Fall einer periodischen äußeren Kraft eingegangen werden, der über die inverse Fouriertransformation auch beliebige Kräfte zu beschreiben erlaubt

$$f \cdot \cos(\gamma t) = m\ddot{x} + 2f\lambda\dot{x} + m\omega_0^2 x \tag{6.10}$$

mit: f = Amplitude der externen Kraft bei der Frequenz γ,

γ = Erregungsfrequenz,

m = Masse der Flüssigkeitssäule,

λ = Dämpfungskonstante,

ω_0 = Eigenfrequenz des Katheters ohne Reibung.

Die Lösung dieser Differentialgleichung ergibt sich durch die Lösung der homogenen Gleichung und Addition einer partikulären Lösung der Gl. 6.10. Für den Fall kleiner Reibung resultiert (a ist eine reelle Konstante)

$$x = a \cdot e^{-\lambda t} \cos(\omega t + \alpha) + b \cos(\gamma t + \delta) \text{ mit } \omega = \sqrt{\omega_0^2 - 2\lambda^2} \tag{6.11}$$

Der erste Summand nimmt exponentiell mit der Zeit ab. Er charakterisiert den durch die Dämpfung verursachten Einschwingvorgang. Zur Veranschaulichung ist in Abb. 6.7 die Sprungantwort eines derartigen Kathetersystems dargestellt. Auf eine sprungartige Druckänderung reagiert die Flüssigkeitssäule in Form einer langsam abklingenden Oszillation.

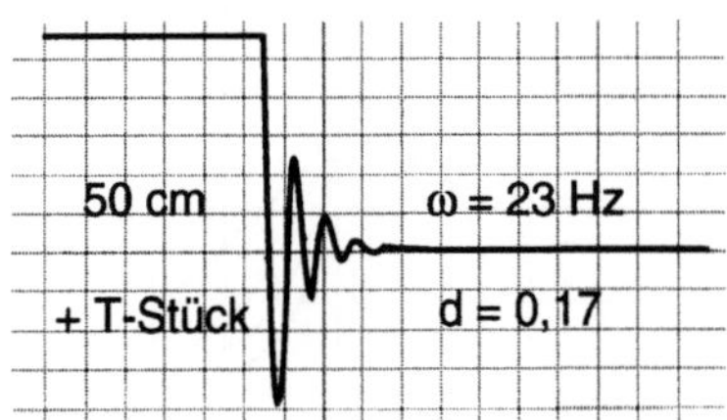

Abb. 6.7. Sprungantwort eines extrakorporalen invasiven Blutdruckmesssystems mit einer Katheterlänge von 50 cm und einem T-Stück

---

[1] Der gleiche Zusammenhang ergibt sich unter Verwendung der für den Elektroingenieur geläufigeren Analogien (Abschn. 1.5): Unter diesen Umständen lässt sich das Kathetersystem in einem Ersatzschaltbild als Serienschaltung eines Widerstandes, einer Induktivität und einer Kapazität (RLC-Serienkreis) wiedergeben, das über die Maschenregel zu einer Differentialgleichung gemäß Gl. 6.10 führt.

Nach genügend langer Zeit ist diese Schwingung abgeklungen, und es bleibt nur noch der zweite Summand übrig, der in seiner Frequenz dem extern angelegten Signal gleicht, sich aber in Betrag b und Phase δ unterscheidet

$$b = \frac{f}{m\sqrt{(\omega_0{}^2 - \gamma^2)^2 + 4\lambda^2\gamma^2}} \, , \tag{6.12}$$

$$\tan\delta = \frac{2\lambda\gamma}{\gamma^2 - \omega_0{}^2} \, . \tag{6.13}$$

Liegt die Erregerfrequenz weit unterhalb der Eigenfrequenz ω_0 des Kathetersystems, so ist die erzwungene Schwingung annähernd gleich der Erregerschwingung. Für den Fall deutlich höherer Erregerfrequenzen kommt das „träge" System der Erregung nicht mehr nach, wodurch die Amplitude gegen Null sinkt. Im Bereich der Eigenfrequenz spricht man von Resonanz, d. h. die äußere Erregung führt zu einem Aufschaukeln des Schwingungssystems, was bei geringer Dämpfung sogar zu einer Amplitudenüberhöhung führen kann.

Übertragen auf das Problem der Blutdruckmessung ist das Kathetersystem folglich so auszulegen, dass ein Kompromiss zwischen Dämpfung und Lage der Resonanzfrequenz gebildet wird. Idealerweise wird die Dämpfungskonstante auf $\lambda = 0{,}6$ eingestellt (Abb. 6.8), damit ein möglichst konstanter Amplitudengang sichergestellt ist. Für eine verzerrungsfreie Messung ist aber auch ein konstanter Phasengang erforderlich. Dies wird erreicht, indem die Eigenfrequenz des Katheters deutlich über den höchsten Frequenzanteil der Blutdruckkurve gelegt wird.

Eine Fourieranalyse des normalen Blutdruckverlaufes zeigt, dass für klinische Anwendungen neben der Berücksichtigung des Gleichanteils die ersten 10 Harmonischen (natürliche Vielfache der Grundfrequenz) der Fourierreihe ausreichen. Bei einer Herzfrequenz von 120 S/min, was einer Grundfrequenz von 2 Hz entspricht, ist folglich eine Bandbreite von mindestens 0-20 Hz erforderlich.

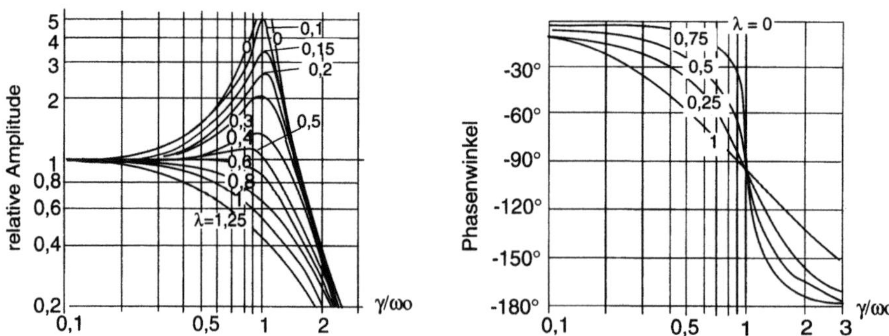

Abb. 6.8. Amplitude und Phase der erzwungenen Schwingung bei einer periodischen äußeren Anregung

6.2.1.2 Messung des Übertragungsverhaltens

Um Artefakte zu vermeiden, ist vor Beginn eines Versuches eine Messung des Übertragungsverhaltens erforderlich. Die gesuchten Größen Dämpfung und Eigenfrequenz des Kathetersystems ergeben sich am einfachsten aus der Sprungantwort. Dazu wird an den Eingang des Katheters eine sprungartige Druckänderung angelegt und das Ausgangssignal aufgezeichnet (Abb. 6.9).

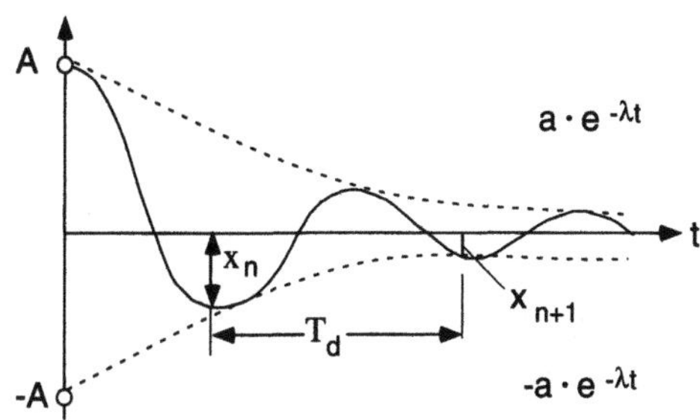

Abb. 6.9. Einschwingsignal eines Messkatheters

Die „Schnelligkeit", mit der die Schwingung abklingt, wird durch das logarithmische Dekrement Δ beschrieben. Δ lässt sich durch die Messung zweier aufeinanderfolgender Amplituden x_n und x_{n+1} gleicher Polarität bestimmen (Gl. 6.14).

$$\Delta = \ln \frac{x_n}{x_{n+1}} = \lambda\, T_d = \frac{\lambda}{\omega} \tag{6.14}$$

mit: λ = Dämpfungskonstante,
    T_d = Periodendauer des Einschwingsignals,
    x_n, x_{n+1} = aufeinanderfolgende Ausschläge gleicher Polarität.

Zeitlich liegt zwischen den Amplituden x_n, x_{n+1} die Periodendauer $T_d = 1/\omega$ der gedämpften Schwingung. Sie ist ebenfalls aus dem Oszillogramm (Abb. 6.9) zu entnehmen. Durch Einsetzen dieser Periodendauer T_d in das logarithmische Dekrement Δ ergibt sich unmittelbar die Dämpfungskonstante λ.

Die Frequenz ω, mit der das System einschwingt, hängt mit der Eigenfrequenz ω_0 des Systems und der Dämpfung λ in folgender Weise zusammen

$$\frac{1}{T_d} = \omega = \sqrt{\omega_0^2 - 2\lambda^2}\,. \tag{6.15}$$

Je kleiner die Dämpfungskonstante λ ist, um so mehr nähert sich ω der Resonanzfrequenz ω_0 der freien ungedämpften Schwingung an. Die gesuchte Größe - die Resonanzfrequenz ω_0 - ergibt sich somit durch Einsetzen der Dämpfung λ in Gl. 6.15.

$$\omega_0 = \sqrt{\omega^2 + 2\lambda^2}\,. \tag{6.16}$$

6.2.1.3 Messfehler und Abhilfe

Bei der konstruktiven Auslegung der Systemeigenschaften eines extrakorporalen invasiven Blutdruckmesssystems sind im wesentlichen Katheterlänge und -durchmesser die bestimmenden Größen. Dabei gelten folgende Proportionalitäten:

$$\omega_0 \quad \sim r_k \quad \sim \sqrt{\frac{1}{l_k}} \quad \sim \sqrt{\frac{1}{C_{ges}}} \quad \sim \sqrt{\frac{1}{\rho}}$$

$$\lambda \quad \sim \frac{1}{r_k^{\,3}} \quad \sim \sqrt{l_k} \quad \sim \sqrt{C_{ges}} \quad \sim \sqrt{\frac{1}{\rho}}$$

(6.17)

$$\text{mit: } C_{ges} = C_k + C_t,$$

(6.18)

mit: C_k = Compliance des Kathetermaterials,
C_t = Compliance der Wandlermembran,
l_k = Länge des Katheters,
r_k = Radius des Katheters,
ρ = Dichte der Flüssigkeit.

Diese Proportionalitäten zeigen, dass der Katheterdurchmesser r_k groß und die Katheterlänge l_k bzw. die Compliance C_k klein gewählt werden müssen, um eine große Resonanzfrequenz zu erhalten. Mit anderen Worten ist ein kurzer, dicker und steifer Katheter besser als ein langer, dünner und weicher Katheter. Einen Überblick über die standardisierten Katheterdurchmesser liefert Tabelle 6.2.

Tabelle 6.2. Innen- bzw. Außendurchmesser kardiovaskulärer Katheter in mm. F steht für French und bezeichnet die in der Medizin übliche Maßeinheit.

Katheterbezeichnung	Normale Wände		Dünne Wände	
	Innen-∅	Außen-∅	Innen-∅	Außen-∅
3F*	0,36	1,00		
4F	0,46	1,33	0,58	1,33
5F	0,66	1,67	0,86	1,67
6F	0,91	2,00	1,17	2,00
7F	1,17	2,33	1,47	2,33
8F	1,42	2,67	1,73	2,67
9F	1,63	3,00	1,98	3,00
10F	1,83	3,33	2,24	3,33
11F	2,11	3,67	2,49	3,67
12F	2,39	4,00	2,74	4,00
14F	2,90	4,67	3,25	4,67

Zeitliche Veränderungen der Messverhältnisse können auftreten durch:
Blutverklumpung im Katheter bzw. an seiner Mündung
Dadurch wird der effektive Querschnitt r_k kleiner, was die Resonanzfrequenz deutlich senkt. Abhilfe schafft hier eine medikamentöse Antikoagulation (z. B. mit He-

parin) und ein kontinuierliches Spülen des Katheters mit physiologischer Kochsalzlösung.

Veränderung der Koppelflüssigkeit
Dringt Blut in den Katheter ein, werden Dichte ρ und Viskosität η größer, wodurch sich wiederum die Masse und die Dämpfung erhöht. Auch hier hilft kontinuierliches Spülen. Etabliert ist z. B. die sog. Fenwal-Vorrichtung, die für einen erhöhten statischen Druck im Katheter sorgt, wodurch ständig geringe Mengen der Koppelflüssigkeit in das Blutgefäß einströmen.

Luftblasen im Katheter
Sofern beim Befüllen des Katheters mit der Kopelflüssigkeit oder durch Verwendung nicht ganz ausgegaster Flüssigkeiten Luftblasen in dem Lumen des Katheters eingeschlossen werden, steigt C_{ges}, da ein zusätzlicher Complianceanteil C_{bl} durch die Luftblasen hinzukommt

$$C_{ges} = C_k + C_t + C_{bl}. \tag{6.19}$$

Durch Entgasen der Koppelflüssigkeit bzw. nochmaliges Spülen lassen sich die Luftblasen entfernen.

Veränderungen der Querschnittsfläche des Katheters
Da der Fluss Q konstant ist, führen unterschiedliche Querschnittsflächen nach der Kontinuitätsgleichung (Gl. 1.19) zu ungleichen Flussgeschwindigkeiten. Nach der *Bernoulli*-Gleichung folgt daraus unter Vernachlässigung der potentiellen Energiedichte eine Ungleichheit der statischen Drücke. Damit unterscheiden sich der zu messende Blutdruck und der am Sensor herrschende Innendruck. Aus diesem Grund ist für konstanten Innendurchmesser und Knickfreiheit zu sorgen.

Lageveränderung des Katheters
Zur Messung des statischen Druckes ist es notwendig, dass die Öffnungsflächennormale des Katheters senkrecht zur Strömungsrichtung steht. Andernfalls werden zusätzlich Komponenten des Staudruckes mitgemessen, die das Ergebnis verfälschen (Abb. 6.10). Aus diesem Grund wird in der Regel die Öffnungsfläche seitlich angeordnet.

Höhendifferenz zwischen Messpunkt und Drucksensor
Die Bernoulli-Gleichung berücksichtigt neben dem Staudruck auch den Druck, der durch die potentielle Energie der Flüssigkeitssäule zwischen Kathetermündung und Sensor verursacht wird. Unter Vernachlässigung der kinetischen Energiedichte (Staudruck) ergibt sich

$$P_1 + \rho g h_1 = P_2 + \rho g h_2 = \text{konst.} \tag{6.20}$$

Folglich ist bei der Messung darauf zu achten, dass Messstelle und Druckmesser auf derselben Höhe liegen (d.h. $h_1 = h_2$). So führt z. B. eine Höhendifferenz von 10 cm bereits zu einer Verfälschung des Messwertes um 7,6 mmHg.

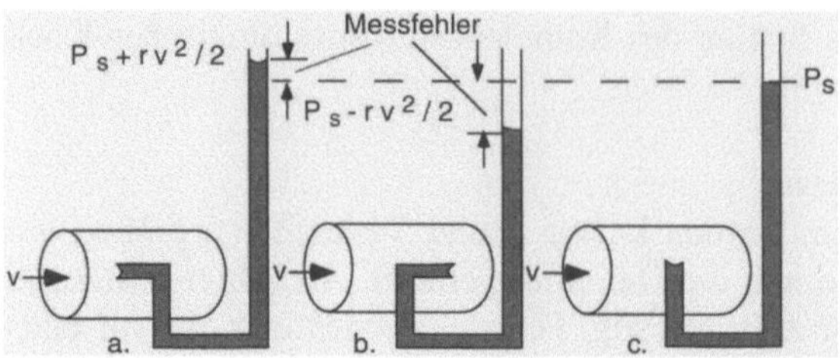

Abb. 6.10. Messfehler bei der Messung des statischen Druckes in strömenden Flüssigkeiten. Fall c) zeigt den richtigen Fall, in dem die Öffnungsflächennormale senkrecht zur Strömungsrichtung steht. In den Fällen a) und b) geht teilweise der Staudruck mit in das Messsignal ein.

6.2.2 Intrakorporale Druckmessung (Tip-Katheter)

Alle genannten Messfehler, die potentiell mit der extrakorporalen Druckmessung verbunden sind, sind auf die räumliche Trennung von Messort und Sensor zurückzuführen. Aus diesem Grund wurde der sog. Tip-Katheter entwickelt, bei dem sich ein miniaturisierter Messwandler an der Katheterspitze (engl. tip) befindet. Das Ausgangssignal des Sensors wird nach außen geleitet, so dass sämtliche mit der Flüssigkeitssäule zusammenhängende Nachteile vermieden werden.

Darüber hinaus bietet der Tip-Katheter noch einen weiteren Vorteil. Durch die Miniaturisierung des Sensors wird C_{ges} klein und damit die Resonanzfrequenz groß. Ferner existiert effektiv keine Masse, die bewegt werden muss. Beide Effekte zusammen führen dazu, dass der Tip-Katheter ein hervorragendes Einschwingverhalten aufweist. Abb. 6.11 zeigt ein Beispiel. Der Vergleich mit Abb. 6.7 belegt die messtechnische Überlegenheit des Tip-Katheters.

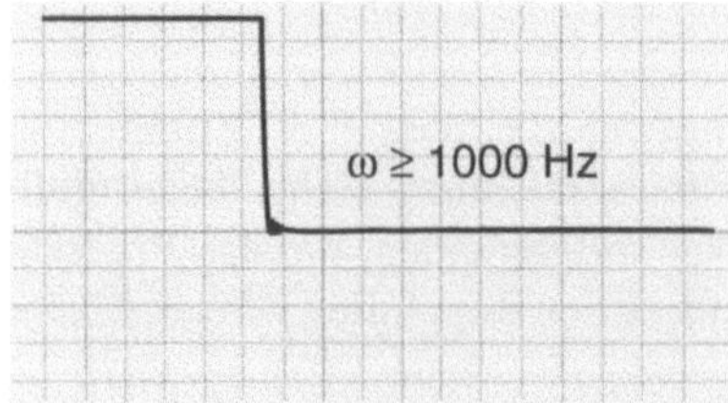

Abb. 6.11. Sprungantwort eines Tip-Katheters

6.3 Nichtinvasive Blutdruckmessung

Die nichtinvasive Blutdruckmessung wurde von *Riva-Rocci* eingeführt. Das Messprinzip beruht darauf, dass durch Abdrosselung eines Blutgefäßes mit Hilfe einer aufblasbaren Manschette der gesuchte Innendruck des Blutgefäßes gleich dem Manschettendruck wird, der mit einem Manometer messbar ist.

Die Idee beruht auf dem ersten Newton'schen Gesetz: Dieses besagt, dass sich Kraft und Gegenkraft im Ruhezustand eines Systems betragsmäßig exakt gleichen. Das bedeutet, dass im normalen Zustand (ohne bzw. bei luftleerer Manschette) der Blutdruck durch die Wandspannung der Gefäßwand vollständig kompensiert wird.

Das umliegende Gewebe hat keinen wesentlichen Einfluss. Eine von außen angelegte zusätzliche Kraft wird also nur dann eine Einengung des Blutgefäßes zur
Folge haben, wenn der Außendruck den Innendruck übersteigt. Dies ist erst oberhalb des diastolischen Druckes der Fall. Mit einer weiteren Erhöhung des Außendruckes wird das Blutgefäß immer weiter verengt, bis schließlich der systolische
Druck überschritten wird. Dann ist der Außendruck größer als der maximale Innendruck, und das Blutgefäß wird komplett verschlossen. Eine weitere Druckerhöhung bewirkt nur noch eine Kompression des Gewebes.

Zur Messung des Blutdruckes wird somit die Tatsache genutzt, dass der Manschettendruck dem Blutdruck gleicht, sofern er sich in dem Intervall zwischen diastolischem und systolischem Druck befindet. Unterhalb des Intervalles überwiegt
die Wandspannung, oberhalb die Kompression des Gewebes. Dieses Intervall lässt
sich jedoch indirekt über eine qualitative Messung des Blutflusses bestimmen, da
jede Verformung der Gefäßwand eine Veränderung der Strömungsverhältnisse zur
Folge hat.

Zur Durchführung der Messung wird am Oberarm (selten auch am Oberschen-
kel) eine Gummimanschette angebracht und auf einen Wert aufgeblasen, der über
dem zu erwartenden systolischen Blutdruck liegt. Dadurch wird die Arterie abge-
drückt und der periphere Blutfluss unterbunden.

Wird nun der Manschettendruck langsam abgelassen, so erreicht er einen Wert,
bei dem der Blutdruck gerade wieder einen geringen pulsierenden Fluss erzeugt.
Der Manschettendruck entspricht nun dem systolischen Blutdruck. Verringert man
den Manschettendruck weiter, so wird schließlich ein kontinuierlicher Blutfluss
messbar. Nun gleicht der Manschettendruck dem diastolischen Blutdruck.

Ein internationaler Konsens über die Maße der zu verwendenden Manschette
wurde bisher nicht erzielt. Zu schmale Manschetten erlauben keine gleichmäßige
Übertragung des Außendruckes auf die Arterie, was zu hohe Messwerte zur Folge
hat. Im Gegensatz dazu führt eine zu breite Manschette u.U. zu einem Abknicken
des Gefäßes und damit zu einer Erniedrigung der Messwerte. Tabelle 6.3 fasst
eine Empfehlung der Deutschen Hypertonie-Gesellschaft zusammen.

Das ursprüngliche Verfahren nach Riva-Rocci benutzte einen Photosensor am
Finger des Patienten zur Detektion des Blutflusses. Aus messtechnischen und
praktischen Gründen hat sich diese Methode nicht durchgesetzt. Je nach der Art
der Blutflussdetektion werden heutzutage folgende Verfahren angewandt.

Tabelle 6.3. Empfohlene Manschettenmaße für die indirekte Blutdruckmessung am Oberarm

Patient	Oberarmumfang (cm)	Manschettenmaße Breite x Länge (cm)
Kleinkind		5 x 8
Kind		8 x 13
Erwachsener	Unter 33	13 x 24
	33-41	15 x 30
	Über 41	18 x 36

6.3.1 Palpatorische Blutdruckmessung

Die einfachste Möglichkeit, den Blutfluss qualitativ zu erfassen, besteht in dem Ertasten des Radialispulses am Handgelenk. Nach wie vor ist dies eine zuverlässige und artefaktfreie Methode, die zumindest zur ersten Orientierung über die Höhe des systolischen Blutdruckes oder als Plausibilitätsprüfung geeignet ist. Aufgrund der schlechten Differenzierung im diastolischen Bereich eignet sie sich jedoch nicht zur Bestimmung des diastolischen Blutdruckes.

6.3.2 Blutdruckmessung nach Korotkow

Das Gefäßsystem ist so gestaltet, dass unter normalen Bedingungen laminare Strömungsverhältnisse vorliegen. Wird nun durch eine äußere Manschette die Gefäßform geringfügig verändert, so treten Turbulenzen in der Blutströmung im Bereich der Abdrosselstelle auf, die sich als zischende Geräusche wahrnehmen lassen. Je nach Stärke der Abdrosselung ändert sich die Geräuschcharakteristik. Diese Änderung wird mit einem Stethoskop oder einem speziellen Mikrophon auskultiert (diagnostisch abgehorcht).

Etwas simplifiziert entspricht der systolische Blutdruck dem Manschettendruck beim ersten Auftreten eines Korotkow-Geräusches[1], der diastolische Blutdruck dem Manschettendruck beim letzten Korotkow-Geräusch. Während das Kriterium für den systolischen Blutdruck eindeutig ist, ist die Bestimmung des diastolischen Wertes noch immer umstritten. Hierzu werden 5 Phasen unterschieden (Tabelle 6.4). Der in Phase V gemessene Druck stimmt in der Regel besser mit invasiven Messungen überein, weshalb er als Kriterium für den diastolischen Wert empfohlen wird. In bestimmten Fällen treten jedoch auch Turbulenzen unter Normalbedingungen auf, so dass Korotkowartige Geräusche auch bei sehr geringen Manschettendrücken hörbar sind. Dies ist z. B. bei hoher körperlicher Belastung oder bei hohem Herzzeitvolumen und geringem peripherem Widerstand der Fall. Unter diesen Umständen wird die Phase IV als Kriterium für den diastolischen Wert akzeptiert.

Tabelle 6.4. Einteilung der Korotkow-Geräusche bei sinkendem Manschettendruck. In seltenen Fällen tritt in Phase III eine sog. auskultatorische Lücke auf, d.h. die Korotkow-Geräusche verschwinden vorübergehend völlig.

Phase	Art des Korotkow-Geräusches
I	Immer lauter werdendes Zischen im Rhythmus des Pulses
II	Übergang zu einem schwach murmelnden Geräusch
III	Maximum der Lautstärke
IV	Leiser- und Dunklerwerden der Geräusche
V	Völliges Verschwinden der Geräusche

---

[1] Dabei wird davon ausgegangen, dass die Blutströmungssignale bei fallendem Manschettendruck registriert werden.

Obwohl die Einteilung der Geräusche sehr subjektiv ist und hohe Erfahrung erfordert, stellt die Korotkow-Methode nach wie vor den Standard der indirekten Blutdruckmessung dar. Einige Fehlerquellen sind jedoch vermeidbar und sollen im Folgenden diskutiert werden:

Geschwindigkeit der Druckreduzierung
Da die Korotkow-Geräusche immer nur während der Systole auftreten, lässt sich der Druck prinzipiell nur zu bestimmten Zeitpunkten bestimmen. Wird der Manschettendruck zu schnell abgelassen, so nimmt folglich die Messunschärfe zu. Die Druckdifferenz zwischen zwei aufeinanderfolgenden Korotkow-Geräuschen entspricht somit der Messtoleranz des Verfahrens. Auf der anderen Seite sind auch keine beliebig langen Messzeiten möglich, da eine ausreichende Perfusion der Extremität gewährleistet bleiben muss. Als optimale Druckablassgeschwindigkeit wird 2-3 mmHg /s empfohlen. Dabei wird ein Startwert angenommen, der um 30 mmHg über dem palpatorisch bestimmten systolischen Druck liegt.

Plazierung der Manschette
Bei der Plazierung der Manschette ist darauf zu achten, dass der Manschettendruck gleichmäßig auf das Gewebe übertragen wird. Dazu sind eventuell störende Kleidungsstücke zu entfernen und Knicke in der Manschette zu vermeiden. Ferner darf die Manschette nicht in der Armbeuge angelegt werden, da in diesem Bereich aufgrund des Gelenkes keine isotrope Druckverteilung gewährleistet ist.

Plazierung des Stethoskops
Das Stethoskop ist möglichst nahe an der Manschette im Bereich der zu vermessenden Arterie anzusetzen, da die Korotkow-Geräusche direkt an der Einengung entstehen. Die Art des verwendeten Stethoskops ist praktisch ohne Bedeutung für das Messergebnis.

Artefakte aufgrund von Umgebungsgeräuschen
Große Probleme bei der Blutdruckmessung bereitet die Unterscheidung zwischen Korotkow-Geräuschen und Geräuschartefakten, die unter Belastung auftreten. Solche Artefakte werden z. B. durch Muskelbewegungen, Umgebungslärm, suprasystolische Töne oder mechanische Übertragungen der Arterienschwingung bei fettarmen Extremitäten verursacht.

Sofern sich diese Artefakte in ihrem Frequenzspektrum von dem der Korotkow-Geräusche (50-200 Hz) unterscheiden, hilft eine Filterung mit Hilfe eines elektrischen Stethoskops. Ein optimales Mikrophon für die Aufnahme der Korotkow-Geräusche sollte selektiv Frequenzen zwischen 50 und 200 Hz aufzeichnen und gegenüber niederfrequenten Störungen, wie der Aufnahme von Luftschall oder Bewegungen des Armes, unempfindlich sein.

Liegen diese Artefakte jedoch im Frequenzbereich der Korotkow-Geräusche, so hilft nur eine Fenstertechnik. Ein einfaches Verfahren besteht in einer Koinzidenzschaltung mit dem EKG. Hierbei werden alle Geräusche herausgefiltert, die nicht zwischen 80 ms und 300 ms nach dem Beginn der R-Zacke des EKG´s aufgenommen werden. Für die Blutdruckmessung unter Belastung muss das Zeitfenster an die Herzfrequenz adaptiert werden, um eine verbesserte Artefaktunterdrückung zu gewährleisten.

Die prinzipielle messtechnische Realisierung ist schematisch in Abb. 6.12 gezeigt. Mit einem Mikrophon werden die Geräusche aufgenommen und mit einem Audioverstärker verstärkt. Der Impulsformer 1 erzeugt das auszuwertende Signal. Gleichzeitig wird mittels Elektroden ein EKG abgeleitet. Ein weiterer Impulsformer 2 erzeugt ein mit dem EKG verbundenes Zeitsignal. Das Flipflop dient zur Verzögerung dieses Zeitsignals (ca. 300 ms), um Druck und EKG-Trigger zeitlich zu synchronisieren. Beide Signale werden einer *UND*-Schaltung zugeführt, die nur gleichzeitig anliegende Signale mit einem Ausgangssignal beantwortet und dieses zum Koinzidenzzähler weiterleitet, der das Zusammentreffen gleicher Ereignisse zählt (Fehlerabschätzung). Die Zahl der Koinzidenzen wird als Prozentanteil der Zahl der EKG's (100%) angegeben. Das EKG dient auch dazu, das Luftablassventil der Manschette zu steuern, was über den EKG-Zähler und einen Timer geschieht, der die Zeit zwischen den Messvorgängen bzw. Druckänderungen einzustellen erlaubt.

Eine andere Möglichkeit, ein Zeitfenster zu setzen, bietet die Pulswelle. Allerdings verkürzt sich das Zeitintervall zwischen Beginn der Pulswelle und dem Auftreten des Korotkow-Geräusches von 200 ms bei systolischem Druck auf nahezu 0 ms bei diastolischem Druck, so dass eine automatische Nachführung erforderlich ist.

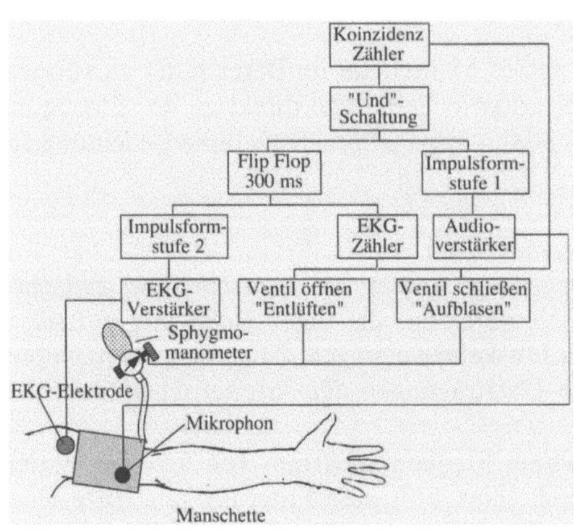

Abb. 6.12. Blockschaltbild einer nichtinvasiven Druckmesseinheit, die durch eine Koinzidenzschaltung Geräuschartefakte unterdrückt

6.3.3 Oszillometrische Blutdruckmessung

Ein anderes in der letzten Zeit mehr und mehr an Bedeutung gewinnendes Verfahren ist die oszillometrische Blutdruckmessung. Schon bei Verwendung von klassischen Manometern zur auskultatorischen Blutdruckmessung lässt sich parallel zu den Korotkow-Geräuschen ein Oszillieren der Anzeige beobachten. Diese Oszillationen sind auf die Compliance des Blutgefäßes zurückzuführen. Während der Diastole befindet sich der Manschettendruck im Gleichgewicht mit dem diastolischen Blutdruck. Tritt nun eine Pulswelle auf, so dehnt sich das Blutgefäß und das umliegende Gewebe geringfügig aus, wodurch kurzzeitig ein zusätzlicher Druck auf die Messmanschette ausgeübt wird. Nachdem die Pulswelle abgeklungen ist, geht das System wieder in den Gleichgewichtszustand über. Abbildung 6.13 veranschaulicht den zeitlichen Zusammenhang zwischen Manschettendruck und Druckoszillationen.

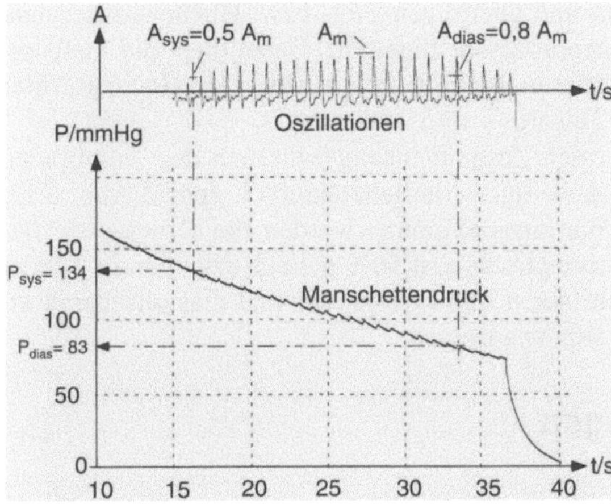

Abb. 6.13. Oszillometrische Blutdruckmessung. In der oberen Darstellung sind die Oszillationen und in der unteren der Druckverlauf in der Manschette dargestellt.

Bereits vor dem ersten Auftreten der Korotkow-Geräusche treten Oszillationen des Manschettendruckes auf, da auch bei abgedrücktem Gefäß die Pulsdruckwelle zu einer Ausdehnung führt. Beim Ablassen des Manschettendrucks nehmen diese Oszillationen zunächst zu, erreichen etwa in der Mitte zwischen diastolischem und systolischem Blutdruck ihr Maximum und nehmen anschließend wieder ab. Auch nach dem Verschwinden der Korotkow-Geräusche sind noch kleine Oszillationen zu detektieren.

Empirische Kriterien für den systolischen Blutdruck (P_{sys}), den diastolischen Blutdruck (P_{dias}) und den mittleren Blutdruck (P_m) sind bestimmte Amplituden der Oszillationen (Abb. 6.13): So entspricht P_m dem Manschettendruck, bei dem die (letzte) maximale Amplitude auftritt. Üblicherweise werden P_{sys} und P_{dias} aus dem Kriterium für P_m mittels bestimmter oft gerätespezifischer Algorithmen berechnet. Untersuchungen am Menschen haben gezeigt, dass beim systolischen Druck die Oszillationsamplituden A_{sys} 45-57 % der maximalen Amplitude A_m (Normalwert 50%) und beim diastolischen Druck die Oszillationsamplituden A_{dias} 75-86% (Normalwert 80%) von A_m betragen. Dabei ist A_{sys} die Amplitude beim ersten Auftreten und A_{dias} die Amplitude beim Verschwinden des Korotkow-Geräusches. Verschiedentlich werden auch die Punkte der maximalen Zunahme bzw. der maximalen Abnahme der Oszillationen als Kriterium für P_{sys} und P_{dias} herangezogen.

Vorteile der oszillometrischen Blutdruckmessung gegenüber bisherigen Methoden zur indirekten Blutdruckmessung liegen in der Möglichkeit, die störanfällige akustische Signalerfassung durch eine technisch einfachere Druckmessung zu ersetzen. In Verbindung mit moderner Mikroprozessortechnologie wird damit eine Automatisierung möglich, die Artefakterkennung und -unterdrückung erleichtert und die Entwicklung von Blutdruckmessgeräten erlaubt, die auch von Laien bedienbar sind.

Bei einer oszillometrischen Blutdruckmessapparatur ist die Manschette über Schläuche mit einer Pumpe, einem Ablassventil und einem Drucksensor verbunden. Pumpe und Ventil werden von einem Mikroprozessor gesteuert (Abb. 6.14). Im Drucksensor wird der Druck in der Manschette in ein elektrisches Signal umgewandelt, anschließend verstärkt und über einen Tief- bzw. Hochpassfilter dem A/D-Wandler und damit dem Mikroprozessor zugeführt. Dabei dient die Tiefpassfilterung der Extraktion des mittleren Manschettendrucks. Der Hochpassfilter trennt davon den oszillatorischen Teil ab.

Der Mikroprozessor berechnet den Zusammenhang zwischen den Amplituden der Druckoszillationen und dem jeweiligen Manschettendruck gemäß Abb. 6.13. Nach der Bestimmung des Oszillationsmaximums werden die Druckwerte bestimmt, bei denen die Oszillationsamplitude erst 50% beträgt bzw. bereits wieder auf 80% abgesunken ist. Dadurch lassen sich systolischer und diastolischer Blutdruck bestimmen und auf einem Display anzeigen.

6.4 Aktuelle Entwicklungen

Penaz-Prinzip (FIN. A. PRES®)
Eine z. Z. noch vor allem für wissenschaftliche Fragen bedeutsame Weiterentwicklung des Riva-Rocci-Prinzips ist eine Fingermanschette, deren fortlaufend gemessener Druck dem intraarteriellen Druck kontinuierlich angepasst wird. Dies wird durch eine lichtplethysmographische Messung des Fingervolumens ermöglicht. So ist erstmals eine indirekte Blutdruckmessung von Schlag zu Schlag möglich, die bei raschen Änderungen des Blutdruckes, z. B. bei der Orthostase, sehr wichtig sein kann [10, 12, 13, 14].

Aufgrund messtechnischer [8] und vor allem klinischer [9, 17] Schwierigkeiten hat sich jedoch das Prinzip nicht durchgesetzt. Wesentliche Hinderungsgründe sind vor allem der periphere Messort sowie die Vielzahl physiologischer Störgrößen, die erhebliche Messungenauigkeiten verursachen.

Applanationstonometrie
Bei diesem Verfahren werden piezoelektrische Sensoren auf der Körperoberfläche oberhalb einer Arterie befestigt. Wird nun der Sensor in geeigneter Weise auf die Arterie gedrückt, so entspannt sich die Arterienwand und der intraarterielle Druck überträgt sich auf den Sensor. Dieses aus der Augendruckmessung übertragene Verfahren eignet sich jedoch nur für bestimmte Arterien, die sich aufgrund der Nähe zu einem Knochen auch ausreichend abdrücken lassen. Außerdem liefert das Prinzip lediglich relative Blutdruckwerte und erfordert daher stets eine individuelle Eichung. Die klinischen Ergebnisse sind zwar akzeptabel [4, 5], trotzdem hat sich das Verfahren nicht durchgesetzt.

Pulswellen-Laufzeit-Bestimmung
Aus physiologischer Sicht existiert ein weitgehend linearer Zusammenhang zwischen Pulswellengeschwindigkeit und arteriellem Blutdruck [19]. Die messtechnische Bestimmung der Pulswellen-Laufzeit erfolgt über die Kombination von EKG-Messung und einer Abwandlung der Pulsoximetrie. Mit Hilfe des EKG's wird der Start der Pulswelle bestimmt. Durch den photometrischen Sensor wird parallel dazu der Verlauf der Pulswelle an einem peripheren Ort (meist am Handgelenk oder am Finger) ermittelt. Aus beiden Messsignalen lässt sich anschließend die Laufzeitdifferenz ableiten. In einer abgewandelten Form werden auch zwei photometrische Pulswellensensoren an zwei unterschiedlichen Orten eingesetzt.

Prinzipiell eignet sich das Verfahren gut zur Bestimmung eines relativen Druckverlaufes. Allerdings erfordert es ebenfalls eine individuelle Eichung mit Hilfe eines anderen Verfahrens, um Absolutwerte bestimmen zu können. Hinzu kommt, dass die lineare Beziehung zwischen Druck und Laufzeit erheblich von den mechanischen Gefäßeigenschaften und damit dem autonomen Tonus, der Körpertemperatur etc. beeinflusst wird. Klinische Studien haben gezeigt, dass sich auch diese Methode derzeit noch nicht empfehlen lässt [18].

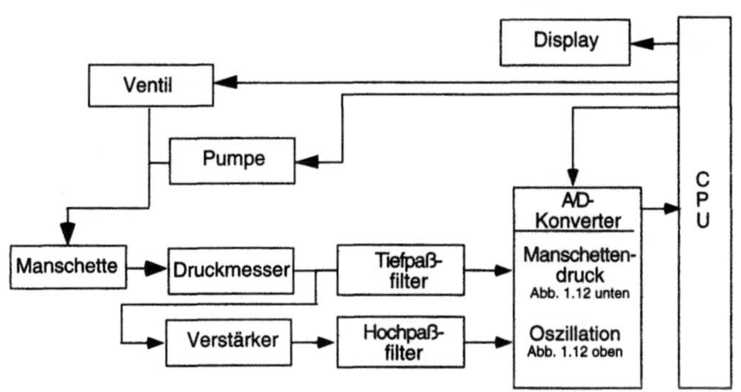

Abb. 6.14. Blockschaltbild eines oszillometrischen Blutdruckmessers

6.5 Klinische Aspekte der Blutdruckmessung

Das Messen des arteriellen Blutdruckes spielt in der Praxis eine große Rolle, da diese Messgröße über pathologische Blutdruckabweichungen informiert. Anhand dieser Abweichungen lassen sich Krankheitsbilder besser beurteilen. Dabei sind die indirekten Verfahren für die Praxis besonders bedeutsam, auch wenn ihre Ergebnisse sehr von den Umgebungsbedingungen abhängen. Je nach der klinischen Vorgehensweise bei der Messung werden unterschieden (Tabelle 6.5):

- Der Kausalblutdruck
- Der Basisblutdruck
- Der Entspannungsblutdruck.

In der Praxis wird überwiegend mit dem Kausalblutdruck gearbeitet.

Tabelle 6.5. Blutdruckdefinitionen in der Praxis

Kausalblutdruck	Alltagsblutdruck
Basisblutdruck	Der niedrigste gemessene Wert - ruhiges Einzelzimmer - Sedation am Abend - Bedingungen: Ruhe, Nüchtern - indirekte RR-Messung jede Minute über 10-15 min

Entspannungsblutdruck	Der niedrigste gemessene Wert
	nach : 2 min im Sitzen, anschließend 1 min im Liegen
	     5 min im Stehen
	     dann nach 1, 3 und 5 min im Liegen gemessen

6.5.1 Blutdruckvariationen

Der arterielle Blutdruck ist keine konstante Größe. Er fällt im Altersgang (Abb. 6.15), im Tagesablauf und situativ unterschiedlich aus. Die Zunahme des systolischen Druckes im höheren Alter findet unterschiedlichen Erklärungen. Als Ursache wird der Einfluss des zivilisierten Lebensstils und die eingeschränkte Gefäßelastizität angesehen. Typisch sind Blutdruckveränderungen im Tagesverlauf. Normal sinkt der Blutdruck nachts ca. um 10-20% ab. Hierbei handelt es sich um sog. normale Dipper. Extreme Dipper bieten eine Abnahme des Blutdruckes um über 20%. Die sog. Non-Dipper zeigen praktisch keine nächtlichen Absenkungen. Nächtliche Blutdruckanstiege charakterisieren den sog. Reverse-Dipper. Extreme Dipper sind gefährdet, des nachts einen Schlaganfall zu erleiden. Für die Non-Dipper ergeben sich weitere diagnostische Konsequenzen, da eine fehlende schlafbezogene Druckabnahme häufig bei sekundären Formen der Hypertonie besteht.

Situative Fluktuationen des Blutdruckes sind häufig. Erhöhte körperliche Aktivistät, Stress, Schmerz, Angst, Situationen mit Erwartungshaltung („Weißkitteleffekt") führen zu unterschiedlich erhöhten Drücken. Diese Situationen sollten bei diagnostischen Maßnahmen berücksichtigt werden. Der Lagewechsel von der sitzenden zur stehenden Position erhöht den diastolischen Druck um ca. 5 mmHg. Entleerungsstörungen der Harnblase können zu erheblichen Blutdruckanstiegen führen, die nach erfolgter Entleerung in der Regel stark absinken. Ähnlich resultieren höhere Drücke nach der Nahrungsaufnahme. Dies betrifft vordergründig den systolischen Druck. Die Kälteexposition löst ebenfalls Druckanstiege aus.

Beim Einschätzen des arteriellen Druckes sollte folgendes bedacht werden:
- Das Herzzeitvolumen, die Elastizität des Windkessels im arteriellen System und der periphere Gefäßwiderstand determinieren die Höhe des arteriellen Druckes.
- Anstiege des Herzzeitvolumens und/oder des peripheren Gefäßwiderstandes erhöhen den arteriellen Druck. Eine Abnahme des Herzzeitvolumens und/oder des peripheren Widerstandes senken den arteriellen Druck.
- Der Blutdruck unterliegt ständig neuralen und humoralen regulativen Einflüssen. Das Ziel ist der Erhalt eines konstanten basalen Blutdruckes.

- Kurzfristige Änderungen des Blutdruckes erfolgen über Baro- und Chemorezeptoren.
- Vasoaktive Hormone bzw. Hormonsysteme sind maßgeblich und krankheitsbedingt unterschiedlich in die Regulation des Blutdruckes einbezogen.

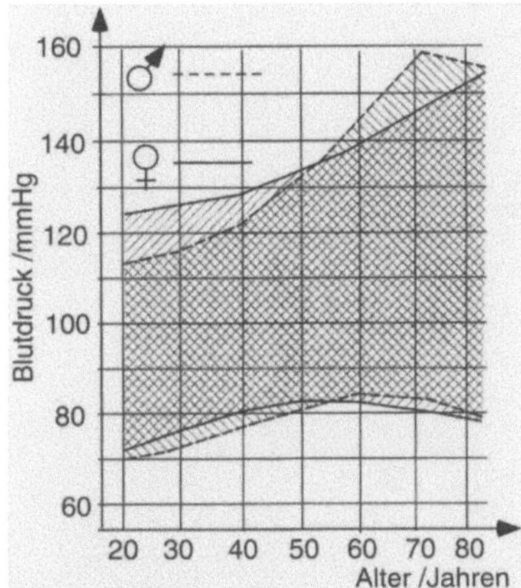

Abb. 6.15. Systolische und diastolische Blutdruckwerte in Abhängigkeit von Alter und Geschlecht

6.5.2 Blutdruckmessungen in der Praxis

Blutdruckmessungen bei Patienten mit und ohne arteriellem Hochdruck ergeben in der Regel höhere Werte in der ärztlichen Umgebung als Selbstmessungen der Patienten im häuslichen Milieu (Weißkittelefekt). Blutdruckkontrollen im ambulanten Bereich verfolgen daher zwei Ziele. Die Selbstmessung durch Patienten informiert über die tatsächlichen Werte im Alltag. Über eine kontinuierliche 24-Stundenanalyse durch ein automatisches Messsystem (ABPM = ambulatory blood pressure monitoring) ist ferner das Blutdruckverhalten im Tagesverlauf zu erfassen. Dabei gewonnene Daten erleichtern therapeutische Empfehlungen und gestatten auch prognostische Aussagen.

Die Geräte zur Selbstmessung arbeiten vorwiegend nach dem Korotkow Prinzip oder auf der Basis einer oszillometrischen Technik. Die Positionierung der Blutdruckmanschette beim oszillometrischen Prinzip ist einfacher im Vergleich zum Anlegen eines Mikrophons zur Erfassung der Korotkow-Geräusche. Das oszillometrische Vorgehen unterschätzt jedoch den diastolischen und teilweise auch den systolischen Druck.

Blutdruckmessgeräte, die den Blutdruck z. B. über photoplethysmographische Volumenänderungen (Finapres®, Portapress®) am Finger erfassen, oder Systeme für Messungen am Handgelenk (Blood Pressure Watch, Matsushita u. a. Fabrikate) sind praktikabel, aber sie unterschätzen meist die realen Werte. Insbesondere Fingermessungen werden in ihrer Aussage kritisiert.

In allen bisher genannten Fällen hat der Patient ein Blutdrucktagebuch zu führen, was in der Praxis auf Schwierigkeiten stößt. Die kontinuierliche 24-Stundenanalyse des Blutdruckes über automatisch arbeitende und tragbare Systeme nimmt einen hohen Stellwert in der Beratung von Hypertonikern ein. Die Programme gestalten tagsüber 15-30 min Intervalle zur Messung und nachts 30-45 min Abstände. Die Messdaten werden digitalisiert nach unterschiedlichen Programmen aufgearbeitet und numerisch und graphisch wiedergegeben. Ein Beispiel einer solchen Messung zeigen Abb. 6.16 und Tabelle 6.6.

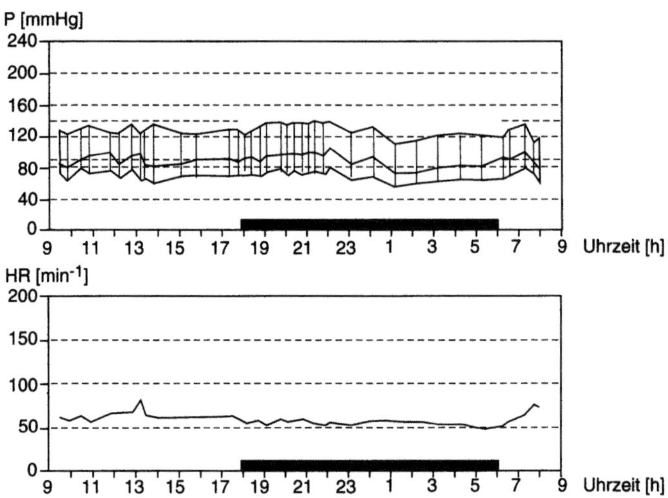

Abb. 6.16. 24-Std. Blutdruckverlauf und Herzfrequenzverhalten bei einem Hypertoniker unter medikamentöser Behandlung

Die klinische Bewertung des 24-Stunden-Blutdruckverlaufes erfolgt z. B. nach dem in der Abb. 6.17 vorgeschlagenen Muster. Als Kriterien gelten der systolische und diastolische Druckverlauf, Zeitpunkte der erhöhten oder kritisch abgesenkten Drücke, die zirkadiane Rhythmik, Gipfelwerte in den frühen Morgenstunden. Abhängig von diesen Daten kann eine individuell angepasste Behandlung erfolgen. Eine aufgehobene zirkadiane Rhythmik mit diskreten Morgen- und Nachmittagsgipfeln bei nächtlichen Druckabnahmen spricht für eine organische Kinese des Hochdruckes. Die nichtorganische (primäre) essentielle Hypertonie zeigt dagegen eine nächtliche Druckabnahme. Eine Umkehr der Tages-Nacht-Rhythmik kann bei maligner Hypertonie vorliegen. Auch bei hormonell verursachten Hypertonien (Phöachromozytom, Morbus Cushing) finden sich nachts häufig Blutdruckspitzen. Bei Nierenerkrankungen und bei Diabetes mellitus ist die zirkadiane Blutdruckrhythmik aufgehoben.

Für die ambulanten 24-Stunden-Blutdruckkontrollen bestehen vielfältige Erwartungen. Neben einer besseren diagnostischen Zuordnung und gezielter Therapie können kardiovaskuläre Ereignisse sowie Komplikationen eher vermieden werden. Der antihypertensive Effekt einer empfohlenen Therapie wird über den sog. „trough-to-peak-ratio" eingeschätzt. Darunter wird ein Quotient verstanden, der das Verhältnis zwischen der Blutdrucksenkung 24 Stunden nach der Einnahme des Wirkstoffes im Vergleich zur maximalen Blutdrucksenkung angibt. Je größer das „trough-to-peak"-Verhältnis ist, desto kontinuierlicher wird der Blutdruck im

Tagesprofil gesenkt und umso geringer sind die Blutdruckschwankungen insgesamt. Die Richtlinien der Food und Drug Administration (FDA) empfehlen ein Verhältnis von min. 50%. Langwirksame Antihypertensiva bieten ein Verhältnis um 80%. Das Bestimmen dieses Quotienten setzt keine 24-Stundenmessung voraus.

Tabelle 6.6. Zusammenfassungen der Messdaten

Zusammenfassung			
	Minimum	Mittel	Maximum	Standardabweichung
Systolisch	109 (1-01:15)	126	139 (1-21:35)	
Diastolisch	55 (1-01:15)	68	80 (1-22:15)	7,99 mmHg
MAD	73	88	105	6,29 mmHg
Herzfrequenz	48	59	82	7,96 mmHg
				6,91 Schlg/min

Prozentsatz der systolischen Werte oberhalb der Grenzwerte des Zeitabschnittes: 44,7 %
Prozentsatz der diastolischen Werte oberhalb der Grenzwerte des Zeitabschnittes: 0,0 %

Prozentuale Zeitdauer der systolischen Werte oberhalb der Grenzwerte des Zeitabschnittes: 43,2 %
Prozentuale Zeitdauer der diastolischen Werte oberhalb der Grenzwerte des Zeitabschnittes: 0,0 %

Zusammenfassung für Zeitabschnitt 6:00 bis 18:00			
	Minimum	Mittel	Maximum	Standardabweichung
Systolisch	111 (1-07:38)	126	137 (1-07:15)	
Diastolisch	59 (1-13:58)	70	79 (1-10:35)	6,65 mmHg
MAD	76	89	100	6,19 mmHg
Herzfrequenz	51	64	82	6,58 mmHg
				7,01 Schlg/min

Prozentsatz der systolischen Werte > 140 mmHg 0,0 %
Prozentsatz der diastolischen Werte > 90 mmHg 0,0 %

Prozentuale Zeitdauer der systolischen Werte > 140 mmHg 0,0 %
Prozentuale Zeitdauer der diastolischen Werte > 90 mmHg 0,0 %

Zusammenfassung für Zeitabschnitt 18:00 bis 6:00			
	Minimum	Mittel	Maximum	Standardabweichung
Systolisch	109 (1-01:15)	126	139 (1-21:35)	
Diastolisch	55 (1-01:15)	67	80 (1-22:15)	9,12 mmHg
MAD	73	87	105	6,56 mmHg
Herzfrequenz	48	55	60	9,24 mmHg
				2,78 Schlg/min

Prozentsatz der systolischen Werte > 120 mmHg 89,5 %
Prozentsatz der diastolischen Werte > 80 mmHg 0,0 %

Prozentuale Zeitdauer der systolischen Werte > 120 mmHg 81,8 %
Prozentuale Zeitdauer der diastolischen Werte > 80 mmHg 0,0 %

24-Stunden-Blutdruckverlauf

☐☐ Std.   Untersuchungsdauer   Datum ____.____.____

Messintervalie Std. ☐☐ Min. ☐☐

☐☐☐ mmHg   max. syst. Blutdruck   Zeitpunkt: ☐☐.☐☐ Uhr

Zeitpunkt: ☐☐.☐☐ Uhr

☐☐☐ mmHg   max. diast. Blutdruck   Zeitpunkt: ☐☐.☐☐ Uhr

Zeitpunkt: ☐☐.☐☐ Uhr

☐☐☐ mmHg   min. syst. Blutdruck   Zeitpunkt: ☐☐.☐☐ Uhr

Zeitpunkt: ☐☐.☐☐ Uhr

☐☐☐ mmHg   min. diast. Blutdruck   Zeitpunkt: ☐☐.☐☐ Uhr

Zeitpunkt: ☐☐.☐☐ Uhr

☐☐ Std.   Dauer der Blutdruckerhöhung

☐☐ Std.   Dauer der Blutdrucktiefs

Zirkadiane Rhythmik normal   ☐ ja   ☐ nein

☐☐☐ mmHg   Morgengipfel (3.00 Uhr-Aufwecken)

Fehlender nächtlicher Druckabfall   ☐ ja   ☐ nein

Abb. 6.17. Beurteilungsschema des 24-Stunden-Blutdruckes

6.6 Literatur

[1]   Burton AC (1969) Biologie und Biophysik des Kreislaufs. Schattauer, Stuttgart, New York.

[2]   Faust, U.: Meßwertwandler in der Medizin. In: H. Hutten, Biomedizinische Technik, Bd. 4, Springer Verlag Berlin (1991).

[3]   Heywang, W.: Sensorik. Springer Verlag Berlin, 2. Auflage (1986).

[4]   Kemmotsu O., Ueda, M., Otsuka, H., Yamamura T., Winter, D. C., Eckerle, J.S., Arterila Tonometry for Noninvasive, Continous Blood Pressure Monitoring During Anesthesia, Anesthesiology 75 (1991) pp. 333-340.

[5]   Kemmotsu, O., Yokata S., Yamamura T.,: A noninvaseive Blood Pressure Monitor Baased on Arterial Tonometry. Anesth. Analg. 68 (1989) pp. 145.

[6]   Landau, L. D., Lifschitz, E. M., Lehrbuch der theoretischen Physik, Akademie-Verlag Berlin (1984).

[7]   Meyer-Sabellek W, Gotzen R (1990) Indirekte 24-Stunden Blutdruckmessung. Medikon, München und Steinkopff, Darmstadt.

[8]   Mieke, S., Papadopoulos G., Vescio, G., Kuss, B.: Stellt die indirekte kontinuierliche Blutdruckmessung nach Penaz einen Fortschritt des Blutdruck-Monitorings dar?, Biomed. Technik Berlin 1990, 35 Suppl. 3, S. 113-114.

[9]   Novak, V., Novak, P., Schondorf, R.: Accuracy of Beat-by-Beat noninvasive Measurement of Finger Arterial Pressure using Finapres: A Spectral Analysis Approach. J. Cin. Monit. 10 (1994) 118-126.

[10] Pohl, U., Wesselin, K.K., Petersen, E., Bassenge, E.: Kontinuierliche, nicht-invasive Blutdrucküberwachung durch Servo-Manometrie am Finger. In: Rügheimer, E., Pasch, T. (Hrsg.): Notwendiges und nützliches Messen in Anästhesie und Intensivmedizin, Springer Verlag Berlin (1985).

[11] Roskamm H, Reindell H (1996) Herzkrankheiten, 4. Auflage, Springer, Berlin.

[12] Rossberg, F., Penaz, J.; Zum gegenwärtigen Stand der nichtinvasiven Blutdruckmesstechnik, In: Z. Gesamte Inn. Med. 44 (1989) S. 437-441.

[13] Sanford, T.J. jr., Jones, K., Smith N.T.: Noninvasive Blood Pressure Measurement. In: Anesthsiol. Clin. North Am., 6 (1988) S. 730-739.

[14] Schiller Z., Pasch, T.: Servo – Plethysmomanometrie zum kontinuierlichen nichtinvasiven Blutdruckmonitoring. In: Anaesthesist 40 (1991) S. 105-109.

[15] Stimpel M (1996) Arterial Hypertension. Walter de Gruyter, Berlin, New York.

[16] Stöckl, Winterling: Elektrische Meßtechnik. B. G. Teubner Verlag, Stuttgart (1982).

[17] Treidman, J. K., Saul, J. P.: Comparison of intraarterial with Continous Noninvasive Blood Pressure Measurement in Postoperative Pediatric Patients. J. Clin. Monit. 10 (1994) p. 11-20

[18] Vender J.S., Smith M, McGregor L.R., Arentzen, C. E.: Feasibility Study: Continous noninvasive monitoring during deliberate hypoperfusion by vena cava occlusion. Sentinel Monit. Inc., 1990.

[19] Wetterer, E., Kenner, T.: Grundlagen der Dynamik des Arterienpulses (1968) Springer Verlag, Berlin.

7 Messung des Blutflusses

Neben dem Blutdruck ist der Blutfluss die zweite für die Beurteilung des Herz-Kreislaufsystems wesentliche Größe. Der Blutfluss ist physikalisch gesehen eigentlich eine Stromstärke und charakterisiert das pro Zeiteinheit durch einen bestimmten Querschnitt transportierte Volumen. Der Messung besser zugänglich ist jedoch die mittlere Strömungsgeschwindigkeit. Da beide Größen über Gl. 2.15 miteinander korrelieren, werden sowohl Volumenstrom als auch Strömungsgeschwindigkeit umgangssprachlich mit Blutfluss bezeichnet. Im Folgenden ist - wenn nicht anders angegeben - stets der Volumenstrom gemeint. Zu seiner Messung eignen sich im wesentlichen drei physikalische Prinzipien:

- *Elektromagnetisches Messverfahren:* Blut enthält Ionen. Bewegen sich Ionen in einem Magnetfeld, so werden sie abgelenkt und induzieren eine Spannung (Hall-Spannung), die proportional zur Strömungsgeschwindigkeit ist [3].
- *Laufzeit-Messverfahren:* Die Geschwindigkeit mediengebundener Wellen (z. B. Schall) hängt von der Strömung des Mediums ab. Über die Laufzeitverschiebung lässt sich die Strömungsgeschwindigkeit erfassen.
- *Dopplerbasierte Messverfahren:* Wellen unterliegen dem sog. Doppler-Prinzip, d.h. die relative Bewegung von Sender und Empfänger führt zu einer geschwindigkeitsproportionalen Frequenzverschiebung des abgestrahlten Signals.

Darüber hinaus gibt es eine Reihe von Methoden (basierend auf NMR, Wärmetransport oder elektrischer Impedanz), die bereits erprobt wurden, sich aber aus den unterschiedlichsten Gründen noch nicht durchgesetzt haben [2]. Alle diese Verfahren sollen im Folgenden genauer vorgestellt werden.

7.1 Elektromagnetisches Messverfahren

7.1.1 Physikalische Grundlagen

Auf einen bewegten Ladungsträger mit der Ladung q wirkt in einem magnetischen Feld mit der Flussdichte $\vec{B}$ eine zu seiner Geschwindigkeit $\vec{v}$ und zur Richtung des Feldes senkrechte Kraft, die sog. Lorentz-Kraft $\vec{F}_M$, benannt nach dem holländischen Physiker Hendrik Antoon Lorentz (1853-1928)

$$\vec{F}_M = q(\vec{v} \times \vec{B}) = qvB \cdot \sin(\vec{v}, \vec{B})\vec{e}_M. \tag{7.1}$$

Die Lorentzkraft ist somit proportional zur gesuchten Geschwindigkeit $\vec{v}$. Wird ein Magnetfeld senkrecht zur Strömungsrichtung angelegt, so werden bewegte Ladungsträger in Abhängigkeit ihres Vorzeichens senkrecht zu $\vec{v}$ und $\vec{B}$ abgelenkt. Dies ist exemplarisch auf der linken Seite in Abb. 7.1 dargestellt. Hier weist die Geschwindigkeit $\vec{v}$ senkrecht zur Zeichenebene nach vorne. Das Magnetfeld $\vec{B}$ ist vom Nordpol N zum Südpol S gerichtet. Daher werden durch die Lorentz-Kraft F_{M^+} und F_{M^-} die positiven Ionen nach oben bzw. die negativen Ionen nach unten ausgelenkt.

Die Ladungsträger sammeln sich an der Ober- bzw. Unterseite des Blutgefäßes, wodurch sich ein elektrisches Feld $\vec{E}$ aufbaut, das wiederum eine rücktreibende elektrische Kraft $\vec{F}_E$ auf die Ladungsträger ausübt. Dieser Effekt trägt den Namen Halleffekt und ist in Abb. 7.1 auf der rechten Seite dargestellt. Die dabei entstehende elektrische Spannung zwischen Ober- und Unterseite des Blutgefäßes wird als Hallspannung U_{hall} bezeichnet

$$\vec{F}_E = q\vec{E} = qE\vec{e}_d = q\frac{U_{hall}}{d}\vec{e}_d .$$

(7.2)

Elektrische und Lorentz-Kraft wirken einander entgegen. Die Ladungsansammlung an der Gefäßwand erfolgt solange, bis die magnetischen und elektrischen Kräfte gleich groß sind. Für den in Abb. 7.1 beschriebenen Fall eines rechtwinkligen Rechtssystems (v und B stehen senkrecht aufeinander, dann entwickeln sich auch F_E und F_M senkrecht zu beiden) gilt der vereinfachte betragsmäßige Zusammenhang

$$F_M = evB = eE = F_E .$$

(7.3)

Aus diesem Kräftegleichgewicht lässt sich folgender Zusammenhang ableiten

$$evB = \frac{eU_{hall}}{d} .$$

(7.4)

Daraus ergibt sich die Geschwindigkeit v der bewegten Ladungsträger zu

$$v = \frac{U_{hall}}{B\,d} .$$

(7.5)

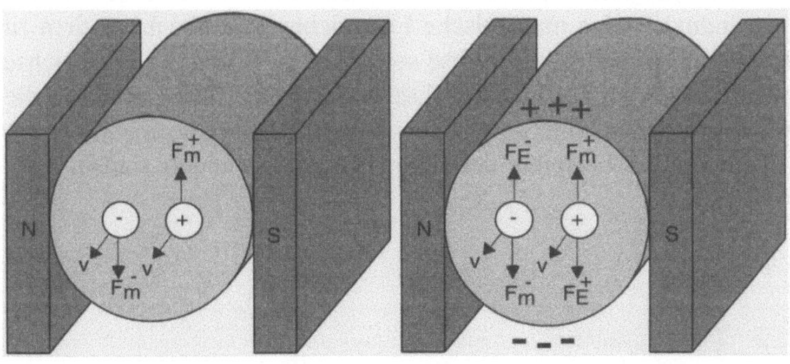

Abb. 7.1. Ein äußeres magnetisches Feld führt bei einem strömenden Medium zu einer Ladungstrennung und so zu einer von außen messbaren elektrischen Spannung (Hallspannung)

Die Geschwindigkeit v lässt sich somit indirekt über die Hallspannung U_{hall} und die konstanten Größen B und d messen. Interessanterweise ist das Messsignal unabhängig von der Ionenkonzentration im Blut. Wichtig ist nur, dass überhaupt geladene Teilchen vorliegen, was allein aufgrund der Natrium- (145 mmol/l) bzw. Chlorionen-Konzentrationen (125 mmol/l) erfüllt ist. Für den Blutfluss Q in einem Gefäß mit dem Querschnitt A und dem Radius r sowie dem Elektrodenabstand d ergibt sich somit bei bekannter magnetischer Flussdichte B

$$Q = Av = \frac{A\,U_{hall}}{B\,d} = \frac{\pi r^2\,U_{hall}}{B\,d}\,. \tag{7.6}$$

Nach der Gl. 7.5 und Gl. 7.6 ist die Geschwindigkeit v und damit auch der mittlere Fluss Q_m direkt proportional zur Spannung U_{hall}, die sich über dem Blutgefäß aufgebaut hat.

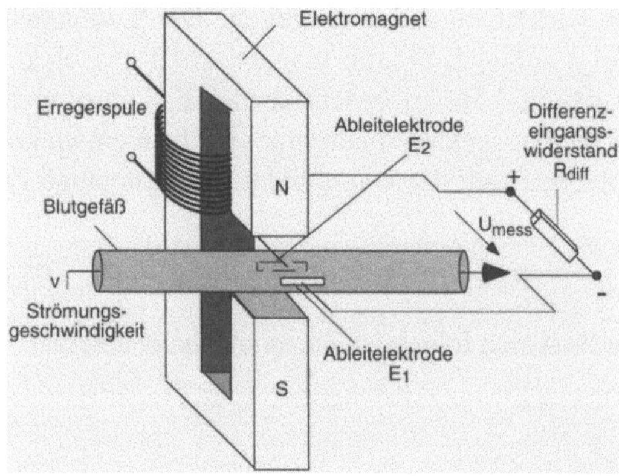

Abb. 7.2. Messung der Strömungsgeschwindigkeit einer ionischen Flüssigkeit

Dieses elektromagnetische Prinzip der Flussmessung führte zur Entwicklung von sog. Flussmessköpfen, deren Aufbau schematisch in Abb. 7.2 dargestellt ist. Ein Elektromagnet induziert eine magnetische Flussdichte B senkrecht zu dem zu vermessenden Blutgefäß. In der dritten Achse senkrecht zu B und der Gefäßachse befinden sich zwei Elektroden auf der Außenseite des Blutgefäßes, über die die entstehende Hallspannung mit Hilfe eines hochohmigen Differenzverstärkers abgegriffen wird. Konstruktionsbeispiele derartiger Flussmesswandler sind in Abb. 7.3 dargestellt.

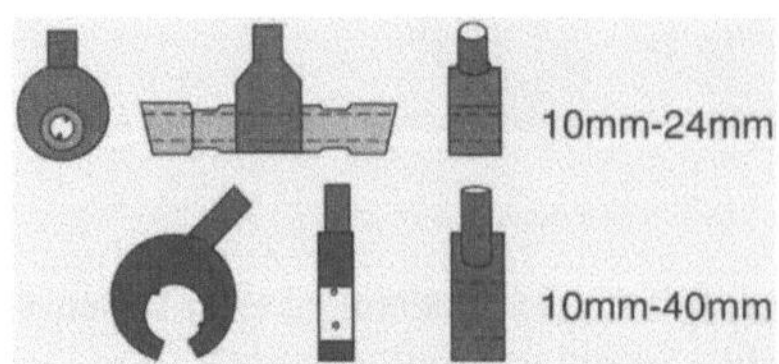

Abb. 7.3. Beispiele für Flussmesswandler

7.1.2 Technische Realisierung

Ein Zahlenbeispiel soll zunächst einmal die Größenordnung der zu erwartenden Signale veranschaulichen. Sei der Radius des Gefäßes r = 0,5 cm, der Elektrodenabstand d = 1 cm, die magnetische Flussdichte B = 0,1 T[1] und die Strömungsgeschwindigkeit v = 30 cm/s, dann ergibt sich eine Hallspannung von U_{hall} = 300 µV. Reale Strömungsgeschwindigkeiten liegen eher noch deutlich tiefer (Abschn. 3.2). Ebenso sind die meisten Gefäße dünner. Damit ist das Messsignal im Vergleich zu externen Störsignalen sehr klein und lässt sich deshalb nur mit relativ großem Aufwand messen.

Weitere Probleme ergeben sich durch die Polarisationsspannungen an den Grenzflächen Metall/Elektrolyt der Ableitelektroden. Aufgrund der kapazitiven Eigenschaften von Elektroden (Abschn. 5.1) treten diese Polarisationsspannungen besonders im niederfrequenten Bereich auf. Insbesondere wenn ein Gleichmagnetfeld für die Flussmessung verwendet wird, können diese Störspannungen die Größenordnung von 0,1-1 Volt annehmen und verhindern damit die Registrierung des im Mikrovoltbereich liegenden Flusssignals (Übersteuerung des Verstärkers).

Abhilfe schafft der Einsatz eines Wechselfeldes. Bereits ab einer Frequenz von einigen 100 Hz lassen sich Polarisationseffekte wirkungsvoll vermeiden. Durchsetzt jedoch ein solches veränderliches Magnetfeld eine geschlossene Leiterschleife, so wird ein Störstrom induziert. In einem Flussmesswandler existiert eine solche Leiterschleife in Form des Elektrodenkreises, d.h. die Elektrode E_1, der Leiter zum invertierenden Verstärkereingang (-), der Differenzeingangswiderstand R_{diff}, der Leiter vom nichtinvertierenden Verstärkereingang (+) zur Elektrode E_2 und die leitende Verbindung zwischen E_1 und E_2 über das Blutgefäß bilden einen geschlossenen Stromkreis (Abb. 7.2). Dadurch tritt ein Störspannungsabfall an der Differenzeingangsimpedanz des Registrierverstärkers auf.

Ein Ersatzschaltbild zur Erläuterung dieser Störeinkopplung ist in Abb. 7.4 gezeigt. Darin stellen L_1 und L_2 die Induktivitäten der magnetfelderzeugenden Schleife bzw. der Messschleife dar, M ist die Gegeninduktivität. Innenwiderstände sind dabei vernachlässigt. Für die einzelnen Spannungen ergeben sich folgende Beziehungen

$$U_{mag} = -L_1 \frac{dI_1}{dt} - M \frac{dI_2}{dt},$$

(7.7)

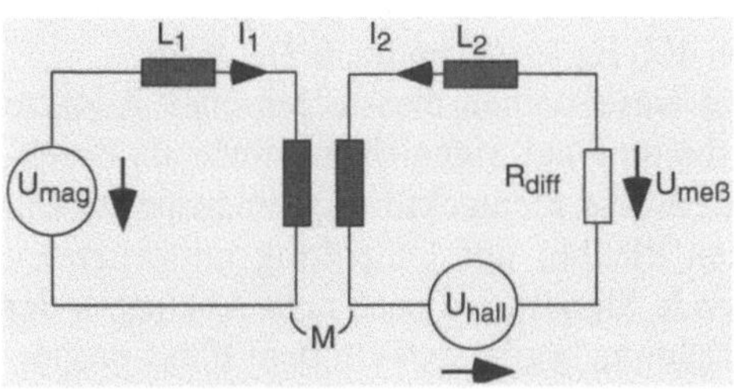

Abb. 7.4. Ersatzschaltbild zur Erläuterung der Störeinkopplung

---

[1] Die SI-Einheit der magnetischen Flussdichte ist 1 T = 1 N A^{-1} m^{-1} = 1 V s m^{-2}.

$$U_{mess} = -M\frac{dI_1}{dt} - L_2\frac{dI_2}{dt} + U_{hall} = -R_{Diff}I_2,\qquad(7.8)$$

mit: U_{mess} = Spannung am Differenzverstärkereingang,
$\quad$ U_{mag} = magnetfelderzeugende Spannung,
$\quad$ U_{hall} = gewünschter Messwert (Hallspannung),
$\quad$ R_{diff} = Differenzeingangswiderstand,
$\quad$ M = Gegeninduktivität,
$\quad$ L_1 = Induktivität der magnetfelderzeugenden Schleife,
$\quad$ L_2 = Induktivität der Messschleife,
$\quad$ I_1 = Strom der magnetfelderzeugenden Schleife,
$\quad$ I_2 = Strom der Messschleife.

Wird I_2 wegen der Hochohmigkeit von R_{diff} vernachlässigt, so ergibt sich

$$U_{mag} = -L_1\frac{dI_1}{dt},\qquad(7.9)$$

$$U_{me^\circ} = -M\frac{dI_1}{dt} + U_{hall}.\qquad(7.10)$$

Durch Auflösen von Gl. 7.9 nach $\dfrac{dI_1}{dt}$ und Einsetzen in Gl. 7.10 ergibt sich

$$U_{mess} = U_{mag}\frac{M}{L_1} + U_{hall}.\qquad(7.11)$$

Bei der Verwendung eines Wechselfeldes zur Reduzierung der Elektrodenpolarisation sind daher messtechnisch zwei Aspekte zu berücksichtigen: Zum einen induziert das Umpolen des Magnetfeldes (also jedes Umpolen von I_1) Schaltimpulse, die sich dem Flusssignal überlagern (Abb. 7.5). Das bedeutet, dass die eigentliche Flussmessung erst nach dem Abklingen der Schaltimpulse durchgeführt werden darf.

Zum anderen muss das Abtasttheorem beachtet werden. Es besagt, dass zur Erhaltung der Signalinformation die Abtastfrequenz Δf mehr als doppelt so hoch liegen muss als die im zu messenden Signal enthaltene höchste Frequenzkomponente f_{max} ($\Delta f > 2f_{max}$). Damit ist die Abtastfrequenz und damit die Wechselfrequenz des Magnetfeldes an das Flusssignal entsprechend anzupassen. In Analogie zum Blutdruck reichen dazu in aller Regel 100 Hz aus (Abschn. 6.2).

Die Abb. 7.5 und Abb. 7.6 fassen die wesentlichen messtechnischen Aspekte zusammen. Gezeigt wird die Signalverarbeitung auf Signalebene sowie als Blockschaltbild. Der Magnetstrom wird idealerweise rechteckförmig eingespeist. Um Übersteuerungen zu vermeiden, werden die bei der Umpolung entstehenden Schaltimpulse ausgetastet. Das verbleibende Signal wird nach dem Abklingen der Schaltimpulse abgetastet. Durch Gleichrichtung ergibt sich ein dem Fluss proportionales Signal. Eine anschließende Tiefpassfilterung führt zu dem gewünschten Analogsignal, das am Ausgang angezeigt wird.

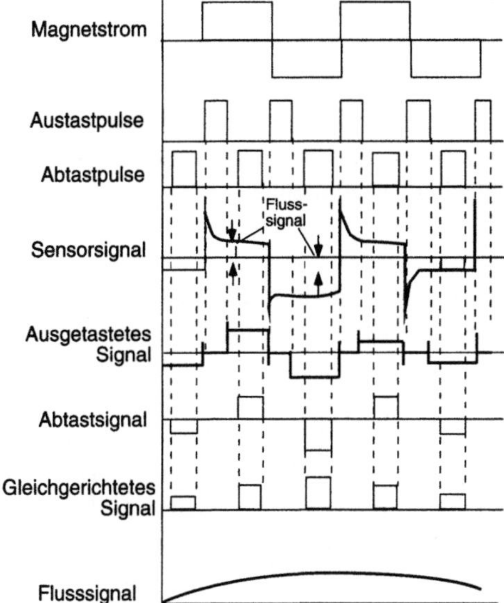

Abb. 7.5. Zusammenhang von Magnetstrom und der weiteren Signalverarbeitung

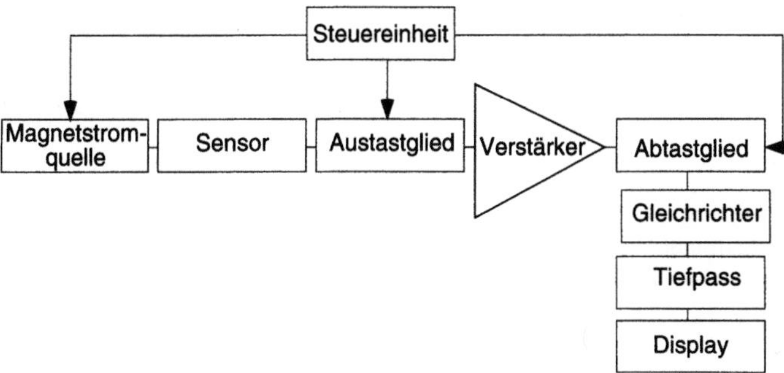

Abb. 7.6. Blockschaltbild eines elektromagnetischen Flussmessgerätes

7.2 Laufzeitmessung mit Ultraschall

Eine Alternative zur elektromagnetischen Blutflussmessung bietet die Verwendung von Schallwellen, da sie über Laufzeitmessungen bzw. den Dopplereffekt Aussagen über die Fließgeschwindigkeit des Blutes erlauben. Um Störeinflüsse umgebender Geräusche zu vermeiden, wird dazu in aller Regel Ultraschall (das sind Schallwellen mit Frequenzen über 20 kHz) verwendet. Aus medizinischer Sicht ist dabei vorteilhaft, dass Ultraschall das Gewebe durchdringt, ohne es zu schädigen. Vor der Erläuterung der einzelnen Messverfahren sollen jedoch zunächst die wesentlichen physikalischen Grundlagen erläutert werden.

7.2.1 Physikalische Grundlagen

Bei Schallwellen - insbesondere Ultraschall (US) - handelt es sich um longitudinale Wellen in Form von Dichteschwankungen, die sich in einem Medium mit der Schallgeschwindigkeit c ausbreiten. Zwischen c und der dazugehörigen Wellenlänge λ sowie der Frequenz f besteht folgender Zusammenhang

$$c = \lambda f . \tag{7.12}$$

Grenzflächen und Strukturen im angekoppelten Medium mit der Dichte ρ sind gekennzeichnet durch eine Änderung der akustischen Impedanz Z

$$Z = \rho c . \tag{7.13}$$

Jede Impedanzänderung längs der US-Strahlachse bewirkt eine Reflexion eines Teils der einfallenden Strahlung, die als Echo zum Wandler zurückkehrt. Das Verhältnis von reflektierter zu einfallender Schallintensität ergibt den Reflexionsfaktor r. Entsprechend ergibt sich der Transmissionsfaktor t aus dem Verhältnis von durchgelassener zu einfallender Intensität. Bei senkrechtem Einfall des US aus Medium 1 in 2 gilt

$$r = \frac{Z_2 - Z_1}{Z_1 + Z_2} , \tag{7.14}$$

und

$$t = 1 - r . \tag{7.15}$$

Tabelle 7.1. Ausbreitungsparameter von Ultraschall im Gewebe des menschlichen Körpers sowie in Luft. Der Reflexionsfaktor r ist dabei auf Wasser als Einkoppelmedium bezogen.

Substanz	c [m/s]	Z [kg m^{-2}s^{-1}]	r [%]
Luft	331	413	99,8
Fett	1450	1,38 10^6	0,12
Wasser	1480	1,48 10^6	0
Hirn	1541	1,56 10^6	0,11
Muskel	1585	1,7 10^6	0,48
Knochen	4080	7,8 10^6	46

Typische Werte der Größen c, Z und r für unterschiedliche Substanzen sind in Tabelle 7.1 wiedergegeben. Die Unterschiede der akustischen Impedanz von verschieden weichen Gewebearten im menschlichen Körper sind sehr gering, so dass die Reflexionsfaktoren unter einem Prozent liegen. An der Grenzschicht Luft/Gewebe wird nahezu der gesamte Ultraschall reflektiert. Damit der Schall überhaupt in das Gewebe eindringt, wird der Wandler mit Hilfe eines Koppelgels an das Gewebe akustisch angekoppelt.

Bei der Reflexion des Ultraschalls ist zwischen spiegelnder und diffuser Reflexion zu unterscheiden. Bei der spiegelnden Reflexion gelten die Brechungs- und Reflexionsgesetze aus der Optik. Die spiegelnde Reflexion tritt an Grenzflächen auf, die groß sind im Vergleich zur Wellenlänge (z. B. an der Oberfläche von Organen, Knochen, Blutgefäßen usw.). An relativ dazu kleinen Oberflächen, (z. B. korpuskulären Bestandteilen des Blutes[1]) wird der Ultraschall diffus gestreut. Diese Streuung des Ultraschalls macht es möglich, dass Sender und Empfänger in dieselbe Sonde eingebaut werden können und dennoch ein Echo von nicht senkrecht getroffenen Grenzflächen empfangen wird.

Bei der Streuung des Ultraschalls ist die Energie der reflektierten Strahlung proportional zur vierten Potenz der Ultraschallfrequenz (Rayleigh-Gesetz). Der Reflexionsfaktor wird mit zunehmender Frequenz größer. Die Absorption nimmt ebenfalls exponentiell mit der Frequenz und der Entfernung zu. Damit lässt sich für jede Entfernung eine optimale Frequenz angeben, um ein möglichst starkes Echo zu erhalten. Übliche Ultraschallfrequenzen liegen zwischen 8 MHz für oberflächennahe Untersuchungen und 2 MHz für Untersuchungen in einigen Zentimetern Tiefe.

Ultraschall lässt sich mit Hilfe von Ultraschallwandlern erzeugen und empfangen. Diese Wandler arbeiten wie Lautsprecher, indem sie durch eine mechanische Schwingung das angekoppelte Medium abwechselnd komprimieren und dehnen und somit Dichteschwankungen erzeugen. Aufgrund der höheren Frequenzen werden jedoch piezoelektrische Keramiken als Schwingkörper eingesetzt. Da der Piezoeffekt bidirektional funktioniert (d. h. eine elektrische Spannung führt zu einer Längenänderung des Schwingers und eine Längenänderung führt im Gegenzug zu einer elektrischen Spannung), wirkt ein US-Wandler sowohl als Sender als auch als Empfänger. Eine einfache US-Generatorschaltung zeigt Abb. 7.7. In diesem Beispiel liegt der US-Wandler im Rückkopplungszweig eines Multivibrators.

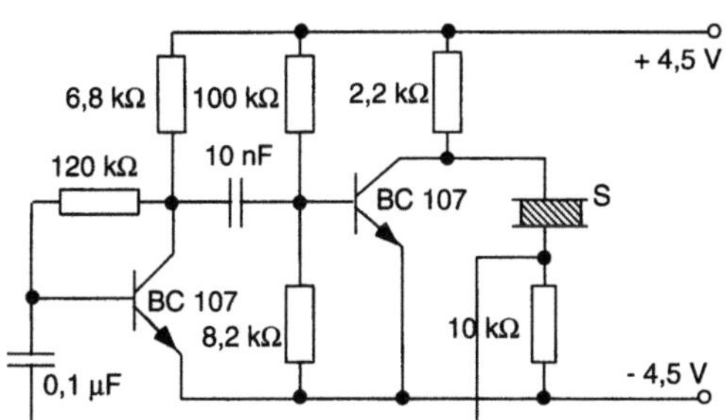

Abb. 7.7. Prinzipschaltung eines Ultraschallgenerators

---

[1] Die Erythrozyten sind z. B. kreisrunde, etwas eingedellte Scheiben, die den sauerstoffbindenden Blutfarbstoff Hämoglobin enthalten. Ihre Abmessungen liegen im Bereich von 2-7 µm und ihre Teilchendichte im Blut beträgt ca. $5 \cdot 10^6$ Teilchen pro µl. Bei einer Ultraschallfrequenz von 5 MHz und einer Schallgeschwindigkeit von 1450 m/s ergibt sich eine Wellenlänge von ca. 300 µm, die groß ist im Vergleich zu den Abmessungen der roten Blutteilchen. Der Ultraschall wird also an den Blutteilchen diffus gestreut.

7.2.2 Gepulstes US-Laufzeitmessverfahren

Da Ultraschallwellen Dichteänderungen eines Mediums darstellen, wirken sich Bewegungen des Mediums auf die effektive Schallgeschwindigkeit aus. Die resultierende Geschwindigkeit v_{res} in einem bewegten Medium ergibt sich aus der vektoriellen Addition von Schallgeschwindigkeit c bei ruhendem Medium und der Geschwindigkeit v_M des strömenden Mediums. Dies lässt sich zur Messung der Strömungsgeschwindigkeit nutzen, indem eine Ultraschallwelle so durch ein Blutgefäß geschickt wird, dass zumindest eine Geschwindigkeitskomponente parallel zur Flussrichtung liegt (Abb. 7.8).

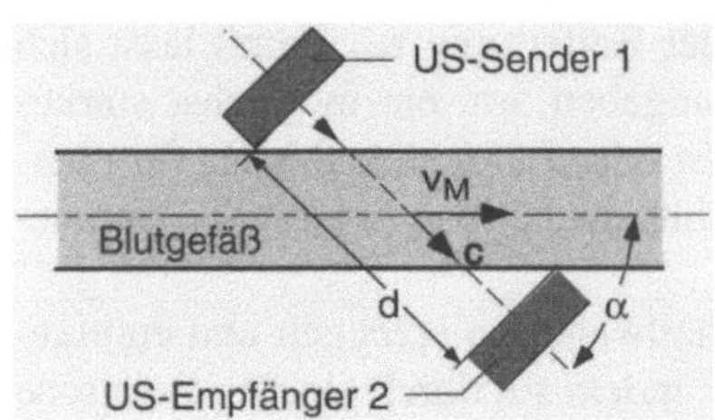

Abb. 7.8. US-Laufzeitverfahren

Bei Einstrahlung stromabwärts gilt

$$v_{res} = \frac{d}{T_{1,2}} = c + v_M \cos\alpha. \tag{7.16}$$

Bei Einstrahlung stromaufwärts ergibt sich entsprechend

$$v_{res} = \frac{d}{T_{2,1}} = c - v_M \cos\alpha, \tag{7.17}$$

mit: v_{res} = Resultierende Geschwindigkeit,
    c = Schallgeschwindigkeit bei ruhendem Medium,
    v_M = Geschwindigkeit des fließenden Mediums,
    T = Schalllaufzeit,
    α = Einstrahlwinkel zw. Einstrahlrichtung und Blutgefäßachse.

Dann beträgt die Laufzeit (stromabwärts)

$$T_{1,2} = \frac{d}{(c + v_M \cos\alpha)}, \tag{7.18}$$

und (stromaufwärts)

$$T_{2,1} = \frac{d}{(c - v_M \cos\alpha)}. \tag{7.19}$$

Da die Schallgeschwindigkeit wesentlich größer als die Strömungsgeschwindigkeit ist, ergibt sich aus den obigen Gleichungen folgende Laufzeitdifferenz ΔT

$$\Delta T = T_{2,1} - T_{1,2} = \frac{2d\, v_M \cos\alpha}{c^2}\,. \tag{7.20}$$

Daraus lässt sich die gesuchte Strömungsgeschwindigkeit bestimmen zu

$$v_M = \frac{c^2 \Delta T}{(2d\cos\alpha)}\,. \tag{7.21}$$

Messtechnisch ist dieses Vorgehen nicht trivial. Soll z. B. ein Gefäß mit einem Durchmesser von 1,5 cm und einer Strömungsgeschwindigkeit von 10 cm/s untersucht werden, so ergibt sich bei einem Einstrahlwinkel von 60° eine Laufzeitdifferenz von 0,66 ns.

Ein gepulstes Laufzeitflussmessgerät ist schematisch in Abb. 7.9 dargestellt. Ein elektronischer Schalter ermöglicht abwechselnd den Einsatz des US-Wandlers 1 als Sender und des Wandlers 2 als Empfänger und umgekehrt. Üblicherweise wird der Schalter mit einer Frequenz von 400 Hz getaktet, d. h. die Schallrichtung wird alle 2,5 ms gewechselt. Die Sender dürfen bei diesem Messverfahren nur Impulspakete aussenden, die deutlich kürzer sind als die halbe Taktperiode, um dem Empfänger die Aufnahme des Ultraschallsignals zu ermöglichen. Typischerweise wird eine Impulsdauer von 0,08 ms und eine US-Frequenz von 3 MHz gewählt. Die gemessene Laufzeit wird in eine Spannung umgewandelt. Über einen Synchrondetektor ergibt sich schließlich das flussproportionale Differenzsignal.

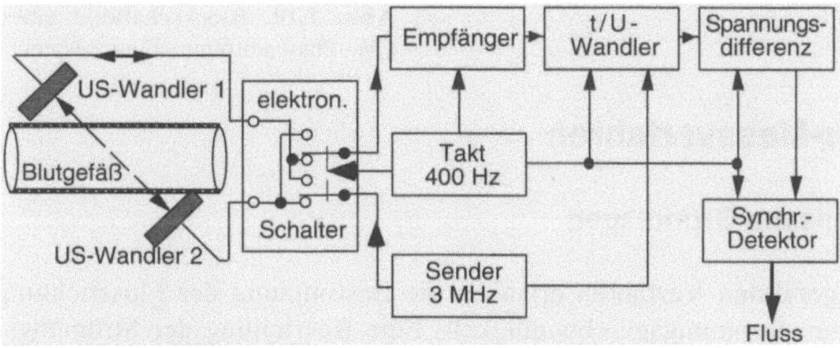

Abb. 7.9. Blockschaltbild eines gepulsten Laufzeitflussmessers

7.2.3 CW-Phasendifferenz Messverfahren

Die Laufzeitdifferenz lässt sich auch mit Hilfe des Phasenwinkels ermitteln. Der Zusammenhang zwischen registriertem Phasenwinkel Θ und der Laufzeitdifferenz ΔT ergibt sich zu

$$\Theta = \frac{2\pi\Delta T}{T} = 2\pi f \Delta T\,. \tag{7.22}$$

Setzt man Gl. 7.20 in Gl. 7.22 ein, so ergibt sich

$$\Theta = \frac{4\pi f d\, v_M \cos\alpha}{c^2}\,. \tag{7.23}$$

Auch bei der Phasendifferenzmethode ist das Nutzsignal sehr klein. Gl. 7.23 zeigt, dass sich umso größere Phasendifferenzen ergeben, je höher die US-Frequenz gewählt wird. Der Frequenzerhöhung sind jedoch Grenzen gesetzt, da mit zunehmender Frequenz die Eindringtiefe des Ultraschalls in das Gewebe abnimmt.

Die elektronische Realisierung eines Continuous Wave (CW) Phasendifferenz-Flussmessers ist in Abb. 7.10 als Blockschaltbild dargestellt. Zur Anregung der US-Wandler werden zwei Oszillatoren verwendet, die um 10 kHz differieren, wobei beide Wandler gleichzeitig senden und empfangen. Auf diese Weise sendet der Geber A mit z. B. 6 MHz und empfängt ein 6,01 MHz Signal. Die gesendeten und empfangenen Ultraschallsignale werden auf beiden Seiten (Wandler A und B) gemischt, wodurch ein Differenzsignal von 10 kHz erzeugt wird, das die interessierende Phaseninformation enthält. Die Phasendifferenz zwischen beiden 10 kHz-Signalen ist über Gl. 7.23 linear mit der Strömungsgeschwindigkeit v_M verknüpft.

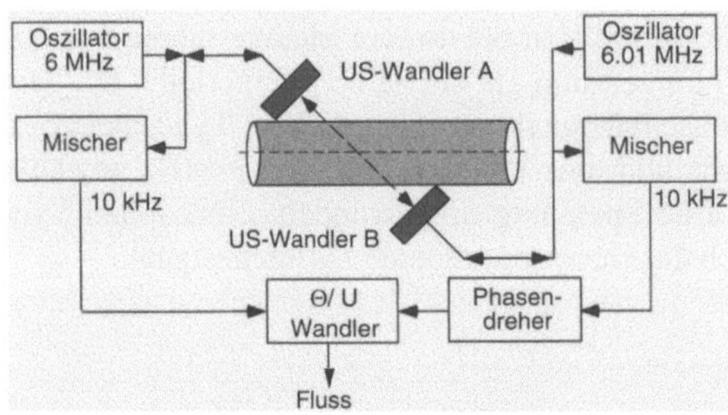

Abb. 7.10. Blockschaltbild eines CW- Phasendifferenz-Flussmessers

7.3 Doppler-Messverfahren

7.3.1 Physikalische Grundlagen

Alle bisher angeführten Verfahren erlauben die Bestimmung der Flussrichtung und der mittleren Strömungsgeschwindigkeit. Eine Beurteilung der Strömungsprofile innerhalb eines Gefäßes ist auf diese Weise jedoch nicht möglich. Hier schafft die Verwendung des Dopplereffektes Abhilfe. Zur Messung der Blutgeschwindigkeit mit dem Dopplerverfahren wird die durch die Relativbewegung von Sender bzw. Empfänger und Blutteilchen verursachte Frequenzverschiebung zwischen gesendetem und empfangenem Ultraschallsignal bestimmt.

Der Dopplereffekt wird bei allen Wellenvorgängen beobachtet. Er tritt immer dann auf, wenn sich Sender und Empfänger relativ zueinander bewegen. Nähert sich z. B. der Empfänger dem Sender, so treffen je Zeiteinheit mehr „Wellenperioden" beim Empfänger ein als der Frequenz des gesendeten Signals entsprechen, was als Frequenzerhöhung messbar ist. Entsprechend wird ein Auseinanderdriften von Sender und Empfänger als Frequenzerniedrigung aufgefasst. Dieser Effekt lässt sich sehr gut an einem vorüberfliegenden Sportflugzeug studieren. Fliegt das Flugzeug auf einen Empfänger zu, so wird das Motorengeräusch mit abnehmendem Abstand in seinem Geräuschcharakter hochfrequenter. In dem Augenblick, in dem das Flugzeug über einen hinwegfliegt, wird das Motorengeräusch deutlich tiefer.

Ultraschallwellen benötigen zu ihrer Ausbreitung ein Medium. Daraus resultiert ein wesentlicher Unterschied zwischen dem Dopplereffekt bei elektromagnetischen und bei akustischen Wellen. Während für den Dopplereffekt bei elektromagnetischen Wellen ausschließlich die Relativbewegung zwischen Sender und Empfänger von Bedeutung ist, sind bei Ultraschallwellen die Bewegungen des Senders und die des Empfängers relativ zum Medium zu unterscheiden. Folgende Fälle lassen sich beschreiben.

Der Sender sende mit der Frequenz f_S, der Empfänger empfange die Frequenz f_E. Im Falle eines relativ zum Medium bewegten Senders verändert sich die ausgesandte Wellenlänge, da sich der Sender während einer Schwingungsperiode um eine bestimmte Strecke Δx bewegt hat. Bewegt sich dagegen der Empfänger relativ zum Medium, so detektiert er eine veränderte Schallgeschwindigkeit $c' = c + v_E$. Aus diesen beiden Prinzipien lassen sich folgende Zusammenhänge ableiten:

Tabelle 7.2. Dopplerbedingte Frequenzverschiebungen bei unterschiedlichen relativen Bewegungen

Sender	Empfänger	Zusammenhang	
In Ruhe	In Ruhe	$f_E = f_S$	(7.24)
In Ruhe	Bewegt sich mit v_E auf den Sender zu	$f_E = f_S\left(1 + v_E / c\right)$	(7.25)
In Ruhe	Bewegt sich mit v_E vom Sender weg	$f_E = f_S / \left(1 - v_E / c\right)$	(7.26)
Bewegt sich mit v_S auf den Empfänger zu	In Ruhe	$f_E = f_S / \left(1 - v_E / c\right)$	(7.27)
Bewegt sich mit v_S vom Empfänger weg	In Ruhe	$f_E = f_S / \left(1 + v_S / c\right)$	(7.28)

Zur Messung der Strömungsgeschwindigkeit nach dem Dopplerprinzip wird die Tatsache ausgenutzt, dass die korpuskulären Bestandteile des Blutes die eintreffenden Ultraschallwellen diffus streuen. Diese Streuung lässt sich als Empfangen der eintreffenden Wellen und gleichzeitiges Rückstrahlen beschreiben. Damit wird jedes streuende Blutkörperchen zu einem Ultraschallempfänger und -sender.

Abbildung 7.11 veranschaulicht das Prinzip der Dopplermessung: Ein Blutkörperchen besitzt in Richtung der Gefäßachse die Geschwindigkeit v_b. Der Ultraschall trifft auf ein Blutkörperchen, das in Richtung des US-Strahls eine Geschwindigkeitskomponente $v_b \cos\alpha$ aufweist. Da sich das Blutkörperchen von der Schallquelle wegbewegt, empfängt es eine Frequenz f_{E2}, die kleiner als die abgestrahlte Frequenz f_{S1} ist.

$$f_{E2} = f_{S1}(1 - v_E / c) = f_{S1}(1 - (v_b / c)\cos\alpha). \qquad (7.29)$$

Gleichzeitig wird das Blutkörperchen zu einem bewegten Sender, der mit der Frequenz f_{S2} sendet. Da es den Ultraschall reflektiert, stimmen f_{E2} und f_{S2} überein. Die vom externen Empfänger (der in der Regel gleich dem Sender ist) empfangene Frequenz f_{E1} ist kleiner als die Frequenz f_{S2} des gesendeten US-Signals (Gl. 7.28).

$$f_{E1} = f_{S2} / (1 + v_S / c) = f_{E2} / (1 + (v_b / c) \cos \alpha).$$ (7.30)

Damit ergibt sich für die vom Empfänger registrierte Frequenz f_{E1}

$$f_{E1} = f_{S1} \frac{1 - (v_b / c) \cos \alpha}{1 + (v_b / c) \cos \alpha}.$$ (7.31)

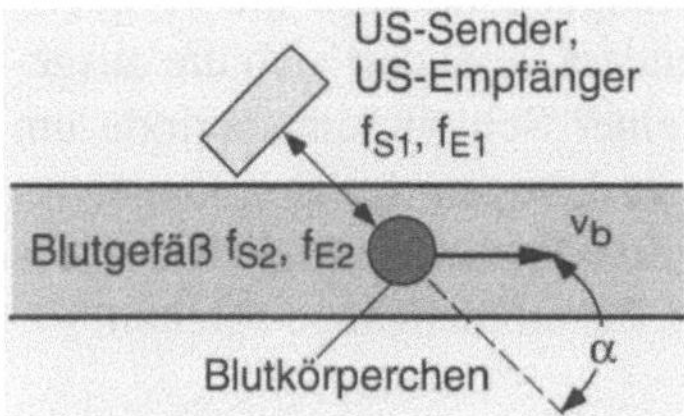

Abb. 7.11. Blutflussmessung mit Ultraschall nach dem Dopplerprinzip

Solange die zu messenden Strömungsgeschwindigkeiten klein sind im Vergleich zur Schallgeschwindigkeit ($v_b \ll c$), erhält man den gesuchten Wert durch Differenzbildung der ausgesendeten und der empfangenen Frequenz. Für die als Dopplereffekt bekannte Frequenzverschiebung gilt

$$\Delta f = 2 \, f_{S1} (\frac{v_b}{c}) \, \cos \alpha.$$ (7.32)

In Gl. 7.32 sind Sendefrequenz und Schallgeschwindigkeit im allgemeinen bekannt. Zur Bestimmung der Geschwindigkeit v_b sind folglich der US-Einstrahlwinkel α und die Frequenzverschiebung Δf zu bestimmen.

Der Einstrahlwinkel α lässt sich in der klinischen Anwendung nicht messen, da der Verlauf des Blutgefäßes im Körper nicht bekannt ist. Werden jedoch zwei US-Empfänger und ein US-Sender gemäß Abb. 7.12 eingesetzt, wobei der Differenzwinkel β zwischen Sender und Empfänger bekannt sein muss, so lässt sich aus den beiden unterschiedlichen Frequenzverschiebungen der Einstrahlwinkel α berechnen. Bei der Messung ist jedoch darauf zu achten, dass die Symmetrieachse des Sensors senkrecht zur Strömungsachse verläuft.

Zur Messung der Strömungsgeschwindigkeit mit Hilfe des Doppler-Effekts eignen sich prinzipiell zwei Verfahren: Das CW-Doppler-Verfahren, bei dem der US-Sender ununterbrochen abstrahlt, registriert das gesamte Spektrum der Doppler-Frequenzverschiebungen und erlaubt somit eine Echtzeitmessung der Geschwindigkeitsverteilung der Blutteilchen.

Um zusätzlich eine Ortsauflösung zu ermöglichen, wurde das PW-Doppler-Verfahren (Pulsed Wave Doppler) eingeführt. Durch das Abstrahlen kurzer Pulswellenpakete lässt sich das Spektrum der Frequenzverschiebungen in Abhängigkeit von der Laufzeit der Pulswellenpakete empfangen. Durch die zeitliche Unterteilung des empfangenen Signals wird eine räumliche Diskriminierung der Reflexionsorte möglich.

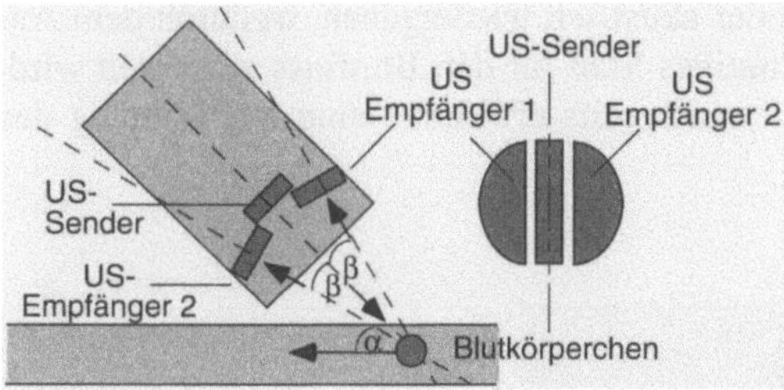

Abb. 7.12. Prinzipieller Aufbau einer Stereo-Messsonde zur Messung des Einstrahlwinkels α. Sie besteht aus einem US-Sender und zwei Empfängern, die jeweils um einen bekannten Einstrahlwinkel β zum Sender geneigt sind.

7.3.2 CW-Doppler-Verfahren

Abbildung 7.13 zeigt den schematischen Aufbau eines CW-Doppler-Flussmessgerätes. Die ausgesendete Ultraschallwelle wird gestreut und von einem separaten Empfänger aufgenommen. Beide Signale werden anschließend miteinander multipliziert, wodurch sich gemischte Terme ergeben, die die Frequenzverschiebung Δf enthalten.

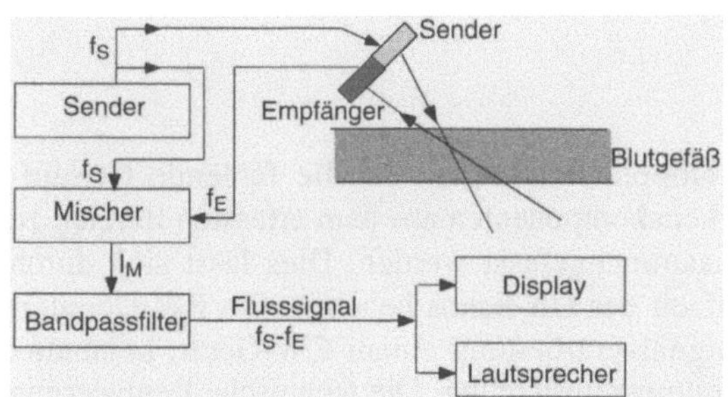

Abb. 7.13. Blockschaltbild eines CW-Doppler-Flussmessgerätes

Unter Vernachlässigung eventueller Phasenverschiebungen gilt für das Ausgangssignal I_M des Mischers

$$I_M = 0{,}5 \cdot I_1(1 - \cos(2f_S \cdot t)) + 0{,}5 \cdot I_2\big[\cos(\Delta f \cdot t) - \cos(2f_S + \Delta f)t\big]. \qquad (7.33)$$

Werden der Gleichanteil sowie Frequenzanteile bei f_S herausgefiltert, so ist das Ausgangssignal proportional zum Cosinus der gesuchten Frequenzverschiebung Δf bzw. der Strömungsgeschwindigkeit v_b.

Tatsächlich befinden sich in dem vom Ultraschall erfassten Volumen viele Blutkörperchen mit unterschiedlichen Geschwindigkeiten, so dass vom Empfänger nicht nur eine Frequenzverschiebung, sondern ein komplettes Doppler-Spektrum registriert wird. Die dabei auftretenden Frequenzdifferenzen liegen für physiologische Strömungsgeschwindigkeiten bei einigen kHz[1].

Das gesuchte Flussspektrum ergibt sich direkt aus dem Doppler-Leistungsdichtespektrum über die in Gl. 7.33 gezeigte Proportionalität. Es lässt sich in Echt-

---

[1] Bei einer Sendefrequenz von 11 MHz führt z. B. eine Strömungsgeschwindigkeit von $v_b\cos\alpha =$ 1 m/s zu einer Dopplerfrequenzverschiebung von 11 kHz.

zeit grafisch darstellen (Abb. 7.14) oder akustisch wiedergeben, wodurch dem Anwender durch die Tonhöhe ein qualitatives Maß für den Blutfluss vermittelt wird. Quantitative Messungen erfordern - wie bereits erwähnt - eine Bestimmung des effektiven Einstrahlwinkels.

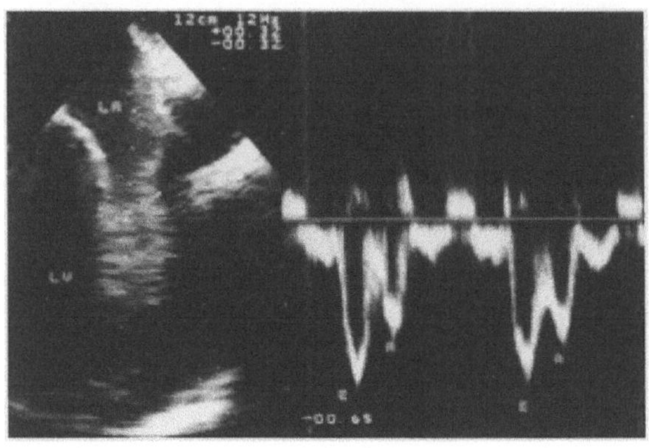

Abb. 7.14. Transösophageale Ultraschallaufnahme des Herzens (links) sowie mittels Doppler gemessener Blutfluss (rechts), (s. Anhang)

7.3.3 PW-Doppler-Verfahren

Der generelle Nachteil des CW-Doppler-Verfahrens ist die fehlende Ortsauflösung, wodurch alle Geschwindigkeitskomponenten aus dem erfassten Bereich zu einem einzigen Flussspektrum zusammengefasst werden. Dies lässt sich durch eine zusätzliche Messung der Laufzeit des US-Echos beheben. Ein PW-Dopplergerät entspricht somit in seiner Signalverarbeitung einem CW-Gerät, beinhaltet jedoch zusätzlich noch eine Laufzeitmesseinrichtung. Die technische Realisierung ist in Abb. 7.15 schematisch dargestellt.

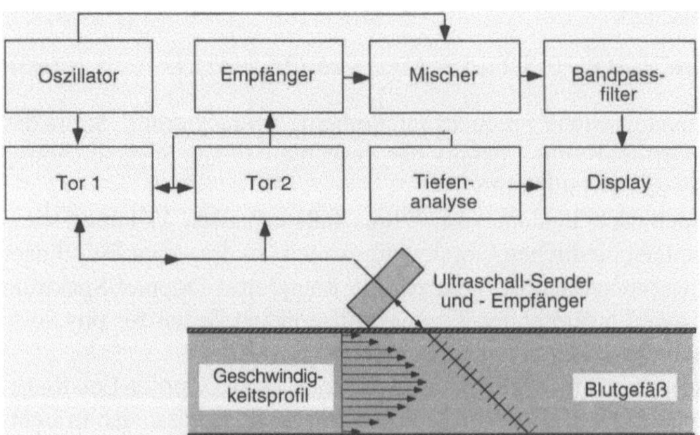

Abb. 7.15. Schematischer Aufbau eines PW-Dopplergerätes

Die Torschaltung 1 lässt kurze Wellenpakete der Länge T_{Puls} vom Oszillator zum Sender durch. Dabei wird die Pulswiederholzeit T so gewählt, dass sich keine Echos im Empfänger überschneiden. Mit Hilfe von Tor 2 werden aus dem Echosignal bestimmte Abschnitte herausgeschnitten und wie beim CW-Verfahren analysiert. Über die Verzögerungszeit ΔT zwischen Tor 1 und Tor 2 wird die Tiefe bestimmt, aus der das Echosignal stammt. In der Praxis wird dieses Verfahren in Verbindung mit bildgebenden Systemen eingesetzt. Hierbei wird auf dem Ultraschallbild eine interessierende Region ausgewählt, danach die notwendige Verzögerungszeit ΔT errechnet und so das Flussspektrum an einem bestimmten Ort gemessen. Durch Mittelwertbildung erhält man den zeitlichen Verlauf der mittleren Strömungsgeschwindigkeit. Bei der Wahl der übrigen Zeiten (Impulsdauer T_{Puls}, Pulswiederholzeit zwischen zwei Pulsen T) ist der Zusammenhang zwischen Eindringtiefe und Strömungsgeschwindigkeit zu berücksichtigen. Nach Gl. 7.32 hängt die maximal nachweisbare Strömungsgeschwindigkeit v_{max} von der maximal messbaren Frequenzverschiebung Δf_{max} ab.

$$v_{max} \cos\alpha = \frac{\Delta f_{max} \cdot c}{2 f_S}, \tag{7.34}$$

Δf_{max} hängt jedoch über das Abtasttheorem direkt mit der Pulswiederholzeit T zusammen, da jeder US-Impuls einem Abtastpunkt entspricht

$$\Delta f_{max} = \frac{1}{2 \cdot T}. \tag{7.35}$$

Das bedeutet, dass höhere Pulswiederholzeiten (höheres T) zugleich auch geringere Dopplerverschiebungen und damit geringere Strömungsgeschwindigkeiten zu messen erlauben. Entsprechendes gilt umgekehrt. Damit bedingt das Abtasttheorem eine obere Grenze für T, die durch die maximale Strömungsgeschwindigkeit bzw. die maximale Dopplerverschiebung gegeben ist. Zugleich ist T durch die Laufzeit der US-Impulse nach unten begrenzt, da sich Echos nicht überlagern dürfen. Der Mindestabstand zwischen zwei aufeinanderfolgenden Pulsen hängt daher von der Tiefe d des Messortes ab.

$$T_{min} = \frac{2 \cdot d}{c}. \tag{7.36}$$

Optimale Ergebnisse werden erzielt, wenn die Pulswiederholzeit T gerade so gewählt wird, dass untere und obere Grenze übereinstimmen. In diesem Fall ergibt sich durch Einsetzen von Gl. 7.35 und Gl. 7.36 in Gl. 7.34 ein Zusammenhang zwischen maximaler Strömungsgeschwindigkeit v_{max}, US-Frequenz f_S und Tiefe des Messortes d.

$$v_{max} \cos\alpha = \frac{1}{8} \frac{c^2}{f_S \cdot d}. \tag{7.37}$$

Der Nachteil der in Abb. 7.14 beschriebenen Methode ist, dass bei der einfachen Mischung von Sende- und Empfangssignal die Richtungsinformation verloren geht (Gl. 7.33), da der $\cos(\Delta ft)$-Anteil symmetrisch um 0 ist. Dies lässt sich durch die Verwendung eines Quadratur-Phasendetektors vermeiden [3]. Hierbei wird das Empfängersignal um 90° phasenverschoben, wodurch das Mischen auf einen Sinus-Term führt, der vom Vorzeichen von Δf abhängt.

7.3.4 Farbdoppler-Verfahren

Die bislang vorgestellten Verfahren erlauben die Erfassung eines globalen Strömungsspektrums bzw. die ortsaufgelöste Messung des zeitlichen Verlaufs der Strömungsgeschwindigkeit. Für viele diagnostische Fragen ist es jedoch wichtig, Strömungsprofile in einem Blutgefäß zu messen, um so z. B. Aussagen über Herzklappen- oder Gefäßveränderungen zu erhalten. Prinzipiell ist dies zwar mit dem PW-Verfahren möglich, indem das Gefäß Stück für Stück abgerastert wird. Da sich jedoch während der Messung die Strömung ändert, ist auf diese Weise keine exakte Messung des Strömungsprofils möglich.

Die Bestimmung der mittleren Strömungsgeschwindigkeit ist bereits innerhalb einer Pulswiederholzeit T möglich, wenn der oben beschriebene Quadratur-Phasendetektor eingesetzt wird und Sender- bzw. Empfängersignal nach dem Mischen und Filtern als Real- bzw. Imaginärteil eines Zeigers aufgefasst werden. Der Einstrahlwinkel, um den sich der Zeiger während einer Pulswiederholzeit ΔT dreht, ist proportional zum gesuchten Mittelwert des Blutflusses.

Wird die Phasendrehung des Zeigers gleichzeitig an verschiedenen Orten des bestrahlten Gebietes ermittelt, was mit heutigen bildgebenden Systemen möglich ist, so ergibt sich ein zweidimensionaler Schnitt mit Flussinformationen. Zur Visualisierung wird in der Regel die Strömungsgeschwindigkeit farbcodiert dem Bild überlagert, so dass sich ein Falschfarbenbild der Strömungen ergibt.

7.4 Alternative Verfahren

Ab und zu reicht der (von außen) gemessene Flusswert nicht aus, so dass invasive Verfahren erforderlich werden. Beispiele hierfür sind Ansteuerungen von Implantaten oder die Qualitätssicherung nach einer Ballondilatation. In diesen Fällen werden Katheter eingeführt, die über die Messung des Staudrucks (Abschn. 6.2) oder die Messung des Druckabfalls über eine gewisse Strecke einen Wert der Strömungsgeschwindigkeit zu messen erlauben. Eine einfache qualitative Auskunft erhält man auch durch Messung der elektrischen Impedanz längs der Strömung. Bereits sehr frühzeitig wurde entdeckt, dass Blut seine elektrische Leitfähigkeit in Abhängigkeit der Strömungsgeschwindigkeit ändert. Diese Änderungen der Leitfähigkeit lassen sich durch die strömungsbedingte Ausrichtung korpuskulärer Bestandteile des Blutes erklären. Der Blutfluss in natürlichen Gefäßen kann in erster Näherung als laminare Strömung aufgefasst werden. Ist die Fließgeschwindigkeit ausreichend klein im Vergleich zur Reynoldszahl, so ist eine parabolische Geschwindigkeitsverteilung zu beobachten, d.h. in der Mitte des Gefäßes ist die Strömungsgeschwindigkeit groß und nimmt zum Rand hin ab. Blutzellen sind nicht punktsymmetrisch, sondern in der Regel scheibenförmig bzw. sie gleichen einem Ellipsoid. Damit führt der Geschwindigkeitsgradient zu Scherkräften, die die Blutzellen parallel zur Strömungsrichtung ausrichten (Abb. 7.16).

Da die zellulären Bestandteile im Vergleich zum Elektrolyten einen höheren elektrischen Widerstand besitzen, variiert die Leitfähigkeit des Blutes mit der Strömung. Ruht das Blut, so ist die Zellorientierung chaotisch verteilt, der elektrische Widerstand ist hoch. Sobald jedoch eine Strömung einsetzt, richten sich die Zellen aus, wodurch der Widerstand sinkt.

Technisch erfolgt die Impedanzmessung über eine Zwei-Elektrodenanordnung bei Frequenzen von etwa 1 kHz, um Polarisationseffekte an den Elektroden zu vermeiden. Aufgrund des zugrunde liegenden physikalischen Effektes ist das Sensorsignal jedoch stark nichtlinear. Besonders bei höheren Strömungsgeschwindigkeiten kommt es zu einer Sättigung.

Bekannt sind ferner Verfahren, die auf dem Prinzip vom Heißdraht-Anemometer, NMR bzw. Laser-Doppler beruhen. Sie haben jedoch alle keine klinische Relevanz, da sie technisch zu aufwendig bzw. invasiv sind. Für bestimmte Fragestellungen der medizinischen Grundlagenforschung werden sie jedoch eingesetzt.

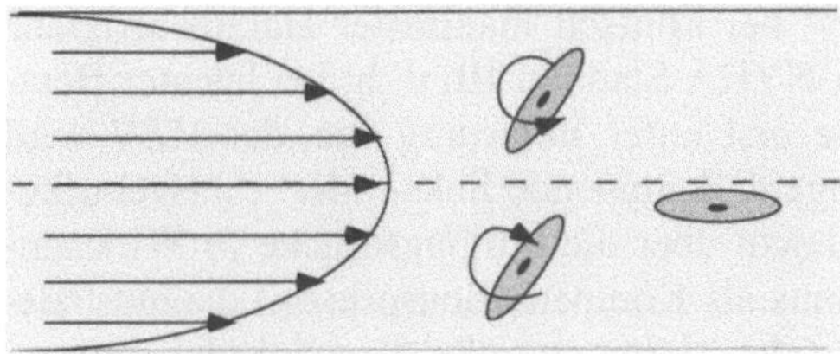

Abb. 7.16. Effekt der scherkraftbedingten Parallelisierung von Blutzellen

7.5 Literatur

[1] Bolz, A., V. Lang, B. Merkely, M. Schaldach (1997) First Results of an Implantable Sensor for Blood Flow Measurement. Proc. of the19th Ann. Int. Conf. IEEE/EMBS 162.

[2] Webster, J. G. (1988) Encyclopedia of medical devices and instrumentation. A Wiley-Interscience Publication; John Wiley & sons; Vol. 1-4.

[3] Wyatt, D. D (1971) „Electromagnetic blood-flow measurements". In B. W. Watson (Ed.), IEEE Med. Electr. Monogr. 1-6. London: Peregrinus.

8 Messung des Herzzeitvolumens

Zur Beurteilung des Kreislaufzustandes reicht in der Regel die Bestimmung der lokalen Blutflüsse nicht aus, da sie durch lokale physiologische oder physikalische Einflüsse (z. B. Kälte) leicht verfälscht werden. Vielmehr ist die Gesamtleistungsfähigkeit des Herzens diagnostisch von Bedeutung. Aus diesem Grunde spielt die Messung des Herzzeitvolumens (HZV) vor allem in der Intensivmedizin eine herausragende Rolle.

Der Herzindex liegt bei Herzgesunden mit einer durchschnittlichen Körperoberfläche (ca. 1,73 m^2) über 3 l/min/m^2. Abhängig vom Ausmaß der kardialen Dysfunktion finden sich in Ruhe erst bei klinisch manifester Herzinsuffizienz (NYHA IV) Abnahmen des HZV. Im NYHA Stadium III, d. h. bei latenter Herzinsuffizienz, lenkt die Volumengröße erst unter Belastung aus, das HZV wird dann nicht mehr bedarfsgerecht gesteigert. Beginnende links- oder rechtsventrikuläre Dysfunktionen lassen sich zwar leicht über die Füllungsdrücke (= Wirksamwerden des Frank-Starling-Mechanismus als Kompensationsprinzip) diagnostizieren, aber auch hier ist die Bedeutung der Volumengröße für klinische Belange hoch einzuschätzen.

Da das Herzzeitvolumen durch die Lage des Herzens im Brustraum nicht direkt messbar ist, werden große Anstrengungen unternommen, diese Größe mit nicht oder zumindest minimal-invasiven Methoden zu bestimmen. Eine Methodenübersicht bietet die Tabelle 8.1. Die ersten beiden Methodengruppen bestimmen das Schlagvolumen integrativ, über mehrere Herzschläge, die restlichen Verfahren auf der Beat-to-beat-Basis. Dabei bestehen allerdings Einschränkungen, die mit den jeweiligen Verfahren abgehandelt werden, z.T. besitzen sie einen historischen Wert und reflektieren das Bemühen um einfache nichtinvasive Methoden.

8.1 HZV-Bestimmung nach dem Fick'schen Prinzip

Der klassische und auch heute noch vielfach als „Eichmaß" angesehene Weg beruht auf dem Fick'schen Prinzip (1870), wonach der Fluss eines von einem Organ aufgenommenen oder von ihm abgegebenen Indikators Q_{org} der Differenz der Indikatorflüsse im Zuflusstrakt Q_{art} und im Ausflusstrakt Q_{ven} des betreffenden Organs gleicht (Abb. 8.1).

$$Q_{org} = Q_{art} - Q_{ven}. \tag{8.1}$$

Dieses Grundgesetz entspricht in seiner Bedeutung dem Gesetz der Massenerhaltung bzw. in der elektrotechnischen Analogie dem Kirchhoff'schen Gesetz und gilt daher nur, wenn lokale Anreicherungen des Indikators zwischen den Messstellen ausgeschlossen werden können.

Tabelle 8.1. Methoden zu Schlagvolumenbestimmung

Methoden	Aufwand	Wertung
Fick'sches Prinzip		
Eigengasmethode (O_2; CO_2)	invasiv/nichtinvasiv	gut
Fremdgasmethode (Stickstoff; Lachgas;		
Iodethyl; Ethylen; Azetylen		
Indikatordilutionsmethoden (Prinzip nach Stewart)		
Farbstoffdilution	invasiv/nichtinvasiv	gut
Thermodilution	Katheter	
Dilution radioaktiver Substanzen	invasiv/nichtinvasiv	
Dilution von Röntgenkontrastmitteln	invasiv	
Lävokardiographie	invasiv-Kinetechnik	sehr gut
Kardio-Computertomographie	nichtinvasiv	gut
Magnetresonanztomographie	nichtinvasiv	sehr gut
(Multi-Phase-Technik)		
Ultraschallkardiographie	nichtinvasiv	gut
RAO-Äquivalenzschnitt		
monoplan und biplan		
CW-Doppler		
Impedanzkardiographie	nichtinvasiv	befriedigend
Elektromagnetische Schlagvolumenbestimmung		sehr gut
„Physikalische" Methoden		
Amplitudenfrequenzprodukt	nichtinvasiv	Schätzungen
Sphygmographische Methoden	nichtinvasiv	Trend
Pulskonturmethoden	invasiv	befriedigend
Ballistokardiographie	nichtinvasiv	grobe Schätzung

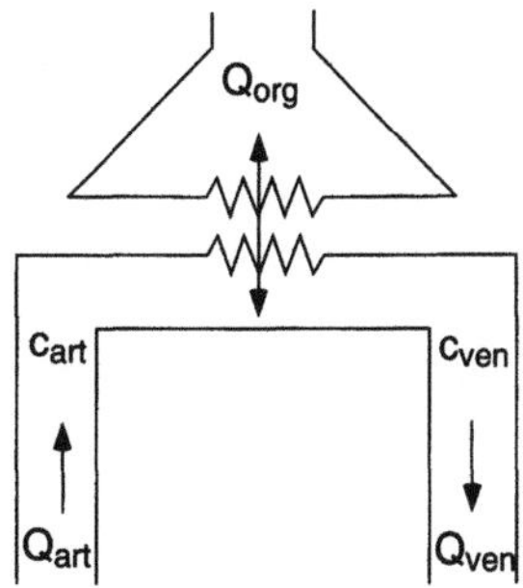

Abb. 8.1. Veranschaulichung des Fick'schen Prinzips

Das Fick'sche Prinzip erlaubt die Messung des Blutstromes und damit - bei richtiger Platzierung der Messorte - auch des Herzzeitvolumens, da der Massenstrom des Indikators durch den Fluss der Transportflüssigkeit bestimmt wird. Zur Erfassung des Herzzeitvolumens ist ein Messort auszuwählen, durch den der gesamte Blutstrom fließt. In der Praxis wird hierzu der Lungenkreislauf genutzt, da die Lunge zugleich auch als Austauschorgan dient. Als Indikator bieten sich Sauerstoff oder CO_2 an, da sie ohnehin in der Lunge ausgetauscht werden und sich zudem messtechnisch einfach erfassen lassen (sog. Eigengasmethode). Ebenso eignen sich Stickstoff, Lachgas, Iodethyl, Ethylen oder Acethylen (sog. Fremdgasmethode), bevorzugt wird jedoch Sauerstoff.

Im Zuflusstrakt der Lunge (A. pulmonalis) besitzt das Blut eine bestimmte Sauerstoffkonzentration c_{art}. Sobald das Blut am Austauscherorgan Lunge vorbeifließt, reichert es sich mit Sauerstoff an und fließt über den Ausflusstrakt (V. pulmonalis) mit der neuen Konzentration c_{ven} wieder ab. Zur messtechnischen Vereinfachung wird meist ein arterieller Zugang im großen Kreislauf als Messort gewählt. Die Abb. 8.2 veranschaulicht die Entnahmestellen.

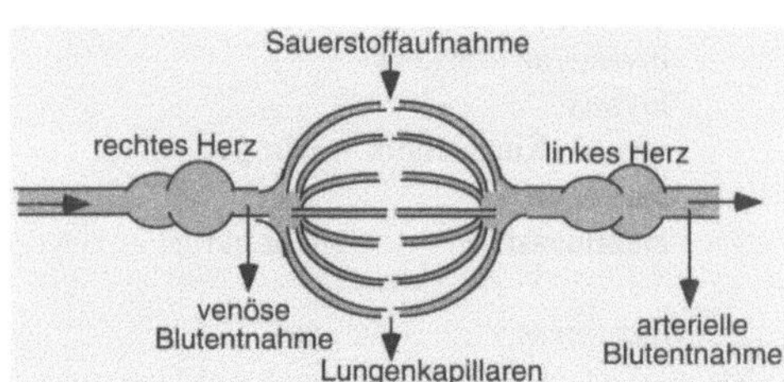

Abb. 8.2. Bestimmung des Herzzeitvolumens nach dem Fick'schen Prinzip

Sei c_{art} die Konzentration und m_{art} die Menge des Sauerstoffs, der im Zuflusstrakt im abgenommenen Blutvolumen ΔV_{art} enthalten ist (venöse Blutentnahme)

$$c_{art} = m_{art} / \Delta V_{art}. \tag{8.2}$$

Sei ferner c_{ven} die Konzentration und m_{ven} die Menge des Sauerstoffs an der arteriellen Blutabnahmestelle

$$c_{ven} = m_{ven} / \Delta V_{ven}. \tag{8.3}$$

Mit $\Delta V_{art} = \Delta V_{ven} = \Delta V$ ergibt sich die arteriovenöse Sauerstoffdifferenz zu

$$\Delta c = c_{art} - c_{ven} = \frac{(m_{art} - m_{ven})}{\Delta V}. \tag{8.4}$$

Nach dem Fick'schen Gesetz ist die Differenz der Sauerstoffmengen m_{art} bzw. m_{ven} zwischen dem venösen bzw. arteriellen Blutkreislauf gleich der in der Lunge aufgenommenen Sauerstoffmenge Δm, so dass für das Volumenelement ΔV mit Gl. 8.4 folgt

$$\Delta V = \frac{m_{art} - m_{ven}}{c_{art} - c_{ven}} = \frac{\Delta m}{\Delta c}. \tag{8.5}$$

Wird ferner die Zeitabhängigkeit des Vorganges berücksichtigt, so ergibt sich für das pro Zeiteinheit Δt durch die Lunge fließende Volumen ΔV:

$$HZV = \frac{\Delta V}{\Delta t} = \frac{\Delta m / \Delta t}{\Delta c}. \tag{8.6}$$

Bei Vorliegen eines Gleichgewichtszustandes (d. h. in einem Messzeitraum von etwa 5 min treten keine Änderungen der Messwerte auf), lässt sich somit aus der Sauerstoffaufnahme pro Minute sowie dem arteriellen und gemischtvenösen Sauerstoffgehalt der A. pulmonalis das Herzzeitvolumen (HZV) nach folgender Beziehung errechnen

$$HZV = \frac{O_2 \text{Verbrauch } (ml / min)}{(O_2 \cdot Vol. \% \text{ A. fem} - O_2 \text{ Vol.} \cdot \% \text{ PA}) \cdot 10} (1 / min). \qquad (8.7)$$

Bei Vorliegen eines intrakardialen Shunts empfiehlt es sich, anstelle der O_2-Werte aus der A. pulmonalis die Werte der V. cava superior oder 2/3 V.c.s.-Werte +1/3 V.c.i.-Werte zu nutzen.

Die arteriovenöse Sauerstoffkonzentrationsdifferenz Δc lässt sich oxymetrisch bestimmen (Kap. 9). Die pro Zeiteinheit in der Lunge umgesetzte Sauerstoffmenge $\Delta m/\Delta t$ wird mit Hilfe der Spirometrie gemessen, deren prinzipieller Aufbau in Abb. 8.3 dargestellt ist.

Zur Spirometrie wird ein Proband über eine Gesichtsmaske an ein abgeschlossenes Gasvolumen angeschlossen, das den Rauminhalt des Atemtraktes einerseits und den des Messsystems andererseits umfasst. Während der Untersuchung nimmt das Systemvolumen fortlaufend um die Sauerstoffaufnahme des Probanden ab, da das abgegebene Kohlendioxid durch Absorption eliminiert wird. Somit lässt sich der Sauerstoffverbrauch in Abhängigkeit von der Zeit über die Lageveränderung der Spirometerglocke - oder eine äquivalente Volumenmessung - erfassen und als Zeitfunktion darstellen (sog. Spirogramm). Die gesuchte Verringerung des Systemvolumens stellt sich als treppenförmiger Anstieg der Fußpunkte der einzelnen Atemzüge dar. Die Steigung der Verbindungshilfslinie ist ein Maß für den Sauerstoffverbrauch Δm pro Zeiteinheit Δt.

Das Fick'sche Prinzip hat sich jedoch in der Praxis aus folgenden Gründen kaum durchgesetzt:

- Zur Sauerstoffkonzentrationsbestimmung sind in der Regel Blutproben zu entnehmen, was eine Herzkatheterisierung erfordert.
- Da der Sauerstoffverbrauch nur im Minutenmaßstab messbar ist, ist das zeitliche Auflösungsvermögen der Methode äußerst gering. Die Fehlerbreite liegt bei 15%.
- Atmung und Kreislauf müssen sich in einem Gleichgewichtszustand befinden, um sinnvolle Aussagen treffen zu können.
- Zudem erfordert die Spirometrie einen hohen personellen und auch apparativen Aufwand, der z. B. während einer Operation oder auf der Intensivstation nicht durchführbar ist.

Daher sind weitere Methoden entwickelt worden, die eine praktischere Messung erlauben. Grundlage hierfür ist die Nutzung von Indikatoren, die sich einfacher und mit höherer zeitlicher Auflösung erfassen lassen.

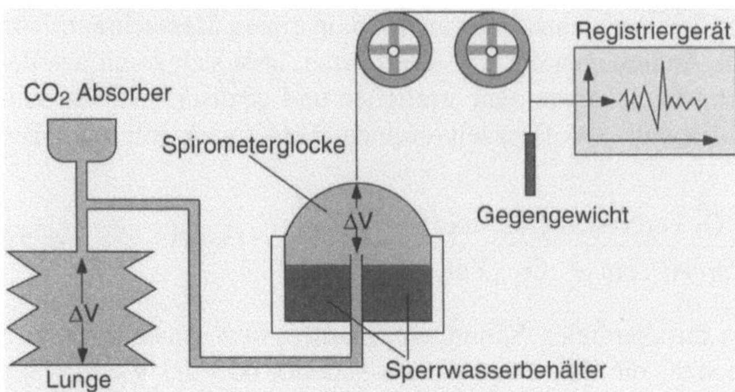

Abb. 8.3. Prinzipieller Aufbau eines Spirometers

8.2 Indikatorverdünnungsmethoden

Bei den Indikatorverdünnungsmethoden werden dem Blutstrom möglichst rasch Indikatoren in Form von radioaktiven Substanzen (z. B. Jod 131), Kälte (Abschn. 8.2.3) oder Farbstoffen (Abschn. 8.2.4) zugeführt. Aus den Konzentrationstransienten der Indikatoren lässt sich das Blutvolumen bestimmen, das den Indikator aufgenommen und zu der Messstelle transportiert hat. Indikatorverdünnungsverfahren erfordern jedoch eine gewisse Erfahrung, da ihr Messprinzip eine Reihe von medizinisch bedingten Fehlerquellen beinhaltet.

8.2.1 Quantitative Auswertung der Indikatortransienten

Nach Injektion des Indikators wird stromabwärts unterhalb des Injektionsortes die Indikatorkonzentration c(t) gemessen. Qualitativ wird c(t) zu einer bestimmten Zeit nach der Indikatorinjektion zunächst zunehmen, ein Maximum erreichen und dann wieder allmählich abnehmen. Während dieser „Abklingzeit" fließt, sofern Rezirkulation vernachlässigt werden darf, kein Indikator nach. Die am Messort vorhandene Menge wird somit durch nachströmendes „sauberes" Blut ständig verdünnt, was sich in folgender Differentialgleichung ausdrücken lässt

$$\frac{dc}{dt} = -\frac{Q}{V}c(t) . \tag{8.8}$$

mit: V = Volumen an injiziertem Indikator,
   Q = Blutfluss am Beobachtungsort.

Durch Integration ergibt sich

$$\int \frac{1}{c}\,dc = \int -\frac{Q}{V}\,dt , \tag{8.9}$$

$$\ln c = -\frac{Q}{V}\,t + A' . \tag{8.10}$$

Daraus berechnet sich c(t) zu

$$c(t) = Ae^{-\frac{Q}{V}t}.$$
(8.11)

Der Verdünnungsschenkel der Indikatorkurve genügt damit einer Exponentialfunktion, in deren Exponenten der Blutfluss Q steht. Hierdurch erklärt sich auch die Bezeichnung „Indikatorverdünnungsmethode", da sich lediglich aus dem abfallenden Teil des Transienten die gesuchte Information ermitteln lässt.

Die Abb. 8.4 (obere Darstellung) zeigt einen derartigen Konzentrationszeitverlauf. Die Kurve schneidet nach dem 1. Maximum nicht die Zeitachse, sondern geht in weitere Nebenmaxima über und nähert sich nach längerer Zeit einem festen Wert. Der Grund hierfür ist die Rezirkulation des Farbstoffes, da im Gegensatz zum Modell beim Menschen ein geschlossener Blutkreislauf vorliegt, so dass nach einem einmaligen Durchlaufen der Farbstoff erneut an dem Messort erscheint. Allerdings tritt zugleich auch eine zunehmende Vermischung des Indikators ein, so dass die Konzentrationsamplituden deutlich abnehmen.

Um Verfälschungen der Konzentrationskurve durch rezirkulierendes Blut auszuschließen, ist eine entsprechende Extrapolation erforderlich. Nach der Steward-Hamilton-Methode wird deshalb der nach dem ersten Maximum abfallende Schenkel der Konzentrationskurve halblogarithmisch aufgetragen. Man erhält auf diese Weise für den Verdünnungsschenkel des ersten Maximums eine Gerade (Abb. 8.4, untere Darstellung). Um die Rezirkulation auszuschließen, wird dieser lineare Anteil bis auf die Zeitachse extrapoliert. Auf diese Weise ergibt sich die sog. Primärkurve, d.h. die Verdünnungskurve c(t) ohne Rezirkulation. Diese Primärkurve erlaubt wiederum die Berechnung des gesuchten Blutflusses. Aus Gl. 8.11 ergibt sich durch Integration

$$Q = -\frac{A \cdot V}{\int c(t)\,dt}.$$
(8.12)

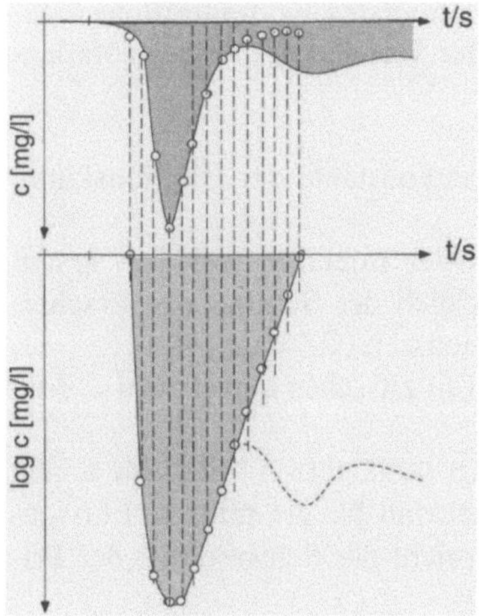

Abb. 8.4. Verlauf der Indikatorkonzentration c in Abhängigkeit von der Zeit t (obere Darstellung) und Konstruktion der Primärkurve (untere Darstellung) nach Stewart und Hamilton

Das Herzzeitvolumen (HZV) berechnet sich somit bei geeigneter Wahl von Injektions- und Messort aus dem injizierten Indikatorvolumen und dem Integral des Verdünnungsschenkels der Primärkurve.

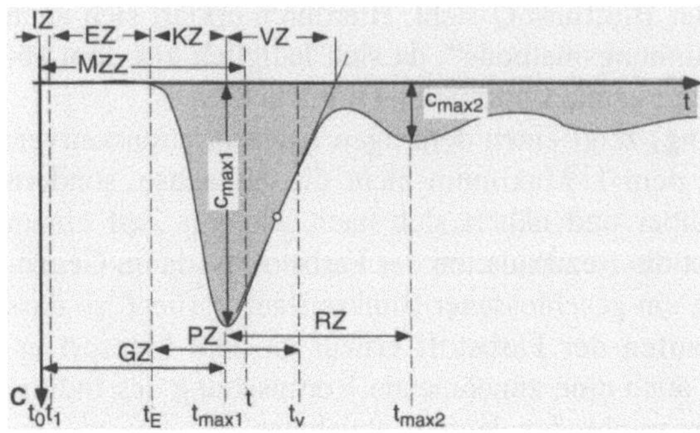

Abb. 8.5. Definition zusätzlicher Transientenparameter

8.2.2 Qualitative Auswertung des Transienten

Neben der quantitativen Bestimmung des Herzzeitvolumens erlaubt die qualitative Analyse des Konzentrationszeitverlaufes weitere Aussagen über morphologische Missbildungen oder andere grundlegende Herzerkrankungen. Hierzu werden folgende Zusatzparameter eingeführt (Abb. 8.5):

- *Injektionszeit IZ*: Sie beschreibt die für die Injektion des Indikators erforderliche Zeit ($IZ = t_1 - t_0$).
- *Erscheinungszeit EZ*: Sie liegt zwischen Injektion und dem ersten Erscheinen der Indikatorteilchen am Registrierort und bezieht sich auf den schnellsten Partikel und auf den kürzesten Weg ($EZ = t_E - t_1$).
- *Konzentrationszeit KZ*: Sie liegt zwischen dem ersten Eintreffen der Indikatorteilchen und dem ersten Konzentrationsmaximum ($KZ = t_{max1} - t_E$).
- *Verdünnungszeit VZ*: Zeitintervall zwischen dem ersten Konzentrationsmaximum und dem Schnittpunkt der Abzisse mit der Wendetangente des abfallenden Verdünnungsschenkels ($VZ = t_v - t_{max1}$).
- *Passagezeit PZ*: ($PZ = KZ + VZ$).
- *Dilutionszeit DSZ*: Die Dilutionszeit ist die Zeitkonstante der Dilutionskurve bei exponentieller Näherung.
- *Gipfelzeit GZ*: Zeitintervall zwischen Beginn der Injektion und dem ersten Konzentrationsmaximum. Die Gipfelzeit ist gleich der Summe von Erscheinungszeit EZ, Konzentrationszeit KZ und Injektionszeit ($GZ = t_{max1} - t_0$).
- *Rezirkulationszeit RZ*: Sie beschreibt das Intervall zwischen dem 1. und 2. Maximum ($RZ = t_{max2} - t_{max1}$).
- *Mittlere Kreislaufzeit MZZ*: Zeitintervall, das der Indikator im Mittel für seinen Transport bis zum Messort benötigt. Es ist ein Maß für die mittlere Flussgeschwindigkeit. Die mittlere Kreislaufzeit entspricht der Schwerelinie der Pri-

märkurve. Hieraus lässt sich das zentrale Blutvolumen ZBV berechnen (ZBV = HZV * MZZ).

Typische Werte dieser charakteristischen Zeiten sind in Tabelle 8.2 zusammengefasst. Neben der Bestimmung des Herzzeitvolumens und der Kreislaufzeiten besteht auch die Möglichkeit, das Vorhandensein und das Ausmaß einer Klappenregurgitation oder von Shunts festzustellen.

Tabelle 8.2. Normalwerte der spezifischen Transientenzeiten bei Injektion in den Arm und Messung am Ohrläppchen

Kreislaufzeiten	Zeit [s]
Erscheinungszeit EZ	8-12
Gipfelzeit GZ	13-22
Mittlere Kreislaufzeit MZZ	14-26
Rezirkulationszeit RZ	15-28

Intravaskuläre Shunts bzw. Regurgitationen sind am typischen Verlauf der Dilutionskurve erkennbar (Abb. 8.6). Bei einem Rechts-Links-Shunt erfolgt die Indikatorverteilung nach Injektion in der V. cava inferior auf 2 Wegen. Ein Teil folgt dem normalen Abstrom über die Pulmonalarterie, die Lungenvenen zum linken Herzen und in den Systemkreislauf. Dies entspricht dem späten Gipfel der Dilutionskurve. Der andere Indikatorteil shuntet vom rechten zum linken Herzen (bei Fallot IV in Ventrikelebene), umgeht den Lungenkreislauf und erbringt in abnormal kurzer Erscheinungszeit den ersten Gipfel der Dilutionskurve (Abb. 8.6). Die selektive Injektion des Indikators in den rechten Vorhof, den rechten Ventrikel und die Pulmonalarterie ermöglicht eine genaue Lokalisation des Rechts-Links-Shunts. Beim Fallot III ergibt die Vorhofapplikation rechts eine abnormale Dilutionskurve. Vom rechten Ventrikel resultiert dagegen eine normale Dilutionskurve. Beim Fallot IV erbringt die zentralvenöse, die rechtsatriale und die rechtsventrikuläre Indikatorinjektion die typische Shuntkurve mit verkürzter Erscheinungszeit (meist < 4 s). Die Injektion in die Pulmonalarterie führt zu einer normalen Kurve mit regulärer Erscheinungszeit.

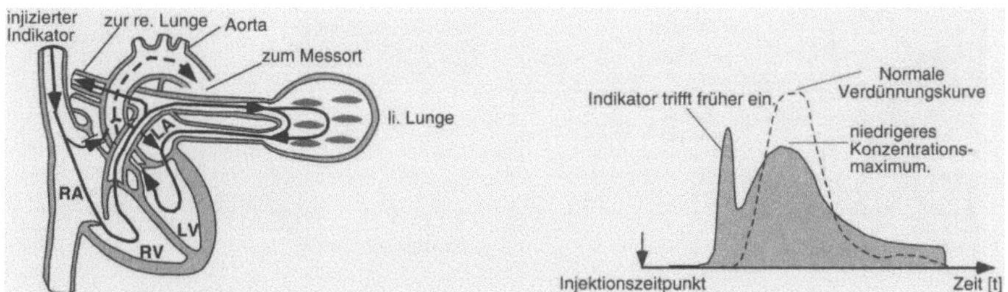

Abb. 8.6. Indikatortransient bei Vorliegen eines Rechts-Links-Shunts

Bereits die Indikatorinjektion in eine periphere Vene hilft die zentrale Zyanose zu differenzieren. Mit der Indikatorkurve lässt sich die sekundäre Zyanose beim Rechts-Links-Shunt im Herzen oder Hauptstamm der Pulmonalarterie abgrenzen gegenüber intrapulmonalen Shunts mit sekundärer Zyanose und normaler Dilutionskurve. Im letzten Falle handelt es sich um Shunts durch kleine Gefäße oder durch Perfusion von adäquat ventilierten Gebieten.

Die Injektion des Indikators in die periphere Vene löst beim Links-Rechts-Shunt eine Verteilung in das vergrößerte pulmonale Durchflussvolumen aus, und ein Teil zirkuliert kontinuierlich durch den Defekt. Die Dilutionskurve weist einen niedrigeren Konzentrationsgipfel und einen verlängerten deszendierenden Schenkel auf, der eine geringe Unebenheit durch die rezirkulierenden Anteile erfährt (Abb. 8.7). Die Injektion in die rechte Herzseite ermöglicht bei arterieller Konzentrationsprüfung Shuntgrößen auch unter 25% des pulmonalen Durchflussvolumens sicher nachzuweisen. Eine präzise Lokalisation erfordert dann aber Serienbestimmungen nach Indikatorgaben in den einzelnen Herzabschnitten der Pulmonalarterie und der Aorta. So findet sich beim atrialen Septumdefekt (ASD) nach Indikatorgabe in den linken Ventrikel eine normale Dilutionskurve bei arterieller Konzentrationsregistrierung. Wird dagegen der Indikator in den linken Vorhof appliziert, gelangt nur eine Fraktion über den linken Ventrikel in den Systemkreislauf und erzeugt den ersten Gipfel. Der Rest des Indikators shuntet über den Defekt und folgt dann dem normalen Weg und erzeugt so einen weiteren Gipfel im deszendierenden Schenkel. Eine abnormale Dilutionskurve nach linksventrikulärer Injektion spricht beim ASD für eine komplizierte Läsion, etwa eine Mitralregurgitation oder einen zusätzlichen Defekt auf Ventrikelebene bzw. für einen Ductus Botallo apertus.

Darüber hinaus wird eine Angabe zum Abfluss von Lungenvenen beim Rechtsherzkatheterismus ermöglicht. Bei Injektion von Indikatorlösung in eine solche Lungenvene resultiert bei normaler Drainage in den linken Vorhof eine kurze Erscheinungszeit und eine Kurve wie bei linksatrialer Injektion. Bei Drainage in den rechten Vorhof finden sich eine verlängerte Erscheinungszeit und eine Kurve wie nach rechtsatrialer Indikatorinjektion. Mit Hilfe eines Doppellumenkatheters ist eine direkte Diagnostik des Links-Rechts-Shunts möglich [39]. Dieser Katheter ermöglicht bei Injektion in eine periphere Vene Proben in verschiedenen Positionen vom rechten Vorhof bis in die Pulmonalarterienäste.

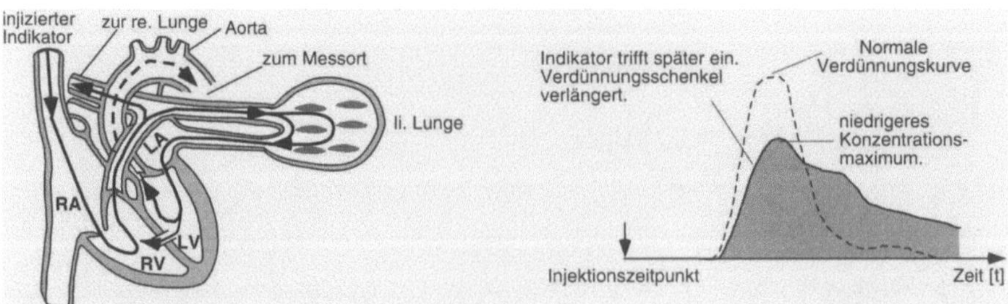

Abb. 8.7. Indikatortransient eines Links-Rechts-Shunts

Beide Shuntversionen ähneln sich insofern, als sich das erste Konzentrationsmaximum in zwei Maxima aufteilt. Dieses Nebenmaximum deutet auf einen Stromanteil mit einer deutlich unterscheidbaren Erscheinungszeit hin. Ist dies nicht zu beobachten, aber dennoch das Konzentrationsmaximum verkleinert, so lässt dies auf ein reduziertes Herzzeitvolumen schließen. Ursache hierfür ist z. B. eine Herzinsuffizienz (Abb. 8.8) oder eine Klappenregurgitation (Abb. 8.9), d.h. der Rückfluss eines bestimmten Anteils des Schlagvolumens in das Atrium aufgrund einer defekten Herzklappe.

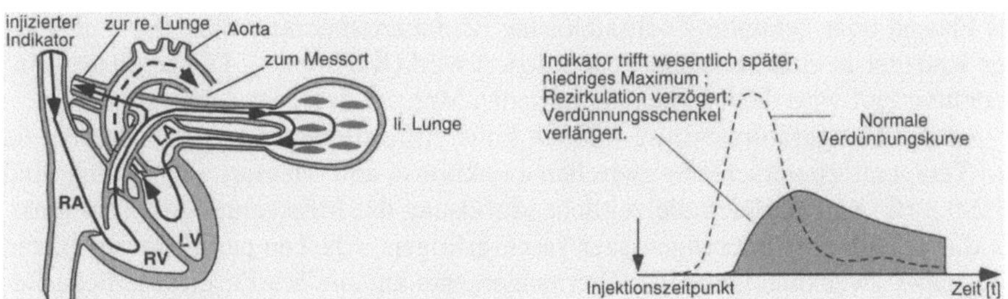

Abb. 8.8. Indikatortransient bei Herzinsuffizienz

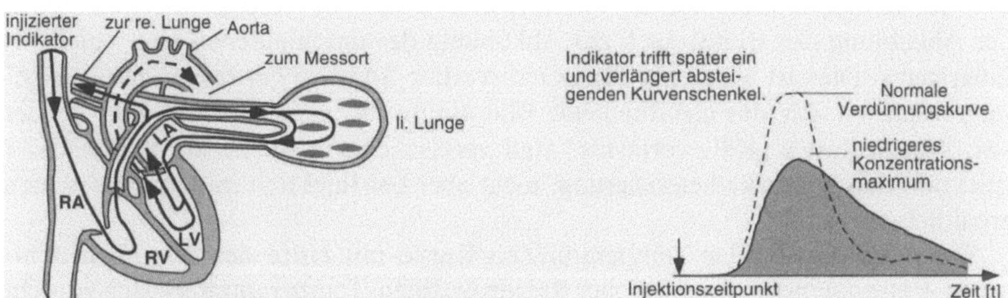

Abb. 8.9. Indikatortransient bei Klappenregurgitation

Durch Regurgitationen wird die Abgrenzung der Rezirkulationswerte erschwert oder unmöglich und somit andererseits das Bestimmen des HZV aus der Indikatordilutionskurve ungenauer. Vertretbar wird die Bestimmung der Regurgitation nur, wenn ein Links-Rechts-Shunt und eine manifeste Herzinsuffizienz sicher auszuschließen sind. Bei hämodynamisch bedeutsamer Mitralinsuffizienz ist charakteristisch der Quotient VZ/KZ über 2 (normal um 1,4-1,7 s) und größer und desgleichen der Quotient minimale Konzentration zu maximaler Konzentration bei der zweiten Indikatorpassage erhöht [30].

Die quantitative Erfassung der Regurgitation bleibt schwierig. Sie setzt voraus, dass der Indikator direkt stromabwärts von der undichten Klappe appliziert und wieder direkt darüber im stromaufwärts führenden Abschnitt sowie peripher arteriell abgenommen wird. Das regurgitierte Volumen resultiert aus dem Quotienten der Fläche der stromaufwärts registrierten Dilutionskurve (F_{prox}) zur Fläche der stromabwärts, arteriell aufgezeichneten Indikatorkurve (F_{art}):

$$RF = \frac{F_{prox.}}{F_{art.}} \cdot 100 \qquad\qquad (8.13)$$

und wird als Regurgitationsfraktion (RF) in % vom orthograden Blutabstrom [18] angegeben. Der orthograde Blutstrom stellt das effektive HZV dar, das ebenfalls mit Hilfe der Indikatordilution abschätzbar wird.

8.2.3 Thermodilutionsmethode

Die klassische Indikatorverdünnungsmethode ist die Thermodilution, bei der kaltes Plasma oder gekühlte Kochsalzlösung (Zimmertemperatur oder 0-4°) über einen Katheter in eine herznahe Vene injiziert wird (Kältebolus). Der zeitliche Temperaturverlauf wird dann an einem arteriellen Messort, z. B. der Aorta, gemessen.

An die Temperaturmessung müssen hohe Anforderungen gestellt werden, da die Temperaturunterschiede zwischen Injektions- und Messort sehr gering sind (0,2-0,3 °C) und zugleich die zeitliche Auflösung der Messgeräte groß sein muss, da die Temperaturänderungen sehr rasch erfolgen. Als Temperatursensor bieten sich daher zweckmäßigerweise Thermoelemente an. Als hierfür erforderliche Bezugstemperatur lässt sich z. B. die Rektaltemperatur verwenden.

Die so registrierte Temperatur/Zeit-Kurve (Abb. 8.10) weist eine Verzerrung bzw. eine Abweichung vom exponentiellen Verlauf auf. Die Ursache liegt darin, dass der Indikator „Temperatur" ein diffusibler Indikator ist, d.h. es kommt neben der Abkühlung des Blutes auch zur Abkühlung des durchlaufenen Herz- und Gefäßsystems. Dies ist aber kein Temperaturverlust, sondern ein reversibler Temperaturaustausch, d.h. das nachfließende Blut nimmt die „abgegebene Kälte" wieder auf. Wegen dieses „Kälteverlustes" sind verlässliche Resultate nur bei zentraler Injektion durch Herzkatheterisierung, nicht aber bei Injektion in periphere Venen erhältlich.

Eine Auswertung der Temperatur/Zeit-Kurve mit Hilfe der semilogarithmischen Extrapolation ist angesichts des reversiblen Temperaturaustausches nicht ohne weiteres möglich. Dieser methodischen Schwierigkeit kommt jedoch die sehr geringe Rezirkulation des Indikators Temperatur entgegen. Akzeptable Ergebnisse lassen sich erzielen, indem der gesamte Verdünnungsschenkel in die Auswertung einbezogen wird.

In die Berechnung des Herzzeitvolumens gehen neben der Temperatur und dem Volumen der Injektionslösung sowie der Abkühlung des Blutes, die man aus der Zeitkonzentrationskurve entnimmt, auch die spezifische Wärme sowie das spezifische Gewicht von Indikator und Blut ein. Das HZV ergibt sich damit zu

$$HZV = \frac{\rho_L \cdot c_L}{\rho_B \cdot c_B} V_{inj} \frac{T_B - T_L - \Delta T_B}{\int \Delta T_B \cdot dt}, \qquad\qquad (8.14)$$

mit: V_{inj} = injizierte Menge an kalter Lösung,
$\quad\rho_B$ = spezifische Dichte des Blutes,
$\quad c_B$ = spezifische Wärme des Blutes,
$\quad\rho_L$ = spezifische Dichte der Lösung,

c_L = spezifische Wärme der Lösung,

T_L = Lösungstemperatur,

T_B = Bluttemperatur vor Injektion des Kältebolus,

ΔT_B = mittlere Temperaturänderung.

Bei der Injektion kommt es zu unvermeidlichen Temperaturverlusten, die etwa 9% betragen. Wegen dieser Erwärmung wird der Quotient der spez. Dichten und Wärmen häufig vernachlässigt, da er annähernd zu einer Kompensation des Temperatureffektes führt. Einige Gerätehersteller setzen an dieser Stelle auch einen individuell eichbaren Korrekturfaktor K an. Da ΔT_B i. a. sehr klein ist (etwa 0,2-0,4 °C), darf diese Größe im Zähler ebenfalls vernachlässigt werden.

Damit vereinfacht sich Gl. 8.14 zu

$$HZV = K \cdot V_L \cdot \frac{T_B - T_L}{\int T_B \cdot dt} . \tag{8.15}$$

Voraussetzungen für eine zuverlässige Thermodilutionsmessung sind:
- Die Herzaktion muss regelmäßig sein, d.h. Herzfrequenz und Schlagvolumen müssen während der Messdauer annähernd konstant bleiben. Andernfalls können in der Verdünnungskurve zusätzliche Schwankungen auftreten, die als Artefakte das Messergebnis verfälschen würden.
- Ferner muss das Blut, das den Thermistor passiert, homogen durchmischt sein, da sonst die einfachen, in Gl. 8.14 zugrunde gelegten Linearisierungen nicht gelten.
- Schließlich dürfen die Rezirkulationen, die eine Überschätzung der Kurvenfläche nach sich ziehen, nicht zu stark sein. Sie lassen sich durch Injektion geringer Mengen kleinhalten.

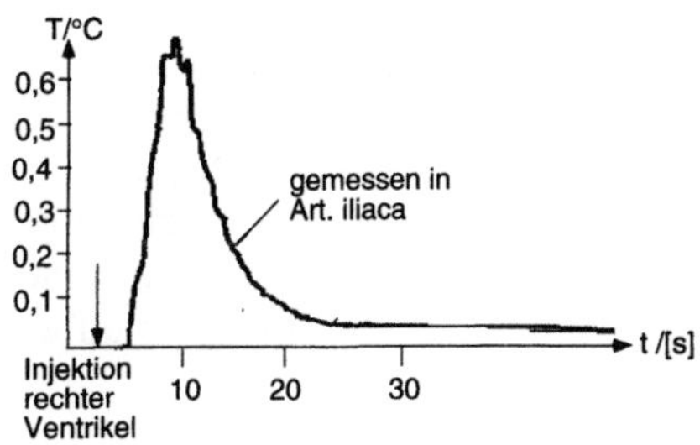

Abb. 8.10. Temperaturverdünnungskurve

8.2.3.1 Rechtsherzkatheteruntersuchung

Eine häufig angewandte Form der Thermodilution ist die Rechtsherzkatheteruntersuchung, bei der über einen venösen Zugang ein sog. Einschwemmkatheter (Swan-Ganz-Katheter) in den rechten Ventrikel eingeführt wird. Dort angelangt wird ein an der Spitze angebrachter Ballon aufgeblasen, der durch seinen hohen Strömungswiderstand den Katheter in den Ausflusstrakt und damit in die Arteria pulmonalis einschwemmt (Abb. 8.11). An der Katheterspitze befindet sich zudem ein Thermistor und im venösen Bereich eine Öffnung für die Injektion des Kältebolus. Auf diese Weise ist es möglich, das Herzzeitvolumen des rechten Herzens zu bestimmen. Der Vorteil dieser Methode liegt in dem äußerst kurzen Weg zwischen Injektions- und Messort, wodurch die Kältedissipation in die umliegenden Gewebebereiche minimiert wird. Allerdings ist die Einschwemmtechnik aufgrund der Klappenpassagen mit erhöhten Risiken für den Patienten verbunden und erfordert einige Erfahrung.

Zusätzlich befinden sich an dem Swan-Ganz-Katheter in der Regel auch Drucksensoren, die zum einen eine genaue Positionierung des Katheters erlauben, zum anderen aber auch eine gleichzeitige Druckmessung der rechtsventrikulären Nachlast wie auch des diastolischen Druckes des linken Ventrikels (sog. Pulmonalkapillarverschlussdruck). Darüber ergeben sich zusätzliche Parameter für die Diagnose ventrikulärer Funktionsstörungen.

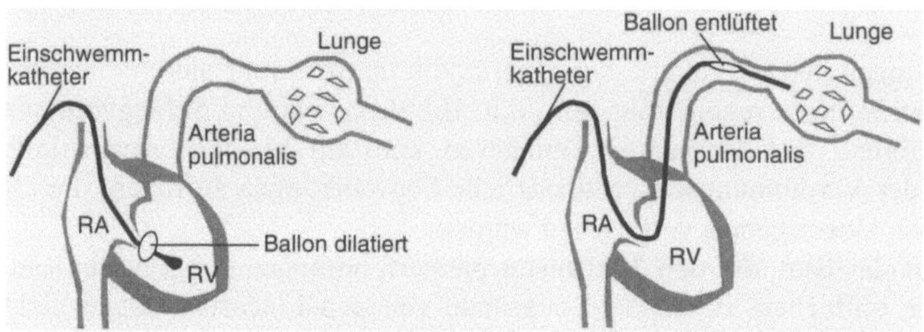

Abb. 8.11. Prinzipielle Messanordnung bei der Rechtsherzkatheteruntersuchung

8.2.3.2 Pulmonalarterielle Thermodilution

Ein weiterer Standard ist die sogenannte pulmonalarterielle Thermodilution, bei der der Kältebolus über einen Rechtsherz- bzw. Pulmonaliskatheter in die Arteria pulmonalis injiziert wird. Gemessen wird der Temperaturtransient möglichst nahe am linken Ventrikel, also meist im Aortenbogen. Dies hat den Vorteil, dass der vom Kältebolus durchlaufene Gefäßbereich und damit die Temperaturverluste gering gehalten werden. Allerdings muss der Zeitpunkt der Injektion innerhalb eines Atemzyklus beachtet werden, da das Lungenvolumen auch den Lungenblutfluss beeinflusst.

8.2.3.3 Transkardiopulmonale Thermodilution

Mehr und mehr findet heutzutage die transkardiopulmonale Thermodilution Anwendung, bei der die Injektion in einer rechtsherznahen Körpervene und die Messung in einer Körperarterie (z. B. der Arteria femoralis) erfolgt. Dadurch steigt zwar der Einfluss von Temperaturdiffusion und Temperaturdrift, da die Temperaturtransienten wesentlich länger (etwa Faktor 5) und flacher ausfallen. Dafür ist dieses Verfahren jedoch weniger invasiv, wodurch sich die Belastungen und Risiken für den Patienten deutlich verringern lassen. Zahlreiche klinische Studien belegen [2, 16], dass die transkardiopulmonale Thermodilution mit dem goldenen Standard korreliert.

Die transkardiopulmonale Thermodilution bietet ferner den Vorteil, wichtige Volumenparameter miterfassen zu können. Abbildung 8.12 veranschaulicht die von dem Kältebolus beeinflussten Volumina, die ihrerseits wiederum die Form des Transienten bestimmen. Direkt messbar ist demnach das globale enddiastolische Volumen (GEDV), also die Summe der enddiastolischen Volumina aller beteiligten Herzkammern.

$$GEDV = RAEDV + RVEDV + LAEDV + LVEDV. \tag{8.16}$$

Das GEDV ergibt sich danach zu

$$GEDV = HZV \cdot (MZZ - DSZ). \tag{8.17}$$

Das GEDV spielt in der klinischen Diagnostik eine immer bedeutendere Rolle, da es direkt die globale kardiale Vorlast angibt. Das GEDV hängt linear mit dem Schlagvolumen zusammen und spiegelt somit direkt den Franck-Starling-Mechanismus wieder. Im Gegensatz dazu ist das früher gebräuchliche Maß für die kardiale Vorlast, der zentralvenöse bzw. der pulmonalkapilläre Verschlussdruck, vom Füllungsdruck, vom intrathorakalen Druck, von der Compliance des Gefäßsystems und von der Kontraktilität der nachfolgenden Ventrikel abhängig, was eindeutige Aussagen erheblich erschwert. Der Quotient aus HZV und GEDV bildet den kardialen Funktionsindex CFI, der einen vorlastunabhängigen Herzleistungsindex darstellt und somit in der bettseitigen klinischen Diagnostik von Intensivpatienten eine wichtige Rolle spielt.

$$CFI = \frac{HZV}{GEDV}. \tag{8.18}$$

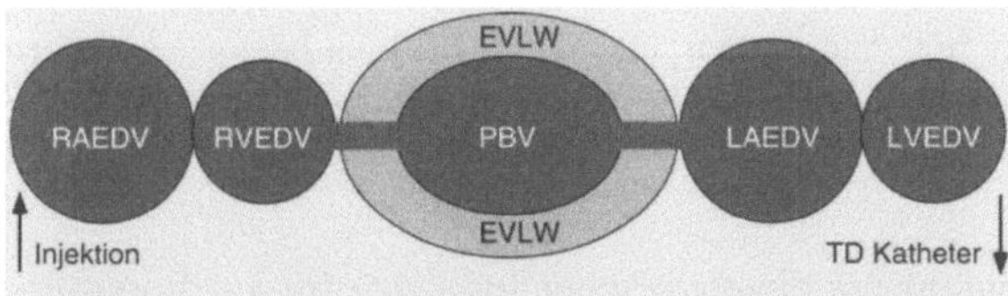

Abb. 8.12. Schematische Darstellung der beteiligten Volumina bei der transkardiopulmonalen Thermodilution

RAEDV = enddiastolisches Volumen des rechten Atriums,
RVEDV = enddiastolisches Volumen des rechten Ventrikels,
LAEDV = enddiastolisches Volumen des linken Atriums,
LVEDV = enddiastolisches Volumen des linken Ventrikels,
PBV   = pulmonales Blutvolumen,
EVLW = extravasales Lungenwasser.

Darüber hinaus lässt sich das intrathorakale Blutvolumen (ITBV) gemäß Gl. 8.19 bestimmen, das sich aus GEDV und pulmonalem Blutvolumen (PBV) zusammensetzt

$$ITBV = GEDV + PBV, \tag{8.19}$$

$$ITBV = a \cdot GEDV + b, \tag{8.20}$$

wobei a und b spezifische Konstanten sind, die über Eichmessungen erfasst werden müssen. Auch das ITBV ist ein anerkannter Vorlastparameter.

Kälte kann infolge direkter Wärmeleitung in Abhängigkeit von der für den Austausch zur Verfügung stehenden Oberfläche und Zeit auch extravasale Räume erfassen. Da die Wärmeaustauschfläche im Gefäßsystem der Lunge mehr als 1000-fach größer ist als in den Herzkammern und den anderen großen Gefäßen, erfolgt die Erwärmung der Kälterwelle vorwiegend aus dem extravasalen Lungenwasser (EVLW). Das EVLW ergibt sich somit aus der Differenz des gesamten intrathorakalen Thermovolumens (ITTV), das die Summe aller thermisch aktiven Volumina des Thorax darstellt, und dem Anteil des Blutes ITBV

$$EVLW = ITTV - ITBV. \tag{8.21}$$

Das intrathorakale Thermovolumen lässt sich aus der mittleren Transitzeit MZZ und dem gemessenen HZV bestimmen

$$ITTV = MZZ \cdot HZV. \tag{8.22}$$

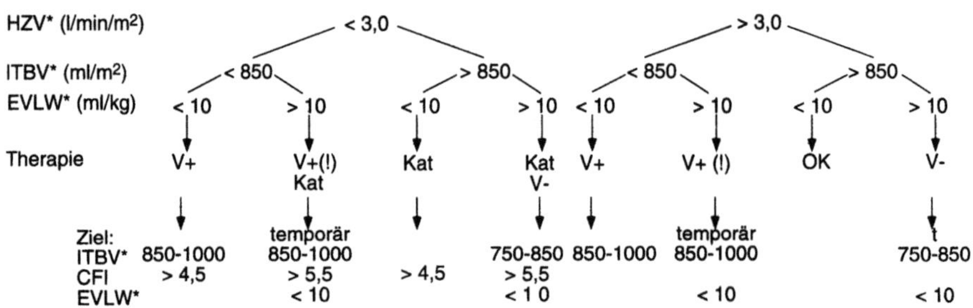

Abb. 8.13. Entscheidungsbaum zum zeit- und kostensparenden erweiterten hämodynamischen Management [14]. V^+ = Volumenzugabe; V^- = Volumenentzug; Kat = Katecholamine/kreislaufwirksame Medikamente.

Das EVLW ist ein weiterer wichtiger diagnostischer Indikator für kardiopulmonale Erkrankungen. Der Wassergehalt der Lunge steigt z. B. durch Herzinsuffizienz, Pneumonie, Sepsis, Intoxikation oder Verbrennung der Lunge. In diesen Fällen nimmt der Flüssigkeitstransport ins Interstitium zu, entweder infolge eines erhöhten intravasalen Filtrationsdruckes (Linksherzinsuffizienz, Volumenüberlastung) oder infolge einer erhöhten pulmonalvaskulären Permeabilität für Plasmaproteine, die aufgrund des osmotischen Ausgleichs eine entsprechende Wasseransammlung nach sich zieht.

Diese auf den ersten Blick etwas verwirrende Vielfalt verschiedenster Volumina und ihrer klinischen Bedeutung wird durch Abb. 8.13 etwas strukturiert. Der darin dargestellte Entscheidungsbaum dient der schnellen hämodynamischen Diagnose von Intensivpatienten mit kritischem kardiopulmonalem Zustand. Die im unteren Teil der Äste angegebenen Therapievorschläge haben eine rasche Stabilisierung der Herz-Kreislauf-Funktion zum Ziel. Sie stellen aber lediglich einen ersten Anhaltspunkt dar und müssen im Einzelfall kritisch überprüft werden.

8.2.3.4 Berechnung der Ejektionsfraktion und der mittleren Transitzeit

Neben dem HZV können mit der Thermodilution auch die Ejektionsfraktion (EF) und die mittlere Transitzeit (MTT) bestimmt werden. Eine Voraussetzung ist die schnelle Injektion in einen Ventrikel zu einem genauen Zeitpunkt der Herzaktion (am besten EKG-getriggert) und die Messung in der A. pulmonalis oder der Aorta. Die Verdünnungskurve erhält dann verschiedene „Treppen", deren Höhenunterschied vom Füllungsvolumen bestimmt wird.

$$EDV = \frac{SV}{EF} = \frac{SV}{1-k}; \quad k = \left(\frac{C_3}{C_2} + \frac{C_4}{C_3} + \frac{C_5}{C_4} \dots \frac{C_n}{C_{n-1}} \right) \cdot \frac{1}{n}, \tag{8.23}$$

wobei $\frac{C_3}{C_2}$ usw. die einzelnen Temperaturdifferenzen und somit das mittlere Residualvolumen bedeuten (Abb. 8.14). Nach KRAYENBÜHL [20] sind die EDV-Werte bei dieser Art der Berechnung im Vergleich zur Standardmethode kleiner, aber bei mangelnder Durchmischung weniger gestört.

Die mittlere Transitzeit (MTT) kann aus der Indikatordilution berechnet werden, wenn zwischen Injektionsort und Messort ein repräsentativer Kreislaufabschnitt liegt. Sie setzt sich zusammen aus Erscheinungszeit (TA = Zeit von Injektion bis Beginn der Indikatormessung) und der eigentlichen mittleren Transitzeit als Zeitpunkt der halben Dilutionskurve (Zeitpunkt der halben Fläche ohne Rezirkulation) nach der Gleichung MTT = TA + eMTT. Durch Multiplikation des HZV mit der MTT wird das zentrale Blutvolumen (ZBV) angegeben (ZBV = HZV · MTT). Bei Verwendung von zwei Thermistoren kann auch das Regurgigationsvolumen bestimmt werden, wenn z. B. bei einer Aorteninsuffizienz die Injektion in die Aortenwurzel und die Messung im Ventrikel und in der Aorta erfolgen.

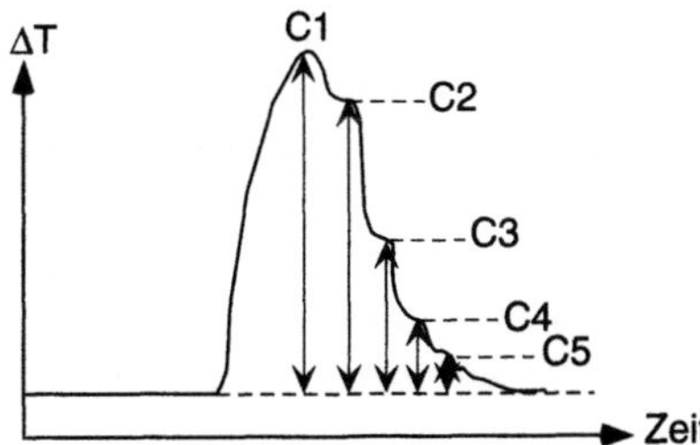

Abb. 8.14. Thermodilutionskurve für die EDV- und EF-Berechnung bei intraventrikulärer Injektion

8.2.3.5 Kontinuierliche Durchblutungsmessung

Die Thermodilution kann außer zur intermittierenden HZV-Bestimmung auch zur fortlaufenden Durchblutungsmessung bei kontinuierlicher Indikatorinfusion verwendet werden. Nach GANZ [13] ist die kontinuierliche Thermodilution im Koronarsinus am Menschen eingeführt. Der Koronarsinuskatheter hat an der Katheterspitze eine Injektionsöffnung (ca. 1 mm Durchschnitt) und in etwa 4 cm Abstand einen Thermistor. Die Koronarsinusdurchströmung (CSF) berechnet sich bei einer Infusion von physiologischer Kochsalzlösung mit Raumtemperatur (Injektionsgeschwindigkeit 33-55 ml · min^{-1} für Durchströmungen bis 500 ml · min^{-1}) nach der Formel

$$CSF = F_1 \cdot 1{,}08 \frac{\left(T_B - T_i\right)}{\left(T_B - T_{MCS}\right) - 1} , \tag{8.24}$$

mit: F_1 = Indikatorinjektionsgeschwindigkeit in ml · min^{-1},

$T_{B,\,i,\,MCS}$ = Temperaturen im Blut, im Injektat bzw. die Mischtemperatur im Koronarsinus.

Nach PEPINE [24] kann bei gleichzeitiger Messung im Bereich der V. cordis magna und im Koronarsinus durch zwei Thermistoren sogar die regionale Abflussverteilung bestimmt werden. Während Bypass-Operationen korreliert die Durchströmung in der großen Herzvene gut mit der Durchströmung im Bypass und dem RIVA (Durchströmung im Bypass 49 ± 5 ml/min, in der großen Herzvene 44 ± 4 ml/min, im Koronarsinus 114 ± 6 ml/min).

8.2.3.6 Aussagen und Grenzen der Thermodilution

Die Thermodilution zählt zu den sichersten und praktikabelsten Methoden zur HZV-Bestimmung. Mit kommerziell erhältlichen kompletten Messsystemen ist es möglich, in kürzeren Zeitabständen Messungen durchzuführen, die eine automatische Anzeige des HZV, der Bluttemperatur und bei einigen Geräten auch des SV und der Herzfrequenz ermöglichen.

Bei Injektion in den Ventrikel und Messung in der Aorta oder A. pulmonalis können das EDV und die EF berechnet werden. Außerdem ist eine Messung des Regurgitationsvolumens, der MTT und des ZBV möglich. Durch den Temperaturausgleich kommt es praktisch zu keiner wesentlichen Änderung des „backgrounds". Eine genaue Lage des Katheters ist Voraussetzung. Als Vergleichsmethode für nichtinvasive oder einfachere Methoden (Pulskonturmethode) zur HZV-Bestimmung hat die Thermodilution hervorragende Bedeutung. Außerdem kann bei kontinuierlicher Indikatorinjektion die Durchströmung im Koronarsinus und der großen Herzvene fortlaufend gemessen werden.

Die akkurate HZV-Bestimmung setzt jedoch voraus, dass sich das Injektat nicht vor der Injektion aufwärmt und dass exakt eine konstante Menge injiziert wird. Die Thermodilution wird ungenau bei niedrigem HZV und beim Vorliegen einer Tricuspidalinsuffizienz.

8.2.4 Farbstoffverdünnungsmethode

Der prinzipielle Nachteil der Thermodilution besteht in der Kältediffusion in extravasale Bereiche, was primär zu einer Verfälschung der HZV-Messergebnisse führt. Aus diesem Grunde wurde die Farbstoffverdünnungsmethode entwickelt, bei der ein in Blut löslicher, nicht toxischer Farbstoff als Indikator in die Blutbahn injiziert wird. Seit Jahrzehnten wird hierfür Indocyaningrün (ICG) verwendet, das sich sofort nach der Injektion an Plasmaproteine mit einem Molekulargewicht von mehr als 70.000 bindet, also vorwiegend an Lipoproteine. Da Plasmaproteine auch bei schweren Kapillarlecks der Lunge zu mehr als 99,9% intravasal bleiben, lässt sich mit der Farbstoffverdünnungsmethode eindeutig der intravasale Bereich untersuchen. Indocyaningrün weist ein optisches Absorptionsmaximum bei 805 nm auf und lässt sich somit deutlich von der Hämoglobinabsorption differenzieren. Die Konzentration des Indikators an dem Messort wird dabei entweder in Durchflussküvetten oder durch zeitlich schnell aufeinanderfolgende Blutentnahmen als Funktion der Zeit t analysiert. In neuerer Zeit haben sich auch reflektometrische Messprinzipien bewährt, die mit Hilfe von Glasfaseroptiken minimalinvasiv zeitkontinuierliche Messungen erlauben.

Prinzipiell gleicht sich die Messmethodik von Thermo- und Farbstoffdilution. Injektions- und Messorte sowie die Auswertungsalgorithmen lassen sich direkt übertragen. Der einzige Unterschied ist im Bereich der Volumenberechnungen hervorzuheben. Während der Indikator „Kälte" auch extravasale Volumina zu erfassen erlaubt, bleibt Indocyaningrün auf den Intravasalraum beschränkt. Damit gleicht das farbdilutorisch bestimmte intrathorakale Thermovolumen ITTV dem intrathorakalen Blutvolumen ITBV. Dies hat den Vorteil, dass eine Kopplung beider Messverfahren eine exaktere Messung des extravasalen Lungenwassers erlaubt, da die Thermodilution alleine ITBV nur als Näherungswert ausgibt. Tatsächlich existieren auch bereits einige derart aufgebaute Kombinationsgeräte.

Darüber hinaus lässt sich die Farbstoffdilution als einfacher Leberfunktionstest nutzen, da Indocyaningrün selektiv von der Leber aus dem Blut extrahiert wird. Etwa 100 Sekunden nach der Farbstoffinjektion ist eine komplette Durchmischung anzunehmen. Dann spiegelt der zeitliche Abfall der Farbstoffkonzentration den exkretorischen Plasmaabbau der Leber wieder. Als sog. Plasmaabbaurate PDR wird definiert

$$PDR = 100 \cdot \frac{\ln 2}{T_{1/2}}. \tag{8.25}$$

$T_{1/2}$ ist dabei die Halbwertszeit des Farbstoffs. Normalwerte für die PDR liegen bei etwa 26%, bei chronischer Hepatitis fällt die Plasmaabbaurate auf bis zu 4% ab [22].

8.2.4.1 Quantitative Bestimmung der Regurgitationsfraktion

Prinzipiell eignet sich die Farbstoffdilution zur Bestimmung der Regurgitationsfraktion. Die Quantifizierung ist jedoch erschwert, da sich eine brauchbare Dilutionskurve stromaufwärts infolge des störenden zweiten Durchgangs der Farbstoffpartikel und gleichfalls eine brauchbare Kurve stromabwärts infolge erschwerter Extrapolation des absteigenden Kurvenschenkels nur schwer gewinnen lassen. Geringe Regurgitationen werden eingeschränkt registriert und schwere Regurgitationen nicht ausreichend genau beurteilbar.

Die praktische Durchführung basiert auf simultan gewonnenen Verdünnungskurven stromauf- und stromabwärts der inkompetenten Klappe. Werden beide

Kurven über äquisensitive Geräte (zur Farbstoff- oder Thermodilution) erstellt, resultiert der regurgitierte Fluss $\dot{Q}_R$ wie folgt

$$\dot{Q}_R = \frac{\dot{Q}_F}{\left(\dfrac{F_{abstrom}}{F_{aufstrom}} - 1\right)}, \tag{8.26}$$

mit: $\dot{Q}_F$ = HZV in l/min,

   $\dot{Q}_R$ = regurgitierter Fluss in l/min,

   F = Fläche der Verdünnungskurven im Abstrom- und Aufstrom.

Beispiele:
- *Mitralregurgitation*: Injektion des Indikators in den LV; $F_{abstrom}$ = Dilutionskurve in der Aorta descendens, $F_{aufstrom}$ = Registrierung im linken Vorhof.
- *Aortenregurgitation*: Injektion des Indikators in die Aortenwurzel $F_{abstrom}$ = Dilutionskurve in der Aorta descendens, $F_{aufstrom}$ = Registrierung im linken Ventrikel. Die mitrale Regurgitationsfraktion f_m entspricht dem Quotienten der Kurvenfläche F_{LA}/F_{ao} und die aortale Regurgitationsfraktion F_{ao} der Relation F_{VL}/F_{AO}.

Bei kombinierter mitraler und aortaler Regurgitation wird eine kombinierte Regurgitationsfraktion f_c bei simultaner Gewinnung der Dilutionskurven im linken Vorhof (F_{la}) und in der Aorta descendens (F_{ao}) nach Injektion des Indikators in die Aortenwurzel berechnet:

$$f_c = \frac{F_{la}}{F_{ao}} = f_m \cdot f_{ao}. \tag{8.27}$$

Aus der kombinierten Regurgitationsfraktion und der Regurgitationsfraktion von einer der beiden inkompetenten Klappen kann die Regurgitationsfraktion der zweiten Klappe berechnet werden. Vorteilhaft sind mögliche Wiederholungen der Messungen, da der Indikator keine kardiovaskulären Reflexe auslöst. Insgesamt bleibt der Aufwand groß, so dass diese Form der quantitativen Analyse der Regurgitation kaum genutzt wird.

8.2.4.2 Quantitative Shuntbestimmung

Die Farbstoffdilution kann zur quantitativen Shuntbestimmung herangezogen werden. Shuntkurven setzen sich im Prinzip aus zwei überlagerten Einzelkurven zusammen. Durch gezielte Farbstoffapplikation gelingt es, diese zu trennen und die Shuntgröße zu bestimmen. Zur groben Orientierung dient das Verfahren nach CARTER [5], das bei größeren Links-Rechts-Shunts (> 35%) brauchbare Verhältnisse der Stromvolumina liefert. Ausgegangen wird von der Annahme, dass das Verhältnis von maximaler Farbstoffkonzentration und Konzentration zu einem definierten späteren Zeitpunkt mit dem Shuntvolumen in einer inversen Beziehung steht.

$$\frac{Q_{LR}}{Q_{pulm.}} \times 100 = 141 \cdot \frac{K_2}{K_{max}} - 42 , \qquad (8.28)$$

oder

$$\frac{Q_{LR}}{Q_{pulm.}} \times 100 = 135 \cdot \frac{K_3}{K_{max}} - 14 , \qquad (8.29)$$

mit: 141, 135, = Empirische Konstanten,
    42, 14
       Q_{LR} = Stromvolumen im Shunt in $1 \cdot min^{-1}$,
      Q_{pulm} = pulmonaler Blutfluss in $1 \cdot min^{-1}$,
    K_{max} = Farbstoffkonzentration im Kurvengipfel in $mg \cdot 1^{-1}$,
      K_2 = Farbstoffkonzentration zum Zeitpunkt, da die Zeitspanne v. Kurvenbeginn bis zum Gipfel nochmals verstrichen ist, in $mg \cdot 1^{-1}$,
      K_3 = wie K_2, nur um 2 Konzentrationszeiten nach dem Kurvengipfel.

Weiter vereinfacht wird auf die konkrete Angabe in $1 \cdot min^{-1}$ aus der Farbstoffkurve verzichtet und die prozentuale Shuntmenge am pulmonalen Durchflussvolumen als Carter $I = 141 \cdot \dfrac{K_2}{K_{max}} - 42$ und Carter $II = 135 \cdot \dfrac{K_3}{K_{max}} - 14$ errechnet (Abb. 8.15).

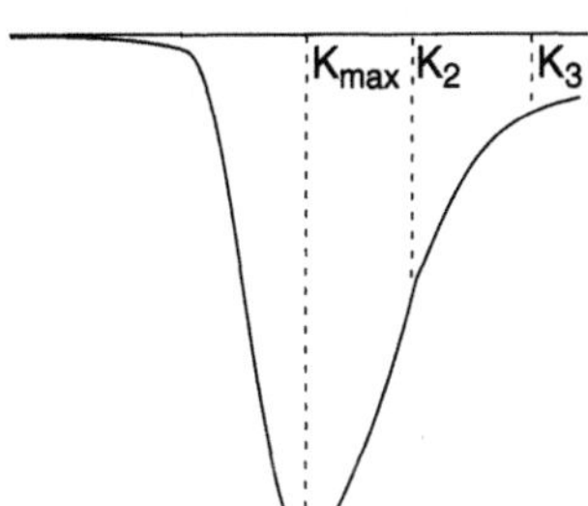

Abb. 8.15. Schema zum Einteilen der Verdünnungskurve für das Abschätzen des Shuntvolumens als Prozent des pulmonalen Durchflusses [5]

Die Shuntmenge läßt sich weiter nach der Sauerstoffmethode und an einigen Zentren nach der Fremdgasmethode [3, 32] bestimmen. Insbesondere in der Pädiatrie, in der größere Blutentnahmen für die Farbstoffdilution und quantitative Analyse unzweckmäßig sind, erscheint Ascorbinsäure- oder Kältedilution mit im Rahmen des Herzkatheterismus eingewechselten Detektorelektroden günstig zur Shuntanalyse [12].

Mit der Entwicklung von Fiberoptik-Kathetern (American Optical oder Schwarzer) in Form von Katheter-Tipoximetern mit gleichzeitig möglicher Druckmessung wird die oxymetrische intrakardiale Shuntlokalisation zur sicheren Methode [12]. Kontinuierlich wird die O_2-Sättigung mit Druckkontrollen bei der Herzpassage erfasst. In Verbindung mit der Kinetechnik werden Katheterpositionen lokalisiert.

Myokardiale Transitzeiten sind bei Farbstoffinjektion in die linke Koronararterie und Lage eines Fiberoptik-Katheters im Koronarsinus zu messen. Die Erscheinungszeit liegt um 2,2 ±0,8 s und ist bei koronarer und myokardialer Erkrankung signifikant länger [3, 5]. Deformierte Dilutionskurven konnten nur bei Stenosen der linken Koronararterie beobachtet werden.

8.2.5 Beurteilung der Verdünnungsmethoden

Das Messprinzip der Verdünnungsmethoden birgt Risiken der Fehlinterpretation in sich, da die Transienten auch von anderen als den genannten Parametern beeinflusst werden. Ein erstes Beispiel war bereits in Abschn. 8.2.2 bei der Erläuterung von Rechts-Links- bzw. Links-Rechts-Shunts genannt worden. Fällt dem Auswertealgorithmus bzw. dem diagnostizierenden Arzt die veränderte Kurvenform nicht auf, so wird das HZV zu tief und das ITBV bzw. das GEDV ebenfalls falsch gemessen. Gleiches gilt für Klappenfehler mit erhöhter Regurgitation.

Weitere Fehlerquellen liegen bei Aortenaneurysmen oder -stenosen vor, die jeweils die Transitzeiten und damit die Volumenbestimmung verfälschen. Größere Lungenembolien führen ebenfalls zu kleineren Messwerten für EVLW. Ebenso sind Pneumonektomien und extrakorporale Kreisläufe gesondert zu berücksichtigen.

8.3 Physikalische Methoden Volumenbestimmung

Während der systolischen Phase der Herzkontraktion wird das Schlagvolumen in die Aorta ausgeworfen und erhöht den Füllungsdruck, da das Blut aufgrund des peripheren Widerstandes erst langsam die Aorta verlassen kann. Dies führt, wie in Abschn. 3.2 gezeigt, zu einer typischen Pulsform. Der genaue Verlauf dieser Pulsform wird durch die Compliancefunktion der Aorta, also die Druck-Volumen-Beziehung bestimmt. Bei bekannter Compliancefunktion erlaubt somit die Messung des Blutdruckverlaufes umgekehrt den Rückschluss auf das Schlagvolumen und damit das HZV.

8.3.1 Amplitudenfrequenzprodukt

Die Grundlagen zur physikalischen Kreislaufanalyse schuf D. FRANK [10]. Er ging vom Ansatz aus: Auswurfvolumen des Herzens = Durchflussvolumen + Speichervolumen. BROEMSER und RANKE [4], WETZLER und BÖGER [37] sowie WETTERER [36] entwickelten FRANKS Vorstellungen weiter und erarbeiteten Formeln zum Bestimmen des Schlagvolumens des Herzens, der Elastizität des Windkessels und des peripheren Gefäßwiderstandes.

Als einfacher informativer Parameter dient bereits das Amplitudenfrequenzprodukt. Die Grundidee besteht darin, dass der Pulsdruck vom Verhältnis Schlagvolumen zu Dehnbarkeit der Arterien abhängt. ERLANGER und HOOKER [9] benutzten zur Schlagvolumenabschätzung die Differenz zwischen systolischem und diastolischem Blutdruck. Beim sog. reduzierten Amplitudenfrequenzprodukt [23] wird die gemessene Druckamplitude mit 100 multipliziert und durch den arithmetischen Mitteldruck dividiert. Erhebliche Fehlerquellen dieser groben Schätzverfahren resultieren daraus, dass vor allem Dehnbarkeit und Volumen des Windkessels und der Atmungswiderstand unberücksichtigt bleiben [36].

8.3.2 Sphygmographische Verfahren

Bei den sphygmographischen Verfahren werden der Blutdruck - wie im Amplitu-denfrequenzprodukt - und weitere unblutig bestimmbare Parameter in die Formeln zur Schlagvolumenberechnung einbezogen. Von zahlreichen Möglichkeiten sphy-gmographischer Methoden werden 3 Beispiele aufgeführt [4, 26, 37]

$$SV = \frac{Z \cdot Q \cdot S \cdot \Delta_p \cdot \tau}{a \cdot D \cdot \rho}, \tag{8.30}$$

$$SV = \frac{2 \cdot Q \cdot \frac{\lambda}{4} \cdot \Delta_p}{a^2 \cdot \rho} = \frac{Q \cdot T \cdot \Delta_p}{2 \cdot \rho \cdot a}, \tag{8.31}$$

$$SV = \frac{Q \cdot S \cdot \Delta_p}{a \cdot \rho} \left(1 - \frac{\alpha'}{2\alpha} \right). \tag{8.32}$$

Die Formeln informieren zu 3 Parametergruppen:

1. Zeitparameter
τ = Pulsdauer (s),
S = Systolendauer (s),
D = Diastolendauer (s).

2. Druckparameter
$\Delta p = p_s - p_d$; p_s = syst. Blutdruck, p_d = diast. Blutdruck,
$\frac{\alpha'}{\alpha}$ = Verhältnis des sog. Caesurendrucks, d. h. Differenz des Maximums hinter
der Incisur des p_d zur Höhe der Blutdruckamplitude Δp.)

3. Angaben über die Blutströmung
p = Dichte des Blutes,
Q = Aortenquerschnitt,
a = Pulswellengeschwindigkeit in der Aorta Iliaca,

$$a = \frac{l(\text{Arterienstrecke})}{\Delta t(\text{Verspätung Ao} - \text{Iliaca})} (\text{cm} / \text{s}),$$

$\frac{\lambda}{4}$= wirksame Windkessellänge nach WETZLER und BÖGER [37] $= \frac{a \cdot T}{4} (\text{cm})$,

wobei T der Grundschwingung (vom 1. Hauptmaximum bis zum 2. Maximum am Femoralispuls) der arteriellen Systems (s) entspricht,
Z = ein Faktor in der Größe von ca. 0,5.

Gegenüber dem Amplitudenfrequenzprodukt sind diese Verfahren genauer. Die Durchführung ist anspruchsvoll. Probleme resultieren für das exakte Ermitteln des Aortenquerschnitts und der Pulswellengeschwindigkeit. Die Absolutwerte des

HZV liegen im niedrigen Niveau. Eine Trendanalyse im Individualfall ist durchaus möglich. Diese Verfahren sind in der Klinik nicht mehr üblich. Sie werden z. T. bei besonderen Fragestellungen genutzt und bleiben messtechnisch interessant.

8.3.3 Pulskonturmethoden

Bei den Pulskonturmethoden wird das Schlagvolumen (SV) aus der Form der Pulsdruckkurve bei unterschiedlichem Einbezug der Systolen- bzw. Diastolendauer bestimmt. Entgegen der sphygmographischen Verfahren wird die Pulsdruckkurve möglichst zentral in der Aorta ascendens gemessen, der Pulsdruckverlauf wird planimetrisch in die Berechnung des Schlagvolumens einbezogen.

Eine Vielzahl von Formeln zur Berechnung des Schlagvolumens aus der arteriellen Druckkurve sind bisher veröffentlicht worden, die zumeist empirisch durch Vergleichsmessungen mit anerkannten Methoden ermittelt worden sind. Die erforderlichen Korrekturfaktoren variieren stark und sind nur selten wissenschaftlich begründet. Obwohl einige überzeugende Berichte über die gute Vergleichbarkeit der SV-Bestimmung nach der Pulskonturmethode mit direkten invasiven Methoden vorliegen [25], ließen nach sich eigenen Analysen besonders unter Extremsituationen (starke Änderung des TPR) keine ausreichende Korrelationen mit der elektromagnetischen SV-Bestimmung erhalten. Auch VERDOUW [33] bezweifelt den Wert der Methode. Der Korrekturfaktor muss zu häufig überprüft und korrigiert werden. Da die Meinungen über die Brauchbarkeit der Pulskonturmethode auseinandergehen, sollen einige Formeln zur HZV-Berechnung aufgeführt anhand der Abb. 8.16 a-e erläutert werden.

a) Nach WARNER [34] (Abb. 8.16a)

$$HMV = HR \cdot K \cdot \sqrt{P_{md}} \cdot \left(1 + \frac{Sa}{Da}\right), \tag{8.33}$$

mit: K = Konstante durch Indikatordilution bestimmt,
P_{md} = Druckdifferenz zwischen dem Mittelpunkt während t_1 zu t_2 und dem Mitteldruck während t_3 zu t_4,
Sa = Systolenfläche oberhalb 20 mmHg (2,67 kPa) bis zur Druckkurve zwischen t_1 und t_3,
Da = Diastolenfläche oberhalb 20 mmHg (2,67 kPa) [28] bis zur Druckkurve zwischen t_3 und t_5,
t_2 = Systolenbeginn der Druckkurve,
t_4 = Diastolenbeginn der Druckkurve,
t_1 = 0,08 s vor t_2,
t_3 = 0,08 s vor t_4,
t_5 = Entspricht t_1 des nächsten Pulsschlages.

b) Nach HERD [17] (Abb. 8.16b)

$$HMV = HR \cdot K \cdot (M - D), \tag{8.34}$$

mit: K = Konstante,
M = Mittlerer systolischer und diastolischer Druck,
D = Diastolischer Druck.

c) Nach KOUCHOUKOS [19] (Abb. 8.16c)

$$HMV = HR \cdot K \cdot P_{sa}\left(1 + \frac{T_s}{T_d}\right),$$ (8.35)

mit: K = Konstante,
P_{sa} = Fläche unter dem systolischen Anteil der Druckkurve oberhalb einer horizontalen Linie in Höhe des EDP und begrenzt von einer vertikalen durch den tiefsten Incisurpunkt,
T_s = Systolendauer in ms,
T_d = Diastolendauer in ms.

d) Nach CIBULSKI [6] (Abb. 8.16d)
CIBULSKI et al [6, 7] haben eine rechtsventrikuläre HZV-Berechnung aus dem Pulmonalarteriendruck empfohlen, wodurch eine Arterienpunktion vermieden werden kann. An dieser Formel soll exemplarisch die HZV-Berechnung demonstriert werden. Eine fortlaufende Berechnung des HZV aus der Druckkurve bietet sich an und wurde schon mehrfach erprobt [34, 35, 36]. Das Problem liegt jedoch nicht in der Berechnung, sondern in der Berücksichtigung der Vielzahl der HZV-Determinanten. Als Basisformel wird benutzt

$$HMV = HR \cdot K \cdot \sqrt{\Delta P_d}\left(1 + \frac{A_s}{A_d}\right),$$ (8.36)

oder

$$HMV = HR \cdot K \cdot A_p\sqrt{\frac{A_d}{A_s \cdot \Delta P_d}\left(1 + \frac{A_d}{A_s}\right)},$$ (8.37)

mit: K = Konstante,
A_p = Systolische Fläche umschlossen von der Druckkurve und einer schrägen Linie vom EDP zu Beginn der Systole bis zum max. diastolischen Druck am Ende der Systolendruckkurve (waagrecht schraffiert),
ΔP_d = Druckdifferenz zwischen diastolischem Minimal- und Maximaldruck,
A_s = Komplette Systolenfläche von 20 mmHg (2,67 kPa) bis zur Begrenzung der systolischen Kurve,
A_d = Diastolische Fläche.

e) Nach WESSELING [35] (Abb. 8.16e)

$$HMV = HR \cdot \frac{1}{Z_o} \cdot A,$$ (8.38)

mit: A = Fläche unter dem systolischen Anteil der Druckkurve oberhalb einer horizontalen Linie in Höhe des EDP und begrenzt von einer Vertikalen durch den tiefsten Incisurpunkt,

Z_o = „Charakteristische Impedanz", individuelle Patientenkonstante

$$Z_o = \sqrt{\frac{1}{S} \cdot \frac{dS}{dP}} \, , \tag{8.39}$$

mit: S = Querschnittsfläche der Aorta,
     P = Blutdruck.

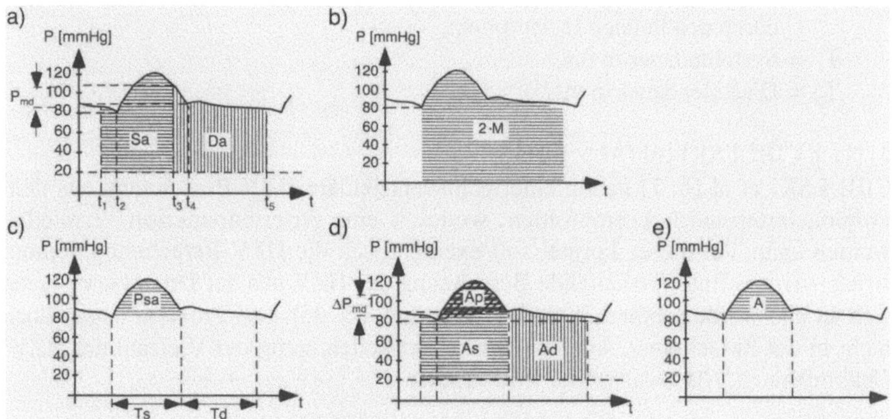

Abb. 8.16. Pulsdruckkurve mit Erläuterungen zu den Berechnungsmethoden nach: **a)** WARNER, **b)** HERD, **c)** KOUCHOUKOS, **d)** CIBULSKI, **e)** WASELING

Einen neuen Ansatz hat die Fa. Pulsion unter der Bezeichnung PICCO vorgestellt. Das HZV ergibt sich dann zu

$$HZV = C \cdot HR \cdot \int P \cdot dt \, . \tag{8.40}$$

Der Korrekturfaktor C berücksichtigt die Compliancefunktion. Zur Bestimmung von C ist ein Referenz-HZV-Wert erforderlich, der sich prinzipiell mit jeder anerkannten Methode gewinnen lässt. Pulsion [14] koppelt die Pulskonturanalyse mit der Thermodilution zur Gewinnung des Referenzwertes. Da die Eichkonstante C patientenspezifischen zeitlichen Schwankungen unterworfen ist, sind Kombinationsgeräte entwickelt worden, die in regelmäßigen Abständen (z. B. halbstündig) eine Thermodilutionsreferenzmessung durchführen und zwischenzeitlich die Pulskonturanalyse für die Langzeitüberwachung nutzen [14]. Neuere Geräte kombinieren sogar Thermodilution, Pulskonturanalyse und Farbdilution, um auf diese Weise eine sehr exakte, zeitkontinuierliche Kontrolle des Herzzeitvolumens und aller anderen kardiopulmonalen Volumenparameter anzubieten [15].

Der Vorteil der Pulskonturanalyse ist, dass für die HZV-Messung lediglich die Herzrate und der Blutdruckverlauf erforderlich ist. Typische Sättigungseffekte, wie sie bei zu häufiger Anwendung von Indikatorverdünnungsmethoden durch die Anreicherung des Indikators auftreten, lassen sich so vermeiden. Ein weiterer Vorteil ist in der kurzen Messdauer zu sehen. Prinzipiell reicht ein einzelner Herzschlag zur Bestimmung des HZV aus. Die Pulskonturanalyse erlaubt somit eine kontinuierliche, Schlag-zu-Schlag-Bestimmung des Herzzeitvolumens. Zur Unterscheidung vom klassisch gemessenen HZV hat sich für die Pulskonturanalyse der Begriff PCCO (pulse contour cardiac output) eingebürgert.

Die Grenzen der Pulskonturverfahren sind methodisch gegeben durch den möglichst zentralen Pulskurvenabgriff und durch die nötige Referenzmethode.

Ausreichend klinische Erfahrungen zur endgültigen Beurteilung der Pulskonturmethoden gibt es nicht, obwohl automatische Messmöglichkeiten gegeben sind. Wird von Extremsituation abgesehen, dann sind Trendhinweise mit Hilfe der Pulskonturmethoden gut möglich. Zentral abgeleitete Druckkurven liegen bei herzchirurgischen Eingriffen und kardiologischen Problempatienten vor. Angaben zum Schlagvolumen wären aus einer initialen Thermodilution oder mittels Ultraschall als Referenzwert zu gewinnen, so dass eine Basis für den erforderlichen Korrekturfaktor besteht.

8.4 Ultraschallkardiographische SV-Bestimmung

Mit Hilfe der Ultraschallkardiographie lassen sich morphologische Bilder der Herzkammern in ihrer Dynamik durch die Herzaktion gewinnen und nach geometrischen und funktionellen Kriterien bearbeiten. Durch das Time-Motion-Verfahren und besonders über die Schnittbildtechnik (B-Bild) werden gut identifizierbare räumlich abgrenzbare Herzanschnitte gewonnen [8, 31]. Das Schlagvolumen kann zudem mit dem CW-Doppler computergestützt ermittelt werden. Das Schlagvolumen wird dabei automatisch nach der Beziehung berechnet [27, 31].

$$HMV = CSA \int_0^{ET} v\,dt \,, \tag{8.41}$$

mit: v = Geschwindigkeit des Blutstroms,
  ET = Ejektionszeit in s,
  CSA = Aortenquerschnittsfläche aus dem Durchmesser berechnet.

Insgesamt resultieren für beide Bestimmungsprinzipien gute Korrelationen beim Vergleich mit der angiokardiographischen und der Thermodilutionstechnik.

8.5 Impedanzkardiographie

Eine andere Methode zur Ermittlung des Herzzeitvolumens ist die Impedanzkardiographie oder auch Vierpol-Impedanz-Rheographie. Sie beruht auf der Bestimmung der komplexen Thoraximpedanz, die von dem darin befindlichen Blutvolumen abhängt. In der systolischen Phase tritt eine Blutvolumenvergrößerung und in der diastolischen eine -verringerung auf. Diese Volumenveränderung führt zu einer entsprechenden Impedanzvariation, die Rückschlüsse auf das Schlagvolumen und damit das Herzzeitvolumen erlaubt.

Die Impedanzkardiographie geht davon aus, dass sich der Thorax in elektrischer Hinsicht wie ein homogener zylindrischer Leiter mit der Länge l, dem Querschnitt A und dem spez. Widerstand ρ_b verhält

$$Z = \rho_b \frac{l}{A} . \tag{8.42}$$

Erweitert man die Gl. 8.42 mit der Länge l, d.h. betrachtet man den Widerstand Z auf das Volumen V bezogen, so ergibt sich

$$V = \rho_b \frac{l^2}{Z} . \tag{8.43}$$

Unter der Voraussetzung, dass die Länge des Zylinders während der Kontraktion des Herzens konstant bleibt, sich also nur die Querschnittsfläche A während der Kontraktion verändert, ergibt sich die Änderung des Volumens ΔV in Abhängigkeit der Impedanzänderung ΔZ des Zylinders zu

$$\frac{\Delta V}{\Delta Z} = -\rho_b \frac{l^2}{Z_0^2} . \tag{8.44}$$

Damit ergibt sich

$$SV = -\rho_b \frac{l^2}{Z_0^2} \int_0^{T_a} \frac{dZ}{dt} dt . \tag{8.45}$$

Darin beschreibt Z_0 die Grundimpedanz des Thorax während der Diastole. T_a entspricht der Zeit vom Systolenbeginn bis zum Ende der Auswurfphase, da in diesem Intervall das gesamte Schlagvolumen ausgeworfen wird. Abbildung 8.17 zeigt das messtechnische Vorgehen: Für die Messung der Thoraximpedanz wird die 4-Elektroden-Technik eingesetzt, bei der zwei Elektroden für die Stromeinspeisung (Elektrode 1 und 4) und zwei weitere für die Spannungsmessung verwendet werden (Elektrode 2 und 3). Die Stromeinspeisung erfolgt z.B. zwischen der basalen Halsregion und dem Bauchraum. Die Spannung wird über zwei dazwischen liegende Brustwandelektroden abgeleitet. Alternativ dazu existieren auch Geräte, die Arm- und Beinableitungen oder ähnliches verwenden.

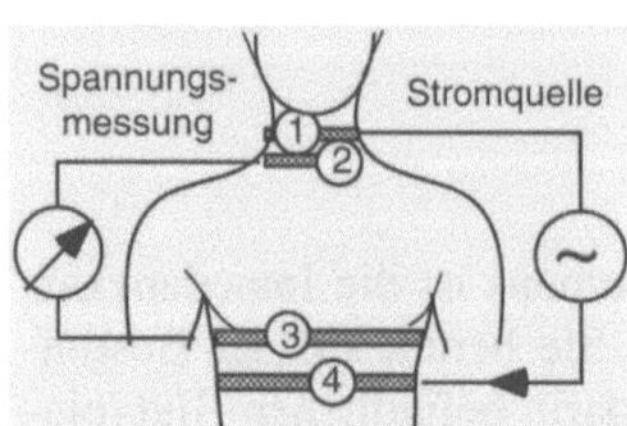

Abb. 8.17. Messprinzip der Impedanzkardiographie

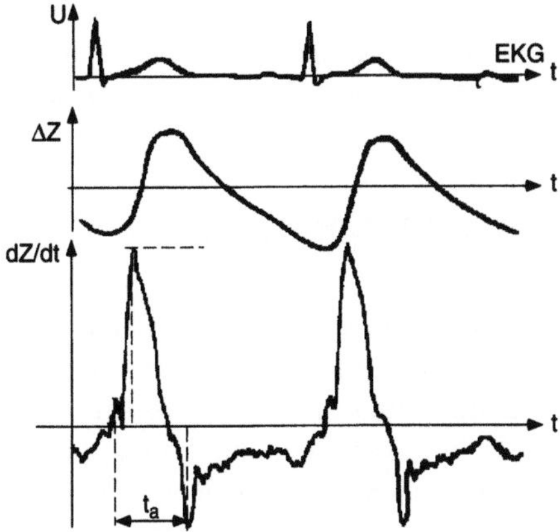

Abb. 8.18. Beispiel eines impedanzkardio-graphischen Signals

Der eingespeiste Strom hat eine Stärke von etwa 2 mA in einem Frequenzbereich von 20-100 kHz. Beim gesunden Erwachsenen beträgt die diastolische Thoraximpedanz etwa 25 Ohm und nimmt während eines Herzzyklus um 0,1-0,15 Ohm ab. Die Abb. 8.18 zeigt einen typischen Impedanzverlauf. KUBICEK vereinfachte Gl. 8.45, indem er das Integral durch das Produkt aus maximaler Widerstandsänderung und Austreibungszeit ersetzte [21].

$$SV = -\rho_b \frac{l^2}{Z_0^2} \left(\frac{dZ}{dt}\right)_{max} T_a \,. \tag{8.46}$$

Sehr bald wurde jedoch erkannt, dass die einfache Zylindernäherung zu ungenau ist und die individuellen Eigenheiten des jeweiligen Körperbaus nicht ausreichend berücksichtigt werden. Aus diesem Grunde führte Berstein einen empirischen Proportionalitätsfaktor G_{ist}/G_{ideal} ein, der das individuelle Körpergewicht G_{ist} berücksichtigt und durch einen geschlechtsspezifischen Korrekturfaktor wichtet:

$$SV = -\frac{G_{ist}}{G_{ideal}} \rho_b \frac{l^2}{Z_0^2} \left(\frac{dZ}{dT}\right)_{max} T_a \,, \tag{8.47}$$

G_{ideal} für Männer $= 0{,}534 \cdot$ Körpergröße -17.36 [kg],
G_{ideal} für Frauen $= 0{,}534 \cdot$ Körpergröße $- 27.36$ [kg].

Die Impedanzkardiographie zeichnet sich durch ihren geringen zeitlichen Aufwand und einfaches technisches Vorgehen aus. Da dieses Verfahren nichtinvasiv ist, belastet es den Probanden weder in physischer noch in psychischer Hinsicht. Es ist somit auch bei Patienten in höherem Lebensalter bzw. in schlechtem Allgemeinzustand anwendbar.

In der klinischen Praxis hat sich die Impedanzkardiographie jedoch bis heute nicht durchgesetzt, da zu viele inter- und intraindividuelle Störfaktoren existieren, die die Vergleichbarkeit bzw. Langzeitstabilität erheblich einschränken. An erster Stelle ist hierbei die Elektrolytleitfähigkeit zu nennen, die sich bei Änderung der Elektrolytkonzentrationen deutlich verändert. Ferner ist die Leitfähigkeit des Blutes eine Funktion der Strömungsgeschwindigkeit (Abschn. 7.4), was zu Messfehlern von bis zu 15% führt. In einigen speziellen Monitoringapplikationen ist sie mittlerweile als Zusatzverfahren implementiert. In Analogie zum Pulskontur-verfahren eignet sich die Impedanzkardiographie immer dann, wenn ein aner-kanntes Eichverfahren parallel dazu integriert ist.

8.6 Aktuelle Trends in der Volumenbestimmung

Die Analyse des Herzzeitvolumens bzw. Schlagvolumens und der Ventrikeldi-mensionen bzw. -volumina spielt in der Klinik bei eingeschränkter Herzfunktion ein große Rolle für therapeutische Entscheidungen und prognostische Aussagen. Gängige Verfahren sind die zweidimensionale Echokardiographie sowie die Ra-dionuklid-Ventrikulographie. Besonders die 3D-Echokardiographie bietet gegen-über anderen Referenzmethoden exakte Angaben zu Ventrikelvolumina, Ejek-tionsfraktion und Myokardmasse [11]. Die szintigraphische Analyse wurde durch die EKG-getriggerte Single-Photon-Emission Computertomographie (Gated-SPECT) erheblich aufgewertet. Hier entfallen Probleme des schlechten Scroll-fensters, die bei der Ultraschalldiagnostik einschränkend wirken. Sämtliche Vo-lumendaten sind mit der Gated-SPECT-Analyse (LVEF, LVEDV, LVESV, HZV) präzise zu ermitteln. Auch bei stark vergrößerten Ventrikeln resultieren Probleme für die Ultraschalldiagnostik, die bei der Gated-SPECT-Untersuchung entfallen.

Die Magnetresonanzangiographie (MRA) gilt zunehmend als Methode der Wahl zum Bestimmen der ventrikulären Volumengrößen und der Muskelmassen. Intravenös verabfolgtes Kontrastmittel (Gadolinium) und schnelle MRA erbringt die besten Ergebnisse und gestattet Kontrollen bei seriellen Analysen der Herz-funktion bei Problempatienten [1, 29]. Für die verschiedenen Messverfahren re-sultieren differente Werte. Beim Vergleichen zum Trend eines Parameters sollen daher stets die gleichen Methoden herangezogen werden. Im Routinebetrieb stellt die echokardiographische Bestimmung den Standard.

8.7 Literatur

[1] Bellenger NG, et al. (2000) Comparison of left ventricular ejection fraction and volumes in heart failure by echocardiography, radionuclide ventriculography and cardiovascular magnetic resonance; are they interchangeable? Eur Heart J 21: 1387-1396.

[2] Böck, J., et al.: Cardiac output measurement using femoral artery thermodilution in patients. J. Crit. Care 4 (1989) 105-111.

[3] Braunwald E, Goldblatt A, Long RTL (1962) The krypton-85 inhalation test for the detection of left-to-right shunts. Br Heart J 24: 166-172.

[4] Broemser PH, Ranke OF (1930) Über die Messung des Schlagvolumens auf unblutigem Wege. Z Biol 90: 467-507.

[5] Carter SA, et al. (1960) Estimation of left-to-right shunts from arterial dilution curves. J Lab Clin Med 55: 77-88.

[6] Cibulski AA, Lehan PH, Hellems HK (1973) Pulmonary arterial pressure method for estimating the ventricular stroke volume. Am J Physiol 225: 1460-1466.

[7] Cibulski AA, et al. (1974) Pulmonary arterial pressure method for estimating the ventricular stroke volume. Am Heart J 88: 338-342.

[8] Erbel R, et al. (1985) Normalwerte für die zweidimensionale Echokardiographie bei Erwachsenen. In: Erbel R, Meyer J, Brennecke R (Hrsg) Fortschritte der Echokardiographie. Springer, Berlin.

[9] Erlanger J, Hooker DR (1904) An experimental study of bloodpressure and of pulsepressure in man. 12: 145-378.

[10] Frank D (1930) Schätzung des Schlagvolumens des menschlichen Herzens auf Grund der Wellen- und Windkesseltheorie. Z Biol 90: 405-409.

[11] Franke A, Kuhl HP, Hanrath P (2000) Bildgebende Verfahren in der Kardiologie: 3-D Echokardiographie. Z Kardiol 89: 150-159.

[12] Frommer DL, Plaff WW, Braunwald E (1961) The use of ascorbat dilution curves in cardiovascular diagnosis. Circulation 24: 1227-1234.

[13] Ganz W, et al. (1971) Measurement of coronary sinus blood flow by continuous thermodilution in man. Circulation 44: 181-195.

[14] Gebrauchsanweisung PULSION PICCO, Version 3.x, PULSION Medical Systems, September 1998.

[15] Gebrauchsanweisung PULSION COLD Z-021, PULSION Medical Systems, Juni 1998

[16] Gödje, O. et al.: Reproducibility of double indicator dilution measurements of intrathoracic blood volume compartments, extravascular lung water, and liver function. Chest 113 (1998) 1070-1077.

[17] Herd JA, Leclair NR, Simon W (1966) Arterial pressure pulse contours during hemorrhage in anesthetized dogs. J Appl Physiol 21: 1864-1868.

[18] Just H (1976) Herzkatheterdiagnostik. Boehringer Mannheim GmbH, Mannheim.

[19] Kouchoukos NT, Sheppard LC, McDonald DA (1970) Estimation of stroke volume in the dog by a pulse contour method. Circ Res 26: 611-623.

[20] Krayenbühl HP (1969) Die Dynamik und Kontraktilität des linken Ventrikels. S. Karger, Basel.

[21] Kubicek, W.G. Karnegis, J.N.; Patterson, R.P.; Witsoe, D.A.; Mattson, R.H.: Development and evaluation of an impedance cardiac output system. Aerospace Med 37 (1966) 1208.

[22] Kuntz, H.D., Schregel, W.: Indocyanine green: Evaluation of liver function - Application in critical care monitoring. Springer Verlag, Heidelberg, New York (1990) 57-62.

[23] Liljestrand G, Zander E (1928) Vergleichende Bestimmung des Minutenvolumens beim Menschen mittels der Stickoxydulmethode und durch Blutdruckmessung. Z gesamte exp Med 59: 10-122.

[24] Pepine CJ, et al. (1977) Coronary angiograhy: potentially serious sources of error in interpretation. Cardiovasc Med 2: 747-756.

[25] Purschke R, Brucke P, Schulte HD (1974) Untersuchungen zur Zuverlässigkeit der Schlagvolumenbestimmung aus der Aortendruckkurve. Teil II: Langzeitbeobachtungen bei Patienten. Anaesthesist 23: 525-534.

[26] Recklinghausen H von (1946) Blutdruckmessung und Kreislauf in den Arterien des Menschen. Steinkopf, Dresden.

[27] Rein AJ, et al. (1986) Cardiac output estimates in the pediatric intensive care unit using a continuous-wave Doppler computer: validation and limitations of the technique. Am Heart J 112: 97-103.

[28] Remington JW, Hamilton WF (1947) Quantitative calculation of the time course of cardiac ejection from the pressure pulse. Am J Physiol 148: 25-31.

[29] Roelandt JR (2000) Seeing the heart; the success story of cardiac imaging [editorial]. Eur Heart J 21: 1281-1288.

[30] Rutishauser W, et al. (1962) Zur Differentialdiagnose der Mitralvitien mit Hilfe der In di ka torverdünnung. Cardialogia 40: 139-147.

[31] Sahn DJ, Valdes-Cruz LM (1986) Ultrasound doppler method for calculating cardiac volume flows, cardiac output and cardiac shunts. In: Kolter MN, Steiner RM (eds) Cardiac imaging - New technologies and clinical applications. Davis Company, Philadelphia.

[32] Sanders RJ, Morrow AG (1958) The localizations of circulatory shunts with inhaled Krypton 85. Bull Johns Hopkins Hospital 103: 27-31.

[33] Verdouw PD, et al. (1975) Stroke volume from central aortic pressure? A critical assessment of the various formulae as to their clinical value. Basic Res Cardiol 70: 377-389.

[34] Warner HR, et al. (1953) Quantitation of beat-to-beat changes in stroke volume from the aortic pulse contour in man. J appl Physiol 5: 495-507.

[35] Wesseling KH, Wit B de, Weber JAP (1974) Computer zur Ermittlung des Herzminutenvolumens aus der Pulskontur. Med Technik 94: 64-68.

[36] Wetterer E, Kenner T (1968) Die Dynamik des Arterienpulses. Springer, Berlin.

[37] Wetzler K, Böger A (1937) Über einen neuen Weg zur Bestimmung des absoluten Schlagvolumens des Herzens beim Menschen auf Grund der Windkesseltheorie und seine experimentelle Prüfung. Naunyn-Schmiedeberg's Arch exp Path Pharmak 184: 482-505.

[38] Williams RR, et al. (1974) Computer estimation of stroke volume from aortic pulse contour in dogs and humans. Cardiology 59: 350-366.

[39] Wood EH (1962) Diagnostic applications of indicatordilution techniques in congenital heart disease. Circulation Res 10: 531-568.

9 Pulsoximetrie

Blutdruck und -fluss beschreiben die Hämodynamik des Herz-Kreislaufsystems, nicht aber seine eigentliche Transportfunktion. Dafür ist neben dem Blutstrom auch die Aufnahme, Speicherung und Abgabe der Metaboliten erforderlich. Da die ausreichende Versorgung der Organe und des Körpergewebes mit Sauerstoff zu den wichtigsten Aufgaben des Kreislaufs gehört, ist es von großer Bedeutung, Störungen in der Sauerstoffaufnahme und Verteilung rasch zu erkennen.

Wie in Abschn. 3.4 dargelegt, sind dazu die Hämoglobinkonzentration c_{Hb} und die funktionelle Sauerstoffsättigung SaO_2 zu bestimmen. Technische Verfahren zur Messung des Sauerstoffpartialdruckes pO_2, wie z. B. die Blutgasanalyse, sollen im Rahmen dieses Buches nicht diskutiert werden, da sie für die tägliche Praxis eine untergeordnete Rolle spielen.

Zur Messung von SaO_2 und c_{Hb} haben sich heutzutage spektralphotometrische Verfahren durchgesetzt. Das Prinzip geht auf K. Kramer (1934) zurück und wurde von K. Matthes und F. Gross aufgegriffen, denen 1939 die Realisierung des ersten Oximeters am Ohrläppchen gelang. Die Spektralphotometrie nutzt den Einfluss des Sauerstoffgehaltes auf die Blutfärbung aus: Sauerstoffhaltiges Blut ist rot und nimmt bei Sauerstoffabgabe eine leicht bläuliche Farbe an. Dieser Effekt ist auf die unterschiedliche Lichtabsorption der Hämoglobinfraktionen zurückzuführen.

9.1 Grundlagen der Spektralphotometrie

Das Prinzip der Spektralphotometrie basiert auf der unterschiedlichen Lichtabsorption verschiedener Stoffe. Wird eine optisch homogene Substanz mit monochromatischem Licht der Wellenlänge λ durchstrahlt (Abb. 9.1), so ist die Lichtabsorption dieser Probe durch das Verhältnis von austretender Lichtintensität I zu eintretender I_0 gegeben. Nach dem Lambert-Beerschen Gesetz hängt sie exponentiell von der Schichtdicke d der untersuchten Probe und ihrem Absorptionskoeffizienten α ab.

$$I = I_0 e^{-\alpha d}, \tag{9.1}$$

mit: d = Dicke der durchstrahlten Schicht,
     α = Absorptionskoeffizient,
     I_0 = Einfallende Lichtintensität,
     I = Austretende Lichtintensität.

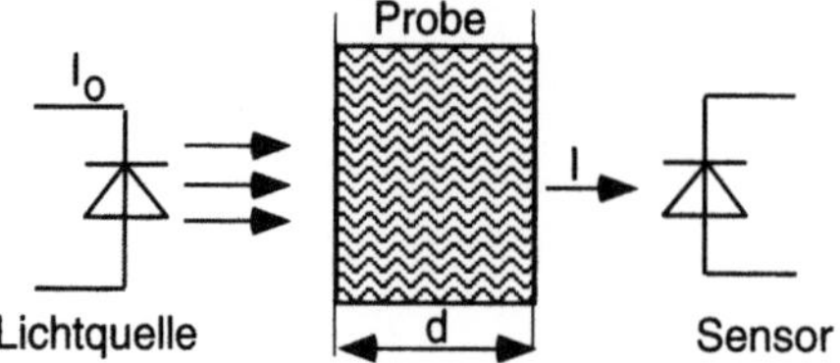

Abb. 9.1. Gesetz von Lambert-Beer

Der Absorptionskoeffizient ist wellenlängenabhängig und spezifisch für eine bestimmte Substanz. Setzt sich die Probe aus unterschiedlichen Substanzen (Variable μ) mit unterschiedlicher Konzentration c_μ zusammen, so ergibt sich die Absorptionskonstante additiv aus den Einzelbeiträgen

$$\alpha = \sum_\mu \varepsilon_\mu(\lambda)\, c_\mu , \qquad (9.2)$$

mit: ε = Molarer Extinktionskoeffizient,
$\quad\ \lambda$ = Wellenlänge,
$\quad\ c$ = Konzentration der gelösten Substanz.

Daraus ist ersichtlich, dass die Lichtabsorption von der gesuchten Konzentration einer Substanz abhängt. Einfache Konzentrationsbestimmungen reiner Stoffe sind somit möglich, wenn die Dicke der Probe d und der spezifische Extinktionskoeffizient bekannt sind. Wie Abb. 9.2 zeigt, sind jedoch alle Hämoglobinfraktionen optisch aktiv. Damit ist eine selektive Messung nicht möglich.

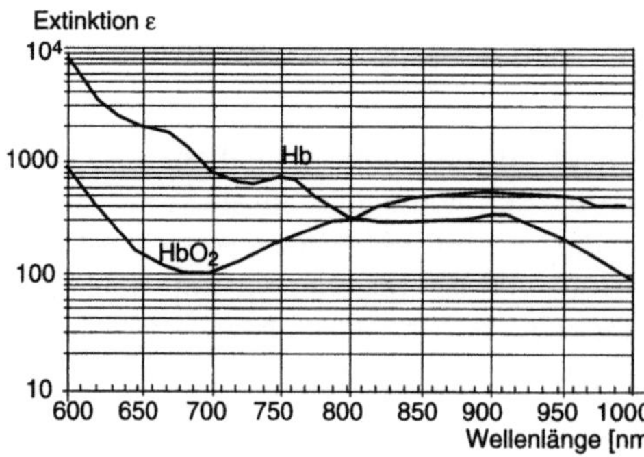

Abb. 9.2. Absorptionsspektren der Hämoglobinfraktionen

Zur Lösung dieses Problems werden zwei unterschiedliche Wege beschritten. Wird der Finger oder das Ohrläppchen mit verschiedenen Wellenlängen durchleuchtet, so ergeben sich für die Auswertung mehrere Gleichungen. Sobald die Zahl der Gleichungen der Zahl der Unbekannten entspricht, ist das System ausreichend bestimmt, und es lassen sich die Einzelkonzentrationen ermitteln. Wie im folgenden Abschnitt jedoch gezeigt wird, ist bei nichtinvasiven Messungen die Dicke d zeitabhängig und nicht absolut messbar. Daher lassen sich auf diese Wiese nur Quotienten, d. h. Sauerstoffsättigungen bestimmen.

Zur Absolutmessung muss die Dicke des Absorbers bekannt sein. Daher erfolgt die c_{Hb}-Bestimmung in der Regel über eine Blutentnahme und eine anschließende Absorptionsmessung in einer Küvette mit bekannten Dimensionen.

9.2 Bestimmung der Sauerstoffsättigung

Der einfachste messtechnische Ansatz zur Bestimmung der Sauerstoffsättigung besteht in der Durchleuchtung durchbluteten Gewebes. In diesem Fall lässt sich das transmittierte Licht in drei Anteile zerlegen: Ein Teil des Lichtes durchdringt die Venen und das Gewebe und trägt daher einen Gleichanteil zum Messsignal bei. Ebenso gibt es in Abhängigkeit vom Sensordesign einen Anteil an Streulicht bzw. Umgebungslicht, der ebenfalls in erster Näherung konstant ist. Der dritte und wichtige Teil durchstrahlt die rhythmisch durchströmten Arterien und liefert somit einen pulsierenden Beitrag zum Messsignal.

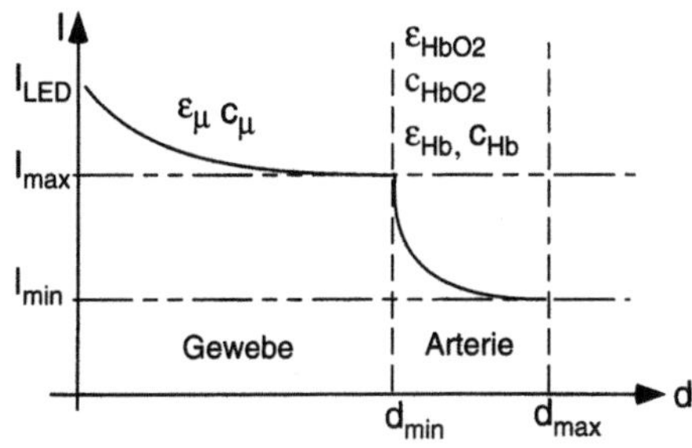

Abb. 9.3. Schichtenmodell der Transmissionspulsoximetrie [1]

Zur Modellierung der Messverhältnisse wird ein sog. Schichtenmodell eingeführt (Abb. 9.3). Werden venöse Pulsationen ausgeschlossen, so lassen sich zwei Domänen unterscheiden. Links ist eine Schicht konstanter Dicke dargestellt, die zu einer bestimmten „Grundabsorption" führt. Im Anschluss daran erfolgt die Absorption durch die Arterien. Die entsprechende Schicht hat aufgrund der Compliance der Gefäße eine variable Dicke[1]. Dies entspricht zwar nicht dem anatomischen Aufbau, der eher einem Multischichtaufbau gleicht. Es lässt sich aber zeigen, dass mathematisch gesehen die beiden Gewebeklassen sortiert und zusammengefügt werden dürfen. Das Zweischichtenmodell entspricht somit einem Finger bzw. einem Ohrläppchen. Die maximale transmittierte Lichtintensität I_{max} ergibt sich während der Diastole bei d_{min} zu

$$I_{max} = I_0 \, e^{-\alpha \cdot d_{min}} := I_0 \cdot A(\lambda). \tag{9.3}$$

---

[1] Genau genommen ist bei dieser Aufteilung der Gleichanteil der arteriellen Absorption, d.h. der diastolische Wert, in der Schicht 1 enthalten. Lediglich der pulsatile Anteil, also die Differenz zwischen systolischer und diastolischer Absorption, ist in der arteriellen Schicht berücksichtigt. Für die weiteren Rechnungen macht das jedoch keinen Unterschied.

A ist zeitlich konstant und nur von der Wellenlänge λ abhängig. Für die minimale Lichtintensität I_{min} bei d_{max} gilt

$$I_{min} = I_0 \, A(\lambda) \cdot e^{-\alpha(d_{max} - d_{min})}. \tag{9.4}$$

Da die Pulsation und somit auch die Gewebedicke d zeitabhängig ist, lässt sich für die transmittierte Lichtintensität I zusammenfassend schreiben

$$I(\lambda, t) = I_0 \, A(\lambda) \, e^{-\alpha(\lambda) \cdot d(t)}. \tag{9.5}$$

Für die folgenden Überlegungen soll davon ausgegangen werden, dass keine dysfunktionellen Hämoglobinfraktionen vorliegen und damit nur die funktionelle Sättigung SaO_2 bestimmt werden muss. Die Erweiterung auf mehr Komponenten ist jedoch völlig analog möglich. Dann gilt nach Gl. 9.2

$$\alpha(\lambda) = \sum_{\mu} \varepsilon_{\mu}(\lambda) \cdot c_{\mu} = \varepsilon_{Hb} \cdot c_{Hb} + \varepsilon_{HbO_2} \cdot c_{HbO_2}. \tag{9.6}$$

Mit der Definition der funktionellen Sauerstoffsättigung

$$SaO_2 = \frac{c_{HbO_2}}{c_{Hb} + c_{HbO_2}}, \tag{9.7}$$

lässt sich Gl. 9.6 umschreiben zu

$$\alpha(\lambda) = \varepsilon_{Hb}(c_{Hb} + c_{HbO_2})(1 - SaO_2) + \varepsilon_{HbO_2}(c_{Hb} + c_{HbO_2})SaO_2. \tag{9.8}$$

Damit enthält der Absorptionskoeffizient α die gesuchte Sauerstoffsättigung SaO_2. Mit der Definition

$$c_{ges} = c_{Hb} + c_{HbO_2} \tag{9.9}$$

ergibt sich durch eine entsprechende Umstellung

$$\alpha(\lambda) = \varepsilon_{Hb}(\lambda)c_{ges} + (\varepsilon_{HbO_2}(\lambda)c_{ges} - \varepsilon_{Hb}(\lambda)c_{ges})SaO_2. \tag{9.10}$$

Wie schon erwähnt, werden die Extinktionskoeffizienten ε durch Kalibration ermittelt. Es bleiben dann als Unbekannte $A(\lambda)$, $d(t)$, c_{ges} sowie die gesuchte Sauerstoffsättigung SaO_2. Zur Bestimmung von SaO_2 werden daher vier verschiedene Intensitätswerte $I(\lambda, t)$ benötigt[2]. Da die Größe A von der Wellenlänge λ abhängt, werden innerhalb eines Pulszyklusses zwei Messungen zu verschiedenen Zeiten t_1 und t_2 bei gleicher Wellenlänge λ durchgeführt. Aufgrund der Zeitabhängigkeit der Dicke d werden entsprechend zwei Intensitätswerte bei verschiedenen Wellenlängen λ_1 und λ_2 zeitgleich ermittelt. Damit stehen pro Messzyklus vier Messwerte $I(\lambda_1, t_1)$, $I(\lambda_1, t_2)$, $I(\lambda_2, t_1)$ und $I(\lambda_2, t_2)$ zur Verfügung.

---

[2] Liegen weitere Hämoglobinfraktionen vor, so vervielfacht sich die Zahl der Messwerte entsprechend.

Zur weiteren Auswertung werden folgende Quotienten gebildet

$$\frac{I(\lambda_1, t_1)}{I(\lambda_1, t_2)} = e^{-\alpha(\lambda_1)\cdot(d(t_1)-d(t_2))}. \tag{9.11}$$

Entsprechend ergibt sich

$$\frac{I(\lambda_2, t_1)}{I(\lambda_2, t_2)} = e^{-\alpha(\lambda_2)\cdot(d(t_1)-d(t_2))}. \tag{9.12}$$

Durch Logarithmieren von Gl. 9.11 und Gl. 9.12 und erneute Division ergibt sich die Messvariable Ω

$$\Omega = \frac{\ln\dfrac{I(\lambda_1, t_1)}{I(\lambda_1, t_2)}}{\ln\dfrac{I(\lambda_2, t_1)}{I(\lambda_2, t_2)}} = \frac{\alpha(\lambda_1)}{\alpha(\lambda_2)}. \tag{9.13}$$

Durch Einsetzen von Gl. 9.10 ergibt sich Ω zu

$$\Omega = \frac{\varepsilon_{Hb}(\lambda_1) + (\varepsilon_{HbO_2}(\lambda_1) - \varepsilon_{Hb}(\lambda_1))SaO_2}{\varepsilon_{Hb}(\lambda_2) + (\varepsilon_{HbO_2}(\lambda_2) - \varepsilon_{Hb}(\lambda_2))SaO_2}. \tag{9.14}$$

Gleichung 9.14 lässt sich nach der gesuchten Sauerstoffsättigung SaO_2 auflösen

$$SaO_2 = \frac{\varepsilon_{Hb}(\lambda_1) - \Omega\cdot\varepsilon_{Hb}(\lambda_2)}{-(\varepsilon_{HbO_2}(\lambda_1) - \varepsilon_{Hb}(\lambda_1)) + \Omega\cdot(\varepsilon_{HbO_2}(\lambda_2) - \varepsilon_{Hb}(\lambda_2))}. \tag{9.15}$$

Theoretisch reicht die Kenntnis der molaren Extinktionskoeffizienten von Hämoglobin und Oxyhämoglobin aus, um mit den vier gemessenen Lichtintensitäten bei der Wellenlänge λ_1 zum Zeitpunkt t_1 und t_2 sowie bei der Wellenlänge λ_2 zu denselben Zeitpunkten die funktionelle Sauerstoffsättigung SaO_2 zu bestimmen. In der Praxis ergeben sich jedoch Abweichungen, die in Abb. 9.4 dargestellt sind.

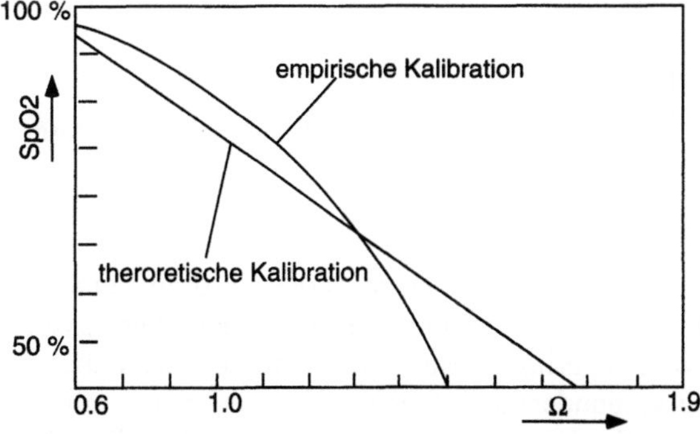

Abb. 9.4. Vergleich der theoretischen und der empirisch ermittelten Kalibrationskurve für die spektralphotometrische Bestimmung der Sauerstoffsättigung

Der Grund für diese Unterschiede ist in dem nichtidealen Lichttransport in biologischen Geweben zu sehen. Aufgrund der zahlreichen anatomisch bedingten Grenzflächen (Zellmembranen, Organellen, Gefäßwände etc.) kommt es neben der Lichtabsorption zu einer starken Streuung der Photonen. Hierdurch gilt das Lambert-Beersche Gesetz nur näherungsweise. Genauere mathematische Beschreibungen finden sich in [3,8]. In der Praxis führt man daher eine Kalibration des Gerätes durch. Dazu wird invasiv mit Hilfe der Laboroximetrie die Konzentration der einzelnen Hämoglobinfraktionen gemessen, anschließend mit dem pulsoximetrisch gewonnenen Wert verglichen und so die Kalibrationsfunktion angepasst.

Aus dem Auswerteprinzip ergibt sich auch die Bezeichnung für die Methode. Da die Berechnung von Ω die Pulsation des Signals ausnutzt, trägt dieses Verfahren den Namen Pulsoximetrie. Um eine Unterscheidung zu anders gewonnenen Sättigungswerten zu ermöglichen, hat sich für die pulsoximetrisch bestimmte Sauerstoffsättigung der Begriff SpO_2 eingebürgert.

Messtechnisch lassen sich zwei Auswerteprinzipien unterscheiden: Beim sog. Full-Pulse-Wave-Algorithmus wird pro Pulswelle ein SpO_2-Sättigungswert errechnet, d.h. es werden zu zwei verschiedenen Zeitpunkten vier Messwerte erfasst. Dabei müssen nicht unbedingt die Maximal- bzw. Minimalwerte der Lichtintensität verarbeitet werden, doch ergibt sich dadurch ein günstigerer Signal-Rauschabstand.

Werden während einer Pulswelle mehrere Messungen vorgenommen, so spricht man vom Splitted-Pulse-Wave Algorithmus. Der Splitted-Pulse-Wave Algorithmus kann damit schneller auf die Änderungen der Sauerstoffsättigung reagieren, erfordert aber einen höheren technischen Aufwand, da mit geringeren Intensitätsdifferenzen (rauscharmer Aufbau, hochauflösender A/D Wandler) gearbeitet wird und damit höhere Rechenleistungen erforderlich sind. Über Mittelwertbildung erlaubt er allerdings, Artefakte weitgehend zu eliminieren. Gängige Pulsoximeter verwenden heutzutage das Splitted-Pulse-Wave-Verfahren bei 2 Wellenlängen und arbeiten in einem Frequenzbereich von 200 Hz bis 2 kHz. Nur wenige Geräte verwenden mehr als zwei Wellenlängen, um die dysfunktionellen Hämoglobinfraktionen zu differenzieren.

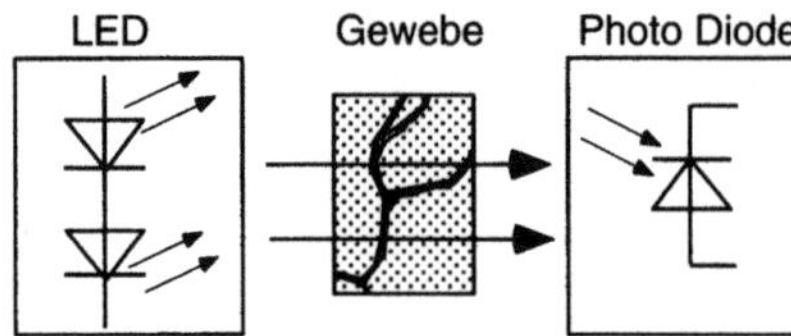

Abb. 9.5. Prinzipieller Aufbau eines Transmissionssensors

Als Sensoren werden fast ausschließlich Transmissionssensoren verwendet (Abb. 9.5). Nach der Art der Fixation werden Klemmsensoren und Klebesensoren unterschieden. Klebesensoren zeigen geringere Bewegungsartefakte, sind aber wegen der mit dem Klebevorgang verbundenen Gefahr der Hautverletzung mit Vorsicht zu verwenden. Als Lichtquelle dienen LED's, da sie äußerst geringe Baugrößen und hohe Wirkungsgrade aufweisen.

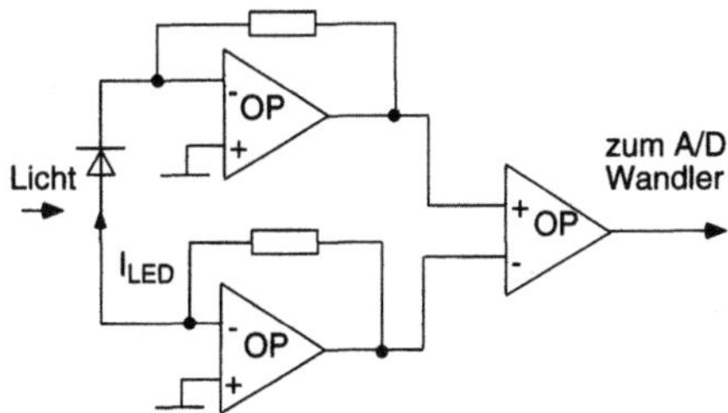

Abb. 9.6. Strom-Spannungswandler ohne Vorspannung für besonders kleinen Dunkelstrom

Die emittierte Strahlungsleistung beträgt im Normalfall 20 mW. Prinzipiell sind LED's in einem Wellenlängenbereich zwischen 480 nm und 950 nm verfügbar. Heutige Geräte verwenden in der Regel 660 nm im roten und 940 nm im infraroten Bereich.

Als Detektor finden Photodioden Anwendung. Photodioden weisen eine spektrale Empfindlichkeit auf, die bei der Auswahl der Bauteile zu berücksichtigen ist. Um ein möglichst gutes Signal-Rausch-Verhältnis zu erhalten, sind hohe Empfindlichkeiten im Bereich der verwendeten Wellenlängen erforderlich. Zusätzlich empfiehlt sich die Auswertung des Diodensignals über einen Transimpedanzverstärker [11]. In diesem Verstärkertyp wird der der Lichtintensität proportionale Strom in eine Spannung umgesetzt, verstärkt und zum A/D Wandler weiitergeleitet. Da der Strom im µA-Bereich liegt, ist der Eingangsverstärker als Differenzverstärker mit einer hohen Gleichtaktunterdrückung aufgebaut, um eingekoppelte Störungen in den Zuleitungen zu vermeiden (Abb. 9.6).

Für die Ansteuerung der LEDs wird in der Regel eine dreiphasig getaktete Ansteuerung gewählt:
- Emission mit der 1. Wellenlänge,
- Emission mit der 2. Wellenlänge,
- Dunkelphase zur Umlichterfassung.

Die Messwerte eines Messzyklusses werden in einer Sample&Hold-Schaltung zwischengespeichert, anschließend zur Mittelwertbildung gefiltert und dann einem A/D-Wandler zugeführt. Die Auflösung dieses Wandlers sollte zwischen 12 und 14 Bit für die pulsatile Signalkomponente liegen. Eine Zusammenfassung der neueren Entwicklungen im Bereich der Algorithmen findet sich in [5, 6, 9, 10].

9.3 Störeinflüsse

Die Messgenauigkeit von Pulsoximetern wird von folgenden Faktoren - nach abnehmender klinischer Relevanz geordnet - beeinflusst:

Bewegungsartefakte
Unter einem Bewegungsartefakt versteht man jede Signalstörung, die durch eine Relativbewegung zwischen Patient und Sensor entsteht und das Nutzsignal in seiner Form verändert. Hierzu zählen bewusste Bewegungen (z. B. des Fingers), von äußeren Einflüssen verursachte Erschütterungen (z. B. Transport des Patienten) und auch interne Blutverlagerungen, wie sie z. B. bei einer Lageänderung auftreten (Orthostaseeffekt).

Da die Bestimmung von Ω auf der zeitlichen Änderung der Lichtintensität beruht, ist es a priori unmöglich, zwischen Mess- und Störsignal zu unterscheiden. Differenzierungsmöglichkeiten ergeben sich nur durch eine Filterung des Signals, indem nur physiologische Frequenzanteile erfasst und „unphysiologische" höherfrequente Störungen eliminiert werden. In gestörten Umgebungen empfiehlt sich ferner das Splitted-Pulse-Wave-Verfahren, da es über die Mittelwertbildung ebenfalls zu einer Artefaktreduzierung beiträgt.

Toleranz der Leuchtdioden
Einen erheblichen Einfluss auf die Messgenauigkeit besitzt die produktions- und temperaturbedingte Toleranz der mittleren Wellenlänge, die bei konventionellen Dioden bis zu +/- 15 nm beträgt. Abbildung 9.2 macht deutlich, dass insbesondere im roten Bereich bei 660 nm geringfügige Verschiebungen der eingestrahlten Wellenlänge zu signifikanten Veränderungen der Extinktionskoeffizienten führen. Dies wiederum führt zu einer Verschiebung der Kalibrationskurve bzw. bei konstanter Kalibration zu deutlichen Messfehlern. Durch eine entsprechende Selektion der LEDs lässt sich dieser Effekt minimieren.

Minderperfusion des Applikationsortes
Je geringer die Durchblutung des Messortes ist, desto geringer sind die Signalamplituden. Dadurch verschlechtert sich das Signal-Rausch-Verhältnis. Im Grenzfall wird die Messung des SpO_2-Wertes sogar unmöglich. Klinisch tritt die Minderperfusion relativ häufig auf, da die Durchblutung der typischen Messorte (Ohr bzw. Finger) in besonderem Maße von äußeren Einflüssen (z. B. Kälte, Schockzustand etc.) abhängt. In diesen Fällen ist der Messwert mit einer großen Ungenauigkeit behaftet.

Dyshämoglobine
Wie bereits in Abschn. 3.4.2 dargelegt, existieren unter gewissen Umständen dysfunktionelle Hämoglobinfraktionen. Mit einem 2-Wellenlängen-Gerät ist es nicht möglich, diese Komponenten von den funktionellen Anteilen an Hb und HbO_2 zu trennen, was zu verfälschten Messergebnissen führt. Bei Verdacht auf Kohlenmonoxidvergiftungen oder erblich bedingte Hypoxie (z. B. Defekt der MetHb-Reduktase) ist daher eine Laboroximetrie durchzuführen. Besondere Vorsicht gilt bei Rauchern, bei denen der COHb-Anteil bis zu 15% betragen kann. Ebenso können bestimmte Medikamente (insbesondere Propanolol, Insulin, Inosin bzw. phosphathaltige Substanzen) die Sauerstoffaffinität des Hämoglobins beeinträchtigen. Besondere Vorsicht gilt bei Lokalanästhetika (Lidocain oder Prilocain), die erst mit einer Halbwertszeit von etwa 6 Stunden ihre Wirkung verlieren.

Abhängigkeit vom Absolutwert
Aufgrund des nichtlinearen Zusammenhanges zwischen Partialdruck und Sättigung hängt die Messgenauigkeit vom Absolutwert der Sättigung ab. Oberhalb eines SpO_2-Wertes von 90% ist die Messgenauigkeit sehr hoch (bis zu +/- 1%), unterhalb von etwa 70% ist sie nicht mehr befriedigend (schlechter als +/- 5%).

Optische und elektrische Störstrahlung
Optische oder elektrische Störstrahlung führen zu zeitlichen Änderungen des Messsignals. Neben den üblichen Maßnahmen der Abschirmung und lichtdichten Konstruktion der Sensoren sind alle Anmerkungen anwendbar, die auch für Bewegungsartefakte gelten. Zeitliche Schwankungen in der Lichtemission der Leuchtdioden bzw. der Auswerteelektronik führen zu ähnlichen Effekten.

Farbstoffe
Für andere diagnostische Methoden ist es teilweise erforderlich, dem Blut bestimmte Farbstoffe beizumischen (z. B. Methylenblau bzw. Indocyamingrün für die Messung des Herzzeitvolumens). Dadurch kann es zu starken Abweichungen des SpO_2-Wertes kommen.

Anämische Hypoxämie
An dieser Stelle sei nochmals darauf hingewiesen, dass der SpO_2-Wert alleine keine ausreichende Information über den Sauerstofftransport vermittelt. Er gibt nur den prozentualen Anteil an Sauerstoffgesättigtem Hämoglobin an. Insbesondere bei Vorliegen einer Anämie, also einer pathologisch bedingten geringen Hämoglobinkonzentration, kann die Sauerstoffsättigung im normalen Bereich liegen und dennoch eine Sauerstoffunterversorgung vorliegen. Daher ist stets eine parallele Bestimmung der Hämoglobinkonzentration durchzuführen.

9.4 Bestimmung der Hämoglobinkonzentration

Historisch wurde die Hämoglobinkonzentration zunächst über die Messung des gebundenen Sauerstoffs, des Eisengehaltes (Hämoglobin enthält 0,34% Eisen) oder einen Farbvergleich bestimmt. Die beiden erstgenannten Verfahren schieden im Laufe der Zeit wegen des hohen apparativen Aufwandes aus, das letztere aufgrund seiner ungenügenden Genauigkeit. Goldener Standard ist auch hier die Spektralphotometrie geworden.

Hierzu wird dem Patienten mit Hilfe einer Kapillarpipette Blut entnommen und in eine Küvette gefüllt. Um die Messgenauigkeit zu erhöhen, ist es ratsam, die Probe entsprechend zu verdünnen. Da Hämoglobin jedoch in wässrigen Lösungen nicht beständig ist, wird es vor der Messung in das stabile Cyanhämoglobin HbCN (mit dreiwertigem Eisen) umgewandelt. Hierzu wird der Lösung Kaliumferricyanid $K_3[Fe(CN)_6]$, Kaliumcyanid KCN und Natriumbicarbonat zugefügt. Dadurch kommt es zu einer Hämolyse, so dass die gesamte Hämoglobinkonzentration in der wochenlang stabilen Form HbCN gebunden wird.

Im Anschluss daran erfolgt eine spektralphotometrische Messung bei 546 nm Wellenlänge. Da in diesem Fall keine Streulichtkorrektur erforderlich ist und der Extinktionskoeffizient bekannt ist, lassen sich direkt die Gl. 9.1 und 9.2 zur Bestimmung der Hämoglobinkonzentration heranziehen. Um jedoch apparative Streuungen auszugleichen, wird häufig eine Referenzmessung mit einer Standardlösung bekannter Konzentration zusätzlich durchgeführt.

Diese sog. Cyanhämoglobinmethode gilt als das exakteste Verfahren zur Bestimmung der Hämoglobinkonzentration [4]. Heutzutage sind preisgünstige Tischphotometer in der Größe einer kleinen Zigarrenschachtel verfügbar, die innerhalb weniger Minuten eine Routinemessung erlauben.

Neben der Gesamtkonzentration des Hämoglobins ist es teilweise für die Diagnose bestimmter Anämieformen wichtig, die Hämoglobinbeladung des einzelnen Erythrozyten zu messen. Die mittlere Hämoglobinmenge pro Erythrozyt wird als Färbekoeffizient bezeichnet. Hierzu wird der spektralphotometrisch bestimmte Wert der Hämoglobinkonzentration durch die durch Zählen ermittelte Erythrozytendichte dividiert. Beim Gesunden ergeben sich Färbekoeffizienten von etwa 31 pg pro Zelle, was als normochrom bezeichnet wird. Geringere Werte gelten als hypochrom, was z. B. auf Eisenmangel zurückzuführen sein kann. Hyperchrome Werte, also zu hohe Färbekoeffizienten, deuten auf eine perniziöse Anämie und damit auf eine Störung der Erythrozytenbildung im Knochenmark hin.

9.5 Literatur

[1] Forstner K. (1988) Pulsoximetrie: Stand und Entwicklung der Technik. Biomedizinische Technik Band 33 (Ergänzungsband 3) Tutorial Pulsoximetrie.

[2] Forstner K., U. Faust (1990) Pulsoximetrie. Biomedizinische Technik Band 35, Ergänzungsband 1.

[3] Ishimaru A. (1978) Wave propagation and scattering in random media: single scattering and transport theory. Academic, New York.

[4] King, E.J., Gilchrist, M. (1947) Determination of hemoglobin by a cyanhaematin method. Lancet II, 201.

[5] Lindberg LG, Lennmarken C, Vegfors M (1995) Pulse oximetry--clinical implications and recent technical developments. Acta Anaesthesiol Scand 39: 279-287.

[6] Meiyappan S, Prakash O (1990) Development of software for pulse oximeter and investigation of its realtime response in clinical environment. Int J Clin Monit Comput 7: 45-57.

[7] Pologe J.A.: Pulse Oximetry: Technical Aspects of Machine Design; Intern. Anesthesia Clin.

[8] Prahl S., (1988) Light transport in tissue. PhD-thesis, University of Texas at Austin.

[9] Rusch TL, Sankar R, Scharf JE (1996) Signal processing methods for pulse oximetry. Comput Biol Med 26: 143-159.

[10] Severinghaus JW, Kelleher JF (1992) Recent developments in pulse oximetry. Anesthesiology 76: 1018-1038.

[11] Tietze U., Schenk Sch., (1999) Halbleiter- Schaltungstechnik. Auflage 11; Springer Verlag Berlin, Heidelberg, New York.

[12] Zander R., F. O. Mertzlufft (1988) Der Sauerstoffstatus des arteriellen Blutes. Karger Verlag.

10 Ultraschallkardiographie

Alle bisher vorgestellten diagnostischen Verfahren gestatten es, globale Parameter zur erfassen. Lokale Eigenschaften lassen sich nur in seltenen Fällen bei lokaler Applikation des Verfahrens gewinnen. Dies ist für viele Fragestellungen nicht ausreichend, da gerade die Untersuchung pathologischer Veränderungen häufig eine ortsaufgelöste Darstellung erfordert. Aus diesem Grunde sind bildgebende Verfahren von zentraler Bedeutung für die Kardiologie. CT- und NMR-Verfahren zeichnen sich zwar durch hervorragende Auflösung und Qualität aus, werden aber aufgrund der damit verbundenen Belastungen für den Patienten nur für wenige Fragestellungen genutzt. An erster Stelle steht die Ultraschall- oder Echokardiographie. Über die technischen Grundlagen dieser Methoden existiert bereits eine Vielzahl hochwertiger Begleitliteratur [2], so dass an dieser Stelle nur auf die wesentlichen medizinischen Aspekte der Ultraschallkardiographie eingegangen werden soll. Im Vordergrund steht dabei die Frage, welche Möglichkeiten und welche Grenzen diese Form der Diagnose gegenüber anderen in dem vorliegendem Buch diskutierten Verfahren besitzt.

Bei Ultraschall handelt es sich um akustische Wellen (Dichteschwankungen) mit einer Frequenz von mehr als 20 kHz. Die physikalischen Grundlagen der Ultraschallerzeugung und -wandlung wurden bereits in Abschn. 7.2.1 näher erläutert. Zur Bildgebung werden Ultraschallwellen ausgesandt und die vom untersuchten Objekt reflektierten Schallwellen bzgl. ihrer Laufzeit (Entfernung des Reflexionsortes) und ihrer Amplitude (Helligkeit des Bildpunktes) ausgewertet.

Bei Ausbreitung durch ein homogenes Medium pflanzt sich die Schallwelle im wesentlichen in gerader Linie fort. Wenn sie auf eine Grenzfläche zu einem Medium mit abweichender akustischer Impedanz trifft, wird ein Teil des Strahls gebrochen und ein weiterer Teil reflektiert (Gl. 7.14). Der reflektierte Anteil ist um so größer, je höher die Differenz der akustischen Impedanzen der Medien zu beiden Seiten der Grenzfläche ist. Zusätzlich hängt der reflektierte Anteil vom Einfallswinkel des Ultraschallstrahls ab. Er wird umso größer, je mehr sich der Einfallswinkel 90° annähert.

Für die Schallausbreitung in biologischen Geweben sind die Voraussetzungen für die Beschreibung durch Reflexion und Brechung nur eingeschränkt gegeben. In der Ultraschalldiagnostik des Herzens stehen Strukturen im Vordergrund, deren Abmessungen sich im Bereich von Millimeterbruchteilen bis zu wenigen Millimetern bewegen. Werden diese Strukturen von einer Schallwelle erreicht, sind sie Ausgangspunkt neuer Elementarwellen (Huygenssches Prinzip). Die Elementarwellen benachbarter Strukturen interferieren und bilden ein neues Wellenfeld (Streufeld). Von diesem Streufeld läuft ein Teil zum Schallwandler zurück. Dieser

Anteil wird Rückstreuung (Backscatter) genannt. Die Streuung lässt Rückschlüsse auf die Feinstruktur des Gewebes zu. Damit ergibt sich die Möglichkeit einer Texturanalyse. Schallbrechung und -streuung, Beugung und Strahlendivergenz führen zu einem deutlichen Energieverlust des reflektierten Schalls. In biologischen Geweben kommt dazu noch die Umwandlung in andere Energieformen (besonders Wärme). Diese Schallabsorption bestimmt die Eindringtiefe des Ultraschallsignals. Sie nimmt exponentiell mit der Wellenlänge zu (Tabelle 10.1).

Tabelle 10.1. Schallabsorption in biologischen Geweben [4, 7]

	Frequenz (MHz)	Halbwertsdicke (cm)
Herz	0,8	2,6
	2,4	0,9
Knochen	0,8	0,038
Fett	0,8	4,9
	2,4	1,5

Die Anordnung von Strukturen mit hoher Schallabsorption (Luft, Knochen) bestimmt, von welchen Regionen der Körperoberfläche ein Organ mit Ultraschall untersucht werden kann. Diese Regionen werden als Schallfenster bezeichnet und sind für das Herz durch die Anordnung von Rippen und Lunge auf kleine Areale begrenzt.

Im Nahfeld des Ultraschallwandlers bestehen aufgrund unterschiedlich hoher Schalldruckschwankungen schlechte Reflexionen, in der Fernzone führt die Öffnung des Schallwinkels zu einer schlechten Bilddarstellung. Die beste Bilddarstellung ergibt sich daher in der Fokuszone der Schallwellen.

Ein wichtiger Qualitätsparameter der Bilderzeugung ist das Auflösungsvermögen. Dies beschreibt den Abstand zwischen zwei benachbarten Bildpunkten, der gerade noch eine Trennung zwischen beiden Punkten ermöglicht. Bei den in der Echokardiographie üblichen Frequenzen zwischen 2-5 MHz ergibt sich rechnerisch ein axiales (in Ausbreitungsrichtung des Schalls) Auflösungsvermögen von unter 1 mm. Dieser Wert wird jedoch in der Praxis nicht erreicht. Das laterale Auflösungsvermögen (Bildpunkte stehen im rechten Winkel zur Ausbreitungsrichtung des Schalls) ist weitgehend abhängig von der Schallfeldgeometrie und bei gleicher Sendefrequenz um den Faktor 2-3 schlechter als das axiale Auflösungsvermögen. Aus den genannten Besonderheiten des Aufbaus eines Ultraschallbildes ergeben sich folgende praktische Regeln für die optimale Darstellung [1]:

- Die beste Auflösung findet sich im mittleren Bilddrittel.
- In der Nahzone besteht eine schlechte Detailerkennbarkeit.
- Das darzustellende Objekt sollte möglichst senkrecht zum Schallstrahl abgebildet werden.
- Pathologische Veränderungen sollten immer in zwei senkrecht zueinander stehenden Ebenen dargestellt werden.

- Durch Verwendung verschiedener Schallfrequenzen (höhere Frequenz: höhere Auflösung und geringere Eindringtiefe, tiefere Frequenz: geringere Auflösung und höhere Eindringtiefe) ist eine Optimierung der Darstellung möglich.

10.1 Eindimensionale Ultraschallverfahren

Die A-Mode (A = Amplitude) Darstellung gestattet eine exakte Entfernungsmessung von Strukturen des Bildes, die auf der Zeitmessung zwischen den verschiedenen Reflexionspunkten beruht (Abb. 10.1). Erfolgt die Entfernungsmessung in Abhängigkeit von der Zeit, ergibt sich die sog. M-Mode (M = Motion) Darstellung. Diese ist besonders zur Abbildung schnell bewegter Strukturen (z. B. Herzklappen) geeignet (Abb. 10.2).

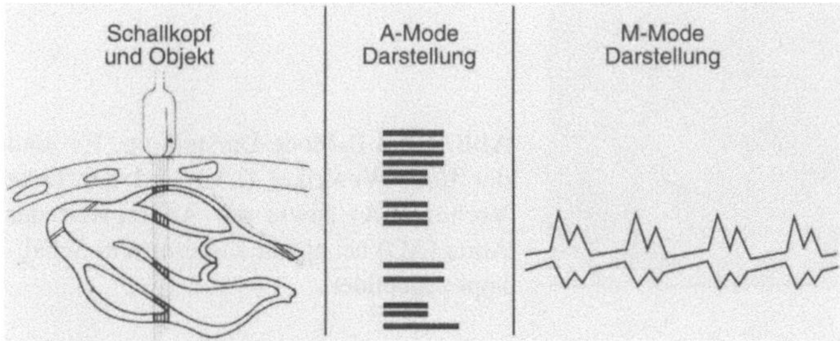

Abb. 10.1. Schematische Darstellung der Wiedergabe von reflektierten Ultraschallsignalen im A-Mode und M-Mode

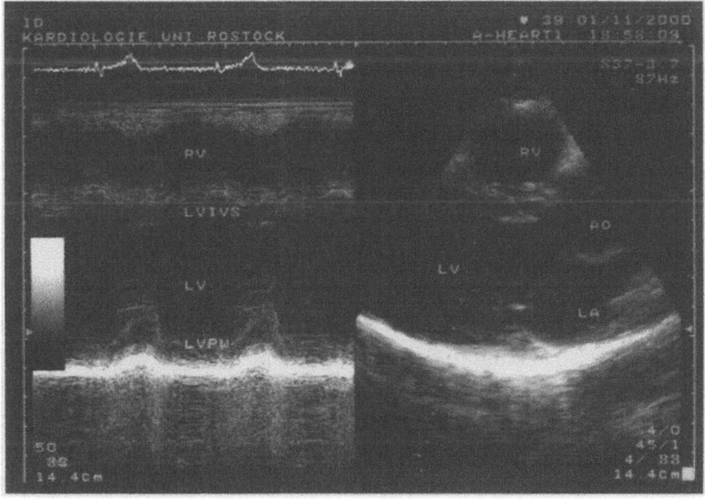

Abb. 10.2. M-Mode Darstellung links eines Schnittbildes unterhalb der Mitralklappensegel (AO Aorta, LA linker Vorhof, LV linker Ventrikel, LVIVS Interventrikularseptum, LVPW linksventrikuläre Hinterwand, RV rechter Ventrikel)

10.2 Zweidimensionale Ultraschallverfahren

Durch gleichzeitige Darstellung mehrerer nebeneinanderliegender helligkeitsmodulierter Bildzeilen erhält man ein sog. B-Bild (B = Brightness). Die Erzeugung einer B-Mode Zeile benötigt bei 15 cm Eindringtiefe 0,2 ms. Die einzelnen Zeilen werden gespeichert und als komplettes Schnittbild auf dem Monitor dargestellt (Abb. 10.3). Der Bildaufbau ist dabei für das Auge nicht mehr erkennbar, so dass eine quasi momentane Abbildung des Untersuchungsgebietes erfolgt (sog. Real Time Technik).

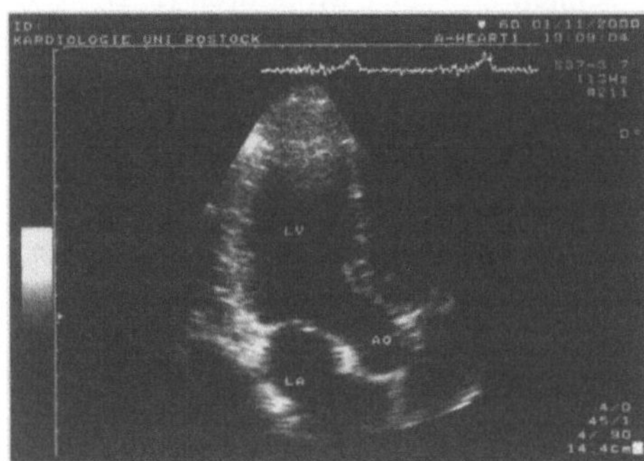

Abb. 10.3 B-Mode-Darstellung. Es sind der linke Ventrikel (LV) und der linke Vorhof (LA) sowie der Anfangsteil der Aorta (AO) bei apikal aufgesetztem Schallkopf abgebildet.

Zur Erstellung eines Bildes im B-Mode kommen verschiedene Bauarten der Ultraschallwandler (Scanner) zur Anwendung:

- Linearscanner: in Reihe angeordnete Piezokristalle, rechteckiges Bild, großes Schallfenster nötig, für die Echokardiographie ungeeignet,
- Sektorscanner: mechanisch rotierende oder kreisförmig angeordnete Impulsgeber erzeugen ein sektorförmiges Bild,
- Phased-array-Scanner: parallel angeordnete Piezokristalle werden zeitlich versetzt angesteuert, was ein Abtasten (Scannen) des Gebietes von einem zentralen Punkt aus ermöglicht. Es resultiert ein sektorförmiges Ultraschallbild.

10.2.1 Parasternale Anlotung

Der Schallkopf wird typischerweise im 3. Zwischenrippenraum links neben dem Brustbein aufgesetzt. In der sog. langen Achse verläuft die Schallebene von einer Verbindungslinie von der rechten Schulter zur linken Hüfte. Dargestellt werden Teile von rechter und linker Herzkammer, rechtem und linkem Herzvorhof, Aorta ascendens mit Aortenklappe und die Mitralklappe (Abb. 10.4). Zur Messung der Dimensionen von Herzwänden und Herzhöhlen sowie zur Darstellung des Herzklappenspiels wird zusätzlich ein Bild im M-Mode abgeleitet. Durch Drehung des Schallkopfes um 90° im Uhrzeigersinn erhält man die parasternale kurze Achse. Dabei wird das Bild sowohl in Höhe der Aortenklappe als auch in Höhe der Mitralklappe aufgezeichnet. Zusätzlich wird die linke Herzkammer von der Basis bis zur Spitze gescannt (Abb. 10.5).

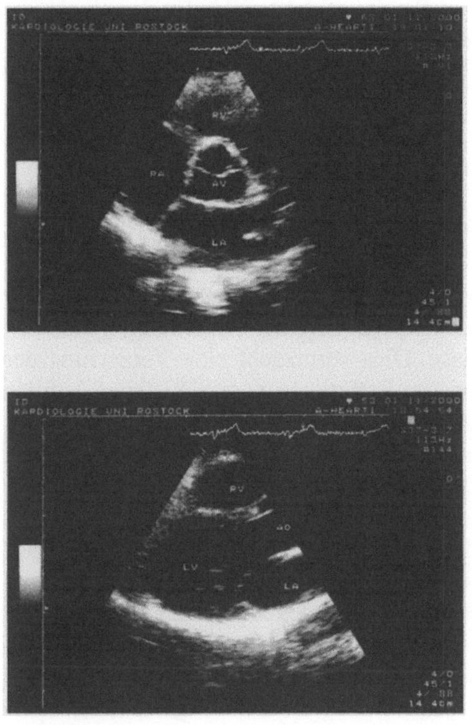

Abb. 10.4. B-Mode-Darstellung des Herzens in der parasternalen kurzen Achse (AV Aortenklappe, LA linker Vorhof, RA rechter Vorhof, RV rechter Ventrikel)

Abb. 10.5. B-Mode-Darstellung des Herzens in der parasternalen langen Achse (AO Aorta, LA linker Vorhof, LV linker Ventrikel, RV rechter Ventrikel)

10.2.2 Apikale Anlotung

Das Aufsetzen des Schallkopfes erfolgt im Bereich der Herzspitze. Es erfolgt die Darstellung von Herzvorhöfen und -kammern sowie von Aorten-, Mitral- und Trikuspidalklappe (Abb. 10.6).

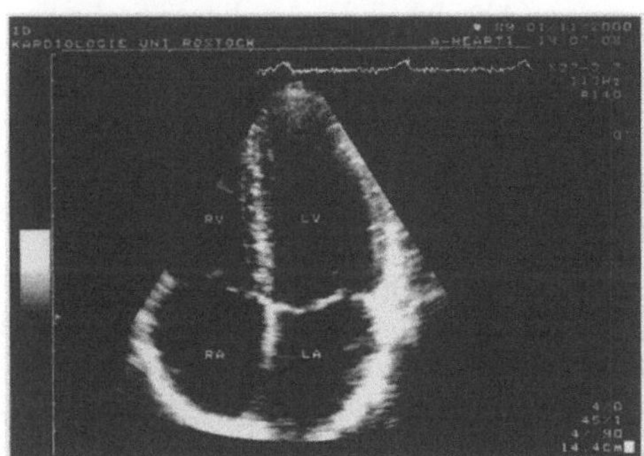

Abb. 10.6. B-Mode-Darstellung aus dem apikalen Vierkammerblick (LA linker Vorhof, LV, linker Ventrikel, RA rechter Vorhof, RV rechter Ventrikel)

10.2.3 Fakultative Einstellungen

Das subxiphoidale Schallfenster ermöglicht eine Darstellung von Herzvorhöfen und Kammern sowie der Atrioventrikularklappen. Es ist hilfreich bei Shuntvitien auf Vorhofebene. Bei künstlich beatmeten Patienten stellt es häufig das einzig benutzbare Schallfenster dar. Das supraaortale Fenster ermöglicht die Darstellung des Aortenbogens und der abgehenden Gefäße sowie eine Abbildung der Lungenarterien.

10.2.4 Second Harmonic Imaging

Myokardiales Gewebe hat die Fähigkeit, neben der Grundfrequenz weitere harmonische Frequenzen zu reflektieren. Bei Exposition mit Ultraschall kommt es im Gewebe zu einer periodischen Drucksteigerung und Druckabnahme. Während der Überdruckphase wird das Gewebe verdichtet, was zu einer schnelleren Schallausbreitung führt als in der Unterdruckphase. Dies verursacht eine Verzerrung der Schallwelle, die jedoch erst in einer gewissen Entfernung vom Schallkopf deutlich wird. Eine verzerrte Sinusschwingung setzt sich aus mehreren Sinusschwingungen zusammen, die sich mittels Fouriertransformation zerlegen lassen. Neben der Grundfrequenz finden sich mehrere Oberschwingungen (harmonische Frequenzen).

Second Harmonic Imaging nutzt lediglich die doppelte Frequenz des emittierten Ultraschalls. Dieses primär für die Kontrastechokardiographie entwickelte Verfahren hat sich auch ohne Kontrastmitteleinsatz gegenüber der traditionellen B-Bild Erstellung als deutlich überlegen erwiesen, da störende Streuechos weitgehend vermieden werden. Streuechos entstehen überwiegend im schallkopfnahen Bereich und werden den Bildern tiefer gelegener Strukturen aufgelagert. Da harmonische Frequenzen erst in größerer Tiefe erzeugt werden, treten diese Störungen weit weniger auf. Das Verfahren wird klinisch zunehmend genutzt und ist als Option in modernen Ultraschallgeräten unbedingt zu fordern [6].

10.3 Dopplerechokardiographie

Die physikalische Grundlagen des Dopplereffektes sowie deren technische Ausnutzung sind bereits umfassend erläutert worden (Abschn. 7.3). An dieser Stelle sollen daher nur die medizinischen Aspekte der Dopplerechokardiographie kurz zusammengefasst werden.

10.3.1 CW- (continuous wave) Doppler-Methode

Die klassische Methode zur Messung von Strömungsgeschwindigkeiten ist das Continuous-wave-Verfahren (CW-Doppler). In der Schallsonde sind Sender und Empfänger direkt nebeneinander montiert. Der Schall wird kontinuierlich gesendet und empfangen. Eine vom Schallkopf weg gerichtete Strömung wird unterhalb der Nullinie, eine auf den Schallkopf zu gerichtete Strömung oberhalb der Nullinie aufgetragen.

Es werden sämtliche Blutflussgeschwindigkeiten, die sich auf der akustischen Achse des Schallwandlers befinden, als einzelne helle Bildpunkte im Spektrum dargestellt (Abb. 10.7). Damit kann es zur Überlagerung von Flusssignalen verschiedener Herzklappen kommen. Eine Tiefenbestimmung des erfaßten Signals ist nicht möglich. Der Vorteil der CW-Methode besteht in der Möglichkeit der Erfassung hoher Geschwindigkeiten, wie sie in der Ausstrombahn der linken Herzkammer und bei Herzklappeninsuffizienzen auftreten [3].

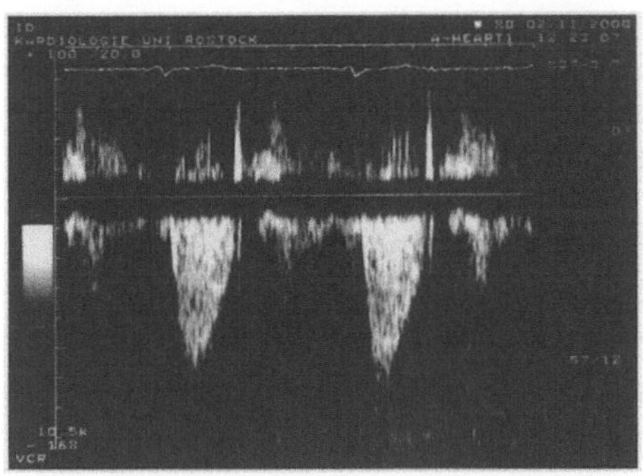

Abb. 10.7. CW-Signal des normalen systolischen (syst.) Flusses durch die Aortenklappe. Die Abzisse ist die Zeitachse, die Ordinate stellt die Flussgeschwindigkeit dar.

10.3.2 PW- (pulsed wave) Doppler-Methode

Das Pulsed-wave-Verfahren (PW-Doppler) bedient sich repetitiv abgegebener Schallimpulse. Die Schallsonde wird in raschem Wechsel als Sender und Empfänger genutzt. Das zurückkehrende Signal wird hinsichtlich Frequenzspektrum und Laufzeit analysiert. Dies gestattet eine überlagerungsfreie Darstellung von Dopplersignalen in einem wählbaren Tiefenbereich (Abb. 10.8).

Es werden sog. Messvolumina (Sample volume) eingeführt, die entlang der Ausbreitungsrichtung des Schalls verschoben werden können. Es lassen sich nur Dopplerfrequenzen eindeutig einer Geschwindigkeit zuordnen, die kleiner sind als die halbe Pulsrepetitionsfrequenz. Frequenzanteile oberhalb dieses Grenzwertes werden an einem anderen Ort des Abbildungssystems dargestellt (Nyquist-Effekt).

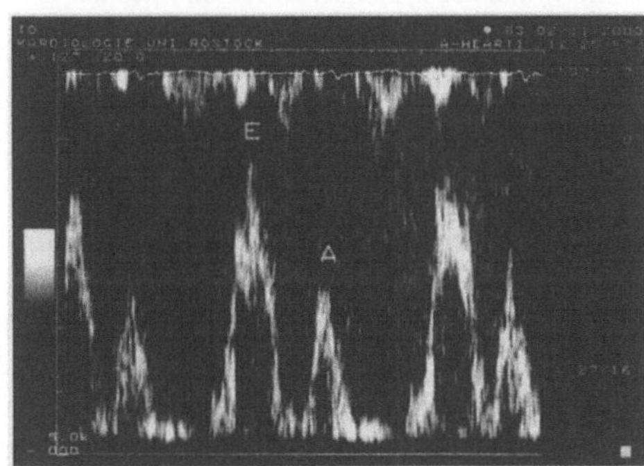

Abb. 10.8. PW-Dopplersignal des Einstromes durch die Mitralklappe in den linken Ventrikel. E- (frühdiastolischer Einstrom) und A-Welle (Einstrom infolge Vorhofkontraktion) sind deutlich voneinander abzugrenzen.

Die als Nyquist-Frequenz bezeichnete Messgrenze ist abhängig von der Eindringtiefe und von der Frequenz der Schallsonde (Abschn. 7.3.3, Gl. 7.37).

Durch Einrichtung weiterer PW-Messtore auf dem Weg zwischen Schallsonde und Messort kann die Pulsrate vervielfacht werden (HPRF-Methode: High Pulse Repetition Frequency). Es ergibt sich allerdings eine Überlagerung von Dopplersignalen verschiedener Messbereiche [1].

10.3.3 Farbkodierte Dopplerechokardiographie

Der Dopplershift eines definierten Bildausschnittes lässt sich analysieren und farblich kodieren. Fluss auf den Schallkopf zu wird rot gekennzeichnet, Fluss vom Schallkopf weg wird blau kodiert (Abb. 10.9). Das Überschreiten der Nyquist-Grenze wird durch weiße oder gelbliche Farbtöne gekennzeichnet und als Aliasing bezeichnet.

Für das Aufspüren und die qualitative Beurteilung von Strömungsanomalien ist das farbkodierte „Mapping" ein gutes Hilfsmittel. Für quantitative Flussmessungen sind die konventionellen Methoden des CW- und PW-Dopplers derzeit jedoch noch unverzichtbar [5].

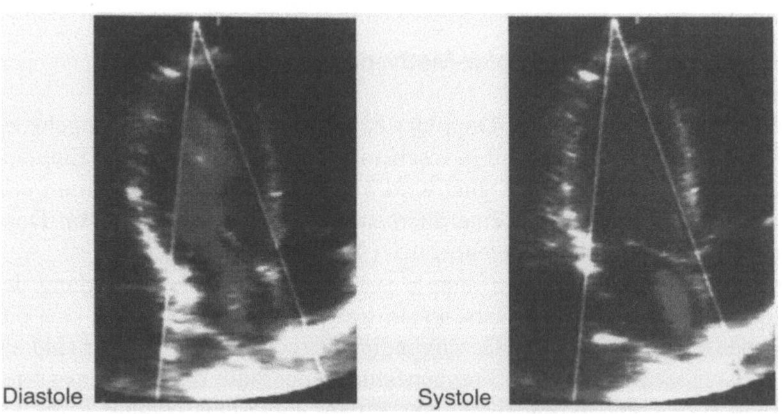

Abb. 10.9. Farbdopplerdarstellung (s. Anhang) des diastolischen Einstromes in den linken Ventrikel (Strömungsrichtung zum Schallkopf, rot kodiert) und des systolischen Ausstromes aus dem linken Ventrikel (Strömungsrichtung weg vom Schallkopf, blau kodiert)

10.4 Kontrastechokardiographie

Die Elektrokardiographie des Blutstromes wird durch die geringen Impedanzunterschiede der Blutbestandteile sehr erschwert. Aus diesem Grunde werden bei bestimmten Fragestellungen Kontrastmittel verabreicht. Ultraschallkontrastmittel enthalten ultraschallreflektierende Bestandteile (kleinste Gasbläschen), die zu einer echogenen Markierung des Blutstromes führen. Echokontrastmittel stehen sowohl für den intraarteriellen als auch für den intravenösen Einsatz zur Verfügung.

Die intraarterielle Gabe erfordert für die Darstellung kardialer Strukturen einen entsprechenden Katheterzugang und ist daher überwiegend auf Begleituntersuchungen im Rahmen der Herzkatheterdiagnostik und hierbei auf spezielle wissenschaftliche Fragestellungen beschränkt. In der klinischen Routine werden intraarterielle Echokontrastmittel derzeit nicht eingesetzt.

Für die intravenöse Injektion sind Kontrastmittel, die die Lungenstrombahn nicht passieren (z. B. Echovist®, Schering), von lungengängigen Kontrastmitteln zu unterscheiden. Verfügbare lungengängige Echokontrastmittel sind z. B. Levovist® (Schering), das luftgefüllte Mikrobläschen aus Palmitinsäure benutzt und Optison® (Mallinckrodt), das Pentafluorpentan in Albumin verkapselt enthält. Die mittlere Bläschengröße beträgt 4 µm. Die Präparate erlauben eine Passage des Lungenkapillargebietes, so dass bei peripherer venöser Injektion ein Kontrastübertritt in die linken Herzhöhlen erfolgt [8].

10.4.1 Echokardiographischer Shuntnachweis

Die bisher häufigste Anwendung erfahren Echokontrastmittel zur Darstellung von Blutübertritten (Shunt) zwischen beiden Herzvorhöfen (offenes Foramen ovale, Vorhofseptumdefekt). Ebenso ist die Darstellung von Verbindungen zwischen linker und rechter Herzkammer (Ventrikelseptumdefekt) möglich. Für dieses Einsatzgebiet ist die Lungengängigkeit nicht erforderlich, da ein Rechts-Links-Shunt durch direkten Kontrastmittelübertritt sichtbar wird und ein Links-Rechts-Shunt ein Auswaschphänomen erzeugt. Letzteres ist allerdings aufgrund von geringerer Intensität und der Möglichkeit von Artefakten klinisch weniger bedeutsam [1].

10.4.2 Kontrastverstärkung von Farb- und Spektraldoppler

Insbesondere bei apikaler Anlotung ist das Signal des Farbdopplers im Bereich der Herzvorhöfe oft schwach ausgeprägt. Durch intravenöse Gabe lungengängiger Kontrastmittel kann das Signal verstärkt werden. Dies erlaubt eine zuverlässigere Beurteilung von Mitralklappeninsuffizienzen. Ebenso können die Signale von CW- und PW-Doppler verstärkt werden, was für die Beurteilung der Aortenklappenstenose (Verengung der Taschenklappe zwischen linker Herzkammer und Hauptschlagader) mittels CW-Doppler klinische Bedeutung erfährt. Weitere Einsatzgebiete sind die Erfassung des Blutflusses in den Lungenvenen (Beurteilung der diastolischen Funktion der linken Herzkammer) und in Teilen der Koronararterien [8].

10.4.3 Verbesserung der Endokarderkennung

Ziel der Kontrastierung der linken Herzkammer ist eine Anhebung des Kontrastes zwischen Herzwand und Herzhöhle mit der Möglichkeit einer automatisierten Auswertung des Schlagverhaltens der linken Herzkammer. Dies ist insbesondere für die Stressechokardiographie bedeutsam.

10.4.4 Myokardiale Kontrastechokardiographie

Während die intraarterielle Kontrastmittelgabe eine zwar sichere Kontrastierung des Myokards ergibt, dafür jedoch eine Herzkatheterisierung erfordert, kann durch Einsatz lungengängiger Echokontrastmittel eine nichtstrahlenbelastende bettseitige Darstellung der Myokardperfusion erfolgen. Dabei wird das komplexe Verhalten von Gasbläschen im akustischen Feld ausgenutzt. Bei niedrigem Schalldruck (ca. 1-50 Pa) findet sich eine sog. „normale Reflexion", deren Intensität mit steigendem akustischem Druck linear zunimmt. Mäßig hoher Druck (ca. 50-200 Pa) führt zu überproportionalem Reflexionsanstieg. Es werden neben der eingestrahlten Ultraschallfrequenz auch harmonische (insbesondere die doppelte) Frequenzen reflektiert (Second Harmonic Imaging). Bei noch höherem akustischem Druck (ca. 200-2000 Pa) implodiert das Mikrobläschen, was zur spontanen akustischen Emission führt. Die Anwendung dieses Prinzips geschieht mit dem Harmonic Power Doppler. Erforderlich sind jedoch hohe Energien des eingestrahlten Ultraschalls, die nicht in allen Gewebetiefen erreicht werden können [8].

Die Techniken der myokardialen Kontrastechokardiographie sind derzeit auf dem Weg in die Klinik, weisen jedoch noch eine Reihe von Unzulänglichkeiten auf, die weitere Entwicklungsschritte erforderlich machen. Bei Ausnutzung der „normalen Reflexion" besteht das Problem überlappender Grauwertbereiche von Gasbläschen und Myokard. Second Harmonic Imaging leidet unter der inhomogenen Verteilung der Kontrastmitteleffekte im Herzmuskel, was die Abgrenzung von Durchblutungsstörungen des Herzmuskels erschwert. Zusätzlich kann die Selektion der harmonischen Frequenzen durch Filterung nur mit deutlicher Überschneidung in den fundamentalen Bereich hinein erfolgen, was zu Fehlabbildungen führen kann. Auf das Problem der hohen Ultraschallenergie zur Auslösung spontaner akustischer Emission wurde bereits hingewiesen. Um die Unzulänglichkeiten der bisherigen Aufnahmetechniken auszugleichen, wurde die sog. Pulsinversionstechnik entwickelt, welche zwischen nichtlinearer Rückstreuung der Mikrobläschen und linearer Rückstreuung des Gewebes differenziert. Erste Erfahrungen mit dieser Technik sind vielversprechend, eine endgültige Beurteilung ist jedoch derzeit nicht möglich [8].

10.5 Neue Techniken zur Quantifizierung der Myokardfunktion

10.5.1 Akustische Quantifizierung

Die akustische Quantifizierung nutzt die Energie des reflektierten Ultraschalls im Rohsignal, um die Grenze zwischen Myokard (hohe Echosignalintensität) und blutgefüllter Herzhöhle (geringe Echosignalintensität) durch Setzen eines Schwellenwertes automatisch zu ermitteln. Diese Grenze (Endokardlinie) wird in Echtzeit in das laufende zweidimensionale Bild eingeblendet. Es erfolgt in einer vom Untersucher definierten „region of interest" die automatische Quantifizierung der globalen Myokardfunktion (Ventrikelvolumina und Ejektionsfraktion).

Voraussetzung ist eine gute Bildqualität, wie sie nur bei zirka 70% der Patienten möglich ist [13]. Eine sinnvolle Weiterentwicklung ist für den schwer schallbaren Patienten durch Second Harmonic Imaging zu erwarten.

10.5.2 Color Kinesis

Color Kinesis beinhaltet ein Softwareprogramm, welches die Endokardgrenze in Intervallen von 33 ms (Amerika) oder 40 ms (Europa) in einer jeweils neuen Farbschattierung abbildet. Damit besteht die Möglichkeit zur Abbildung regionaler Wandbewegungsstörungen. Die Abbildung eines gesamten Herzzyklus auf einem Bild eignet sich gut zur einfachen Bilddokumentation. Voraussetzung sind jedoch auch hier gute Schallbedingungen. Außerdem führt die Bewegung der Herzachse zur Verfälschung der in den Farbstreifen vermittelten Information über Systole und Diastole [13].

10.5.3 Gewebedoppler

Eine völlig andere Methode zur quantitativen Myokardfunktionsanalyse wird mit dem Gewebedoppler (Tissue- oder Myokarddoppler) angewandt. Es wird dabei das Dopplersignal des Blutes unterdrückt und statt dessen das Gewebesignal verstärkt. Die Dopplersignalverarbeitung bietet gegenüber der herkömmlichen Grauwertdarstellung im B-Mode die Vorteile des besseren Signal-Rausch-Verhältnisses und der Möglichkeit zur genauen Messung von Geschwindigkeiten auch in kleinen Regionen. Es besteht dabei eine deutliche Abhängigkeit vom Winkel des Ultraschalls mit resultierendem Winkelfehler der Dopplermesswerte, der nur durch strenge Normierung der Anlotposition oder durch Beschränkung auf Relativaussagen im Rahmen vergleichender Studien in seinen Auswirkungen begrenzt werden kann. Die besten Ergebnisse erzielt man bei der Untersuchung von apikal, während der parasternale Zugang lediglich einzelne Komponenten der Myokardbewegung wiedergibt [6, 13].

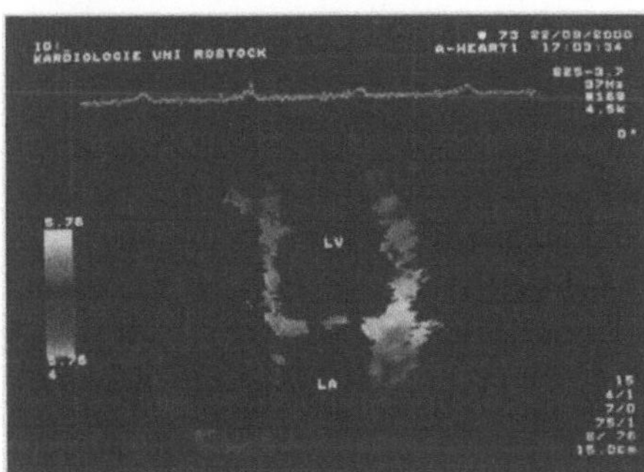

Abb. 10.10. Gewebedopplerdarstellung im apikalen 4-Kammer-Blick (s. Anhang). Die rote Farbe kennzeichnet eine Bewegung zum Schallkopf, eine Bewegung weg vom Schallkopf wird blau kodiert (LA linker Vorhof, LV linker Ventrikel).

Die Bildwiedergabe kann als Farbbild zweidimensional (Abb. 10.10) und im M-Mode (Abb. 10.11) sowie als PW-Signal erfolgen. Der Farbdoppler erfaßt große Bildabschnitte, die im M-Mode dann bezüglich verschiedener intramyokardialer Geschwindigkeiten analysiert werden können. Die exakteste Quantifizierung der myokardialen Geschwindigkeit gelingt mit dem PW-Doppler [6].

Ein großer Vorteil der Gewebedopplertechnik besteht in der Erfassung diastolischer Funktionsparameter, die z. B. bei koronarer Herzerkrankung vor dem Auftreten systolischer Störungen beeinträchtigt sind [6].

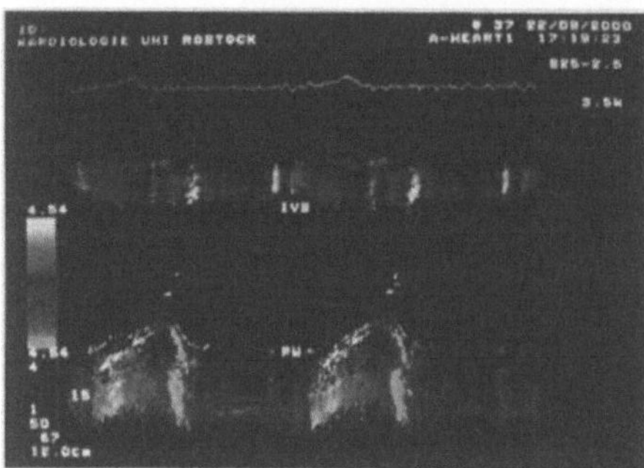

Abb. 10.11. Gewebedopplerdarstellung im M-Mode (s. Anhang). Es ist ein Schnitt unterhalb der Mitralsegel vergleichbar der Abbildung 10.2. gelegt. Die rote Farbe kennzeichnet eine Bewegung zum Schallkopf, eine Bewegung weg vom Schallkopf wird blau kodiert (IVS Interventrikularseptum, PW linksventrikuläre Hinterwand).

10.5.4 Strain Rate Imaging

Die Strain Rate entspricht der Längenänderungsrate eines Gewebesegments im Herzzyklus. Sie kann jedoch ebenso als normierter räumlicher Geschwindigkeitsgradient interpretiert werden. Die entsprechende Analysesoftware ermöglicht die Strain-Rate-Darstellung kontinuierlich und online. Die Berechnung erfolgt aus Geschwindigkeitsdaten, die in Richtung der Echoscanlinie gemessen werden. Die so ermittelten Werte geben daher nur eine Komponente der myokardialen Bewegung im dreidimensionalen Raum wieder. Die klinische Bedeutung des Strain Rate Imaging muß noch in größeren Untersuchungen ermittelt werden [13].

10.6 Dreidimensionale (3D-) Echokardiographie

10.6.1 Bilddatengewinnung

Die historisch ältere Methode besteht in der 3D-Rekonstruktion aus zweidimensionalen Bilddaten vorgegebener Schnittebenen, die mittels feststehender oder prädefiniert veränderter Schallkopfpositionen abgegriffen werden oder aus zweidimensionalen Bilddaten, die durch freie Schnittebenenwahl mit automatischer Ortung der Schallkopfposition erlangt werden. Ersteres hat den Vorteil der relativ einfachen Bildverarbeitung, ist jedoch an feste Schallkopfpositionen gebunden und am besten transösophageal auszuführen.

Die freie Schnittebenenwahl erlaubt eine größere Variabilität, hat jedoch den Nachteil der begrenzten Genauigkeit der Ortung des Schallkopfes. Beide Verfahren leiden unter Artefakten infolge der Bewegung des Herzens gegenüber dem Schallkopf und erfordern einigen Zeitaufwand, der eine Echtzeitdarstellung verhindert.

Technisch sehr viel anspruchsvoller zu lösen ist die direkte Akquisition eines dreidimensionalen Datenvolumens. Dies kann mit mehreren in Reihe angeordneten Piezoelelementen ähnlich wie beim Phased-array-Verfahren erfolgen, wobei die Bildqualität deutlich hinter den Ergebnissen der zweidimensionalen Darstellung zurückbleibt. Inzwischen wurde auch die Möglichkeit der Datenaquisition mittels schnell rotierendem Schallkopf vorgestellt [10]. Eine abschließende Bewertung dieser Technik ist derzeit noch nicht möglich.

10.6.2 Bilddarstellung

Alle gängigen Wiedergabeverfahren sind zweidimensional, es können jedoch beliebig viele Schnittebenen durch das 3D-Bild gelegt werden. Eine dreidimensionale Tiefenillusion kann durch Oberflächendarstellung aus verschiedenen Positionen unter Nutzung von Schatteneffekten erzeugt werden. Bislang nur versuchsweise realisiert ist die Holographie, die eine echte 3D-Wiedergabe erlaubt [9].

10.6.3 Anwendungen der 3D-Echokardiographie

Die am besten validierte Anwendung ist die Berechnung kardialer Volumina und Massen. Da die automatische Konturerkennung jedoch nicht ausreichend ist, muß bisher in jeder Schnittebene manuell konturiert werden, was die praktische Anwendbarkeit begrenzt.
Weitere Möglichkeiten der 3D-Echokardiogrpahie bestehen in der Darstellung von Septumdefekten, von Herzklappen einschließlich ihrer pathologischen Veränderungen sowie in der komplexen Wiedergabe der Anatomie bei angeborenen Herzfehlern [9]. Der 3D-Farbdoppler eignet sich besonders zur der Darstellung des Blutrückflusses bei Schlußstörungen der Herzklappen [9].

10.7 Augmented Reality Anwendungen

Augmented Reality Anwendungen verknüpfen reale Bilddaten mit virtuellen Szenen. Das Modell wird mit den echokardiographischen Bildern so abgeglichen, dass Größenverhältnisse und Orientierung übereinstimmen. Änderungen des Schallsektors im Volumendatensatz werden in Echtzeit auf das Herzmodell übertragen. Anwendungsmöglichkeiten liegen einerseits in der Echokardiographieausbildung, andererseits liefert das Verfahren eine Navigationshilfe im 3D-Datensatz von Echokardiogrammen. Nachteilig ist die Reduktion der Anatomie auf ein relativ starres Modell, welches die Wirklichkeit nur näherungsweise simuliert [15].

10.8 Transösophageale Echokardiographie

Die transösophageale Echokardiographie (TEE) stellt ein semiinvasives Verfahren dar, das eine bessere Bildqualität und Auflösung als die transthorakale Echokardiographie ermöglicht [6, 11]. Der Ultraschalltransducer ist dabei an der Spitze einer Endoskopiesonde montiert, deren Schaftdurchmesser bei ca. 1 cm liegt.

Während die ersten Sonden lediglich die Darstellung in einer Ebene (monoplan) gestatteten, sind später Sonden mit der Möglichkeit zum Wechsel zwischen zwei im 90°-Winkel versetzt angebrachten Ebenen (biplan) entwickelt worden. Inzwischen sind multiplane Sonden verfügbar, welche die freie Wahl der Schnittebene gestatten. Neben der B-Bild Darstellung erlauben sie eine CW-, PW- und Farbdoppleruntersuchung. Die Möglichkeiten der Kontrastechokardiographie, der Quantifizierung der Myokardfunktion und der 3D-Echokardiographie, wie sie weiter oben beschrieben wurden, sind prinzipiell auch bei transösophagealer Anlotung des Herzens gegeben.

Die Vorteile der TEE-Technik liegen in der kurzen Entfernung zwischen Speiseröhre und Herz begründet, was höhere Transducerfrequenzen erlaubt. Eine Schallabschwächung durch Brustkorb- oder Lungengewebe findet sich nicht. Damit erhöht sich die Aussagefähigkeit des Echokardiogramms bei Patienten mit schlechten Schallbedingungen. Außerdem ist die Detailerkennbarkeit verbessert und es können Strukturen dargestellt werden, die transthorakal nur schwer erkennbar sind, wie beispielsweise des linke Herzohr, die Teilungsstelle der Lungenschlagader und die thorakale Aorta [11]. Abbildung 10.12 zeigt schematisch die Beziehung zwischen Ösophagus und Herz.

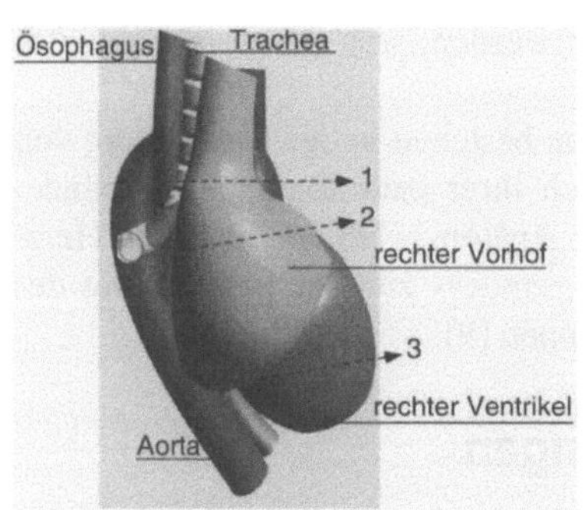

Abb. 10.12. Darstellung der Beziehung zwischen Ösophagus und Herz. Durch die unmittelbare Nähe zwischen transösophageal eingebrachter Ultraschallsonde und Herz ist eine gute Auflösung zu erzielen. Es sind Schnittebenen möglich (z. B. Ebenen 1, 2, 3), die transkutan nicht zu erhalten wären.

Die Nachteile der transösophagealen Untersuchung bestehen in der Beschränkung der Herzanlotung auf Transducerpositionen im Verlauf der Speiseröhre. Zusätzlich ist das Verfahren für den Patienten subjektiv unangenehm und mit einem allerdings geringem Risiko von Komplikationen verbunden. Erkrankungen der Speiseröhre können eine Kontraindikation für die TEE sein.

Die TEE stellt immer eine Ergänzung der transthorakalen Echokardiographie dar und darf daher immer erst nach dieser ausgeführt werden. Die Indikation zur TEE besteht immer dann, wenn die vorgegebene Fragestellung transthorakal nicht eindeutig zu beantworten ist, sei es aus Gründen einer unzureichenden Bildqualität oder wegen fehlender transthorakaler Schallzugängigkeit zu den abzubildenden Strukturen. Es versteht sich von selbst, dass der Einsatz der TEE dabei auf Situationen begrenzt bleiben muß, wo mit diesem Verfahren berechtigte Hoffnung auf Zusatzinformationen gegenüber der transthorakalen Anlotung besteht.

Spezielle Fragestellungen, bei denen die TEE-Untersuchung wichtige Zusatz-informationen liefert sind:
- Suche nach kardialen Emboliequellen.
- Endokarditis: Diagnostik und Verlaufskontrolle.
- Aortenaneurysma.
- Intrakardiale Thromben und Tumoren.
- Quantifizierung von Herzklappenfehlern, Operationsplanung.
- Beurteilung nach Herzklappenersatz.
- Angeborene Herzfehler.
- Überwachung von Interventionen (z. B. katheterbasierter Verschluß des offenen Foramen ovale).
- Intraoperative Überwachung bei herzchirurgischen Eingriffen.

10.9 Stressechokardiographie

Die Stressechokardiographie ist das historisch jüngste der etablierten Belastungs-verfahren in der Kardiologie. Dabei sind zwei diagnostische Fragestellungen abzugrenzen. Als erstes soll eine in Ruhe nicht erkennbare Durchblutungsstörung des Herzmuskels (Myokardischämie) aufgedeckt werden [14]. Die zweite Indikation besteht im Nachweis der Lebensfähigkeit von Herzmuskelgewebe mit gestörter Funktion unter Ruhebedingungen [12].

10.9.1 Formen der Belastung

Die Belastung kann sowohl durch körperliche Arbeit (dynamische Stressechokardiographie) als auch mittels Gabe von Medikamenten (pharmakologische Stressechokardiographie) erfolgen. Die körperliche Belastung erfolgt überwiegend auf einem speziellen Fahrradergometer, auf dessen Liege der Patient in halb sitzender und nach links gekippter Position untersucht wird. Bei Belastung auf dem konventionellen Fahrradergometer oder auf dem Laufband ist die echokardiographische Untersuchung erst nach Belastungsende möglich. Vorteile der dynamischen Stressechokardiographie sind die Alltagsnähe der Belastung und das gegenüber der Gabe von Medikamenten geringere Risiko für den Patienten. Nachteilig wirken sich die Zunahme der Atemfrequenz und die Körperbewegung auf die Schallbarkeit des Patienten aus. Zusätzlich sind für das Verfahren eine gewisse körperliche Leistungsfähigkeit und die Mitarbeit des Patienten nötig. Die pharmakologische Stressechokardiographie erlaubt die Untersuchung des Patienten in Linksseitenlage. Sie ist weit weniger von der Mitarbeit des Patienten abhängig als ein dynamischer Belastungstest. Durch die fehlende Körperbewegung und die geringere Zunahme der Atemfrequenz sind die Untersuchungsbedingungen verbessert. Ferner lassen sich Patienten untersuchen deren körperliche Belastbarkeit eingeschränkt ist. Nachteilig bleiben die unphysiologische Form der Belastung und das gegenüber der dynamischen Belastung erhöhte Komplikationsrisiko. Folgende Pharmaka sind für die Belastung gebräuchlich [12]:
- Dobutamin, Dipyridamol,
- Arbutamin, Adenosin.

Für die Bewertung der einzelnen Pharmaka wird auf die Spezialliteratur [6, 12, 14] verwiesen. Außerdem besteht die Möglichkeit, eine Herzfrequenzsteigerung durch Schrittmacherstimulation der Herzvorhöfe zu erreichen (üblicherweise durch transösophageale Stimulation). Diese Methode ist jedoch für den Patienten recht belastend und bleibt speziellen Fragestellungen vorbehalten.

10.9.2 Stressechokardiographie zur Ischämiediagnostik

Die Stressechokardiographie nutzt folgenden Zusammenhang: Unter Belastung steigt der Sauerstoffverbrauch des Herzens. Bei Vorliegen von Herzkranzgefäßstenosen kann die Durchblutung des Herzmuskels nicht ausreichend gesteigert werden, um den erhöhten Sauerstoffverbrauch abzudecken. Infolgedessen entwickelt sich im betroffenen Myokardareal eine Kontraktionsstörung, die echokardiographisch als verminderte Wandbewegung und/oder Wanddickenzunahme sichtbar wird.

Die Stressechokardiographie kann sowohl zur Primärdiagnostik der koronaren Herzerkrankung als auch zur Beurteilung der funktionellen Wirksamkeit einer angiographisch als grenzwertig angesehenen Koronargefäßstenose dienen [12]. Zusätzlich erlaubt die Stressechokardiographie Aussagen zum Risiko des untersuchten Patienten in der Zukunft kardiale Komplikationen zu erleiden (Risikostratifizierung).

10.9.3 Stressechokardiographie zur Vitalitätsdiagnostik

Aufgrund akuter oder chronischer Durchblutungsstörungen kann es zu einer längerdauernden Funktionsstörung des Herzens kommen, die sich nach Normalisierung der Durchblutung ganz oder teilweise zurückbilden kann. Vor einer operativen oder interventionellen Verbesserung der Herzmuskeldurchblutung (Revaskularisation) ist es wichtig, bei gestörter Myokardfunktion (speziell bei a- und dyskinetischem Verhalten) zwischen noch lebensfähigem Gewebe (Revaskularisation führt zur Funktionsverbesserung) und bereits vernarbten Arealen (Revaskularisation ohne Aussicht auf Funktionsverbesserung und damit im Regelfall nicht indiziert) zu unterscheiden. Durch die Infusion einer niedrig dosierten Dobutaminlösung gelingt es, eine sympathomimetische Stimulation des noch lebensfähigen Myokards zu erzielen und dessen Fähigkeit zur Kontraktion (kontraktile Reserve) in eine erkennbare Kontraktion umzuwandeln [14].

10.9.4 Probleme, Limitationen und neue Entwicklungen

Der größte Nachteil der Stressechokardiographie liegt in der Abhängigkeit der ärztlichen Erfahrung und der Schallbarkeit des Patienten. Deshalb ist ein besonderes Training des Untersuchers erforderlich. Zusätzlich kann die Aussage der Methode durch Einsatz neuer Techniken wie Second Harmonic Imaging, Gewebedoppler und myokardiale Kontrastechokardiographie verbessert werden. Mit Verfahren der automatischen Wandbewegungsanalyse (akustische Quantifizierung, Color Kinesis) soll die Untersucherabhängigkeit zukünftig überwunden werden.

10.10 Intravasaler Ultraschall

Der intravasale Ultraschall (IVUS) liefert detaillierte Informationen über Lumen und Wandaufbau von Koronargefäßen. Er ergänzt damit die Koronarangiographie um wichtige Informationen [10].

10.10.1 Technische Voraussetzungen

Es stehen derzeit zwei prinzipielle Transducertypen zur intravasalen Ultraschalluntersuchung zur Verfügung: Mechanische Schallwandler mit rotierendem Kristall oder feststehendem Kristall und rotierendem Spiegel sowie elektronische Systeme mit multiplen Echokristallen. Die für den intrakoronaren Ultraschall gebräuchlichen Katheter weisen Außendurchmesser um 1,5 mm auf. Sie werden über 0,014 Zoll PTCA-Führungsdrähte in die Herzkranzgefäße eingebracht. Der Schallkopf wird distal der zu untersuchenden Region plaziert. Der Rückzug erfolgt motorisiert mit gleichbleibender Geschwindigkeit. Aus den so gewonnenen multiplen Querschnittsbildern können rechnergestützt Längsschnitte des Gefäßes in verschiedenen Ebenen rekonstruiert werden.

10.10.2 Einsatzmöglichkeiten

Die IVUS-Untersuchung kann sowohl aus diagnostischer Indikation als auch zur Therapiekontrolle erfolgen. Abbildung 10.13 zeigt ein typisches IVUS-Bild einer Koronararterie. Die diagnostische Indikation besteht dabei in der näheren Charakterisierung angiographisch nicht eindeutig zu beurteilender Läsionen. Dies trifft insbesondere auf den Hauptstamm der linken Koronararterie zu. Ferner gelingt es mittels IVUS eine Plaquecharakterisierung durchzuführen. Damit erlaubt dieses Verfahren erstmals eine in vivo Charakterisierung der verschiedenen Atherosklerosestadien. Hier liegt auch ein Schlüssel zur Therapiekontrolle. Aktuelle Therapieansätze der koronaren Herzerkrankung setzen auf eine Stabilisierung und zumindest teilweise Rückbildung der atheromatösen Plaque insbesondere durch Beeinflussung des Fettstoffwechsels und der Entzündungsreaktion im geschädigten Gefäßareal. Der morphologisch faßbare Erfolg dieses Vorgehens ist ausschließlich mit IVUS exakt zu dokumentieren. Diese Anwendung spielt insbesondere in medikamentösen Interventionsstudien an koronar herzkranken Patienten eine Rolle.

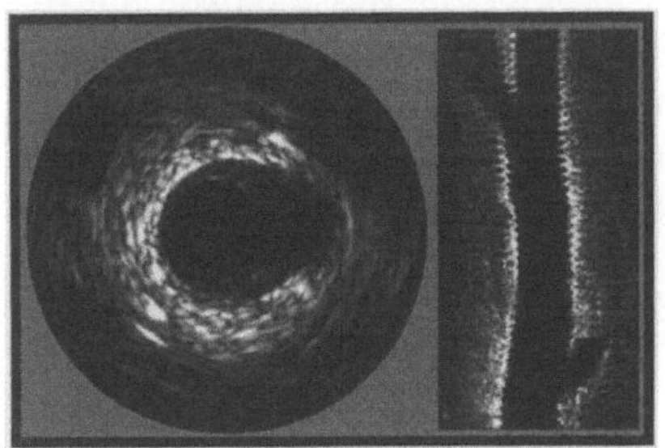

Abb. 10.13. Mittels intravasalem Ultraschall (IVUS) erzeugtes Querschnittsbild einer Koronararterie. Rechts ist eine computergestützte Rekonstruktion eines Koronararterienlängsschnittes abgebildet.

Zusätzlich erlaubt die IVUS-Untersuchung eine Erfolgskontrolle bei Katheterinterventionen an den Koronararterien. Nach Ballonangioplastie kann neben der Darstellung des Lumengewinns eine Charakterisierung des Dissekats erfolgen. Nach Stentimplantation lässt sich die optimale Stententfaltung überprüfen. Eine IVUS-Untersuchung vor der Intervention erlaubt eine exaktere Ermittlung des erforderlichen Ballon- und Stentdurchmessers als dies mit der Angiographie möglich ist. Bei Nachweis erheblicher Intima-naher Verkalkungen in der Koronararterie, der angiographisch nur sehr ungenau erfolgen kann, bahnt die IVUS-Untersuchung den Weg in Richtung Rotablation, die hier der Ballonangioplastie überlegen ist. Bei direktionaler Atherektomie erlaubt der intravasale Ultraschall die Erkennung von Restplaquebereichen, auf die das Schneideinstrument noch auszurichten ist [10].

10.10.3 Limitationen und Ausblick

Die Vorteile des intravasalen Ultraschalls gegenüber der alleinigen Angiographie sind nicht zu leugnen. Dennoch hat das Verfahren bisher keinen Einzug in die breite klinische Praxis gefunden. Dies liegt zum einen im erheblichen Kostenaufwand und zum anderen auch in einem zusätzlichen Zeit- und Personalaufwand. Für die Zukunft ist es daher wichtig, neben einer Kostensenkung eine Integration des IVUS-Systems in die Katheteranlage zu erreichen, und dadurch eine IVUS-Untersuchung ohne nennenswerten Zeitverlust durchzuführen. Weiterhin muß in neuen Studien geklärt werden, welcher Patient von der IVUS-Untersuchung zusätzlich profitiert. Die bisherigen IVUS-Erkenntnisse haben nicht nur Einsatzmöglichkeiten dieses Verfahrens aufgezeigt, sondern auch eine neue Sicht angiographischer Bilder ermöglicht, welche zum Teil den intravasalen Ultraschall wieder überflüssig macht.

10.11 Standardparameter und Formeln der Echokardiographie

Der Kerndatensatz eines echokardiographischen Befundes umfaßt Angaben zum Patienten und Untersucher, zu den Schallbedingungen und möglichen Komplikationen (z. B. bei transösophagealer Untersuchung). Die sichtbaren kardialen Strukturen (linker und rechter Vorhof, linker und rechter Ventrikel, Aortenklappe, Mitralklappe, Pulmonalklappe, Trikuspidalklappe, herznahe Gefäße, Perikardraum) werden vermessen und beschrieben. Tabelle 10.2 zeigt ein Messprotokoll mit Angabe der Referenzbereiche. Das zur Beschreibung der linksventrikulären Kontraktionsfunktion verwendete Modell findet sich in Abb. 10.14.

Die Berechnung der Hämodynamikdaten basiert auf einem umfangreichen Formelwerk [5], die in Tabelle 10.3 auszugsweise wiedergegeben wird. Die Berechnungen werden anhand der während der Untersuchung ermittelten Messwerte unmittelbar am Ultraschallgerät ausgeführt. Zur Bewertung der einzelnen Verfahren wird auf die umfangreiche Spezialliteratur verwiesen.

Tabelle 10.2. Echokardiographieprotokoll mit Angabe der Referenzbereiche (LVEDD linksventrikulärer enddiastolischer Durchmesser, LVESD linksventrikulärer endsystolischer Durchmesser, LVEDV linksventrikuläres enddiastolisches Volumen, LAESD linksatrialer endsystolischer Durchmesser, I bezeichnet jeweils den auf die Körperoberfläche bezogenen Index, IVS Interventrikularseptum, LVPW Hinterwand des linken Ventrikels, AO Aorta, EF Ejektionsfraktion, FS Verkürzungsfraktion, VmaxE maximale Geschwindigkeit der E-Welle, VmaxA maximale Geschwindigkeit der A-Welle, AML vorderes Mitralsegel, PML hinteres Mitralsegel, MÖF Mitralklappenöffnungsfläche, RCL rechtskoronares Aortenklappensegel, NCL akoronares Aortenklappensegel, LCL linkskoronares Aortenklappensegel, AÖF Aortenklappenöffnungsfläche, Vmax maximale Flussgeschwindigkeit)

Allgemeine Angaben

Name, Vorname		geb. am	
Station	Überweiser	Datum	
Diagnose			
Fragestellung			
Größe	Gewicht	BSA	
Schallbarkeit		Untersucher	
Komplikationen		Datum der Untersuchung	

Dimensionen

LVEDD	(36-56 mm)	RVEDD (<30 mm)	
LVEDVI	(23-31 mm/m²)	RVAW (≤5 mm)	
LVESD	(23-38 mm)	RA (40x50 mm)	
LVESDI	(14-22 mm/m²)		
IVS	(7-11 mm)	LVMI (F. ≤134 g/m², M. ≤134 g/m²)	
LVPW	(6-11 mm)		
LVEDV	(<140 ml)	Perikarderguß	
LVEDVI	(<75 ml/m²)		
LAESD	(21-40 mm)	Pleuraerguß	
LAESDI	(13-21 mm/m²)		
AO	(20-38 mm)	Thrombus	

Funktionsdaten

EF	(>0,40)	VmaxE (0,6-1,4 m/s)	
FS	(>0,25)	VmaxA	(0,4-1,0 m/s)
	E/A		

Wandkinetik (unter Benutzung des 16-Segment-Modells)

Normal (Hypokinesie, Akinesie, Dyskinesie, Aneurysma)

Herzklappen

Mitralklappe	AML	MÖF (>3,5 cm²)	Stenose
	PML	Mittlerer Gradient	Insuffizienz
Aortenklappe	RCL	AÖF (>2,6 cm²)	Stenose
	NCL	Spitzengradient	Insuffizienz
	LCL	Mittlerer Gradient	
Trikuspidal-		Vmax (0,4-0,8 m/s)	Stenose
klappe		Systolischer Gradient	Insuffizienz
		geschätzter PAPsyst.	
Pulmonalklappe		Spitzengradient	Stenose
		Mittlerer Gradient	Insuffizienz

Zusammenfassung/Beurteilung

Unterschrift

Tabelle 10.3. Formelwerk zur Berechnung von Hämodynamikdaten in der Echokardiographie

Linksventrikuläres Volumen (V)

Flächen-Längen-Methode

Messdaten planimetrierte Fläche & Längsausdehnung des linken Ventrikels

Formel   1) $V = \dfrac{8\,A^2}{3\,\pi L}$ (Einebenen-Methode)

2) $V = \dfrac{8\,A_1\,A_2}{3\,\pi L}$ (Zweiebenen-Methode)

A = planimetrierte Fläche(n)

L = Längsausdehnung des linken Ventrikels (bei Zweiebenen-Messung wird der größere von beiden Werten benutzt)

Scheibchen-Summations-Methode

Messdaten defin. Anzahl zylindrischer Querschnitte des linken Ventrikels

Formel   1) $V = \dfrac{\pi}{4} h \sum\limits_{i=1}^{n} D_i^{\,2}$ (Einebenen-Methode)

2) $V = \dfrac{\pi}{4} h \sum\limits_{i=1}^{n} D_{i1}\,D_{i2}$ (Zweiebenen-Methode)

h = Scheibchenhöhe, n = Scheibchenanzahl

D = Scheibchendurchmesser in der jeweiligen Ebene

Schlagvolumen (SV)

Formel $SV = EDV - ESV$

EDV = enddiastolisches Volumen

ESV = endsystolisches Volumen

Ejektionsfraktion (EF)

Formel $EF = \dfrac{SV}{EDV}$

SV = Schlagvolumen, EDV = enddiastolisches Volumen

Verkürzungsfraktion, Fractional Shortening (FS)

Formel $FS = \dfrac{EDD - ESD}{EDD}$

EDD = enddiastolisches Volumen

ESD = endsystolisches Volumen

Druckgradient (Δp)

Berechnung nach der vereinfachten Bernoulli-Gleichung

Formel   1) $\Delta p = 4(v^2\,max)$ (maximaler Druckgradient)

2) $\Delta p = 4(v^2\,mean)$ (mittlerer Druckgradient)

Klappenöffnungsfläche (KÖF)

Pressure-Half-Time-Methode (PHT) z. Berechnung der Mitralklappenöffnungsfläche (MÖF)

$$MÖF = \frac{220}{PHT}\ (cm^2)$$

PHT = Zeitdifferenz vom maximalen Fluss über der Mitralklappe bis zur Hälfte seines Ausgangswertes

Kontinuitätsgleichung zur Berechnung der Aortenklappenöffnungsfläche (AÖF)

$$AÖF = \frac{VTI_{prä}}{VTI_{intra}} F_{inf}\ (cm^2)$$

$VTI_{prä}$ = prästenotisches Geschwindigkeits-Zeit-Integral

VTI_{intra} = intrastenotisches Geschwindigkeits-Zeit-Integral

F_{inf} = Fläche des linksventrikulären Ausflusstraktes unterhalb der Aortenklappe (Infundibulum)

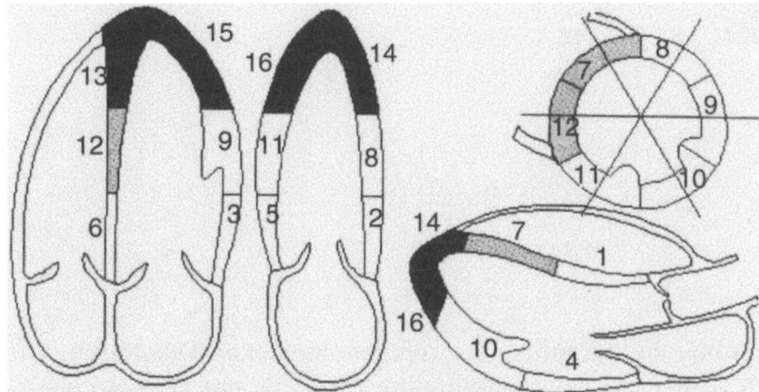

Abb. 10.14. Darstellung des 16-Segment-Modells zur Befundung von Wandbewegungsstörungen des linken Ventrikels (1 anteroseptal basal, 2 anterior basal, 3 lateral basal, 4 posterior basal, 5 inferior basal, 6 septal basal, 7 anteroseptal medial, 8 anterior medial, 9 lateral medial, 10 posterior medial, 11 inferior medial, 12 septal medial 13 septal apikal, 14 anterior apikal, 15 lateral apikal, 16 inferior apikal)

10.12 Literatur

[1] Böhmeke T, Weber K. (1998) Checkliste Echokardiographie. Thieme.

[2] Dössel O, (2000) „Bildgebende Verfahren in der Medizin" Springer, Berlin Heidelberg.

[3] Fehske W. (1993) Praxis der konventionellen und farbcodierten Doppler-Echokardiographie. Huber.

[4] Gladisch R. (1981) Praxis der abdominellen Ultraschalldiagnostik. Schattauer.

[5] Schmailzl KJG. (1994) Kardiale Ultraschalldiagnostik. Handbuch und Atlas. Blackwell Wissenschaft.

[6] Völler H, Flachskampf FA. (2000) Angewandte Echokardiographie. Neue und etablierte Verfahren. Steinkopff.

[7] Wells PNT. (1977) Biomedical ultrasonics. Academic press.

[8] Bibra H von, Bone D, Voigt JU, Niklasson U, Wranne B, Rydén L. (2000) Kontrastechokardiographie. Z Kardiol; 89 (Suppl 1): 86-96.

[9] Flachskampf FA. (2000) 3D-Echokardiographie. Z Kardiol; 89 (Suppl 1): 104-9

[10] Hausmann, D, Sturm M, Fischer D, Meyer GP. Intrakoronarer Ultraschall. Z Kardiol 2000, 89 (Suppl 1): 11-14.

[11] Mügge A. Transösophageale Echokardiographie. Z Kardiol 2000; 89 (Suppl 1): 110-118.

[12] Nixdorf U. (2000) Stressechokardiographie. Z Kardiol; 89 (Suppl 1): 78-85.

[13] Voigt JU, Bibra H von, Daniel WG. (2000) Neue Techniken zur Quantifizierung der Myokardfunktion: Akustische Quantifizierung, Color Kinesis, Gewebedoppler und "Strain Rate Imaging". Z Kardiol; 89 (Suppl 1): 97-103.

[14] Völler H, Nixdorff U, Flachskampf F.A. (2000) Myokardialer Vitalitätsnachweis mit der Dobutamin-Echokardiographie: Aktuelle Übersicht. Z Kardiol; 89: 921-31.

[15] Weidenbach M, Wick C, Pieper S, Redel DA. (2000) Augmented Reality in der Echokardiographie - Eine neue Methode der computergestützten Ausbildung und Bildbearbeitung durch virtuelle und reale dreidimensionale Datensätze. Z. Kardiol; 89: 168-175.

11 Nuklearmedizinische Verfahren in der Kardiologie

Im Gegensatz zur Koronarangiographie, der röntgenologischen Darstellung der Herzkranzgefäße nach vorheriger Kontrastmittelinjektion, die nur eine morphologische Beurteilung evtl. arteriosklerotisch verengter, größerer Herzkranzgefäßäste erlaubt, ermöglichen nuklearmedizinische Verfahren die qualitative bzw. quantitative Beurteilung einer gestörten Koronardurchblutung und eines gestörten Myokardstoffwechsels. Bei Patienten mit vermuteter oder bekannter koronarer Herzkrankheit ermöglichen nuklearmedizinische Methoden einen objektiven Ischämienachweis, eine zuverlässige prognostische Risikostratifizierung, eine Beurteilung der Myokardvitalität, die Einschätzung des kardialen Narkose- und Operationsrisikos bei allgemeinchirurgischen Eingriffen sowie eine funktionelle Überprüfung des Effektes revaskularisierender Maßnahmen, insbesondere nach Ballondilatation (PTCA) oder Bypass-Operation von Herzkranzgefäßen [6].

Im Vergleich zur Stressechokardiographie oder zu neueren bildgebenden Verfahren in der Kardiologie, wie der Elektronenstrahltomographie (EBT) oder der Kernspintomographie (NMR), ist die konventionelle Myokardszintigraphie ein schon relativ altes Verfahren. Die ersten Perfusionsszintigraphien des Herzens wurden bereits 1954 und 1955 mit dem Kalium-Analogon Rubidium-86 durchgeführt [11, 38]. Bei der konventionellen Myokardszintigraphie handelt es sich um ein nichtinvasives bildgebendes Verfahren, bei dem nach intravenöser Injektion einer schwach radioaktiv markierten Substanz, die sich in Herzmuskelzellen anreichert, die emittierte Gamma-Strahlung mittels spezieller Gamma-Kameras entweder planar oder heutzutage fast ausschließlich über eine rotierende Kamera mit anschließender rechnergestützter Rekonstruktion von Schnittbildern („Single-Photonen-Emissions-Computer-Tomographie" = SPECT) detektiert wird. Von der konventionellen, planaren oder SPECT-Myokardszintigraphie muss die aufwendigere Positronen-Emissions-Tomographie (PET) unterschieden werden, bei der zumeist sehr kurzlebige, in einem Zyklotron erzeugte Positronen-Strahler zur Bildgebung und zur quantitativen funktionellen Beurteilung von Durchblutung, Stoffwechsel und autonom-sympathischer Innervation des Herzens eingesetzt werden [42, 57].

11.1 Myokardiale SPECT-Perfusionsszintigraphie

11.1.1 Myokardaffine Radiopharmaka

Thallium-201 (Tl-201), ein Kalium-Analogon, wurde im Jahre 1973 von Lebowitz [36] erstmals für die Myokardszintigraphie verwendet und war über Jahrzehnte das Standardisotop für die nuklearmedizinische Herzdiagnostik [1, 10, 36, 61, 62, 74]. Eine wesentliche Limitation der Thallium-Szintigraphie stellt jedoch der relativ hohe Anteil an falsch positiven Befunden dar, der hauptsächlich auf sog. Attenuations-, Absorptions- oder Schwächungsartefakte zurückzuführen ist, die eine koronare Herzkrankheit bei herzgesunden Patienten vortäuschen. Aufgrund seiner niedrigen Gamma-Energie von 60-80 keV, die von überlagerndem Weichteil- oder Fettgewebe absorbiert wird, ist Thallium-201 (Tl-201) nur ein suboptimales Nuklid für die nuklearmedizinische Bildgebung. Obwohl eine quantitative Analyse die Spezifität der Thallium-Szintigraphie verbessert hat, bleibt die Rate falsch positiver Befunde insbesondere bei Frauen oder adipösen Patienten ein Problem. Bei Frauen sind Attenuationsartefakte durch überlagerndes Brustgewebe häufig nur schwierig von Durchblutungsstörungen oder Narben im Bereich der Herzvorderwand zu unterscheiden und bei adipösen Patienten können Attenuationsartefakte infolge Zwerchfellüberlagerung Perfusionsstörungen oder Infarktnarben im Hinterwandbereich vortäuschen.

In den letzten Jahren wurden anstelle von Thallium-201 Technetium-99m-markierte Perfusionsmarker in die klinische Praxis eingeführt, die zu einer wesentlichen Steigerung von Bildqualität und damit Spezifität beigetragen haben [42, 59, 63, 72, 75]. Die verbesserte Spezifität der Tc-99m-markierten Radiopharmaka ist durch die günstigeren physikalischen Eigenschaften des Tc-99m bedingt. Tc-99m besitzt im Vergleich zu Tl-201 eine höhere Photonenenergie von 140 keV bei einer deutlich kürzeren Halbwertszeit von 6 h. Die günstigeren physikalischen Eigenschaften des Tc-99m erlauben die Applikation einer 10 bis 20fach höheren Dosis im Vergleich zu Tl-201 und damit eine günstigere Zählstatistik. Die Tc-99m-markierten Substanzen Tc-99m-Sestamibi aus der Klasse der Isonitrile und Tc-99m-Tetrofosmin aus der Klasse der Diphosphine sind bezüglich des Ischämienachweises als gleichwertig anzusehen. Beide Substanzen scheinen jedoch dem Tl-201 im Ischämienachweis überlegen zu sein [6, 42].

11.1.2 Moderne Kameratechnik

Über viele Jahre war die planare Thallium-201-Myokardszintigraphie mit drei statischen Projektionen das einzige nuklearmedizinische Verfahren zur Vorfelddiagnostik und Risikostratifizierung der koronaren Herzkrankheit. Mitte der 80er Jahre wurde die planare Myokardszintigraphie sukzessiv durch die sog. „Single-Photonen-Emissions-Computer-Tomographie" = SPECT ersetzt, bei der eine kreisförmig oder elliptisch um den Patienten rotierende Gamma-Kamera die aus dem Herzen emittierte Gamma-Strahlung detektiert. Die Gamma-Kamera besteht im Prinzip aus einem großen Natriumjodid-Einkristall-Detektor, in dem einfallende Gamma-Quanten eine im sichtbaren Spektralbereich liegende Szintillationsstrahlung induzieren. Diese Szintillationsstrahlung wird über eine Photomultiplier-Kette elektronisch verstärkt und das Signal in Relation zu den Koordinaten der Kameraposition von einem Rechner verarbeitet, der daraus nach Reorientierung auf die Längsachse der linken Herzkammer drei senkrecht zueinander stehende Schnittebenen des Herzmuskels erzeugt. Als drei Standard-Schnittebenen haben sich in der SPECT-Myokardszintigraphie eine kurze Achse (SA), eine vertikale Längsachse (VLA) und eine horizontale Längsachse (HLA) etabliert (Abb. 11.1). Zur Ausblendung der ungerichteten Streustrahlung, die vom Computer nicht räumlich zugeordnet werden könnte, wird die einfallende Gamma-Strahlung von sog. Kollimatoren, die sich unmittelbar vor dem Detektorkristall befinden, gefiltert. Vereinfacht dargestellt handelt es sich bei einem Kollimator um eine Bleiplatte mit multiplen parallel angeordneten Kanälen oder Bohrlöchern, die die Gamma-Strahlung aus einer bestimmten Einstrahlrichtung senkrecht zur Kollimatoroberfläche, herausfiltert. Kollimatoren sind im Idealfall auf das Energiespektrum des verwendeten Isotops zugeschnitten, dementsprechend unterscheidet man Niedrigenergie- und Hochenergiekollimatoren.

Anfang der 90er Jahre wurden nuklearmedizinische SPECT-Kameras mit mehreren Kameraköpfen, sog. Doppelkopf- (Abb. 11.2) oder Dreikopfkameras, entwickelt, die sensitiver als die bis dahin gebräuchlichen Einkopfsysteme sind. Mehrkopfkameras ermöglichen eine Verkürzung der Untersuchungsdauer und erleichtern die Registrierung EKG-getriggerter Emissionsbilder des Herzens (sog. Gated SPECT) [27].

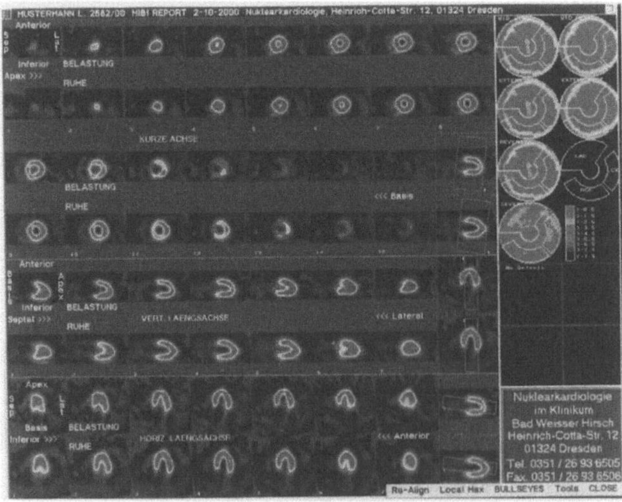

Abb. 11.1 Normalbefund einer SPECT-Myokardszintigraphie (s. Anhang). Von oben nach unten sind die drei Standardschnittebenen kurze Achse (SA), vertikale Längsachse (VLA) und horizontale Längsachse (HLA) dargestellt. Paarweise befindet sich jeweils in der oberen Reihe die Belastungs-Szintigraphie und in der unteren Reihe die zugehörige Ruhe-Szintigraphie. Zur Erhöhung der diagnostischen Genauigkeit erfolgen eine rechnergestützte Quantifizierung und ein Vergleich mit einem Normalkollektiv (Cedars-Emory-Programm). Die „Bull's-Eye" - bzw. „Polarplot" - Darstellung erlaubt die Zuordnung zu den koronaren Gefäßterritorien (LAD, CX, RCA).

Eine weitere kameratechnische Innovation ist die Entwicklung sog. Koinzi-denz-Kameras („dedicated PET"). Hierbei handelt es sich um SPECT-Kameras, bei denen eine mechanisch bewegte Koinzidenzelektronik die Funktion eines weitaus teureren elektronischen Positronen-Emissions-Tomographen (PET) simu-liert und Bilder der Verteilung Positronen-emittierender Radiopharmaka wie z. B. Fluor-18-Deoxyglukose (F-18-FDG) erlaubt [42]. In mehreren Studien konnte ge-zeigt werden, dass beim myokardialen Vitalitätsnachweis Sensitivität und Spezifität von F-18-FDG-SPECT und F-18-FDG-PET vergleichbar sind, so dass mit der F-18-FDG-SPECT eine deutlich kostengünstigere Vitalitätsdiagnostik betrieben werden kann als mit der F-18-FDG-PET [2, 3, 48].

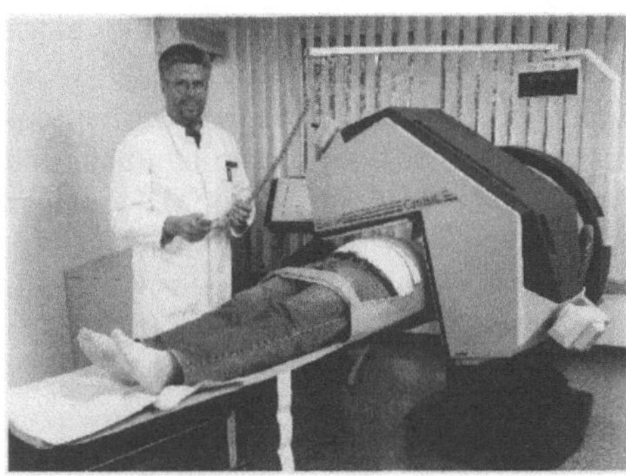

Abb. 11.2. Moderne Doppelkopf-Gammaka-mera für die nuklearkardiologische Diagno-stik. Die Detektorköpfe sind in einem fixen 90°-Winkel angeordnet, so dass über eine 90°-Rotation eine Rekonstruktion von 360°-Schnittbildern möglich ist. Die Kamera er-laubt die Durchführung von konventionellen SPECT-Myokardszintigraphien, EKG-getrig-gerten Gated-SPECT-Myokardszintigraphien und von Radionuklidventrikulographien in Ruhe und unter ergometrischer Belastung.

11.1.3 Ischämienachweis

Bei koronaren Durchblutungsstörungen konnte gezeigt werden, dass nicht der in der Koronarangiographie erfassbare morphologische, sondern in erster Linie der funktionelle Schweregrad einer koronaren Herzkrankheit bzw. die Limitierung des Blutflusses durch eine oder mehrere Herzkranzgefäßverengungen die Prognose eines Patienten mit koronarer Herzkrankheit determiniert. In zahlreichen Studien wurde die diagnostische Genauigkeit myokardszintigraphischer Verfahren beim objektiven Ischämienachweis mit der Dobutamin-Stressechokardiographie vergli-chen [5, 23, 42]. In Bezug auf diagnostische Sensitivität und Spezifität sind die myokardiale SPECT-Perfusionsszintigraphie und die Stressechokardiographie als gleichwertig anzusehen. Entscheidende Vorteile der Echokardiographie sind die fehlende Strahlenexposition und die bessere Verfügbarkeit für den Kardiologen. Die tendenziell schlechtere Spezifität der Myokardszintigraphie ist möglicher-weise dadurch begründet, dass Flussheterogenitäten nicht immer zur Ischämie führen müssen, wohingegen durch medikamentösen Stress induzierte Kontrak-tionsstörungen in der Regel Ischämiefolge sind [5, 42]. Limitationen der Stress-echokardiographie ergeben sich aus der Größe des transthorakalen Schallfensters, das insbesondere bei adipösen Patienten oder Patienten mit Lungenemphysem re-duziert ist.

Dem gegenüber können nahezu 100% aller Patienten im Rahmen einer Myo-kardszintigraphie entweder ergometrisch oder pharmakologisch (Dipyridamol,

Adenosin, Dobutamin) ausbelastet werden. Im Gegensatz zur Stressechokardiographie, die eine hohe Inter-Observer-Variabilität besitzt, ist die Myokardszintigraphie ein objektives Untersuchungsverfahren mit hoher Reproduzierbarkeit. Die direkte nuklearmedizinische Visualisierung ischämischer Regionen ist schneller und einfacher interpretierbar als die in zeitlicher Hinsicht aufwendigere Analyse echokardiographischer Bildsequenzen.

11.1.4 Vitalitätsnachweis

Der Vitalitätsnachweis spielt insbesondere nach vorausgegangenem Myokardinfarkt oder bei hochgradig kontraktionsgestörtem Myokard vor revaskularisierenden Maßnahmen (Ballondilatation oder Bypass-Operation) eine entscheidende Rolle. Nur bei relevanter Restvitalität kann eine Revaskularisation die linksventrikuläre Funktion und damit die Prognose eines Patienten verbessern. Bezüglich des Einsatzes der SPECT-Myokardszintigraphie in der Vitalitätsdiagnostik steht das nuklearmedizinische Verfahren in Konkurrenz zur Stressechokardiographie und zur Positronen-Emissions-Tomographie mit F-18-FDG. In einer Metaanalyse wurden die drei genannten Verfahren hinsichtlich ihrer diagnostischen Genauigkeit verglichen. Hierbei ergab sich für die Stressechokardiographie eine etwas höhere Spezifität bei niedrigerer Sensitivität im Vergleich zur FDG-PET. Die Tc-99m-Sestamibi-SPECT-Szintigraphie war der Tl-201-SPECT-Szintigraphie deutlich überlegen und hinsichtlich der Genauigkeit mit der Stressechokardiographie und der FDG-PET-Untersuchung vergleichbar [5, 42].

11.1.5 Risikostratifizierung und Prognosebeurteilung

Dadurch, dass die Myokardszintigraphie im Vergleich zur Echokardiographie und auch zu anderen neuen Verfahren wie z. B. der Elektronenstrahltomographie (EBT) seit vielen Jahren gut etabliert ist, gibt es für die Myokardszintigraphie große Studien, die die Bedeutung des myokardszintigraphischen Befundes für die Prognose des Patienten belegen [9, 31, 33, 42].

So fand Iskander [33] durch eine Auswertung von 14 Publikationen mit Daten von insgesamt über 12000 Patienten mit stabiler Angina pectoris, dass Patienten mit einer durch MIBI-SPECT nachgewiesenen Belastungsischämie mit einem um den Faktor 12 erhöhten Infarktrisiko belastet waren (7,4% vs. 0,6%) [33, 42].

Von Hachamovitch [31] konnte in einer Verlaufsstudie an 5183 Patienten gezeigt werden, dass das Ausmaß einer Minderperfusion in dem nach einem Hybridprotokoll akquirierten Myokardszintigramm (Ruheuntersuchung mit ^{201}Tl, Belastungsuntersuchung mit ^{99m}Tc-MIBI) mit der relativen Häufigkeit eines späteren Myokardinfarkts korrelierte [31].

Unter Einbeziehung von 920 Patienten mit nichttransmuralen Myokardinfarkten führte Boden [9] eine randomisierte Studie durch. Eine Gruppe von 462 Patienten erhielt eine primär koronarangiographische Diagnostik, die andere Gruppe von 458 Patienten wurde zunächst einer nichtinvasiven Diagnostik zugeführt und nur dann koronarangiographiert, wenn eine Myokardischämie nachgewiesen worden war.

Das klinische Ergebnis war über einen Beobachtungszeitraum von 1000 Tagen für die Patienten der primär nichtinvasiv versorgten Gruppe signifikant günstiger, sowohl im Hinblick auf die Inzidenz von Reinfarkten als auch auf die Überlebensrate [9]. Insbesondere konnte in diesen Studien herauskristallisiert werden, dass die häufig in der klinischen Diagnostik zu umfangreichen Diskussionen führenden geringfügigen belastungsinduzierten Perfusionsminderungen wenig Bedeutung in Bezug auf die Prognose des individuellen Patienten haben.

11.1.6 Kosten-Nutzen-Analyse

Von Shaw [60] wurden die Kosten für die Primär- und Folgediagnostik zweier Patientenkollektive mit stabiler Angina pectoris verglichen, die entweder initial einer invasiven Diagnostik oder zunächst einer Myokardszintigraphie unter Belastung unterzogen wurden. Bei szintigraphischem Ischämienachweis wurde die invasive Diagnostik angeschlossen. Die Kosten für die Diagnostik waren für die nach szintigraphischem Befund selektiv angiographierte Gruppe um 30-41% niedriger als für die Kontrollgruppe, die primär invasiv untersucht worden war [60].

In der ähnlich konzipierten Empire-Studie von Underwood [68] konnten diese Ergebnisse eindrucksvoll bestätigt werden. Es wurden vier diagnostische Strategien mit und ohne Einsatz der myokardialen Perfusionsszintigraphie in der Vorfelddiagnostik der koronaren Herzkrankheit miteinander verglichen. Nach einem Untersuchungszeitraum von zwei Jahren waren die diagnostischen Strategien ohne Einsatz der myokardialen Perfusionsszintigraphie signifikant teurer, ohne die Prognose des Patienten signifikant zu verbessern. Hinsichtlich der kardialen Endpunkte ergab sich kein signifikanter Unterschied [68].

Die zitierten Studien belegen, dass die Myokardszintigraphie Durchführung von Koronarangiographien benutzt werden kann. Dieses senkt die Kosten pro Behandlungsfall, was gerade im Hinblick auf die Verknappung der Ressourcen im deutschen Gesundheitssystem relevant ist.

11.2 Myokardiale Gated-SPECT-Perfusionsszintigraphie

Ein wesentlicher methodischer Fortschritt war in den 90er Jahren die Einführung der EKG-getriggerten Gated-SPECT-Szintigraphie, bei der über eine automatische Konturerkennung der linksventrikulären Wand zusätzlich zur alleinigen Perfusionsstudie die simultane Analyse von globaler und regionaler linksventrikulärer Funktion möglich wurde [16, 27]. Die EKG-Triggerung erlaubt die Darstellung des Herzmuskels zum Zeitpunkt der Enddiastole und zum Zeitpunkt der Endsystole in tomographischen Schnittbildern und ermöglicht darüber hinaus die Aufzeichnung der Herzaktion als Film im sog. Cine-Mode. Hieraus lassen sich die globale und regionale linksventrikuläre Funktion, die regionale systolische Wanddickenzunahme und die enddiastolischen und endsystolischen Volumina der linken Herzkammer bestimmen (Abb. 11.3 und Abb. 11.4).

Durch die simultane Analyse von myokardialer Perfusion und Funktion können die Spezifität der SPECT-Perfusionsszintigraphie gesteigert und die Häufigkeit falsch positiver Befunde gesenkt werden [42].

Taillefer [63] belegte durch eine prospektive Studie an 115 Frauen, dass die Sensitivitäten vom Tl-201-SPECT und Tc-99m-Sestamibi-SPECT vergleichbar sind, die relativ schlechte Spezifität der Tl-201-SPECT von ca. 70% läßt sich jedoch mit der Tc-99m-Sestamibi-SPECT auf ca. 85% und mit der EKG-getriggerten Tc-99m-Sestamibi-Gated SPECT sogar auf über 90% steigern [63].

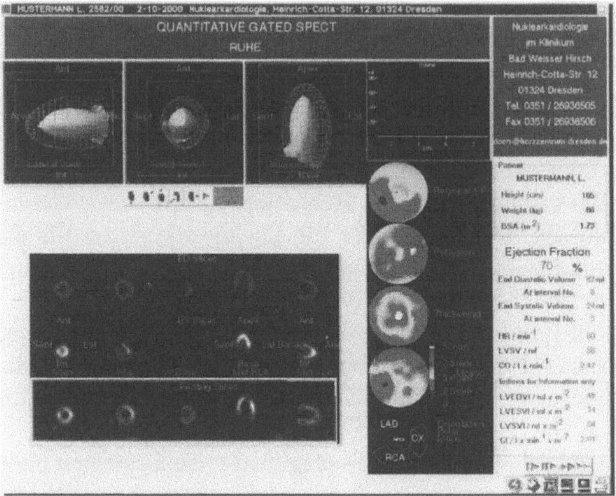

Abb. 11.3. Normalbefund einer EKG-getriggerten Gated-SPECT-Myokardszintigraphie (s. Anhang)

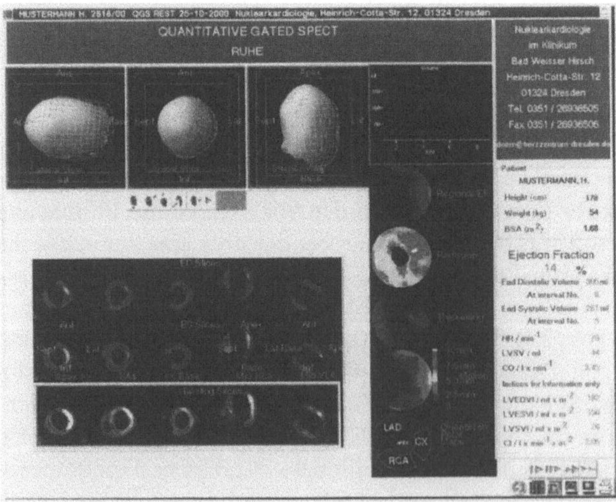

Abb. 11.4. Befund einer EKG-getriggerten Gated-SPECT-Myokardszintigraphie bei einem 73-jährigen Patienten mit schwerwiegender ischämischer Kardiomyopathie und massiv eingeschränkter linksventrikulärer Funktion (LVEF 14%). Der linke Ventrikel ist massiv dilatiert, das enddiastolische Volumen (LVEDV) beträgt 305 ml, das endsystolische Volumen (LVESV) 261

ml. Bei einer Herzfrequenz von 79/min und einem linksventrikulären Schlagvolumen (LVSV) von 44 ml errechnet sich ein Herz-Minuten-Volumen (HMV) von 3,45 l/min. Durch Normierung auf die Körperoberfläche (BSA) können der linksventrikuläre enddiastolische Volumen-Index (LVEDVI), der linksventrikuläre endsystolische Volumen-Index (LVESVI), der linksventrikuläre Schlagvolumen-Index (LVSVI) und der Herz-Index (CI) errechnet werden. In den Bull's-Eye-Darstellungen fällt die hochgradige Diskrepanz zwischen massiv eingeschränkter regionaler linksventrikulärer Funktion, massiv eingeschränkter systolischer Wanddickenzunahme und mit Ausnahme der Herzspitze nahezu vollkommen erhaltener Perfusion und Myokardvitalität auf. Die Befundkonstellation spricht für sog. „hibernating myocardium". Bei hochgradig reduzierter linksventrikulärer Funktion, aber erhaltener Myokardvitalität, profitiert der Patient von einer Myokardrevaskularisation (s. Anhang).

11.3 Positronen-Emissions-Tomographie (PET)

Die Positronen-Emissions-Tomographie (PET) stellt die modernste szintigraphische Technik zur Beurteilung physiologischer und biochemischer Prozesse im Herzen dar. Grundlage der PET ist die Bestimmung lokaler Tracerkonzentrationen auf Basis von Positronenzerfall und Annihilation. Positronenstrahler besitzen einen Überschuss an Protonen im Kern. Um dessen Stabilität wiederherzustellen, wird ein Proton unter Emission eines Positrons in ein Neutron umgewandelt. Das Positron zerfällt im Gewebe rasch durch Annihilation unter Abgabe zweier Photonen mit einer Energie von je 511 keV in einem Winkel von 180°. Die Annihilation wird als Grundlage der Bildgebung in der PET verwendet. Die verfügbare Ringdetektor-PET-Technologie ermöglicht die dreidimensionale Datenakquisition mit Quantifizierung lokaler Tracerkonzentrationen. Aktuelle PET-Systeme erlauben eine räumliche Auflösung von 5-7 mm und eine zeitliche Auflösung von einigen Sekunden pro Bild. Die Wandbewegung und die damit verbundene Wanddickenänderung des Myokards beeinflussen die Auflösung, die jedoch durch EKG-getriggerte Aufnahmen verbessert werden kann [57]. Kohlenstoff (C-11), Stickstoff (N-13), Sauerstoff (O-15) und Fluor (F-18) sind die am häufigsten in kardiologischen Fragestellungen verwendeten Radionuklide. Alle Radionuklide müssen in einem Zyklotron durch Teilchenbeschuss erzeugt werden, wobei die kurze Halbwertszeit von wenigen Sekunden bis Minuten und die aufwendige radiochemische Synthese der Tracer eine radiopharmazeutische Abteilung erfordern.

11.3.1 Ischämienachweis

Spezifische Änderungen des myokardialen Stoffwechsels kommen sowohl während einer akuten ischämischen Episode als auch unter chronisch-ischämischen Bedingungen vor [12, 50, 55, 58, 66]. Kurz- wie auch längerdauernde Ischämieperioden führen zu einer Beeinträchtigung des oxidativen Fettsäuremetabolismus mit Zunahme des myokardialen Glukoseverbrauches [34, 54]. Pathophysiologisch werden zwei Mechanismen beschrieben:
- Die prolongierte Einschränkung der Myokardfunktion (Kontraktilität) nach einer vorausgegangenen Ischämieperiode wird als „stunning" bezeichnet.
- Chronisch minderperfundiertes, funktionell eingeschränktes Myokard wird als „hibernating myocardium" definiert.

- Während „stunned myocardium" somit eine normale Perfusion aufweist, liegt bei „hibernating myocardium" meist eine allerdings nur mäßiggradige Minderperfusion vor. Beide Zustände können koexistieren und sind vielfach klinisch nicht unterscheidbar.

Zur Beurteilung der myokardialen Perfusion werden am häufigsten entweder Rubidium-82 (Rb-82), N-13-Ammoniak oder O-15-Wasser verwendet. Die meisten Studien verwenden eine visuelle Datenanalyse, wie sie auch routinemäßig für die Tl-201- oder Tc-99m-Technetium-MIBI-SPECT-Szintigraphie angewandt wird [28, 51]. In einigen Untersuchungen wurde in Analogie zu SPECT-Untersuchungen eine semiquantitative Auswertung vorgenommen [32, 35, 45, 47]. Die Bestimmung des myokardialen Blutflusses und der koronaren Flussreserve erfolgt in der Regel nach pharmakologischer Belastung mit Adenosin oder Dipyridamol, die zu einer Blutflusssteigerung um das 3,5- bis 5-fache führen. Die Bestimmung der koronaren Flussreserve erfaßt Flussänderungen frühzeitig und kann genau reproduzierbar und nichtinvasiv mit der N-13-Ammoniak- oder Rb-82-PET bestimmt werden. Der Schweregrad einer koronarangiographisch bestimmten Stenose korreliert eng mit der in der PET gemessenen koronaren Flussreserve [17, 19, 69]. Bereits ab einem 30-40 %igen Stenosegrad kommt es zu einer Beeinträchtigung des maximalen koronaren Flusses und damit der koronaren Flussreserve. Die Bestimmung der koronaren Flussreserve ist eine sensitive Methode zur Erfassung einer abnormen Vasoregulation, noch bevor angiographisch Veränderungen darstellbar sind. Eine Einschränkung der koronaren Flussreserve und ihrer Reversibilität nach lipidsenkender Therapie läßt sich auch bei asymptomatischen jungen Patienten mit multiplen Risikofaktoren und familiärer KHK-Anamnese nachweisen [15, 29, 46]. Obwohl eine Normalisierung einer eingeschränkten koronaren Flussreserve nach mechanischen oder pharmakologischen Interventionen belegt ist, muss die prognostische Relevanz der PET erst in prospektiven Studien bestätigt werden [57].

11.3.2 Vitalitätsnachweis

Klinisch ist es von großer Bedeutung chronisch hypofunktionelle, jedoch vitale Myokardsegmente zu identifizieren, da sie von Revaskularisationsmaßnahmen (Angioplastie, Bypass-Operationen) profitieren [14, 39, 64, 66]. Die Beurteilung des Substratstoffwechsels und der myokardialen Perfusion mit PET stellt z.Zt. den Gold-Standard der myokardialen Vitalitätsdiagnostik dar. Neben der Aussagekraft zur funktionellen Erholung von funktionsgestörtem Myokard besitzt die F-18-FDG-PET prognostische Relevanz. Retrospektive Studien konnten eine hohe Inzidenz von kardiovaskulären Komplikationen bei den Patienten nachweisen, die sich keiner Revaskularisationsmaßnahme unterzogen hatten, jedoch bei vermindertem Blutfluss eine noch erhaltene FDG-Aufnahme aufwiesen (Mismatch) [22, 40, 65]. Demgegenüber zeigten sich keine Unterschiede in der Prognose zwischen Patienten mit normalem Myokard oder Narbengewebe, unabhängig davon, ob diese Patienten einer Revaskularisation unterzogen wurden oder nicht.

Vitales Gewebe wurde in den genannten Untersuchungen als charakteristischer Mismatch zwischen Perfusion und Metabolismus oder anhand der Ausdehnung des Mismatches definiert [14, 20]. In prospektiven Studien mit der F-18-FDG-PET konnte gezeigt werden, dass bei Patienten mit minderperfundiertem, jedoch vitalem Myokard, ein erhöhtes peri- und postoperatives Operationsrisiko zu erwarten ist [30].

Eine ähnlich hohe Aussagekraft wie die F-18-FDG-PET Diagnostik bietet die F-18-FDG-Szintigraphie in SPECT- oder Koinzidenz-Technik [4, 49], welche den hohen apparativen Aufwand der PET-Diagnostik reduziert und möglicherweise in Zukunft zu einer Kostenersparnis in der Vitaltitätsdiagnostik bei Patienten mit ischämischer Kardiomyopathie führen könnte [57].

11.3.3 Beurteilung der autonomen neuronalen Innervation des Herzens

Zahlreiche Radiopharmazeutika sind zur Beurteilung der Funktion des autonomen Nervensystems entwickelt worden. Angriffspunkt der Tracer sind entweder die präsynaptischen Nervenendigungen oder die postsynaptischen Rezeptoren im Herzen. Die meisten Radionuklide erlauben eine Darstellung der prä- und postsynaptischen Strukturen des sympathischen Nervensystems. Parasympathische Nervenfasern sind nur vereinzelt im linken Ventrikel zu finden.

Die Beurteilung der Innervation mit Neurotransmittern des sympathischen Nervensystems (C-11-Hydroxyepinephrin) ermöglichte erstmals die Beurteilung der sympathischen Reinnervation nach orthotoper Herztransplantation [7]. Da die chronische Sympathikus- und neurohumorale Aktivierung bei Patienten mit Herzinsuffizienz zur einer Down-Regulation kardialer β_1-Rezeptoren führt, konnte eine Verminderung der C-11-Hydroxyepinephrin-Aufnahme bei Patienten mit Herzinsuffizienz nachgewiesen werden [56]. Prospektive Studien sind notwendig um zu klären, ob der C-11-Hydroxyepinephrin-PET ähnlich der J-123-MIBG-Szintigraphie eine Rolle in der Risikostratifizierung und dem Therapiemonitoring zukommen wird [41].

11.4. Radionuklidventrikulographie (RNV)

Vor Einführung der Gated SPECT-Technik waren myokardiale Funktionsuntersuchungen in Ruhe und unter Belastung nur mit der sog. Radionuklidventrikulographie (RNV) möglich, die entweder als „First Pass"-Studie nach intravenöser Injektion eines Radionuklid-Bolus oder als EKG-getriggerte „Blood Pool"-Studie mit radioaktiv markierten Erythrozyten durchgeführt wird (Abb. 11.5). Die Radionuklidventrikulographie basiert auf der Darstellung des Blutpools in den einzelnen Phasen des Herzzyklus [52, 53]. Hierbei ist die innerhalb des Ventrikels gemessene Rate an radioaktiven Impulsen in guter Näherung dem Volumen proportional. Die Radionuklidventrikulographie ist damit ein Verfahren, mit dem kardiale Funktionsparameter wie enddiastolisches Volumen, endsystolisches Volumen, Schlagvolumen, Herzzeitvolumen, globale und regionale Auswurffraktion, Regurgitationsvolumen, Regurgitationsfraktion, Shuntvolumen, Shuntfraktion und regionale

Wandbewegung bestimmt werden können. Zentrale Zielgröße bei der Radionuklidventrikulographie ist die Bestimmung der linksventrikulären Ejektionsfraktion (EF). Es sind Untersuchungen des linken Ventrikels und bei methodischer Optimierung auch des rechten Ventrikels möglich. In der Bestimmung globaler Funktionsparameter erlaubt die RNV eine Beurteilung der regionalen Wandfunktion. Mittels EDV-gestützter Berechnungen kann die regionale Ejektionsfraktion aus dem Amplitudenbild bzw. Phasenbild bestimmt werden [53]. Die RNV kann sowohl in Ruhe als auch unter Belastung durchgeführt werden, so dass Analysen des Belastungsverhaltens der Herzfunktion möglich sind. In gleicher Weise sind Untersuchungen unter pharmakologischer Stimulation oder unter Elektrostimulation („pacing") möglich. Bei Untersuchungen zur Beurteilung der regionalen LV-Funktion sind in der Regel Aufnahmen in mehreren Projektionen erforderlich (z. B. ventral, LAO 45°, LAO 75°).

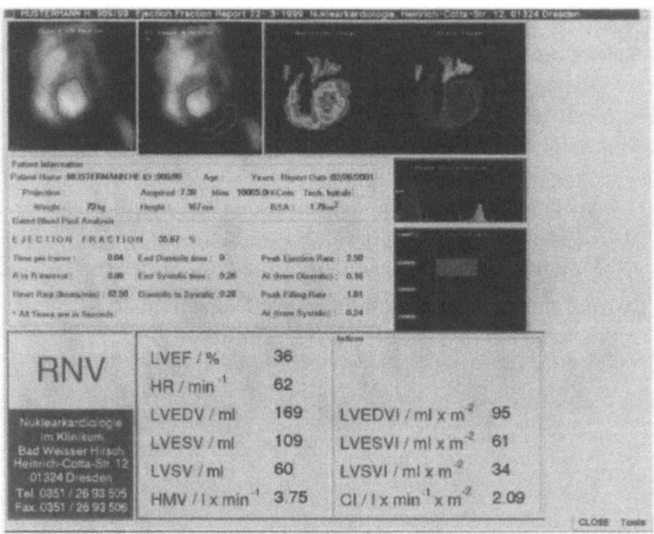

Abb. 11.5. Befund einer EKG-getriggerten Radionuklidventrikulographie (RNV) in Ruhe bei einem 70-jährigen Patienten mit reduzierter linksventrikulärer Funktion (LVEF 36%) bei bekannter dilatativer Kardiomyopathie. Durch eine Darstellung des „Blood Pools" mit Technetium-99m markierten Eigenerythrozyten können aus dem sog. „Amplituden"- und „Phasen"-Bild der linken Herzkammer die globale linksventrikuläre Ejektionsfraktion (LVEF), das linksventrikuläre enddiastolische Volumen (LVEDV), das linksventrikuläre endsystolische Volumen (LVESV), das linksventrikuläre Schlagvolumen (LVSV), das Herz-Minuten-Volumen (HMV) und nach Normierung auf die Körperoberfläche (BSA) die zugehörigen Indizes LVEDVI, LVESVI, LVSVI und der Herz-Index (CI) errechnet werden. Radionuklidventrikulographien sind sowohl für die linke (LV) als auch für die rechte Herzkammer (RV) in Ruhe und unter Belastung durchführbar (s. Anhang).

Die RNV kann sowohl als First-pass-RNV (erste Tracerpassage) als auch in der Gleichgewichtsphase (Äquilibrium-RNV, „multiple gated acquisition", MUGA) durchgeführt werden (Abb. 11.5). Bei der First-pass-Technik wird nach bolusartiger intravenöser Injektion des Radiopharmakons die Passage durch das rechte und nachfolgend linke Herz mit hoher zeitlicher Auflösung (< 50 ms pro Bild) szintigraphisch registriert und elektronisch aufgezeichnet. Die Untersuchungsdauer beträgt etwa 30 Sekunden, wobei max. fünf bis zehn Herzzyklen ausgewertet werden.

Die Äquilibrium-RNV erfolgt in der Gleichverteilungsphase eines intravenös applizierten, intravasal verbleibenden Radiopharmakons. Meist werden hierzu Tc-99m-markierte Eigenerythrozyten verwendet. Die Akquisition erfolgt EKG-getriggert, die szintigraphischen Informationen werden damit den einzelnen Phasen des Herzzyklus zugeordnet. Computergestützt erfolgt eine herzphasensynchrone Summation der Daten. Aus mehreren hundert Einzelzyklen wird somit ein „repräsentativer Herzzyklus" aufsummiert und analysiert.

Die beiden RNV-Techniken erzeugen sog. Zeitaktivitätskurven (Zeitvolumenkurven), die z. B. für den linken Ventrikel („Region-of-interest"-Technik) erstellt werden können. Aus dem Verlauf dieser Kurven lassen sich dann die interessierenden Volumenparameter sowie die globale und regionale linksventrikuläre Funktion berechnen.

11.4.1 Klinischer Stellenwert

Im Gegensatz zur SPECT-Myokardszintigraphie, die bevorzugt bei koronarer Herzkrankheit eingesetzt wird, kann die RNV keiner spezifischen Herzerkrankung zugeordnet werden. Die Untersuchung der linksventrikulären Pumpfunktion ist im Prinzip bei allen Erkrankungen möglich. Die erhaltenen Funktionsparameter sowie ihr Belastungsverhalten sind hinsichtlich der Genese pathologischer Befunde unspezifisch. Das Indikationsspektrum umfasst dementsprechend Patienten mit koronarer Herzkrankheit vor und nach Myokardinfarkt, Zustand nach PTCA oder Bypass-Operation, Kardiomyopathien, Herzklappenvitien und Patienten nach Schrittmacherimplantation zur Optimierung der Schrittmacheraktion. Eine weitere Indikation besteht vor und nach Einsatz kardiotoxischer Zytostatika bei malignen Tumoren. Bei der Mehrzahl aller Patienten korreliert die mittels RNV bestimmte globale Ejektionsfraktion gut mit den angiographischen Messwerten [71]. Abweichungen von der mittels Herzkatheter bestimmten linksventrikulären Funktion wurden bei Patienten mit Vorderwandaneurysma gefunden, bei denen die RNV die LVEF unterschätzt [53]. Für Herzgesunde wird eine mittlere LVEF von 64 ± 8% (eine Standardabweichung) angegeben mit einem Anstieg unter Belastung von mindestens 5% [53, 71].

Nach Einführung und technischer Verbesserung der Echokardiographie hat die klinische Bedeutung der RNV deutlich abgenommen, insbesondere seit echokardiographisch auch Untersuchungen unter ergometrischer und pharmakologischer Belastung mit hoher Zuverlässigkeit durchführbar sind. Vorteile der Echokardiographie sind die für Kardiologen bessere Verfügbarkeit, geringere Kosten und die fehlende Strahlenexposition sowie die zusätzliche morphologische Information über Herzklappenstrukturen und -funktion. Vorteile der RNV liegen in einer besseren Reproduzierbarkeit und geringeren Inter-Observer-Variabilität [71], weshalb die RNV auch heute noch in kontrollierten Therapiestudien zur Überprüfung der linksventrikulären Funktion eingesetzt wird.

11.4.2 Shunt-Bestimmung

Mit der Radionuklidventrikulographie in First-pass-Technik ist ebenfalls eine quantitative Bestimmung intra- und extrakardialer Shunts möglich. Nach intravenöser Injektion eines markierten Indikators und Passage durch das rechte Herz, die Lungen und das linke Herz, kann aus der Kurvencharakteristik besonders des abfallenden Schenkels der Dilutionskurve ein Links-Rechts-Shunt berechnet werden. Nach der sog. Indikatorverdünnungsmethode kann aus der Höhe der vorzeitig einsetzenden Rezirkulationswelle der intrakardiale oder extrakardiale Shunt quantitativ ermittelt werden. Als Indikator wird in der Regel Tc-99m-Pertechnetat verwendet. Die mittels Radionukliddiagnostik bestimmte Shuntgröße stimmt mit der invasiv nach der Sauerstoffverdünnungsmethode (Fick'schen Prinzip, Kap. 8) ermittelten Shuntgröße überein. Eine genaue Lokalisation des Defektes ist jedoch nur bei einfachen angeborenen Vitien (Vorhof- und Ventrikelseptumdefekt oder offenem Ductus Botalli) möglich, während bei komplexeren angeborenen Vitien die Interpretation deutlich erschwert ist. Die nuklearmedizinische Shunt-Diagnostik ist durch die Fortschritte der Echokardiographie, insbesondere durch die transösophageale Kontrastmittelechokardiographie, die eine genaue Defektlokalisation sowie eine planimetrische Defektgrößenbestimmung ermöglicht, weitestgehend verdrängt worden. Die transösophageale Echokardiographie kann darüber hinaus zum Monitoring eines interventionellen Defektverschlusses mit kathetergestützten Schirm-okkludern verwendet werden.

11.5 Molekulare Aspekte der Nuklearkardiologie

Das modernste und innovativste Kapitel der nuklearmedizinischen Herzdiagnostik beinhaltet die Umsetzung moderner Erkenntnisse aus dem Bereich der Molekular- und Zellbiologie [6]. Dieser Ansatz bietet die Chance zur Erforschung diverser pathophysiologischer Mechanismen bei der koronaren Herzkrankheit. Relevante Aspekte sind der generelle Nachweis einer signifikanten Atherosklerose sowie der Nachweis einer erhöhten Plaquevulnerabilität. Untersuchungen zur Myokardnekrose, Apoptose oder zur Genexpression sind prinzipiell mit diesen modernen nuklearmedizinischen Techniken denkbar. Die größte Herausforderung dieses Forschungsgebietes ist die Visualisierung von Komponenten der Gefäßwand. Dies erfordert Innovationen auf dem Gebiet der Radiochemie und eine hochauflösende Kameratechnik, um diese relativ kleinen Strukturen sichtbar zu machen. Bei der Erforschung der Gefäßwand wurden bereits unterschiedliche Strukturen untersucht, so z. B. proliferierende glatte Muskelzellen, Makrophagen und Lipidspeicher. Monoklonale Antikörper gegen antigene Komponenten proliferierender glatter Muskelzellen wurden sowohl tierexperimentell als auch am Menschen untersucht. Narula [43] konnte zeigen, dass ein monoklonaler Maus-Antikörper (Z2D3) gegen humane atherosklerotische Plaques auch hochspezifisch auf proliferierende glatte Muskelzellen reagiert.

Carrio [13] fand, dass der gleiche Antikörper dazu verwendet werden kann, um atherosklerotische Plaques in menschlichen Carotiden darzustellen. Die zuletzt genannte Studie war die erste die zeigen konnte, dass es technisch möglich ist, radioaktiv markierte Antikörper gegen menschliche atherosklerotische Plaques zu erzeugen. Elmaleh [24] konnte zeigen, dass ATP und seine Analoge signifikante Induktoren der glatten Muskelzellproliferation in der Media von Rattenaorten sind. Daraus haben die Autoren geschlossen, dass Tc-99m-Diadenosin-Polyphosphat zur nichtinvasiven Darstellung aktiver atherosklerotischer Plaques verwendet werden kann. Die Anreicherung von Tc-99m-Diadenosin konnte sowohl ex vivo als auch in vivo nachgewiesen werden. Andere Studien haben sich das Prinzip zu eigen gemacht, dass Endothelin-Rezeptoren im Bereich der Sarkolemm-Oberfläche glatter Muskelzellen nachweisbar sind. Da der atherosklerotische Prozess teilweise durch eine Proliferation und Migration glatter Muskelzellen charakterisiert ist und Endothelin die Zellproliferation beeinflusst, wurden Versuche mit radioaktiv markiertem Endothelin unternommen. In der Tat konnte eine erhöhte Tc-99m-Endothelin-Speicherung in einem Atherosklerosemodell am Kaninchen nachgewiesen werden [21]. Die Konzentration des radioaktiv markierten Endothelins korrelierte mit der Anzahl glatter Muskelzellen, jedoch nicht mit der Anzahl der Makrophagen oder der Plaquedicke.

Die zuletzt genannten Studien haben gezeigt, dass eine bildgebende Darstellung von glatten Muskelzellen innerhalb von atherosklerotischen Plaques prinzipiell möglich ist.

Da atherosklerotische Läsionen ebenfalls einen hohen Anteil an Lipiden und Cholesterin haben, erscheinen Versuche zur Markierung des Lipidpools naheliegend. In frühen Studien hatte diese Strategie nur begrenzten Erfolg [37]. Erst kürzlich gebrauchte Tsimikas [67] jedoch mit Erfolg einen radioaktiv markierten monoklonalen Antikörper gegen oxidiertes LDL-Cholesterin. In dieser Studie wurde erstmals eine erhöhte Speicherung des radioaktiv markierten Antikörpers in Plaques von Kaninchen mit angeborener Hyperlipidämie nachgewiesen. Die Speicherung war am größten in Regionen mit reichem Gehalt an Schaumzellen und im lipidreichen nekrotischen Kern einer atherosklerotischen Läsion.

Andere geeignete Targets für eine nuklearmedizinische Bildgebung stellen das Endothel, Makrophagen sowie spezifische Antigene der Neovaskularisation dar [44]. Im Bereich des Endothels wurden bereits Antikörper gegen Adhäsionsmoleküle nuklearmedizinisch untersucht [70]. Ein anderer nuklearmedizinischer Interessenschwerpunkt ist die bildgebende Darstellung des Apoptose-Prozesses. Blankenberg [8] berichtet über die Möglichkeit, den Apoptose-Prozess durch Annexin V, ein endogenes menschliches Protein mit einer hohen Affinität für membrangebundenes Phosphatidyl-Serin, sichtbar zu machen. Demzufolge wurde Tc 99m markiertes Annexin V verwendet, um den Apoptose-Prozess sowohl tierexperimentell als auch bei Herztransplantationen erforschen zu können.

Eines der interessantesten neuen Forschungsgebiete in der nuklearmedizinischen Bildgebung ist die Darstellung der Genexpression. Hier wurden bis heute zwei Forschungsrichtungen verfolgt [25]. Ein Ansatz beinhaltet die Darstellung der Genexpression mit Gen/Reporter Probe-Systemen zur Darstellung der endogenen oder exogenen Genexpression.

Der zweite Ansatz beinhaltet die Anwendung von radioaktiv markierten Antisense-Oligodeoxy-Nukleotiden, die gegen die spezifische mRNA eines bestimmten Gens gerichtet sind [18]. Beide Techniken, die zur in vivo-Bildgebung an Mäusen verwendet wurden, stehen jedoch noch am Anfang ihrer wissenschaftlichen Entwicklung. Ein Gen/Reporter Probe-System, dass mittels PET dargestellt wurde, umfaßt das Herpes simplex Typ 1-Thymidinkinase-Gen (HSV1-tk) und F-18-Gaciclovir [26]. Die vorläufigen Ergebnisse dieser Forschung sind hochinteressant und eröffnen Perspektiven sowohl für die PET- als auch für die konventionelle SPECT-Technologie. Die zukünftige Forschungsrichtung beinhaltet den potenziellen Einsatz dieser Technologie sowohl bei der Überwachung der endogenen Genexpression als auch bei der Überwachung einer exogenen Gentherapie.

Bestandteil dieses Forschungsansatzes ist die Verwendung kleiner Versuchstiere, z. B. von Mäusen, in denen diese Genmanipulationen relativ einfach vorgenommen werden können. Die Verwendung dieser kleinen Versuchstiere erfordert jedoch hochauflösende Kamerasysteme, die in der Lage sind, kleinste Organstrukturen darzustellen. Systeme, die diesem Anspruch gerecht werden, wurden bereits entwickelt und sowohl in die PET- als auch SPECT-Technik implementiert [26, 73]. Solche Mikro-PET- und -SPECT-Kameras und ihre weit verbreitete Verfügbarkeit haben möglicherweise einen bedeutsamen Einfluss auf die moderne biologische Forschung und ermöglichen langfristige in vivo-Studien zur Genexpression und Gentherapie.

11.6 Literatur

[1]   Atkins HL, Budinger TF, Lebowitz E et al. (1977) Thallium-201 for medical use. Part 3: Human distribution and physical imaging properties. J Nucl Med 18: 133-140.

[2]   Bax JJ, Visser FC, Blanksma PK, Veening MA, Tan ES, Willemsen ATM, van Lingen A, Teule GJJ, Vaalburg W, Lie KI, Visser CA (1996) Comparison of myocardial uptake of flourine-18-fluorodeoxyglucose imaged with PET and SPECT in dyssynergic myocardium. J Nucl Med 37: 1631-1636.

[3]   Bax JJ, Visser FC, van Lingen A, Visser CA, Teule GJJ (1995) Myocardial F-18 fluoro-deoxyglucose imaging by SPECT. Clin Nucl Med 20: 486-490.

[4]   Bax JJ, Visser VD, Blanksma PK et al. (1996) Comparison of myocardial uptake of fluorine-18 fluorodesoxyglucose imaged with PET and SPECT in dyssynergic myocardium. J Nucl Med 37: 1631-1636.

[5]   Bax JJ, Wijns W, Cornel JH, Visser FC, Boersma E, Fioretti PM (1997) Accuracy of currently available techniques for prediction of functional recovery after revascularization in patients with left ventricular dysfunction due to chronic coronary artery disease: comparison of pooled data. J Am Coll Cardiol 30: 1451-1460.

[6]   Beller GA, Zaret BL (2000) Contributions of nuclear cardiology to diagnosis and prognosis of patients with coronary artery disease. Circulation 101: 1465-1478.

[7]   Bengel FM, Ueberfuhr P, Ziegler S, Nekolla S, Reichart B, Schwaiger M (1999) Serial assessment of sympathetic reinnervation after orthotopic heart transplantation. A longitudinal study using PET and C-11 Hydroxyephedrine. Circulaton 99: 1866-1871.

[8]   Blankenberg FG, Katsikis PD, Tait JF, Davis E, Naumovski L, Ohtsuki K, Kopiwoda S, Abrams MJ, Darkes M, Robbins RC, Maecker HT, Strauss HW (1998) In vivo detection and imaging of phosphatidylserine expression during programmed cell death. Proc Natl Acad Sci USA 95: 6349-6354.

[9] Boden WE, O'Rourke RA, Crawford MH, Blaustein AS, Deedwania PC, Zoble RG, Wexler LF, Kleiger RE, Pepine CJ, Ferry DR, Chow BK, Lavori PW (1998) Outcomes in patients with acute non-Q-wave myocardial infarction randomly assigned to an invasive as compared with a conservative management strategy. N Engl J Med 25: 1785-1792.

[10] Bradley-Moore PR, Lebowitz E, Greene MW, Atkins HC, Ansari AN (1975) Thallium-201 for medical use: II. Biologic behavior. J Nucl Med 16: 156.

[11] Burch GE, Threefoot SA, Ray CT (1955) The rate of disappearance of ^{86}Rb from the plasma, the biologic decay rates of ^{86}Rb, and the applicability of ^{86}Rb as a tracer of potassium in man with and without chronic congestive failure. J Lab & Clin Med 45: 371.

[12] Camici P, Ferranini E, Opie LH (1989) Myocardial metabolism in ischemic heart disease: basic principles and application to imaging by positron emission tomography. Prog Cardiovasc Dis 32: 217-238.

[13] Carrio I, Pieri PL, Narula J, Prat L, Riva P, Pedrini L, Pretolani E, Caruso G, Sarti G, Estorch M, Berna L, Riambau V, Matias-Guiu X, Pak C, Ditlow C, Chen F, Khaw BA (1998) Noninvasive localization of human atherosclerotic lesions with indium 111-labeled monoclonal Z2D3 antibody specific for proliferating smooth muscle cells. J Nucl Cardiol 5: 551-557.

[14] vom Dahl J, Eitzman DT, al-Aouar AR et al. (1994) Relation of regional function, perfusion, and metabolism in patients with advanced coronary artery disease undergoing surgical revascularization. Circulation 90: 2356-2366.

[15] Dayanikli F, Grambow D, Muzik O, Mosca L, Rubenfire M, Schwaiger M (1994) Early detection of abnormal coronary flow reserve in asymptomatic measure at high risk for coronary artery disease using positron emission tomography. Circulation 90: 808-817.

[16] De Puey EG, Nichols K, Dobrinsky C (1993) Left ventricular ejection fraction assessed from gated technetium-99m-Sestamibi SPECT. J Nucl Med 34: 1871-1876.

[17] Demer LL, Gould KL, Goldstein RA, Kirkeeide RL, Mullani NA, Smalling RW, Nishikawa A, Merhige ME (1989) Assessment of coronary artery disease severity by positron emission tomography: comparison with quantitative arteriography in 193 patients. Circulation 79: 825-835.

[18] Dewanjee MK, Haider N, Narula J (1999) Imaging with radiolabeled antisense oligonucleotides for the detection of intracellular messenger RNA and cardiovascular disease. J Nucl Cardiol 6: 345-356.

[19] DiCarli M, Czernin J, Hoh CK, Gerbaudo VH, Brunken RC, Huang SC, Phelps ME, Schelbert HR (1995) Relation among stenosis severity, myocardial blood flow, and flow reserve in patients with coronary artery disease. Circulation 91: 1944-1951.

[20] DiCarli MF, Davidson M, Little R et al. (1994) Value of metabolic imaging with positron emission tomography for evaluating prognosis in patients with coronary artery disease and left ventricular dysfunction. Am J Cardiol 73: 527-533.

[21] Dinkelborg LM, Duda SH, Hanke H, Tepe G, Hilger CS, Semmler W (1998) Molecular imaging of atherosclerosis using a technetium-99m-labeled endothelin derivative. J Nucl Med 39: 1819-1822.

[22] Eitzman D, al-Aouar Z, Kanter H, vom Dahl J, Kirsh M, Deeb GM et al. (1992) Clinical outcome of patients with advanced coronary artery disease after viability studies with positron emission tomography. J Am Coll Cardiol 20: 559-565.

[23] Elhendy A, Geleijnse ML, van Domburg RT, Bax JJ, Nierop PR, Beerens SAM, Valkema R, Krenning EP, Ibrahim MM, Roelandt JRTC (1998) Comparison of dobutamine stress echocardiography and technetium-99m sestamibi single-photon emission tomography for the diagnosis of coronary artery disease in hypertensive patients with and without left ventricular hypertrophy. Eur J Nucl Med 25: 69-78.

[24] Elmaleh DR, Narula J, Babich JW, Petrov A, Fishman AJ, Khaw BA, Rapaport E, Zamecnik PC (1998) Rapid noninvasive detection of experimental atherosclerotic lesions with novel ^{99m}Tc-labeled diadenosine tetraphosphates. Proc Natl Acad Sci USA 95: 691-695.

[25] Gambhir SS, Barrio JR, Herschman HR, Phelps ME (1999) Imaging gene expression: principles and assays. J Nucl Cardiol 6: 219-233.

[26] Gambhir SS, Barrio JR, Phelps ME, Iyer M, Namavari M, Satyamurthy N, Wu L, Green LA, Bauer E, MacLaren DC, Nguyen K, Berk AJ, Cherry SR, Herschman HR (1999) Imaging adenoviral-directed reporter gene expression in living animals with positron emission tomography. Proc Natl Acad Sci USA 96: 2333-2338.

[27] Germano G, Kiat H, Kavanagh PB, Moriel M, Mazzanti M, Su HT, Van Train KF, Berman DS (1995) Automatic quantification of ejection fraction from gated myocardial perfusion SPECT. J Nucl Med 36: 2138-2147.

[28] Go TR, Marwick TH, MacIntyre WJ et al. (1990) A prospective comparison of rubidium-82 PET and thallium-201 SPECT myocardial perfusion imaging utilizing a single dipyridamole stress in the diagnosis of coronary artery disease. J Nucl Med 31: 1899-1905.

[29] Guethlin M, Kasel AM, Coppenrath K, Ziegler S, Delius W, Schwaiger M (1999) Delayed response of myocardial flow reserve to lipid lowering therapy with fluvastatin. Circulation 99: 475-481.

[30] Haas F, Haehnel CJ, Picker W et al. (1997) Perioperative PET viability assessment and peri- and postoperative risk in patients with advanced ischemic heart disease. J Am Coll Cardiol 30: 1693-1700.

[31] Hachamovitch R, Berman DS, Shaw LJ, Kiat H, Cohen I, Cabico JA, Friedman J, Diamond GA (1998) Incremental prognostic value of myocardial perfusion single photon emission computed tomography for the prediction of cardiac death. Differential stratification for risk of cardiac death and myocardial infarction. Circulation 97: 535-543.

[32] Hicks K, Ganti G, Mullani N, Gould K (1989) Automated quantitation of threedimensional cardiac positron emission tomography for routine clinical use. J Nucl Med 30: 1787-1797.

[33] Iskander S, Iskandrian AE (1998) Risk assessment using single-photon emission computed tomographic technetium-99m sestamibi imaging. J Am Coll Cardiol 32: 57-62.

[34] Kalff V, Schwaiger M, Nguyen N, McClanahan TB, Gallagher K (1992) The relationship between myocardial blood flow and glucose uptake in ischemic canine myocardium determined with F-18 deoxyglucose. J Nucl Med 33: 1346-1353.

[35] Laubenbacher C, Rothley J, Sitomer J et al. (1993) An automated analysis program for the evaluation of cardiac PET studies: initial results in the detection and localisation of coronary artery disease using nitrogen 13-ammonia. J Nucl Med 34: 968-978.

[36] Lebowitz E, Greene MW, Bradley-Moore PR, Atkins H, Ansari AN, Richards P, Belgrave E (1973) ^{201}Tl for medical use (Abstract). J Nucl Med 14: 421.

[37] Lees RS, Lees AM, Strauss HW (1983) External imaging of human atherosclerosis. J Nucl Med 24: 154-156.

[38] Love WD, Romney RB, Burch GE (1954) A comparison of the distribution of potassium and exchangeable rubidium in the organs of the dog, using rubidium-86. Circ Res 2: 112.

[39] Lucignani G, Paolini G, Landoni C et al. (1992) Presurgical identification of hibernating myocardium by combined use of technetium-99m hexokinase 2-methoxy-isobutylisonitrile single photon emission tomography and flourine-18 fluoro-2-deoxyglucose positron emission tomography in patients with coronary artery disease. Eur J Nucl Med 19: 874-881.

[40] Maddahi J, DiCarli M, Davidson M et al. (1992) Prognostic significance of PET assessment of myocardial viability in patients with left ventricular dysfunction. J Am Coll Cardiol 19: 142A.

[41] Merlet P, Valette H, Dubois-Rande J et al. (1992) Prognostic value of cardiac metaiodobenzylguanidine imaging in patients with heart failure. J Nucl Med 33: 471-477.

[42] Mruck S, Kuwert T (2000) Myokardszintigraphie. Z Kardiol 89: Suppl 1, I/54-I/58.

[43] Narula J, Petrov A, Bianchi C, Ditlow CC, Lister BC, Dilley J, Pieslak I, Chen FW, Torchilin VP, Khaw BA (1995) Noninvasive localization of experimental atherosclerotic lesions with mouse/human chimeric Z2D3 F(ab')$_2$ specific for the proliferating smooth muscle cells of human atheroma: imaging with conventional and negative charge-modified antibody fragments. Circulation 92: 474-484.

[44] Narula J, Virmani R, Iskandrian AE (1999) Strategic targeting of atherosclerotic lesions. J Nucl Cardiol 6: 81-90.

[45] Nekolla S, Schlieringer S, Stadler E, Schwaiger M (1996) World wide web and virtual reality markup language extensions in cardiac SPECT and PET data processing. J Nucl Med 37: 172P.

[46] Pitkanen OP, Raitakari OT, Ronnemaa T, Niinikoski H, Nuutila P, Lida H, Viikari JS, Knuuti J (1997) Influence of coronary risk status on coronary flow reserve in healthy young men. Am J Cardiol 79: 1690-1692.

[47] Porenta G, Kuhle W, Czernin J et al. (1992) Semiquantitative assessment of myocardial blood flow and viability using polar map displays of cardiac PET. J Nucl Med 33: 1628-1636.

[48] Sandler MP, Bax JJ, Patton JA, Visser FC, Martin WH, Wijns W (1998) Fluorine-18-fluorodeoxyglucose cardiac imaging using a modified scintillation camera. J Nucl Med 39: 2035-2043.

[49] Sandler MP, Videlefsky S, Delbeke D et al. (1995) Evaluation of myocardial ischemia using a rest metabolism/stress perfusion protocol with fluorine-18 fluorodesoxy-glucose/technetium-99m-MIBI and dualisotope simultaneous-acquisition single photon emission computed tomography. J Am Coll Cardiol 26: 870-876.

[50] Schelbert HR, Henze E, Phelps ME, Kuhl DE (1982) Assessment of regional myocardial ischemia by positron emission computed tomography. Am Heart J 103: 588-597.

[51] Schelbert HR, Phelps ME, Hoffmann EJ, Huang S, Selin CE (1979) Regional myocardial perfusion assessed with N-13 ammonia and positron emission computerized axial tomography. Am J Cardiol 43: 209-218.

[52] Schicha H (1993) Nuklearmedizin - Compakt-Lehrbuch, 2. Aufl. Schattauer, Stuttgart New York.

[53] Schicha H, Emrich D (1983) Nuklearmedizin in der kardiologischen Praxis. GIT, Darmstadt.

[54] Schoen H, Schelbert HR, Najafi A et al. (1982) C-11 labeled palmitic acid for the noninvasive evaluation of regional myocardial fatty acid metabolism with positron computed tomography: II Kinetics of C-11 palmitic acid in acutely ischemic myocardium. Am Heart J 1103: 548-561.

[55] Schwaiger M, Fishbein MC, Block M et al. (1987) Metabolic and ultrastructural abnormalities during ischemia in canine myocardium: non-invasive assessment by positron emission tomography. J Mol Cell Cardiol 19: 259-269.

[56] Schwaiger M, Hutchins G, Rosenspire K, Haka M, Wieland DM (1990) Quantitative evaluation of the sympathetic nervous system by PET in patients with cardiomyopathy. J Nucl Med 31: 792.

[57] Schwaiger M, Pirich C (2000) Positronen-Emissions-Tomographie. Z Kardiol 89: Suppl. 1, I/59-I66.

[58] Schwaiger M, Schelbert HR, Ellison D et al. (1985) Sustained regional abnormalities in cardiac metabolism after transient ischemia in the chronic dog model. J Am Coll Cardiol 6: 336-347.

[59] Shanoudy H, Raggi P, Beller GA, Soliman A, Ammermann EG, Kastner RJ, Watson DD (1998) Comparison of technetium-99m tetrofosmin and thallium-201 single-photon emission computed tomographic imaging for detection of myocardial perfusion defects in patients with coronary artery disease. J Am Coll Cardiol 31: 331-337.

[60] Shaw LJ, Hachamovitch R, Berman DS, Marwick TH, Lauer MS, Heller GV, Iskandrian AE, Kesler KL, Travin MI, Lewin HC, Hendel RC, Borges-Neto S, Miller DD (1999) The economic consequences of available diagnostic and prognostic strategies for the evaluation of stable angina patients: an observational assessment of the value of precatheterization ischemia. J Am Coll Cardiol 33: 661-669.

[61] Strauss HW, Harrison K, Langan JK, Lebowitz E, Pitt B (1975) Thallium-201 for myocardial imaging: Relation of thallium-201 to regional myocardial perfusion. Circulation 51: 641-645.

[62] Strauss HW, Pitt B (1977) Thallium-201 as a myocardial imaging agent. Semin Nucl Med 7: 49-58.

[63] Taillefer R, De Puey EG, Udelson JE, Beller GA, Latour Y, Reeves F (1997) Comparative diagnostic accuracy of Tl-201 and Tc-99m sestamibi SPECT imaging (perfusion and ECG-gated SPECT) in detecting coronary artery disease in women. J Am Coll Cardiol 29: 69-77.

[64] Tamaki N, Othani H, Yamashity K et al. (1991) Metabolic activity in the areas of new fill-in after thallium-201 reinjection: Comparison with positron emission tomography using fluorine-18-deoxyglucose. J Nucl Med 32: 673-678.

[65] Tamaki N, Yonekura Y, Yamashita K et al. (1993) Prognostic value of an increase in fluorine-18 deoxyglucose uptake in patients with myocardial infarction. Comparison with stress thallium imaging. J Am Coll Cardiol 22: 1621-1627.

[66] Tillisch J, Brunken R, Marshall R et al. (1986) Reversibility of cardiac wall motion abnormalities predicted by positron emission tomography. N Engl J Med 314: 884-888.

[67] Tsimikas S, Palinski W, Halpern SE, Yeung DW, Curtiss LK, Witztum JL (1999) Radiolabeled MDA2, an oxidation-specific, monoclonal antibody, identifies native atherosclerotic lesions in vivo. J Nucl Cardiol 6: 41-53.

[68] Underwood SR, Godman B, Salyani S, Ogie JR, Ell PJ (1999) Economics of myocardial perfusion imaging in Europe - The EMPIRE study. Eur Heart J 20: 157-166

[69] Uren NG, Melin JA, DeBruyne B, Wijns W, Baudhuin T, Camici PG (1994) Relation between myocardial blood flow and the severity of coronary artery stenosis. N Engl J Med 330: 1782-1788.

[70] Villanueva FS, Jankowski RJ, Klibanov S, Pina ML, Alber SM, Watkins SC, Wagner WF (1998) Microbubbles targeted to intercellular adhesion molecule-1 bind to activated coronary artery endothelial cells: a novel approach to assessing endothelial function using myocardial contrast echocardiography. Circulation 98: 1-5.

[71] Voth E, Theissen P, Sechtem U, Schicha H (1994) Nuklearmedizinische Belastungsuntersuchungen bei Herzerkrankungen. In: Mager G, Winter UJ (Hrsg) Belastungsuntersuchung bei Herz-, Kreislauf-, Gefäß- und Lungenerkrankungen. Thieme, Stuttgart New York.

[72] Wackers FJT, Berman DS, Maddahi J et al. (1989) Technetium-99m hexakis 2-methoxyisobutyl isonitrile: human biodistribution, dosimetry, safety, and preliminary comparison to thallium-201 myocardial perfusion imaging. J Nucl Med 30: 301-311.

[73] Weber DA, Ivanovic M (1999) Ultra-high resolution imaging of small animals: implications for preclinical and research studies. J Nucl Cardiol 6: 332-344.

[74] Weich HF, Strauss HW, Pitt B (1977) The extraction of thallium-201 by the myocardium. Circulation 56: 188-191.

[75] Zaret BL, Rigo P, Wackers FJT et al. (1995) Myocardial perfusion imaging with ^{99m}Tc tetrofosmin: comparison to ^{201}Tl imaging and coronary angiography in a phase III multicenter trial. Circulation 91: 313-319.

12 Angiokardiographie

Die Grundidee der Angiokardiographie besteht in einer bildgebenden Darstellung der Herzgefäße unter Verwendung der klassischen Röntgentechnik. Hierzu wird ein Röntgenkontrastmittel lokal mit Hilfe unterschiedlicher Katheter appliziert und zeitgleich eine Folge von Röntgenbildern aufgenommen und gespeichert. Die qualitative Beurteilung sowie die anschließende quantitative Analyse liefert wertvolle Informationen über den Zustand der Herzgefäße.

Die Angiokardiographie dient somit der invasiven Diagnostik von Herz- und Gefäßerkrankungen. Sie schafft Voraussetzungen für eine kathetergestützte interventionelle Therapie der koronaren Herzkrankheit, von angeborenen und z. T. auch von erworbenen Herzfehlern bzw. Herzklappenerkrankungen. Sie wird diagnostisch durch die invasive Messung des EKG's (Kap. 5), des Blutdruckes (Kap. 6) sowie verschiedener Volumina (Kap. 8) unterstützt. Therapeutisch wird mit der Angiokardiographie meist eine Ballondilatation (PTCA) und Stentimplantation verknüpft. Über die aktuellen Leitlinien informiert [5, 28].

12.1 Bilderzeugung und Speicherung

Zu den apparativen Voraussetzungen können hier nur orientierende Hinweise erfolgen (Abb. 12.1). Detaillierte Beschreibungen der Bildgebungstechnologie finden sich in [17].

Der Bilderzeugung dienen gepulste Bildverstärker-Röntgenkinematographen mit Röntgengeneratoren von hoher und konstanter Puls-Leistung. Die konventionelle Blattfilm-Folie und Line-Angiographie ist heutzutage durch die digitale Bildverarbeitung und der Line-Film durch digitale Speichermedien (CD-R mit DICOM-Format) weitgehend ersetzt. Angepaßte Verarbeitungsprogramme gestatten, digital gespeicherte diagnostische Informationen quantitativ auszuwerten. Abbildung 12.1 skizziert eine Zweiebenen (Biplan-) Anlage. Der Systemaufbau umfaßt folgende wesentliche Komponenten:

- 100 kW Röntgengenerator mit automatischer KV und mA Steuerung, geeignet zur kontinuierlichen Durchleuchtung oder zur Generierung von gepulster Röntgenstrahlung (max. Pulsfolge; 150 Bilder/s).
- Digitales Bildverstärker-/Fernsehsystem formatumschaltbar (BV-Format 23 x 13 cm) mit Digitalkamera und hochauflösendem CCD-Sensor mit 1024 x 1024 Matrix.
- Eine Bildprozessoreinheit, d.h. ein hochspezialisiertes Computersystem, das simultan verschiedene digitale Bilder über mathematische Operationen verarbeitet.

- Digitale Speichermedien -RAID, CD-R, WORM.
- Abbildungsgeräte - wie Videomonitor.
- Ein Computer zur Kontrolle der genannten Geräte für die digitale Radiographie und zur Kommunikation mit dem Bedienpersonal. Während der Bildgewinnung synchronisiert der Computer den Röntgengeneratorpuls mit der Fernsehkamera, dem A/D-Wandler, dem Bildprozessor und den Speichermedien. Er ermöglicht den Rückruf von Bildern aus dem Speicher zum Bildprozessor für die nachträgliche Bildbearbeitung.

Die digitale Radiographie mit ihrem multidirektionalen, mikroprozessorgesteuerten Ein- bzw. Zweiebenensystem ermöglicht neben der Langzeitarchivierung eine simultane digitale Abspeicherung im Echtzeitbetrieb, quantitative Analysen ventrikulographischer und koronarographischer Parameter, aus den dynamischen digitalen Aufzeichnungen verfügbare Standbilder für Interventionen sowie Echtzeitzoom und Echtzeitlupe für die Dilatation von Koronarstenosen. Schnittstellen und ein Netzwerk lassen die vorhandenen Daten einer weiteren Bearbeitung und Archivierung zuführen. Dazu gehört ein Herzkathetermessplatz mit computergestützter Auswertung (Datenvorspeicherung, Korrektur und Selektion, Programmierbarkeit, universeller Datenbearbeitung) sowie ein Registriersystem mit mindestens 2 (optimal 4) Druckmessverstärkern und einer Einheit zur Erfassung elektrophysiologischer Daten.

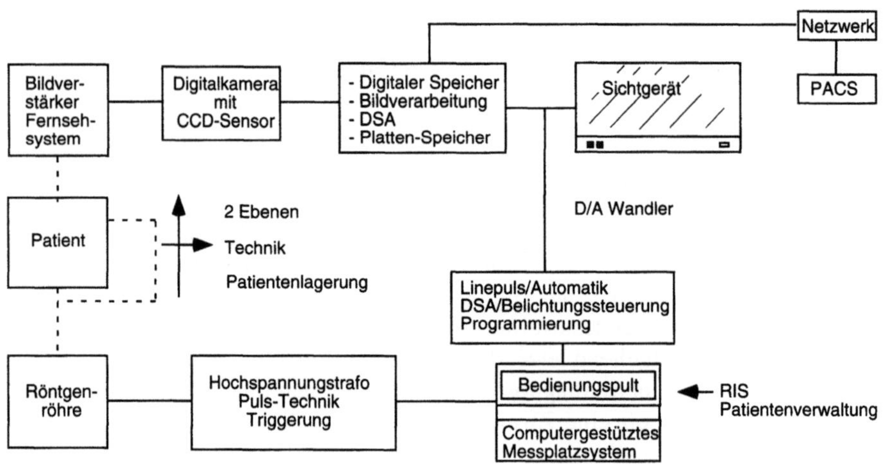

Abb. 12.1. Radiographische Technik (DSA = digitale Substraktionsangiographie in der Kardiologie durch ein Echtzeitbilderarbeitungssytem abgelöst, PACS = Picture Archiving and Communication System, CCD = Charged coupled device, RIS = Röntgeninformationssystem)

Über eine Workstation erfolgt die weitere Bearbeitung zur digitalen Speicherung klinischer und funktionsdiagnostischer Daten mit dem Ziel einer einheitlichen Dokumentation, Archivierung, Datenverarbeitung und -auswertung. Die modernen Anlagen mit hochauflösendem Digitalsystem ermöglichen die bildgebende Aufnahme und Wiedergabe in 1024-er Matrix. Die Speicherkapazität in der Basiskonfiguration bietet 36 000 in 512 x 512 8 Bit/Pixel bzw. 14 400 Bilder in 512 x 512 10 Bit/Pixel und Bildfrequenzen von 12,5 und 25 Bilder/s. Realtime-Digitalfilter können die Darstellung der Gefäßkanten und insgesamt die Kontraste verbessern und somit Artefakte minimieren. Für die Realtime Untersuchung der Herzkranzarterien reichen 12 Bilder/s aus, für die Analyse der Herzkammern sind 25 Bilder/s erforderlich. In der Pädiatrie ist infolge der höheren Herzfrequenz der Kinder eine Bildfolge von 50 Bilder/s nötig. Die Szenendauer ist in der Regel auf 10 s begrenzt. Anzeigen am Bildschirm informieren über die Speicherkapazität. Der Transfer der Bilddaten erfolgt auf eine patientenbezogene CD-R .

Moderne Angiokardiographieanlagen verfügen über schwenkbare U- bzw. C-Stative sowie lagevariierbare Patiententische. Damit sind beliebige Projektionen manuell oder über eine Programmeinheit auch automatisch einstellbar. Bogenförmig verlaufende Koronararterien können in mehreren Projektionen gut dargestellt werden. Biplane Anlagen mit Isozentrierung auf das Herz in allen Projektionen liefern ideale Untersuchungsbedinungen (Abb. 12.2).

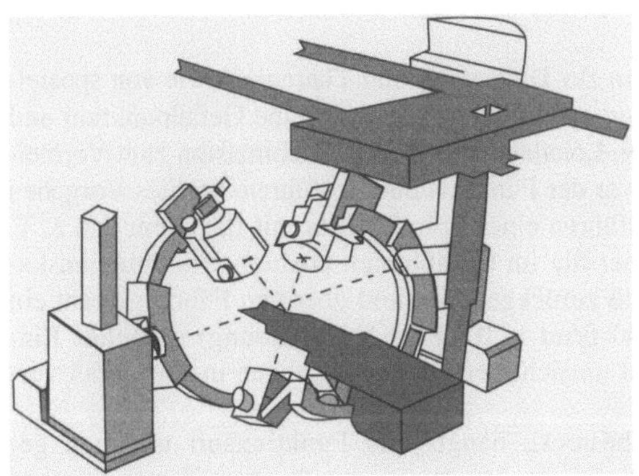

Abb. 12.2. Biplane isozentrisch arbeitend e multidirektionale Angiokardiographieeinheit

Die Kontrastmittel werden abhängig von Gefäßkaliber manuell (z. B. Koronararterien) oder über elektromotorgetriebene, programmierbare Hochdruckinjektoren verabreicht. Druckgesteuerte Systeme arbeiten mit konstantem Druck und variablem Fluss, flussgesteuerte Injektoren mit konstantem Fluss und variablem Druck. Die flussgesteuerten Injektoren sind wegen teilweise hoher Druckentwicklung technisch aufwendiger. Infolge der hohen Viskosität sind z. B. 100-120 cm langen Kathetern der Größe Charriere F7 Spitzendrücke von 60-600 PSI nötig. Bei digitaler Angiokardiographie sind Flussgeschwindigkeiten bei intraventrikulärer Injektion von etwa 10 ml/s ausreichend. Die Einstellung der Parameter sollte abhängig vom Kathetermaterial und Lumen anhand von Eichtabellen erfolgen. Alle modernen Geräte sind EKG-getriggert und können herzphasengetreue Injektionen durchführen, um die intramyokardiale Injektion diastolisch zu beginnen. Linksatriale Injektionen nach transseptaler Katheterposition sollten kammersystolisch beginnen. Kontrastmittelmenge und Injektionsgeschwindigkeit sind der individuellen Kammergröße, der Auswurffraktion, der Herzfrequenz und der Irritabilität der linken Kammer anzupassen.

Weitere Bemühungen in der Diagnostik kardialer Strukturen beziehen sich auf eine 3D Lokalisation [64, 78]. Die radiographische 3D-Lokalisation gestattet exaktere Messungen und erleichtert die Größenwahl und das Platzieren von Interventionsinstrumenten. Den Bezug bilden biplane, isozentrische und multidirektionale Angiogramme. Die 3D-Rekonstruktion des Koronarbaumes wird möglich, wenn die geometrischen Daten einschließlich der Projektionen, der Angulation und die Distanz Röntgenstrahler-Bildverstärker bei jeder Aufnahmesequenz aufgezeichnet werden. Mit Hilfe einer besonderen 3D-Fusionstechnik lassen sich neuerdings auf der Basis von 2D-Röntgenbildern und myokardszyntigraphischen Daten 3D-Fusionsbilder erstellen. Diese erlauben eine objektivere Zuordnung der einzelnen Gefäßsegmente des Koronarbaumes zu den korrespondierenden Perfusionsbildern. Der Kliniker erwartet von diesen neuen Entwicklungen eine genauere Beurteilung des Zustandes des Herzens.

12.2 Herzkatheter

Das Einführen von Herzkathetern zur Diagnostik und Therapie sowie von speziellen Führungsdrähten oder Sonden erfolgt bevorzugt über eine Gefäßpunktion und selten über eine Gefäßfreilegung. Lokalanästhesie und Stichinzision zum Vermeiden des Hautwiderstandes sind vor der Punktion durchzuführen. Steriles Vorgehen ist damit erforderlich. Nach Einführen eines Spiraldrahtes mit flexiblem und z. T. vorgekrümmtem Anfangsteil über die im Gefäßlumen positionierte Punktionskanüle wird letztere aus dem Gefäß zurückgezogen und über den Führungsdraht ein vorher mit Heparinlösung (5000 E/ml in 0,9%ige NaCl Lösung) gespültes Einführungsbesteck (Abb. 12.3) mit umsichtigen Drehbewegungen in das Gefäß vorgeschoben.

Die Wahl der Einführungsbestecke hängt vom Punktionsort und den geschätzten Gefäßverhältnissen sowie von dem diagnostischen und therapeutischen Vorhaben ab. Über den distalen Verschlussteil des Einführungsbestecks lassen sich Y-Konnektoren anschließen. Damit können weitere Kanäle gewonnen werden. Die Dicke der Führungsdrähte (0,012″= 0,3 mm bis 0,063″ = 1,6 mm) ist katheterbezogen auszuwählen.

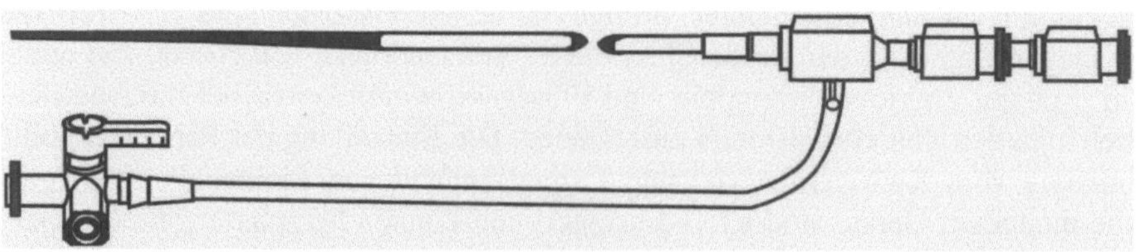

Abb. 12.3. Einführungsbesteck mit Gefäßdilatator, Hülse, proximalem, hämostatischem Verschluss und Seitenarm mit Dreiwegehahn

12.2.1 Instrumente zur transkutanen Arterien- und Venenpunktion

Meist wird auf komplette Einführbestecke 4F bis 14F mit und ohne Seitenarm sowie Hahnanschlüsse (3-Wegehahn, Hahnbank, Mehrwegschiene) und zusätzliche Konnektoren zurückgreifen. Zu beachten sind die Innendurchmesser der Hülsen und der hämostatischen Ventile, die abhängig vom Katheteraußendurchmesser zu wählen sind. Zusätzlich erforderlich sind:
- Punktionsnadeln verschiedener Größe und dazu passende Spiralführungsdrähte verschiedener Längen (45 cm für Arterienpunktion; 145 cm und 175 cm bzw. 250 cm-300 cm für die Kathetereinführung) mit weichem, flexiblem Ende.
- Anschlußstücke bzw. Übergangsstücke für Luer-Lock und Rekord-System sowie für Seldingerkatheter.
- Flanschstücke und Hähnchen in entsprechenden Größen.
- Verbindungsschläuche zwischen Katheter und Druckwandler mit adaptierten Anschlüssen.
- Druckfeste Schläuche mit Luer-Lock-Adapter, die zur Hochdruck-Injektion verwendet werden.

12.2.2 Instrumente zur transseptalen Linksherzkatheterisierung

Für die trnasseptale Linksherzkatheterisierung ist neben einer speziellen Punktionsnadel ein Spiralmandrin zum Einführen des vorpräparierten Katheters mit Seitenöffnungen und verjüngter Spitze zum Endverschluss nötig. Der Endverschluss erfolgt beim Brockenbrough-Katheter durch Einführen eines Verschlussbolzens per Spiraldraht (Abb. 12.4) vor der Ventrikulographie oder durch einen Verschlussmandrin. Bei Verwendung eines Pigtail-Katheters mit zusätzlichen Seitenöffnungen zur Ventrikulographie entfällt dieser Verschluss der Katheterspitze.

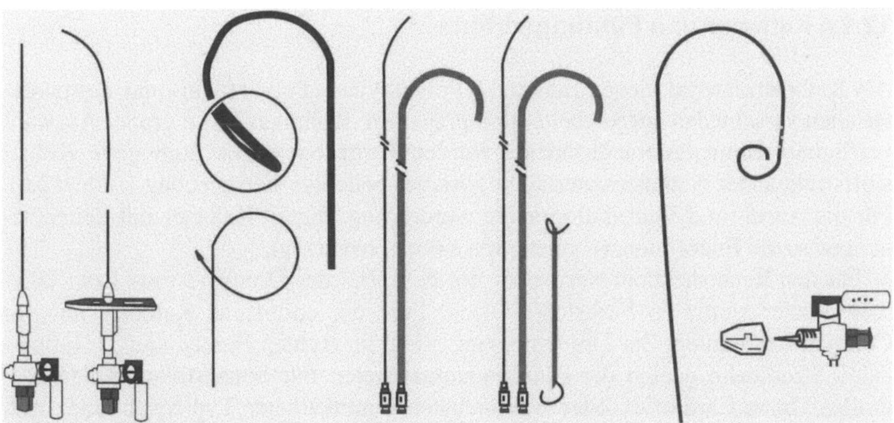

Abb. 12.4. Instrumentarium zum transseptalen Linksherzkatheterismus, von links nach rechts: Gerade und die bevorzugt gebogene Kanüle mit scharfer Spitze; Griff und Verschlussbahn; Brockenbrough-Katheter und Verschlussmandrin; Pigtail-Katheter mit 180°-Kurve: Mullins-Kathetereinführungsbesteck mit Schleuse und Dilatator

12.2.3 Führungsinstrumentarium

Das Einführen von Katheter-Tipmanometern, von Biopsiezangen oder von Dilatationskathetern zur Gefäß- oder Klappenerweiterungen erfolgt in der Regel über Führungskatheter sowie über komplette Einführbestecke zur perkutanen katheteroperativen Therapie (Abb. 12.5). Auf ein nötiges größeres Sortiment von Führungskathetern für die PTCA ist zu achten, um auch bei individuellen anatomischen Abweichungen die wesentlichen epikardialen Koronarstrecken zu erreichen. Für die PTCA erhöhen Führungskatheter nach dem Konstruktionsprinzip eines Soft-touch-Katheters mit einer äußeren Spitze aus weichem Polyurethan die Sicherheit [29]. Abhängig von dem Anliegen sind lange Schleusen-Sets zum Einführen von Bioptomen, Schrittmachersonden u. a. unerlässlich. Für die rechtsventrikuläre Biopsie (Einführungshülse mit Spitzenkrümmung auf 45° Lumen 2,35 mm, 92 cm lang) gibt es angepasste Formen.

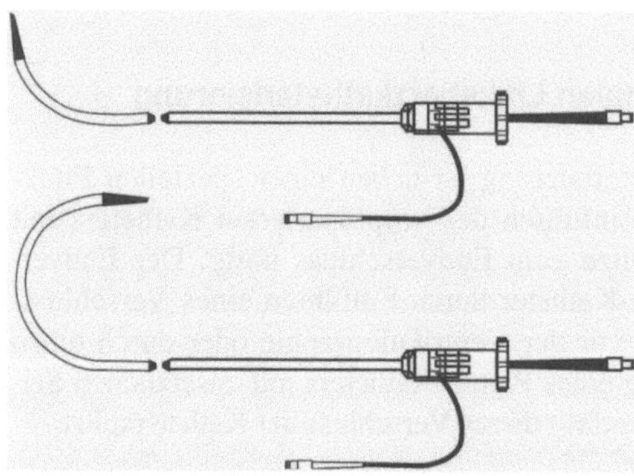

Abb. 12.5. Einführungsbestecke für die Mitral- und die Aortenklappenvaluloplastie

12.2.4 Katheter und Führungsdrähte

Als Kathetermaterial dienen radiopake Polyethylen-, Polyurethan- und Teflonmaterialien verschieden aufgearbeitet und präpariert. Kommerziell in großer Auswahl verfügbare Einmalgebrauchsartikel werden vorgezogen. Die homogene Kunststoffstruktur der Kathetermaterialien gestattet beliebige Formgebung (Abb. 12.6). Für die Aorta- und Ventrikulographie werden sog. Pigtail-Katheter mit Seitenöffnungen sowie Endöffnung (Katheter links oben) bevorzugt.

Für den Rechtsherzkatheterismus mit dem Ziel der Druckmessung bzw. Oxymetrie oder zentralen Farbstoffdilution dient der endoffene Katheter mit der Cournandkrümmung. Zur Druckmessung allein im rechten Herzen und der pulmonalen Strombahn genügt der Einschwemmkatheter. Für Sonderfälle können Pulmoflex- bzw. Cardioflex oder Balloneinschwemmkatheter Typ Swan-Ganz und entsprechende Einführungsbestecke eingesetzt werden.

Speziell geformt sind die Katheter zur selektiven Koronarangiographie. Abbildung 12.7 demonstriert Formunterschiede, wobei differente Längen und Abmessungen der Spitzenkrümmung sowie Verjüngungen zusätzlich das Repertoire erweitern. Bei transfemoralem Zugang sind für die linke Koronararterie die Formgebung nach Judkin und für die rechte Koronararterie der rechtskoronare Amplatz-Katheter besonders geeignet, die Koronarostien zu sondieren. Für den transbrachialen bzw. transradialen Zugang sind Sones-Katheter und eine Reihe weiterer angepasster Katheter (Abb. 12.8) verfügbar. Zum Sondieren der Bypässe sind im Prinzip die gleichen Koronarkatheter verwendbar, wobei sich die Amplatz-Katheter bei transfemoraler Untersuchung bewährten. Für die Darstellung der A. mammaria interna eignet sich ein in der Primärkrümmung (weniger als 90°) zurück angewinkelter Katheter ähnlich dem rechtskoronaren Judkin-Katheter.

Spezielle Katheteransätze (rotierbare Ansätze möglich) und Konektoren verbinden über 3-Wege-Adapter oder Mehrwegschienen (Abb. 12.6) den Katheter mit den Schlauchverbindungen zum Druckmesswandler. Sie lassen je nach der gewohnten Arbeitsweise die Verbindung zur Katheterspüllösung und zum Röntgenkontrastmittel herstellen.

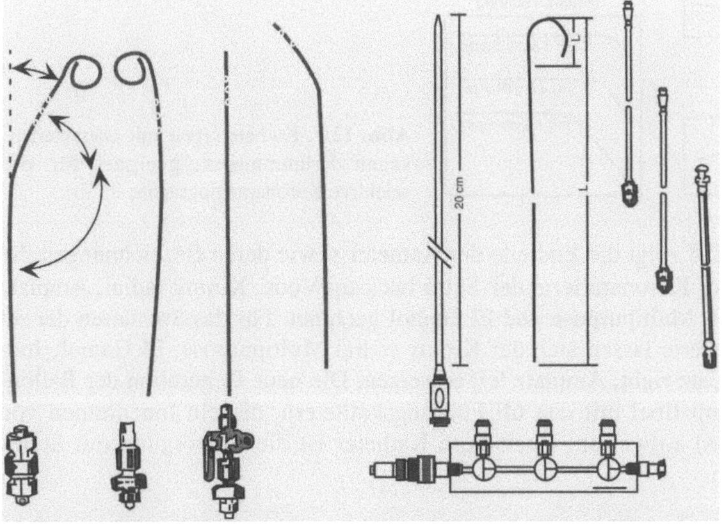

Abb. 12.6. Oben von links nach rechts: Pigtailkatheter mit Seitenöffnungen und unterschiedlichen Krümmungen, Pigtailkatheter mit gering bogigem Verlauf, Aortographiekatheter gerade, universeller NIH-Katheter mit End- und Seitenöffnungen, Gefäßdilatator, „J" -Mandrin mit beweglichem Versteifungsdraht, 3 Verbindungsschläuche. Unten: Verbindungsstücke mit unterschiedlichen Ansätzen; rechts: Hahnbank mit Rotationsadapter.

In vermehrtem Umfange wird vor allem im ambulanten Bereich auf transradiale Prozeduren zurückgegriffen. Transradiale Kits in den Dimensionen 4F bis 7F sind verfügbar mit entsprechenden Einführschleusen (11 und 23 sowie 25 cm) und Gefäßdilatatoren, Führungsdrähten (0,08″ bzw. 0,025″) sowie dünnen Punktionsnadeln (21 G). Spezielle Formen der Katheter für die transradiale Diagnostik sowie mit größerem Innenlumen für die transradiale interventionelle Therapie bei Stenosen der Koronararterien sind verfügbar.

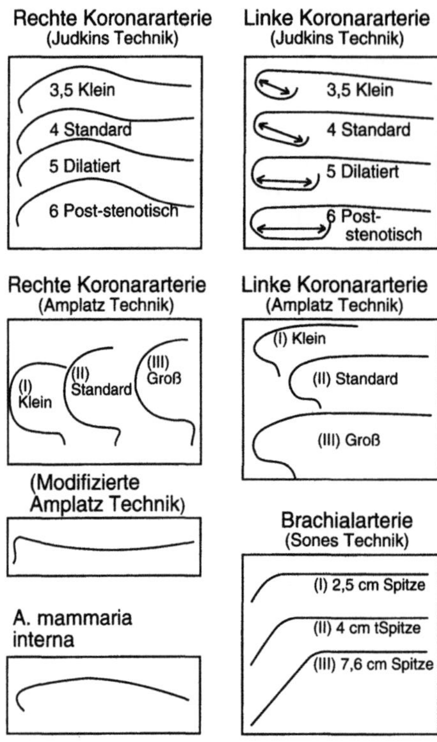

Abb. 12.7. Kathetertypen mit charakteristischen Krümmungen, geeignet für die selektive Koronarangiographie

Abbildung 12.8 zeigt die Endteile der Katheter sowie deren Bezeichnungen. So sind für die linke Koronararterie der Extra back-up/Voda, Kimny radial, Amplatz left, Judkins left, Multipurpose und El Gamol geeignet. Für das Sondieren der rechten Koronararterie lassen sich der Kimny radial Multipurpose, El Gamol, Judkins right, Amplatz right, Amplatz left einsetzen. Die neue Generation der Ballonkatheter ist kompatibel mit den 6F Führungskathetern, die ein Innenlumen von 0,067˝ (1,7 mm) aufweisen. Über diese Katheter ist die Versorgung mit Stents unproblematisch.

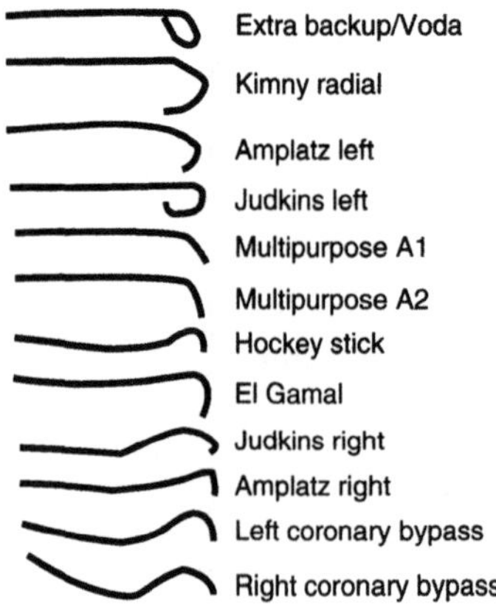

Abb. 12.8. Katheterformen für transradiale Prozeduren

12.2.5 Spezialkatheter

Elektrodenkatheter zur temporären Elektrostimulation sind im häufigen Gebrauch. Hierzu dienen meist konfektionierte Kateter. Zahlreiche Elektrodenkatheter werden für die intrakardiale Stimulation und Ableitung herzeigener Potentiale kommerziell angeboten (Abschn. 5.6). Für elektrophysiologische Messungen im Vorhof- und His-Bündelbereich werden meist Elektrodenkatheter mit multiplen Kontakten und entsprechenden Kontaktklemmleisten oder Anschlusswahlvorrichtungen benötigt (2-12 Elektroden im Kaliber F3-F7 mit Zubehör). Über diese Katheter lassen sich simultan Vorhofpotentiale aus der Nähe des AV-Knotens sowie nach Passieren der Trikuspidalklappe vom His-Bündel ableiten. Für die Routine His-Bündel-Elektrographie werden bipolare sowie vierpolige Katheter mit einem Elektrodenabstand von 0,5-1 cm benutzt. Moderne Basketkatheter führen multiple Elektroden und gestatten eine umfassende elektrophysiologische Analyse (Basket-Mapping). Ferner finden Einsatz:

- *Thermistorkatheter* zur Kältedilution und Bestimmung von Volumengrößen werden zunehmend als Kombinationskatheter mit bis zu 2 Lumina zur Druckmessung und einem Lumen zur Injektion der Kältelösung angeboten.

- *Katheter-Tipmanometer* zum frequenz- und amplitudengetreuen Registrieren von Druckkurven gelten als nahezu unerlässlich für die anspruchsvolle kardiale Funktionsdiagnostik, insbesondere bei wissenschaftlichen Fragestellungen. Geeignete Kathetern verschiedener Ausführungen sind erhältlich. Mikromanometer können auch auf Katheter zur Angiographie montiert sein, so dass simultan Druck- und Volumenmessungen erfolgen können. Hohe Kosten, Empfindlichkeit gegenüber mechanischen Einflüssen sowie gewisse Applikationsprobleme begrenzen ihren breiten Einsatz.

- *Dilatationskatheter* für katheteroperative Eingriffe werden in großem Sortiment und unterschiedlichen Ausführungen angeboten. Kanalisierende Gefäßinterventionen von arteriellen Verschlüssen an den Becken und Extremitätenarterien im renalen Bereich sowie im koronararteriellen Gebiet einschließlich der Bypassgefäße werden erfolgreich durchgeführt. Insbesondere hier sollte auf umfangreiche Prospektmaterialien und Gebrauchsanweisungen der Herstellerfirmen zurückgegriffen werden. Nur ein umfassendes Sortiment von Führungskathetern, passenden Führungsdrähten und Dilatationskathetern wird der komplexen Koronaranatomie und den möglichen Risiken gerecht. Die Pulmonalangioplastik bei Säuglingen und Kleinkindern mit Pulmonalarterienstenosen differenter Ätiologie, die Angioplastik bei Aortenisthmusstenosen und die venöse Angioplastik vor allem bei Vena-cava-superior-Stenosen setzt eine entsprechende Wahl unterschiedlich weiter und z.T. meist überdimensionierter (gemessen an der Stenose) Dilatationskatheter voraus. Ein differenziertes Vorgehen erfordert die Valvuloplastik der Pulmonal-, Aorten- oder der Mitralklappen. Hier sind unterschiedliche Dilatationskathetersysteme verfügbar mit einfachem Ballon, verschieden abgestuften Ballonformen und dreifachem Ballondesign. Die letzte Form besteht aus 3 identischen 2-8 cm Angioplastieballons an einem Katheter. Ihr Querschnitt bildet eine Rosette, so dass ein kontinuierlicher Fluss erhalten bleibt. Abhängig von angiographischen und ultraschall-

kardiographischen Analysen der Klappensegel, des Klappenringes, bei AV-Klappen der Charade sowie der Position der Papillarmuskeln sind individuell die Entscheidungen zur Valvuloplastik zu erwägen [66, 69].
- *Katheter zur Ballonseptomie* [45].
- *Conductance- (Volumen-) Katheter* zur kontinuierlichen kardialen Volumenbestimmung [74].
- Kathetersonden zur elektromagnetischen oder ultraschallübermittelten Flussmessung.
- *Koronarsinuskatheter* zur Flussmessung [68].
- *ISFET-pH-Katheter* zur kontinuierlichen pH-Registrierung [20].
- spezielle Katheter zur Hochfrequenzstromablation und Laser-Photoablation [32], s. auch Kap. 15.
- Angioskopiekatheter [1].

Auf ihre mögliche Nutzung wird im Rahmen der Messmöglichkeiten hingewiesen. Weitere spezielle Kathetersysteme sind für die Ablationstherapie (Radiofrequenz-, Mikrowellen-, Ultraschall-Ablation) entwickelt worden sowie für eine exaktere Analyse von pathologischen Rhythmusherden und -bahnen.

12.2.6 Führungsdrähte

Gefäßanatomische Gegebenheiten und kardiovaskuläre Dimensionen werden durch mehr oder minder präformierte Katheterformen gut berücksichtigt. Zum Einführen von derartigen Kathetern dienen Führungsdrähte, die die Katheter in weitgehend gestreckter Form an Engen vorbeiführen, z. B. an Schweifungen der Beckengefäße zur Passage stenosierter Gefäßregionen oder Klappenbereiche. Zur Gefäßfunktion werden in der Regel mit dem Einführungsbesteck kurze Führungsdrähte mit weicher Spitze sowie flexiblem und z. T. vorgekrümmtem weichem Ende mitgeliefert. Zur Kathetereinführung dienen bevorzugt teflonbeschichtete sog. Sicherheitsführungsdrähte mit geradem Ende oder mit J-Spitzenkrümmung unterschiedlichen Grades und z. T. dickem Kerndraht zur Erhöhung der Steifheit. Für die Erwachsenendiagnostik betragen die Längen meist 145 cm. Längere Führungsdrähte bzw. Verlängerungsstücke (260-300 cm) werden benutzt, wenn Engen zu sondieren sind bzw. wenn ein Katheterwechsel bei diagnostischen oder interventionstherapeutischen Eingriffen erforderlich ist. Für die PTCA werden routinemäßig steuerbare, 175 cm lange Führungsdrähte mit den Durchmessern 0,010″, 0,012″ oder 0,014″ und weichem geradem oder J-förmigem Ende genutzt. Im Gebrauch sind auch 300 cm lange, steuerbare Führungsdrähte. Um Gefäßwandschäden zu minimieren, besitzen die Drähte am proximalen Ende eine kugelförmige Verdickung. Kathetertypabhängig bleibt die Wahl des geeigneten Führungsdrahtes zu beachten. Die Wahl des Durchmessers der Führungsdrähte hängt ab vom Katheterkaliber und von der Art der Intervention sowie von eventuellen Hindernissen. Besonders gefäßwandschonend sind die sog. TERUMO-Drähte, die in unterschiedlichen Längen und Dimensionen differenter Form der Spitze und unterschiedlichem Steifheitsgrad angeboten werden. Die Oberflächenbehandlung der Drähte seitens der Hersteller ist so perfektioniert, dass Gefäßwandläsionen kaum auftreten.

12.2.7 Röntgenkontrastmittel

Als Röntgenkontrastmittel dienen konventionelle ionische, hyperosmolare 76%-ige Jodlösungen (Urografin 76%® = Amidotrizoat, Visotrast 37® = Natriumamidotrizoat und Megluminamidotrizoat) sowie neuere ionische wie Hexabrix® (Natriummethylglucoamin-Ixaglat) und nichtionische niederosmolare Lösungen (Amnipaqe® = Metrizamid; Omnipaque® = Isohexol; Isoone® = Iopamidol) [72]. Kardiale Nebenwirkungen der ionischen Kontrastmittel gehen vor allem auf ihre unphysiologischen physikochemischen Eigenschaften zurück. Die Osmolarität der konventionellen ionischen Kontrastmittel liegt z. B. bei 1600-2400 mosm/l gegenüber der des Blutes von 275-295 mosm/l. Dagegen liegt das Hexabrix® mit einem Jodgehalt von 320 mg/ml und einer Osmolarität von 580 mosm/l im günstigeren Bereich. Zudem spielen geringe Mengen stabilisierender Substanzen, die eine Calciumbindung induzieren, wie Calciumchelate, Natriumcitrate und Na_2-EDTA eine zusätzliche Rolle beim Auslösen ventrikulärer Dysrhythmien, EKG-Veränderungen, Gefäßreaktionen und myokardialer Dysfunktionen. Die nichtionischen Kontrastmittel Metrizamid, Iopamidol und Iopromid (= Ultravist 370®) sind trijodinierte Moleküle ohne ionische Konstituenten. Sie haben eine niedrigere Osmolarität und eine höhere Viskosität als die konventionellen ionischen Kontrastmittel. Die Calciumbindung wird bei den nichtionischen Kontrastmittel vermieden. Es folgt keine Abnahme der Kontraktilität, eher eine kurzzeitige Zunahme. Bisherige experimentelle und klinische Studie belegen, dass nichtionische Kontrastmittel weniger kardiovaskuläre Nebenwirkungen haben.

12.3 Durchführung der Untersuchung

Der Patient sollte durch den ausführenden Arzt über die Art und Weise des diagnostischen Vorgehens, bezogen auf die individuelle Krankheitssituation, ausreichend aufgeklärt werden. Dies trifft besonders zu, wenn sich therapeutische Eingriffe anschließen. Die Diskussion um den brachialen bzw. radialen oder femoralen Zugang ist offen. Diese prinzipiellen Möglichkeiten sollen nach den individuellen Gegebenheiten erwogen werden.

Als Vorzüge des brachialen bzw. radialen Zugangs gelten die kaum vorhandenen arteriosklerotischen Wandveränderungen an der A. brachialis bzw. A. radialis im Gegensatz zur A. femoralis und A. iliaca, das leichtere Handhaben der Kathetermanipulation und die einfachere Blutstillung durch Kompression. Die unmittelbare Mobilisation der Patienten ist zudem möglich. Probleme resultieren gelegentlich in Falle von Spasmen bei einer besonders dünnen A. brachialis bzw. A. radialis, bei Frauen bei der Katheterpassage sowie bei Gefäßschlängelungen im Schulter-Thoraxbereich bei älteren Hypertonikern.

Der femorale Zugang bietet die Vorteile des größeren Gefäßkalibers, die Punktion gelingt in der Regel gut und komplikationslos. Nachteilig sind häufige arteriosklerotische Prozesse im Femoral- und Beckengebiet mit dann erschwerten Kathetermanipulationen, die erforderliche Bettruhe von z. T. 24 h und die nicht immer verläßliche externe Kompression, besonders bei Adipösen oder bei Patienten mit Gerinnungsstörungen. Nach dem Einführen des Katheters per Punktion oder Gefäßeröffnung erfolgt die Gefäßpassage bis zum Herzen unter Röntgenkontrolle. Hindernisse bzw. Fehlpositionen zwingen in Einzelfällen zu vorsichtigen Lagekorrekturen, eventuell nach Kontrastdarstellung von Hand. Es schließt sich die gezielte Rechtsherz- oder Linksherzsondierung an.

12.3.1 Rechtsherzsondierung

Abhängig von der Steifheit des Katheters gelingt die Rechtsherzsondierung ohne oder mit präformiertem Führungsdraht, dessen hartes Ende jedoch im Katheterlumen verbleiben soll. Durch das Drehen, Vorschieben und Schleifenlegen des Katheters bei Kenntnis der anatomischen Gegebenheiten gelingt das rasche Passieren des rechten Herzens bis zu A. pulmonalis. Verbunden mit tiefer Inspiration wird die Verschlussstellung zum Messen des sog. pulmonalen Kapillardruckes (PCP) bevorzugt im rechten Mittel- oder Unterfeld der Lungen erreicht. Eine Kontrolle des PCP an korrespondierenden Orten der linken Lunge kann erfolgen. Unmittelbar parakardial und retrokardial werden meist von der Herzaktion überlagerte Kurven gewonnen. Systematisch erfolgt in der Atempause nach normalem Inspir und Expir die Registrierung der Druckkurven in der A. pulmonalis peripher, dem Pulmonalis Hauptast dem Pulmonalis Stamm, der Rückzugkurve Pulmonalis re. Ventrikel, dem re. Ventrikel getrennt und der Rückzugkurve re. Ventrikel re. Vorhof im niedrigen Messbereich (10 oder 20 mmHg), um genaue enddiastolische Werte sowie einen eventuellen Drucksprung zwischen dem re. Ventrikel und Vorhof zu registrieren. Blutentnahmen zu Oxymetrie können an den jeweiligen Katheterpositionen erfolgen. Sie dienen in Verbindung mit der zentralen Farbstoffdilution (Injektion von Indozyanin in die A. pulmonalis) in erster Linie zur Shuntdiagnostik (Kap. 8).

Der Einschwemmkatheterismus über die V. basilica oder in Einzelfällen über die V. subclavia oder eine Halsvene ist unproblematisch. Die gewonnen Druckwerte in der Pulmonalarterie sind (Mitteldruck und enddiastolisch mit gewissen Einschränkungen) durchaus als repräsentative Referenzdaten für den linksventrikulären Füllungsdruck anzusehen. Sie reichen zumeist aus, um die Pumpfunktion einzuschätzen und die hämodynamisch orientierte Therapie zu überwachen.

Im Falle von Swan-Ganz-Ballonkathetern empfiehlt sich bei schlechten peripheren Venen die Subclaviapunktion: Patient in leichter Kopftieflage (= Venendruck sicher positiv), sterile Vorbereitung, Lokalanästhesie, kleine Hautinzision 1 cm unterhalb der Klavikula (am Übergang vom mittleren zum medialen Drittel), tangentiale Punktion (passende Kanüle beachten, Tuchy-Schliff günstig) zum medialen Ende der Klavikula mit aufgesetzter und mit Spüllösung gefüllter Spritze, nach sicherer Blutaspiration Einführung eines Spiraldrahtes mit flexibler Spitze, darüber Vorführen einer Polyethylen- oder Teflonhülse als Führungskanal (Seldinger-Technik) oder beim Benutzen einer Punktionskanüle mit angepasster Hülse Entfernen der Punktionsnadel bei fixierter Hülse und Einführen des Katheters in die V. cava, weiter Manipulation unter Druckkontrolle bei zunächst halb aufgeblasenem Ballon, ab re. Vorhof gänzlich mit Luft aufgeblasener Ballon (s. Firmenprospekte zur Ballonkatheterprüfung und Einführtechnik) und allmähliches Vorschieben unter Druck- und EKG-Kontrolle (röntgenologische Lagekontrollen bei längerer Überwachung).

Klinische Hinweise:
Bei Vitien und Kardiomyopathien sollte grundsätzlich ein kompletter Rechtsherzkatheterismus durchgeführt werden. Weiterhin bleibt der Rechtsherzkatheterismus eine Standardmethode, wenn Fragen der Herzfüllung (Drücke) und des Herzzeitvolumens zu beantworten sind. Bei koronarer Herzkrankheit sind Informationen bei eingeschränkter Pumpfunktion, vor allem bei Herzwandaneurysmen zu erwarten. Bei fehlenden Hinweisen auf eine Herzinsuffizienz genügt der Linksherzkatheterismus mit Ventrikulo- und Koronarangiographie.

12.3.2 Linksherzkatheterismus

Beim Linksherzkatheterismus gelingt die Passage des Aortenbogens mit dem Pigtail-Katheter oder entsprechend präformierten Kathetern bzw. Spiraldrähten ohne weiteres. Gewisse Probleme können entstehen, wenn die Aortenklappen ventrikelwärts passiert werden soll. Dies trifft speziell bei Aortenklappenstenosen zu. Hier kann z. T. unter strenger Kontrolle der Position zunächst ein Spiraldraht mit weichem, federndem Ende in den Ventrikel vorgeführt und darüber der Katheter nachgeschoben werden. Bewährt haben sich 7-8 cm vom apikalen Ende um 125°-145° angewinkelte Pigtail-Katheter. Gemeinsam mit präformierten Spiraldrähten gelingt damit eine bessere Einstellung der Spiraldraht- und Katheterspitze zum Ostium und damit die Passage der Aortenklappe. Endoffene Katheter mit Seitenlöchern sowie mit einer 90°-Krümmung, 1,5 cm von der Spitze und einer 90°-Gegenkrümmung 4, 5 oder 6 cm (abhängig von der dilatierten Aorta ascendens) beim Übergang zum Schaft lassen sich mit Hilfe gerader Spiraldrähte ostiumgerichtet einstellen und auch bei schweren Aortenstenosen in den linken Ventrikel einführen.

Durch Manipulieren und Einsatz eines den anatomischen Gegebenheiten angepassten Spiraldrahtes gelingt mit Pigtail-Kathetern z. T. das Erreichen des linken Vorhofs. Gleiches wird mit endverschlossenen speziell präformierten Kathetern versucht, die apikal 3 Paare seitlicher Öffnungen aufweisen. Diese Katheter haben eine der Ein- und Ausflussbahn des linken Ventrikels angepasste V-Form und ein dem Katheter zugeneigtes terminales Stück. In den Ventrikel eingeführt, gelingt das Erreichen des linken Vorhofs durch Verlagern nach apikal und Drehen entgegen dem Uhrzeiger.

In der Intensivmedizin wird versucht, mittels dünner Katheter (3-4 Charrier) bzw. spezieller Einschwemmkatheter den linken Ventrikel ohne Röntgensicht zu erreichen. In vielen Fällen ist das gut möglich. Als Kontrolle dienen dabei entweder das über die Führungsspirale (flexible Spitze!) abgeleitete EKG (im Ventrikel QRS-Potential 10-20mV!) oder die zwischenzeitliche Druckmessung.

Klinische Hinweise
Der Linksherzkatheterismus wird durchgeführt zur Druckmessung in der Aorta und im linken Ventrikel, zur Durchführung einer Ventrikulographie oder Aorto-

graphie sowie Koronarangiographie nach Einwechseln der Koronarkatheter. Bei liegendem Rechtsherzkatheter im PC-Bereich werden stimulante Registrierungen des PCP und des linksventrikulären Druckes (LVP) auf gemeinsamer Null-Linie durchgeführt, um Klappengradienten an der Mitralis sowie die Insuffizienzwelle bei der ausgeprägten Mitralinsuffizienz zu erfassen. Aussagefähig zum Stenosegrad bei Aortenvitien ist die Rückzugkurve aus dem linken Ventrikel zur Aorta durch die Abschätzung des Druckgradieneten.

12.3.3 Transseptale Linksherzsondierung

Die transseptale Linksherzsondierung wird erforderlich, wenn es nicht gelingt, retrograd den linken Ventrikel zu erreichen und wenn die Darstellung des Ventrikels bzw. der Klappendruckgradienten oder Rückflussphänomene bedeutsam sind [6]. Der transseptale Katheter wird dazu auf die Spezialnadel (Abb. 12.4, Abschn. 12.2) aufgezogen. Die Spitze der Nadel soll das Katheterende um 5-7 mm überragen, der Endabschluss beider muss demnach beachtet werden. Folgende Schritte ergeben sich: Einführung eines Spiralmandrins über die V. femoralis bis zur V. cava superior, transseptalen Katheter mit aufgesetztem Adapter über den Draht in die V. cava superior vorschieben, Draht entfernen, Katheter spülen, Druckmessung in der V. cava superior und im rechten Vorhof. Adapter am Katheter abschrauben, Spezialnadel mit leichter Hand unter Röntgensicht exakt bis zur Katheterspitze einführen und nach vorgefertigter Markierung an der Positionskanüle in dieser Position sichern - Wandler anschließen. Unter Röntgensicht, EKG- und Druckkontrolle, Nadel und Katheter in etwa 60° dorsaler Richtung in Vorhofmitte zurückziehen und an der Grenze zum unteren Drittel des Vorhofs mit der Spitze medial ausrichten, Stufe beim Übertreten des Limbus fossae ovalis. Hier wird der Katheter mit der Nadel angestemmt, bis der rechte Vorhofdruck verschwindet, Katheter festhalten, Nadel durch den Katheter vorschieben, bis ein Ruck spürbar wird und am Monitor der linksatriale Druck erscheint. Der Katheter wird dann über die Nadel weiter in den Vorhof dirigiert, Nadel entfernen, Katheter mit Adapter armieren und spülen, Vorhofdruckmessung. Einführen des Katheters durch drehende Bewegung bzw. über einen präformierten Draht in den linken Ventrikel.

12.3.4 Koronararteriensondierung

Die Koronararteriensondierung erfolgt in der Regel nach der Judkins-Technik über die A. femoralis. Hierzu erfolgt zunächst eine Punktion der A. femoralis nach SELDINGER: Lokalanästesie, Stichinzision (3 mm), direkte Punktion der Arterie in der Fossa ovalis (oberflächlicher Verlauf), kräftiges Abspritzen von Blut, Nadel distal gering neigen, Spiraldraht mit flexiblem Ende in das Gefäß vorsichtig einführen, evtl. Lagekontrolle unter Durchleuchtung, Kanüle entfernen, Gefäß dabei an der Punktionsstelle abdrücken, Gefäßzugang über den Draht mit einem passenden Einführungsbesteck passieren. Dilatator entfernen und das System mit heparinisierter 0,9% NaCl-Lösung spülen, zunächst drahtarmierten Katheter über hämostatischen Verschluss und Hülse in das Gefäß einführen. Beliebiger Wechsel weiterer Katheter über den Führungsdraht je nach der Fragestellung und den anatomischen Gegebenheiten. Die klassische Sones-Technik mit operativer Freilegung der A. brachialis ist ebenfalls durch die Punktionstechnik nach Seldinger ersetzt. Gleiche Vorgehensweise gilt für Sondierungen über die A. radialis.

Moderne Punktionsbestecke und Schleusensysteme sowie ein ausreichendes Sortiment an Kathetern für die Sondierung der rechten und linken Koronararterie sollten vorrätig sein. Für den diagnostischen Eingriff genügt eine geringe Heparinprobe von 2000 E. Bei der Kathetertherapie erfolgt meist eine gewichtsadaptierte Heparinisierung (70 E/kg) in Verbindung mit einer Gabe von 500 mg Acetylsalicylsäure i.V.

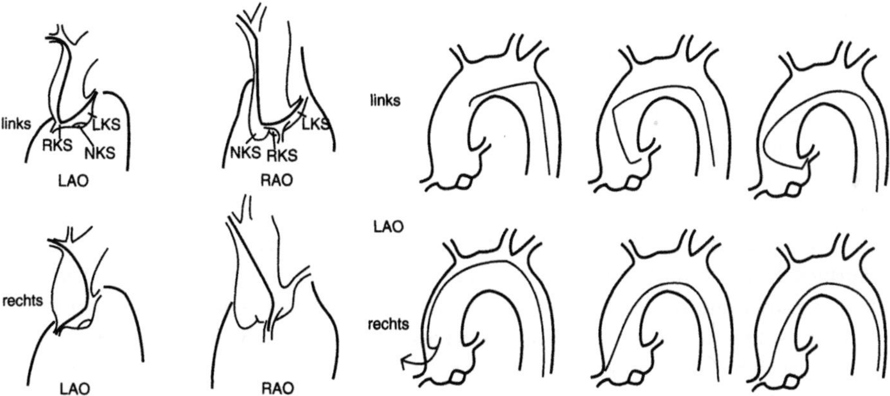

Abb. 12.9. Sondierung der linken und rechten Koronararterien in LAO-Projektion nach Judkin

Nach dem Einführen der Schleusen wird unter Beachten der individuellen Konstitution des Patienten unter Drahtführung der für die rechte und linke Herzkranzarterie bestimmte Katheter in die Nähe der Ostien der Koronarien gebracht. Nach Herausnahme des Führungsdrahtes wird der Katheter luftleer gemacht, mit heparinisierter NaCl-Lösung gespült und durch umsichtige Drehbewegungen in die Mündung der Koronarien eingeführt. Der Katheter wird über einen 3-Wegehahn sowie einen Verbindungsschlauch an das Druckmesssystem angeschlossen. Die Kontrastmittelinjektionen erfolgen von Hand. Die Kranzgefäße werden in mehreren Standardpositionen dargestellt. Die typischen Sondierungen nach Judkin sind in der Abb. 12.9 skizziert.

12.3.5 Registriertechnik

Die Registriertechnik spielt im Zeitalter der computergestützten Messwerterfassung mit Digitalisierung von Analogsignalen und Speicherung der Daten auf verschiedenen Trägermedien eine Rolle. Da jedoch noch immer eine Vielzahl der Angiokardiographie-Messplätze herkömmliche Technik nutzen, soll an dieser Stelle ein kurzer Abriß gegeben werden.. Die verfügbaren Grundgeräte sind in Schrank- oder Tischversion angeordnet. Sie lassen sich durch einen 6-8-Kanal-Monitor erweitern, der zusätzlich zum Monitor für EKG- und Druckdaten zweckmäßig erscheint. Bei Abbildung von 6 oder mehr Kanälen kann im Einzelfall ein Farbbildschirm die Unterscheidung der Parameter fördern. Dynamische Parameter werden kontinuierlich mit Kurven und Zahlenwerten überwacht (systolische, diastolische, Mitteldrücke). Abhängig vom System lassen sich einzelne zusätzliche Parameter auch nur als Zahlenwert überwachen.

Für die Dokumentation der gemessenen Signale - hier hauptsächlich bezogen auf die Druckinformation - ist eine geeignete Registrierung erfordelich. Die Anforderungen an die Registriertechnik sind dabei von der Art und Qualität der Messsignale sowie von der erforderlichen Messgenauigkeit abhängig. Soll z. B. aus der Ventrikeldruckkurve V_{max} ermittelt werden, sind die Anforderungen höher als bei der EKG-Registrierung. Neben ökonomischen Gesichtspunkten interessieren vorwiegend:

1. Die Anzahl der Kanäle.
2. Die Schreibbreite pro Kanal.
3. Die Papiergeschwindigkeit.
4. Der Frequenzgang.
5. Die Art der Registrierung.

Zu 1.) Die Anzahl der erforderlichen Kanäle ist vom Einsatz abhängig. Für die Thermodilution reicht praktisch ein Kanal, aber schon für das EKG sind mindestens 3 Kanäle nötig. Sollen mehrere Signale in zeitlicher Abhängigkeit gemessen werden, sind entsprechende Registrierkanäle erforderlich. Falls die Kanalzahl nicht ausreicht, kann durch Datenvorverdichtung oder synchronisierten Betrieb mehrerer Registriergeräte ein Ausweg gesucht werden. Ist die simultane Registrierung nicht Voraussetzung, lassen sich über einen Messstellenschalter alternierend zwei oder mehrere Registrierprogramme über einen vergleichbaren Zeitraum (z. B. ein Atemzyklus) aufzeichnen (s. a. Bandspeicherung).

Zu 2.) Die erforderliche Schreibbreite hängt ab von der erwartenden Änderung des Messsignals und der notwendigen Messgenauigkeit. Sie kann allgemein variieren zwischen 20 und 259 mm. Bei optischen und Düsenschreiber ist es möglich, dass die einzelnen Kanäle sich überlappen oder sogar alle die volle vorhandene Schreibbreite ausnutzen. Ist die Schreibbreite jedoch gering und eine höhere Messgenauigkeit nötig, wie z. B. bei der Ermittlung des LVEDP aus dem Ventrikeldruck, kann das Signal bei höherer Verstärkung auf den gewünschten Kurvenanteil begrenzt werden (Nullpunktunterdrückung oder Verstärkungsbegrenzung).

Zu 3.) Die Papiergeschwindigkeit bestimmt das zeitliche Auflösungsvermögen. Soll nur die Amplitude eine Signals gemessen werden, reicht eine sehr langsame Transportgeschwindigkeit, z. B. 1mm · min^{-1}. Sind genaue zeitliche Zusammenhänge zu erfassen, wie z. B. dp/dt als Funktion der Zeit, so ist eine hohe Papiergeschwindigkeit nötig (in Abhängigkeit von der Herzfrequenz über 100 oder 200 mm · s^{-1}). Auch die Flächenberechnung eines Signals wird mit höherer Papiergeschwindigkeit genauer. Oft kann man sich jedoch mit einer Datenvorverdichtung helfen. Ist z. B. die Bestimmung der Herzfrequenz aus dem Abstand zweier Signalwerte (z. B. der R-Zacken des EKG) der geschwindigkeitslimitierende Schritt, kann ein Kardiotachometer helfen, da die Registrierung des Herzfrequenzsignals dann auch langsam erfolgen kann. So sind auch für andere zeitabhängige Parameter elektronische Baugruppen bekannt, mit deren Hilfe die Registrierung bei langsamerer Geschwindigkeit möglich ist.

Zu 4.) Der erforderliche Frequenzgang des Registriergerätes sollte über dem der Messwandler und Verstärker liegen. Da in der Mehrzahl der Fälle aber das Registriergerät der frequenzlimitierende Faktor ist, sollen kurz einige Kriterien zusammengefasst werden. Wird der steilste Teil des Biosignals als Sinuswelle angesehen, kann die Zeit von Beginn bis zum Maximum dieser Welle als x bezeichnet werden. Die Grenzfrequenz fg berechnet sich dann aus

$$f_g = \frac{1}{2x}.$$
(12.1)

Um auch zusätzliche Spitzen noch formgerecht zu erfassen, sollte diese Grenzfrequenz mit einem Sicherheitsfaktor multipliziert werden, der je nach den Anforderungen zwischen 5 und 10 liegt. Für eine exakte Registrierung der Ventrikeldruckkurve auch bei höchsten Herzfrequenzen sind demnach mind. 250 Hz erforderlich. Bei geringeren Anforderungen, wie Blutdruck oder einfaches EKG, reichen dagegen auch 125 Hz. Die untere Grenzfrequenz wird in der Regel vom Verstärker limitiert. Bei Druckkurven oder allgemein guter Nullpunktstabilität muss der Frequenzgang von 0 Hz beginnen. Stören dagegen Nullpunktschwankungen (wie beim EKG), reicht ein Beginn bei z. B. 0,1 Hz. Geräte mit Hebelschreiber haben einen geringeren Frequenzumfang als Lichtstrahloszillographen oder Düsenschreiber.

Zu 5.) Damit bestimmt die Art der Registrierung nicht nur den Frequenzgang, sondern auch die Schreibbreite. Unterschieden werden mehrere Arten von Schreibsystemen.

Hebelschreiber
Sie besitzen eine relativ geringe Schreibbreite (20-80 mm) bei einem Frequenzgang von 0-100 Hz (max. 200 Hz). Durch den Hebel wird ein Rechtecksignal kurvenförmig (kurvenlinear) verfälscht, falls keine mechanische oder elektronische Kompensation zur rektilinearen Schreibweise vorhanden ist. Die Registrierung erfolgt mit Tinte, Faserstiften, Paus- oder Thermopapier. Für die gleichzeitige Registrierung mehrerer Signale wie EKG, Druck, Fluss usw., bei nicht zu hohen Messanforderungen sind sie gut geeignet.

Schnelle Kompensationsschreiber
Hier ist die Schreibbreite sehr groß (meist 250 mm), aber der Frequenzgang sehr niedrig (in Abhängigkeit von der Amplitude 1-7 Hz). Die Registrierung erfolgt mit Tinte, Kugel- oder Faserstiften. Neben der geringen Frequenzbreite ist meist eine nur geringe Papiergeschwindigkeit möglich. Somit sind diese Schreiber für die Aufzeichnung langsamer Verläufe wie Temperatur, Thermodilution, Auswaschkurven, Atemmechanik usw. bei hoher Ablesegenauigkeit gut geeignet. Können mehrere Kanäle gleichzeitig aufgezeichnet werden, ist eine gewisse Zeitverschiebung zu berücksichtigen.

Leuchtpunktlinienschreiber/Oszilographer
Die optischen Registriersysteme weisen die höchste Frequenzbreite bei optimaler Ablesegenauigkeit auf. Bis zu 10 kHz sind Vorgänge registrierbar, die Kurven können Durcheinander auf die gesamte Schreibbreite eingestellt werden. Bei Schleifenoszillographen sind jedoch spezielle Verstärker erforderlich. Die Darstellung erfolgt heute meist mittels einer UV-Lampe und Spezial-Fotopapier. Beim Elektronenstrahloszillographen werden Einzelbilder fotografiert oder über Lichtleitkabel auf UV-Fotopapier gelenkt. Dieser Verfahren genügen höchsten Ansprüchen, sind jedoch recht aufwendig und teuer.

Düsenschreiber
Eine Zwischenstellung zwischen Hebelschreibern und Oszillographen sind Düsenschreiber, wobei eine Metalldüse abhängig von der Schreibbreite und der Papiergeschwindigkeit Spezialtinte unter Druck ausspritzt. Dadurch gelingt auch Durcheinanderschreiben in gewissem Umfang bei relativ großer Schreibbreite, hoher Grenzfrequenz (bis 1250 Hz) und schnellen Papiergeschwindigkeiten. Dieses Verfahren gehört zu den bewährtesten in der Kardiologie.

Bewährt im Routinebetrieb sind Thermokammschreiber (z. B. 14 Kanäle) mit Anschlüssen für 12 EKG-Verstärker und 4 Druckverstärker. Die Messplätze enthalten umfangreiche hämodynamische Auswertesoftware für Links- und Rechtsherzuntersuchungen sowie eine entsprechende Ausgabeeinheit. Berechnungen von Drücken (z. B. 34 Messpunkte), von Druckanstiegsgeschwindigkeiten, von Druckgradienten, Klappenöffnungsflächen, Shunts, Flussverhältnissen und vaskulären Widerständen sind im Programmpaket enthalten. Die Messplätze bieten ferner freiprogrammierbare Analysen und sind optional nach Absprache mit den Herstellern erweiterungsfähig für spezifische Aufgaben. Typische Beispiele von Druckkurven in den verschiedenen Herzabschnitten bringt die Abb. 12.10. Angegeben sind die jeweiligen Druckbereiche, z. B. 0-20 bzw. bis 200 mmHg, die entsprechend dem Messort gewählt werden, um eine optimale Schreibfläche für die dynamisch registrierte Kurve zu erzielen. Am rechten Rand werden zusätzlich Maximal-, Minimal- und Mittelwert angegeben. Bezugspunkt für die intravasale Druckmessung ist der atmosphärische Druck in Höhe des rechten Vorhofes. Bei Kathetersystemen mit externen Manometer wird das Instrument am Kathetertisch so montiert, dass der Messpunkt in Höhe des rechten Vorhofes liegt (ca. 5 cm unter dem Brustbein, spezielle Thoraxschublehren sind verfügbar). Über einen Dreiwegehahn kann die Nullpunktbestimmung vor dem Messvorgang über den Katheter erfolgen. Das gesamte System ist luftblasenfrei mit heparinisierter Kochsalzlösung gefüllt. Vor jeder Messung wird nach dem Nullabgleich eine Eichzacke registriert, damit der Verstärkungsbereich, die Empfindlichkeit des Manometers und die Eigenschaften des Registriergerätes erkennbar sind.

Unter optimalen Verhältnissen ist mit einem derartigen hydraulischen Katheter eine frequenzgetreue Druckwiedergabe bis max. 70 Hz möglich. Mikrokatheter-Systeme arbeiten bis ca. 12 Hz linear und bleiben somit für das Niederdrucksystem akzeptabel. Sind die Druckkurven durch Artefakte gestört sollte Abhilfe versucht werden über eine geänderte Katheterposition und nochmaliges Spülen des Katheters, über Dämpfung durch elektronische Filter, Verstärker oder durch geringe Blutaspiration. Die möglichen Quellen zur Bestimmung der Zeitreferenz für die Druckkurven sind in erster Linie die EKG-Kurven. Die Analysen der Duckkurven erfolgen nur innerhalb eines Analysefensters der Registrieranlage. Hell leuchtende Linien auf dem Bildschirm des Kurvenmonitors markieren die Messorte. Diese können auch variiert werden. Ausgedruckt wird für die Herzkammern:

- Der systolische Druck (SP)
- Der frühdiastolische Druck (FDP)
- Der enddiastolische Druck (EDP)
- Die Druckanstiegsgeschwindigkeit dP/dt max
- Der Quotient $\dfrac{dP/dt_{max}}{P}$.

Für die Arterien wird der systolische Druck (SP), der diastolische Druck (DP) und der Mitteldruck angegeben. Die Mitteldrücke werden in Arterien, Venen und Vorhöfen als sog. Perfusionsdrücke ermittelt. Dies übernimmt ein elektrischer Integrator im Elektromanometer. Der mittlere systolische Druck dient zum Berechnen der Herzarbeit, der Schlagarbeit, der Schlagleistung und des Spannungszeitindex. Beginn und Ende der mechanischen Systole sind z. B. aus dem Punkt des enddiastolischen Druckes als Systolenbeginn und der dikroten Inzisur des nachgeschalteten arteriellen Druckpulses als Systolenende zu bemessen.

Die Druckkurven der Vorhöfe und der zentralen Venen werden über die a- und v-Wellen sowie über den Mitteldruck charakterisiert. Die a-Welle ist die Vorhofkontraktionswelle, das y-Tal entspricht dem Druckminimum durch rasche Kammerfüllung. Die v-Welle ist die systolisch-diastolische Grenzwelle infolge spätsystolischer Druck- und Volumenbewegung im Vorhof. Das x-Tal entsteht durch die systolische Einwärtsbewegung der Herzklappenebene zum Zeitpunkt des messsystolischen Druckminimums (Abb. 12.10).

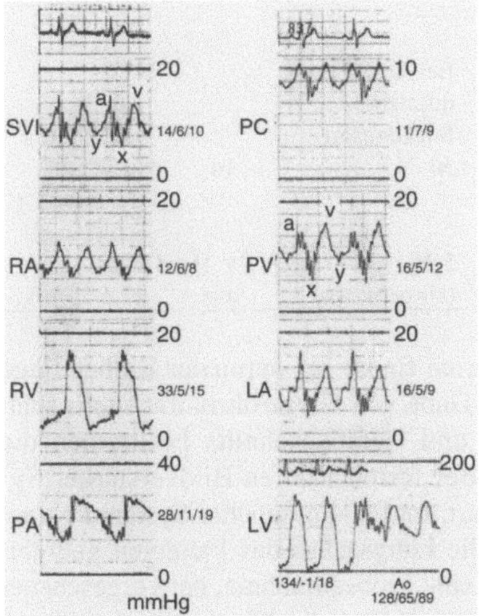

Abb. 12.10. Druckkurvenbeispiele (SVI = obere Hohlvene, RA = rechter Vorhof, RV = rechter Ventrikel, PA = pulmonalarterieller Druck, PC = pulmonaler Kapillardruck, PV = Lungenvene, LA = linker Vorhof, LV = linker Ventrikel, Ao = Aorta)

12.4 Aussagen der Angiokardiographie

Die Angiokardiographie dient der Analyse der anatomischen und funktionellen Situation am Herzen sowie an den zentralen Gefäßen. Abhängig von der Erfahrung des Untersuchers erfolgt die Kontrolle der Katheterlage durch Kontrastmittelinjektion von Hand. Dann wird in Bezug zur Fragestellung in verschiedenen Herzhöhlen und großen zentralen Gefäßen mittels Hochdruckinjektor (s. Nomogramme der Hersteller zur Flussgeschwindigkeit) Kontrastmittel mit einem bestimmten Fluss injiziert (Tabelle 12.1).

Tabelle 12.1. Hinweise zur Kontrastmittelapplikation

Injektionsart	Indikatoren	Kontrast- mittelmenge in ml	Fluss ml/s	Bildfolge
A. pulmonalis (Übersicht)	Lungengefäßanomalien, Pulmona- lembolie, Lävophase li. Herz, Aorta	20-30	16	Kine: 25-50 B/s
Selektive Pulmonalisangio	Pulmonalisembolie Pulmonalisast-Stenosen, a.v.-Fisteln, P.-Venen-anomalien	15-20	12-16	Kine: 25-50 B/s
Rechter Vorhof	Vorhoftumoren, peri-parakardiale Erkrankungen, Ebstein-Anomalie	(Injektionsbeginn evtl. 1-3 s vor Auf- nahme!) 30-40	12	Kine: 25-50 B/s
Rechter Ventrikel	Pulmonalstenose und –atresie Fallot IV, Gefäßursprungsanomal- ien, Kardiomyopathien (hypertro- phische)	40	12	Kine: 25-50 B/s
Linker Vorhof	Mitralklappendarstellung, Vorhoftumoren	30	12	Kine: 25-50 B/s
Linker Ventrikel	Form-, Größen-Funktionsanalyse, Ventrikelseptumdefekte, Ausflussbahnanomalien, Mitral- u. Aortenklappendarstellung	30-40	12-16	Kine: 25-50 B/s
Aorta	Aortenanomalien, -aneurysmen, Aortenisthmusstenosen, Sinus-Valsavae-Aneurysmen, Aortenvitien, Übersichtsangio-gra- phie der Koronararterien oder großen Aortenbogengefäße	Bei AoIST und distalem Injektionsort 30	16	Kine: 12,5-25 B/s (z.T. mit Tischver- schiebung)
Koronar Arterien	KHK, Anomalien, Klappenoperation	5-10 (körperwarm)	v. Hand aus	Kine: 12,5-25 B/s

Die Kontrastdarstellung der Koronararterien findet bei optimaler Katheterlage stets von Hand statt, meist nach vorheriger Gabe von Glyzeroltrinitrat sublingual. Art und Lage des darzustellenden Herz- und Gefäßabschnitts bestimmen die Projektionsrichtung bei den Aufnahmen. Bei festen Röhren-Bildverstärker-Systemen wird der Patient entsprechend gelagert. Im Falle möglicher Systemdrehung wird die Achse Röhre-Bildverstärker um die Längsachse des Patienten gedreht. Zur Prüfung der Bildqualität empfiehlt sich eine Probeaufnahme, bei vorgesehener quantitativer Auswertung mit einem Eichkörper als Bezugsgröße.

Die Angiokardiographie ist mit der aussagefähigste Teil der Herzkatheterdiagnostik. Diese hochspezialisierte Diagnostik ist abhängig vom zugrunde liegenden Krankheitsbild und von der verfügbaren Technik. Das Vorgehen hängt von der spezifischen Programmgestaltung seitens der digitalen Bildbearbeitung und der Messplatzsysteme ab, so dass in diesem Rahmen nur auf prinzipielle Gesichtspunkte verwiesen werden soll.

Die hier getroffenen Angaben der Kontrastmittelmengen sowie der Flussraten (Tabelle 12.1) beziehen sich auf die Kinetechnik. Mit dem Übergang auf die Kinefilmtechnik sind besonders für die Ventrikulographie 30-40% der Kontrastmittelmengen einzusparen, auch die Flüsse liegen ca. 1/3 niedriger (z. B. 30-40 ml, Fluss 12 ml $\cdot$ s^{-1}). In der Regel reichen 0,3 ml Kontrastmittel pro kg Körpermasse aus. Zum routinemäßigen Vorgehen bei der Lävokardiographie orientiert die Tabelle 12.2.

Tabelle 12.2. Systematik der Lävokardiographie

1. Optimale Einstellung des LV in der erforderlichen Projektion. Einblenden bis an den Herzrand, durch tiefe Inspiration herausprojizieren aus dem Zwerchfellschatten, auf möglichst geringe Überlagerung durch die Wirbelsäule achten.
2. Platzieren des Katheters in Ventrikelmitte, keine Spitzen-, Mitralklappen- oder septumnahe Position zum Vermeiden von ES.
3. Probeinjektion von ca. 5 ml Kontrastmittel von Hand zur Kontrolle der Katheterlage, evtl. Lageänderung.
4. Kontrolle der Aufnahmetechnik, des EKG, der evtl. EKG-Triggerung des Injektors und des Messplatzes.
5. Exakte Verbindung von Katheter und Injektor. Mit Kontrastmittelvorgabe Anschluss des Katheters an den Zwischenschlauch zum Injektor. Danach Aspiration von Blut in diesem Zwischenschlauch zum Injektor (auf Luftblasenfreiheit achten).
6. Ausreichende Information des Patienten über den Untersuchungsablauf.
7. Während der Kontrastmittelinjektion die Hand am Katheter positionieren, um diesen bei Komplikationen sofort in die Aorta ascendens zu verlagern und soweit möglich Kontrastmittelinjekion unterbrechen.

12.4.1 Untersuchung der Herzkammern

Vordergründig sind Untersuchungen der linken Herzkammer, da ihre Funktion im Rahmen von Herzerkrankungen in erster Linie eingeschränkt ist. Bei angeborenen Herzfehlern und Erkrankungen der Lungen sowie der Lungengefäße sowie bei Endstadien der Herzerkrankungen geben Funktionsdaten der rechten Herzkammer wichtige Hinweise für therapeutische Entscheidungen.

12.4.1.1 Lävokardiographie

Mit Hilfe der Lävokardiographie wird die gestörte linksventrikuläre Funktion quantifiziert. Pathologische Kammervolumina, eine erniedrigte Auswurffraktion sowie regionale und globale Wanddyskinesien sind erfassbar. Diese Werte und Druckgrößen sind unerlässlich für die Wahl der möglichen Therapie bei Vitien und der KHK. Insbesondere bei der KHK sind folgende Aspekte zu verfolgen:

- Analyse der dyskinetischen Zonen und anatomische Zuordnung
- Differenzierung zwischen funktionellen und anatomisch narbig fixierten Veränderungen
- Auswirkung der regionalen auf globale Funktionsparameter
- Ermitteln der Volumina des LV und der Ejektionsfraktion.

Überwiegend dient der retrograde transaortale Weg als Zugang des Katheters zum LV. Der transseptale Zugang über eine Punktion des Vorhofseptums bleibt meist auf Aortenklappenstenosen beschränkt. Die Katheterführung nach dem LV erfolgt grundsätzlich unter EKG und Durchleuchtungskontrolle. Sie bereitet beim Pigtail-Katheter in der Regel kaum Probleme. In schwierigen Fällen gelingt durch Vorführen eines am Ende flexiblen Spiraldrahtes die Klappenpassage. Der Katheter sollte im LV nicht wandständig und nicht in Mitralklappennähe liegen, da sonst durch Extrasystolen oder durch Beeinflussung der Mitralsegel eine Mitralklappeninsuffizienz vorgetäuscht werden könnte und außerdem die Spitzenregion des LV nicht ausreichend dargestellt wird. Auf Luftblasenfreiheit ist beim Anschluss des Zwischenstücks von der Katheter- und Injektionsseite zu sorgen (Kontrastmittelmenge Tabelle 12.1).

Bevorzugte Projektionen (Abb. 12.11) bei der Lävokardiographie sind die RAO- und die LAO-Projektionen bzw. die AO- und lateralen Projektionen.

Die schräg-rechte (Fechterstellung) bzw. rechts-anteriore (RAO) Projektion von 30°-50° informiert zu anterioren und diaphragmalen Anteilen der linken Kammer, zur Mitralklappe im Profil, zur Beweglichkeit des Mitralsegels, besonders des posterioren (Prolaps) Segels (vorderes Mitralsegel durch Aortenklappe überlagert), zur Wandbeweglichkeit und zu den Kammervolumina (Einebenenmethode).

Die links-schräge (Boxerstellung) bzw. links-anteriore (LAO) Projektion von 40-60° lässt den LV angedeutet kugelförmig erscheinen. Sie liefert Informationen zum aortalen Segel der Mitralis, zur posterolateralen Wandregion des LV (Circumflexa-Verschluss), zur Beweglichkeit des Septums sowie des linkskoronaren und rechtskoronaren Aortenklappensegels. Diastolisch ist der Einflusstrakt, systolisch der Ausflusstrakt gut erkennbar.

Die antero-posteriore (AP) Projektion lässt den LV elliptisch geformt erscheinen. Aorten- und Mitralklappe sind übereinander projiziert. Linkslaterale, apikale und posteroseptale Ventrikelwandpartien sind beurteilbar. Die Kammerwanddicke wird in dieser Position bestimmt [53].

Die laterale bzw. streng seitliche Projektion zeigt den LV in ähnlicher Form wie die RAO-Projektion. Die Mitralklappenfunktion - einschließlich Prolaps im posterioren Segel - ist gut beurteilbar, da der linke Vorhof frei darstellbar wird. Posteriore, posterodiaphragmale, apikale und anteriore Wandpartien lassen sich charakterisieren. Besonders günstig lassen gestörte Bewegungsabläufe diaphragmal und posterobasal erfassen.

Neben den bisher erwähnten Projektionen werden bei speziellen Fragestellungen zusätzliche Schrägpositionen (Abb. 12.11) empfohlen:
- Eine *hepatoklavikuläre Projektion*, die einem Vierkammerblick entspricht (LAO 40°, kaudokraniale Kippung 40 (Röntgenröhre unten, Bildverstärker kranial oben) wird genutzt zur „en face" Darstellung der AV-Klappen und der

Ausflusstrakte. Gut darstellbar sind Asynergien, VSD, AST, MI und Mitral Prolaps.

- Eine sog. *Aufsitzposition* (Patient in Rückenlage) übermittelt bei kaudokranialer Kippung von 40° eine gute Abbildung des Truncus pulmonalis.
- Eine *schräge Längsachsenprojektion* (LAO 70° und kaudokraniale Kippung von 20°) zeigt das vordere Ventrikelseptum, die LV-Ausflussbahn, die Aorten- und Mitralklappe im Profil.
- Eine *verlängerte Längsachsendarstellung* (RAO 30° und kaudokraniale Kippung 30°) bringt die Kammerlängsachse unverkürzt.

Weitere spezielle Hinweise zu den Projektionsebenen bei kongenitalen Malformationen des Herzens enthält Tabelle 12.3.

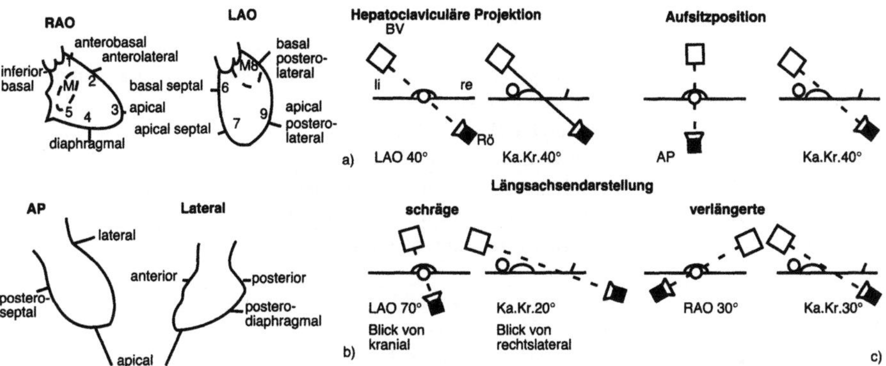

Abb. 12.11. Darstellung der wichtigsten Segmente des linken Ventrikels in den Standardprojektionen. RAO 30°, LAO 60°, AP und streng lateral. M = Mitralklappe **a)** und **b)** sowie Skizzen zu den Schrägpositionen **c)**.

Die quantitative Auswertung des Lävokardiogramms informiert zum Funktionszustand und ist wesentlich für therapeutische Entscheidungen. Vordergründig sind die Kammervolumina, die Ejektionsfraktion, das Schlagvolumen als Größen der Pumpfunktion. Wichtig sind die Parameter der integralen Muskelfunktion, die zirkumferenzielle Faserverkürzungsgeschwindigkeit, die Ejektionsrate, die Wandspannung und die linksventrikuläre Muskelmasse. Unerläßlich sind qualitative und quantitative Angaben zur Wandkinetik in Ruhe und nach Intervention. Aus dieser weit gesteckten Palette erfolgen schwerpunktmäßig einige Hinweise.

Katheterlaboratorien nutzen einen Herzkathetermessplatz in Verbindung mit einer computergestützten Film-Analyseeinheit. Im Prinzip besteht die Hardware eines solchen Film-Analysesystems aus einem graphischen Terminal mit einem Digitalisiergerät und einem graphischen Video-Monitor sowie einem konventionellen alphanumerischen Video-Terminal. Mit dem Graphik-Terminal werden die inneren und äußeren Herzkonturen des auf dem Monitor abgebildeten Angiogramms nachgezeichnet. Über das alphanumerische Terminal erfolgen die Eingaben der Patientendaten und spezifische Abforderungen aus dem Softwarepaket über ein Prozedurenmenü. Die Resultate erscheinen zunächst auf dem Bildschirm. Danach ist über die Akzeptanz oder über die weitere Bearbeitung nach frei wählbaren Berechnungsmethoden zu entscheiden. Die Ergebnisse werden im Computer gespeichert. Ein standardisiertes oder ausführliches Protokoll läßt sich über einen Drucker anfertigen. Dies enthält nachgezeichnete Konturen und Diagramme, die segmentale Veränderungen charakterisieren. Abhängig von der eingegebenen Informationsmenge lassen sich eine Fülle von Parametern berechnen.

Tabelle 12.3. Projektionswinkel zur differenten Beurteilung kardiovaskulärer Strukturen bei angeborenen Herzfehlern [67]

Projektion	Indikation
Anterior 45°-55° Links-oblique 10°-20°	Arteria pulmonalis bei Fallotscher Tetralogie
	Periphere Pulmonalstenosen
	Fehlabgang der rechten oder linken Arteria pulmonalis
	Post-operativer Befund nach Rekonstruktion der Arteria pulmonalis
	bei Pulmonalatresie
	Supravaluäre Pulmonalstenose
	Müller-Daman-Bandage
Anterior 35°-45° Links-oblique 20°-30°	Conduit rechtes Atrium – Arteria pulmonalis (Fontan)
	Linksvetrikulärer-rechtsatrialer Shunt
Anterior 15°-30° links-oblique 20°-30°	Post. op. Mustard und Senning
Anterior 15°-25° Rechts-oblique 25°-35° Long-axis-view (Bargeron)	Linker Ventrikel: Mitralklappe
	Anteriore Ventrikelseptumanteile
	Posteriorer Papillarmuskel
	Linksventrikulärer Ausflusstrakt
	Beziehung zwischen Mitralklappe und linksvetrikulärem
	Ausflusstrakt bei asymmetrischer Septumhypertrophie
	Anzahl der Aortenklappenblätter
	Rechter Ventrikel: Ostium der Infundibulumkammer
	Sinus- und Einflusstrakt des rechten Ventrikels
	Ebsteinsche Anomalie der Trikuspidalklappe
	Abnormale Muskelbündel im Ausflusstrakt des rechten Ventrikels
	Waterston-Anastomose
Vertikalprojektion 90° zur Längsachsendarstellung	Vorhofseptumdefekte
	Valvuläre und subvalvuläre Pulmonalstenose bei TGA
	Subvalvuläre Aortenstenose
Linker Ventrikel Profildarstellung des anteriosen Segels der Mitralklappe	Lokalisation von Ventrikelseptumdefekten (membranös, musjkulär)
	Fallotsche Tetralogie: Koronararterien-Lokalisation
	VSD-Lokalisation. AV-Kanal
	Darstellung der Trikuspidalregion und eines Rechts-Links-Shunts
	auf Ventrikelebene
	Gemeinsame AV-Klappen
Ventrikelprojektion 90° zum Vierkammerblick	Rechter Ventrikel: muskuläres Ventrikelseptum
	(TGA): Beziehung zwischen Ventrikelseptum und Trikuspidalklappe
	Linker Ventrikel: Dynamik der funktionellen linksventrikulären
	Ausflusstraktobstruktion

In diesem Rahmen sollen nur einige kurz erwähnt werden, um ein prinzipielles Verständnis zu fördern.

Pumpparameter (globale Informationen)
- Volumen nach der Flächen-Längen-Methode oder der Simpson-Regel
- Ejektionsfraktion
- Schlagvolumen
- Wanddicke
- Wandvolumen
- Ventrikelarbeit
- Mechanische Zyklusleistung

Muskelparameter
- Wandmasse
- Äquatoriale Wandspannung
- Zirkumferenzielle Faserverkürzungsgeschwindigkeit
- Compliance.

Wandbewegungsparameter (regionale Analysen)
- Segmentale Kraft
- Segmentale Leistung
- Segmentale Auswurffraktion
- Segmentale Compliance
- Segmentale Zeitparameter.

12.4.1.1.1 Volumenbestimmung

Abhängig von der technischen Voraussetzung erfolgt die Volumenbestimmung anhand der biplanen oder monoplanen Lävokardiographie [35, 43, 53, 59]. Die biplane Lävokardiographie kann über die folgenden Verfahren zur Volumenbestimmung dienen:
- Scheibchen-Summations-Methode,
- Flächen-Längen-Methode,
- Achsen-Methode.

Scheibchen-Summations-Methode

Die Bestimmung des linksventrikulären Volumens nach der n-ten Scheibchen-Summations-Methode erfolgt nach CHAPMANN [11] unter Benutzung der Simpsonschen Regel. Die in AP und lateraler Projektion vorhandenen Ventrikelsilhouetten (Abb. 12.12) werden in die gleiche Anzahl m paralleler und gleichdicker Scheiben unterteilt. Das Volumen aller Scheiben resultiert aus:

$$V_n = \frac{\pi}{4} \cdot a_n \cdot b_n \cdot h. \tag{12.2}$$

Dabei entsprechen a_n und b_n den Durchmessern der Scheiben in der Schnittebene und h der Scheibendicke. Durch Summieren ergibt sich das Ventrikelvolumen

$$V = \sum_{n=1}^{m} V_n = \frac{\pi}{4} \cdot h \cdot \sum_{n=1}^{m} a_n \cdot b_n \,. \tag{12.3}$$

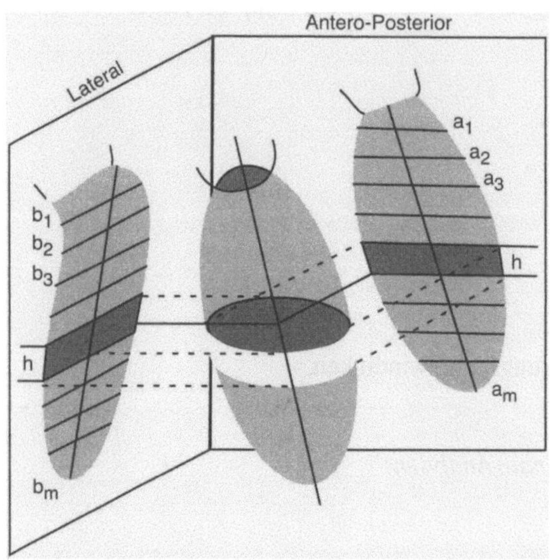

Abb. 12.12. Bestimmung des linksventrikulären Volumens nach der Scheiben-Summations-Methode unter Nutzung der Simpsonschen Regel [43]

Unter Anwendung der Simpsonschen Regel zur approximativen Integration irregulär begrenzter Flächen lässt sich die gekrümmte Aussenkontur jeder Scheibe berücksichtigen. Die daraus modifizierte Formel lautet

$$V = \frac{\pi}{3} \cdot h \left[\sum_{u=1}^{m-1} a_u \cdot b_u - \frac{1}{2} \sum_{g=2}^{m} a_g \cdot b_g \right] \tag{12.4}$$

mit: u = ungerade Diameter (1, 3, 5 bis m-1),
      g = gerade Diameter (2, 4, 6 bis m),
      m = eine gerade Anzahl Diameter.

Dieses Verfahren ist besonders geeignet für die computerassistierte Bestimmung der Volumina [80], zumal hier die Anzahl der Ventrikelscheibchen hoch gewählt werden kann und damit die Genauigkeit der Methode zunimmt. Dieses Verfahren erbringt auch bei stark vom Modell eines Ellipsoids abweichenden Konturen die brauchbarsten Ergebnisse.

Flächen-Längen-Methode
Die Flächen-Längen-Methode unterstellt ein Rotationssphäroid als Modell des linken Ventrikels und bezieht die Projektionsflächen der Ventrikelsilhouetten in die Bestimmung ein (Abb. 12.13). Das Volumen resultiert aus der Gl. 12.5.

$$V = \frac{\pi}{6} \cdot A \cdot B \cdot L. \qquad (12.5)$$

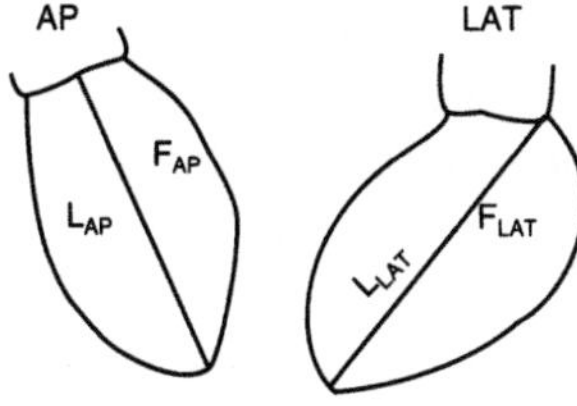

Abb. 12.13a. Bestimmung des linksventrikulären Volumens (nach der Flächen-Längenmethode von DODGE [14] bei biplaner Lävokardiographie (AP und LAT-Projektionen),
F = Fläche, L = Längsachse

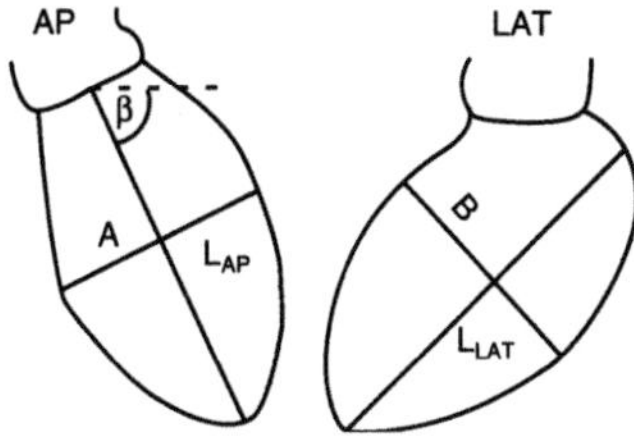

Abb. 12.13b. Bestimmung des linksventrikulären Volumens nach der Achsen-Methode von ARVIDSSON [3] bei biplaner Lävokardiographie (AP- und LAT-Projektionen). A und B = größter, zur Längsachse senkrechter Durchmesser in beiden Ebenen, L = Längsachse, Winkel β zwischen der Horizontalen und der Längsachse L_{AP}.

Die Querachsen A und B lassen sich aus Fläche F sowie Länge L einer jeden der beiden orthogonalen Projektionen (AP und lateral = LAT) errechnen nach

$$A = \frac{4 \cdot F_{AP}}{\pi \cdot L_{AP}} \quad \text{und} \quad B = \frac{4 \cdot F_{LAT}}{\pi \cdot L_{LAT}}. \qquad (12.6)$$

Die längere der beiden gemessenen Längsachsen in der Projektion (AP und LAT) sind als räumliche Längsachse vereinfachend angesehen. Das Volumen ergibt sich dann aus

$$V = \frac{8}{3 \cdot \pi} \cdot \frac{F_{AP} \cdot F_{LAT}}{L_{min}}, \qquad (12.7)$$

dabei sind F_{AP} und F_{LAT} die Flächen der Projektionsebenen und L_{min} entspricht der kleineren Achse von L_{AP} und L_{LAT}.

Achsen-Methode
Die Achsen-Methode geht ebenfalls von einem Rotationsellipsoid oder Sphäroid als Grundmodell aus. Nach ARVIDSSON [3] werden dabei in den orthogonalen Projektionen AP und LAT die Längsachse und die dazu rechtwinklige größte Querachse ermittelt. In der zugrunde liegenden Gleichung:

$$V = \frac{\pi}{6} \cdot A \cdot B \cdot L \qquad (12.8)$$

bedeuten A und B die Querachsen und L die räumliche Längsachse (L_R). Letztere lässt sich entnehmen nach

$$L_R = \sqrt{L_{LAT}^2 + L_{AP}^2 \cdot \cos^2 \beta}\,, \tag{12.9}$$

wobei der Winkel β zwischen Längsachse (L_R) und der Horizontalen in der AP-Projektion bestimmt wird (Abb. 12.13b). Das Ventrikelvolumen ergibt sich aus

$$V = \frac{\pi}{6} \cdot A \cdot B \cdot \sqrt{L_{LAT}^2 + L_{AP}^2 \cdot \cos^2 \beta}\,. \tag{12.10}$$

Schwierig ist es, den Endpunkt der Längsachse in der Mitral-Aortenklappen-region festzulegen. Nachteilig machen sich oft stark vom Modell abweichende Ventrikelformen bemerkbar. In der Regel werden mit diesem Verfahren die Volumina überschätzt.

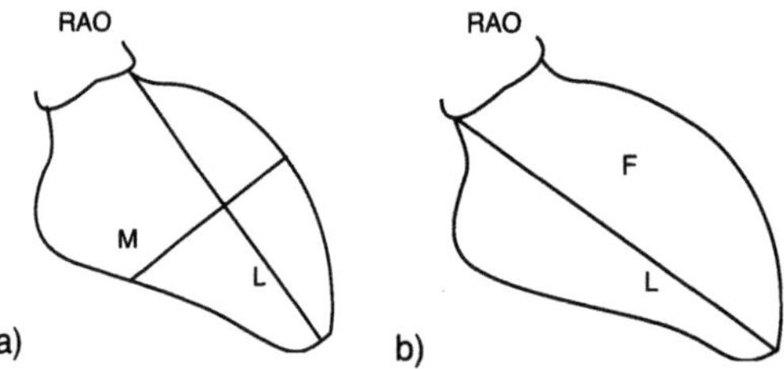

Abb. 12.14. a) Bestimmung des linksventrikulären Volumens aus der RAO-Projektion [25]. L = Längsachse vom vorderen Rand der Aortenklappe zur Vorderwand der Spitze des LV. M = zur L senkrechter Querdurchmesser in der Mitte der Längsachse, **b)** Bestimmung des linksventri-kulären Volumens nach der Flächen-Längen-Methode in monoplaner bzw. RAO-Projektion. L = Längsachse vom aorto-mitralen Übergang zur Ventrikelspitze, F = Fläche der Ventrikelsilhoutte

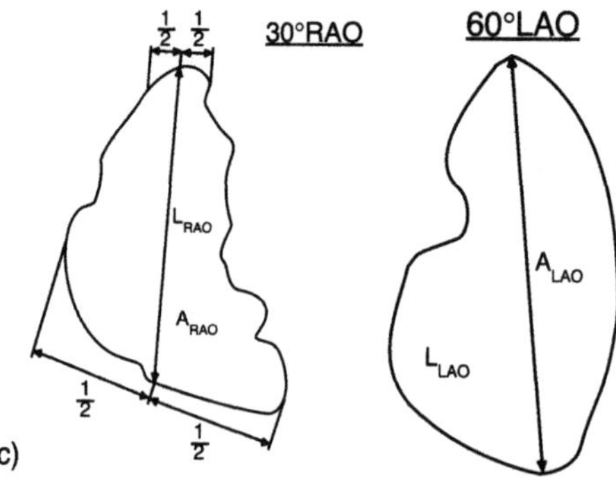

Abb. 12.14. c) Bestimmung des rechts-ventrikulären Volumens nach Ferlinz [19]

Die *monoplane Lävokardiographie* nutzt zur quantitativen Volumenbe-stimmung gleiche Modellvorstellungen. Von GREENE [26] wurde 1967, basie-rend auf der Zwei-Achsen-Methode, die monoplane 30°-RAO-Projektion zur linksventrikulären Volumenbestimmung vorgeschlagen (Abb. 12.14a). In RAO-Projektion erscheint der linke Ventrikel weitgehend in seiner anatomischen Längsachse, so dass auf die Berechnung der räumlichen Längsachse verzichtet werden kann. Das Volumen ergibt sich aus

$$V = \frac{\pi}{6} \cdot M^2 \cdot L \,. \tag{12.11}$$

Dabei ist M die Querachse und L die Längsachse von der vorderen Ecke der Aortenklappe zur Ventrikelspitze. Die Korrelationen zur biplanen Methode waren zufriedenstellend.

In ähnlicher Weise wurden von SANDLER [64] bei Annahme einer gemeinsamen Quer- und Längsachse für beide Projektionen (PA und LAT) die Flächen-Längen-Methode monoplan, bevorzugt in RAO-Projektionen (Abb. 12.14b) benutzt. Die Berechnung erfolgte nach der vereinfachten Gleichung

$$V = \frac{8}{3 \cdot \pi} \cdot \frac{F^2}{L} \,. \tag{12.12}$$

Wesentlich für die quantitative Lävokardiographie ist die korrekte Kalibration. Eine Reihe von Eichverfahren werden genutzt [42]. Jedes Labor greift dabei auf eigene Erfahrungen zurück. Besonders einfach erscheint die Eichung durch Verschiebung des Röntgentisches. Dazu werden der im LV befindliche Katheter gefilmt und der Röntgentisch mit dem Patienten eine definierte Strecke in der Bildverstärkerebene verschoben. Die Relation der während der Tischverschiebung in der Filmprojektion zurückgelegten Strecke der Katheterspitze (L^x) und der tatsächlichen Verschiebestrecke (L) ergibt den Korrekturfaktor $K = L/L^x$. Im Falle schräger Projektionen bleibt der Kippwinkel der Bildverstärkereingangsebene gegen die Senkrechte zu berücksichtigen

$$K = \frac{L \cdot \cos \alpha}{L^x} \,. \tag{12.13}$$

Im Falle computerunterstützter biplaner Volumenberechnungen ist eine Kugeleichung oder Eichung eines ähnlichen Körpers vorzuziehen. Dabei wird eine Kugel mit bekanntem Volumen (6 cm Durchmesser) in jeder Ebene wie die Ventrikelsilhouette umfahren. Der Kalibrationsfaktor in jeder Ebene ergibt sich als Fraktion der Volumina

$$K^3 = \frac{V}{V^x} \,, \tag{12.14}$$

und der lineare Eichfaktor resultiert aus

$$K = \sqrt[3]{\frac{V}{V^x}} \,. \tag{12.15}$$

Dabei ist V das tatsächliche Volumen und V^x das aus der Filmprojektion bestimmte Kugelvolumen.

Angiographische Verfahren der Volumenbestimmung überschätzen in der Tendenz die wahren Volumenwerte. Mit Hilfe von Regressionsbeziehungen, wobei bekannte Volumina gegen kalkulierte aufgetragen werden, sind Korrekturen prinzipiell möglich. DODGE [15] stellt 3 Regressionsgleichungen zur Korrektur des berechneten Volumen V in ein korrigiertes Volumen V^+ vor.

$$V' \text{ (ml)} = 0{,}928 \; V \text{ (ml)} - 3{,}8 \tag{12.16}$$

$$V' \text{ (ml)} = 0{,}951 \; V \text{ (ml)} - 3{,}0 \tag{12.17}$$

$$V' \text{ (ml)} = 0{,}81 \; V \text{ (ml)} + 1{,}9 \tag{12.18}$$

Gl. 12.6 kann genutzt werden für Volumina in AP- und LAO- sowie RAO- und LAO-Projektionen bei biplaner Filmanalyse. Gl. 12.17 dient der Korrektur für die monoplane Technik in AP-Projektion und die Gl. 12.18 für die monoplane RAO-Projektion. Für gesunde Erwachsene resultieren damit enddiastolische Volumina von 70 ± 20 ml/m^2, endsystolische Volumina von 24 ± 10 ml/m^2 und eine Ejektionsfraktion von $0{,}67 \pm 0{,}08$.

Volumenberechnungen der rechten Herzkammer sind weniger geläufig und gehen von verschiedenen Modellen aus [18]. Ihnen liegen Vorstellungen zugrunde, die sich auf ein Prisma, eine Pyramide, ein kegelförmiges Gebilde mit halbmondförmiger Grundfläche, auf zweigeteilte Gebilde mit zylindrischem Infundibulum und auf elliptische Körper beziehen. Nach subtilen Studien schätzt DÜBEL [18] das Verfahren nach FERLINZ [19] als verläßlich ein. Ausgehend vom geometrischen Modell einer Pyramide können die Berechnungen biplan RAO 30° und LAO 60°

$$V = \tfrac{2}{3}\left[\left(A_{RAO} \cdot A_{LAO}\right) / L_{RAO}\right] \quad \text{oder} \quad V = \tfrac{2}{3}\left[\left(A_{RAO} \cdot A_{LAO}\right) / L_{LAO}\right] \tag{12.19}$$

bzw. auch monoplan erfolgen.
RAO 30°

$$V = A_{RAO^2} / L_{RAO} \qquad \text{(Abb. 12.14)} \tag{12.20}$$

Für Routinezwecke werden jeweils enddiastolische und endsystolische Ventrikelvolumina aus Film- oder Videobildern aus der größten bzw. kleinsten Ventrikelsilhouette bestimmt. Bei gleichzeitiger Druckregistrierung während der Lävokardiographie ist eine genaue enddiastolische (Beginn des Druckanstiegs) und endsystolische (Aortenklappenschluss) Volumenbestimmung möglich. Das Schlagvolumen resultiert dann aus SV = EDV - ESV.

Aus Angiokardiogrammen bestimmte Schlagvolumina zeigen eine weitgehende Übereinstimmung mit Schlagvolumina, die nach dem Fick'schen Prinzip oder Indikator-Dilutions-Methoden ermittelt wurden. Es wird jedoch angenommen, dass das injizierte Volumen des Kontrastmittels künstlich das Kammervolumen und das Schlagvolumen erhöht. Die linksventrikuläre Auswurffraktion ergibt sich aus

$$EF = \frac{EDV - ESV}{EDV} \cdot 100 \, . \tag{12.18}$$

Die Ejektionsfraktion ist besonders nützlich, um die globale Pumpfunktion zu beschreiben. Sie hängt nicht nur vom kontraktilen Status, sondern auch von Vor- und Nachlast ab. Bei Vitien folgen daraus Einschränkungen. Bei der Mitralinsuffizienz kann z. B. über die erhöhte Vorlast und die reduzierte Nachlast die EF normal bleiben, auch bei signifikant herabgesetzter, kontraktiler Funktion.

Aortenstenosen mit erhöhter Nachlast bieten eine reduzierte EF, auch wenn die kontraktile Funktion noch weitgehend normal ist. Eine Differenzierung gelingt, wenn die EF als Funktion der Nachlast (z.B. Wandstress) betrachtet wird. Die bestehende inverse lineare Korrelation weist bei abgeflachtem Verlauf auf eine schlechte Myokardfunktion hin.

Wird computerunterstützt der Verlauf der Volumenänderung über den gesamten Herzzyklus bestimmt, ergeben sich typische Kurven (Abb. 12.15). Außerdem ist dann die Bestimmung der instantanen Ejektionsrate als Differentialquotient dV/dt möglich. Die dazu nötige Analyse eines Video- oder Kineangiokardiogramms mit Hilfe geeigneter Computer ist rasch durchführbar. Der Plotter lässt gleichzeitig den Kurvenausdruck auch in Form eines Druckvolumendiagramms zu (Abb. 12.15). Die instantanen Druckwerte werden vom Computer digitalisiert und den Kinebildern zugeordnet. Dazu werden vom Computer die instantanen Volumenwerte eines jeden einzelnen Kinebildes berechnet, so dass sich Druck- und Volumenkurven bzw. eine Druckvolumenschleife ergeben. Die von der Druckvolumenschleife eingeschlossenen Fläche drückt die Arbeit pro Herzzyklus aus.

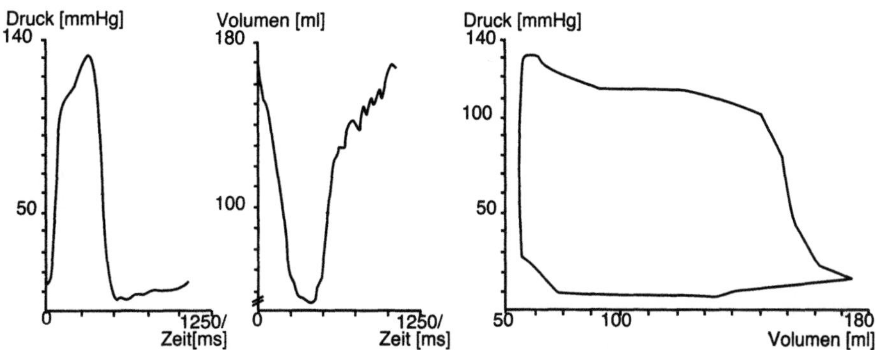

Abb. 12.15 Druck- und Volumenkurven bzw. Druck-Volumenschleifen als Prinzipskizzen [43]

Unabhängig vom Cinefilm oder der direkten digitalen Angiographie sind ventrikuläre Druck-Volumenbeziehungen auch über sog. Conductance-Katheter zur permanenten Volumenanalyse bei simultaner Druckregistrierung zu erstellen (sog. Plethysmographie) [4, 76]. Der Conductance-Katheter, eingeführt über eine 8F Schleuse mit Seitenanschluss zur Druckregistrierung (Abb. 12.16) besteht aus einem modifizierten Pigtail-Katheter (Cordis Europa NV, Roden Niederlande) mit 8 Platinelektroden (unterschiedliche Katheter je nach Ventrikellänge!) und einem Kabelanschluss am externen Ende. Der Katheter wird im LV so platziert, dass die 1. Elektrode in der Herzspitze, die 8. oberhalb der Aortenklappenebene liegt (echokardiographisch kontrolliert!). Zwischen diesen Endelektroden wird ein elektrisches Feld von 20 kHz und 40 µA Stromstärke aufgebaut. Die dazwischenliegenden Elektroden messen permanent die sektorielle Blutleitfähigkeit. Unterstellt werden ideale elektrische Eigenschaften des Herzmuskels und des Ventrikelinhalts. Die Leitfähigkeit der 5 Sektoren werden mit den Volumina der Ventrikel zwischen den Äquipotentialebenen in Relation gesetzt. Vor den Messungen wird über den Katheter unverdünntes Blut zur Kontrollkalibration der individuellen Blutleitfähigkeit abgenommen. Per Schrittmacherstimulation des Vorhofs wird eine konstante Herzfrequenz während der Untersuchungen vorgegeben.

Hieraus resultiert das kontinuierliche instantane analoge Volumensignal. Durch Kalibrieren der gemessenen relativen Conductanceänderung auf die LV-Cineangiographie ergibt sich die Volumengröße. Computerassistiert erfolgt das Erfassen serieller Phasen von P-V-Diagrammen.

Schnelle Laständerungen, die für das Ermitteln der endsystolischen und enddiastolischen P-V-Beziehungen nötig sind, können pharmakologisch durch kurzwirksame Vasokonstriktoren (Phenylephrin) und Vasodilatatoren (Nitroprussidnatrium) oder über eine temporäre Ballonokklusion in der V. cava inferior induziert werden. Das Prinzip der schnellen Laständerung (< 15 s) ist vorteilhaft. Es ist gut reproduzierbar und umgeht störende Reflexaktivierungen. Der Katheter wird über die V. femoralis per Schleuse bis ca. 10 cm unterhalb des Zwerchfells eingeführt. Zur Messung wird der Ballon unter Röntgensicht mit 20 ml Kontrastmittel gefüllt und die Ballonposition sowie Füllung ca. 15 s konstant gehalten.

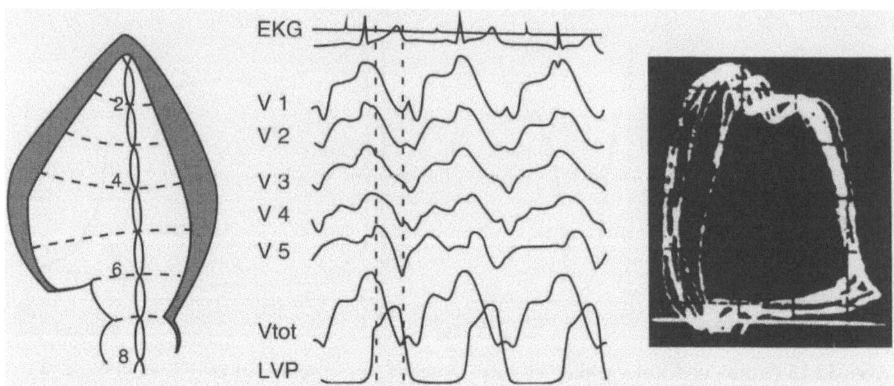

Abb. 12.16. Skizze eines Conductance-Katheters in situ. Die Sendeelektroden liegen apikal (E1) und oberhalb der Aortenklappe (E8). Kontinuierliche sektorielle Volumensignale (V_1 -V_5) der intrakavitären Elektroden sind für 3 Herzschläge simultan mit dem EKG und der LV-Druckkurve sowie dem aus V_1 -V_5 gewonnenen totalen Herzvolumen (V_{tot}) registriert. Im Computerausdruck erscheinen rechts die P-V-Diagramme von 6 einzelnen Herzzyklen (ohne Intervention), die direkt aufgezeichnet wurden.

Die Datenerfassung und -verarbeitung erfolgt durch simultane Aufzeichnungen von P-, V- und EKG-Signalen, woraus sich P-V-Diagramme als Schleifen ableiten lassen. Beim Registrieren ventrikulärer P-V-Diagramme für differente Füllungen lassen sich Informationen zu ventrikulären systolischen und diastolischen Eigenschaften gewinnen [61] (Abb. 12.17). Beim Verbinden der linken oberen Ecken (E_{max}) einer jeden Druck-Volumenschleifen resultiert durch lineare Regression dieser Punkte eine Gerade. Ihr Anstieg definiert die *endsystolische Druck-Volumenbeziehungen* (ESPVR). Diese ESPVR-Linie kann im P-V-Diagramm gezogen werden, wenn die Neigung, d.h. die endsystolische Elastance E_{es} und der Volumenskalenschnittpunkt - bekannt sind.

$$P_{es} = E_{es} (V_{es} - V_o),   \tag{12.22}$$

P_{es} und V_{es} sind endsystolischer Druck und Volumen. Beim Verbinden der enddiastolischen P-V-Punkte der gleichen Schleifen folgt die kurvilineare enddiastolische Druckvolumenbeziehung (EDPVR). Diese Beziehung kann beschrieben werden durch 2 Koeffizienten (A, B) und eine Druckasymptote P_o entsprechend der Exponentialfunktion

$$P_{ed} = P_0 + A\left(e^{(BVed)} - 1\right),   \tag{12.23}$$

wo P_{ed} und V_{ed} enddiastolischer Druck und Volumen bedeuten. Bei jedem gegebenen kontraktilen Status variiert die Größe des Drucks und Volumens innerhalb dieser Linien. Die Interaktionen zwischen Herz- und Gefäßsystem determinieren die Größe des Drucks und des Volumens in diesen Grenzen [61].

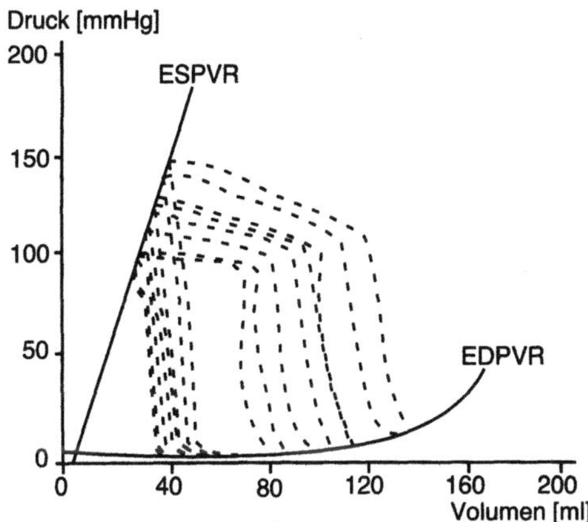

Abb. 12.17. P-V-Schleifen bei unterschiedlichen Füllungen

Für die Klinik ist es wesentlich, quantitative systolische und diastolische Eigenschaften über Druck-Volumenschleifen zu ermitteln und damit eine zeitlich sich variierende ventrikuläre Elastance abzuschätzen. Die ESPVR als gerade Linie drückt die systolischen P-V-Beziehungen aus. Je steiler sie verläuft, um so besser die Kontraktionsfunktion. Der kurvilineare Verlauf der EDPVR informiert zur Relaxation. Der steile Verlauf bei normal großem LVEDV spricht für einen steifen Ventrikel und damit für eine dominierend diastolisch gestörte Funktion. Dieses Messprinzip erfordert einen erheblichen messtechnischen Aufwand sowie einen hohen Grad an Standardisierung aller Arbeitsprozesse. Ferner lassen sich aus angiokardiographischen Daten die instantane und mittlere Verkürzungsgeschwindigkeit sowie die normierte Ejektionsrate ermitteln.

Die zirkumferenzielle Verkürzungsgeschwindigkeit der Muskelfasern wird in der Äquatorialebene bestimmt. Zugrunde liegt die vereinfachende Annahme, dass in dieser Ebene fast alle Fasern zirkulär verlaufen und damit ihre Verkürzung längsgerichtet abläuft. Bei monoplaner angiographischer Projektion ist die instantane Verkürzungsgeschwindigkeit nach folgender Beziehung zu errechnen

$$V = 2\pi \cdot \frac{dr_i}{dt}. \tag{12.24}$$

Dabei sind $\frac{Di + hi}{2}$ und Di der instantane quere Durchmesser und hi die instantane Wanddicke am Ventrikeläquator. Im Falle biplaner Projektion und Annahme eines elliptischen Querschnitts am Äquator folgt r_i aus der Gleichung

$$r_i = \frac{Di_1 + Di_2 + 2hi}{4}. \tag{12.25}$$

Dabei sind Di_1 und Di_2 die instantanen Querdurchmesser in beiden Projektionen. Durch Normierung auf den instantanen Umfang $2\pi \cdot r_i$ ergibt sich die relative Verkürzungsgeschwindigkeit [21]

$$V_{CF} = \frac{2\pi \cdot dr_{i/dt}}{2\pi \cdot r_i} = \frac{dr_i}{dt} \cdot \frac{1}{r_i} \left(circ \cdot s^{-1} \right). \tag{12.26}$$

In einfacher Weise lässt sich die sog. mittlere zirkumferenzielle Faserverkürzungsgeschwindigkeit aus der Beziehung

$$\overline{V}_{CF} = \frac{\pi DED - \pi DES}{\pi DED \cdot ET} = \frac{DED - DES}{DED \cdot ET} \left(circ \cdot s^{-1} \right) \tag{12.27}$$

errechnen. Für die biplane Lävokardiographie sind die orthogonalen Querachsen in beiden Projektionsebenen in Enddiastole (ED, epikardial) und Endsystole (ES, endokardial) zu berücksichtigen (ET = Ejektionszeit). Dabei folgt

$$\overline{V}_{CF} = \frac{A_{ED} - A_{ES} + B_{ED} - B_{ES}}{\left(A_{ED} + B_{ED} \right) \cdot ET} \left(circ \cdot s^{-1} \right). \tag{12.28}$$

A und B sind die orthogonalen Querachsen in beiden Ebenen. Als Kriterium der integralen Myokardfunktion gelten V_{CF} und $\overline{V}_{CF}$ bei normaler oder homogen gestörter Myokardfunktion. Für die mehr inhomogen gestörte Myokardfunktion bei koronaren Herzerkrankungen scheint die mittlere normierte Ejektionsrate (MNSER) aussagefähiger [51]. Die MNSER ergibt sich zu

$$MNSER = \frac{SV}{EDV \cdot ET} \left(s^{-1} \right). \tag{12.29}$$

12.4.1.1.2 Myokardvolumen, Wanddicke, Myokardmasse, Wandspannung

Die zugrunde liegenden Annahmen zum Ermitteln dieser Werte gehen auf RACKLEY [52] zurück. Das linksventrikuläre Myokardvolumen lässt sich als Differenzvolumen zweier Sphäroide berechnen. Die Begrenzung ist durch die innere sowie äußere Oberfläche gegeben. Vereinfachend werden die Wanddicke des linken Ventrikels als homogen angesehen und die Masse der Pappillarmuskeln vernachlässigt. Der freie laterale Rand des linken Ventrikels im AP-Angiokardiogramm oder der anterolaterale Rand in RAO-Projektion bzw. der posterolaterale Abschnitt in LAO-Projektion werden zum Berechnen der Wanddicke benutzt. Üblicherweise wird im mittleren Drittel der Vorderwand und spitzenwärts über 2 cm die myokardiale Wanddicke h gemessen und arithmetisch gemittelt.

Dabei ist $d_{1...n}$ die an mehreren Stellen gemessene Dicke der Ventrikelwand. Das Gesamtvolumen der linken Kammer sowie des Myokardraumes (W) bei biplaner Technik folgt aus der Beziehung

$$V_{i+w} = \frac{4}{3}\pi\left[\frac{(L+2h)}{2} \cdot \frac{(D_{AP}+2h)}{2} \cdot \frac{(D_{LAT}+2h)}{2}\right],\qquad (12.30)$$

mit: L = Längere Längsachse in AP oder LAT-Projektion in cm

D_{AP}, D_{LAT} = Querachsen (in cm), die in jeder Projektion berechnet werden aus der Fläche und Länge jeder Projektion ($= \frac{4F}{\pi L}$)

h = Gemittelte linksventrikuläre Wanddicke

Das Volumen des linken Ventrikels wird nach der Flächen-Längen-Methode berechnet und vom obigen Ergebnis abgezogen. Die linksventrikuläre Myokardmasse resultiert aus LVM = $V_w \cdot 1{,}05$ (g), wobei $1{,}05$ (g/cm^2) das spezifische Gewicht des Myokards ist. Das Ergebnis wird meist auf die Körperoberfläche normiert und bezieht sich in der Regel auf die Enddiastole.

Im Falle monoplaner Angiokardiographie resultiert das Volumen des Myokards um die kontrastgefüllte Innenfläche aus der etwas abgeänderten Gleichung

$$V_w = \frac{4}{3}\pi\left[\left(\frac{D+2h}{2}\right)^2 \cdot \left(\frac{L+2h}{2}\right) - \left(\frac{D}{2}\right)^2 \cdot \frac{L}{2}\right].\qquad (12.31)$$

mit: D = Durchmesser der Querachse aus der Fläche und Längsachse der Kammersilhouette (D = $\frac{4F}{\pi L}$)

h = Ventrikelwanddicke

Insgesamt sind folgende Fehler zu berücksichtigen:
- Das natürliche Volumen wird mit der Flächen-Längen-Methode und auch nach der Simpson-Regel mit der routinemäßig genutzten Kalibrationstechnik in monoplaner RAO- und in biplaner AP- und lateraler Technik überschätzt. Ein Korrekturfaktor ist einzuführen.
- Messungen der Wanddicke sind auf Routinefilmen schwierig. Dies trifft auf das Abgrenzen der äußeren Kontur besonders zu. Speziell bei Ventrikeln mit irregulärer Form sind multiple Messungen nötig. Optimale Positionen für den LV sind 30° RAO mit 20-30° kranialer Abwinkelung [36]. Der Fehler der Kalibrierung kann durch Nutzen computergestützter Kalibrationssysteme eliminiert werden [74]. Versuche zur Bestimmung der rechtsventrikulären Kammermasse sind erschwert. Die komplexe Struktur des rechten Ventrikels sowie seine relativ dünne und rauh trabekulierte Wand schränken das Vorgehen ein.

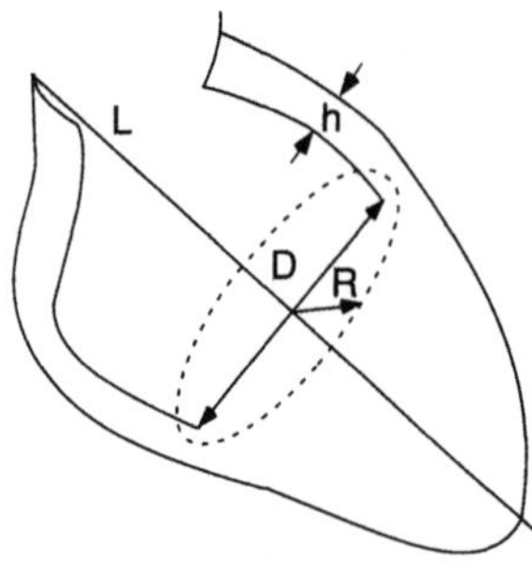

Abb. 12.18. Orientierungsskizze der zu ermittelnden Parameter zum Bestimmen der Wandspannung. D = Kammerdurchmesser, h = Wanddicke, R = innerer Radius

Die linksventrikuläre Wandspannung bzw. der Wandstress werden für einen mittleren Wandpunkt am Äquator des Ventrikels unter Bezug auf ein Rotationsellipsoid berechnet. Wird von den Standardpositionen AP und LAT ausgegangen, dienen die folgenden Gleichungen nach SANDLER und DODGE [64] zur Bestimmung:

- Longitudinale Wandspannung

$$\sigma_1 = \frac{P \cdot R_{AP} \cdot R_{LAT}}{h\left(R_{AP} + R_{LAT} + h\right)}, \tag{12.32}$$

- Äquatoriale Wandspannung

$$\sigma_2 = \frac{P}{2} \cdot \sqrt{\frac{R_{AP}{}^2 + R_{LAT}{}^2}{2}} \cdot L - \frac{4 R_{AP} \cdot R_{LAT} \sqrt{\dfrac{R_{AP}{}^2 + R_{LAT}{}^2}{2}}}{L^2 \left(R_{AP} + R_{LAT} + h\right)}. \tag{12.33}$$

mit: P = Linksventrikulärer Druck
  h = Wanddicke (Abb. 12.18)
  L = Längste linksventrikuläre Längsachse in AP- oder LAT-Projektion in cm
  R = Innerer Kammerradius des linken Ventrikels berechnet nach der
    Näherungsformel

$$R = \frac{D_1 + D_2 + 2h}{4}, \tag{12.34}$$

in AP- und LAT-Projektion, und mit D_{1+2} = innere Querachsen bei biplaner Technik. Bei monoplaner Technik wird der innere Kammerradius nach $\frac{D+h}{2}$ errechnet.

Maximale Werte der Wandspannung liegen in der frühen Systole vor, wenn das Ventrikelcavum noch enddiastolische Dimensionen aufweist. Mit dem Aufkommen trabekulärer Irregularitäten später in der Systole wird die Bestimmung der Wanddicke ungenauer.

12.4.1.1.3 Regionale Wandbewegungsanalyse

Neben der qualitativen Befundung der Wandbewegungen in Normo-, Hypo-, bzw. A-Kinesie, Dyskinesie und Aneurysma ist die quantitative Abschätzung der regionalen Wandkinetik in Ruhe und bei Intervention unerlässlich für die Beurteilung der ischämischen Herzerkrankung. Bei den Berechnungen ist das Referenzsystem, auf das die Bewegungen der Ventrikelwand bezogen werden, zu beachten. Die größte Längsachse des linken Ventrikels kann in gleiche Portionen unterteilt werden, wobei die radialen Achsenabschnitte benutzt werden, um die prozentuale Verkürzung jeder dieser radialen Achsen von der Diastole zur Systole zu bestimmen.

$$\%\Delta \ \ \text{Achse} = \frac{\text{Achse}_{ED} - \text{Achse}_{ES}}{\text{Achse}_{ED}} \times 100 \ . \tag{12.35}$$

Die objektive Analyse regionaler Wandbewegungen des LV erfordert, dass die radiologisch abgebildeten Dimensionsänderungen zwischen Systole und Diastole durch geeignete geometrische Modelle quantifiziert werden. Die im Schrifttum mitgeteilten Verfahren [31] unterscheiden sich in der Wahl der Referenzsysteme, Koordinatenachsen und Bestimmungen der relativen Achsenverkürzung. Abhängig von den untersuchten Parametern sind 3 Verfahren kurz zu erwähnen:

- *Perimetermethode*
  In biplaner und monoplaner Projektion wird die enddiastolische Kontur des linken Ventrikels im Angiokardiogramm skizziert. Für jede Projektion wird bei berücksichtigtem Referenzsystem [2] im Einzelbild eine Längsachse festgelegt. Die Einzelbilder werden so übereinander projiziert, dass Längsachse und Mittelpunkt deckungsgleich sind. Akinetische und dyskinetische Regionen sind auszumachen, indem die endsystolische Kontur sich mit der enddiastolischen deckt oder diese sogar überschneidet. Der akinetische Wandabschnitt A wird in % des gesamten enddiastolischen Kammerperimeters berechnet nach:

$$A(\%) = \frac{P_x}{P_{ED}} \cdot 100 \ . \tag{12.36}$$

A bedeutet das akinetische Segment in %, P_x bezieht sich auf den akinetischen Perimeteranteil des linken Ventrikels, und PED bedeutet den gesamten enddiastolischen Kammerperimeter. Quantifizierbar sind Akinesien und Diskynesien (Abb. 12.19).

- *Querachsenbewertung*
  Die Quer- und Halbachsenbewertung wird wegen ihrer breiten Aussagemöglichkeit an Hand einer Projektionsebene bevorzugt genutzt. Die Aufnahmen erfolgen in der RAO-Projektion (30-40°). Hiermit sind anteriore, apikale und diaphragmale Anteile gut erfassbar. Für posterolaterale und septale Ventrikelabschnitte ist die LAO-Projektion erforderlich. Abhängig von der zugrunde liegenden Auswerttechniken bewegen sich die Achsenverkürzungen zwischen 35% und 60% ihrer enddiastolischen Länge. Zur brauchbaren Unterscheidung zwischen normal und Hypokinesie sind Ergebnisse des Normal- und Patien-

tenkollektivs nur dann vergleichbar, wenn sie in der gleichen Projektion und mit gleicher Technik erhoben wurden [13, 33, 49]. Nach SIMON [70] wird zur Analyse der Ventrikelwandbewegung in RAO-Projektion die Längsachse vom aortomitralen Berührungspunkt zur Ventrikelspitze gezogen. Je nach der anstehenden Problematik kann die Wandbewegung in 3 bis 11-fachen äquidistanten Querachsen analysiert werden, die sich jeweils senkrecht auf die Längsachse konstruieren lassen. Die Wandexkursion wird als prozentuale Achsenverkürzung der enddiastolischen Ausgangslänge errechnet (Abb. 12.19). Von der Herzbasis bis zum Apex erfolgt eine geringe Zunahme der Durchmesseränderung. Jedes Labor sollte seine Mittelwerte und Standardabweichungen der Beurteilung zugrunde legen. Die Hemiaxialmethoden zeigten sich als brauchbar und nicht störanfällig. Eine kurvenmäßige Darstellung der sich ändernden Achse gelingt, wenn systolisch und diastolisch in bestimmten Zeitabschnitten die Änderungen berechnet und graphisch aufgetragen werden.

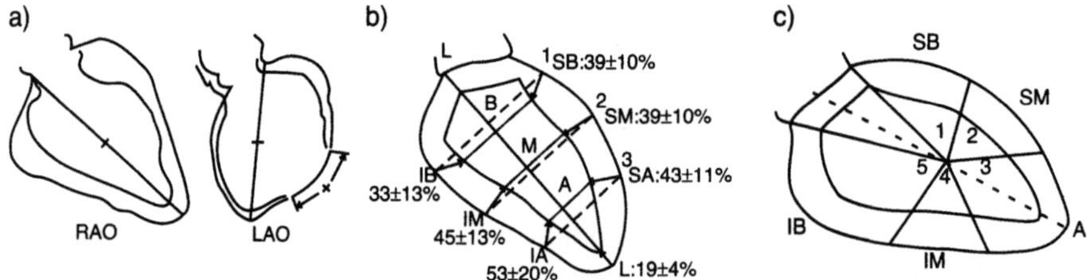

Abb.12.19. a) Perimeterbewertung des linken Ventrikels. Der abnorme Perimeter (x) wird als % des enddiastolischen Gesamtperimeters ausgedrückt. **b)** Normalbereich der maximalen systolischen Verkürzung von 3 auf der Längsachse (L) äquidistanten Querdiametern (B bei 25%, M bei 50%, und A bei 75%) sowie 6 Halbachsen, drei superiore (SB bis SA) und drei inferiore (IB bis IA) Mittelwerte und Standardabweichung bei n = 30 Normalpersonen [69]. Für B = 36±7%, M = 41±5%, A = 47±9%. **c)** Schema der Analyse zur segmentalen Flächenänderung [33]. 1-5 unterteilte Segmente, SB = superior-basales Segment, SM = superior-mediales Segment, A = apikales Segment, IM = inferior-mediales Segment, IB = inferior-basales Segment.

- *Radiale Bewegungsanalyse - Radialachsenverfahren*
Radialachsenverfahren erfordern einen größeren Aufwand und erweisen sich bei computerassistierter Auswertung als der segmentalen Halbachsenanalyse überlegen [12]. Mehrere Radialachsenverfahren sind möglich [31]. Zwei Berechnungswege werden hier vom Prinzip erklärt.
Bei der modernen Radiantenmethode werden von der Mitte der Ventrikellängsachse 72 radiale Achsen (Winkelabstand 5°) [30] oder 90 radiale Achsen (Winkelabstand 4°) [57] und deren systolische Verkürzungen bzw. diastolische Verlängerungen computerassistiert erfasst. Als Nullpunkt des Koordinatensystems werden entweder der Massenschwerpunkt des linken Ventrikels in der Endsystole benutzt [57] oder die Mitte der Längsachse des Ventrikels [30].
Die zweite Bewertung bezieht sich auf das Messen der zwischen den Radianten liegenden Flächen [34]. Zunächst wird eine Längsachse von der Mitte der Aortenklappe gezogen. Der Winkel dieser Achse mit der distalen Längsachse

wird 5fach unterteilt und es werden Achsen auf die Ventrikelsilhouette in RAO-Projektion gezogen (Abb. 12.19c). Die Wandbewegung wird als prozentuale Änderung der Ausgangsfläche normiert. Insgesamt erfordern die quantitativen Verfahren zur Bewegungsanalyse teilweise einen hohen technischen und apparativen Aufwand. Der Gewinn an Informationen entspricht dabei nicht immer den Erwartungen.

12.4.2 Untersuchung der Koronararterien

Das Koronarsystem des Menschen weist ein vielfältiges anatomisches Verhalten auf. Abhängig von der Variabilität der Anatomie werden 4 Versorgungstypen unterschieden. Eine Übersicht zur Nomenklatur der Koronararterien in Anlehnung an KALTENBACH und SPAHN [37] sowie LICHTLEN [1] bringt Abb. 12.20a. Abbildung 12.20b skizziert dazu die wesentlichen Versorgungstypen, die sich insbesondere durch Anomalien am sog. Crux cordis unterscheiden:
- Der extreme Rechtsversorgungstyp (gesamte Hinterwand des LV von rechts versorgt; ca. 5% der Bevölkerung)
- Der Rechtsversorgungstyp (ca. 60%)
- Der Linksversorgungstyp (interventrikuläres Septum und diaphragmale Abschnitte des RV von links versorgt; ca. 15%)
- Der balancierte Typ (ca. 20%).

Zu beachten bleibt bei Untersuchung der linken Koronararterie (LCA) der variable Ursprung des Ostiums und der kurze Hauptstamm (1-3 cm!). Selektive Intubationen des Katheters direkt in den R. interventricularis anterior (RIVA) oder Ramus circumflexus ist daher möglich und wird teilweise bei der PTCA genutzt. In 2% der Patienten finden sich ein fehlender Hauptstamm und getrennte Ostien für den RIVA und der RCX. Die Darstellung erfolgt am besten in schrägrechter Projektion bzw. in rechter kaudo-kranialer Projektion. Im Prinzip sind für die Abbildung der wesentlichen Äste der linken Koronararterie multiple quere im Bereich von 180° und sagittale Projektionen nötig. Nur jene Gefäßabschnitte lassen sich sicher beurteilen, die überlagerungsfrei dargestellt werden und die senkrecht zum Strahlengang verlaufen. Auf Grund dieser Überlegungen werden die sog. halbaxialen Projektionen prinzipiell zusätzlich gewählt. Zunächst wird bei linkskoronarer Diagnostik auf eine 90°- und 60°-LAO-Projektion eingestellt und dann der Bildverstärker auf 20°-30° nach kaudal gekippt. Die Skizze der Abb. 12.21 deutet den Abbildungsumfang der linkskoronaren Äste an. In solchen halbaxialen Projektionen (kranio-kaudale bzw. kaudo-kraniale) werden vor allem kurzstreckige Stenose abschätzbar, die in den konventionellen Ebenen entweder unterschätzt oder gar nicht gesehen werden. Speziell für die Koronarangiographie entwickelte Anlagen lassen diese Projektionen gut einstellen. Der Ramus interventricularis anterior (versorgt ca. 40% der linksventrikulären Muskelmasse), der Ramus circumflexus, Ramus diagonalis und Ramus marginalis sind so systematisch zu kontrollieren, auf Varianten ist zu achten.

Der RIVA kann in 3 Segmente untergliedert werden. Der *proximale* Abschnitt reicht vom Ursprung bis zum ersten Septumast. Der *mittlere* Teil wird vom ersten

Septumast bis zum 2. Diagonalast begrenzt. Der *distale* Abschnitt geht vom 2. Diagonalast bis zu den terminalen Ästen. Der proximale Abschnitt überlagert sich häufig mit dem RCX und dem R. intermedius im Falle einer Trifurkation des Hauptstammes. Steil kraniale LAO-Angulation und steil kaudale RAO-Angulation sind dann für eindeutige Beurteilungen zusätzlich nötig. Die Abgänge der Diagonaläste sind am besten sichtbar in LAO-Projektion mit steil kranialer Angulation. Die septalen Äste sind überlagerungsfrei in kranialer LAO-Sicht gut zu differenzieren. In ca. 1% bleibt eine doppelte RIVA-Anlageanomalie zu berücksichtigen. Der Hauptast ist dann meist länger und gibt die Septumäste ab.

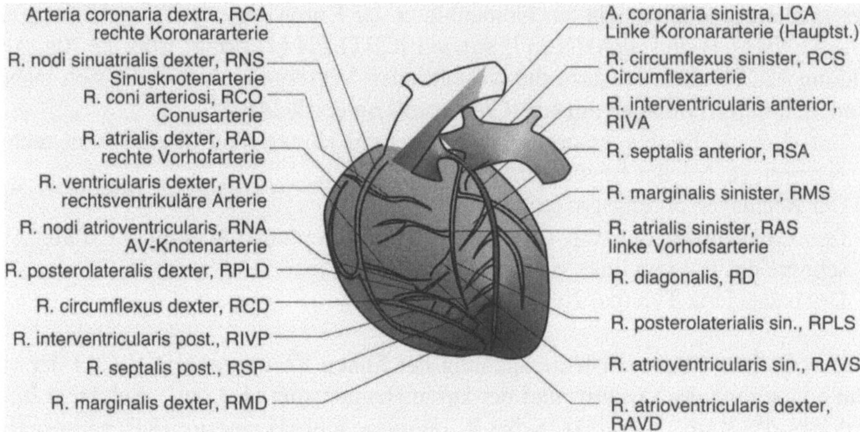

Abb. 12.20. a) Nomenklaturübersicht der Koronararterien [37, 43]

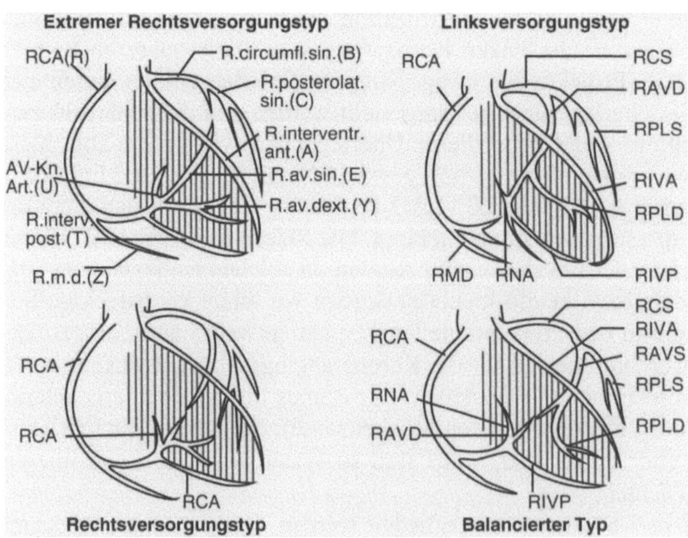

Abb. 12.20. b) Skizzen der koronaren Versorgungstypen bei AP-Position [43]

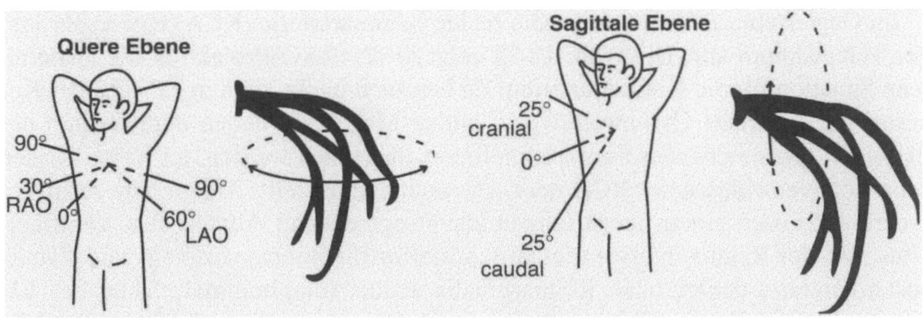

Abb. 12.21. Schema der üblichen queren und zusätzlichen kranio-kaudalen Projektionen. Im oberen Teil trifft der Stahlenkegel die longitudinale Achse der mittleren und distalen Segmente der Koronararterien. Im unteren Teil dagegen erfasst die rotierende Ebene der Röntgenstrahlen quer die proximalen Gefäßzonen [7].

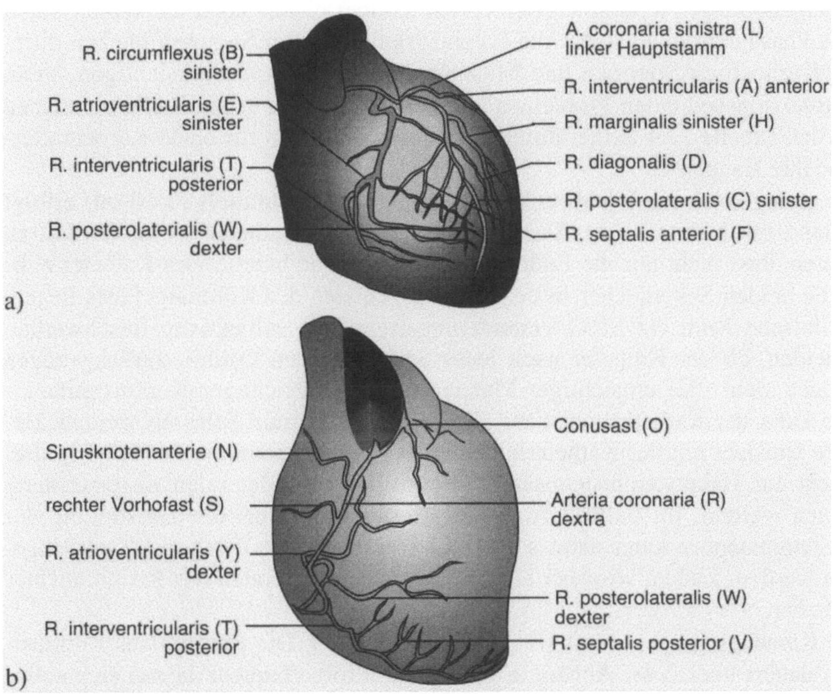

Abb. 12.22. Darstellung der linken und rechten Koronararterien in RAO-Projektion im anatomischen Bild [43]

Die RCX kann in proximale, distale und atrial ventrikuläre Anteile untergliedert werden. Der proximale reicht vom Ursprung bis zum ersten R. marginalis obtusus. Bis zu 3 marginale Äste sind besonders in flacher RAO-Projektion zusätzlich gut beurteilbar. Die distalen und atrial ventrikulären Abschnitte stellen sich in kranialer LAO-Projektion eindeutig dar.

Im Gegensatz zur linken weist die rechte Koronararterie (RCA) einen sehr langen Hauptstamm auf. Die Abb. 12.22 zeigt in der RAO-Projektion die anatomische Situation für die Koronararterien. Zu beachten bleibt, dass in ca. 40% der Konusast ein separates Ostium aufweist, einige Millimeter neben dem Ostium der RCA. Bei unzureichender Suche kann dieses übersehen werden, teilweise werden dann Totalverschlüsse der RCA oder Anomalien unterstellt. Als größere rechtskoronare Äste nach einem meist langen Hauptsegment mit Abgang des Ventrikelastes sind der Ramus interventricularis posterior (Septumversorgung) und Ramus posterolateralis dexter bzw. R. marginalis acutus (diaphragmale Teile des LV versorgt!) speziell zu verfolgen. Steil kraniale Angulationen in RAO- oder LAO-Projektionen sind zur Darstellung peripherer Läsionen nötig. Die LAO-Projektion demonstriert die proximalen und aufzweigenden Abschnitte. Die RAO-Sicht informiert gut über mittlere Abschnitte, den RIVP und rechts posterolaterale Regionen. Kraniale Angulationen in RAO- und LAO-Projektionen lassen die Bifurkation der distalen RCA besser darstellen.

Genügend lange Aufnahmeserien lassen darüber hinaus noch die kapilläre und venöse Phase beurteilen sowie die Lateralzirkulation. Bei Stenosen bleiben differentialdiagnostisch Spasmen und Muskelbrücken [48] zu berücksichtigen, wenn von projektionsbedingten Problemen abgesehen wird. Als grobe Richtlinie dienen die in der Tabelle 12.4 aufgeführten Vorzugsprojektionen für beide Koronararterien und ihre Hauptäste.

Die streng selektive Injektion körperwarmen Kontrastmittels (3-10 ml) erfolgt von Hand rasch (ca. 2-3 s). Dazu ist es nötig, den Katheter so im Ostium zu platzieren, dass nicht nur die Endöffnung, sondern wie beim Sones-Katheter z. B. auch die beiden Seitenlöcher in den Anfangsgebieten des Koronargefäßes liegen. Das klinische Bild, die EKG-Veränderungen und die subjektiven Beschwerden entscheiden, ob der Katheter nach jeder Serie aus dem Ostium zurückgezogen wird oder nicht. Bei umsichtiger Platzierung und vorsichtiger Kontrastmittelinjektion kann der Katheter meist für alle Serien im Ostium belassen werden. Besondere Umsicht mit der Katheterlagerung ist bei Hauptstammstenosen nötig. Bei Verdacht auf Hauptstammstenosen sollte mit der kontralateralen Koronararterie begonnen werden. Im Falle auftretender Komplikation bei der Darstellung der Hauptstammstenose kann dann sofort auf eine komplette Diagnostik zurückgegriffen werden. Zudem wird bei Darstellung von Kollateralen das Risiko leichter abschätzbar.

Die Kineangiographie läuft während der Injektion. Die Passage des Kontrastmittels dauert über 2-4s. Abhängig von der Bildfolgefrequenz lassen sich somit zahlreiche Aufnahmen gewinnen. Um Überlagerungen durch die Zwerchfellkuppe zu vermeiden, erfolgen die Aufnahmen in tiefer Inspirationsstellung. Die Bildgüte des Koronarogramms ist hoch [70], wenn folgende Qualitätskriterien erfüllt sind:

- Abbildung feinster Gefäßäste mit Durchmessern zwischen 100-200 μm,
- Abbildung von Lichtungseinengung oberhalb der 20%-Grenze und Gefäßquerschnitten ab 1 mm^2,
- Abbildung von Ursprüngen und Verläufen koronarer Kollateralen mit Durchmessern oberhalb der 100-μm Grenze.

Tabelle 12.4. Vorzugsprojektionen für Koronararterien [41]

Koronar-arterien	Projektion	Aussagen
LCA-Haupt-stamm	10° RAO 45° LAO/20° cranial 45° LAO/30° cranial	Hauptstamm optimal Hauptstammbifurkation inferiore Orientierung Distale Orientierung
RIVA	90° LAO/ 10° caudal 45° LAO/20° cranial 45° LAO/30° caudal 30° LAO 30°RAO 30° RAO/20° caudal	Proximal bis distal Proximal und mittlere Region. R.-diagonalis-Abgang Proximal mit horizontaler Orientierung Proximaler und mittlerer RIVA Proximaler und mittlerer RIVA Mittlerer und distaler RIVA
RCX	45° LAO/20° cranial 45° LAO 10-20° RAO/20° caudal 30-40° RAO 45° RAO/20° cranial	Proximaler Abschnitt Mittlerer Abschnitt Proximaler und mittlerer Abschnitt R. marginalis obtusus Posteriore und posterolaterale Äste
RCA	45° LAO/20° cranial 30° LAO 30° RAO	Bifurkation RCA und posteriore Äste Proximale Orientierung Mittlere RCA, RIVP und posterolaterale Äste

Die Ausmessung gefilmter Koronarangiogramme erfolgt über Filmbetrachtungsgeräte bzw. bei digitaler Angiographie direkt am Bildschirm. Das Bewerten richtet sich nach der größten Koronararterienstenose, ausgemessen in allen verfügbaren Ebenen. Der Stenosenachweis sollte in mind. 2 Ebenen geführt werden. Der Stenosegrad wird im Vergleich zum unmittelbar benachbarten nichtstenotischen Abschnitt in % ausgedrückt, wobei poststenotische Dilatationen nicht zum Vergleich herangezogen werden. Systolische Stenotisierungen sind verdächtig auf mechanische Kompression. Spastische Veränderungen sind z. T. lokal durch den Katheter ausgelöst, sie sind durch Nitroglyzerin nicht immer restlos reversibel. Verabreichtes Nitroglyzerin reduziert einerseits den koronaren Blutfluss in normalen und poststenotischen Abschnitten und erweitert anderseits das Lumen der großen Koronarstämme und auch der extramuralen größeren Kollateralen um ca. 20% [43]. Vielfach wird kurz vor der Angiographie routinemäßig Nitroglyzerin sublingual gegeben. Die beschriebenen Effekte sind zu berücksichtigen.

Bei der ischämischen Herzkrankheit wird zumeist der Ramus interventricularis ant. der A. coronaria sinistra (< 80%), dann die A. coronaria dextra (> = 70%) und zu 60% der Ramus circumflexus der A. coronaria sinistra befallen. Stenosen und Okklusionen finden sich meist im proximalen Drittel der genannten Gefäße. Auf Grund experimenteller und angiographischen Erfahrungen sind eine 80%ige Lumenreduktion die Grenze, ab der auch im Ruhezustand eine Myokardischämie entstehen kann [50]. Die Passage des Kontrastmittels durch ein unilaterales Koronargefäß führt abhängig von vorhandenen Veränderungen zur vorübergehenden Anoxie. Entsprechend dem subjektiven Befinden und der Rückbildung im EKG wird die Untersuchung fortgesetzt, wenn quasi Ausgangswerte vorliegen.

Die qualitative Beurteilung drückt den Stenosegrad als total, subtotal (um 75%), partiell (25-75%) und minimal (< 25%) aus. Als diffuse Koronarsklerose wird eine 3-Astsklerose mit zahlreichen fokalen und stärkeren Veränderungen verstanden. Normale Gefäßzonen können dazwischen liegen. Abhängig vom Befall der koronaren Hauptäste (LAD, CX, RCA) wird von 1-, 2- oder Dreigefäßerkrankungen gesprochen.

12.4.3 Untersuchung der großen Gefäße

Katheterbetriebene angiographische Darstellungen durch Kontrastmittelinjektionen in die großen Gefäße erfolgen entweder über Injektoren oder per Spritze von Hand. Je nach der klinischen Fragestellung werden der Durchschnittsanatomie angepaßte Katheter verwendet. Der Kontrastmittelfluss liegt bei großen Gefäßdimensionen (Aorta, Pulmonalarterie) um 12-16 ml/s bei einer Kontrastmittelmenge um 20 ml. Für die hirnversorgenden Gefäße reichen je nach den Dimensionen und dem zu prüfenden Abstromgebiet 4-10 ml Kontrastmittel per Handinjektion aus. Für die Angiographie der Extremitätenarterien wird das Bildformat passend gewählt und die Abstromrichtung berücksichtigt. Nach der Probeinjektion wird eine geeignete Ebene für die Aufnahmeserie gewählt, um Ausmaß und Form der Lumeneinengungen und die Wandstrukturen einzuschätzen. Die invasive konventionelle angiographische Technik ist durch weiterentwickelte bildgebende Verfahren verdrängt. Auf nichtinvasivem Wege übermittelt die Magnetresonanztomographie durch die 3D Anatomie komplettere Informationen ohne Kontrastmittel. MRT-Untersuchungen das Thorax liefern zudem neben den Analysen der großen Gefäße auch zusätzliche Informationen zur Klappensituation sowie zu anatomischen Strukturen des Herzens bzw. zu Veränderungen im Perikardraum. Per Kontrastmittelgabe können Herz und Gefäßsystem komplett dargestellt werden.

Tabelle 12.5. Nichtinvasive Gefäßdiagnostik [27]

Digitale Substraktionsangiographie DSA (Kontrastmittel)	- Lumen gut - Gefäßwand eingeschränkt
Computertomographische Angiographie CTA (Kontrastmittel)	- 3D der großen Gefäße Hohe räumliche, begrenzte zeitliche Auflösung - Wandstruktur gut. Lange Nachbearbeitungszeiten
Kernspinangiographie MRA (Paramagnetische Kontrastmittel)	Sehr hohe räumliche und zeitliche Auflösung - Große und kleine Gefäße gut (3D) Arteriell und venös Parenchymveränderungen - Gefäßwand gut - Flussgeschwindigkeit, Flussvolumen
Farbkodierte Duplexsonographie FKDS	Sehr hohe räumliche und zeitliche Auflösung -Gefäße gut, vor allem Becken-Beinbereich, - Phlebosonographie - Lumen und Gefäßwand gut - Flussgeschwindigkeit, Flussvolumen

Die Gefäßdiagnostik wird zunehmend ohne Katheterintervention betrieben. Eine Übersicht bieten die nachfolgenden Tabellen zur nichtinvasiven Gefäßdiagnostik. Tabelle 12.5 bringt die gängigen diagnostischen Verfahren mit stichwortartigen Hinweisen zu möglichen Aussagen. Tabelle 12.6 übermittelt den momentanen Stellenwert dieser Verfahren. Hier wird u. a. deutlich, dass die katheterbezogene Gefäßdiagnostik ihren Stellenwert im Prinzip nur noch bei gleichzeitigem Interventionsbedarf hat. Die Kernspinangiographie (MRA) nimmt den ersten Platz in der Gefäßdiagnostik zentraler sowie peripherer Gefäßdiagnostik ein.

Tabelle 12.6. Stellenwert der gefäßdiagnostischen Verfahren

Halsgefäße	- Farbkodierte Duplexsonographie,
	- Kernspintomographie
	- Angio-DSA bei Interventionsbedarf
Handgefäße	- MRA (i.V. Kontrastmittel) zeitaufgelöste MRA-Sequenzen mit Darstellungen von Fingerarterien
	- Selektive hochauflösende DAS (Gefäßspasmen störend)
Thorakale Gefäße	- MRA, zunehmend auch für Pulmonalembolien primär bei PA-Missbildungen
	- Spiral-CT für Beatmete und Polytraumatisierte
	- DSA untergeordnete Rolle
	- TEE
Abdominale Gefäße	- CT der abdominalen Gefäße
	- Spiral-CT (Polytraumatisierte)
	- DSA kaum

12.5 Auswertung der Untersuchung

Die Auswertung der Untersuchung hängt ab von den mit den Angiokardiographieanlagen erworbenen Ventrikelanalyse und Koronaranalyse - Paketen. In der Regel handelt es sich um Softwarepakete zur *automatischen Analyse* des linken Ventrikels sowie von Abschnitten der Koronararterien. Das Ventrikelprogramm bietet in der Regel folgende Funktionen:

- Kalibrierungsroutinen,
- Herzauswurffraktion mit automatischer oder manueller Konturfindung
- Regionale Herzwandbewegung
- Distanzmessungen
- Mittlerer Grauwert des untersuchten Abschnittes.

Die Analyse des Koronarprogramm*s* basiert auf geometrischen und densitometrischen Messungen. Als Grundfunktionen bestehen:

- Kalibrierungsroutinen
- Distanzmessungen
- Automatische Analyse von Koronararterienabschnitten
- Mittlerer Grauwert des gewählten Gefäßabschnittes.

Einzelheiten und Arbeitsschritte sind den Leitfäden der Herstellfirmen zu entnehmen. Über Bedienelemente der Darstellungskonsole erfolgt die schrittweise Auswahl der Bilder. Die Funktionen für die Bildbearbeitung und die Programme für die analytische Bearbeitung auf der Darstellkonsole aktiviert werden (Zoom, Lupe, Kantenanhebung, Kinobetrieb, Subtraktion, CD-M Auswahl in der Übertragungsfunktion, klinische Programme, Übertragung zur einem Kardioangiographie (Arbeitsplatzrechner, Bildschirm löschen). Programm, Menüs und Funktionen der Tester müssen bei der Installation abgesprochen werden.

Für die Berechnung der Auswurffraktion wird meist die Flächen-Längen-Methode nach SANDLER und DODGE genützt [64]. Die Formel zur Errechnung der linksventrikulären Volumina berücksichtigt das wirkliche anatomisch relevante Volumen der linken Ventrikel [41]. Die Analyse von RAO-Projektionen der Angiogramme des linken Ventrikels erfolgt damit zuverlässig. Eine EKG-Überlagerung gestattet endsystolische und enddiastolische Bilder zu erfassen und Artefakte bzw. Fehler durch Extrasystolen auszuschließen. Die Ejektionsfraktion ist postextrasystolisch ca. 12% größer als nach einem Normalschlag (Abb. 12.23). Über die vorliegenden Daten lässt sich vor allem die Ejektionsfraktion des linken Ventrikels graduell einschätzen:
- Normale bzw. global normale EF: > 59%
- Leichtgradig eingeschränkte EF: > 44% und < 60%
- Mittelgradig eingeschränkte EF: 34% und < 45%
- Stark eingeschränkte EF: < 35% [41, 64].

Das automatische Koronarprogramm gestattet eine objektive Stenosebeurteilung. Das Programm für die Eichung als auch für die Messung umfasst drei Schritte. Zuerst wird manuell ein Anfangs- und ein Endpunkt festgelegt. Eine Bahnlinie wird danach automatisch innerhalb des gewählten Segments ermittelt. Drittens werden Katheter oder Arterienkonturen mit zwei Arbeitsschritten erfasst, wobei die Bahnlinie als Modell dient. Aus diesen festgestellten Konturen werden eine Zahl von Parametern berechnet (Abb. 12.24), z. B. Stenosegrad, Längenausdehnung und Plaquefläche [2, 39, 78].

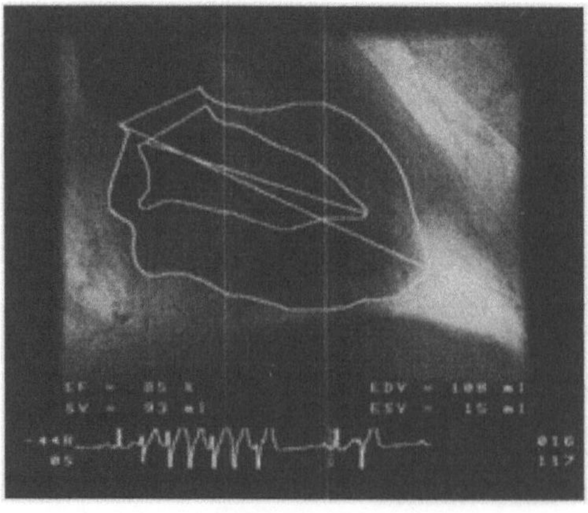

Abb. 12.23. Ventrikelprogramm, Volumenbestimmungen

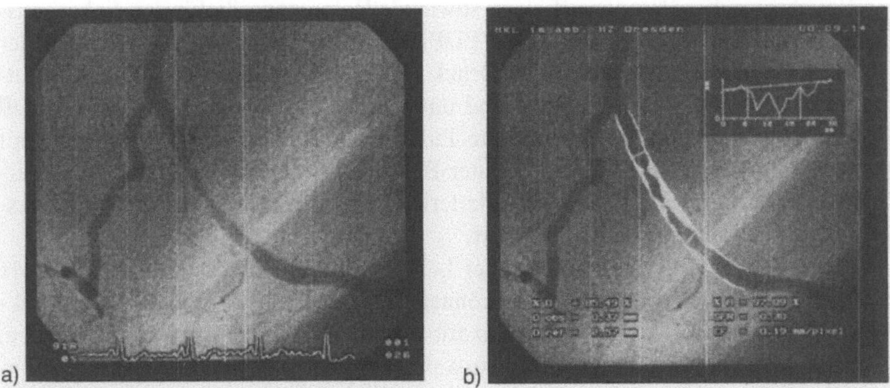

Abb. 12.24. Koronarprogramm **a)** Kontrastdarstellung der CX, **b)** Automatische Stenosequantifizierung nach manueller Abtastung

12.5.1 Beurteilungshinweise zur Pump- und Myokardfunktion

Abhängig vom technischen Vorgehen und dem sehr unterschiedlichen Stand der Ausrüstung schwanken die im Schrifttum angegeben Normwerte. In der Regel sollte jedes Labor, das sich mit dem Prüfen der kardialen Funktion beschäftigt, eigene Normwerte erarbeiten und an Hand der Literaturdaten auf Übereinstimmung mit anderen Zentren achten.

Eine gestörte Pumpfunktion liegt vor, wenn der Druck im Vorhofbereich (RA, LA) sowie enddiastolisch in den Ventrikeln erhöht und die Volumenförderung (Schlagvolumen, HMV) herabgesetzt sind. Bei akuter Herzminderleistung (z. B. im Rahmen eines akuten Myokardinfarktes) lassen sich der Schweregrad einer Lungenstauung (Rückwertsinsuffizienz) bzw. der unzureichenden Volumenförderung (Vorwärtsinsuffizienz) quantifizieren (Tabelle 12.7) und unter Kontrolle dieser Daten, die Effektivität und Grenzen der Therapie beurteilen.

Tabelle 12.7. Schweregrade der Pumpinsuffizienz

PC		Herzindex	
Normal	bis 10-12 mmHg (1,3-1,6 kPA)	Normal	3,0-3,5 l/min/m^2
Beginnende Stauung	18-20 mmHg (2,4-2,7 kPA)		
Mittelgradige Stauung	20-25 mmHg (2,7-3,3 kPA)	Beginnende Insuffizienz	2,0-2,2 l/min/m^2
Schwere Stauung	25-30 mmHg (3,3-4,0 kPA)	Schwere Insuffizienz	1,5-2,0 l/min/m^2
Lungenödem	30 mmHg (> 4,0 kPa)		< 1,5 l/min/m^2

Bei chronischer Pumpinsuffizienz sowie als Referenzgröße für den linksventrikulären enddiastolischen Druck (LVEDP) bei Belastungstests wird vielfach der pulmonalarterielle enddiastolische Druck (PAEDP) herangezogen. Die Absolutwerte des PAEDP liegen in Ruhe und unter Belastung niedriger als der LVEDP bei simultaner Messung. Der mittlere Pulmonalarteriendruck (PAP) stimmt mit dem LVEDP weitgehend überein. Unter Belastung bleiben diese Beziehungen erhalten, so dass der mittlere pulmonalarterielle Druck ausreichend über den linksventrikulären Füllungsdruck informiert.

Mittels Katheter-Tipmanometer, der Lävokardiographie mit Cinetechnik sowie speziell mit digitaler Angiographie können verschiedene Parameter der Kontraktilität, der Pumpfunktion, der Relaxation und der Füllung bestimmt werden. Tabelle 12.8 enthält eine gewisse Auswahl. Für die Interpretation bestehen Einschränkungen, wenn nicht vergleichbare Standardbedingungen vorliegen, Geänderte kardiale (Vorlast, Nachlast, Herzfrequenz) und extrakardiale Faktoren, Auswirkungen auf umgebende Strukturen (Perikard, Lunge) sowie neurohumorale Umstellungen nehmen Einfluss auf diese Parameter. Es gelingt jedoch mit Hilfe bzw. mit zusätzlich erstellten Druck-Volumen-Beziehungen, frühe Stadien kardialer Dysfunktion abzugrenzen. Abhängig von ihrer Zuordnung zu einer Phase des Herzzyklus sind die wesentlichsten Indizes der Präejektionsphase, der Ejektionsphase sowie der Relaxations- bzw. Füllungsphase aufgeführt. Die hier angegebenen Absolutwerte schwanken, wobei Beziehungen zum benutzten Messverfahren sowie Rechenansatz bestehen [10, 44, 77].

Besonders für die diastolische Herzfunktion sind eine Reihe von Indizes in der Diskussion [9]. 3 Gruppen lassen sich unterscheiden. Eine Gruppe umfasst die Analysen des Druckkurvenverlaufs. Eine zweite Parametergruppe lässt sich mit Zeitintervalländerungen aufstellen. Die dritte Gruppe umfasst Parameteränderungen in Verbindung mit der intraventrikulären Volumenbewegung. Absolutwerte informieren mitunter nur grob, so dass auf umfassende Zahlenangaben verzichtet wurde. Mit Hilfe der digitalen Angiokardiographie sind ein Teil dieser Parameter gut reproduzierbar unter Ruhebedingungen und Intervention zu gewinnen. Aus dem Ausmaß der dabei resultierenden Änderung lassen sich im Individualfall der Schweregrad der Erkrankung besser erkennen und Hinweise zur Therapie ableiten. Die Lastabhängigkeit des relaxierenden Herzmuskels in der zweiten Hälfte der Ejektion, der isovolumetrischen Relaxationsphase und in der raschen Füllungsphase untersetzt die wechselseitige Beziehung von Systole und Diastole. Hämodynamische und herzzyklusphasenbezogene Bedingungen sowie physiopharmakologische Interventionen prägen das Verhalten der druckkurven-, zeitintervall- und volumenabhängigen Indizes. So beeinflussen systolische Ereignisse und der systolische Spitzendruck den Quotienten dP/dt. Durch elektrische Stimulation induzierte Ischämie, chronische Ischämie Herzerkrankungen und hypertrophe Kardiomyopathien reduzieren diesen Index, die Hypertrophie oder Aortenstenosen dagegen nicht. Die Zeitkonstante des P-Abfalls T ist verlängert bei KHK, bei durch Stimulation induzierter Angina Pectoris, bei hypertrophen Kardiomyopathien und sekundären Ventrikelhypertrophien. Die Interpretation von Zeitintervalländerungen kann ebenfalls nur im globalen Zusammenhang erfolgen. So beträgt die isovolumetrische Relaxationszeit 60±10 ms.

Tabelle 12.8. Messgrößen der Kontraktilität und Pumpfunktion sowie Relaxation und Füllung

Index	Definition	Richtwerte	Bestimmung
Präejektionsphase			
(dp/dt) max	Max. Druckanstiegsge-schwindigkeit	1400-2000 mmHg·s^{-1}	Eichbarer Differenzierverstärker
$\dfrac{(dp/dt)max}{IT}$	(dp/dt)max dividiert durch den simultanen ventrikul-ären Druck (IP)	28-36 s^{-1}	s.o.u. rechnerisch
V_{pm}	Max. Wert von $\dfrac{(dp/dt)max}{P}$	1,47±0,19 ML·s^{-1}	Rechnerisch graphisch
$V_{CE\ max}$	Max. Verkürzungsge-schwindigkeit der kon-traktilen Elemente (CE) bei Last Null	1,17-2,93 ML·s^{-1}	Rechnerisch graphisch Extrapolation auf P = 0
Ejektionsphase			
V_{CF}	Mittl. zirkumferenzielle Faserverkürzungsge-schwindigkeit	1,2-2,03 circ·s^{-1}	$V_{CF}=\dfrac{D_{ED}-D_E}{D_{ED}\cdot AuZ}$ planimetrisch rechnerisch
Segmentale %	Verkürzung der LV-Wand		Digitale Angiokardio-graphie
EF	Ejektionsfraktion	56-80%	$EF=\dfrac{SV}{EDV}\cdot 100$
MSERI	Mittl. systolische Austreibungsstromstärke (Index)	140-305 ml/s/m^2	$MSERI=\dfrac{SV\cdot 1000}{Auz}$ pro Körperoberfläche
Relaxations-Füllungsphase			
(dp/dt) min	Max. Druckabfallge-schwindigkeit	1400-2450 mmHg·s^{-1}	
$\Delta P/\Delta V$	Enddiastolische Steifigkeit (li. Ventr.)	0,15-0.4 mmHg·ml^{-1}	$\dfrac{\Delta P}{\Delta V}=\dfrac{EDP-ESP}{SV}$
T	Zeitkonstante des P-Abfalls vom (-)	31±9 ms	Semilogarithmische Methode
	dP/dt max. bis zur Mitralklappenöffnung	55±12 ms	Asymptote variiert
RFP	Schnelle Füllungsphase	104±2,4 ms	US
LV	Füllung während RFP (%)	77±1,5	US
FF	Füllungsfraktion = Anteil des SV im 1. Drittel der Diastole	47±15%	Angiokardiographisch
PFR	Max. Einflussrate (peak filling rate)	500-700 ml/s 600-900 ml/s	US Angiokardiographisch
Dimensionsänderungen der posterioren Wand			
Diast. Abnahme	Chordae Ebene	10,7±1,7 cm/s	US
Syst. Zunahme		4,6±1,2 cm/s	US
Segmentale %	Dimensionsänderung des LV-Kavums der LV-Wand		Digitale Angiokardiographie

Linksventrikuläre Erkrankungen, z. B. eine KHK oder eine pathologische Hypertrophie verlängern diese Zeitperiode auf 100 ms und mehr. Mit zunehmendem Füllungsdruck wird sie aber bei höheren Drücken (ca. 30 mmHg) wieder verkürzt. Zahlreiche weitere Einflüsse bleiben zu berücksichtigen.

Regionale Wandanalysen mit moderner Angiokardiographietechnik gestatten beliebige Wandareale zu prüfen, um segmental abweichende Relaxationsphänomene zu erfassen. Serienuntersuchungen ergaben, dass koronare Dreigefäßerkrankungen charakteristische Einwärtsbewegungen während isovolumetrischer Relaxation besonders häufig im inferioren Gebiet des LV aufweisen. Auswärtsbewegungen bestanden mehr in anterolateralen Regionen als „segmental early relaxation phenomenon" (SERP) [21].

Mangelhafte Koordination der Wandbewegung während der isovolumetrischen Kontraktion erschwert das Bestimmen der Endsystole und den Beginn der Diastole. Bei LV-Hypertrophie und koronarer Herzkrankheit sind Abnormitäten der isovolumetrischen Relaxation verknüpft mit einer herabgesetzten maximalen Füllungsrate während der frühen Diastole. Die verlängerte isovolumetrische Relaxation bei hypertropher Kardiomyopathie wirkt perfusionsmindernd.

Größere Diskrepanzen können für das Ausmaß und den Zeitverlauf der linksventrikulären Volumen- und Dimensionsänderung in der Diastole, abhängig von der Art und vom Schweregrad der Erkrankung, auftreten. Gegenüber Herzgesunden finden sich unkoordinierte langsamere Auswärtsbewegungen und regionale Abweichungen der Ventrikelwand bei Mitralstenosen, hypertrophen Kardiomyopathien und bei ischämischer Herzerkrankung. Die linksventrikuläre Füllung läuft mit abnormalen Zeit- und Flussparametern ab. Da hierzu zunächst meist ultraschallkardiographische Informationen bestehen, werden in der Tabelle 12.8 einige dieser Daten zur Orientierung angegeben.

Nach der Mitralklappenöffnung nimmt die Wanddicke ab mit der zunehmenden Kavumdimension in der frühen Diastole. Die Rate der systolischen Zu- und diastolischen Abnahme ist für den normalen Ventrikel diastolisch höher (Tabelle 12.8). Die Zeitdauer dieser raschen Dimensionsänderung beläuft sich auf 100±20 ms. Insgesamt ist einzuschätzen, dass über die Möglichkeiten der digitalen Angiokardiographie in der Perspektive zunehmend mehr auch die diastolischen Funktionsparameter ermittelt werden. Die Analyse der segmentalen Verkürzung und Wanddickänderung informiert zur systolischen Funktion.

Die segmentale Diameterzunahme und Wanddickenänderung im Zeitverlauf charakterisiert die diastolische Funktion. Da der Hauptteil des Schlagvolumens in der raschen Füllungsphase in den LV gelangt, ist eine gestörte diastolische Funktion besonders unter Belastung klinisch wirksam, wenn die Füllungszeit belastungsabhängig begrenzt wird. Dabei kann die systolische Funktion noch völlig normal sein, wie es z. B. bei sekundären Herzhypertrophien zutreffen kann.

12.5.2 Normwerte bei der Lävokardiographie

Einen weiten Schwankungsbereich gibt es für Normalwerte des linken Ventrikels. Tabelle 12.9 bringt dazu ergänzend zu den Werten der Tabelle 12.8 eine Übersicht nach SIMON [70], KENNEDY [38] und GOULD [25].

Tabelle 12.9. Normalwerte und Standardabweichung verschiedener Parameter des linken Ventrikels: 1. Monoplane RAO-Projektion 30°-40° [70]; 2. Biplane Projektion (AP und LAT) [25]

Bezeichnung	Abkürzung		1.		2.	
Enddiastolischer Volumenindex	EDVI	$(ml \cdot m^{-2})$	72	± 14	72	± 16
Endsystolischer Volumenindex	ESVI	$(ml \cdot m^{-2})$	22,7	± 6	30	± 7
Schlagvolumenindex	SVI	$(ml \cdot m^{-2})$	49,1	± 9	42	± 11
Ejektionsfraktion	EF	%	68	± 4	58	± 6
mittlere normierte Ejektionsrate	MNSER	(s^{-1})	2,46 ±	0,32		
Mittlere zirkumferenzielle	$\overline{v}_{CF}B$	$(circ \cdot s^{-1})$	1,27 ±	0,26		
Verkürzungsgeschwindigkeit						
Basal, medial, apikal	$\overline{v}_{CF}M$	$(circ \cdot s^{-1})$	1,43 ±	0,24		
Muskelmasse	$\overline{v}_{CF}A$	$(circ \cdot s^{-1})$	1,65 ±	0,37		
Schlagarbeitsindex	LVM	$(g \cdot m^{-2})$	87,1 ±	0,24	93	± 19
	SWI	$(g \cdot m\ m^{-2})$			56	± 13
Wandspannung	Syst. äquatoriale	$(g \cdot cm^{-2})$			358	± 74
		(kPa)			35,1	± 7,3
	Syst. longitidunale	$(g \cdot cm^{-2})$			174	± 39
		(kPa)			17,1	± 3,8
	ED äquatoriale	$(g \cdot cm^{-2})$			29	± 13
		(kPa)			2,9 ±	1,3
	ED longitidunale	$(g \cdot cm^{-2})$			15	± 7
		(kPa)			1,5 ±	0,7
Kleinster Radius	ED pro m²	$(cm \cdot m^{-2})$			1,4 ±	0,1
Radiusänderung	ED zu ES	(%)			28	± 4
Wanddicke	ED pro m²	$(mm \cdot m^{-2})$			4,4 ±	0,7
Wanddickenänder	ED zu ES	(%)			45	± 8

12.5.3 Druckgradienten und Klappenöffnungsflächen

Zum Einordnen pathologischer Druckwerte bei Vitien bzw. im Falle einer pulmonalen Hypertonie dienen die in der Tabelle 12.10 aufgeführten Daten. Die absolute Höhe der Druckgradienten hängt stark ab vom Funktionszustand des Herzens bzw. einzelner Herzanteile. Die Interpretation sollte daher aus der globalen klinischen funktionsdiagnostischen Analyse erfolgen. Klappenstenosen (Mitral-, Aorten-, Trikuspidal- und Pulmonalstenosen) sowie diskrete Gefäßstenosen (Aortenisthmusstenose, supravalvuläre Aorten- bzw. Pulmonalstenose) weisen einen einstufigen abrupten Drucksprung auf. Infundibuläre Stenosen im Ausflusstrakt des rechten oder linken Ventrikels, infundibuläre Pulmonalstenose bzw. subvalvuläre Aortenstenose zeigen bei der Rückzugskurve einen zweistufigen Drucksprung (Gefäßstamm-Klappe - infindibuläre Kammer-Stenose-Ventrikel). Typisch für die subvalvuläre muskuläre Stenose (obstruktive hypertrophe Kardiomyopathie) ist nach induzierter Extrasystole und bei simultaner Druckmessung im LV und der A. femoralis eine postextrasystolische Zunahme des Ventrikeldrucks und eine Abnahme des Drucks in der A. femoralis (Brockenbrough-Phänomen). In Verbindung mit dem meist zweigipfeligen Aortenpuls wird damit die Diagnose subvalvulärer muskulärer Aortenstenosen gesichert, auch wenn zunächst kein überzeugender zweistufiger Druckgradient beim Rückzug aus der Spitze des LV bis in die Aorta vorliegt. Normal und auch bei valvulärer Aortenstenose resultiert eine postextrasystolisch verstärkte Kontraktion mit Zunahme des systolischen LVP und des Druckes in der Aorta.

Tabelle 12.10. Einschätzung pathologischer Druckwerte

1. Druckgradienten:	
A. pulmonalis: (ΔP . RA – RV)	
Funktioneller Gradient = bis max. 25 mmHg (3,3 kPA)	
Pulmonalstenose:	
leichte:	20-40 mmHg (2,7-5,4 kPa)
mittelschwere:	40-50 mmHg (5,4-5,2 kPa)
schwere:	>50 mmHg (> 5,2 kPa)
Aortenstenose: (ΔP: Ao – LV)	
leichte:	10-40 mmHg (1,3-5,4 kPa)
mittelschwere:	40-70 mmHg (5,4-9,2 kPa)
schwere:	>70 mmHg (> 9,2 kPa)
Mitralstenose: (ΔP: LA – LVEDP)	
leichte:	< 7 mmHg (< 1kPa)
mittelschwere:	7-15 mmHg (1-2 kPa)
schwere:	>15 mmHg (>2 kPa)

2. Pulmonale Hypertonie: (P im RV)	
leichte:	$\rightarrow$ 50 mmHg ($\rightarrow$ 5,2 kPa)
mittelschwere:	bis 80 mmHg ($\rightarrow$ 10,6 kPa)
schwere:	> 89-90 mmHg (10,6-12 kPa)

Nach GORLIN und GORLIN [23] wird unter Bezug auf hydraulische Prinzipien für alle 4 Herzklappen näherungsweise die Klappenöffnungsfläche berechnet. Die Spezifik der einzelnen Klappen wird durch eine Konstante berücksichtigt. Voraussetzungen für die Berechnungen sind die folgenden Parameter: Durchflussvolumen, Zeitperiode des Durchflusses durch die Klappe sowie Druckdifferenz an der Klappe. Das Durchflussvolumen wird aus dem HMV berechnet, wenn die Zeitspanne berechnet ist, während der das Blut die Klappe durchströmt. Bei gleichzeitiger Klappeninsuffizienz ist das effektive Durchflussvolumen größer und das regurgitierte Volumen ist zu beachten.

Die Berechnung erfolgt über die Beziehung

$$Q = \frac{V_{eff}}{K \cdot 44,5 \cdot \sqrt{\Delta P_m}} \tag{12.32}$$

mit: Q = Klappenöffnungsfläche in cm^2

V_{eff} = Blutfluss in ml $\cdot$ s^{-1}

ΔP_m = Systolischer oder diastolischer mittlere Druckgradient in mmHg (1. planimetrisch bestimmt $\frac{F}{T}$ Fläche der Druckkurven vor und hinter der Klappe dividiert durch diastolische Füllungszeit bzw. Austrei-

bungszeit (Zeitachse in mm). 2. 5-Punktemethode = 5 Amplituden-
werte der Druckkurven dividiert durch 5 = ΔP_m. Die bei 1 oder 2 resultierenden mm sind an Hand des Messbereiches, bei dem die Druckkurven registriert wurden in mmHg ablesbar: Prinzip s. Abb. 12.25
a+b).

K = Klappenspezifische Konstante. Sie beträgt für die Mitralklappe 0,7
und für die Aorten-, Trikuspidal bzw. Pulmonalklappe 1,0.

Der Zahlenwert 44,5 berücksichtigt die Erdbeschleunigung und die Strömungs-
situation an starren Öffnungen. Das in der Zeiteinheit strömende Volumen verhält
sich gegenüber Änderungen der Strömungsgeschwindigkeit proportional. Infolge
der beschleunigten Strömung im Stenosebereich sind Wechselbeziehungen zwischen dem Druckgradienten und der hydrokinetischen Energie zu berücksichtigen

$$m \cdot g \cdot h = \frac{1}{2} m \cdot v^2 \quad \text{bzw.} \quad v = \sqrt{2g \cdot h} \tag{12.33}$$

mit: m = Masse,

g = Erdbeschleunigung,

h = Höhendifferenz,

v = Mittlere Geschwindigkeit des ausströmenden Blutes.

Beim Bestimmen der mittleren Druckgradienten bleiben gleichlange Katheter,
übereinstimmende Empfindlichkeit der Elektromanometer und gleiche Nullpunkte
mit vollständige Überlagerung der Druckkurven zu beachten. Gute Kurvenstücke
sind für Mehrfachbestimmungen (n = 5-6), besonders bei absoluter Arrhythmie
auszuwählen.

Die Bestimmung der effektiven Durchflussdauer erfolgt nach

$$t_{eff} = \frac{t_{diast. \ bzw. \ syst.} \cdot HF}{1000}, \tag{12.34}$$

mit: t_{eff} = Effektive Durchflusszeit in s $\cdot$ min^{-1},

t_{diast} = Diastolendauer in ms,

t_{syst} = Systolendauer in ms,

HF = Herzfrequenz pro min.

a)

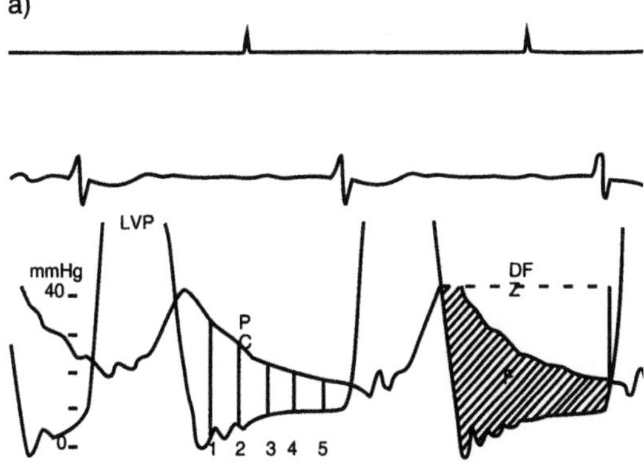

Abb. 12.25 a) Simultane Druckregistrierung im PC (oder LA) und LV bei
unreinem Mitralvitium. Bestimmen des
mittleren diastolischen Druckgradienten
P_m nach der 5-Punkte-Methode

$$P_m = \frac{1+2+3+4+5}{5}$$

oder planimetrisch $P_m = \frac{F}{t}(t = DZ)$

(Papiergeschwindigkeit 10/s),

b)

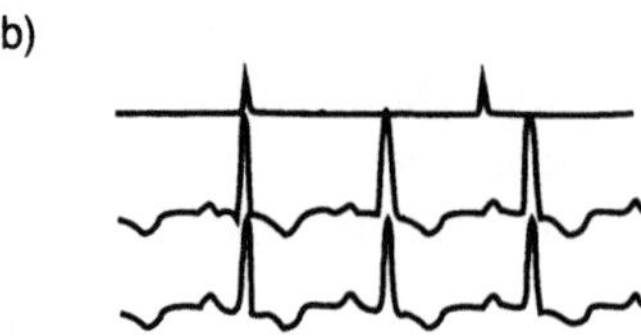

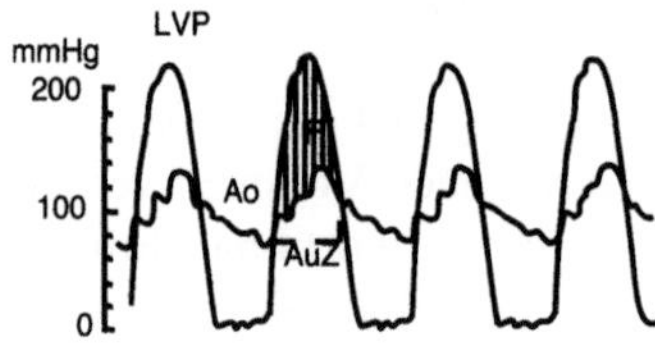

b) Simultane Druckregistrierung in der Aorta und im LV. Bestimmen des mittleren systolischen P_m und der Austreibungszeit (AuZ).

Die Diastolendauer bei Mitral- oder Trikuspidalstenosen ist begrenzt durch die Schnittpunkte der PC bzw. Vorhofdruckkurven mit dem zugehörigen Ventrikeldruck (Beginn der Füllung und abschließend Beginn der Ventrikelkontraktion (Abb. 12.25 a). Für Aorten- und Pulmonalklappen sind die jeweiligen Austreibungszeiten zu ermitteln, sie entsprechen der Systolendauer. Der effektive Klappendurchfluss in ml · s⁻¹ folgt aus

$$V_{eff} = \frac{HMV}{t_{eff}},\qquad(12.35)$$

mit: V_{eff} = Effektives Klappendurchflussvolumen in ml · s⁻¹,

   t_{eff} = Effektive Durchflusszeit in s,

   HMV = Herzmuskelvolumen in ml · s⁻¹.

Die Klappenöffnungsfläche ergibt sich nach dem Bestimmen der genannten Parameter aus der Formel

$$Q = \frac{V_{eff}}{K \cdot 44{,}5 \cdot \sqrt{\Delta P_m}}.\qquad(12.36)$$

Der errechnete Wert kann auf die Körperoberfläche bezogen als Klappenöffnungsflächenindex aufgeführt werden. Die von GORLIN und GORLIN [23] aufgestellten Beziehungen können auch zum Berechnen von Klappeninsuffizienz angewendet werden. Die Klappenöffnungsfläche kann ergänzend ultraschallkardiographisch ermittelt werden. Die Beziehung lautet z. B. für die Mitralklappe [23] s. auch Tabelle 12.11.

$$V_{Rmitr} = Q_{mitr} \cdot t_{diast} \cdot 31 \cdot \sqrt{\Delta P_{mitr}} - HMV\qquad(12.37)$$

mit: V_{Rmitr} = Mitralregurgitation in ml · min⁻¹,

   Q_{mitr} = Klappenöffnungsfläche in cm²,

   t_{diast} = diastolische Durchflusszeit in s · min⁻¹,

   ΔP_{mitr} = mittlere diastolische Gradient in mmHg,

   HMV = in ml · min⁻¹.

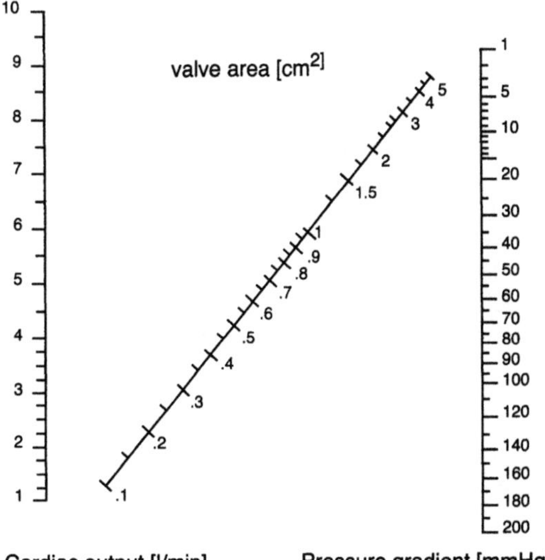

Abb. 12.26. Nomogramm zum Abschätzen der Klappenöffnungsfläche über die Verbindung der Werte des transvalvulären Druckgradienten und des Herzzeitvolumens.

Abhängig von der Ausrüstung werden im Rahmen der computerassistierten Parametererhebung und -verarbeitung Druckgradienten entsprechend den gewählten Programmen ermittelt. Die getroffenen Ausführungen sollen dazu das Verständnis übermitteln und im Zweifelsfalle eine Kontrolle und Fehlersuche ermöglichen. Zur Grobinformation lässt sich auch das Nomogramm von NIGRI [46] verwenden (Abb. 12.26). Durch Verbinden der Werte des HZV mit dem gemessenen Druckgradienten über ein Lineal wird die Klappenöffnungsfläche direkt ablesbar.

Tabelle 12.11. Klappenöffnungsflächen bei normalen und stenosierten Herzklappen des Erwachsenen

Mitralklappe	normal	4 - 6 cm²
Stenose	leicht bis mittelgradig	3,5 - 1 cm²
Stenose	schwer	< 1 cm²
Aortenklappe	normal	2,5 – 3,5 cm²
Stenose	leicht bis mittelgradig	2,5 - 0,8 cm²
Stenose	schwer	< 0,8 cm²
Trikuspidalklappe	normal	10 cm²
Stenose	schwer	< 1,5 cm²
Pulmonalklappe	normal	2,5 – 3,5 cm²
Stenose	schwer	0,8 cm²

12.5.4 Abschätzen der Regurgitationen

Die quantitative Messung der Regurgitation ist aufwendig. In Verbindung mit der Klinik und der Herzgrößen-, Hypertrophiezunahme (EKG, US) erfolgt in der Praxis aus der visuellen angiographischen Analyse ein Abschätzen des Schweregrades der Regurgitation. Zumeist handelt sich um eine Aorten- oder Mitralinsuffizienz. Die Angaben in der Tabelle 12.12 dienen als Zuordnungshilfe.

Tabelle 12.12. Angiokardiographische Schweregrade der Aorteninsuffizienz und der Mitralinsuffizienz

Aorteninsuffizienz	Aortographie mit Regurgitation nach dem LV
Grad I (gering)	Schwacher Reflux im Klappenbereich
II (mäßig)	Diastolischer Reflux mit systolisch unvollständiger Auswaschung des Kontrastmittels aus dem LV
III (schwer)	Vollständiger, gleichmäßige Kontrastierung von LV und Aorta
IV (sehr schwer)	Kontrastmittelstrom überwiegend im LV, Auswaschphase über 10-15 s
Mitralinsuffizienz	Lävokardiographie mit Regurgitation nach dem linken Vorhof
Grad I (gering)	Schwacher Reflux im Klappenbereich
II (mäßig)	Vollständige Kontrastierung des linken Vorhofs, Kontrastmitteldichte geringer als im LV
III (schwer)	Vollständige früher Anfärbung des linken Vorhofs mit gleicher Dichte wie im LV
IV (sehr schwer)	Anfärbung des linken Vorhofs bis in die Pulmonalvenen mit der ersten Systole und weitere Zunahme der Kontrastmitteldichte in den folgenden Herzaktionen

12.5.5 Quantitative Koronarangiographie

Das Bemühen um eine objektive quantitative Angabe ist verständlich, wenn eine 20-40% Interobserver- und eine 7-10% Intraobservervariabilität bei visueller Analyse berücksichtigt werden. Zu bedenken sind die Beziehungen zwischen Lumenreduktion und Durchmessereinengung. Die Abb. 12.27 drückt diese Relation aus. Nur im Falle eines zirkulären Querschnitts läßt sich der Umfang der Lumenreduktion aus Messungen des Durchmessers abschätzen. Ist der Querschnitt der Stenose nicht zirkulär, dann läßt sich das wahre Ausmaß der Lumenreduktion über den gemessenen Durchmesser nicht verläßlich ermitteln. Im Falle eines halbmondförmig eingeengten Lumens resultiert in jeder Projektion eine Unterschätzung der Lumenreduktion [60]. Dies schränkt die Exaktheit morphometrischer Analysen etwas ein, auch wenn eine automatische computerbetriebene Kantenanalyse der koronaren Gefäße erfolgt [42]. Sie wird jedoch im weiten Umfange genutzt. Zur morphometrischen Beurteilung stehen zwei Verfahren zur Diskussion:

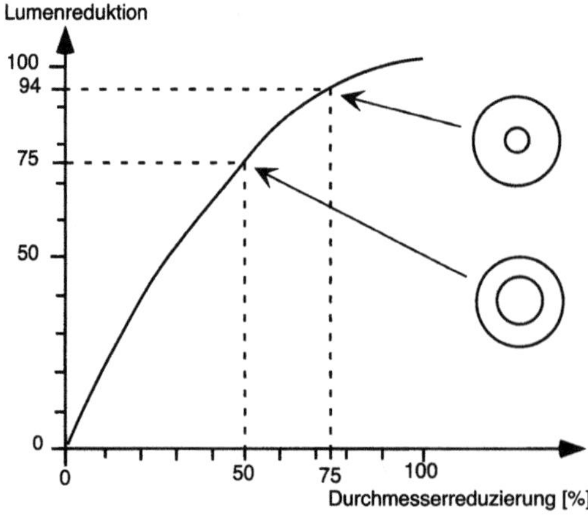

Abb. 12.27. Lumen - Durchmesserrelationen von stenosierten Koronararterien [60] bei zirkulären Querschnitten

Caliper Messungen
Die morphometrische Analyse der Koronararterien von Hand und computergestützt berücksichtigt den durch Bildverstärker und Projektion verursachten Ver-
größerungsfaktor (ca. 1:3). Dieser lässt sich durch vergleichendes Ausmessen der
Katheterspitze mit eine Präzisionsschublehre abschätzen. Die Aufnahme der interessierenden Gefäßabschnitte sollte möglichst nahe dem Zentralstrahl der Rönt-
genanlage und in der Projektion mit weitgehend parallelem Verlauf zur Bildebene
erfolgen. Die Gefäßdurchmesser werden im proximalen, mittleren und distalen
Drittel per Caliper vermessen und jeweils Mittelwerte verwendet. Standardabweichungen der minimalen Stenosedurchmesser mit elektronischem Caliper betrugen
± 180 μm und 6% für bestimmte Stenosen [8]. In einem normal aussehenden Ge-
fäßabschnitt wird der prästenotische Durchmesser $D_{präst}$ bestimmt, danach der
engste Durchmesser in der Stenosestrecke $D_{Sten.}$, ein direkt poststenotischer sowie
ein weiter distal der Enge befindlicher Durchmesser. Die Einengung wird in % des
prästenotischen Durchmessers ausgedrückt nach der Beziehung

$$\% \text{ Stenose} = \frac{D_{präst.} - D_{sten.}}{D_{präst.}} \cdot 100 . \tag{12.38}$$

In der Regel wird der maximale, prozentuale Stenosegrad auf den Durchmesser
oder auf die Querschnittsfläche ($F = \pi \cdot r^3$) bezogen angegeben, wobei Messungen
in mehreren Ebenen zugrunde liegen. Für die Querschnittsflächenberechnung
dient ein mittlerer Stenosedurchmesser aus mehreren Projektionen. Im Falle des
Bezuges der zueinander stehenden Ebenen wird die Flächenformel für die Ellipse
eingesetzt ($F = \pi \cdot a \cdot b$).

Die Angabe % Stenose ist nicht verläßlich. Ihr Bezug ist das als „normal"
angesehene Gefäßgebiet. Dieses ist häufig nicht normal infolge diffuser intimaler
Verdickungen oder poststenotischer Turbulenzen bei Ektasien. Empfohlen wird
das Caliper-Prinzip zum Bestimmen residualer Stenosen. Automatische Methoden
zeigen hier signifikante Fehler wie z. B. bei Dissektionen. Verläßlich erwiesen
sich Caliper-Messungen zum Beurteilen der Effekte bei thrombolytischer Therapie
[8]. Dieses Prinzip bleibt bei der manuellen Messung zeitaufwendig. Die digitale
Caliper-Methode benötigt pro Stenose wenige Minuten.

Kanten-Detektions-Prinzip
Das Hauptanliegen der Kanten-Detektion war die exakte Bestimmung des minimalen Durchmessers in den Koronararterien. Messungen erfolgen in ein oder zwei
Ebenen. Prozentuale Stenosegrade und -längen bzw. Querschnittsflächen bezogen
auf die zirkuläre oder elliptische Geometrie werden über Computerprogramme errechnet. Die automatische Konturdetektion scheint verläßlich möglich [58].

Die Kritik an morphometrischen Beurteilungen richtete sich in der Praxis gegen
eine Unterschätzung des Schweregrades der meist diffus und auch exzentrisch veränderten Gefäße [40, 60]. Die kleinste Querschnittsfläche wird daher als bester
Indikator für den Grad der Erkrankung diskutiert [8]. Zum Abschätzen dienen
Normwerte für die wichtigsten Koronardurchmesser und koronararteriellen Querschnittsflächen (Tabelle 12.13).

Tabelle 12.13. Normwerte für Koronardurchmesser (mm) und Querschnittsflächen (mm^2) bei intravitaler Angiographie [43]

	Durchmesser	Fläche	n
Linker Hauptstamm	4,24 ± 0,14	14,12	27
RIVA proximal	3,45 ± 0,13	9,35	57
Mitte	2,75 ± 0,11	5,94	33
distal	1,94 ± 0,08	2,95	48
RCX proximal	3,03 ± 0,08	7,21	54
Mitte	2,57 ± 0,1	5,19	33
distal	2,10 ± 0,09	3.46	33
Rechter Hauptstamm			
proximal	3,55 ± 0,11	9.89	56
Mitte	3,20 ± 0,11	8,04	33
distal	2,91 ± 0,11	6,65	33
Ramus interventricularis posterior			
proximal	2,27 ± 0,08	4,04	48
Mitte	2,10 ± 0,08	3,46	30
distal	1,69 ± 0,06	2,24	29
Durchschnittliche Abnahme nach Verzweigungen	20 - 30%	35 – 50%	

Als Weiterentwicklungen sind die kombinierte Kanten-Detektion zur geometrischen Analyse und die Videodensitometrie zur kantenunabhängigen koronararteriellen Quantifizierung anzusehen. Die Voraussetzungen dazu sind bei digitaler Angiographie gegeben. Die Videodensitometrie wird zunehmend als verläßlicheres Quantifizierungsprinzip von koronaren Stenosen angesehen. Nach semiautomatischen Entwicklungen mit manuell justierbaren elektronischen Kursoren sind jetzt Verfahren zur automatischen Konturfindung verfügbar [41]. Die Operatorinteraktion bleibt beschränkt auf die Eingabe einer Zahl von Punkten entlang einer approximierten Mittellinie (Centerline-Prinzip) des zu untersuchenden Gefäßes. Die Konturen der Segmente werden dann automatisch ermittelt, woraus sich Bilddaten verschiedene Lumenmaße berechnen lassen. Zusätzlich werden die Flächen der Stenosen anhand densitometrischer Verfahren senkrecht zur Centerline entsprechend der Dichteprofile berechnet. Das Integral der Video-Dichte-Profile des Gefäßquerschnitts korreliert unabhängig von der Form der Stenose mit dem Lumen. Für jedes Fenster erfolgt zudem eine Hintergrundssubtraktion [8, 16, 42]. Abb. 12.28 skizziert das Prinzip.

Für die Angioplastie ist diese computerassistierte Videodensitometrie zur richtigen Auswahl des Ballons wichtig. Überdimensionierte Ballons mit einem Verhältnis von > 1,3 führen häufig zur Dissektion [46]. Unterdimensionierte Ballons mit einem Verhältnis vom < 0,9 sind oft mit residualen Stenosen und wiederholten Eingriffen belastet. Das videodensitometrische Verfahren ist unabhängig von der Form der Stenosebezirke.

Es bestimmt bei konstanter Konzentration des Kontrastmediums im Gefäßsegment anstelle von Durchmessern Querschnitte mit der gleichen prozentualen Exaktheit. Diese Technik ermittelt mit hoher Exaktheit auch exzentrische Stenosen. Sie ist weniger abhängig von der begrenzten räumlichen Auflösung digitaler

Bildaufarbeitung wie ausschließlich kantendetektierende geometrische Verfahren. Die Genauigkeit reicht bis in Bereiche von 0,5 mm² Querschnittsfläche.

Die Voraussetzungen für eine gute visuelle oder automatische Analyse von Koronarangiographien lassen sich wie folgt zusammenfassen:

- Nur geeignete Projektionen bzw. quasi senkrecht getroffenen Stenosebezirke sind bewertbar.
- Wesentlich sind scharfe Randbegrenzungen im prä- und poststenotischen Bereich sowie im Stenosegebiet.
- Nur Aufnahmen im mittleren Drittel der Kontrastinjektion mit maximaler intraluminaler Kontrastkonzentration sind zu bewerten.
- Nur Aufnahmen in geeigneten Phasen des Herzzyklus (diastolisch, zum Zeitpunkt der atrialen Kontraktion) sind sicher beurteilbar.
- Aufnahmen mit unscharfen Strukturen erkrankter Segmente infolge Überlagerungen sind grundsätzlich nicht verläßlich.

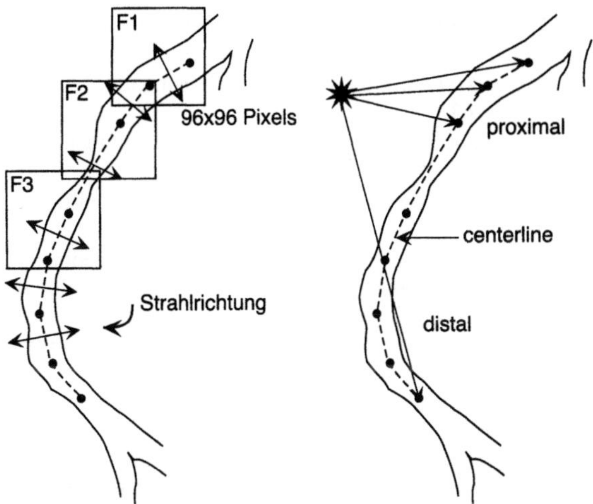

Abb. 12.28. Prinzip der Videodensitometrie: Der Benutzer markiert eine Anzahl von zentralen Positionen im Gefäß. Per Interpolation resultiert die Centerline. Untersuchungsgebiete von 96x96 Pixels werden sequentiell digitalisiert und im Computer gespeichert für die nachfolgenden Berechnungen. Nach der Detektion der Konturen in dieser Region wird die nächste Region digitalisiert. Sie wird bestimmt durch die angrenzenden Positionen der Centerline bei überlappender Markierung der Fenster.

12.6 Literatur

[1] - (1988) Advances in cardiovascular technologies. AJC guide to equipment and supplies. Am J Cardiol 62: 1F-44F.

[2] Anulty JM, et al. (1975) Improvement in left ventricular wall motion fallowing nitroglycerin. Circulation 51: 140-145.

[3] Arvidsson H (1961) Angiocardiographic determination of left ventricular volume. Acta Radiol Scand 56: 321-339.

[4] Baan J, et al. (1984) Continuous measurement of left ventricular volume in animals and humans by conductance catheter. Circulation 70: 812-823.

[5] Bashore TM, et al. (2001) American College of Cardiology/Society for Cardiac Angiography and Interventions Clinical Expert Consensus Document on cardiac catheterization laboratory standards. A report of the American College of Cardiology Task Force on Clinical Expert Consensus Documents. J Am Coll Cardiol 37: 2170-2214.

[6] Bayer O, Loogen F, Wolter HH (1967) Die Herzkatheterisierung bei angeborenen und erworbenen Herzfehlern. Thieme, Stuttgart.

[7] Bourassa MG, Lesperance J (1976) New advances with the Bourassa technique of coronary arteriography. In: Lichtlen PR (ed) Coronary angiography and angina pectoris. Thieme, Stuttgart, pp. 31-36.

[8] Brown BG, Bolson EL, Dodge HT (1987) Percutaneous transluminal coronary angioplasty and subsequent restenosis: quantitative and qualitative methodology for their assessment. Am J Cardiol 60: 34B-38B.

[9] Brutsaert DL, et al. (1985) Analysis of relaxation in the evaluation of ventricular function of the heart. Prog Cardiovasc Dis 28: 143-163.

[10] Bussmann WD (1977) Analysis of relaxation in the evaluation of ventricular function of the heart. Habilitationsschrift, Frankfurt a.M.

[11] Chapman CB, et al. (1958) Use of biplane cinefluorography for measurement of ventricular volume. Circulation 18: 1105-1117.

[12] Clayton PD, et al. (1978) Quantitating left ventricular dynamics from single videometry. In: Heintzen PH, Bürsch HJ (eds) Roentgen-Video-Techniques for dynamic studies of structure and function of the heart and circulation. Thieme, Stuttgart

[13] Cribier A, et al. (1980) Quantitative angiographic evaluation in left ventricular aneurysm. Eur J Cardiol 11: 367-379.

[14] Dodge HT, et al. (1960) The use of biplane angiocardiography for the measurement of left ventricuar volume in man. Am Heart J 60: 762-776.

[15] Dodge HT, Sheehan FH, Stewart DK (1986) Estimation of ventricular volume, fractional ejected volumes, stroke volume, and quantitation of regurgitant flow. In: Just H, Heintzen PH (eds) Angiography. Springer, Berlin, pp. 99-108.

[16] Doriot PA, et al. (1986) Measurement of the degree of coronary stenosis using digital densitometry. In: Just H, Heintzen PH (eds) Angiocardiography. Springer, Berlin, pp. 344-350.

[17] Dössel O, (2000) „Bildgebende Verfahren in der Medizin" Springer, Berlin Heidelberg.

[18] Dübel HP (1985) Die Volumetrie der rechten Herzkammer. Dissertation, Humboldt-Universität, Berlin.

[19] Ferlinz J (1977) Measurements of right ventricular volumes in man from single plane cineangiograms. A comparison to the biplane approach. Am Heart J 94: 87-90.

[20] Frombach R, et al. (1988) Kontinuierliche pH-Registrierungen im Koronarsinus in vivo bei ischämischer und normoxischer Laktazidose mittels ISFET-Katheters. Z Kardiol 78: 253-261.

[21] Gaasch WH, Blaustein AS, Bing OH (1985) Asynchronous (segmental early) relaxation of the left ventricle. J Am Coll Cardiol 5: 891-897.

[22] Gault JH, Ross JJ, Braunwald E (1968) Contractile state of the left ventricle in man: instantaneous tension- velocity-length relations in patients with and without disease of the left ventricular myocardium. Circ Res 22: 451-463.

[23] Gorlin R, Gorlin SG (1951) Hydraulic formula for calculation of the area of the stenotic mitral valve, other cardiac valves and central circulatory shunts. Am Heart J 41: 1-29.

[24] Gorlin R, et al. (1964) Binominal hydraulic equation for estimation of valvular regurgitation in man. Circulation 30 Supp. III: 88.

[25] Gould KL, et al. (1974) Relation of left ventricular shape, function and wall stress in man. Am J Cardiol 34: 627-634.

[26] Greene DG, et al. (1967) Estimation of left ventricular volume by one-plane cineangiography. Circulation 35: 61-69.

[27] Hahn D, et al. (2000) Nichtinvasive Gefäßdiagnostik. Dt Ärztebl 97: C1910-C1914.

[28] Hamm CW, et al. (2001) Leitlinien zur Einrichtung und zum Betreiben von Herzkatherräumen (1. Neufassung). Z Kardiol 90: 367-376.

[29] Harmjanz D, Werner PC (1989) Ein verbesserter Führungskatheter für die PTCA. Z Kardiol 78: 78-80.

[30] Harris LD, et al. (1974) A technique for the detection of asynergistic motion in the left ventricle. Comput Biomed Res 7: 380-394.

[31] Heckenberger E, Sigel H (1986) Einsatz von quantitativen Methoden in der Lävangiokadiographie: Ein Vergleich 9 verschiedener Bewegungsanalyseverfahren zur Erfassung der Regionalfunktion bei Patienten mit koronarer Herzkrankheit. Z Kardiol 75: 247-255.

[32] Hindricks G, et al. (1988) Inzidenz ventrikulärer Arrhythmien nach Gleichstromablation, Hochfrequenzstromablation und Laser-Photo-Ablation. Z Kardiol 77: 696-703.

[33] Holman BL, et al. (1980) Disruption in the temporal sequence of regional ventricular contraction. I. Characteristics and incidence in coronary artery disease. Circulation 61: 1075-1083.

[34] Hood WP, et al. (1977) Application of a computerized system for analysis of regional left ventricular function. Presented at Computers in Cardiology, Rotterdam.

[35] Just H (1976) Herzkatheterdiagnostik. Boehringer Mannheim GbmH, Mannheim.

[36] Just H, Heintzen PH (1986) Angiography - Current status and future developments. Springer, Berlin.

[37] Kaltenbach M, Spahn F (1975) Koronargraphische Nomenklatur und Typologie der Koronararterien des Menschen. Z Kardiol 64: 193-202.

[38] Kennedy JW, Trenholme SE, Kasser IS (1970) Left ventricular volume and mass from single-plane cineangiocardiogram. A comparison of anteroposterior and right anterior oblique methods. Am Heart J 80: 343-352.

[39] Kirkeeide RL, Gould KL (1986) Computer applications in angiography. In: Wong W-H (ed) Cardiac imaging and image processing. Mc-Graw-Hill.

[40] Kondos GT, Shanes JG, Brundage BH (1988) Coronary arteriography including quantitative estimation of coronary artery stenosis. In: Parmley WE, Chatterjee K (eds) Cardiology. Lippincott, Philadelphia, pp. 1-30.

[41] Lange PE, et al. (1978) Angiocardiographic left ventricular determination. Accuracy, as determined from human casts and clinical application. Europ. J. Cardiol. 8 449-476.

[42] Ledbetter DC, et al. (1978) Computer quantification of coronary angiograms. In: Miller HA, Schmidt EV (eds) Noninvasive cordiovascular measurements. Harrison, Spie, pp. 17-20.

[43] Lichtlen PR (1990) Konorarangiographie. Perimed Fachbuchverlagsgesellschaft mbH, Erlangen.

[44] Mirsky I, Ghista DN, Sandler H (1974) Cardiac mechanics. Wiley, J. & Sons Inc., New York.

[45] Münster W, et al. (1985) Interventionsradiologie des Herzens und der herznahen Gefäße. In: Oeser H (ed) Angiologisches Symposium Berlin 4.-5. Sept., Copyright by Schering 1986, Berlin, S. 75-98.

[46] Nichols AB, et al. (1989) Importance of balloon size in coronary angioplasty. J Am Coll Cardiol 13: 1094-1100.

[47] Nigri A, et al. (1984) Nomogram for calculation of stenotic cardiac valve areas from cardiac output and mean transvalvular gradient. Cathet Cardiovasc Diagn 10: 613-618.

[48] Noble J, et al. (1976) Myocardial bridging and milking effect of the left anterior descending coronary artery: normal variant or obstruction? Am J Cardiol 37: 993-999.

[49] Pech HJ, Jennssen S (1974) Quantitative Angiokardiographie. Dt Gesundh-Wesen 29: 1153-1160.

[50] Pepine CJ, et al. (1977) Coronary angiography: potentially serious sources of error in interpretation. Cardiovasc Med 2: 747-756.

[51] Peterson KL, et al. (1974) Comparison of isovolumic and ejection phase indices of myocardial performance in man. Circulation 49: 1088-1101.

[52] Rackley CE (1976) Quantitative evaluation of left ventricular function by radiographic techniques. Circulation 54: 862-879.

[53] Rackley CE, et al. (1964) A method for determining left ventricular mass in man. Circulation 29: 666-671.

[54] Reiber JHC (1889) On-line quantification of coronary angiograms with the DCI system. MedicaMundi 34: 89-98.

[55] Reiber JHC, et al. (1988) Variabilities in measurement of coronary arterial dimensions resulting from variations in cine frame selection. Cath Cardiovasc Diag 14: 221-228.

[56] Reiber JHC, Serruys PW, Slager CJ (1986) Quantitative coronary and left ventricular cineangiography: methodology and clinical applications. Martinus Nighoff, Dordrecht.

[57] Rickards A, Seabra-Gomes R, Thurston P (1977) The assessment of regional abnormalities of the left ventricle by angiography. Eur J Cardiol 5: 167-182.

[58] Rosenberg et al. (1988) Quantification of absolute luminal diameter by computer-analyzed digital subtraction angiography: an assessment in human coronary arteries. Circulation 77: 484-490.

[59] Ross J, Jr., Linhart JW, Brauwald E (1965) Effects of changing heart rate in man by electrical stimulation of the right atrium. Studies at rest, during exercise, and with isoproterenol. Circulation 32: 549-558.

[60] Rutishauser W (1986) Introduction to morphometry and roentgen densitometry of coronary artery stenosis. In: Just H, Heintzen PH (eds) Angiocardiography. Springer, Berlin, pp. 309-310.

[61] Sagawa K (1978) The ventricular pressure-volume diagram revisited. Circ Res 43: 677-687.

[62] Sagawa K, et al. (1988) Cardiac contraction and the pressure-volume relationship. In: Oxfort Press, New York, pp. 299-339 .

[63] Sandler H, Dodge HT (1963) Left ventricular tension and stress in man. Circ Res 13: 91-104.

[64] Sandler H, Dodge HT (1968) The use of single plane angiocardiograms for the calculation of left ventricular volume in man. Am Heart J 75: 325-334.

[65] Schindler TH, et al. (2000) Neue Entwicklungen in der Diagnostik der koronaren Herzerkrankung - 3D-Fusionsbild. Z Kardiol 89: 338-348.

[66] Schmaltz HH, et al. (1999) Neue Therapiemöglichkeiten in der interventionellen Kardiologie. Herz 24: 293-306.

[67] Schmidt-Redemann B, et al. (1980) Neue Projektionsmethoden zur cineangiographischen Darstellung angeborener Herzfehler. Z Kardiol 69: 379-384.

[68] Schräder R, et al. (1989) Koronararteriographie mit einem plasmaisotonen Röntgenkontrastmittel: Auswirkungen auf EKG, Blutdruck und Koronardurchblutung. Z Kardiol 78 33-40.

[69] Sigwart U, Bertrand M, Serruys PW (1996) Handbook of cardiovascular interventions. Churchill Livingstone, New York.

[70] Simon R, Amende I, Lichtlen PR (1979) Das linksventrikuläre Angiogramm. In: Lichtlen PR (ed) Koronarangiographie. Straube, Erlangen.

[71] Sones FM, Shirley EK (1962) Cinecoronary arteriography. Mod Concepts cardiovasc Dis 31: 735-738.

[72] Speck CL (1987) X-Ray contrast media. Copyright by Schering AG.

[73] Speck U, Gries H, Mützel W (1987) Ionic versus nonionic contrast media. In: Felix R (ed) Contrast media from the past to the future. Thieme, Stuttgart, pp. 19-24.

[74] Tauchert M (1975) Wert und Grenzen klinischer Koronardurchblutungsmessungen. Klin Wochenschr 53: 691-707.

[75] Thormann J, et al. (1987) Bestimmung der Wirkstoffkomponenten von Amrinon durch kontinuierliche Analyse der Druck-Volumen-Beziehungen; Anwendung der Condu-ctance(Volumen)-Kathetertechnik und der schnellen Laständerung durch Ballonokklusion der Vena cava inferior. Z Kardiol 76: 530-540.

[76] Thormann J, et al. (1987b) Einfluß von Diprafenon auf die LV-endsystolischen Druck-Volumenbeziehungen. Herz/Kreisl 19: 487-496.

[77] Urbaszek W, et al. (1974) Der Aussagewert ventrikeldruckbezogener und aortenflußabhängiger Kontraktilitätsparameter im Ganztierexperiment. Z Gesamte Inn Med 29: 745-751.

[78] van der Zwet PM, et al. (1990) A new approach for the automated definition of path lines in digitized coronary angiograms. Int J Card Imaging 5: 75-83.

[79] Wunderlich W, et al. (2000) 3-D Lokalisation kardialer Strukturen in Echtzeit. Biomed Tech (Berl) 45: 82-89.

[80] Zimmermann R, et al. (1973) Röntgenvideometrische Verfahren zur Ventrikel-Volumenbestimmung unter Verwendung eines Lichtgriffels und digitaler Konturenspeicher. Biomed Tech (Berl) 18: 124-132.

13 Herzschrittmacher

In Abschn. 4.5 wurden pathologische Veränderungen der Erregungsbildung bzw. -leitung innerhalb des Herzens diskutiert. Liegen bradykarde Veränderungen vor, also Erkrankungen, die zu einer Verlangsamung der natürlichen Herzfrequenz führen, so ist in aller Regel das Herzzeitvolumen zu gering, so dass der Patient unter Schwindelanfällen, geringer körperlicher Belastbarkeit und sogar Bewusstseinsstörungen leidet. In diesen Fällen eröffnet die Schrittmachertherapie die Möglichkeit, den Sinusrhythmus wiederherzustellen und so die Symptome zu lindern oder gar zu beseitigen.

Die Idee, das Herz elektrisch zu stimulieren, geht auf Burns und Aldini (einen Neffen Galvanis) Anfang des letzten Jahrhunderts zurück. Aber erst Hyman baute 1927 den ersten funktionsfähigen externen Schrittmacher, einen von einem Uhrwerk betriebenen kleinen, elektrischen Generator. 1948 erfanden Shockley, Bardeen und Brattain den Transistor und ermöglichten damit eine erhebliche Verkleinerung elektrischer Schalteinheiten, die auch den Schrittmacherbau vorantrieben. Den ersten implantierbaren Schrittmacher setzte 1958 der schwedische Arzt Elmquist ein. Dieses Gerät bestand noch aus 20 diskreten Bauteilen und hatte ein Gewicht von ca. 180 g. Heutige Schrittmacher besitzen bei etwa 60 g die Funktionalität eines Kleinrechners.

Die Schrittmachertherapie basiert auf der Abgabe von Strompulsen, die zu einer künstlichen Depolarisation einiger Herzzellen führen und so über das Reizleitungssystem sowie über die „Gap junctions" - interzelluläre Ionenverbindungskanäle, die der direkten Erregungsübertragung von Zelle zu Zelle dienen - eine vollständige Kontraktion des Herzens auslösen. Aufgrund dieses Triggereffektes von künstlichen Impulsen wird hierbei auch vom „Alles-oder-Nichts-Gesetz" gesprochen. Prinzipiell lassen sich die Strompulse über vier verschiedene Wege applizieren:

Transkutane Stimulation
In seltenen Fällen wird das Herz über extern aufgeklebte Elektroden stimuliert. Prinzipiell ist dies zwar möglich, aufgrund des großen Abstandes zum Herzen ist dieser Weg jedoch ineffektiv, so dass hohe Stromstärken erforderlich sind, die wiederum unerwünschte Kontraktionen der Skelettmuskeln auslösen. Sinnvoll ist die externe Stimulation daher nur in Notfällen, z. B. bei Verwendung eines externen Defibrillators (Kap. 14).

Ösophagus-Stimulation
Ein minimalinvasives Verfahren stellt die Ösophagus-Stimulation dar. Hierbei wird ein Katheter über den Mund oder die Nase in die Speiseröhre so weit vorge-

schoben, dass die Elektroden in der Nähe des Herzvorhofs zu liegen kommen. Dieser Zugang wird vorwiegend für diagnostische Zwecke genutzt, da die atriale Lage eine bessere Differenzierung von Vorhof- und Kammeraktionen ermöglicht. Die Stimulation innerhalb der Speiseröhre verursacht jedoch Schmerzempfindungen, so dass die Ösophagus-Stimulation keine wesentliche Verbreitung fand.

Passagere intrakardiale Stimulation
In vielen Fällen liegt die Bradykardie nur vorübergehend vor, so dass eine temporäre Therapie ausreicht (i. allg. Sprachgebrauch wird dies als passagere Stimulation bezeichnet). Sie ist z. B. indiziert bei:
- Asystolien oder extremen Kammerbradykardien bei akuten sinuatrialen (SA) und atrioventrikulären (AV) Blöcken
- Akuten Überleitungsstörungen bei frischem Vorderwandinfarkt
- Komplizierten Schrittmacherwechseln
- Als Prophylaxe bei Operationen am Herzen
- Akuten Vergiftungen, vor allem mit Medikamenten, z. B. Digitalis oder Antiarrhytmika.

In diesen Fällen wird ein Katheter über einen venösen Zugang ins rechte Herz geschoben. Alternativ werden auch sog. Herzdrähte (flexible, isolierte Drähte mit jeweils einer Nadel an beiden Enden) durch die Brustwand hindurch im Herzen fixiert. Dies eignet sich insbesondere bei Operationen am offenen Herzen, da der Zugang dann ohnehin vorliegt. Die Pulsgenerierung erfolgt jeweils über einen externen Stimulator.

Intrakardiale Stimulation mit Hilfe von Implantaten
Besonders häufig ist jedoch eine permanente Stimulation bis ans Lebensende, z. B. bei:
- Erheblichen Störungen des Erregungsleitungssystems, wie sinuatriale (SA-) oder atrioventrikuläre (AV-) Blöcke 2. und 3. Grades oder fascikuläre Blöcke
- Bradykardien und Arrhythmien nach Herzinfarkt
- Krankem Sinusknoten (Sick-Sinus-Syndrom)
- Carotis-Sinus-Syndrom (dieses Krankheitsbild zeichnet sich durch eine Überempfindlichkeit der Pressorezeptoren im Carotis-Sinus aus, so dass z. B. durch Drehen des Kopfes eine akute Einschränkung der Herztätigkeit bewirkt wird).

Technisch gesehen sind alle Wege sehr ähnlich. Klinisch ist jedoch die Anwendung von Implantaten von besonderer Bedeutung, so dass im Folgenden ausschließlich die Implantattechnik diskutiert werden soll.

13.1 Aufbau eines Schrittmachersystems

Ein Schrittmachersystem besteht aus einem externen Programmiergerät, dem eigentlichen Herzschrittmacher, der die Batterie und die elektronischen Elemente enthält, sowie der Schrittmacherelektrode (Abb. 13.1). Die Elektrode wird fast ausschließlich über einen venösen Zugang (z. B. die Vena Cava sup.) unterhalb des Schlüsselbeins in die rechte Herzhälfte vorgeschoben und dort verankert. Anschließend wird der Schrittmacher angeschlossen und subkutan in einer Hauttasche implantiert.

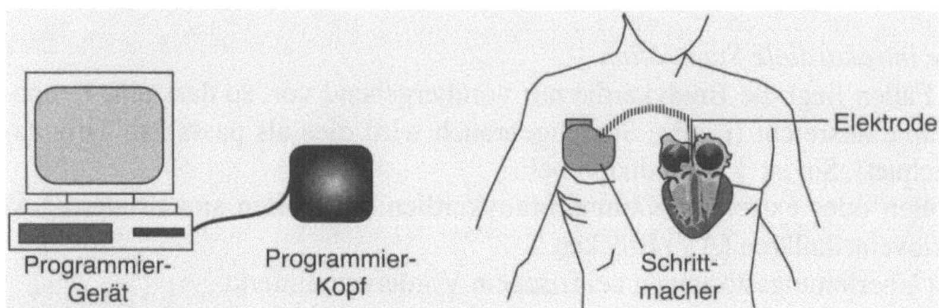

Abb. 13.1. Aufbau eines Schrittmachersystems

13.1.1 Das Programmiergerät

Durch Programmieren des Schrittmachers soll eine optimale Systemanpassung an die Bedürfnisse des Patienten erfolgen und die Lebensdauer der Batterie maximiert werden. Bei den heute erreichten langen Laufzeiten ist nicht davon auszugehen, dass die Bedingungen am Implantationstag über die gesamte Schrittmacherlebensdauer hinweg konstant bleiben. Es ist daher nötig, den Schrittmacher an wechselnde Bedingungen anpassen zu können.

Zur Programmierung werden externe Geräte verwendet, die in der Regel auf einer PC-Plattform basieren und eine herstellerabhängige kurzreichweitige Telemetrieeinrichtung betreiben. Diese meist auf einer induktiven Nahfeldkopplung im Bereich unter 100 kHz basierende Datenübertragung ermöglicht das Abfragen bzw. Neuprogrammieren des Implantates. Dazu wird zunächst der Programmierkopf auf der Haut über dem Schrittmachergehäuse platziert. Daraufhin werden die aktuellen Schrittmacherparameter sowie diagnostische Werte (Marker, Ereignishistogramme, EKG etc.) nach außen übertragen und ausgewertet. Abschließend werden die aktualisierten Parameter in das Implantat zurückgeladen. Wesentliche programmierbare Parameter sind:
- Stimulationsfrequenz (untere und obere Grenze)
- Impulsamplitude und -dauer
- Eingangsempfindlichkeiten
- Refraktärzeiten
- Hysterese (Differenz zwischen Interventions- und Stimulationsfrequenz)
- AV-Zeit und -Hysterese
- Schrittmachermodus.

Die Zahl programmierbarer Parameter ist mittlerweile dreistellig und die optimale Schrittmacherprogrammierung erfordert ein Spezialwissen, das auch für den Kardiologen eine zusätzliche Ausbildung nötig macht. Aus diesem Grund werden zunehmend Automatismen implementiert, die eine Selbstadaption des Implantates vornehmen. Zudem sind webbasierte Expertensysteme angedacht bzw. befinden sich bereits in der Erprobung, die eine ständige Verfügbarkeit des aktuellsten Wissens garantieren sollen. Für weiterführende Informationen muss auf die jeweiligen Handbücher der Schrittmacher sowie entsprechende Spezialliteratur [1, 5, 7, 13] verwiesen werden.

13.1.2 Der Schrittmacher

Der Schrittmacher selbst besteht aus einer Batterie, der Elektronik sowie einem hermetisch schließenden Titan-Gehäuse und einem Epoxydharz-Konnektor zur Aufnahme der Elektroden (Abb. 13.2). Üblicherweise werden heutzutage Lithium-iodid-Batterien (Leerlaufspannung etwa 2,8 V, Kapazität etwa 1 Ah, Innenwiderstand zwischen einigen 100 Ω und 50 kΩ) als Energiequellen verwendet. Bei diesem Batterietyp besteht die Anode aus Lithium und die Kathode aus Jod. Die Lithiumiodid-Batterie bietet neben ihrer außerordentlich geringen Selbstentladung (< 1%/Jahr) vor allem auch eine große Stabilität des Innenwiderstandes über die Entladezeit hinweg. Erst gegen Ende der Lebensdauer fällt die Leerlaufspannung rapide ab. Lithiumiodid-Batterien bieten damit größtmögliche Sicherheit bei langer Laufzeit, geringen Abmessungen und geringem Gewicht. Auf diese Weise werden heute Laufzeiten von 5-10 Jahren erreicht [5].

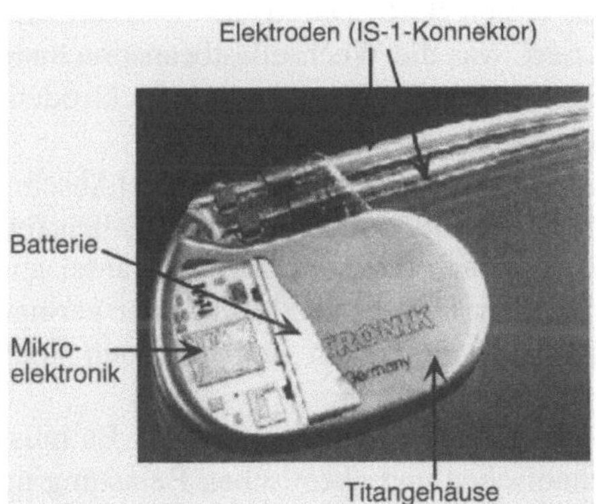

Abb. 13.2. Schnittbild eines DDD-Schrittmachers

Der in den Anfängen der technischen Entwicklung und auch heute noch gelegentlich diskutierte Trend zu Primärzellen, also wiederaufladbaren Akkumulatoren, bietet keinen wesentlichen Vorteil. Der vermeintlichen Lebensdauerverlängerung ist ein deutlicher Anstieg der alterungsbedingten Ausfälle nach etwa 10 Jahren gegenüberzustellen, so dass sich ein Implantatwechsel nach dieser Zeit ohnehin empfiehlt.

Die Elektronik ist in der Regel als Multichipmodul in Hybridbauweise ausgeführt. Die ehemals verwendete Dickfilmtechnik wird aufgrund der zunehmenden Komplexität der Schaltungen zunehmend durch Mehrlagenkeramiken abgelöst. In neuerer Zeit finden auch ganz neue PCB-Technologien Interesse (z. B. Dycostrate).

13.1.3 Die Schrittmacherelektrode

Die Schrittmacherelektrode oder Sonde stellt die Verbindung zwischen Schrittmacher und Herz her. Sie besteht aus dem Konnektor, d.h. dem Stecker zum Anschluß an den Schrittmacher, dem Elektrodenleiter und der Elektrodenspitze (Abb. 13.3). Mit dem IS-1-Standard wurde eine Vereinheitlichung der Konnektorkonfiguration erreicht [5], so dass sich alle Elektroden neuerer Bauart an beliebige Schrittmacher anschließen lassen.

Abb. 13.3. Schematischer Aufbau einer Schrittmacherelektrode

Eine der wesentlichen technischen Herausforderungen stellt die hohe Biegebelastung von etwa 40 Millionen Lastwechseln pro Jahr dar. Aus diesem Grunde werden die Elektrodenleiter heutzutage mehrwendelig gefertigt, wodurch größtmögliche Sicherheit bei hoher Flexibilität erzielt wird. Durch das Wendeln des Drahtes wird zudem der Biegeradius reduziert, was die Wechsellastbeanspruchung des Zuleitungsmaterials (in der Regel Edelstahl MP35N) reduziert. Elektrodenbruch stellt daher kein nennenswertes Problem mehr dar.

Die neuesten Entwicklungen im Bereich der multifokalen Stimulation (Abschn. 13.3.6 und 13.3.7) erfordern teilweise sehr dünne Elektroden. In diesen Fällen finden sog. DFT-Seile Anwendung, die aus Spezialdrähten mit einem Mantel aus MP35N und einem Silberkern hergestellt werden. Dies gewährleistet zwar geringe elektrische Widerstände, über die mechanische Festigkeit liegen jedoch noch keine Langzeiterfahrungen vor.

Besondere Anforderungen werden an das Isolationsmaterial gestellt. Es muss biokompatibel sein und zugleich der mechanischen und chemischen Belastung im Körper standhalten. Derzeit werden Isolationen aus Silikon und Polyurethan verwendet [5]. Polyurethan weist zwar einen wesentlich geringeren Reibungskoeffizienten auf, weshalb es insbesondere bei Implantation mehrerer Elektroden über das gleiche Gefäß bevorzugt wird. Die klinischen Erfahrungen zeigen jedoch, dass es bei geringfügigen, in der Produktion kaum kontrollierbaren Verschmutzungen zu einer Hydrolyse und damit einer Alterung bzw. Versprödung neigt, die letztenendes zu einem lebensgefährlichen Kurzschluss führt. Aus diesem Grund mussten vor wenigen Jahren mehrere 10.000 Elektroden verschiedener Hersteller explantiert bzw. ersetzt werden, weshalb zur Zeit Silikon als Isolationsmaterial bevorzugt wird.

Ferner werden uni- und bipolare Schrittmacherelektroden unterschieden (Abb. 13.4). Unipolar bedeutet, dass die Elektrodenspitze als Kathode und das Schrittmachergehäuse (bzw. eine andere großflächige Gegenelektrode) als Anode arbeiten. Wegen der erheblich größeren Oberfläche des Schrittmachers gegenüber der Elektrodenspitze wird das Gehäuse auch als „indifferenter Pol" bezeichnet. Bipolare Sonden arbeiten ebenfalls mit einer kathodischen Spitze. Die Anode ist jedoch zusätzlich im distalen Elektrodenbereich (ca. 2,5 cm von der Spitze entfernt) angeordnet. Bipolare Sonden sind etwas dicker und steifer als unipolare Elektroden, da sie zwei Zuleitungswendeln besitzen. Eine Reparatur bei Elektrodenbruch ist kaum möglich.

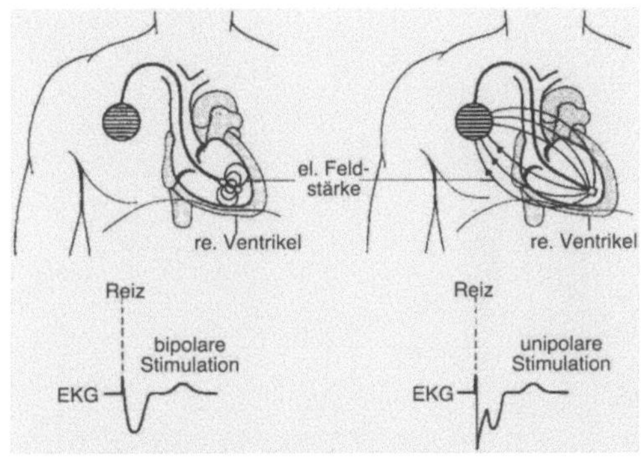

Abb. 13.4. Elektrische Feldverteilung und EKG bei uni- und bipolarer Reizung

Wichtige Vorteile der bipolaren Sondentechnik sind die Unempfindlichkeit gegenüber elektrischen Potentialen, deren Ursprung außerhalb des Implantationsortes der Elektrodenspitze liegt (Potentiale der Skelettmuskulatur, P-Welle bei Ventrikelsonden, R-Zacke bei Vorhofsonden) und das geringere Risiko von Muskelkontraktionen auch bei hoher Energieabgabe [1, 5]. Außerdem heben sich Störungen durch elektromagnetische Einkopplungen in die Zuleitungen auf. Ein verbreiteter Kompromiss ist die Implantation bipolarer Sonden im Herzvorhof (kleineres Potential erfordert eine höhere Empfindlichkeit und die Unterdrückung von Störsignalen) und unipolarer Sonden im Herzkammerbereich.

Der Elektrodenkopf steht in direktem Kontakt zum Endokard. Seine Größe, Geometrie und Oberflächenstruktur stellen wesentliche Determinanten der Stimulations- und Detektionseigenschaften dar. Eine poröse bzw. fraktale Oberfläche hat sich als vorteilhaft erwiesen [4]. Die Verankerung des Sondenkopfes wird über verschiedene Fixationssysteme erreicht (Abb. 13.5). Man unterscheidet Elektroden mit passiver Fixierung (widerhakenähnliche Ankersysteme aus dem Isolationsmaterial der Elektrode) von solchen mit aktiver Fixierung (Schraubsystem am Elektrodenkopf). Erstere werden bevorzugt für die Elektrodenverankerung in der stark gegliederten Oberfläche der rechten Herzkammer (Trabekelstruktur), letztere für die Verankerung im glatteren rechten Herzvorhof angewandt. Einen Zwitter stellen sog. J-Elektroden dar, die dank einer J-förmigen Vorformung der Elektrodenzuleitung für einen stabilen Wandkontakt sorgen. Sie finden vorwiegend im Atrium Anwendung. Für die passagere Schrittmacherstimulation zur Überbrückung von Notfallsituationen werden Sonden ohne Fixationsmechanismus eingesetzt, die sich problemlos wieder entfernen lassen.

Alle beschriebenen Elektroden werden transvenös zum rechten Herzen geführt. Sie stimulieren von endokardial her und werden daher als endokardiale Elektroden bezeichnet. Epikardiale Elektroden, die außen auf dem Herzen angebracht werden, sind für die permanente Schrittmachertherapie nicht mehr von Bedeutung. Sie spielen allenfalls für pädiatrische Anwendungen noch eine geringe Rolle.

Schrittmacherelektroden sind innen hohl. Dies erlaubt, während der Implantation einen Versteifungsdraht (Mandrine) einzuführen, was das Einschieben der Elektrode erleichtert. Vor dem Anschluss der Elektrode an den Schrittmacher wird der Mandrine wieder entfernt.

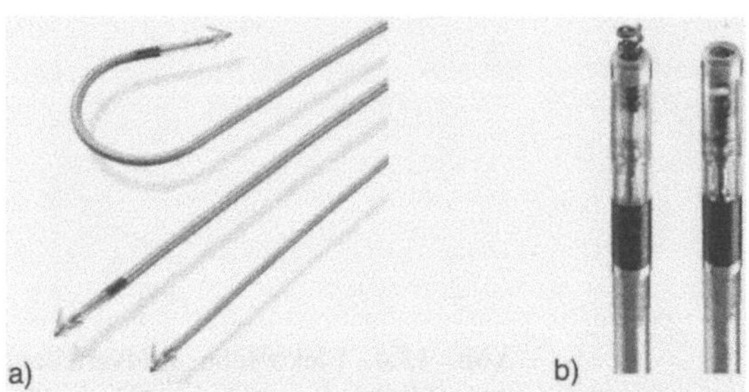

Abb. 13.5. Passiv **a)** und aktiv **b)** verankerbare Sondenköpfe von Herzschrittmacherelektroden. Die oberste der passiven Elektroden ist eine sog. J-Elektrode, darunter folgen eine bipolare sowie eine unipolare Standardelektrode. Die aktiv zu verankernde Schraubelektrode ist einmal mit ausgefahrener Spitze (bereit zum Einschrauben in das Myokard) und daneben mit zurückgezogener Spitze (zur Vermeidung von Komplikationen beim Einführen der Elektrode in das Herz) dargestellt.

13.2 Die Funktionalität eines Herzschrittmachers

Ein Herzschrittmacher stimuliert nicht nur blind in einem festgelegten Takt, sondern versucht, sich auf den noch vorhandenen Rhythmus des Herzens zu synchronisieren und nur im Bedarfsfall einzugreifen. Sein Aufbau lässt sich somit in drei Grundmodule unterteilen, die Eingangsstufe zur Detektion intrakardialer elektrischer Signale und damit von physiologischen Ereignissen, die Ausgangsstufe zur Stimulation des Herzens und eine Steuereinheit, die die physiologischen Erfordernisse wie Herzrate, Synchronität etc. berücksichtigt (Abb. 13.6). Die Komplexität der Steuereinheit wird in besonderem Masse von der Art des Krankheitsbildes und damit dem zu verwendenden Stimulationsmodus bestimmt, so dass diesem Aspekt ein besonderer Abschnitt gewidmet ist (Abschn. 13.3)

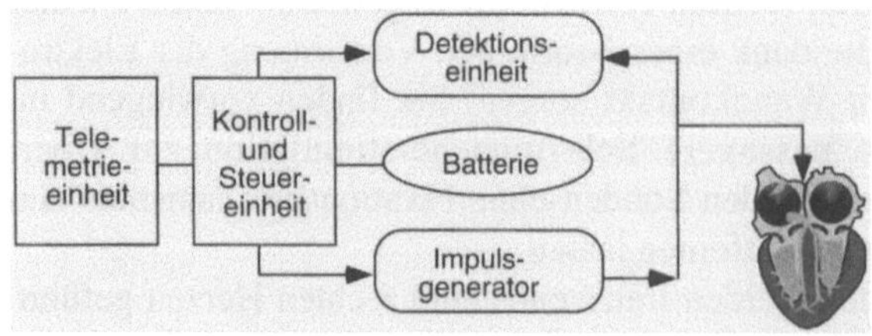

Abb. 13.6. Grundlegendes Blockschaltbild eines Herzschrittmachers

13.2.1 Die Wahrnehmungsfunktion

Die Eingangsempfindlichkeit eines Schrittmachersystems beschreibt seine Fähigkeit, elektrische Signale des Herzens im Millivoltbereich wahrzunehmen und als Kontraktion des Vorhofes bzw. der Kammer zu interpretieren (Wahrnehmungs-, Detektions- oder Sensingfunktion). Der grundlegende Aufbau der dafür erforderlichen Eingangsstufe entspricht der in Kapitel 5 beschriebenen Struktur eines EKG-Verstärkers, wobei die Randbedingungen eines Implantates (Baugröße, Versorgungsspannung, Energiebedarf) teilweise besondere Lösungsansätze erfordern.

Zur Differenzierung von physiologischen Signalen des Herzens und Störsignalen werden in Schrittmachern Eingangsfilter benutzt. Die Filtercharakteristik ist mittlerweile standardisiert (z. B. DIN 7505, Teil 9), um verbindliche Sicherheitsstandards zu schaffen. Die größte Eingangsverstärkung eines Schrittmachers liegt danach zwischen 30 und 70 Hz [6].

In der klinischen Praxis wird ferner ein indirektes Maß für den Frequenzgehalt des elektrischen Signals verwendet, die maximale Anstiegssteilheit (Slew rate), die durch Differenzieren leicht zu bestimmen ist. Damit ein Signal vom Schrittmacher als solches erkannt wird, muss es eine bestimmte Slew rate übersteigen. Die Grenzwerte der Slew rate liegen im Herzvorhofbereich bei 0,5 V/s und in der Herzkammer bei 1 V/s.

Ein weiterer Parameter zur Definition der Wahrnehmungsfunktion ist die Amplitude des Signals. Die sog. Wahrnehmungsschwelle oder Empfindlichkeit eines Schrittmachers ist in aller Regel programmierbar. Im Herzvorhof wird mindestens ein Potential von 2,5 mV angestrebt. In der Herzkammer sind häufig höhere Potentiale bis über 10 mV abzugreifen [1].

Eine weitere Besonderheit ist das sog. „Blanking". Der Detektionskanal hängt an der gleichen Elektrode wie die Ausgangsstufe. Durch den Stimulationsimpuls würde der Verstärker übersteuert und längere Zeit außer Funktion gesetzt werden. Aus diesem Grund werden kurz vor Abgabe eines Impulses die Eingänge über einen Transistor entkoppelt, was allgemein als „Blanking" bezeichnet wird. Wenige ms nach dem Stimulationsimpuls werden die Blanking-Schalter wieder geschlossen.

An das physikalische Blanking im Sinne eines Schalters schließt sich das „logische Blanking" an. Das bedeutet, dass alle Detektionsereignisse innerhalb eines bestimmten Fensters nach dem Impuls von der nachfolgenden Schaltung nicht ausgewertet werden. Dies hat mehrere Gründe. Zum einen werden Schwingungsvorgänge, wie sie beim erneuten Einschalten des Verstärkers aufgrund geringfügiger Spannungsunterschiede unvermeidlich sind, nicht als physiologische Ereignisse fehlinterpretiert. Zum anderen lassen sich auf diese Weise in Analogie zum zellulären Verhalten Refraktärzeiten einführen, in denen ein Eingangsverstärker unempfindlich geschaltet wird. Die Vorteile einer solchen Refraktärzeit werden im Abschn. 13.3. bei der Vorstellung der unterschiedlichen Schrittmachermodi näher erläutert.

13.2.2 Die Stimulationsfunktion

Das Verhalten eines Stimulationssystems wird durch den eigentlichen Impulsgenerator, die zur Ankopplung erforderlichen Elektroden und das Gewebe bestimmt, durch das der Erregungsstrom fließt. Eine sehr detaillierte Beschreibung dieses Systems findet sich in [4].

Der Impulsgenerator
Nahezu alle Impulsgeneratoren beruhen auf dem Prinzip der Kondensatorentladung, d.h. ein sog. Reservoirkondensator C_{res} wird über den Schalter S_1 während der passiven Phase auf eine bestimmte Spannung aufgeladen und entlädt sich in der aktiven Phase über den Schalter S_2 und einen zusätzlichen Koppelkondensator C_c in das zu erregende Gewebe (Abb. 13.7). Liegt die benötigte Stimulationsspannung über der Batteriespannung U_{bat}, so sorgt eine nachgeschaltete Ladungspumpenschaltung für eine Spannungsvervielfachung um den Faktor n.

Dieser Aufbau verhindert, dass im Falle eines einzelnen Bauteildefektes (z. B. Schalter defekt) die Batterie direkt an das Myokard angekoppelt wird, was zu einer Elektrolyse und damit einer Schädigung des umliegenden Gewebes führen würde. Dieses Prinzip erhöht die Sicherheit der Stimulatoren und wird als „single failure safety" bezeichnet. Ausgangsspannung und -strom sind damit zeitlich keineswegs konstant, sondern sinken in Abhängigkeit von der Impedanz der externen Komponenten nahezu exponentiell ab.

Da sich kapazitive Komponenten durch den Stimulationsimpuls aufladen, muss zwischen den einzelnen Stimuli für eine effektive Entladung gesorgt werden. Dies erfolgt mit Hilfe eines sog. Autoshort-Schalters S_3, der während der passiven Phase geschlossen wird.

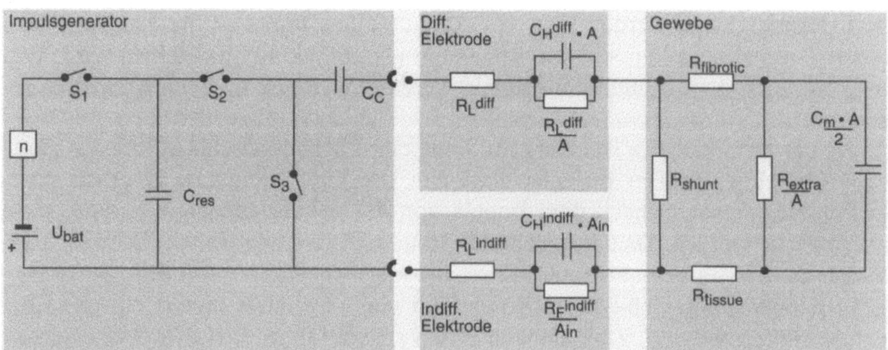

Abb. 13.7. Ersatzschaltbild eines Stimulationssystems bestehend aus Impulsgenerator, Elektroden und Gewebe

Die Elektroden
Vom elektrotechnischen Standpunkt aus betrachtet stellen Schrittmacherelektroden Festkörper-Elektrolyt-Übergänge dar, wie sie bereits ausführlich in Abschn.

5.1 beschrieben wurden. Damit weisen sie aufgrund der Helmholtzschicht und eventueller oxidischer Deckschichten kapazitive Eigenschaften auf. C_H beschreibt im folgenden die spezifische Helmholtzkapazität, die erst durch Multiplikation mit der geometrischen Elektrodenoberfläche A die für das Schaltbild interessante Kapazität liefert. Auf diese Weise lassen sich Oberflächenmodifikationen, die zu einer Aufrauhung und damit einer größeren elektrochemischen Kontaktfläche führen, leicht im Modell berücksichtigen. R_F beschreibt entsprechend den Faraday-Widerstand und R_L steht für den Zuleitungswiderstand.

Das Gewebe
Zur Elektrostimulation des Herzens ist die Erregung mindestens einer Herzmuskelzelle (Myozyte) erforderlich, d.h. eine Depolarisation ihrer Zellmembran. Im Ruhezustand beträgt das Transmembranpotential etwa -90mV. Wird dieser Wert um die Depolarisationsspannung U_{dep} von etwa 30 mV erhöht, so setzt eine automatische Depolarisation und damit die Kontraktion ein.

Für die Stimulation mit Hilfe extrazellulärer Elektroden ist somit ein Verschiebungsstrom über die Zellmembran hinweg notwendig. Das elektrotechnische Ersatzschaltbild für das Zielorgan besteht folglich in erster Näherung aus einer spezifischen Zellmembrankapazität C_m und einem parallel angeordneten ohmschen Widerstand R_{extra}, der den Extrazellularraum berücksichtigt. Hinzu kommen drei weitere annähernd ohmsche Beiträge. $R_{fibrotic}$ repräsentiert den Widerstand der dünnen Schicht fibrotischen Gewebes, dass sich nach der Implantation zwischen Elektrode und Stimulationsort entwickelt. R_{tissue} beschreibt den Widerstand des Gewebes zwischen dem Stimulationsort und der Gegenelektrode. R_{shunt} steht für einen Verluststrom, der über das Blut oder andere Gewebeteile nicht in das Zielorgan eingekoppelt wird, sondern direkt in die Gegenelektrode fließt.

Alle genannten Elemente sind zumindest in ihrer Größenordnung bekannt, so dass auch quantitative Abschätzungen möglich sind (Tabelle 13.1). Mit Hilfe der Laplace-Transformation und den Vereinfachungen

$$C_1 = \left(\frac{1}{C_{res}} + \frac{1}{C_c} + \frac{1}{C_H^{diff} \cdot A} + \frac{1}{C_H^{indiff} \cdot A_{in}} \right), \tag{13.1}$$

$$C_2 = \frac{C_m \cdot A}{2}, \tag{13.2}$$

$$R = R_{fibrotic} + R_{tissue}, \tag{13.3}$$

$$R_1 = R_F^{diff} + R_F^{indiff}, \tag{13.4}$$

$$R_2 = R_{shunt}, \tag{13.5}$$

$$a = \left(R_1 \cdot R_2 + R_1 \cdot R + R_2 \cdot R \right) \cdot C_1 \cdot C_2, \tag{13.6}$$

$$b = \left(R_2 + R \right) \cdot C_2 + \left(R_1 + R_2 \right) \cdot C_1, \tag{13.7}$$

und den beiden Polen p_1 und p_2

$$p_1 = -\frac{b - \sqrt{b^2 - 4a}}{2a},$$ (13.8)

$$p_1 = -\frac{b + \sqrt{b^2 - 4a}}{2a},$$ (13.9)

ergibt sich die als Reizschwelle bezeichnete, für eine erfolgreiche Stimulation mindestens erforderliche Pulsspannung zu:

$$U_{thr} = \frac{2 \cdot U_{dep}}{C_1 \cdot R_2} \cdot \frac{\sqrt{b^2 - 4a}}{\exp(p_1 \cdot T) - \exp(p_2 \cdot T)}.$$ (13.10)

Auf die gleiche Weise erhält man auch eine für die Berechnung der Lebensdauer wichtige Beziehung für die Ladung, die pro Stimulus der Batterie entnommen werden muss [4]. Zur Veranschaulichung der Komplexität der Stimulation sollen einige Abhängigkeiten genauer diskutiert werden. Eine für die Entwicklung neuer Systeme besondere Bedeutung besitzt die spezifische Helmholtzkapazität. Im Grunde ist dies die theoretische Umschreibung der bekannten Tatsache, dass die Oberflächenmodifikation der Elektrodenspitze die Reizschwelle maßgeblich beeinflusst. Abb. 13.8 zeigt den Einfluss von C_H auf die Reizschwelle. Völlig analog sinkt auch der Ladungsschwellenwert mit zunehmender Kapazität. Klinisch bedeutet dies, dass Elektroden mit fraktaler Oberfläche den geringsten Energieverbrauch und damit die längste Implantatlebensdauer gewährleisten. Um zugleich die ohmschen Anteile des Gewebes zu maximieren, sollte der Elektrodenkopf möglichst klein sein. Diese Bauform, geometrisch kleiner Kopf mit hoher spezifischer Phasengrenzkapazität, ist in den letzten 5 Jahren unter dem Begriff „Hochohmelektroden" ein Standard geworden.

Tabelle 13.1. Zusammenfassung der verwendeten Parameter und ihrer Zahlenwerte

Parameter		Bereich	Mittelwert	Quelle
Reservoirkapazität C_{res}		5-20 µF	10 µF	10
Koppelkapazität C_c		5–20 µF	10 µF	10
Spez. Helmholtz-	Polierte Oberfläche	0,1–0,4 µF/mm^2	0,2 µF	11
Kapazität C_H	Fraktale Oberfläche	10–500 µF/mm^2	40 µF	12
Zuleitungswiderstand R_l		10-100 Ω	50 Ω	10
Geom. Elektrodenfläche A		1-20 mm^2	10 mm^2	10
Fläche der	Unipolar	5-15 cm^2	10 cm^2	10
indifferenten	Bipolar	20-100 mm^2	50 mm^2	10
Elektrode A_{in}				
Impulsdauer T		0,1-2 ms	0,5 ms	10
Membrankapazität C_m			0,01 µF/mm^2	13
Gewebewiderstand R		30–70 kΩ	40 kΩ	14
Shuntwiderstand R_{shunt}		0,1–2 kΩ	600 Ω	10
Depolarisationsspannung U_{dep}			30 mV	15

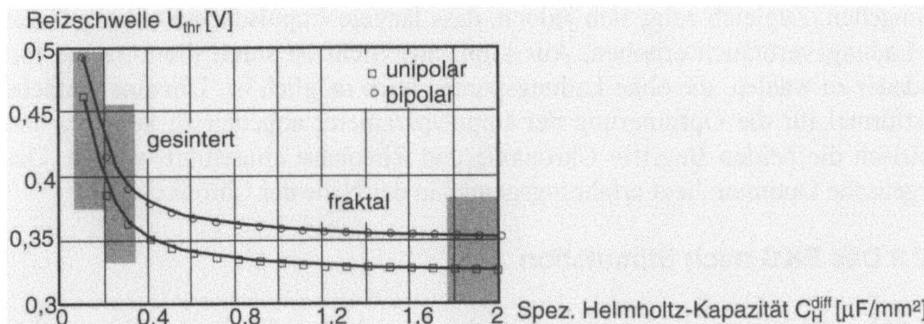

Abb. 13.8. Einfluss der spezifischen Helmholtzkapazität auf die Reizschwelle

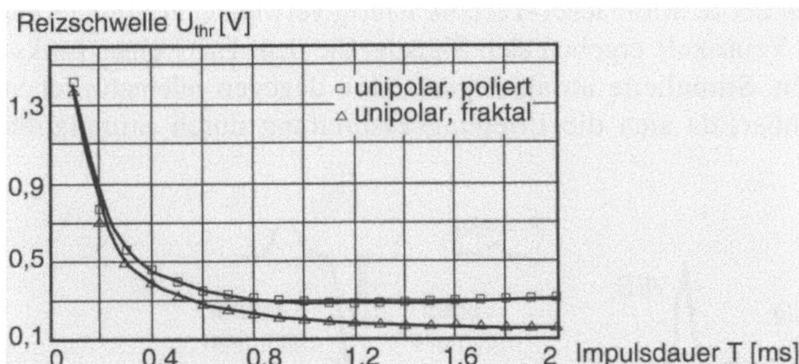

Abb. 13.9. Die Reizschwelle als Funktion der Impulsdauer. Bei Amplitudenwerten oberhalb der Kurve ist eine effektive Stimulation zu erreichen. Anhand der Reizschwellenkurve lassen sich Chronaxie und Rheobase bestimmen. Die Rheobase ist ein theoretischer Wert und beschreibt die minimale Spannung, die bei unendlicher Impulsdauer eine elektrische Antwort des Herzens auslöst. Die Chronaxie bezeichnet die Impulsdauer an der Reizschwelle für eine Spannung der doppelten Rheobasestärke.

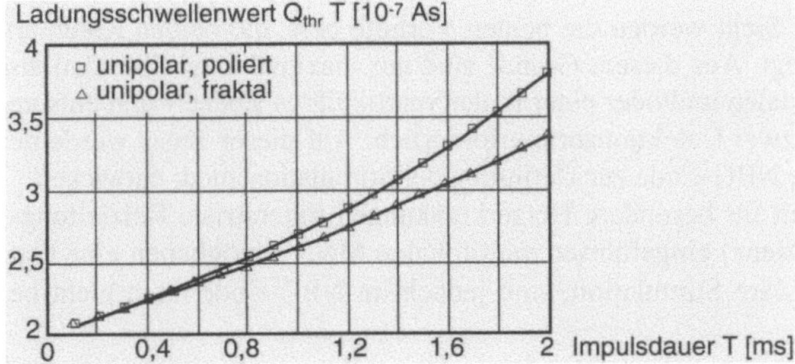

Abb. 13.10. Verlauf des Ladungsschwellenwertes als Funktion der Impulsdauer

Die Abbildungen 13.9 und 13.10 zeigen die Abhängigkeit der Reizschwelle und des Ladungsschwellenwertes von der Impulsdauer. Aus dem Blickwinkel der Ausgangsspannung empfiehlt es sich, die Impulsdauer groß zu wählen, um somit das mit hohen Umwandlungsverlusten behaftete Einschalten einer Ladungspumpe zu umgehen. Zugleich zeigt sich jedoch, dass längere Impulsdauern nahezu linear den Ladungsverbrauch erhöhen. Aus klinischer Sicht ist somit die kürzeste Impulsdauer zu wählen, die ohne Ladungspumpe noch möglich ist. Um eine einfache Faustformel für die Optimierung der Impulsparameter angeben zu können, sind empirisch die beiden Begriffe Chronaxie und Rheobase eingeführt worden. Das energetische Optimum liegt erfahrungsgemäß in der Nähe der Chronaxie [1].

13.2.3 Das EKG nach Stimulation

Der Abb. 13.11 ist zu entnehmen, dass das Oberflächen-EKG nach Stimulation eine andere Form annimmt, was auf die veränderte Erregungsausbreitung im Herzen zurückzuführen ist. Die Form des Schrittmacher-EKG hängt also vom Ort der Reizung ab. Bei der in der Schrittmacher-Technik häufig verwendeten Stimulation im Apex des rechten Ventrikels ergeben sich Signale, die dem EKG eines Linksschenkelblocks ähneln. Stimulierte atriale Signale sind dagegen mit natürlichen Ereignissen vergleichbar, da sich die Erregungsausbreitung durch Stimulation kaum verändert.

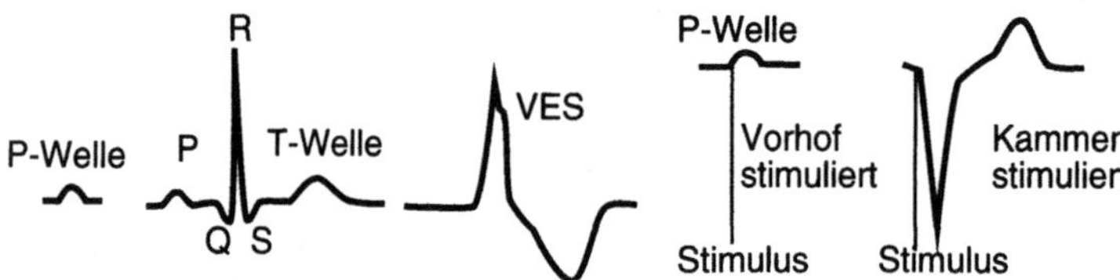

Abb. 13.11. EKG-Signalformen. Von links nach rechts: Atriale (P-Welle) und ventrikuläre Eigenaktion (QRS-Komplex und T-Welle), ventrikuläre Extrasystole, atriale Stimulation, ventrikuläre Stimulation im Apex der rechten Kammer.

13.3 Stimulationsmodi

Aus physiologischer Sicht werden die beiden Vorhöfe bzw. die beiden Kammern stets gemeinsam erregt. Aus diesem Grunde sind nur maximal zwei Stimulationsorte - einer in der atrialen und/oder einer in der ventrikulären Ebene - und entsprechend nur maximal zwei Detektionsorte erforderlich. Auf dieser Basis wurde der allgemein anerkannte NBG-Code zur Definition der Stimulationsmodi entwickelt.

Die in neuerer Zeit für besondere Herzerkrankungen (interatriale Reizleitungsstörung, Herzinsuffizienz) eingeführten multifokalen Modi ermöglichen eine biatriale bzw. biventrikuläre Stimulation, sind jedoch im NBG-Code noch nicht berücksichtigt.

13.3.1 Internationaler (NBG-) Schrittmachercode

Der seit 1988 geltende NBG-Code (NASPE/BPEG Generic Pacemaker Code) beschreibt die globale Funktion eines Schrittmachers unter Angabe von maximal fünf Buchstaben, von denen die ersten drei immer, der vierte und fünfte Buchstabe wahlweise verwendet werden [5].

Der erste Buchstabe bezeichnet den Stimulationsort:
- V: Ventricle: Stimulation nur in der Herzkammer
- A: Atrium: Stimulation nur im Herzvorhof
- D: Dual: Stimulation in Atrium und Ventrikel
- S: Single: Einkammerstimulation in Atrium oder Ventrikel
- 0: Keine Stimulation

Der zweite Buchstabe kennzeichnet den Ort der Wahrnehmung:
- V: Ventricle: Detektion nur in der Herzkammer
- A: Atrium: Detektion nur im Herzvorhof
- D: Dual: Detektion in Atrium und Ventrikel
- S: Single: Einkammerwahrnehmung in Atrium oder Ventrikel
- 0: Keine Wahrnehmung

Der dritte Buchstabe definiert die Betriebsart, d.h. die Schrittmacherfunktion, die durch ein wahrgenommenes Signal ausgelöst wird:
- I: Inhibited: Die Schrittmacherstimulation wird unterdrückt
- T: Triggered: Ein wahrgenommenes Signal führt zur Impulsabgabe des Schrittmachers
- D: Dual: Inhibierung und Triggerung
- 0: Keine Inhibierung und keine Triggerung

Der vierte Buchstabe beschreibt Programmierbarkeit, Telemetrie und Frequenzadaption:
- 0: Nicht programmierbar
- P: Programmable: Bis zu zwei Funktionen programmierbar
- M: Multi programmable: Mehr als zwei Funktionen programmierbar
- C: Communication: Datentelemetrie möglich
- R: Rate modulation: Anpassung der Schrittmacherfrequenz an ein belastungsinduziertes Signal

Der fünfte Buchstabe bezeichnet die antitachykarde Funktion:
- 0: Keine antitachykarde Funktion
- P: Pacing: Antitachykarde Stimulation
- S: Shock
- D: Dual: Pacing und Shock

13.3.2 Einkammerschrittmacher

Bei Einkammer-Herzschrittmachern wird eine einzige Stimulationselektrode entweder im rechten Vorhof oder im rechten Ventrikel angebracht.

13.3.2.1 V00-Schrittmacher

Der V00 ist der einfachste Schrittmacher. Er stimuliert den Ventrikel ohne jegliche Berücksichtigung eines EKG-Signals. Der V00-Schrittmacher kann somit seine Aktivität nicht mit der des Sinusknotens synchronisieren, weshalb er auch als starrfrequent oder asynchron bezeichnet wird. Der prinzipielle Aufbau ist der Abb. 13.12 zu entnehmen.

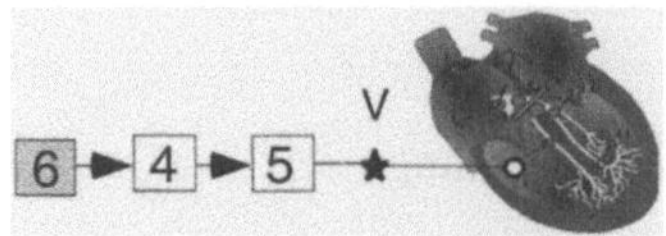

Abb. 13.12. Der Grundintervallzähler **6)** triggert einen Impulsgenerator **4)** der wiederum die Ausgangsstufe **5)** treibt

Der Grundintervallzähler startet zu Beginn ein neues Grundintervall (GI). Anschließend wird regelmäßig geprüft, ob das Grundintervall bereits abgelaufen ist. Sobald dies der Fall ist, wird der Ventrikel stimuliert und der Zähler zurückgesetzt (Abb. 13.13).

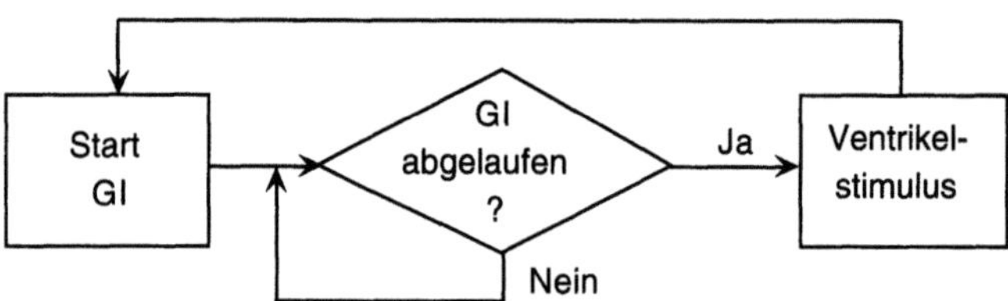

Abb. 13.13. Flussdiagramm des V00-Schrittmachers

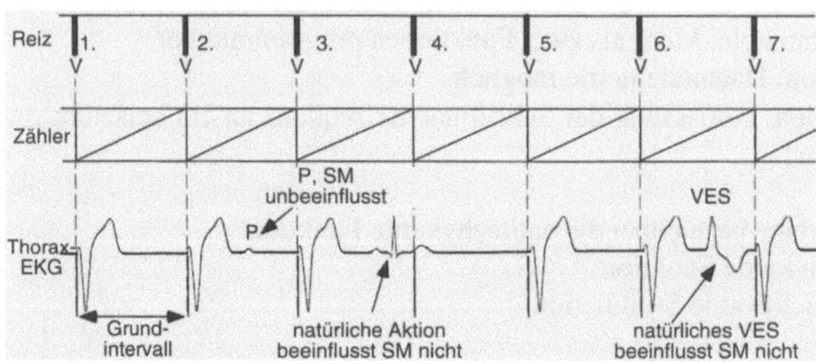

Abb. 13.14. Funktionsdiagramm eines V00-Schrittmachers. Die obere Zeile zeigt die Stimulationsereignisse, die mittlere den Status des Grundintervallzählers und die unterste ein Beispiel eines Thorax-EKGs.

Im Funktionsdiagramm (Abb. 13.14) sind die Stimulationsimpulse mit „V" markiert. Die beiden ersten Aktionen des Schrittmachers sind künstlich ausgelöste Erregungen der Herzkammern im Abstand eines Grundintervalls. Danach folgt eine herzeigene Vorhofaktion (P-Welle), die durch die fehlende Detektionsmöglichkeit vom Schrittmacher nicht erkannt wird und deshalb keine Reaktion auslöst.

Der Schrittmacher behält folglich seine feste Frequenz bei und gibt im vorgegebenen Takt einen Stimulationsimpuls über die Ventrikelelektrode ab.

Das darauf folgende natürliche EKG mit P-Welle, QRS-Komplex und T-Welle beeinflusst den Schrittmacher ebenfalls nicht. Dem während der QT-Zeit abgegebenen künstlichen Reizimpuls folgt keine Kontraktion, weil er in die natürliche absolute Refraktärzeit fällt und der Ventrikel ohnehin bereits erregt ist. Die beiden nächsten Reizimpulse, erkennbar an den Reizartefakten, folgen im Grundtakt des Schrittmachers und lösen Kammererregungen aus. Die anschließend auftretende ventrikuläre Extrasystole (VES) wird vom V00-Schrittmacher ebenfalls nicht erkannt und hat somit keinen Einfluss auf die Schrittmacheraktion.

Klinische Beurteilung des V00-Schrittmachers
Durch die nicht mit der Herzaktivität synchronisierte Stimulation des Schrittmachers kommt es zu einem unregelmäßigen Herzrhythmus. Herzeigene Aktionen konkurrieren mit stimulierten Aktionen (Parasystolie). Dadurch können Vorhof- und Ventrikelkontraktionen gleichzeitig auftreten, so dass der Vorhof sein Blut nicht in den Ventrikel entleeren kann. Dieser als Vorhofpfropfung bezeichnete Effekt führt zu einem drastischen Rückgang des Herzzeitvolumens, so dass es gerade durch den Schrittmacher zu Schwindelgefühlen kommen kann. Dieses Phänomen wird allgemein als Schrittmachersyndrom bezeichnet.

Besonders problematisch ist die Stimulation in die vulnerable Phase eines Herzzyklus, was zu lebensgefährlichen Tachykardien führen kann. Ferner ist aufgrund der starrfrequenten Pulsabgabe auch keine Anpassung an die benötigte Leistung möglich, was zu einer Einschränkung der Lebensqualität führt. Außerdem reduziert die unnötige Abgabe von Stimulationsimpulsen die Lebensdauer des Implantates.

Einsatzgebiet des V00-Schrittmachers
Aufgrund der genannten Nachteile wird die Schrittmacherfunktion V00 heutzutage nur noch als Notprogramm verwendet.

13.3.2.2 A00-Schrittmacher

Der A00-Schrittmacher entspricht technisch dem V00-Implantat, stimuliert jedoch ausschließlich den Vorhof. Klinisch gesehen ist das Schrittmachersyndrom zwar ausgeschlossen, alle anderen Nachteile bleiben jedoch bestehen. Somit hat das technisch einfache S00-Konzept auch im Atrium keine Verbreitung gefunden.

13.3.2.3 VVI-Schrittmacher

Der VVI-Schrittmacher detektiert zusätzlich zur starrfrequenten Ventrikelstimulation des V00 auch die Ventrikelaktivität und inhibiert bei Auftreten einer ventrikulären Eigenaktion seinen Ausgang. Somit stimuliert ein VVI-System nur bei Bedarf, d.h. bei Ausfall der natürlichen Erregung, weshalb er zur Gruppe der sog. „Demandschrittmacher" gezählt wird. Das Prinzipschaltbild zeigt die Abb. 13.15.

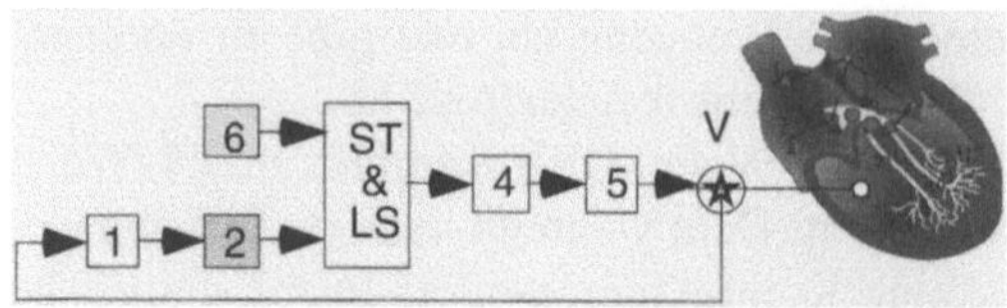

Abb. 13.15. Blockschaltbild des VVI-Schrittmachers. Die Ventrikelelektrode führt über einen Eingangsverstärker **1)** und ein Monoflop zur Kontrolle der Ventrikelrefraktärzeit **2)** zu einer Steuer- und Logikschaltung (ST&LS), die zugleich auch den Ausgang des Grundintervallzählers **6)** auswertet. Der Stimulationskanal gleicht dem V00-Schrittmacher.

Das Flussdiagramm (Abb. 13.16) zeigt die prinzipielle Funktionsweise. Zeitgleich werden das Grundintervall und die Refraktärzeit des ventrikulären Detektionskanals gestartet. Wird eine Eigenaktion innerhalb der Refraktärzeit detektiert, so wird sie als Störung interpretiert und verworfen. Wird sie außerhalb der Refraktärzeit wahrgenommen, so werden der Grundintervall- und Refraktärzeitzähler zurückgesetzt. Wird keine R-Zacke detektiert, so verhält sich der VVI-Schrittmacher wie ein V00 und stimuliert nach Ablauf des Grundintervalls.

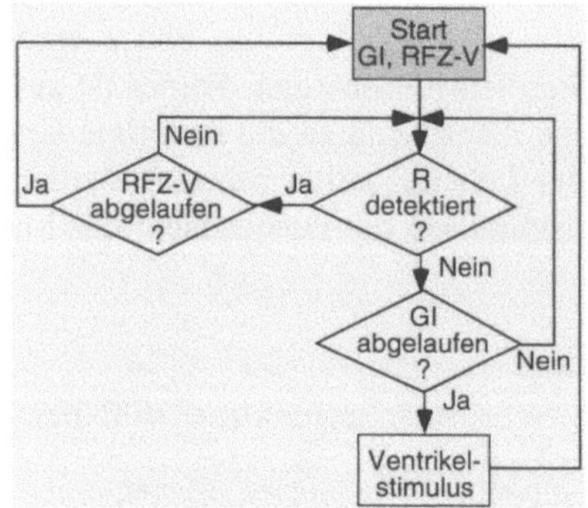

Abb. 13.16. Flussdiagramm eines VVI-Schrittmachers

Im Funktionsdiagramm (Abb. 13.17) sind wiederum die ventrikulären Stimuli mit V gekennzeichnet. Im Vergleich zum V00-Prinzip kommen nun R-Ereignisse hinzu, die die Detektion einer R-Zacke anzeigen. Eine dritte Markierung, unterhalb der Zähleranzeige aufgetragen, zeigt das Ende der künstlichen Refraktärzeit (RFZ-V) des ventrikulären Detektionskanals an.

Im EKG sind zunächst zwei stimulierte Ereignisse (V) dargestellt, die durch das Ablaufen des Grundintervalls ausgelöst wurden. Es folgt ein natürliches Ereignis (R), das außerhalb der Refraktärzeit detektiert wird und den Zähler zurücksetzt. Der Schrittmacher gibt keinen Stimulationsimpuls ab, d.h. er befindet sich im inhibierenden Modus. Danach liegt ein Ausweichintervall vor, da keine Eigenaktion detektiert wird. Es schließt sich wieder ein normales Grundintervall an. Die auf das stimulierte Ereignis (V) folgende ventrikuläre Extrasystole (VES) wird, weil außerhalb der Refraktärzeit, als herzeigene Erregung erkannt, so dass der

Zähler wieder zurückgesetzt wird. Danach folgt wieder ein Ausweich- und ein Grundintervall mit den zugehörigen Ventrikelstimuli.

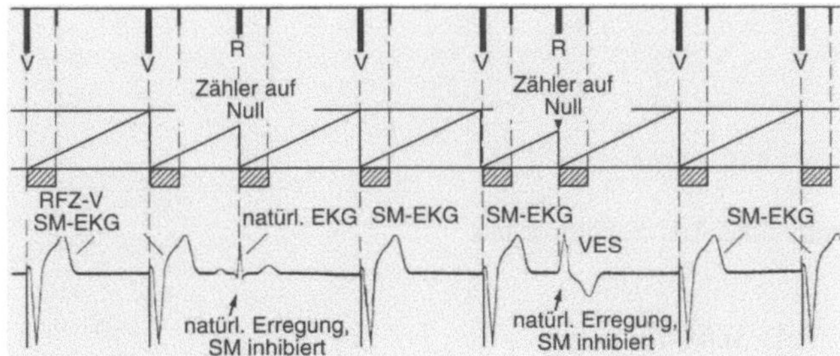

Abb. 13.17. Funktionsdiagramm eines VVI-Schrittmachers

Klinische Beurteilung des VVI-Schrittmachers
Der VVI-Schrittmacher arbeitet energiesparend, da er nur aktiv wird, wenn keine herzeigene Aktivität vorliegt (Demandschrittmacher). Ebenso führt er nicht zu Parasystolien und vermeidet die Stimulation in die vulnerable Phase. Wie der V00 Schrittmacher ist er aber nicht in der Lage, über eine Ratenadaption eine Anpassung an die körperliche Belastung vorzunehmen. Das Hauptproblem stellt jedoch die Asynchronie zum Vorhof dar, die ein Schrittmachersyndrom auslösen kann.

Einsatzgebiet des VVI-Schrittmachers
Generell lassen sich mit einem VVI-Schrittmacher alle Bradykardien therapieren. Umfangreiche Studien haben jedoch in den letzten Jahren bewiesen, dass die Mortalität von Patienten mit einem VVI-Schrittmacher deutlich höher liegt als bei synchron stimulierten Patienten. Sinnvoll ist der Einsatz von VVI-Schrittmachern daher nur bei Patienten mit Vorhofflattern oder -flimmern in Verbindung mit einem AV-Block sowie Vorhof-Paralysen (nicht kontraktionsfähiger Vorhof).

13.3.2.4 AAI-Schrittmacher

Das VVI-Prinzip lässt sich ohne technische Änderung auch im Vorhof anwenden und wird dann als AAI bezeichnet. Klinisch gesehen verhält es sich geringfügig anders, was in Abb. 13.18 veranschaulicht wird. A bzw. P stellen den Vorhofstimulus bzw. die Detektion der P-Welle dar. Eine dritte Markierung zeigt das Ende der Refraktärzeit des Vorhofkanals (RFZ-A). Im EKG sind zunächst zwei stimulierte Ereignisse zu erkennen, die zu einer regulären Überleitung in den Ventrikel führen. Es folgt ein natürliches EKG. Aufgrund der detektierten P-Welle außerhalb der Refraktärzeit wird der Zähler zurückgesetzt, so dass der Schrittmacher inhibiert wird. Die ventrikuläre Extrasystole wird nicht erkannt, da nur im Vorhof detektiert wird. Der Schrittmacher gibt am Ende des Grundintervalls seinen Impuls ab.

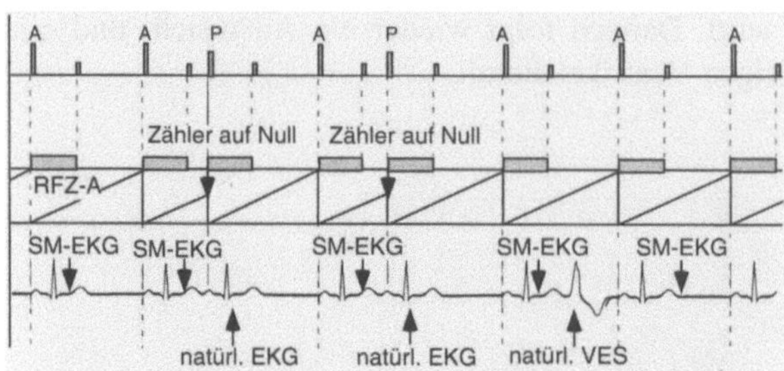

Abb. 13.18. Funktionsdiagramm eines AAI-Schrittmachers

Klinische Beurteilung des AAI-Schrittmachers
Der AAI-Schrittmacher ist ebenfalls ein Demandschrittmacher und arbeitet damit
ebenso energiesparend. Er weist die gleichen Vor- und Nachteile wie ein VVI-
System auf. Darüber hinaus vermeidet er das Schrittmachersyndrom, da er nur den
Vorhof beeinflusst. Dies setzt jedoch ein intaktes Erregungsleitungssystem voraus.

Einsatzgebiet des AAI-Schrittmachers
Generell lassen sich mit einem AAI-Schrittmacher Vorhofbradykardien sowie SA-
Blöcke 3. Grades mit intaktem Erregungsleitungssystem therapieren. Häufig ist jedoch eine fortschreitende Erkrankung mit einer Störung des AV-Knotens zu be-
fürchten, so dass in aller Regel gleich ein Zweikammersystem implantiert wird.

13.3.3 Zweikammer-Schrittmacher

Bei Zweikammer-Herzschrittmachern werden sowohl im Vorhof als auch in der
Kammer Elektroden eingebracht, um eine synchrone Stimulation gewährleisten zu
können. Daraus ergeben sich zwei prinzipielle Funktionsmöglichkeiten, die vor-
hof- und die ventrikelbasierte Aktion. Beim vorhofgesteuerten Ablauf starten der
Grundintervallzähler und der neu hinzugekommene AV-Zähler, der das natürliche
PR-Intervall nachbildet, immer gleichzeitig. Der ventrikelbasierte Ablauf verwen-
det dagegen eine Serienschaltung der beiden Zähler, bei der zunächst der AV-
Zähler ablaufen muss, bevor der Zeitzähler gestartet werden kann und umgekehrt.
Sofern nicht explizit anders definiert, wird im Folgenden stets vom vorhofge-
steuerten Prinzip ausgegangen.

13.3.3.1 VAT-Schrittmacher

Der VAT-Schrittmacher wurde 1962 entwickelt und war der erste Schrittmacher,
bei dem eine Synchronisation zwischen Vorhof und Ventrikel möglich war. Nach
dem NBG-Code bedeutet VAT, dass die Stimulation im Ventrikel stattfindet, die
Signaldetektion im Vorhof vorgenommen wird und der Operationsmodus getriggert ist (d. h. Impulsauslösung). Der prinzipielle Aufbau ist der Abb. 13.19 zu entnehmen.
   Der genaue Funktionsablauf ist Abb. 13.20 zu entnehmen. Nach jedem Start
des Grundintervalls bzw. der Refraktärzeit des atrialen Signals wird das AV-Inter-

vall gestartet. Nach dessen Ablauf wird im Ventrikel unabhängig von seinen Eigenaktionen stimuliert. Parallel dazu werden P-Wellen detektiert. Innerhalb der Refraktärzeit werden sie nicht gewertet. Die Detektion einer P-Welle außerhalb der Refraktärzeit löst genau wie der Ablauf des Grundintervalls das Rücksetzen des Grundintervall- und des Refraktärzeitzählers aus, wodurch eine neue Herzperiode gestartet wird.

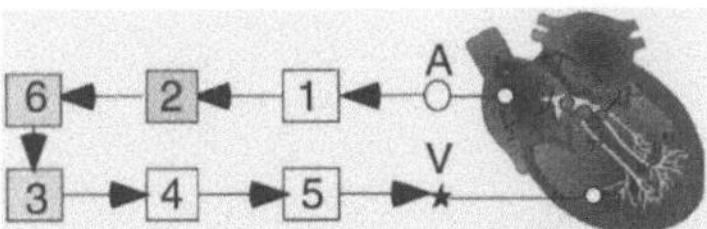

Abb. 13.19. VAT-Blockschaltbild: Der atriale Eingangsverstärker **1)** triggert über das Monoflop für die atriale Refraktärzeit **2)** den Grundintervallzähler **6)** der wiederum das Monoflop für die AV-Überleitungzeit **3)** kontrolliert. Dessen Ausgang steuert den Impulsgenerator **4)** und damit die Ausgangsstufe **5)**.

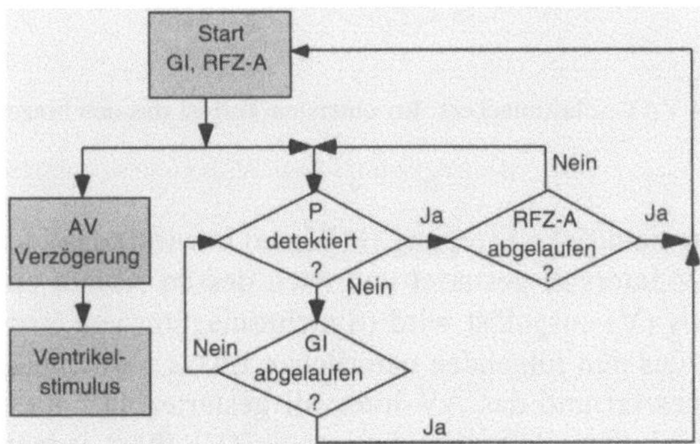

Abb. 13.20. Flussdiagramm des VAT-Schrittmachers

In einem gesunden Herz verhindert der AV-Knoten extrem hohe Aktivierungsraten vom Vorhof zum Ventrikel, so dass keine ventrikuläre Tachykardie auftreten kann (Wenckebach-Funktion). Eine äquivalente Funktion in synchronen Zweikammer-Schrittmachern stellt die Einführung der Maximum Tracking Rate (MTR) oder Highest Synchronous Rate (HSR) dar. Beim VAT-Schrittmacher wird die Funktionalität der MTR durch die Vorhofrefraktärzeit realisiert. Sie bestimmt das Intervall, während dessen der Vorhofsteuerkreis die von der Vorhofelektrode detektierten Signale nicht zur Steuerung der Impulsabgabe verarbeitet. Zu hohe atriale Frequenzen werden somit zwar detektiert, durch die Frequenzsiebfunktion des Monoflops (2) in Abb. 13.19 jedoch nicht weitergeleitet.

Ein anschauliches Beispiel des Ablaufes bietet das Funktionsdiagramm (Abb. 13.21). Darin sind die Ventrikelstimulationsimpulse des Schrittmachers (V) nach unten, die detektierten natürlichen Erregungen des Vorhofs (P) und die Endzeitpunkte der Vorhofrefraktärzeiten (kleine Striche) nach oben aufgetragen.

Im EKG-Kanal der Abb. 13.21 sind zunächst zwei ventrikuläre Stimulationsereignisse zu sehen, die durch Ablauf des Grundintervalls und nachfolgende Aktivierung der AV-Zeit ausgelöst wurden. Die folgende natürliche P-Welle trifft verspätet ein und wird nicht detektiert, so dass erneut ein durch das Grundintervall ausgelöster ventrikulärer Schrittmacherimpuls auftritt.

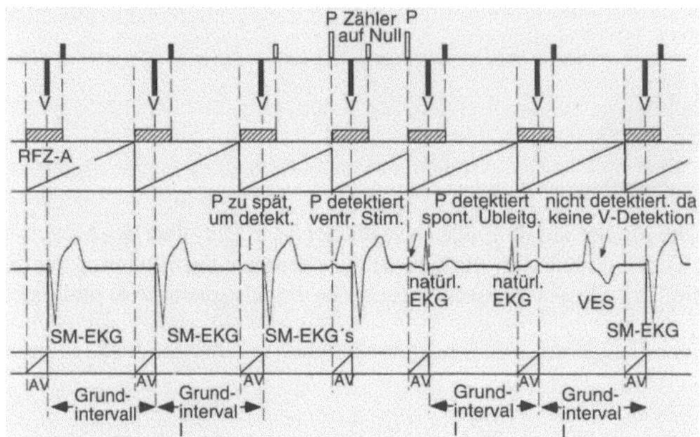

Abb. 13.21. Funktionsdiagramm eines VAT-Schrittmachers. Im untersten Teil ist das neu hinzugekommene AV-Intervall dargestellt.

Die darauf folgende detektierte natürliche Erregung (P-Welle) bewirkt, dass der Zeitzähler zurückgesetzt, das AV-Intervall gestartet und nach dessen Ablauf ein ventrikulärer Schrittmacherimpuls (V) ausgelöst wird (Synchronisation von Vorhof und Ventrikel). Die P-Welle des nun folgenden natürlichen EKGs wird detektiert (P), der Zeitzähler zurückgesetzt und das AV-Intervall gestartet. Der nach dessen Ablauf abgegebene ventrikuläre Schrittmacherimpuls (V) führt jedoch nicht zur Depolarisation der Ventrikel, da das ventrikuläre Gewebe aufgrund einer ventrikulären Eigenaktion bereits refraktär ist (R-Zacke). Mangels Vorrichtung kann die dann auftretende ventrikuläre Extrasystole nicht detektiert werden und der Schrittmacher gibt nach Ablauf eines sog. Ausweichintervalls einen ventrikulären Schrittmacherimpuls (V) ab.

Klinische Beurteilung des VAT-Schrittmachers

Der VAT-Schrittmacher hat den großen Vorteil, dass er sich durch die Ankopplung an den Sinusrhythmus an die geforderte Belastung anpasst. Energetisch gesehen ist dieser Schrittmacher jedoch aufgrund seiner Triggereigenschaft ein Verschwender. Der besondere Nachteil dieses Schrittmachertyps ist seine Eigenschaft, Stimulationen in der vulnerablen Phase des Herzzyklus nicht zu unterbinden und somit u.U. Kammertachykardien auzulösen. Ein besonderes Risiko besteht bei einem unidirektionalen AV-Block mit langsamer retrograder Erregungsleitung, da es hierdurch zu einer ständigen Selbsttriggerung kommen kann (schrittmacherinduzierte Tachykardie).

Einsatzgebiet des VAT-Schrittmachers
Der VAT-Schrittmacher ist prinzipiell bei einem totalen AV-Block einsetzbar, falls der Sinusknoten und das Erregungsleitungssystem des Vorhofs intakt sind. Dank der MTR-Funktion eignet er sich auch eingeschränkt bei supraventrikulären Tachykardien. Aufgrund seiner energetischen Nachteile findet der VAT-Modus heutzutage aber nur noch zu Diagnosezwecken Einsatz.

13.3.3.2 VDD–Schrittmacher

Eine weitere Verbesserung in der Schrittmacherentwicklung wurde mit dem VDD-Schrittmacher erreicht. Wie die Kodierung zeigt, stimuliert er den Ventrikel und detektiert das EKG im Ventrikel sowie im Vorhof. Er ist somit in der Lage, zusätzlich zur VAT-Funktionalität eine evtl. einfallende ventrikuläre Eigenaktion zu erkennen und den vorgesehenen Schrittmacherimpuls zu unterdrücken. Der Operationsmodus kann sowohl getriggert als auch inhibierend sein. Der prinzipielle Aufbau ist in Abb. 13.22 dargestellt. Abbildung 13.23 veranschaulicht den logischen Ablauf. Der Grundintervallzähler wird zurückgesetzt und neugestartet, wenn:

- eine natürliche ventrikuläre Erregung (R-Zacke, VES) außerhalb der Ventrikelrefraktärzeit (RFZ-V) und des AV-Intervalls liegt
- eine natürliche Vorhoferregung (P-Welle) außerhalb der Vorhofrefraktärzeit (RFZ-A) erkannt wird oder
- das Vorhofausweichintervall oder der Grundintervallzähler abgelaufen ist.

Mit dem Start des Grundintervallzählers startet stets eine neue atriale Refraktärzeit. Die Ventrikelrefraktärzeit beginnt immer mit einem Ventrikelstimulus oder einer natürlichen Ventrikelerregung wie einer R-Zacke oder VES.

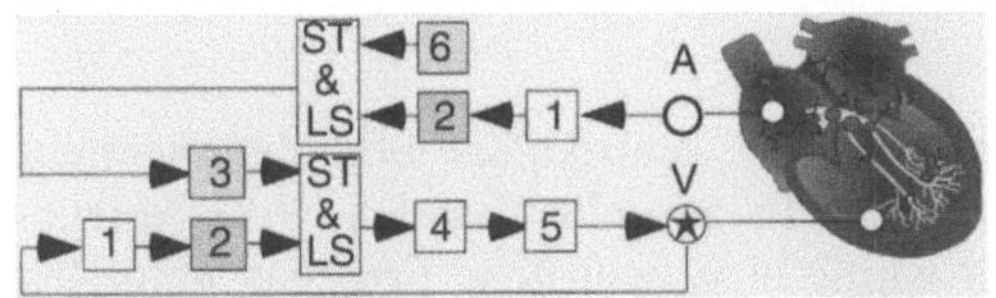

Abb. 13.22. Blockschaltbild des VDD–Schrittmachers. Im Prinzip gleicht er einem VVI-Schrittmacher, der um einen atrialen Kanal mit Eingangsverstärker **1)** und Refraktärzeit **2)** erweitert wurde. Die Taktgenerierung erfolgt über den Grundintervallzähler **6)** und das Monoflop zur AV-Intervall-Generierung **3)**.

Einige anschauliche Beispiele liefert das Funktionsdiagramm (Abb. 13.24). Darin sind nach unten zeigend die ventrikulären Stimulationsimpulse (V), die detektierten R-Zacken sowie die Endmarkierungen der Refraktärzeiten des ventrikulären Kanals dargestellt. Nach oben gerichtet sind die detektierten natürlichen Erregungen im Vorhof (P-Welle) und die Endmarkierungen der Refraktärzeiten des atrialen Kanals.

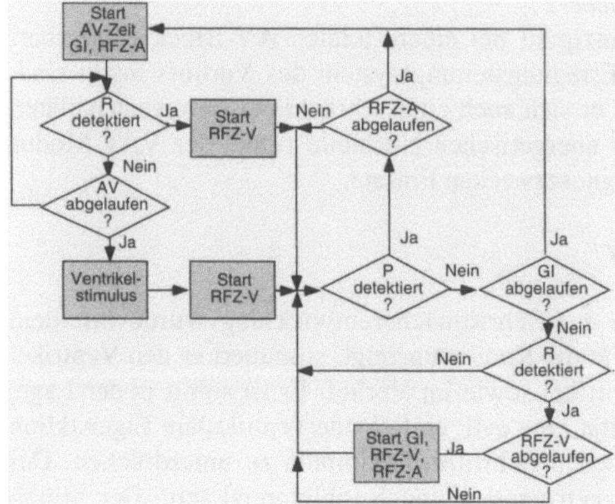

Abb. 13.23. VDD-Flussdiagramm

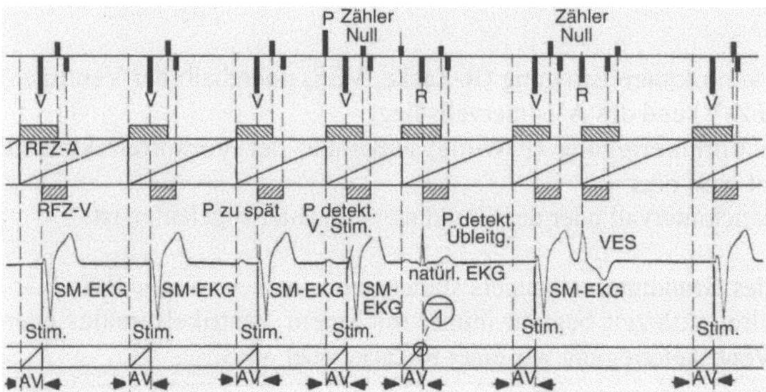

Abb. 13.24. Funktionsdiagramm des VDD-Schrittmachers

Das Oberflächen-EKG zeigt zunächst zwei ventrikuläre Stimulationsimpulse (V), die durch Ablaufen des Grundintervalls ausgelöst wurden (VAT-Modus). Weder im Ventrikel noch im Vorhof wurde eine natürliche Erregung gefunden. Die atriale Eigenaktion vor dem dritten Schrittmacherimpuls kommt zu spät, um noch von der Vorhofelektrode detektiert werden zu können, da die Refraktärzeit des Vorhofs (RFZ-A) bereits gestartet wurde. Als Folge wird nach Ablauf des AV-Zählers ein Schrittmacherimpuls im Ventrikel abgegeben.

Die darauf folgende P-Welle wird detektiert und der Grundintervallzähler zurückgesetzt. Damit einhergehend wird die Ventrikelrefraktärzeit (RFZ-A) und das AV-Intervall gestartet. Während des AV-Intervalls wird keine ventrikuläre Eigenaktion detektiert, so dass nach dessen Ablauf der Ventrikel erneut stimuliert wird. Daran schließt sich eine natürliche Aktion an. Die erkannte P-Welle verursacht das Rücksetzen des Grundintervallzählers und den Start des AV-Intervalls. Die R-Zacke der nachfolgenden ventrikulären Kontraktion wird erkannt, noch bevor das

AV-Intervall abgelaufen ist. Somit bleibt der Ventrikelstimulus aus (Inhibited-Modus).

Anschließend läuft das Vorhofausweichintervall und das AV-Intervall ab, ohne dass eine Eigenaktion detektiert wird, so dass der Ventrikel erneut stimuliert werden muss. Darauf folgt eine ventrikuläre Extrasystole (VES), die außerhalb des AV-Intervalls und der Refraktärzeit RFZ-V detektiert wird, worauf der Grundintervallzähler zurückgesetzt und die Ventrikelrefraktärzeit (RFZ-V) gestartet wird. Nach Ablauf einer Kompensationpause arbeitet der VDD-Schrittmacher im Grundtakt weiter.

Klinische Beurteilung des VDD-Schrittmachers

Der VDD-Schrittmacher gehört ebenso zur Gruppe der Demandschrittmacher und arbeitet damit energiesparend. Falls die Vorhoffrequenz niedriger als die Grundfrequenz oder keine Aktivität des Vorhofs vorhanden ist, arbeitet der Schrittmacher im VVI-Modus, d.h. Ventrikel und Vorhof sind asynchron. Folglich hat dieser Schrittmacher dieselben Nachteile wie ein VVI-Schrittmacher. Insbesondere sind bei Sinusbradykardie, SA-Block und Sinusknotenstillstand Effekte wie Schrittmachersyndrom oder Tachykardien denkbar. Einen deutlichen Vorteil stellt die bei chronotroper Kompetenz gegebene Vorhofsynchronität dar. Somit kann sich der VDD-Schrittmacher der körperlichen Belastung anpassen. Ferner verhindert die ventrikuläre Signaldetektion eine Ventrikelstimulation während der vulnerablen Phase.

Einsatzgebiet des VDD-Schrittmachers

Der VDD-Schrittmacher ist indiziert bei einem kompletten AV-Block mit normaler Sinusknotenfunktion. Bei chronischem Vorhofflattern oder -flimmern, medikamentenresistenten Vorhoftachyarrhythmien und bei Fehlfunktion des Sinusknotens sollte dieser Schrittmachertyp nicht verwendet werden.

Als Besonderheit unter den Zweikammerschrittmachern ist die Entwicklung der VDD-Einzelelektrodenschrittmacher anzusehen (sog. Single-Lead System). Aufgrund mechanischer Reibung sowie der unsicheren Fixierung von Schrittmacherelektroden im Atrium wurde eine Spezialelektrode entwickelt (Abb. 13.25), die wie gewöhnlich in der rechten Herzkammer verankert wird und der ventrikulären Detektion bzw. Stimulation dient. Zusätzlich besitzt sie jedoch 11-15 cm proximal zwei weitere Pole zur Erfassung der Vorhofaktion. Da dieser Elektrodenteil flottiert und häufig keinen Wandkontakt hat, ist das erfaßte Vorhofsignal starken Schwankungen unterworfen. Zusätzlich ist der durch die Elektrodenfertigung vorgegebene Abstand zwischen Elektrodenkopf und atrialen Elektroden nicht immer optimal an die anatomischen Verhältnisse des Herzens angepaßt. Der Vorteil dieser Systeme besteht in der Vermeidung einer zweiten Schrittmachersonde. VDD-Einzelelektroden lassen sich auch für die passagere externe Stimulation des Herzens einsetzen, um eine Vorhof-Kammer-Synchronisation zu erreichen.

Der Nachteil der VDD-Einzelelektrodenstimulation besteht jedoch in der Tatsache, dass aufgrund der fehlenden Wandständigkeit im Atrium keine Stimulation möglich ist. Es wurden zwar vereinzelt Versuche unternommen, durch besondere Pulsformen akzeptable Reizschwellen zu erzielen (z. B. OLBI-Stimulation), für eine langfristig sichere und effiziente Stimulation sind sie jedoch nicht geeignet. Das VDD-Prinzip eignet sich daher nur zur Therapie von AV-Überleitungsstörungen bzw. Erkrankungen, die keine atriale Stimulation erfordern.

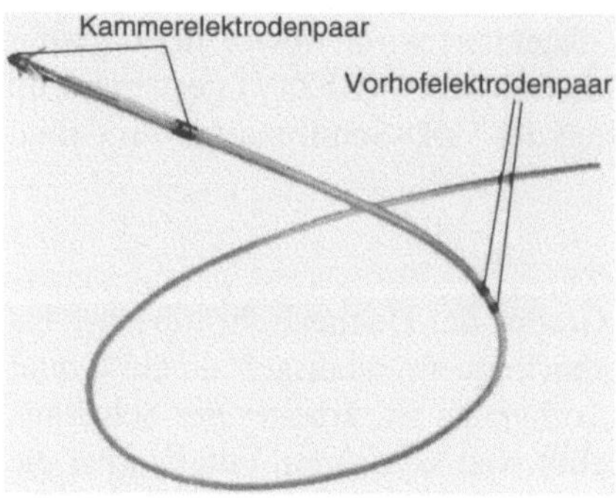

Abb. 13.25. Darstellung einer Elektrode zur VDD-Einzelelektrodens Stimulation. Mit einer einzigen Sonde werden die Sensingfunktion in Vorhof und Ventrikel sowie die Stimulationsfunktion im Ventrikel ermöglicht.

13.3.3.3 DVI–Schrittmacher

Bei Sinusbradykardie und Störungen der Erregungsleitung muss ein Schrittmacher in der Lage sein, im Vorhof und im Ventrikel zu stimulieren, damit sich die notwendige Synchronisation zwischen Vorhof und Ventrikel herstellen lässt. Der erste verfügbare Schrittmacher dieser Art war der DVI-Schrittmacher (Abb. 13.26), ein atrioventrikulärer Demandschrittmacher. Er stimuliert zwar in Vorhof und Kammer, detektiert das EKG jedoch nur im Ventrikel.

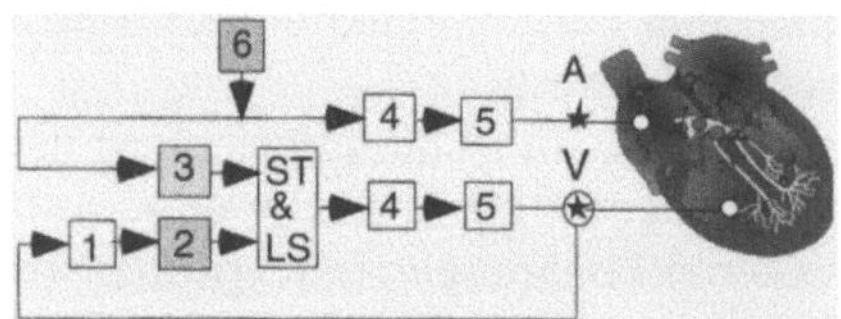

Abb. 13.26. Blockschaltbild des DVI-Schrittmachers. Er verfügt über zwei Ausgangsstufen, ähnelt aber ansonsten dem VDD-Schrittmacher (Abb. 13.22)

Da der Schrittmacher keine natürliche Vorhoferregung detektieren kann, wird immer ein Vorhofreizimpuls abgegeben und dann getestet, ob eine Ventrikelerregung auftritt. Ist dies nicht der Fall, so wird nach Ablauf des AV-Intervalls ein Schrittmacher-Impuls im Ventrikel abgegeben. Auftretende Ventrikelerregungen außerhalb des AV-Intervalls und der Ventrikelrefraktärzeit (RFZ-V) unterdrücken den Schrittmacherimpuls im Vorhof und im Ventrikel und setzen den Zähler zurück (Abb. 13.27). Der Grundintervallzähler wird somit zurückgesetzt und neugestartet, wenn:
- ein Vorhofausweichintervall (mit emittiertem SM-Impuls) abläuft
- eine natürliche ventrikuläre Erregung außerhalb des AV-Intervalls und der Ventrikelrefraktärzeit (RFZ-V) detektiert wird oder
- der Zeitzähler überläuft.

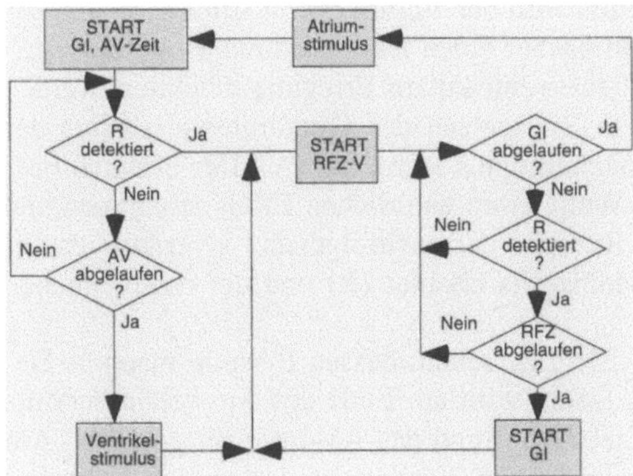

Abb. 13.27. DVI-Flussdiagramm

Weiteren Aufschluß gibt das Funktionsdiagramm (Abb. 13.28). Die obere Darstellung zeigt die Vorhof- (A) und Ventrikelimpulse (V), natürliche Erregungen der Ventrikel (R-Zacke, VES) und die Endzeitpunkte der Ventrikelrefraktärzeiten (RFZ-V). Darunter ist der Grundintervallzähler mit den Refraktärzeiten des Ventrikels (RFZ-V) zu sehen.

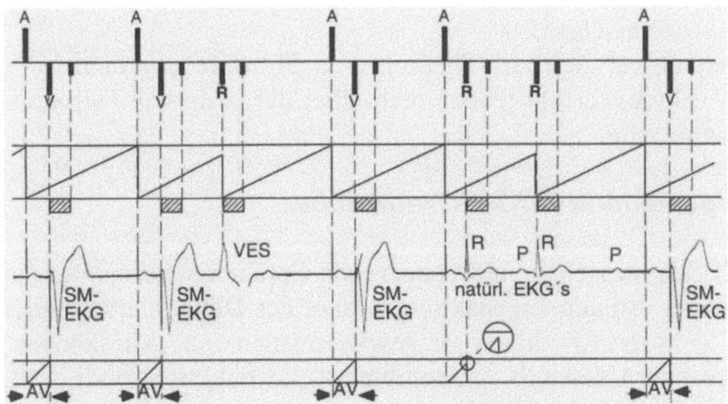

Abb. 13.28. Funktionsdiagramm eines DVI–Schrittmachers

Das EKG zeigt zunächst einen atrialen Schrittmacherimpuls (A), der eine künstliche P-Welle auslöst, woraufhin das AV-Intervall gestartet wird. Nach Ablauf des AV-Intervalls wird die Herzkammer vom Schrittmacher stimuliert (V), da keine herzeigene Ventrikelerregung während des AV-Intervalls detektiert wurde. Nachdem der Grundintervallzähler abgelaufen ist, wiederholt sich der oben beschriebene Vorgang erneut. Die darauf folgende ventrikuläre Extrasystole (VES) wird detektiert (R) und der Zähler zurückgesetzt. Da es sich um ein Ventrikelereignis handelt, wird eine Refraktärzeit (RFZ-V) gestartet. Im Anschluß daran ist eine natürliche P-Welle zu sehen, die aber, weil sie im Vorhof nicht detektiert werden kann, keinen Einfluss auf den SM hat.

Nach Ablauf des Ausweichintervalls wird der Vorhof erneut stimuliert. Am Ende des AV-Intervalls gibt der Schrittmacher einen Kammerstimulus ab, da während des AV-Intervalls keine natürliche ventrikuläre Erregung detektiert werden konnte. Anschließend wird mit dem Rücksetzen des Grundintervallzählers der Vorhof erneut durch einen Schrittmacherimpuls stimuliert (A). Der Stimulationsimpuls fällt mit dem Beginn der P-Welle eines natürlichen EKGs zusammen und zeigt deshalb keine Wirkung. Die R-Zacke der nachfolgenden ventrikulären Eigenaktion wird innerhalb des AV-Intervalls erkannt (R) und der entsprechende Schrittmacherstimulus inhibiert.

Im Anschluß ist ein natürliches EKG zu sehen, dessen P-Welle mangels Detektionskanal nicht detektiert wird. Daher wird am Ende des Ausweichintervalls ein atrialer Schrittmacherpuls abgegeben (A) und das AV-Intervall gestartet. Am Ende des AV-Intervalls wird synchron zur Vorhofstimulation der Ventrikel stimuliert (V).

Klinische Beurteilung des DVI-Schrittmachers
Da der DVI-Schrittmacher nicht im Vorhof detektieren kann, ist er bei natürlicher Vorhofaktivität nicht in der Lage, die Stimulation in die vulnerable Phase zu vermeiden und eine synchrone Kammerstimulation zu gewährleisten. Eine physiologische Stimulation ist nur bei Sinusbradykardie in Verbindung mit einem AV-Block 3. Grades gegeben.

Einsatzgebiet des DVI-Schrittmachers
Der DVI-Schrittmacher eignet sich zur Therapie von Sinusbradykardien bzw. Sinusstillstand mit AV-Block, verfügt jedoch nicht über die in diesem Fall wünschenswerte Frequenzanpassung.

13.3.3.4 Der vorhofgesteuerte DDD–Schrittmacher

Die Nachteile des DVI-Schrittmachers, inbesondere die Gefahr der Stimulation in die vulnerable Phase einer atrialen Eigenaktion, behebt der DDD-Schrittmacher (Abb. 13.29), der aus Sicht der Rhythmologie gewissermaßen den „Alleskönner" unter den Herzschrittmachern darstellt. Er kombiniert die Funktionsmodi AAI, VAT und VVI.

Von allen Schrittmachern kommt der DDD-Schrittmacher der physiologischen Funktion des Herzens am nächsten. DDD bedeutet, dass sowohl im Ventrikel als auch im Vorhof stimuliert und detektiert werden kann. Ebenso beherrscht der Schrittmacher den Trigger- und den Inhibit-Modus.

Nach jeder Vorhoferregung (natürlich oder nach Ablauf des Grundintervalls künstlich hervorgerufen) wird das AV-Intervall gestartet. Wird keine ventrikuläre Herzaktivität detektiert, so wird am Ende des AV-Intervalls der Ventrikel stimuliert. Ventrikuläre Extrasystolen (VES) setzen den Grundintervallzähler zurück, ohne ein AV-Intervall zu starten. Dies führt automatisch zu einer Kompensationspause. Der Grundintervallzähler wird folglich zurückgesetzt, wenn:
- ein atrialer Stimulus abgegeben wird
- eine natürliche Vorhoferregung detektiert wurde

- eine natürliche spontane Ventrikelerregung außerhalb des AV-Intervalls - also eine ventrikuläre Extrasystole - auftritt.

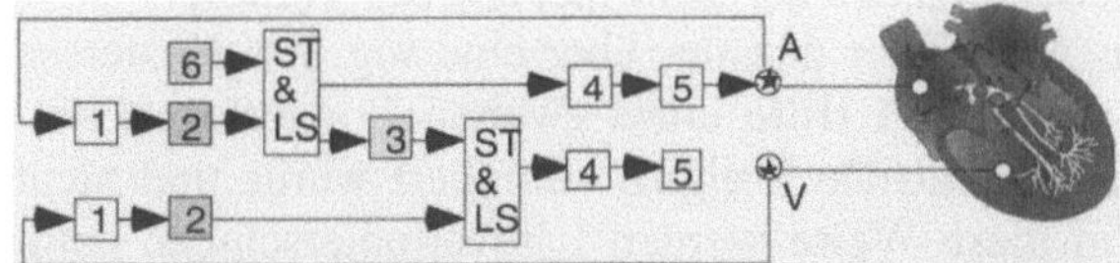

Abb. 13.29. Vorhofgesteuerter DDD-Schrittmacher: Sowohl das Atrium als auch der Ventrikel verfügen über einen Detektions- und einen Stimulationskanal. Der Grundintervallzähler **6)** ist an die Vorhofsteuereinheit angeschlossen, die über den AV-Zähler auf die ventrikuläre Steuereinheit wirkt.

Zusätzlich werden nach jedem Ereignis die jeweiligen Refraktärzeiten gestartet. Als Besonderheit sollte an dieser Stelle eine atriale Refraktärzeit aufgeführt werden, die zusätzlich zu der bereits beschriebenen nach ventrikulären Ereignissen beginnt. Diese sog. „postventrikuläre atriale Refraktärzeit" (PVARP) hat die Aufgabe, das Detektieren von ventrikulären Stimuli bzw. deren retrograder Rückführung auf den Vorhof zu unterbinden. Ohne diese Schutzmaßnahmen käme es leicht zu einer Selbstdetektion des eigenen Ausgangssignals und damit zu einer schrittmacherinduzierten Tachykardie. Details zeigt Abb. 13.30.

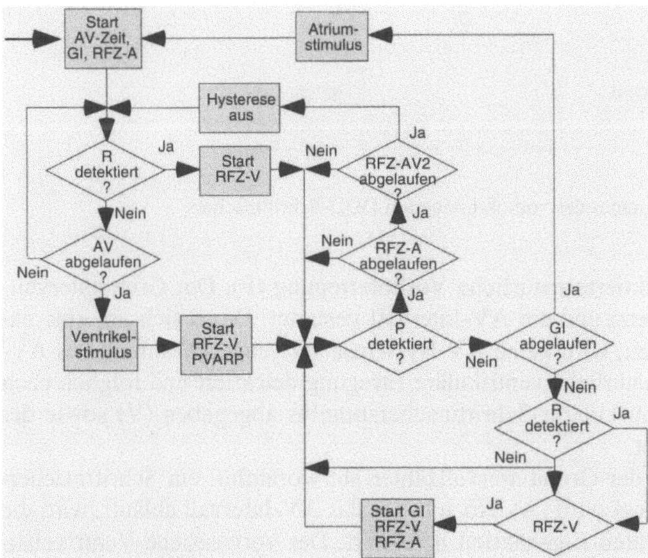

Abb. 13.30. Flussdiagramm eines vorhofgesteuerten DDD-Schrittmachers

In der ersten Zeile des Funktionsdiagramms (Abb. 13.31) sind Detektion und Stimulation im Vorhof (P, A) und Ventrikel (R, V) dargestellt. Die kleinen Striche nach oben geben die Endpunkte der Refraktärzeiten des Vorhofes und die nach unten die des Ventrikels an. Die zweite Zeile des Funktionsdiagramms enthält den Grundintervallzähler mit den Refraktärzeiten der Ventrikel und der Vorhöfe.

Die unterste Zeile stellt den AV-Zähler dar, der über eine sog. AV-Hysterese verfügt. Das AV-Intervall lässt sich mit Hilfe eines zweiten Triggerlevels verlängern, sobald das vorangegangene atriale Ereignis stimuliert wurde und nicht physiologischer Natur war. Auf diese Weise werden Laufzeitunterschiede kompensiert, was eine gleichbleibend gute AV-Synchronisierung gewährleistet.

Die dritte Zeile im Funktionsdiagramm (Abb. 13.31) enthält das Oberflächen-EKG. Das EKG zeigt zunächst eine atriale Schrittmacherstimulation (A) mit anschließender künstlicher P-Welle. Nachdem das AV-Intervall abgelaufen ist, erfolgt die Ventrikelstimulation und die PVARP wird gestartet. Nachdem der Zeitzähler abgelaufen ist, wiederholt sich der oben beschriebene Zyklus.

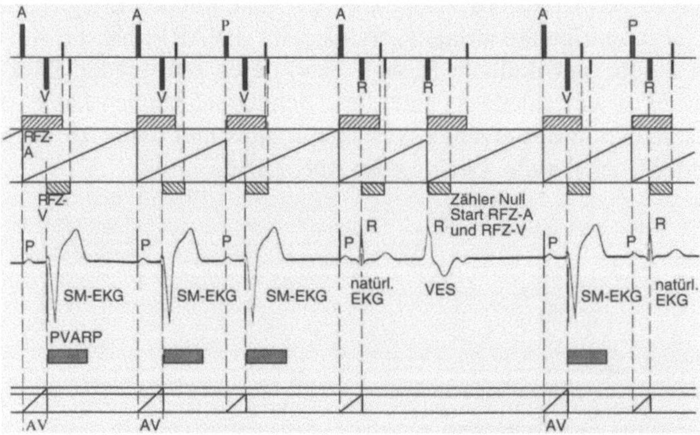

Abb. 13.31. Funktionsdiagramm des vorhofgesteuerten DDD-Schrittmachers

Nun folgt eine detektierte natürliche Vorhoferregung (P). Der Grundintervallzähler wird zurückgesetzt und ein AV-Intervall gestartet. Da es sich um eine natürliche P-Welle handelt, wird keine AV-Hysterese verwendet. Während des AV-Intervalls wird keine natürliche ventrikuläre Erregung detektiert und folglich nach dessen Ablauf ein ventrikulärer Schrittmacherstimulus abgegeben (V) sowie der PVARP-Timer gestartet.

Anschließend läuft der Grundintervallzähler ab, woraufhin ein Schrittmacherimpuls im Vorhof erzeugt wird (A). Noch bevor das AV-Intervall abläuft, wird die R-Zacke der ventrikulären Eigenaktion detektiert. Der vorgesehene Ventrikelstimulus wird inhibiert und kein PVARP–Timer gestartet. Die nun folgende ventrikuläre Extrasystole erkennt der Schrittmacher, woraufhin er den Grundintervallzähler zurücksetzt und die Refraktärzeit startet.

Nach der Kompensationspause folgen wiederum ein atrialer (P) und ein ventrikulärer Schrittmacherstimulus (V). Die P-Welle des nachfolgenden natürlichen EKGs wird vom Schrittmacher erkannt (P) und der atriale Stimulus inhibiert. Die detektierte R-Zacke (R) verhindert einen Ventrikelstimulus, da sie vor Ablauf des AV-Intervalls auftritt.

13.3.3.5 DDD-Schrittmacher (ventrikelgesteuert)

Der entscheidende Vorteil des DDD-Systems - die komplette Synchronität beider Kammern - lässt sich natürlich auch bei einer Zeitsteuerung durch die Ventrikelebene erzielen. Beim ventrikelbasierten Timing arbeiten die beiden Zähler AV und Grundintervall (hier auch als Vorhof-Escape bezeichnet) in Serie und sind niemals gleichzeitig aktiv (Abb. 13.32).

Zunächst wird im Vorhof gemessen. Tritt eine atriale Eigenaktion ein, so wird der AV-Zähler gestartet und in der Kammer versucht, Signale zu detektieren. Falls keine Vorhoferregung auftritt, wird am Ende eines Vorhof-Escapeintervalls ein künstlicher Vorhofstimulus abgegeben und dann in der Kammer weiter gemessen. Tritt in der Kammer eine natürliche Erregung auf, so wird wieder im Vorhof gemessen und der zugehörige Zeitzähler gestartet. Ist dies nicht der Fall, so wird nach Ablauf eines AV-Intervalls wieder ein Ventrikelstimulus abgegeben, der Zähler zurückgesetzt und im Vorhof gemessen.

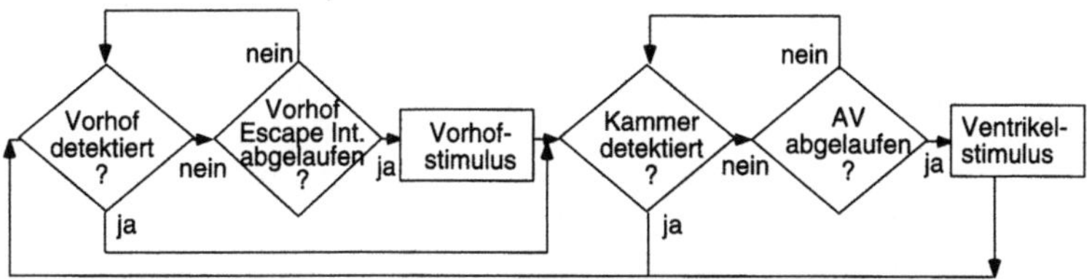

Abb. 13.32. Flussdiagramm des ventrikelgesteuerten DDD-Schrittmachers

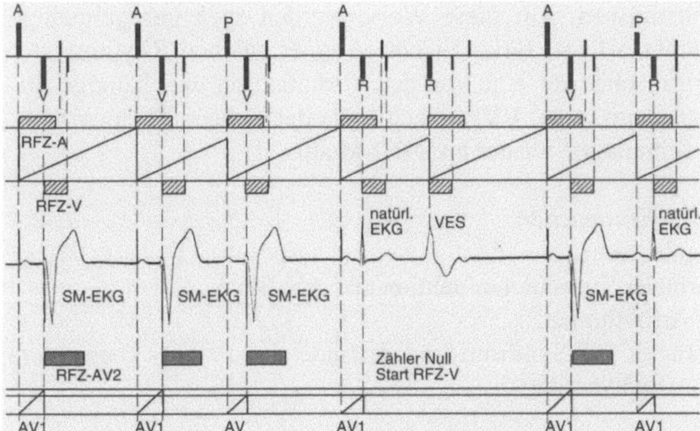

Abb. 13.33. Funktionsdiagramm eines ventrikelgesteuerten DDD-Schrittmachers

Das Funktionsdiagramm (Abb. 13.33) gleicht aus klinischer Sicht dem eines vorhofgesteuerten Systems. Lediglich die Zählerstände unterscheiden sich aufgrund des geänderten Zeitverhaltens. Aus diesem Grund soll auf Abb. 13.33 an dieser Stelle nicht mehr näher eingegangen werden. Details werden in [10] eingehend beschrieben.

Klinische Beurteilung des DDD-Schrittmachers
Der Schrittmacher kommt der physiologischen Funktion am nächsten. Bei ihm ist kein Schrittmachersyndrom möglich. Die Arbeitsweise ist energiesparend. Lediglich bei chronotroper Inkompetenz ist das System nicht in der Lage, sich der körperlichen Belastung anzupassen.

Das Detektieren der atrialen elektrischen Aktion ist gefährlich, wenn die Herzvorhöfe tachykarde Rhythmusstörungen aufweisen. Um zu verhindern, dass dabei gefährliche ventrikuläre Tachykardien entstehen, wird die 1:1-Vorhof-Kammer-Überleitungsfrequenz begrenzt. Überschreitet die atriale Frequenz diese als maximale Synchronisationsfrequenz bezeichnete Grenze, so erfolgt nur noch eine teilweise Überleitung auf die Herzkammer, indem beispielsweise die AV-Zeit von Schlag zu Schlag ansteigt, bis ein Schlag nicht mehr übergeleitet wird und anschließend der Zyklus von neuem beginnt (Wenckebach-Modus, Abschn. 4.3). Eine weitere Möglichkeit besteht darin, nur noch jede zweite Vorhofaktion auf die Herzkammer überzuleiten. Unter dem Begriff „Dual Demand" wurde eine retriggerbare Vorhofrefraktärzeit eingeführt, die zu einer variablen Verlängerung bei Auftreten von Tachyarrhythmien führt und somit ebenso eine Schutzfunktion darstellt. Die meisten dieser Methoden haben jedoch den Nachteil, dass sie bei Auftreten einer atrialen Tachyarrhythmie eine abrupte Änderung der Ventrikelfrequenz zur Folge haben, was die Patienten als unangenehm empfinden.

Aus diesem Grunde wurden in letzter Zeit unter dem Namen „Mode Switching" komplexere Methoden der Reaktion auf tachykarde Vorhofrhythmusstörungen eingeführt. Voraussetzung ist ein Algorithmus zum automatischen Erkennen atrialer Tachyarrhythmien. Den Stand der Technik stellt heutzutage der sog. x-aus-y-Algorithmus dar, bei dem eine programmierbare Mindestzahl x an PP-Intervallen aus einer Gesamtzahl y aufeinanderfolgender Intervalle unter einem bestimmten Grenzwert liegen müssen. Auf diese Weise werden auch unregelmäßige Vorhoftachykardien sicher erfasst. Beim Einsetzen einer solchen Rhythmusstörung schaltet der Schrittmacher auf eine von der Vorhofaktion unabhängige Stimulation der Herzkammer um (z. B. VVI). Nach Ende der atrialen Tachyarrhythmie erfolgt die weitere Stimulation wieder im DDD-Modus.

Einsatzgebiet des DDD-Schrittmachers
DDD-Schrittmacher eignen sich:
- bei Patienten mit normaler Sinusknotenfunktion und AV-Block,
- bei seltenen atrialen Arrhythmien,
- bei angeborenem langen QT-Syndrom und Torsade des Pointes (besondere Art der ventrikulären Tachykardie).

Eine spezielle Indikation zum Einsatz der Zweikammerstimulation ist die hypertroph obstruktive Kardiomyopathie. Durch Muskelwulstbildung im Ausflusstrakt des linken Ventrikels kommt es zur Behinderung des Blutausstromes. Durch Wahl einer sehr kurzen AV-Zeit und teilweise auch einer Stimulation im Ausflusstrakt lässt sich die muskuläre Erregung so modifizieren, dass ein deutliches Nachlassen der Ausflussbahnobstruktion erreicht wird [1]. Bei supraventrikulären Tachyarrhythmien sollte der Schrittmacher nicht eingesetzt werden. In diesem Fall ist ein VVI-System indiziert.

13.3.4 Frequenzadaptive Schrittmacher

Frequenzadaptive Schrittmacher ermöglichen auch bei Patienten mit gestörter Sinusknotenfunktion eine Steigerung der Herzfrequenz in Belastungssituationen. Sie sind daher bei körperlich leistungsfähigen Patienten mit unzureichendem Herzfrequenzanstieg unter Belastung (chronotrope Inkompetenz) indiziert. Die Frequenzadaption wird dabei über Sensoren erzielt, die belastungsabhängige Kenngrößen ermitteln und diese in eine Beziehung zur Stimulationsfrequenz stellen (sog. Störgrößeneinkopplung). Bislang wurde eine Vielzahl unterschiedlicher Parameter erprobt [5], z. B.:
- Körperliche Aktivität (Vibrations- oder Beschleunigungsmesser),
- Atemminutenvolumen,
- Bluttemperatur,
- Blutsauerstoffgehalt.

Daneben werden weitere Parameter getestet, bisher hat jedoch nur die körperliche Aktivitätsmessung breiten Einzug in die Praxis gefunden. Sie ist dank miniaturisierter Beschleunigungssensoren technisch einfach auszuführen und spricht prompt an. Der Nachteil besteht jedoch in der unphysiologischen Sensorinformation. Darüber hinaus werden passive Bewegungen (z. B. Fahren über Kopfsteinpflaster) fehlinterpretiert. Den Stand der Technik bilden daher sog. „Zweisensorsysteme", in denen die Bewegungsinformation mit dem auf den transthorakalen Impedanz beruhenden Signal des Atemsensors verknüpft wird. Auf diese Weise werden die Reaktionszeiten angepasst und unphysiologische Effekte durch Vergleich beider Signale vermieden. Emotionale Belastung oder Fieber, welche ebenfalls eine Herzfrequenzsteigerung erfordern, werden jedoch auch davon nicht erkannt.

Der derzeit erfolgversprechenste Lösungsansatz besteht in der Entwicklung regelnder Schrittmachersysteme. Wie in Abschn. 3.3 beschrieben, verfügt der Körper über mehrere Stellglieder zur Stabilisierung des Kreislaufs. Neben dem bei Vorliegen einer chronotropen Inkompetenz erkrankten Sinusknoten wirken auch der AV-Knoten, das Myokard sowie das Gefäßsystem regulativ. Regelnde Systeme basieren auf der Grundannahme, dass sich die Stellgrößen intakter Stellglieder nutzen lassen, um die physiologisch richtige Herzrate zu bestimmen. So zeigt z. B. eine erhöhte Inotropie an, dass ein höheres Herzzeitvolumen erforderlich ist, was zu einer Erhöhung der Stimulationsfrequenz genutzt wird. Abb. 3.18 verdeutlicht die Zusammenhänge.

Als Eingangsgrößen werden derzeit erprobt:
- AV-Zeit (Dromotropie),
- QT-Intervall des intrakardialen EKG-Signals,
- Kontraktilität des Myokards (dp/dt),
- Bewegungsdynamik des Myokards (Beschleunigung, Impedanz).

Der dromotrope Schrittmacher besticht zwar durch seine Eleganz, ist jedoch nur eingeschränkt verwendbar, da ein Großteil der chronotrop inkompetenten Personen auch eine gestörte AV-Funktion aufweisen. Das QT-Intervall zur Erfassung der myokardialen Kontraktilität hat sich bereits klinisch bewährt, weist jedoch unter gewissen Randbedingungen eine positive Rückkopplung auf, da auch noch andere Parameter das Kammeraktionspotential beeinflussen. Die beiden letztgenannten Ansätze erscheinen aus heutiger Sicht besonders vielversprechend und befinden sich auch bereits in ersten Implantaten in der klinischen Erprobung. Ihre weitere klinische Akzeptanz wird davon abhängen, inwiefern es gelingt, die Langzeitstabilität zu gewährleisten. Aufgrund des Einwachsens der Sensoren, einer myokardialen Restrukturierung bzw. einfach nur einer Alterung unterliegen diese Systeme nämlich einer Drift, die eine aufwendige Nachkalibration erfordert.

13.3.5 Antitachykarde Schrittmacher

Die Beendigung einer Tachykardie lässt sich sowohl über eine bestimmte Folge von Stimulationsimpulsen als auch mittels Elektroschock versuchen. Da in der Therapie atrialer Tachykardien zunehmend Erfolg mit kathetergestützten Ablationsverfahren erzielt wird (Kap. 15), besitzt die Schrittmacherbehandlung bei diesen Krankheitsbildern nur noch eine untergeordnete Bedeutung. Die Hauptindikation zur elektrischen Rhythmisierungsbehandlung stellen gefährliche tachykarde Rhythmusstörungen der Herzkammern dar. Die entsprechenden Systeme werden jedoch in aller Regel in Verbindung mit einer Defibrillationsmöglichkeit angeboten.

13.3.6 Biatriale Stimulationssysteme

In neuerer Zeit wurde deutlich, dass eine pathologische Verlängerung der interatrialen Überleitungszeit zu atrialen Reentrytachykardien führen kann. Aus diesem Grunde wurden spezielle Schrittmachersysteme entwickelt, die eine in kurzem zeitlichen Abstand aufeinanderfolgende Stimulation in beiden Vorhöfen erlauben. Diese sog. biatrialen Stimulationssysteme haben sich bei Patienten mit verlängerter P-Welle mittlerweile bewährt. Technisch gesehen gleichen sie einem DDD-System, wobei die zweite Elektrode jedoch im linken Vorhof zu liegen kommt. Die Herausforderung besteht hier in der Entwicklung geeigneter Elektrodensysteme. Den Stand der Technik bei der Stimulation des linken Atriums bildet der Zugang über den Sinus Coronarius. Auf diese Weise bleibt das Implantat im Niederdrucksystem. Dies stellt jedoch hohe Anforderungen an die Flexibilität der Elektrode und die Fähigkeiten des Implanteurs.

13.3.7 Biventrikuläre Stimulationssysteme

Ziel der biventrikulären Stimulation ist die Behandlung der schweren myogenen Herzinsuffizienz unabhängig von der Ursache, welche zur Schädigung des Herzmuskels geführt hat. Obwohl bereits die Optimierung der Herzfrequenz und die atrioventrikuläre Synchronisation günstige Effekte bei herzinsuffizienten Patienten bewirken [8], gelingt es damit häufig nicht, eine ausreichende hämodynamische Verbesserung zu erreichen. Dies trifft besonders für Patienten mit ausgeprägtem Linksschenkelblock zu, der zu einer Desynchronisation der Kontraktion von rechter und linker Herzkammer führt [2].

Technische Grundlage der biventrikulären Stimulation ist ein vorhofgesteuerter Kammerschrittmacher (DDD-System), der zusätzlich einen zweiten ventrikulären Ausgang zur Erfassung der linken Herzkammer besitzt. Die linksventrikuläre Elektrode wird dabei in einer Herzvene des linken Ventrikels plaziert. Zugangsweg ist - wie bei der biatrialen Stimulation - der Sinus coronarius (Abb. 13.34).

Die noch sehr neue Methode hat bereits Einzug in die klinische Praxis genommen, ihren Langzeiterfolg muss sie jedoch noch in größeren Studien nachweisen [9]. Verbesserungen der hämodynamischen Situation sind mit diesem speziellen Stimulationsverfahren zu belegen. Für die weitere Entwicklung ist einerseits eine Verbesserung der Elektrodentechnologie nötig, andererseits gilt es, geeignete Parameter zur Patientenauswahl und zur optimalen Programmierung des Schrittmachersystems auszuwählen. Die Kombination mit einem implantierbaren Kardioverter/Defibrillator ist möglich.

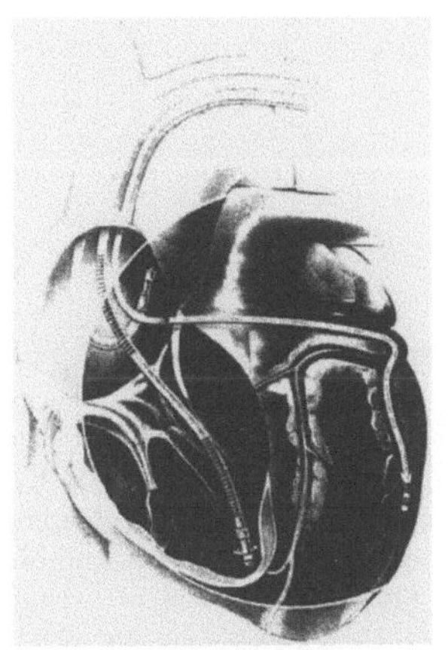

Abb. 13.34. Halbschematische Darstellung der biventrikulären Stimulation. Es befinden sich Stimulationselektroden im rechten Vorhof, im rechten Ventrikel und in einer Herzvene (V. cordis), welche lateral über den linken Ventrikel verläuft (LA linker Vorhof, RA rechter Vorhof, LV linker Ventrikel, RV rechter Ventrikel, V. cordis).

13.3.8 Auswahlkriterien

Die richtige Auswahl eines geeigneten Schrittmachersystems erfordert trotz aller Automatismen auch heute noch Expertenwissen, da die genaue Diagnose häufig von wesentlichen Details bestimmt wird. Abb. 13.35 versucht dennoch, die Auswahl zu formalisieren, um wenigstens einen groben Anhaltspunkt zu geben.

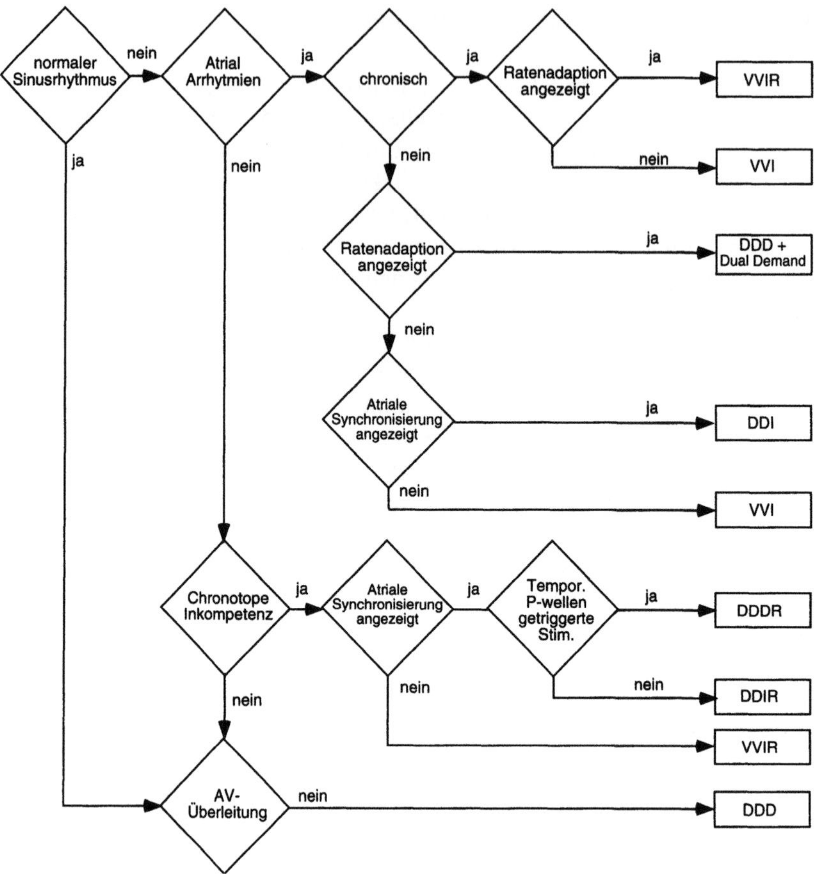

Abb. 13.35. Auswahl eines geeigneten Schrittmachersystems [10]

13.4 Literatur

[1]   Alt E. Schrittmachertherapie und Defibrillatortherapie. Band 1 Schrittmachertherapie. Spitta.

[2]   Auricchio A, Stellbrink C, Block M, Sack S, Vogt J, Bakker P, Klein H (1999) For the Pacing Therapies for Congestive Heart Failure Study Group, Kramer a, Ding J, Salo R, Tockman B, Pochet T, Spinelli J for the Guidant Congestive Heart Failure Research Group. Effect of pacing chamber and atrioventricular delay on acute systolic function of paced patients with congestive heart failure. Circulation ; 99: 2993-3001.

[3]   Bolz A, Rebling H, Schaldach M: Grenzflächenaspekte bei der Entwicklung von Stimulationselektroden. Biomedizinische Technik 36, Egänzungsband 1 (1991) 181-182.

[4]   Bolz A: Die Bedeutung der Phasengrenze zwischen alloplastischen Festkörpern und biologischen Geweben für die Elektrostimulation. Berlin, Schiele & Schön (1994).

[5]   Fischer W, Ritter P. (1997) Praxis der Herzschrittmachertherapie. Springer.

[6]   Hubmann M, Hardt R, Priessnitz B, Thull R, Lang E. Beeinflussbarkeit von Herzschrittmachern durch Warensicherungssysteme. In Hubmann M, Hardt R, Lang E: Schrittmachertherapie und Hämodynamik (1993) München, MMV Verlag, S. 143-152.

[7]   Lüderitz B. (1998) Herzrhythmusstörungen: Diagnostik und Therapie. Springer.

[8]   Nishimura RA, Hayes DL, Holmes DR Jr, Tajik AJ. (1995) Mechanism of hemodynamic improvement by dual-chamber pacing for severe left ventricular dysfunction: An acute doppler and catheterization hemodynamic study. J Am Coll Cardiol; 25: 281-8.

[9]   Ritter P. (2000) Cardiac stimulation in heart failure. are we going too fast, are we going to far? Europace; 2: 1-3.

[10] Schaldach M: Electrotherapy of the Heart. Berlin, Heidelberg, New York, Springer (1992).

[11] Schmidt RF, Thews G: Physiologie des Menschen. 20. Auflage, Berlin, Heidelberg, New York, Springer (1980).

[12] Snell FM, Shulman S, Spender RP, Moos C: Biophysikalische Grundlagen von Struktur und Funktion. Stuttgart, HirzelVerlag (1968).

[13] Sulyma MG. EKG. (1989) Herzrhythmus. Herzschrittmacher. Medikon.

[14] Vetter KJ: Elektrochemische Kinetik. Berlin, Göttingen, Heidelberg, Springer (1961).

[15] Zheng E, Shao S, Wenster JG: Impedance of Sceletal Muscle from 1 Hz to 1 MHz. IEEE Transactions on Biomedical Engineering 31 (1984) 477-481.

14 Defibrillator/Kardioverter

Die häufigste Todesursache in den westlichen Industriestaaten stellt der sog. „plötzliche Herztod" dar. Unter diesem Begriff werden eine Reihe verschiedener klinisch unterscheidbarer Erkrankungen zusammengefasst, denen allen das völlige Fehlen von messbaren Vorzeichen gemeinsam ist. Mehr als 80% [40] der davor betroffenen Patienten sterben ursächlich an einer Kammertachykardie (bei tiefen Frequenzen als Kammerflattern, bei höheren auch als Kammerflimmern bezeichnet), die effektiv einen Kreislaufstillstand darstellt (Abb. 14.1 oben). Bedingt durch die Trägheit des Blutes wird die Pumpfunktion des Herzens bei zu hohen Schlagfrequenzen beeinträchtigt, wodurch der Blutfluss erheblich absinkt. Damit setzt eine Sauerstoffunterversorgung des Körpers ein (Hypoxie), die insbesondere im Gehirn und in der Herzmuskulatur zu bleibenden Schäden und im schlimmsten Fall sogar zum Tod führt. Die restlichen 20% der Opfer sind auf Asystolien oder AV-Blöcke III. Grades zurückzuführen, bei denen der Ventrikel nicht mehr kontrahiert (Abb. 14.1 unten). In seltenen Fällen tritt auch akutes Pumpversagen auf.

Die einzige Möglichkeit, eine Tachykardie wieder in eine geordnete Herzkontraktion zu überführen, stellt die Defibrillation dar. Dabei werden durch einen hochenergetischen Elektroschock sämtliche Herzmuskelzellen gleichzeitig depolarisiert und in einen gleichartigen Ausgangszustand überführt.

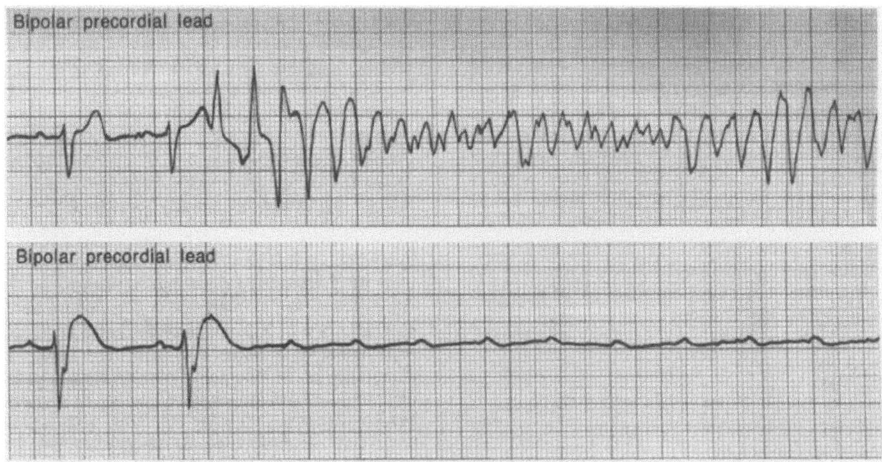

Abb. 14.1. EKG bei Kammerflimmern (oben) und Asystolie bzw. AV-Block (unten)

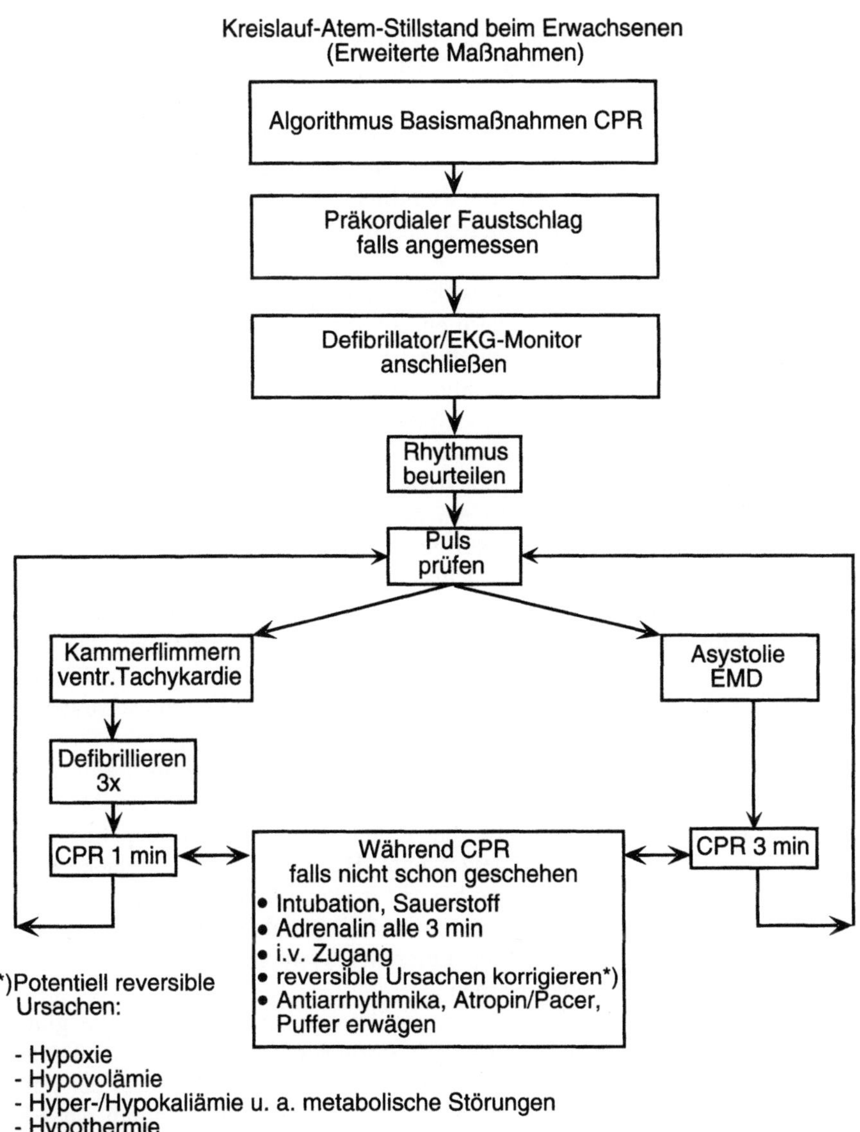

Abb. 14.2. Ablaufplan zur Therapie von Patienten mit Kreislauf-Atem-Stillstand [4]

Abb. 14.2. stellt die nach heutigem Stand des Wissens vorgeschriebene Vorgehensweise bei Kreislauf-Atem-Stillstand vor [4]. Daraus wird deutlich, dass die Defibrillation eine zentrale Bedeutung bei der Therapie von Kammerflimmern einnimmt. Voraussetzung der Elektroschockbehandlung ist jedoch ein bewusstloser Patient da die elektrische Entladung neben der gewünschten Defibrillation auch eine schmerzhafte Muskel- und Nervenstimulation auslöst. Falls die Bewusstlosigkeit nicht durch die Kreislaufwirkung der Tachykardie ohnehin eingetreten ist, muss eine Kurznarkose eingeleitet werden.

AV-Blöcke lassen sich nur durch eine ventrikuläre, möglichst synchrone Stimulation therapieren (Kap. 13). Asystolien galten lange Zeit als kontraindiziert für eine Defibrillation. Nach den neuesten Richtlinien der internationalen Rettungsorganisationen sollte jedoch auch in diesem Fall der Versuch einer Defibrillation unternommen werden [4].

Umfangreiche Studien zeigen, dass die Überlebenswahrscheinlichkeit bei hämodynamisch ungünstigen Tachykardien aufgrund der fortschreitenden Sauerstoffunterversorgung pro Minute um etwa 10% sinkt (Abb. 14.3). Nach etwa 10 Minuten ist keine realistische Reanimationschance mehr gegeben. Darüber hinaus steigt mit zunehmender Dauer das Risiko bleibender cerebraler Schäden. Die Defibrillation muss daher unmittelbar nach der Diagnosestellung angewendet werden. Aus diesem Grund sind alle Notarztwagen sowie alle Kliniken und kardiologischen Praxen mit einem derartigen Gerät ausgestattet.

Die Erfahrung zeigt jedoch, dass der Notarzt in der Regel zu spät beim Patienten eintrifft. In der Bundesrepublik Deutschland beträgt z. B. die Überlebensrate etwa 2%. Aus diesem Grund werden in internationale Gremien neuartige logistische Ansätze diskutiert, die zunehmend geschulte Laien einbeziehen. Da dieser unter dem Begriff „Früh- bzw. Laiendefibrillation" zusammengefasste Themenkreis aktuellen politischen Veränderungen unterliegt, wurde ihm ein separater Abschnitt gewidmet (Abschn. 14.4).

Patienten, die einen derartigen Anfall überlebt haben, sind jedoch keineswegs therapiert. Vielmehr ist die Tachykardie nur das äußerlich erkennbare Anzeichen einer kardialen Grunderkrankung. In aller Regel haben Tachykardiepatienten zuvor einen Herzinfarkt erlitten oder leiden unter Herzinsuffizienz. In beiden Fällen ist das Myokard bereits derart inhomogen und irreversibel geschädigt, dass Tachykardiepatienten jederzeit einen erneuten Anfall erleiden können. Speziell für diesen Patientenkreis wurden vollimplantierbare Systeme entwickelt, die in Abschn. 14.5 eingehender diskutiert werden.

Neben dem lebensbedrohlichen Kammerflimmern und der Asystolie gibt es auch hämodynamisch tolerable ventrikuläre Störungen sowie Vorhoftachykardien, die sich ebenfalls mit Hilfe eines Elektroschocks beenden lassen. Bei der reinen Defibrillation ist jedoch der Zeitpunkt der Impulsabgabe nicht durch das EKG synchronisiert, so dass unter ungünstigen Umständen eine Stimulation in die vulnerable Phase möglich ist. Damit ergibt sich die Gefahr, die vorliegende Tachykardie noch zu verschlimmern. Sofern eine R-Zacken-Detektion möglich ist, lässt sich der Impuls entsprechend zeitlich verzögert ca. 20-50 ms nach der R-Zacke abgeben. Diese Vorgehensweise wird als Kardioversion bezeichnet.

Bevor jedoch auf die technischen Details von Defibrillatoren eingegangen wird, sollen einige physiologische Voraussetzungen vorangestellt werden, die für das Verständnis der Defibrillationsvorgänge erforderlich sind.

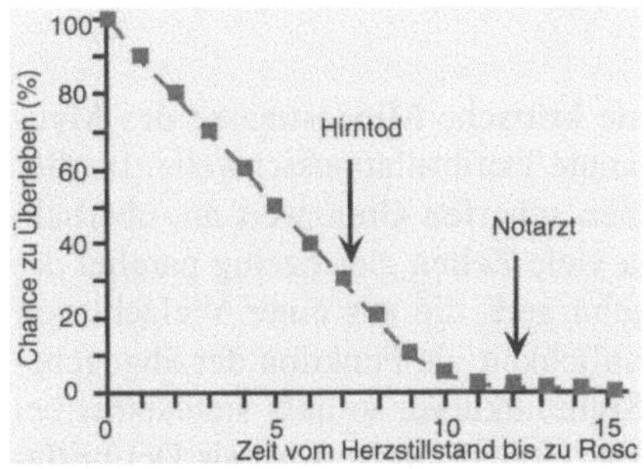

Abb. 14.3. Zeitliche Abhängigkeit der Überlebenswahrscheinlichkeit nach Einsetzen einer Kammertachykardie.

14.1 Physiologische Grundlagen

Die Möglichkeit der Defibrillation des Herzens mit Hilfe eines elektrischen Stromes ist seit der Jahrhundertwende bekannt, geriet aber in Vergessenheit. 1947 wurde diese Technik wieder entdeckt, um nach einer Operation das offene, noch stillstehende Herz wieder zu aktivieren. Doch erst in den 60er Jahren setzte sich die Defibrillation bei geschlossenem Thorax durch und zählt seitdem zu den Standardmaßnahmen der Notfallmedizin.

Als Wirkmechanismus der Elektroschockbehandlung wird nach heutigem Verständnis eine synchrone Depolarisation aller nichtrefraktären Myokardbezirke angenommen [21]. Auf diese Weise wird einer kreisenden Erregung (Reentry), die ja die wesentliche elektrophysiologische Grundlage tachykarder Herzrhythmusstörungen darstellt, gewissermaßen der Weg abgeschnitten. Für den Erfolg der Maßnahme ist daher erforderlich, mindestens eine kritische Muskelmasse von etwa 70 % zu erregen, um keine Ausweichmöglichkeiten mehr offen zu lassen. Andere Entstehungsmechanismen (ektope Automatie, getriggerte Aktivität) sind durch Elektroschockbehandlung in der Regel nicht zu unterdrücken [21], da sich das ektope Zentrum auf diese Weise nicht ausschalten lässt. Zur Therapie derartiger Erkrankungen sind Ablationsverfahren erforderlich (Kap. 15).

Im Anschluss an die Defibrillation wird der physiologische Erregungsablauf wiederhergestellt. Häufig tritt durch die elektrisch bedingte Verschiebung des Elektrolythaushaltes ein vorübergehender AV-Block auf, der durch temporäre Stimulation überbrückt werden muss. Nach kurzer Zeit setzt jedoch wieder der Sinusrhythmus ein, sofern es der Schädigungsgrad des Myokards erlaubt. Abbildung 14.4 zeigt beispielhaft die Beendigung von Kammerflattern durch Elektroschockbehandlung.

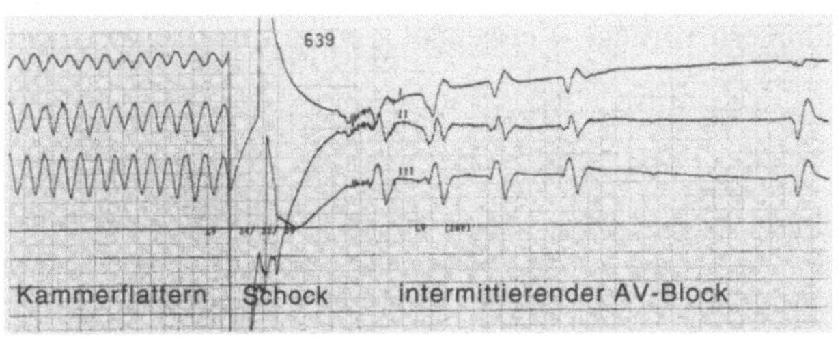

Abb. 14.4. Beendigung von Kammerflattern durch Elektroschockabgabe. Unmittelbar nach der Defibrillation kommt es zu bradykarden Rhythmusstörungen mit intermittierendem AV-Block 3. Grades

14.1.1 Defibrillationsschwelle

Aufgrund der Notwendigkeit, eine bestimmte kritische Mindestmasse des Myokards zu depolarisieren, existiert eine sogenannte Defibrillationsschwelle. Im Gegensatz zur Stimulation gibt sie jedoch keinen scharfen Grenzwert an, oberhalb dessen jeder Elektroschock erfolgreich ist, da viele Zellen gleichzeitig parallel depolarisiert werden. Empirisch hat sich eingebürgert, die aus einer Vielzahl von Defibrillationen bestimmte Erfolgswahrscheinlichkeit als Funktion der abgegebenen Energie aufzutragen. Sie gleicht einer Sigmoidkurve, so dass sich selbst bei hohen Energien keine 100%ige Garantie ergibt. Üblicherweise wird als Defibrillationsschwelle der Energiewert bezeichnet, bei dem 90% Erfolgswahrscheinlichkeit gegeben ist (sog. DFT 90).

Zur Tachykardietherapie müssen erfahrungsgemäß Impulse mit einer Intensität von mindestens 2 Ampere und einer Dauer von 10-20 ms durch das Herz fließen. Nach längerem Flimmern sind höhere Energien erforderlich. Eingesetzt werden heute bei Erwachsenen 200-400 J, als Standard hat sich ein Wert von 360 J herausgebildet[1]. Die American Heart Association (AHA), die federführend bei der Erforschung von Wiederbelebungsmaßnahmen ist, empfiehlt 3 J/kg Körpergewicht bei Erwachsenen und 2-4 J/kg bei Kindern und Säuglingen. Die Angaben stellen einen Kompromiss zwischen auftretenden Gewebeschäden und der Notwendigkeit dar, ein bestimmtes Minimum an eingebrachter Energie zu überschreiten. Defibrillationsversuche mit zu niedrigen Energien gelten zudem in einer Notfallsituation als lebensgefährdend, da als Folge mehrerer erfolgloser Anwendungen eine elektromechanische Entkopplung zwischen der elektrischen Erregung der Herzmuskeln und den durch sie initiierten Kontraktionen auftreten kann.

14.1.2 Kardioversion

Während die Defibrillation bei Flattern und Flimmern der Herzkammern eingesetzt wird, wählt man zur Therapie von atrialen Tachyarrhythmien die Kardioversion. In diesem Fall wird der Defibrillationsimpuls durch das EKG getriggert und zu einem Zeitpunkt abgegeben, in dem alle Zellen des ventrikulären Arbeitsmyokards depolarisiert sind. Dieser Bereich, im EKG als ST-Strecke erkennbar, ist normalerweise mindestens 200 ms lang. Auf diese Weise wird ein ungewolltes Anflimmern des Ventrikels verhindert.

Üblich ist die Impulstriggerung (Synchronisation) mit der R-Zacke des EKG, wobei der Defibrillationsimpuls 20 ms nach der R-Zacke appliziert wird (Abb. 14.5). Diese synchronisierte Defibrillation der Vorhöfe verläuft in ca. 90% der Fälle erfolgreich. Geringere Erfolgsaussichten bestehen, wenn schon über mehrere Jahre hinweg ein Vorhofflimmern vorliegt. Verwendet werden Impulse von 0,5-1 J/kg Körpergewicht.

---

[1] Obwohl aus technischer Sicht nicht die abgegebene Energie für die Depolarisation von Zellen massgebend ist sondern vielmehr die Ladung auf der Zellmembran - also abgegebene Ladung und Pulsform gemeinsam entscheidend sind - hat sich die Angabe einer Energiemenge aus historischen Gründen etabliert.

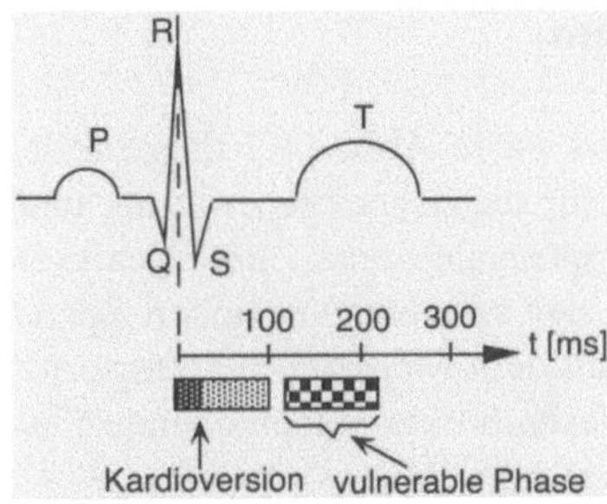

Abb. 14.5. Zeitpunkt der Kardioversion im EKG

14.2 Technische Realisierung

Mit einem Defibrillator soll ein Strom möglichst verlustfrei in den Körper eingebracht werden. Wichtig ist deshalb, den Übergangswiderstand der Haut zu überwinden, der bei Spannungen unter 100 V bis zu 100 kΩ betragen kann. Ursache hierfür ist die oberste verhornte Hautschicht, das Stratum corneum (Abschn. 5.2). Diese Schicht wird jedoch von hohen Spannungen durchschlagen, so dass dann nur noch die Impedanz des subkutanen Gewebes mit ca. 25-150 Ω eine Rolle spielt.

Ferner muss vermieden werden, dass es an den Stellen, an denen der Strom in den Körper eintritt, zu Verbrennungen kommt. Deshalb müssen grundsätzlich kleinflächige Kontaktstellen zwischen Elektrode und Haut vermieden werden. Durch runde Formgebung der Elektroden und die Verwendung von Elektrodengel lässt sich eine gleichmäßige Stromdichteverteilung erreichen. Hautverbrennungen treten heutzutage kaum noch auf.

Theoretisch lässt sich ein Defibrillator sowohl mit Wechsel- als auch mit Gleichstrom betreiben (Abb. 14.6). In den Anfängen wurden auch erste Versuche mit netzbetriebenen Wechselstromgeräten unternommen. Heutzutage haben sich jedoch Gleichstromaggregate durchgesetzt, da sich mit Hilfe von Batterien oder Akkus netzunabhängige und portable Geräte aufbauen lassen, was für den praktischen Einsatz von hoher Bedeutung ist. Im folgenden soll deshalb nur die Realisierung eines Gleichstrom-Defibrillatores beschrieben werden.

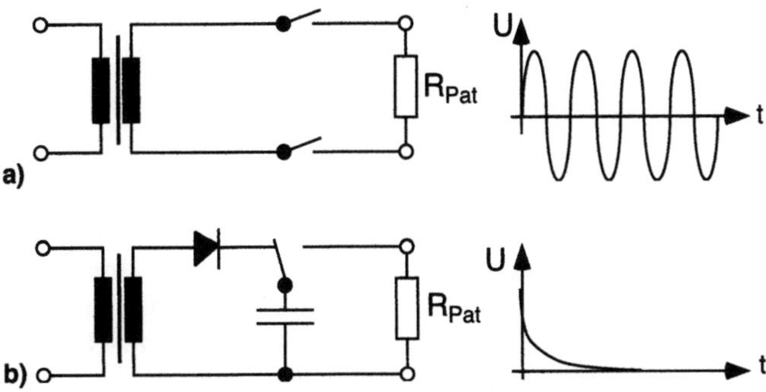

Abb. 14.6. Prinzip **a)** eines Wechselstrom und **b)** eines Gleichstromdefibrillators

14.2.1 Prinzipieller Aufbau eines Defibrillators

Das Blockschaltbild eines Gleichstromdefibrillators ist in Abb. 14.7 dargestellt. Auf der rechten Seite sind alle Funktionseinheiten für die Schockgenerierung und -abgabe zusammengefasst, die linke Seite enthält optionale Steuer- und Analyse- komponenten. Aufgrund der Lebensgefährlichkeit der verwendeten hohen Span- nungen und Ströme unterliegen Defibrillatoren nach dem Medizinproduktegesetz (MPG) den höchsten Sicherheitsanforderungen, weshalb eine entsprechende Ge- rätearchitektur und sogar eine teilweise Redundanz erfordrlich.

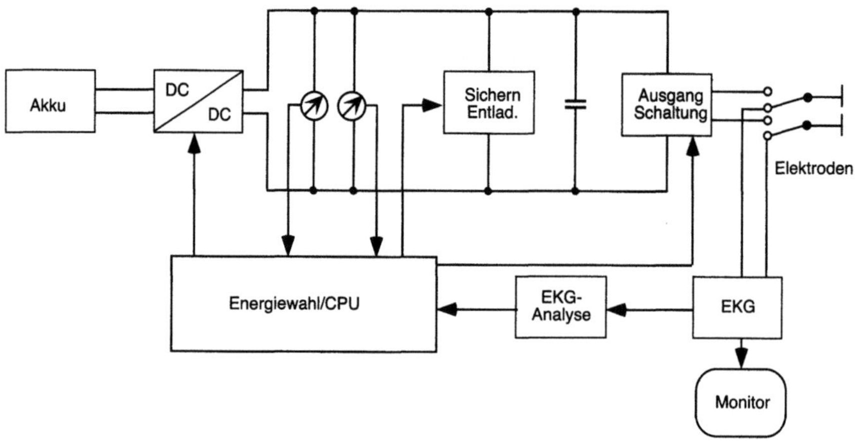

Abb. 14.7. Blockschaltbild eines halbautomatischen Defibrillators

Je nach Ausbaustufe des Gerätes werden folgende Gerätetypen unterschieden:
- *Manueller Defibrillator:* Er verfügt über keine Signalanalyse und besitzt in der Regel noch nicht einmal eine Monitoreinheit. Die Schockauslösung erfolgt ma- nuell per Knopfdruck.
- *Halbautomat:* Er verfügt zumindest über eine automatische Signalanalyseein- heit, die dem Anwender bei Vorliegen von Kammerflimmern oder einer Asy- stolie die Abgabe eines Schocks empfiehlt, bei einem normalen Sinusrhythmus dagegen den Ausgagng spert. Ein EKG-Monitor ist optional. Die Schockauslö- sung erfolgt manuell.
- *Vollautomat:* Er gleicht technisch einem Halbautomaten, die Schockabgabe er- folgt jedoch automatisch.

Da der Halbautomat das komplexeste System darstellt und sich alle anderen Varianten daraus ableiten lassen, wird im folgenden nur dieser letzte Fall betrach- tet. Im Normalzustand sind die Defibrillationselektroden direkt mit einem EKG- Verstärker verbunden und aus Sicherheitsgründen zweifach von dem Hochspan- nungsteil entkoppelt. Die EKG-Einheit erlaubt das Darstellen des aktuellen EKG auf einem Monitor und zugleich über eine separate Einheit die automatische Sig- nalanalyse zum Erkennen von ventrikulärem Flimmern. Auf diese Weise ist so- wohl die manuelle als auch die automatische Diagnose möglich. Besitzt das Gerät auch die Funktion eines Kardioverters, so dient die EKG-Analyseeinheit zugleich auch der Synchronisation der Pulsabgabe.

Wird nun Kammerflimmern erkannt und die Schockabgabe gestartet, so wird zunächst der Schockkondensator auf die erforderliche, vorher über den Wählschalter vorgegebene Energie aufgeladen. Wie bei der Stimulation wird auch beim Defibrillator ein Kondensator als Zwischenspeicher verwendet. Der Aufladevorgang wird jedoch über zwei redundante Spannungsmesseinrichtungen kontrolliert. Bei Erreichen der Endspannung wird der Ausgang entriegelt und der Impuls abgegeben. Sofern das Gerät im Kardiovertermodus arbeitet, erfolgt die Schockabgabe R-Zacken synchronisiert.

Sollte sich die Tachykardie während des Ladevorganges von alleine beendet haben, so wird der Kondensator aus Sicherheitsgründen über einen Leistungswiderstand intern entladen („innere Sicherheitsentladung"). Darüber hinaus wird dieser Entladeweg für die Funktionskontrolle bzw. für den Fall benötigt, dass nach der Aufladung eine niedrigere Energie angewählt wird. Die einzelnen Funktionseinheiten lassen sich wie folgt beschreiben.

14.2.2 Herkömmliche Ausgangsstufen

Kernstück eines herkömmlichen Defibrillators ist eine Serienschaltung eines Kondensators C mit einer Induktivität L (Abb. 14.8). Der Kondensator dient der eigentlichen Energiespeicherung, die Induktivität soll im Entladefall Spannungsspitzen vermeiden und den Impuls glätten um ein Kleben der Relaiskontakte zu vermeiden. Daneben wird der Spule auch ein gewebeschoneder Aspekt zugesprochen. Die optimale Größe dieser Bauteile ist seit Jahrzehnten Gegenstand heftiger Diskussionen. Bis vor wenigen Jahren galten Kapazitäten in der Größenordnung von etwa 10-20 µF als ideal. In jüngster Zeit zeigt sich jedoch, dass höhere Werte zu deutlich geringeren Defibrillationsschwellen führen. Ebenso wird der gewebeschonende Effekt der Induktivität mehr und mehr in Frage gestellt. Neuere Entwicklungen verzichten ohne jegliche medizinische Qualitätseinbusse auf dieses Bauteil bzw. nutzen ganz andere Pulsformungseinrichtungen (Abschn. 14.2.3).

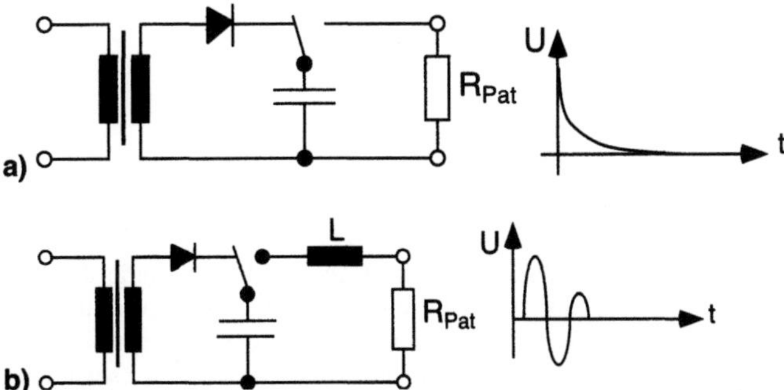

Abb. 14.8. Mögliche Schaltungen eines DC-Defibrillators: **a)** einfacher Gleichstromdefibrillator, **b)** Gleichstromdefibrillatoren mit Induktivität („damped sine")

Die gewünschte Energiemenge wird über die Ladespannung U eingestellt, bis zu der der Kondensator aufgeladen wird. Bei vorgegebener Kapazität des Kondensators ergibt sich die Energie zu

$$E = C \cdot \frac{U^2}{2}.$$
(14.1)

Die Entladung des Kondensators erfolgt über den Körperwiderstand R_{Pat}, der bei den erforderlichen Strömen in guter Näherung ohmsch ist. Der Entladevorgang lässt sich somit mit einem RLC-Schwingkreis vergleichen.

Bei der Entwicklung eines Defibrillators ist außerdem zu berücksichtigen, dass die Ladung im Kondensator nach Beendigung des Ladevorganges nicht erhalten bleibt, sondern durch Leckströme innerhalb des Kondensators langsam abfällt. Je nach Gerät kann der Abfall zwischen 5 und 30% der Gesamtladung innerhalb von 30s betragen. Um dennoch die durch Normen geforderte Genauigkeit der Entladung von ± 4J oder 15% zu erreichen, muss der Kondensator stets höher aufgeladen werden, als dies zur Erreichung der gewählten Energie eigentlich notwendig wäre.

14.2.3 Neue Ansätze in der Endstufentechnologie

Zwei wesentliche Trends haben die Endstufentechnologie in den letzten Jahren mehr und mehr verändert.

Zum einem wurde im Laufe der Entwicklung festgestellt, dass Impulslängen von mehr als 30 ms zu einer deutlichen Erhöhung der Defibrillationsschwelle führen. Dies wird dadurch erklärt, dass nach einer erfolgreichen Depolarisation der erforderlichen kritischen Herzmuskelmasse die darüber hinaus abgegebene Ladung zu einer multifokalen Stimulation von Zellen führt, die gerade in die relative Refraktärphase übergehen. Dadurch wird eine erneute Reentrytachykardie ausgelöst. Aus diesem Grund wurde frühzeitig die sog. „truncated exponential" – Pulsform eingeführt, die der Kondensatorentladung aus Abb. 14.8 gleicht, jedoch vorzeitig abgebrochen wird (Abb. 14.9 oben).

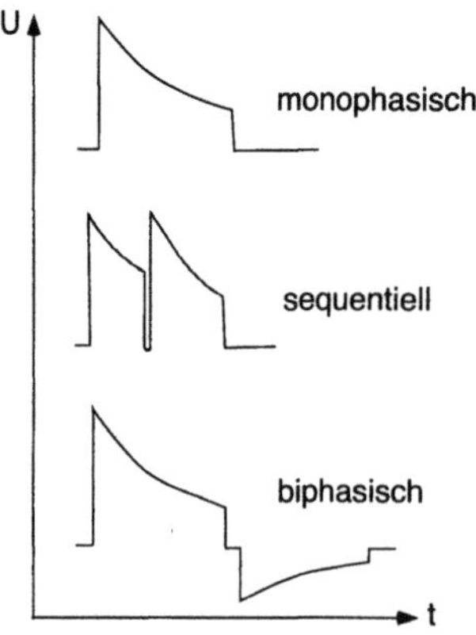

Abb. 14.9. Den Stand der Technik bei der Defibrillation stellt der exponentiell abfallende Impulsverlauf dar (sog. „truncated exponential"). In der neuesten biphasischen Ausprägung (unteres Bild) verhindert er sogar ein erneutes Anflimmern nach einer erfolgreichen Defibrillation.

Zum Anderen wurde die sog. biphasische Pulsform entwickelt, die nach etwa 5-15 ms für den Rest der Pulsdauer eine Umkehr der Stromrichtung vornimmt. Auf diese Weise werden die polarisierten Zellmembranen wieder entladen, was die Gefahr einer spontanen multifokalen Depolarisation verringert. Umfangreiche Studien belegen, dass sich auf diese Weise eine deutliche Reduktion der Defibrillationsschwelle um etwa 50% erzielen lässt. Die biphasische Pulsform stellt heutzutage den Stand der Technik in allen neueren und hochwertigen Geräten dar. Abbildung 14.9 unten zeigt die Grundform dieses Ansatzes. Aus Patentrechtichen Gründen hat jeder Hersteller mitlerweile seine eigenen Subvarianten eingeführt (z. B. gepulster Verlauf, mit oder ohne Schaltstufen etc.). Alle diese biphasischen Pulsformen zeigen jedoch klinisch keine signifikanten Unterschiede und dienen ausschließlich Marketingzwecken.

Unabhängig davon bleibt das Problem der Patientenimpedanz bestehen. Alle derzeit verwendeten Impulsfotrmen sind spannungsbasiert, obwohl für die depolarisation der Zellen und damit die defibrillation eigentlich die elektrische Ladung entscheidend ist. Aus diesem Grunde wurden verschiedene Verfahren entwickelt, um vor oder während des Entladevorganges die Impedanz des Entladekreises und damit die zu erwartende Effizienz der Entladung zu messen. In Abhängigkeit des Messwertes wird dann die Pulsdauer angepasst, um exakt die vorgewählte Energie an den Patienten abzugeben. Die bekannteste Methode nutzt den Verlauf der Entladekurve selbst (U bzw. I-Messung während der Entladung). In manchen Geräten werden auch niederenergetische Pulse kurz vor der eigentlichen Entladung nur zum Zwecke der Messung abgegeben. Diese Vorgehensweise ist jedoch höchst zweifelhaft, da die Patientenimpedanz stark nichtlinear ist und daher Pulse geringerer Stromstärke keine eindeutige Aussagekraft besitzen.

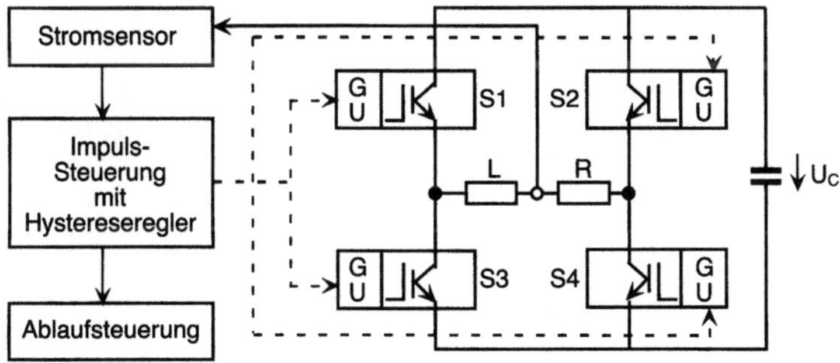

Abb. 14.10. Prinzipschaltung einer Ausgangsstufe, die über einen Tiefsetzstellbetrieb eine Konstantstromfunktion erlaubt. Die Schalter S1 bis S4 sind als H-Brücke zur Generierung eines biphasischen Impulses angeordnet

Als derzeitiges Optimum wird die Verwendung einer Konstantstromquelle als Ausgangsstufe angesehen, wie sie in Abb. 14.10. skizziert ist. Dieser Ansatz gewährleistet, dass unabhängig von der jeweiligen Patientenimpedanz stets der gleiche Strom eingeprägt wird und über die gesamte Pulsdauer konstant bleibt. Die biphasische Umschaltung erfolgt dabei über eine H-Brücke, die Generierung des Konstantstromes über einen sogenannten Tiefsetzsteller. Hierbei wird dem Speicherkondensator Energie entnommen und eine Spule L im Entladekreis gespeist. Erreicht der Strom einen oberen Schwellenwert (Zeitpunkt t_2), wird die Kondensatorentladung gestoppt. Anschließend wird der Strom durch die Induktivität aufrechterhalten, sinkt jedoch allmählich. Sobald ein unterer Schwellenwert erreicht wird (Zeitpunkt t_3), setzt die Kondensatorentladung erneut ein. Auf diese Weise schwankt der reale Strom I_R innerhalb eines frei wählbaren Erwartungsbandes der Breite ΔI um den Sollwert I_{soll} (Abb. 14.11). Erste klinische Erfahrungen belegen die Vorteile dieses Ansatzes.

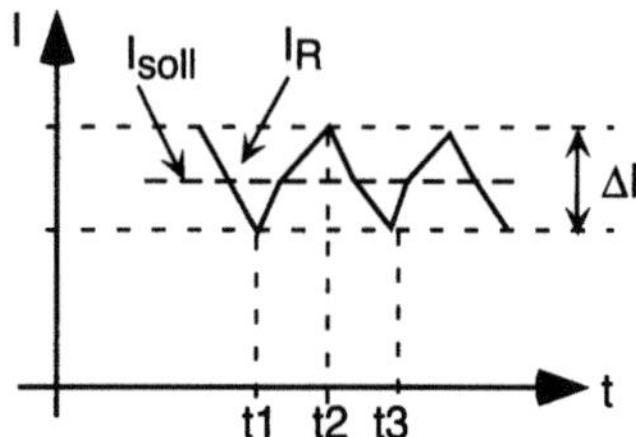

Abb. 14.11. Hystereseregelung des Stromverlaufes der Ausgangsstufe nach Abb. 14.10

14.2.4 Aufladen des Kondensators

Um den Kondensator auf die gewünschte Spannung aufzuladen, muss ihm ein Ladegenerator vorangeschaltet sein. Üblicherweise wird der zur Verfügung stehende Gleichstrom des Akkus zunächst durch einen Multivibrator in eine Wechselspannung umgewandelt, die anschließend hochtransformiert oder nach einer Spannungsvervielfältigung an den Kondensator gelegt wird. Mittlerweile existieren für Spezialanwendungen auch Schaltungen ohne Transformator.

Zur Kontrolle des Ladevorganges ist eine Energiewahl und -messschaltung erforderlich (Abb. 14.12). Zur Bestimmung der Kondensatorenergie wird die Kondensatorspannung zunächst über hochohmige Widerstände heruntergeteilt. Geht man nach Abb. 14.12 vereinfachend davon aus, dass $U \ll U_C$ und $R_w \ll R$ ist, gilt für die Messspannung U

$$U = U_c \cdot \frac{R_w}{2R}.\qquad\qquad (14.2)$$

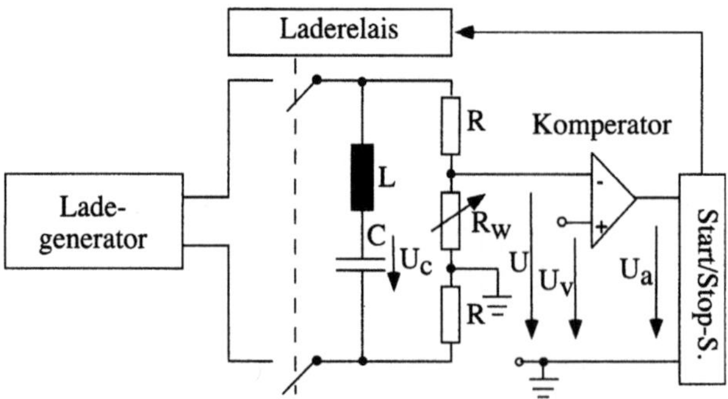

Abb. 14.12. Prinzipschaltung einer Ladestufe eine Defibrillators

Der nachfolgende Komparator vergleicht U mit einer konstanten Vergleichsspannung U_v und gibt als Ausgangsparameter eine Null ab, wenn U größer als die Vergleichsspannung ist, andernfalls eine 1. Der Ausgang des Komparators steuert wiederum eine Start-Stop-Schaltung, die den Aufladevorgang kontrolliert.

Eine derartige Entkopplung hat deutliche Sicherheitsvorteile: Die erforderliche Spannungsfestigkeit der Bauteile sinkt und die maximal möglichen Fehlerströme zwischen Elektrodenoberfläche und Gerätemassepunkt sind geringer (Abb. 14.13). Ferner wird im Falle der Schockauslösung der Ladestromkreis von dem Rest der Schaltung getrennt, so dass der Strom mit großer Sicherheit den direkten Weg von einer Elektrode zur anderen und nicht einen anderen Weg zurück zum Gerätemassepunkt wählen wird.

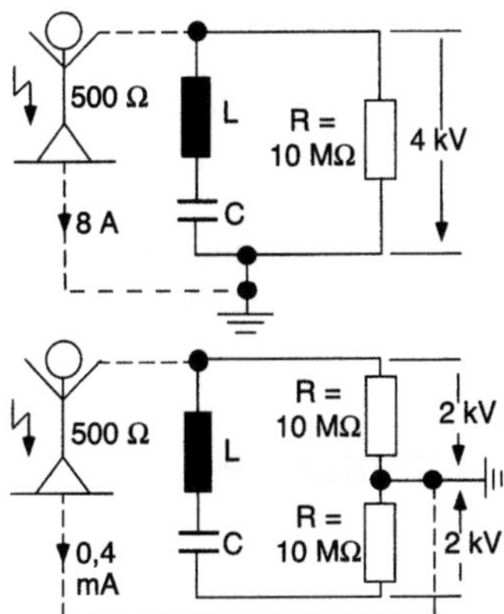

Abb. 14.13. Fehlerströme je nach Lage des Massepunktes

14.2.5 Elektroden

Die optimale Lage der Elektroden für die Defibrillation wurde empirisch ermittelt. Im allgemeinen wird die eine Elektrode rechts in der oberen Sternumhälfte unterhalb des Schlüsselbeins, die andere links der Herzspitze positioniert (Abb. 14.14). Numerische Simulationen haben gezeigt, dass aus elektrotechnischer Sicht eine Elektrodenanordnung vorzuziehen ist, bei der eine der Elektroden auf dem Rücken und die andere auf der Brust des Patienten angeordnet ist. Auf diese Weise werden Leckströme reduziert und das Feld im Herzbereich konzentriert, wodurch die Defibrillationsschwelle sinkt. Dies ist jedoch im klinischen Einsatz nicht praktikabel.

Der Durchmesser der Elektroden beträgt normalerweise 10 cm für Erwachsene, 8 cm für Kinder und 4,5 cm für Säuglinge. Auch diese Elektrodengrößen stellen einen Kompromiss dar. Eine noch größere Fläche würde zwar einen kleineren Widerstand mit sich bringen, dafür aber auch zu einer geringeren Stromdichte führen. Als Elektrodenmaterial wird in aller Regel Edelstahl verwendet. Daneben gibt es mittlerweile auch Klebeelektroden, die vor allem bei automatischen Defibrillatoren Verwendung finden. Vorgeschrieben ist ferner die Verwendung von Elektrodengel, um den Übergangswiderstand und damit die Verletzungsgefahr herabzusetzen.

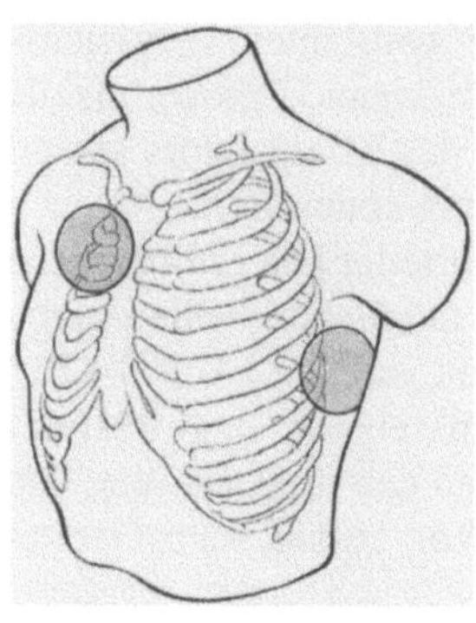

Abb. 14.14. Schematische Darstellung einer typischen Elektrodenposition zur externen Defibrillation

14.2.6 EKG-Monitor

Prinzipiell gilt für die EKG-Detektionseinrichtung eines Defibrillators das in Kap. 5 Zusammengefasste. Für die Defibrillation im Herzen wird jedoch eine hohe Stromdichte benötigt. Trotz der Teilung der am Körper des Patienten applizierten Ströme werden bei der EKG-Ableitung noch sehr hohe Spannungen abgegriffen. EKG-Geräte müssen daher über eine entsprechende Schutzbeschaltung des Verstärkereingangs verfügen, um nicht zerstört zu werden.

14.3 Algorithmen zur automatischen Tachykardie- erkennung

Aus technischer Sicht stellen die Algorithmen zur Tachykardieerkennung den anspruchsvollsten Teil eines automatischen Defibrillators dar. In den letzten Jahrzehnten wurde eine Vielzahl von Ansätzen entwickelt und erprobt. Ebenso vielfältig ist das Spektrum der klinisch eingesetzten Produkte. Aus diesem Grunde wird der Signalanalyse ein eigenes Kapitel gewidmet. Die darin vorgestellten Algorithmen sollen einen Überblick verschaffen, so dass für Detailfragen auf die jeweilige Originalliteratur verwiesen wird.

Das Defibrillieren eines Patienten wird bei Auftreten von ventrikulärem Flimmern (VF) oder einer hämodynamisch bedenklichen ventrikulären Tachykardie (VT) notwendig [6]. Dabei darf das Vorliegen einer rein vorhofbedingten, sog. Supraventrikulären Tachykardie (SVT), bei der eine normale Kammererregung vorliegt und die daher nicht lebensbedrohlich ist, nicht irrtümlich als VT identifiziert werden.

Der für einen Defibrillator verwendete Klassifikationsalgorithmus muss daher das EKG-Signal zumindest in die Kategorien „VT,VF" und „anderes Signal" unterteilen können. Wünschenswert ist darüber hinaus eine deutliche Differenzierung der vier Klassen:
- Normaler Sinusrhythmus (SR) oder SVT
- VT
- VF
- Gestörtes Signal.

Ausgangspunkt für ein solches Klassifikationssystem ist das unbehandelte und somit noch mit Störgrössen behaftete EKG-Signal, das über die beiden Defibrillatorelektroden abgegriffen wird und der Einthoven II-Ableitung ähnelt. Die erste Signalverarbeitungsstufe beinhaltet daher in der Regel die Dämpfung von Störungen und die Verstärkung relevanter Signalanteile (Abschn. 14.3.1). Die Feststellung des SR geht mit der QRS-Komplex-Erkennung und der Extraktion des RR-Intervalls einher. Die R-Zacken-Erkennung ist ferner für die Kardioversion erforderlich (Abschn. 14.3.2). VT und VF heben sich durch eine deutlich höhere Herzschlagfrequenz sowie eine gestörte bis nicht mehr vorhandene QRS-Komplexausbildung vom SR ab [30]. Um VT von VF zu unterscheiden, müssen daher Parameter extrahiert werden, die unmittelbar auf dem Signalverlauf des EKGs basieren (Abschn. 14.3.3).

14.3.1 EKG-Signalaufbereitung

Im aufgenommenen EKG befindet sich der Hauptteil der Information im Spektralbereich zwischen 1 Hz und 30 Hz [32]. Der Verlauf der elektrischen Erregung des Herzens ist jedoch von unterschiedlichen Störungen überlagert:
- Durch Bewegung des Patienten oder der Elektroden entstehen z. B. Nullinien-Schwankungen im Frequenzbereich bis 0,5 Hz.
- Bis weit über den eigentlichen Frequenzbereich des EKGs hinaus finden sich Störungen durch Muskelaktivität, sogenanntes Elektromyogramm-Rauschen (EMG).
- Neben diesen beiden Hauptstörquellen wird das EKG-Spektrum von kapazitiven und induktiven Einstreuungen vorwiegend bei der landesüblichen Netzfrequenz (50 Hz oder 60 Hz) und ihren harmonischen Vielfachen überlagert.

Vor allem für EKG-Analysemethoden im Zeitbereich werden Filter zur Signalaufbereitung vor dem eigentlichen Detektor eingesetzt. Dabei finden in der Regel zu zusammengesetzte Filter mit Bandpass-Charakteristik und Nullstellen bei 50 Hz oder 60 Hz Verwendung [27, 29, 38]. Bei hochauflösenden Frequenzbereichsverfahren sind solche Filter meist nicht notwendig, da die Störsignalanteile bei der Klassifikation ohnehin berücksichtigt werden. Unabhängig davon ist bei einer Digitalisierung der Signale das warmahalten eines Autoaliasing-Filters zwingend erforderlich.

Verfahren zur allgemeinen Entstörung des EKG finden sich in [2]. Zum großen Teil handelt es sich dort um verschiedene Verfahren der Mittelwertsbildung. Dem gegenüber gestellt wird die Signalaufbereitung durch eine linearphasige 32-kanalige Filterbank, die einen Frequenzgang aufweist, der an das EKG-Spektrum angepasst ist. Eine solche Filterbank wird durch Parallelschaltung mehrerer schmalbandiger digitaler Bandpässe mit identischer Phasenverzögerung und somit Durchlaufzeit gebildet. Es zeigt sich, dass sich mit solch einer Filterbank das mit Abstand beste Signal-Rausch-Verhältnis erreichen lässt. Allerdings entsteht durch den Einsatz auch ein beträchtlicher Rechenaufwand für die verarbeitende Elektronik. Eine ausführliche Darstellung zum Thema Filterbanken für die Signalanalyse bietet [37].

14.3.2 QRS-Komplex-Erkennung

Eine Übersicht über neun, auf Mikroprozessorebene einfach implementierbare QRS-Detektions-Algorithmen findet sich in [14]. Die darin besprochenen Algorithmen basieren im wesentlichen auf dem EKG-Amplitudenverlauf, dessen erster und zum Teil auch dessen zweiter Ableitung. Bei zwei Varianten wird zusätzlich noch ein Digitalfilter vorgeschaltet, das zur Eliminierung der Störungen dient. Ein QRS-Komplex-Merkmal wird erkannt, wenn der Wert der Amplitude oder einer Ableitung einen Schwellenwert übersteigt. Dabei werden die Schwellen-werte zum Teil dynamisch der Signalstärke angepasst. Je nach Algo-rithmus wird aus einem oder mehreren erkannten Merkmalen auf einen QRS-Komplex ge-schlossen. Am besten schnitten in der genannten Studie die Detektionsverfahren ab, die das Signal mit digitalen Filtern vorbehandelten.

Ein auch in neueren Veröffentlichungen häufig zum Vergleich herangezogener Echtzeit-QRS-Detektor wurde 1985 von Pan und Tompkins vorgestellt [27]. Das EKG-Signal wird mit einem Bandpass entstört, anschließend quadriert und mit einem gleitenden Mittelwertfilter geglättet. Von besonderer Bedeutung für Echt-zeitanforderungen ist die Tatsache, dass es sich bei den verwendeten Filterkoeffizienten um Integerwerte handelt. Es werden ausgehend von Initialwerten laufend die Werte für QRS-Komplex-Amplitudenschwellenwert, Signal- und Störpegel neu geschätzt, wodurch sich der Algorithmus dem EKG-Pegel innerhalb gewisser Grenzen anpasst. Wird innerhalb eines festgelegten Intervalls um die RR-Periode kein QRS-Komplex detektiert, so wird ein Search-Back-Vorgang eingeleitet, der versucht, etwa zur erwarteten Zeit aufgetretene und fälschlicherweise als Rauschen klassifizierte Spitzenwerte aufzufinden und neu zu interpretieren. Dabei verwendet der Algorithmus die aufgrund der zuvor erkannten QRS-Komplexe ständig geschätzte RR-Periodendauer als Ausgangswert. Der Algorithmus war sei-nerzeit bereits echtzeitfähig, da als Bandpass ein Filter mit Integer-Koeffizienten eingesetzt wird. Beim Test mit der MIT/BIH-Arrythmie-Datenbank (www. Physionet.org) wurden mit diesem Algorithmus 99,3 % der QRS-Komplexe identifiziert.

In [15] wurden die Entscheidungsregeln des Algorithmus aus [27] weiter optimiert und die linearen bzw. nichtlinearen Filterstufen beibehalten. Dazu wurde zunächst der Spitzenwertdetektor dahingehend verbessert, dass weniger Mehrfachdetektionen stattfinden, die zuvor bei lokalen Maxima innerhalb der eigentlichen QRS-Komplexe auftraten. Ferner wurde die Refraktärzeit nach einem erkannten QRS-Komplex berücksichtigt, um nicht etwa eine ausgeprägte T-Welle fälschlicherweise als weiteren QRS-Komplex zu erkennen. Darüber hinaus wurde der Algorithmus zum Schätzen der Detektionsschwelle verbessert. Dadurch ließ sich eine Identifikationsquote von 99,7 % mit der MIT/BIH-Datenbank erreichen.

Für ein Monitor-System zur Erfassung von Herzfrequenzschwankungen wurde in [29] ebenfalls ein Echtzeit-QRS-Detektor entwickelt. Auch hier wird das EKG-Signal bandpassgefiltert und von Netzeinstreuungen bei 50 Hz und 60 Hz befreit. Die eigentliche Detektion erfolgt, nachdem das Signal ein Matched Filter, auch Korrelator genannt, durchlaufen hat. Als Impulsantwort des Korrelators wird ein für den jeweiligen Patienten typischer QRS-Verlauf gewählt, so dass sich am Ausgang Spitzenwerte einstellen, wenn ein QRS-Komplex oder ein ähnliches Signal anliegt. Von Nachteil ist offensichtlich, dass die Korrelator-Impulsantwort für einen Patienten optimiert wurde, was für den beabsichtigten Einsatzzweck ausreichend war. Da sich jedoch die Morphologie des EKGs unter anderem in Abhängigkeit von der Herzschlagfrequenz ändert, ist die Methode für den Einsatz in Defibrillatoren nur mit entsprechenden Modifikationen geeignet.

In [28] wurde versucht, ein optimales Vorfilter für die QRS-Erkennung mit Hilfe genetischer Algorithmen zu entwerfen. Genetische Algorithmen stellen eine Unterklasse der evolutionären Algorithmen dar. Dabei handelt es sich um eine Optimierungsmethode, die nach dem natürlichen Vorbild aus einer Population (in diesem Fall von Parametern) durch Selektion, Rekombination, Mutation und weitere Operationen versucht, das an die Umwelt (die Problemstellung) bestangepassteste Individuum zu ermitteln. Für jede Iteration wird eine Fitnessfunktion berechnet, die den Grad der Angepasstheit angibt und problemspezifisch ist. Dieser Eignungsgrad wird in die Operationen für die nächste Iteration miteinbezogen. Die Filterkoeffizienten wurden für drei verschiedene polynomiale Filter mit einem solchen genetischen Algorithmus an zehn jeweils 10 s langen EKG-Segmenten der MIT/BIH-Datenbank optimiert. Die eigentliche Erkennung erfolgt mittels eines einfachen Amplitudenschwellenwertdetektors hinter dem Filter. Auch hier wird wie in [27] der Schwellenwert mit den erkannten Komplexen laufend angepasst. Die drei gewonnenen Detektoren haben auch etwa die gleiche Detektionsrate wie der in [27] beschriebene. Von Nachteil ist, dass es sich bei den Filterkoeffizienten um keine Integerwerte handelt, wodurch auf dem Zielsystem Real-Multiplikationen durchgeführt werden müssen.

Die Fortsetzung des Filterbankgedankens aus [2] findet sich in [1]. Das Signal wird auch hier mit einer linearphasigen Filterbank in 32 Subbänder der Bandbreite 5,6 Hz im Bereich von 0-180 Hz zerlegt. Die Abtastrate der einzelnen Bänder wird entsprechend der Bandbreite reduziert, so dass sich diese mit wesentlich niedrigerer Verarbeitungsgeschwindigkeit weiter untersuchen lassen. Aus dem Signalverlauf der einzelnen Bänder wird ein Merkmalsvektor gebildet, dessen Komponenten stufenweise auf Schwellenwertüberschreitungen hin untersucht werden. Die Elemente des Merkmalsvektors bestehen aus Betrags-summen und quadratischen Summen der gefilterten Abtastwerte, stellen also einen Zusammenhang zu der im Band enthaltenen Energie her. Ein QRS-Komplex wird erkannt, wenn mehrere Merkmale entsprechend aufgestellter Regeln zutreffen. Der Algorithmus ist sehr schnell und echtzeitfähig. Er kommt ohne Search-Back-Strategie aus. Die Zerlegung in Subbänder bietet einen Ansatzpunkt zur Extraktion weiterer EKG-Parameter, zum Beispiel für die Arrythmie-Klassifikation.

1999 wurde ein QRS-Detektor auf Grundlage der Wavelet-Transformation vorgestellt [18]. Das ungefilterte EKG wird in jeweils 2 s lange Segmente zerlegt, auf die ein Hammingfenster angewendet wird. Anschließend werden Wavelettransformationen des Segments mittels eines Spline-Wavelets für bis zu vier verschiedene Skalenparameter vorgenommen. Ein QRS-Komplex wird erkannt, wenn in mehreren aufeinanderfolgenden Skalendarstellungen etwa zum gleichen Zeitpunkt ein fester Amplitudenschwellenwert überschritten wird. Diese Methode beruht auf einem allgemeinen Verfahren zur Flankendetektion über die Wavelettransformation. Der Algorithmus wurde von den Autoren nicht für Echtzeitanwendungen konzipiert. Im Vergleich mit anderen QRS-Detektoren erwies er sich als gut funktionierend, übertraf diese jedoch nicht in einem Masse, das den erhöhten Implementierungs- und Rechenleistungsaufwand rechtfertigen würde.

Eine vielversprechende Methode zur allgemeinen EKG-Analyse mit Wavelets findet sich in [20]. Der Algorithmus ist in der Lage, P und T Wellen sowie den QRS-Komplex selbst in stark gestörten EKGs zu identifzieren. Das EKG wird mit einem Spline-Wavelet in vier Skalen transformiert, die auf Darstellungen mit unterschiedlichen Störanteilen führen. Zunächst wird der QRS-Komplex in der $2^{\{1\}}$-Skala mit Zeitkriterien und Amplitudenschwellenwerten erkannt. Daraufhin wird in anderen Skalendarstellungen nach P und T Wellen gesucht. Die Art der Darstellung bietet möglicherweise auch einen Ansatz für die VF/VT-Erkennung. Die Genauigkeit der QRS-Detektion dieser Methode liegt mit der MIT/BIH-Datenbank bei 99,8 %.

In Tabelle 14.1 sind die zuvor beschriebenen QRS-Detektionsalgorithmen mit Angabe der Testdatensätze vergleichend dargestellt. Die Sensitivität SE in Prozent gibt Auskunft über die Fähigkeit des Algorithmus, einen vorliegenden QRS-Komplex als solchen zu identifizieren. Ein formelmässiger Zusammenhang lässt sich mit der Anzahl der wahren bzw. falschen positiven und negativen Identifikationen *(True/ False Negatives/ Positives}*, oder kurz: *TN,FN,TP,FP)* darstellen:

$$SE = \frac{TP}{TP + FN}.$$
(14.3)

Die positive Prädiktionsfähigkeit PP *(Positive Predictivity)* gibt in Prozent die Menge der erkannten QRS-Komplexe an, die auch auf echte QRS-Komplexe zurückzuführen sind:

$$PP = \frac{TP}{TP + FP}.$$
(14.4)

Tab. 14.1. Leistungsfähigkeit verschiedener QRS-Detektionsalgorithmen

Methode	Testdatenbank	Sensitivität (SE)	Prädiktionsfähigkeit (PP)	Anmerkungen
Dig. Filter 1 [3, 27]	Synth. EKG	-	100 %	
Tompkins I [14]	MIT/BIH	99,76 %	99,33 %	
Tompkins II [1]	MIT/BIH	99,68 %	99,77 %	[14] verbessert
Matched Filter [16]	MIT Tape #103	-	99,9 %	Tapes #103 und #105 getestet
GA Dig. Filter [15]	MIT/BIH	99,39 %	99,62 %	
FB [40]	MIT/BIH	99,59 %	99,56 %	
WT I [6]	AHA #2206		99,8 %	Nur mit 4 Tapes getestet
WT II [7]	MIT/'BIH	99,9 %	99,85 %	

14.3.3 VT- und VF-Erkennung

Prinzipiell lassen sich die Algorithmen in zwei Klassen unterteilen. Verfahren im Zeitbereich ähneln mehr der menschlichen Vorgehensweise, Frequenzbereichsverfahren erlauben jedoch eine leichtere Störunterdrückung.

14.3.3.1 Verfahren im Zeitbereich

Ein wichtiges Kriterium zur Unterscheidung von VT, VF und SR wurde 1990 von Thakor et. al. beschrieben [34]. Dabei werden die drei Rhythmusformen über die Verteilung einer TCI-Zeit (Threshold Crossing Interval) unterschieden. Dies ist die Intervalldauer, während der das EKG-Signal einen bestimmten Amplitudenschwellenwert überschreitet. Es wird gezeigt dass sich unter Annahme einer Gaußverteilung dieser Intervalldauer für VT, VF und SR unterschiedliche Mittelwerte und Varianzen der Wahrscheinlichkeitsverteilung ergeben. Diese statistischen Größen werden ermittelt. Im Algorithmus werden anhand 1s langer Segmente die TCI-Zeit gemittelt und die Hypothesen für die drei Rhythmusformen getestet. Dabei werden die Schwellenwerte mit jedem Segment angepasst. Als einschränkend für diese Technik erweist sich der Umstand, dass als Testdatensatz und als Datengrundlage zur Ermittlung der statistischen Parameter die gleichen Datenbanken verwendet wurden. Dies hat zur Folge, dass die Pa-rameter auf diesen beschränkten Datensatz optimiert wurden. Ebenso ist der Umstand problematisch, dass sich die Verteilungen für VT und VF überschneiden und diese somit nicht in jedem Fall voneinander zu unterscheiden sind. Der Algorithmus erkennt nach spätestens 7 Segmenten jede Rhythmusform in den Testdatensätzen. In weiteren unabhängigen Studien zeigte sich jedoch [10], dass die ermittelten TCI-Verteilungsparameter noch nicht optimal für den allgemeinen Fall waren. Der Algorithmus benötigt relativ wenig Rechenleistung und ist einfach zu implementieren.

In modifizierter Form wird die TCI-Zeit in [7] verwendet. Bei der Berechnung des TCI wird zusätzlich noch die absolute Refraktärzeit des Herzens (ARP) berücksichtigt. Das TCI wird unter Annahme von drei unterschiedlichen ARPs (60 ms, 80 ms, 100 ms) berechnet. Idee hinter dem Algorithmus ist, dass sich der TCI-Wert für die drei ARP-Zeiten bei periodischem EKG-Signal kaum verändert, sich bei Vorliegen einer VF jedoch in weiten Grenzen ändert. Aus den drei TCI-Werten wird ein weiterer Parameter BV (Blanking Variability) für die Veränderlichkeit der Refraktärzeit bestimmt. Durch Testen der Hypothesen in aufeinanderfolgenden Segmenten wird auf VT, VF oder „unklassifiziert" geschlossen. Auch hier wurde wie in [34] der gleiche Datensatz zum Ermitteln der statistischen Parameter wie zur Evaluierung des Algorithmus verwendet, wodurch die Zuverlässigkeit verzerrt wird. Mit der MIT/BIH-Datenbank konnten 95 % der Arrythmien erkannt werden.

In [33] wird die kaum vorhandene Periodizität der VF als Erkennungsmerkmal verwendet. Dazu wird segmentweise die Autokorrelationsfunktion (AKF) des EKG-Signals berechnet und anschließend versucht, eine lineare Regression für die Peaks der AKF zu finden. Für periodische oder quasiperiodische Rhythmen lässt sich eine passende Regressiongerade ermitteln, für den VF-Fall mit seinen stochastisch verteilten AKF-Peaks jedoch nicht. In der Studie wurde der Algorithmus an 31 EKG-Aufnahmen mit Arrythmieerscheinungen getestet. Dieser erkannte nach Untersuchung von maximal 3 Segmenten jeden Fall von VF. Als Segmentdauer wurden hierbei 1,5 s gewählt.

Ein weiterer Detektionsalgorithmus, der auf der Unregelmäßigkeit des VF-EKGs basiert, findet sich in [41]. Dazu werden die EKG-Daten in einem Zeitfenster mittels einfacher Amplitudenschwellenwertvergleiche in einen 0-1-Datenstring $s_1 s_2,...,s_n$ transformiert. Anschließend wird mit einer Methode zur quantitativen Komplexitätsbestimmung die Anzahl der enthaltenen Substrings $c(n)$ ermittelt. Diese dient als Maß für die Komplexität des Signals. Durch Ermittlung von Schwellenwerten für $c(n)$ konnten SR, VT und VF nach spätestens 8 s zu 100 % voneinander unterschieden werden. Auch hier wurde jedoch der gleiche Datensatz wie in [36] zur Ermittlung der Schwellenparameter wie zum Testen des Algorithmus verwendet.

Ein auf unterschiedlichen Parametern basierender Algorithmus zur Unterscheidung von SR, VT und VF wurde in [35] vorgestellt. Das EKG-Signal wird zunächst mit einem Bandpass gefiltert und in 6 s lange Segmente zerlegt. Anschließend wird in dem Parameter PTABT (Percentage Of Time Above Thresholds) die relative Dauer ermittelt, während der die Peaks der QRS-Komplexe oberhalb eines bestimmten Amplitudenschwellenwertes liegen. Des weiteren wird die Standardabweichung der TCI-Dauer (SDTCI) für diesen Schwellenwert, sowie die Zahl der Schwellenwertübertretungen NPC (Number of Positive Crossings) ermittelt. Mit einfachen empirischen Regeln für die Werte dieser Parameter wird das Segment zu einer der Klassen SR, VF, VT oder „unklassifiziert" zugeordnet. Für den Fall „unklassifiziert" wird die Ähnlichkeit der Peaks in dem Segment, ähnlich wie in [33], über den AKF-Koeffizienten verglichen und daraus auf VF oder Nicht-VF geschlossen. Der Algorithmus zeigte beim Test mit der MIT/BIH-Datenbank eine Sensitivität und Spezifität für die Rhythmuserkennung von über 99%.

14.3.3.2 Verfahren im Frequenzbereich

Ein Ansatz zur Erkennung von VF im Frequenzbereich findet sich 1989 in [26]. Dazu wird das Signal auch hier mit einem Bandpass gefiltert und anschließend einer 128 Elemente umfassenden FFT mit einer Frequenzauflösung von 0,244 Hz im Bereich von 1,5-24,2 Hz unterzogen und daraus das Leistungsspektrum berechnet. Die Erkennung beruht auf der Tatsache, dass sich bei VF ein sehr schmalbandiges Spektrum mit einem Spitzenwert im Bereich von 1,5-9 Hz einstellt. Dabei erscheinen im Gegensatz zum spektralen Verlauf während des SR die Harmonischen stark gedämpft, siehe dazu auch [11]. Die Sensitivität der Methode wurde mit der AHA-Datenbank und anderen Testdatensätzen zu 100% bestimmt, die Spezifität lag bei 97,2%. Der Algorithmus ist sehr genau beschrieben und lässt sich leicht nachvollziehen.

Bei der VF-Filter-Leck-Technik wird die mittlere Frequenz des EKG-Signals mit einer Bandsperre herausgefiltert. Auch dazu wird das Signal segmentiert und die mittlere Frequenz segmentweise neu ermittelt. Anschließend wird der Mittelwert des gefilterten Segments mit einem Amplitudenschwellenwert verglichen und daraus auf VF geschlossen. Diese Technik beruht auf der Erkenntnis, dass das EKG-Signal bei Vorliegen von VF eine sinusoidale Wellenform approximiert, deren Frequenzanteil durch die Bandsperre herausgefiltert wird. Diese Technik wurde in [19] ohne Vorlage von konkreten Ergebnissen präsentiert, der Algorithmus wurde jedoch in [10] im Vergleich erfolgreich getestet (Abschn. 14.3.3.3).

Eine Variation der VF-Filter-Leck-Methode, die jedoch nicht auf der Erkennung von sinusoidalen, sondern von dreieckartigen Signalverläufen im Zeitbereich basiert, wurde von der Firma Hewlett-Packard 1998 zum Patent angemeldet [16].

Für den Versuch der Parameterextraktion aus dem EKG-Signal erwies sich die Fouriertransformation zunehmend als nachteilig, da damit entweder nur eine ausreichende Auflösung im Zeit- oder im Frequenzbereich gewonnen werden kann. So wurden weitere Zeit-Frequenzverteilungen (Time Frequency Distributions, TFDs) auf ihre Brauchbarkeit hin untersucht. In [3] wurden die Kurzzeit-fouriertransformation (STFT), die geglättete Pseudo-Wigner-Ville-Verteilung (SPWVD) und die Cone-Kernel-Verteilung (CKD) hinsichtlich ihrer Zeit-Frequenzauflösung in der Anwendung zur VF/VT-Erkennung miteinander verglichen. Dabei erwies sich besonders die CKD als hochauflösend. In der Studie wurden jedoch noch keine konkreten Parameterextraktionsmethoden entworfen. Auch hier ist es von Vorteil, dass das EKG-Spektrum bei VF von einem schmalen Frequenzband dominiert wird.

Anwendung fanden diese Ideen in [23]. Dabei wurden wie in [20] einfache Parameter aus der Spektraldarstellung des EKGs gewonnen und daraus auf SR, VT oder VF geschlossen. Das Spektrum wurde sowohl mit der CKD als auch mit der Choi-Williams-Verteilung (CWD) berechnet. Die beiden TFDs zeigten ähnlich gute Fähigkeiten, SR von VT und VF zu unterscheiden. Sensitivität und Spezifität für die Trennung von VT und VF lagen zwischen 86% und 91%.

Auch die Wavelettransformation findet in ihrer Eigenschaft als Zeit-Frequenz-Darstellung Einsatz in der VF/VT-Detekion. In [22] wurde die Wavelettransformation in fünf Skalen mit einem Spline-Wavelet durchgeführt. Mit den extrahierten Parametern konnten defibrillierbare von nicht zu defibrillierenden Rhythmen unterschieden werden. In der Studie findet sich jedoch keine Beschreibung der Art der Parameter, die aus der Transformation gewonnen wurden. Die Methode der Wavelettransformation ist weniger rechenintensiv als eine vergleichbare FFT.

In [8, 9] wurden SVT, VT und VF mittels Prony-Modellierung unterschieden. Auch mit dieser Methode lässt sich eine höhere Frequenzauflösung als mit der FFT erreichen. Der Prony-Algorithmus ist ein Verfahren, um die Lösungen der DGLn für ein lineares dynamisches System zu ermitteln. Für jeweils 1s lange EKG-Segmente werden für das Prony-Modell LPCs (Linear Prediction Coefficients) berechnet. Die Zahl der zu lösenden DGLn wird auf N/2 festgelegt, wobei N die Anzahl der Abtastwerte in dem Segment ist. In der Studie wurde mit N = 250 gearbeitet. Zur Lösung der DGLn selbst wird ein Total Least Squares (TLS) Algorithmus verwendet, der für verrauschte Daten geeignet ist. Da der Rechenaufwand hierfür enorm ist, wurden nicht näher bezeichnete Verfahren zur Datenreduktion eingesetzt. Aus den Modellkoeffizienten konnten zwei Merkmale gewonnen werden, die an fixen Schwellenwerten verglichen und zur Unterscheidung verwendet wurden: Der EFF (Energy Fractional Factor), der Information über die spektrale Energieverteilung des Signals enthält, und die PF (Predominant Frequency), die das Frequenzband der maximalen Energie angibt. Mit der MIT/BIH-Datenbank wurde eine Genauigkeit von (95%, 96%, 98%) für (SVT,VF,VT) erreicht.

14.3.3.3 Vergleich der verschiedenen VF/VT-Detektionsverfahren

Die Eigenschaften der beschriebenen Verfahren sind in Tabelle 14.2 zusammengefasst. Die Spezifität SP gibt an, zu wieviel Prozent die nicht defibrillierungspflichtigen Rhythmen von VT und VF richtig unterschieden werden.

$$SP = \frac{TN}{TN + FP}.$$ (14.5)

Die Genauigkeit AC schließlich ergibt sich zu:

$$AC = \frac{TN + TP}{TP + FN + TN + FP}.$$ (14.6)

Tab. 14.2. Leistungsfähigkeit verschiedener VF/VT-Detektionsalgorithmen

Methode	Testdatenbank	Sensitivität (SE)	Spezifität (SP)	Genauigkeit (AC)	Anmerkungen
TCI [34]	Eigene	100%	100%	100%	Parameter auf Daten optimiert. Test von [34] mit MIT-Datenbank.
[10]	MIT	93%	60%	-	Test von [34] mit MIT-Datenbank
[7]	MIT	-	-	84%	
TCI [7]	MIT	-	-	95%	Verbesserung der Methode
C(n) [41]	Eigene, wie [36]	100%	100%	100%	Parameter auf Daten optimiert.
AKF [33]	Eigene, wie [36]	100%	100%	100%	
[10]	MIT	87%	0%	-	Test von [33] mit MIT Datenbank
Multi [35]	MIT	99,3%	99,8%	-	
FFT [26]	AHA, u.a.	100%	97,2%	-	Vollständig beschriebener Algorithmus
FFT [10]	MIT	80%	60%	-	
CKD [23]	MIT, u.a.	100%	100%	100%	VS vs. SR getestet. SR vs. VT getestet.
	MIT, u.a.	97,17%	98,37%	97,82%	VF vs. SR getestet. SR vs. VT getestet.
CWD [23]	MIT, u.a.	98,11%	98,31%	98,21%	
	MIT, u.a.	100%	100%	100%	
WT [22]	AHA, MIT, u.a.	95,2%	92,8%	94,1%	Defib. Vs. Non-defib.
Prony [9]	MIT	-	-	98%	Ergebnis für VT Ergebnis für VT
	MIT	-	-	96%	

14.4 Frühdefibrillation

Bei einer lebensbedrohlichen Tachykardie ist eine unmittelbare Defibrillation aus medizinischer Sicht zwingend erforderlich. Dies stellt erhebliche Anforderungen an die Rettungslogistik. Das Einhalten der engen Zeitvorgabe wird zusätzlich dadurch erschwert, dass die Defibrillation aufgrund der potentiellen Gefahren eine ärztliche Maßnahme ist, das Notarztsystem aber aus Kostengründen nicht die erforderliche Dichte aufweist. In ländlichen Gegend wird daher aktuell ein sog. „First-desponder"-System aufgebaut, das einfacher ausgebildet und ausgerüstet ist, dafür aber lokal stationiert ist und somit deutlich kürzere Anfahrwege aufweist. Trotzdem überleben von den etwa 100.000 Patienten, die allein in der Bundesrepublik Deutschland jedes Jahr einen Herzanfall erleiden, nur 2%.

Damit besteht prinzipiell die Notwendigkeit, nichtärztliche Helfer, die berufsbedingt oder aber aufgrund ihrer persönlichen Lebensumstände vermehrt mit Herzpatienten zu tun haben - beispielsweise Polizisten, Feuerwehrmänner, Sanitätshelfer, Pflegepersonal in Seniorenheimen oder Angehörige von Herz-Kreislauf-Patienten - in der Anwendung von halbautomatischen Defibrillatoren zu unterweisen [4, 12]. Dieser als „Frühdefibrillation" bezeichnete Ansatz hat sich insbesondere in angloamerikanischen Ländern in Pilotstudien hervorragend bewährt. Ein besonders populäres Beispiel stellt die Studie dar, die am Chicago-O'Hare-Flughafen mit Hilfe von 51 öffentlich zugänglichen Defibrillatoren die Überlebensrate auf nahezu 80 % erhöhte. Manche Gruppen gehen daher mittlerweile sogar soweit, die Verwendung eines Defibrillators jedermann zu gestatten, was als „Laiendefibrillation" bezeichnet wird.

Aufgrund dieser Überlegungen wurden sehr einfach bedienbare halbautomatische Defibrillatoren entwickelt (sog. „Automatic external defibrillators" oder AEDs). Sie werten automatisch das EKG aus und empfehlen dem Bediener die Schockauslösung. In Deutschland sind zur Zeit drei solcher Geräte auf dem Markt, ihr Einsatz im Rettungsdienst wird in Pilotstudien geprüft. Die Geräte empfehlen eine Defibrillation, wenn ein Kammerflimmern oder eine ventrikuläre Tachykardie mit einer Frequenz größer als 180 S/min vorliegt. Die „Sensitivität", ein Signal zurecht als Nichtflimmern zu erkennen, liegt bei nahezu 100 %. Die „Spezifität", ein Flimmern richtig zu erkennen, liegt bei ca. 92 %. Die Analysezeit der Geräte beträgt etwa 10 s. Bei einem Gerät ist es möglich, vom halbautomatischen in den manuellen Modus zu wechseln und das Gerät wie einen herkömmlichen Defibrillator zu benutzen.

Aktuell wird über die Legalisierung der Frühdefibrillation heftig diskutiert. Die American Heart Association fordert sie bereits seit Jahren und auch der European Resucitation Council hat sich dieser Sichtweise angeschlossen. In den USA sind die Rahmenbedingungen in den meisten Bundesstaaten auch bereits geschaffen und Bill Clinton persönlich hat die Installation von AEDs im Jahr 2000 zur nationalen Sache erhoben. Mittlerweile haben nahezu alle Fluglinien derartige Halbautomaten in ihren Flugzeugen installiert und Großbritannien rüstete 600 Bahnhöfe mit AEDs aus. Und selbst in manchen Betrieben wird bereits der Einsatz von Defibrillatoren praktiziert.

In Deutschland haben die Bundesärzte der Hilfsorganisationen im Frühjahr 2000 positiv Stellung bezogen Mittlerweile befürwortet auch die Bundesärztekammer die Frühdefibrillation prinzipiell [4]. Ein aktuelles Schreiben des Baden-Württembergischen Sozialministeriums bestätigt sogar, dass mittlerweile selbst den Angehörigen von Herz-Kreislauf-Patienten die Verwendung von Defibrillatoren im Rahmen des Notkompetenzgesetzes gestattet ist, sofern sie sich einer regelmäßig zu wiederholenden Schulung unter Aufsicht eines Arztes unterziehen. Details finden sich in [40].

Trotz heftiger Widerstände ist absehbar, dass in Zukunft vollautomatische Geräte zur Defibrillation öffentlich zugänglich gemacht werden. Dabei müssen nur noch die Elektroden aufgeklebt werden, Rhythmusanalyse und Schockauslösung werden vom Gerät vorgenommen. An dieser Stelle sind vor allem die Verdienste der Björn-Steiger-Stiftung zu erwähnen. Dieser Organisation, die durch die Einrichtung der Notrufsäulen sowie der Deutschen Rettungswacht bekannt geworden ist, engagiert sich seit kurzem in beeindruckender weise für die Etablierung der Frühdefibrillation.

14.5 Der implantierbare Kardioverter/Defibrillator (ICD)

Auch mit der Einführung von AEDs steigt die Überlebensrate im Mittel lediglich auf etwa 20-30 %, da die Hilfe noch immer in vielen Fällen zu spät kommt. Für Patienten, die in besonderem Maße durch tachykarde Rhythmusstörungen der Herzkammern bedroht sind, wurden daher implantierbare Aggregate mit automatischer Elektroschockabgabe entwickelt [24, 25, 31]. Technologisch gleichen sie implantierbaren Schrittmachern (Kap. 13).

Die Aggregate sind inzwischen von akzeptabler Größe und können vergleichbar mit antibradykarden Schrittmachersystemen unterhalb des Schlüsselbeins (infraklavikulär) implantiert werden [17, 40]. Abbildung 14.15 zeigt das Schnittmodell eines derartigen Implantates. Moderne ICDs verfügen zusätzlich noch über die Möglichkeit zur antibradykarden Stimulation. Da Patienten mit schlechter Herzmuskelfunktion besonders durch ventrikuläre Tachyarrhythmien bedroht sind, wird aktuell an der Kombination von biventrikulärer Stimulation (Abschn. 13.3.7) und implantierbarem Kardioverter/Defibrillator gearbeitet.

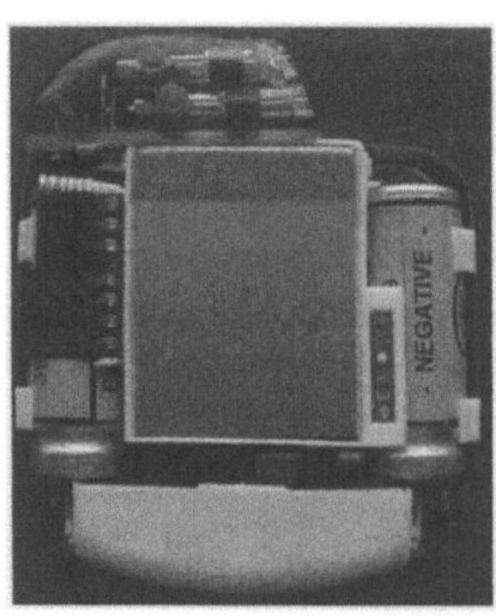

Abb. 14.15. Schnittbild eines implantierbaren Kardioverter/Defibrillators (ICD)

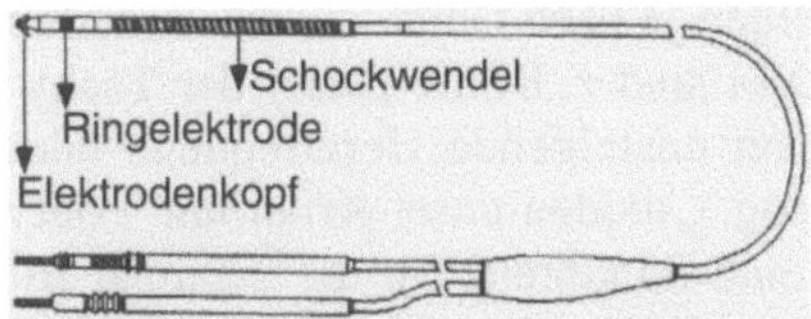

Abb. 14.16. Schematische Darstellung der Elektrode eines implantierbaren Kardioverter/Defibrillators (ICD)

Die Defibrillationselektroden der Geräte der ersten Generation mussten noch über eine Eröffnung des Brustkorbes (Thorakotomie) auf das Epikard aufgebracht werden. Seit Ende der 80er Jahre stehen zuverlässige Systeme mit endokardialen Elektroden zur Verfügung, die transvenös implantiert werden [5, 36]. Abbildung 14.16 zeigt eine Schemazeichnung einer solchen Elektrode.

Über das Elektrodensystem erfolgt die EKG-Detektion in der rechten Herzkammer. Die Eingangsstufe ist in ihrer gesamten Charakteristik (Art der Gleichrichtung, Schwellenwerte, Verstärkung, Filtergrenzen) programmierbar. Die Klassifikation der unterschiedlichen Rhythmen erfolgt jedoch ausschließlich auf Basis der erfassten RR-Intervalle. VF/VT-Detektionsalgorithmen, wie sie in Abschn. 14.3.3 beschrieben wurden, sind aufgrund der beschränkten Rechenkapazität von Implantaten bislang nicht einsetzbar. Je nach RR-Intervalllänge werden verschiedene Rhythmusklassen definiert. Unterhalb einer unteren Interventionsgrenze liegt Bradykardie vor und der ICD reagiert mit normaler Schrittmacherstimulation (VVI- oder DDD-Modus). Ein physiologischer Rhythmus erfordert keine Intervention.

Zur Behandlung von Kammertachykardien lässt sich zwischen antitachykarder Stimulation und Schockbehandlung wählen. Ist die Tachykardie mittels Elektrostimulation zu beheben, wird man diese Möglichkeit bevorzugt programmieren, da sie den Patienten subjektiv weniger beeinflusst. Beispiele einer antitachykarden Stimulation sind die Burst-Abgabe (es wird eine definierte Anzahl von Stimulationsimpulsen hoher Frequenz mit gleichbleibendem Impulsabstand abgegeben), die Kombination aus Burst und programmiertem Extrastimulus (auf eine Burst-Stimulation folgt ein Extrastimulus nach einer vom Anwender programmierbaren Zeitspanne, dem sogenannten Kopplungsintervall) und die Rampenstimulation (Folge von Stimulationsimpulsen, deren Abstand sich konstant verändert), die sich zusätzlich mit programmierbaren Extraimpulsen kombinieren lässt. Pro-grammierbar sind auch Kombinationen aus antitachykarder Stimulation und Schockabgabe.

Bei Detektion von Kammerflimmern wird unmittelbar eine Schockabgabe initiiert. Sofern ein R-Wellen-Signal vom ICD erkannt wird, erfolgt die Schockabgabe synchronisiert. Nach jeder Schockabgabe bewertet der ICD den Rhythmus erneut. Bei Fortbestehen der Tachyarrhythmie werden weitere Pulse abgegeben. Die Schockenergie lässt sich bis zu einer geräteabhängigen Obergrenze (zwischen 30 und 40 J) programmieren. Die Maximalenergie eines ICD liegt deutlich unter dem eines externen Gerätes, da beim Implantat die Verluste wesentlich geringer ausfallen. In der Praxis wird versucht, für den ersten Schock eine Energiestufe zu wählen, die sich in Voruntersuchungen als noch effektiv erwiesen hat, spätestens ab dem 3. Schock wird jedoch die Maximalenergie abgegeben.

Neben der Erfassung der Herzfrequenz werden je nach Gerät weitere Kriterien zur Tachykardiebeurteilung herangezogen. Dies sind z. B. die Dauer der Tachykardie, der Beginn der Tachykardie (langsam ansteigende Herzfrequenz oder plötzlich einsetzender schneller Herzschlag sog. „sudden-onset-Kriterium") oder die Stabilität der Rhythmusstörung (es wird eine Bandbreite für die maximal zulässige Schwankung der RR-Intervalle vorgegeben). In Abhängigkeit dieser Kriterien lassen sich besondere Therapieprogramme festlegen (z. B. Beginnen mit antitachykarder Stimulation, nach Ablauf einer bestimmten Zeit niederenergetischer Schock etc.). Speziell bei Implantaten besteht das Risiko, eine SVT irrtümlicherweise als VT oder gar VF zu interpretieren. Tatsächlich lassen sich in der klinischen Praxis etwa 50% der abgegebenen Schocks auf atriale Arrhythmien zurückführen. Aus diesem Grunde wurden sog. Doppelkammer-ICD entwickelt, die als zusätzliches Detektionskriterium das im rechten Vorhof abgeleitete EKG auswerten. Durch Frequenzvergleich der atrialen und der ventrikulären Rhythmen lässt sich der Herd der Tachykardie sehr mit hoher icherheit eingrenzen. Fortgeschrit-tene Diskrimina-tionsalgorithmen verwenden sogar einen Teststimulus, um im Falle einer 1:1-Überleitung ante- von retrograder Leitung zu unterscheiden. Damit lässt sich die Zahl nichtadäquater Schocks nahezu auf Null reduzieren.

Für implantierbare Kardioverter/Defibrillatoren ist die automatische Tachykardieerkennung von besonderer Bedeutung. Sowohl ein Nichterkennen von Tachyarrhythmien als auch eine Schockabgabe ohne Vorliegen einer Tachykardie kann für den Patienten lebensgefährliche Folgen haben. Um eine optimale Anpassung der Geräte an die Bedürfnisse des Patienten zu ermöglichen, ist neben der Multiprogrammierbarkeit der Systeme ihre hochqualifizierte Überwachung erforderlich. Dies wird durch Aufzeichnung und Speicherung des vom Gerät erfassten EKG-Signals erleichtert.

Moderne Geräte erfassen neben dem Herzrhythmus auch die Therapieform. Durch Zuordnung einer erfolgreichen Therapieform zu definierten Rhythmuskriterien ist der ICD lernfähig und kann bei erneutem Auftreten vergleichbarer Rhythmusstörungen die dafür in der Vergangenheit erfolgreiche Art der Terminierung selbständig auswählen. Selbstverständlich sind diese Daten auch allesamt extern abrufbar und tragen so zur manuellen Optimierung der ICD-Programmierung durch den betreuenden Kardiologen bei.

14.6 Literatur

[1] Afonso VX, Tompkins WJ, Nguyen TQ, Luo S: „ECG Beat Detection using Filter Banks". IEEE Transactions on Biomedical Engineerin (1999) Vol. 46, pp. 192-202.
[2] Afonso VX, Tompkins WJ, Nguyen TQ, Michler K, Luo S: „Comparing Stress ECG Enhancement Algorithms". IEEE Engineering in Medicine and Biology (1996) pp. 37-44.
[3] Afonso VX, Tompkins WJ: „Detecting Ventricular Fibrillation. IEEE Engineering in Medicine and Biology. (1995) pp. 152-159.
[4] Andresen D, Bahr J, Kettler D, Panzer W, Schüttler J, Sefrin P: Reanimation – Empfehlungen für die Wiederbelebung. Deutscher Ärzte Verlag Köln (2000).
[5] Brachmann J, Hilbel T, Beyer T, Schöls W, Karoly L, Freigang K, Becker R, Bauer A, Kübler W. (1996) Neue Aspekte der Defibrillatortherapie. Z Kardiol; 85 (Suppl 6): 83-9.

[6] Charbonnier FM: „External Defibrillators and Emergency External Pacemakers".Proceedings of the IEEE (1996) pp. 487-499.

[7] Chen S, Clarkson PM, Qui F: „A Robust Sequential Detection Algorithm for Cardiac Arrythmia Classification". IEEE Transactions on Biomedical Engineering (1996) Vol 43, pp. 1120-1125.

[8] Chen S, Clarkson PM: "Prony Residual Analysis for the Identification of Cardiac Arrhythmias." In: International Conference on Acoustics, Speech and Signal Processing, (1995) Vol. 2 pp. 1177-1180.

[9] Chen S, Clarkson PM: „Detection of Cardiac Arrhythmias Using a Damped Exponential Modeling Algorithm". IEEE (1996) pp 1775-1778.

[10] Clayton RH, Murray A, Campbell RWF: „Comparison of four Techniques for Recognition of Ventricular Fibrillation from the Surface ECG". Medical and Biological Engineering and Computing" (1993) Vol. 31 pp. 111-117.

[11] Clayton RH, Murray A, Campbell RWF: „Frequency Analysis of Ventricular Fibrillation" IEEE (1995).

[12] Dorsch A. (1994) Kardiale Notfallsituationen. MMV Medizin-Verlag.

[13] Ewy GA. (1986) Electrical therapy for cardiovascular emergencies. Circulation; 74: 111-6.

[14] Friesen GM, Jannet TC, et al.: „A Comparison of the Noise Sensitivity of Nine QRS Detection Algorithms". IEEE Transaction on Biomedical Engineering (1990) Vol 37, pp 85-97.

[15] Hamilton PS, Tompkins WJ: „Quantitative Investigation of QRS Detection Rules Using the MIT/BIH Arrythmia Database". IEEE Transactions on Biomedical Engineering (1986) Vol. 33 pp. 1157-1165.

[16] Hewlett-Packard Company: Verfahren und Vorrichtung zum Erfassen eines Kammerflimmerns. (1998) Offenlegungsschrift DE 198 30 316 A1.

[17] Jung W. (1995) Elektrotherapie mit implantierbaren Kardioverter-Defibrillatoren bei malignen Herzrhythmusstörungen. Steinkopff.

[18] Kadambe S, Murray R, Boudreaux-Bartels GF: „Wavelet Transform-Based QRS Complex Detector". IEEE Transactions on Biomedical Engineering (1999) Vol. 46, pp. 838-847.

[19] Kuo S, Dillman R: „Computer Detection of Ventricular Fibrillation". IEEE Computer Society Press (1978) pp.347-349.

[20] Li C, Zheng C, Tai C: „Detection of ECG Characteristic Points using Wavelet Transform". IEEE Transactions on Biomedical Engineering (1995) Vol. 42 pp. 21-28.

[21] Lüderitz B. Herzrhythmusstörungen: Diagnostik und Therapie. Springer 1998.

[22] Millet-Roig J, Lopez-Soriano JJ, Mocholi A, Ruiz-Granell R, Chorro FJ: „Study of Frequency and Time Domain Parameters Extracted by Means of Wavelet Transform Applied to ECG to Distinguish between VF and other Arrythmias." IEEE Computers in Cardiology (1998) pp. 17-20.

[23] Millet-Roig J, Rieta-Ibanez JJ, Vilanova E, Chorro FJ: „Time-Frequency Analysis of a Single ECG to Discriminate between Ventricular Tachycardia and Ventricular Fibrillation". IEEE Computers in Cardiology" (1999) Vol. 26, pp. 711-714.

[24] Mirowski M, Mower MM, Staewen WS, Tabatznik B, Mendeloff AI. (1970) Standby automatic defibrillator: An approach to prevention of sudden coronary death. Arch Intern Med; 126: 158-61.

[25] Mirowski M. (1985) The automatic implantable cardioverter-defibrillator: An Overview. J Am Coll Cardiol; 6: 461-6.

[26] Nolle FM, Bowser RW, et al.: „Evaluation of a Frequency-Domain Algorithm to Detect Ventricular Fibrillation in the Surface Electrocardiogram". IEEE (1989) pp.337-340.

[27] Pan J, Tompkins WJ: „A Real-Time QRS Detection Algorithm". IEEE Transactions on Biomedical Engineering (1985) Vol. 32, pp 230-235.

[28] Poli R, Cagnoni S, Valli G: „Genetic Design of Optimum Linear and Nonlinear QRS-Detectors". IEEE Transactions on Biomedical Engineering (1995) Vol. 42, pp 1137-1141.

[29]Ruha A, Sallinen S, Nissil S: „A Real-Time Microprocessor QRS Detector with a 1-ms Timing Accuracy for the Measurement of Ambulatory HRV". IEEE Transactions on Biomedical Engineering" (1997) Vol. 44 pp. 159-167.

[30]Schmidt RF, Thews G.: „Physiologie des Menschen" Springer Verlag Berlin Heidelberg" (1995).

[31]Schmitt C. (2000) Herzinsuffizienz und plötzlicher Herztod – Medikamentöse und nichtmedikamentöse therapeutische Möglichkeiten aus der Sicht des Rhythmologen. Z Kardiol; 89 (Suppl 7): 55-9.

[32]Thakor NV, and Webster JG, Tompkins WJ: „Estimation of QRS Complex Power Spectra for Design of a QRS Filter". IEEE Transactions on Biomedical Engineering (1984) vol. 31, pp. 702-705.

[33]Thakor NV, Chen S: „Ventricular Fibrillation Detection by a Regression Test on the Autocorrelation Function". Medical and Biological Engineering and Computing" (1987) Vol. 25, pp. 241-249.

[34]Thakor NV, ZhuY, Kong-Yan P: „Ventricular Tachycardia and Fibrillation Detection by a Sequential Hypothesis Testing Algorithm. IEEE Transactions on Biomedical Engineering (1990) pp. 837-843.

[35]Tian L, Tompkins WJ: Time Domain Based Algorithm for Detection of Ventricular Fibrillation. In: Proceedings of the 19th Int. Conference IEEE/EMBS (1997) 374-377.

[36]Ulbricht LJ, Emmrich K, Probst H, Krakau I, Gülker H. (1995) Automatische implantierbare Kardioverter/Defibrillatoren. Indikationen zur Implantation und klinische Ergebnisse. Z Kardiol; (Suppl 2): 127-36.

[37]Vaidyanathan PP: „Multirate Systems and Filterbanks". Englewood Cliffs NJ. Prentice-Hall (1993).

[38]Wagner, Gero von: Event getriggerte EKG-Telemetrie via GSM zur Überwachung kardiologischer Risikopatienten. Diplomarbeit, Inst. für Biomed. Technik der Universität Karlsruhe (TH) (2000).

[39]WeinlichM, Hölzer H, Flesch I, Domres B: „Rechtiche Aspekte bei der Frühdefibrillation durch geschulte Laienhelfer". Versicherungsmedizin (2000) Vol. 52, pp. 90-92.

[40]Wietholt D, Ulbricht LJ, Gülker H. (1997) Implantierbare Kardioverter Defibrillatoren. Von der Indikation bis zur Nachsorge. Thieme.

[41]Zhang X, Zhu Y, Thakor NV, Wang Z: „Detecting Ventricular Tachycardia and Fibrillation by Complexity Measure". IEEE Transactions on Biomedical Engineering" (1999) Vol. 46, pp. 548-555.

15 Alternative Techniken der Tachykardie-behandlung

Elektrotherapeutische Verfahren haben die Prognose bei Patienten mit tachykarden Rhythmusstörungen massgeblich verbessert. Trotzdem stellt die Defibrillation sowohl aus medizinischer als auch aus ökonomischer Sicht noch keine zufriedenstellende Lösung dar, da die Therapie nur die Symptome kompensiert, nicht aber die Ursachen bekämpft. Zunehmende Erfahrungen mit invasiver Elektrokardiographie und Stimulation sowie die gewonnenen pathogenetischen Kenntnisse rückten daher die Katheterablation in den Vordergrund. Medikamentös refraktäre supraventrikuläre Tachykardien (Vorhofflimmern und Vorhofflattern) wurden durch Katheterablation des His'schen Bündels mit Gleichstromschocks bereits sehr früh erfolgreich behandelt [9, 41]. Ziel derartiger Ablationen ist es, bestimmte Areale des Myokards bewusst zu zerstören, um den der Tachykardie zugrunde liegende Reentry-Kreis zu unterbrechen. Weitere Erfahrungen wurden bei der Ablation akzessorischer Fasern und ventrikulärer Tachykardien gesammelt.

Die damals genutzte Gleichstromablation verursachte jedoch aufgrund größerer Myokardnekrosen, erheblicher Barotraumen oder einer elektrischen Schädigung des Herzmuskels erhebliche, zum Teil tödliche Komplikationen [8]. Einen Fortschritt brachte die Wechselstromablation (RF-Ablation) mit 300-750 kHz unter Kontrolle von Temperatur und Impedanz. Die erzeugten Narben waren wenige mm ausgedehnt. Die Energie konnte dosiert in wählbaren Zeit- und Temperaturbereichen abgegeben werden. Für eine weitere Präzisierung dieses Therapieprinzips sorgten moderne Mapping-Verfahren (Abschn. 5.6.7).

Die therapeutischen Ziele orientieren sich an der Art der tachykarden Rhythmusstörung. Sie reichen von der His-Bündel-Ablationen und AV-Knoten-Modifikation bis zu singulären oder multiplen Ablationslinien je nach dem Ergebnis der vorausgegangenen elektrophysiologischen Untersuchung. In Rahmen des vorliegenden Buchs lassen sich elektrokardiographische Kriterien tachykarder Rhythmusstörungen nicht erläutern. Einzelheiten zur Diagnostik sowie Empfehlungen zu alternativen Techniken der Tachykardietherapie sind der Fachliteratur zu entnehmen [21, 30, 50, 51, 52]. Hier soll nur auf die prinzipiell möglichen Einteilungen von Tachyarrhythmien, die sich nach dem derzeitigen Kenntnisstand einer interventionellen Therapie zuführen lassen, hingewiesen werden. Desgleichen sollen die bisher genutzten sowie auch die noch in weiterer Erprobung befindlichen Ablationsverfahren kurz erläutert werden.

15.1 Atriale Tachykardiebehandlung

Zu den atrialen Tachykardien supraventrikulären Ursprungs (SVT) werden atriale und atrioventrikuläre Arrhythmien gerechnet. Der Arrhythmiemechanismus bei atrialen Tachyarrhytmien bleibt auf das Vorhofmyokard und die Lungenveneneinmündungen begrenzt. Atrioventrikuläre Tachykardien beziehen den AV-Knoten als notwendigen Teil der Rhythmusstörung mit ein. Eine Systematik supraventrikulärer Tachyarrhythmien vermittelt Tabelle 15.1 [38].

Tabelle 15.1. Systematik supraventrikulärer Tachyarrhythmien

Atriale Tachyarrhythmien	Atrioventrikuläre Tachykardien
- Sinustachykardie paroxysmal, inadäquat	- AV-Knoten-Reentrytachykardie (AVNRT)
- Automatische Vorhoftachykardie	slow-fast-Reentry (typische AVNRT)
- Sinuatriale Reentrytachykardie	fast-slow-Reentry (atypische AVNRT)
- Multifokale atriale Tachykardie	slow-slow-Reentry (mehrere Leitungswege)
- Vorhofflattern typisch (gewöhnlicher, ungewöhnlicher Typ) atypisch	- Präexzitationssyndrom Orthodromes Reentry
- Vorhofflimmern paroxysmal, persistierend, permanent	Antidromes Reentry Makroreentry bei funktionaler Reentry-tachykardie

Tabelle 15.2. Einteilung supraventrikulärer Tachykardien nach interventionellen Gesichtspunkten [38]

Ablationsstrategie	Orientierung	Arrhythmie
Fokale Ablation	Automatie	Automatische atriale Tachykardie, Inadäquate Sinustachykardie, Fokales Vorhofflimmern, Automatische Vorhoftachykardie
	Erregungsleitung	Präexzitationssyndrom, AV-Knoten-Reentry, AV-Knoten-Ablation bei refraktärem Vorhofflimmern
Singuläre Ablationslinie	Anatomisch vorgegeben, zu identifizieren	Typisches Vorhofflattern, Atypisches Vorhofflattern, Atriale Reentrytachykardien
Multiple Ablationslinien	Anatomisch vorgegeben, nicht gesichert	Isolation pulmonalvenöser Foci, Vorhofflimmern
Unklar		Multifokale atriale Tachykardie, Atriale Arrhythmien bei: - Druck/Volumenbelastung - Endokrinopathie - Chronischer Ischämie - Postoperativ - Karditis - Sympathikotomie - Akute/chronische Intoxikation.

Praxisrelevant ist ferner die Einteilung supraventrikulärer Tachykardien nach interventionellen Aspekten (Tabelle 15.2). Zu Arrhythmien, die durch eine fokale Ablation zu therapieren sind, gehören Ektopien mit automatischem Mechanismus sowie atrioventrikuläre Tachykardien mit Leitung durch die begrenzte elektrische Lücke. Arrhythmien, deren elektrische Lücke die Grenzen einer singulären fokalen Ablation übersteigt, sind über eine Kette von Ablationspunkten – singuläre Ablationslinie - unterschiedlicher Länge zu eliminieren. Beim typischen Vorhofflattern (sägezahnartige negative P-Wellen in II, III, aVF) liegt die elektrische Lücke im Isthmus zwischen Trikuspidalanulus, unterer Hohlvene und Koronarsinusostium. Beim atypischen Vorhofflattern (hochfrequente positive P-Wellen in den inferioren Ableitungen), inzisionaler Tachykardie sowie sinuatrialer Reentrytachykardie muss die elektrische Lücke mittels Mapping diagnostiziert werden.

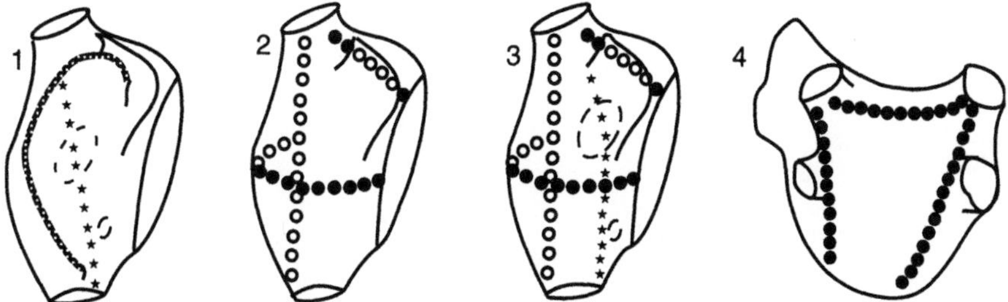

Abb. 15.1. Kurative RF)-Ablation bei paroxysmalem Vorhofflimmern [11]. Diagramme 1, 2, 3: Ablationslinien im rechten Vorhof bei vorderer Aufsicht (**1**) einzige septale rechtsatriale Ablationsläsion, **2)** longitudinale und transversale Ablationslinie in der freien rechtsatrialen Wand, **3)** zusätzliche septale Läsionslinie, **4)** linksatriale Läsionslinien (rückwärtige Aufsicht des linken Vorhofes).

Multiple Ablationslinien (Abb. 15.1) mit ausgedehnter Kompartimentierung eines oder beider Vorhöfe müssen z. B. beim Vorhofflimmern (multiple wavelet Mechanismus) gesetzt werden [42]. Teilweise dient ergänzend eine fokale Ablation. Die vierte Gruppe von Arrhythmien (Tabelle 15.2) kann sich sowohl fokalen als auch linearen Ablationen entziehen. Besonders rasche spontane Wechsel verschiedener Vorhofarrhythmien am kranken Vorhof erschweren eine erfolgreiche Ablation. Dies trifft vor allem auf sekundäre Arrhythmien bei Hyperthyreose, Diphtherie, chronischer Ischämie, Vorhofüberdehnung bei chronischer Druck- oder Volumenbelastung sowie Perimyokarditis zu.

Chirurgische Verfahren zur Therapie des symptomatischen Vorhofflimmerns (Maze-Operationen) unterbrechen per Schnitt bzw. durch Ablationskatheter über multiple links- und rechtsatriale Läsionslinien alle Makroreentry-Kreisläufe. Durch das Vernähen von Inzisionen verkleinern sich zudem die Vorhöfe, was zusätzlich dem Auftreten von Reentrykreisen entgegen wirkt [6]. Elektrophysiologische Analysen ergaben, dass die häufigsten Foci, die Vorhofflimmern induzieren bzw. aufrechterhalten, in den Mündungen der Pulmonalvenen liegen. Bei bestimmten Patienten werden daher RF-Ablationen der 4 Pulmonalvenenmündungen durchgeführt [49] (Abb. 15.2)

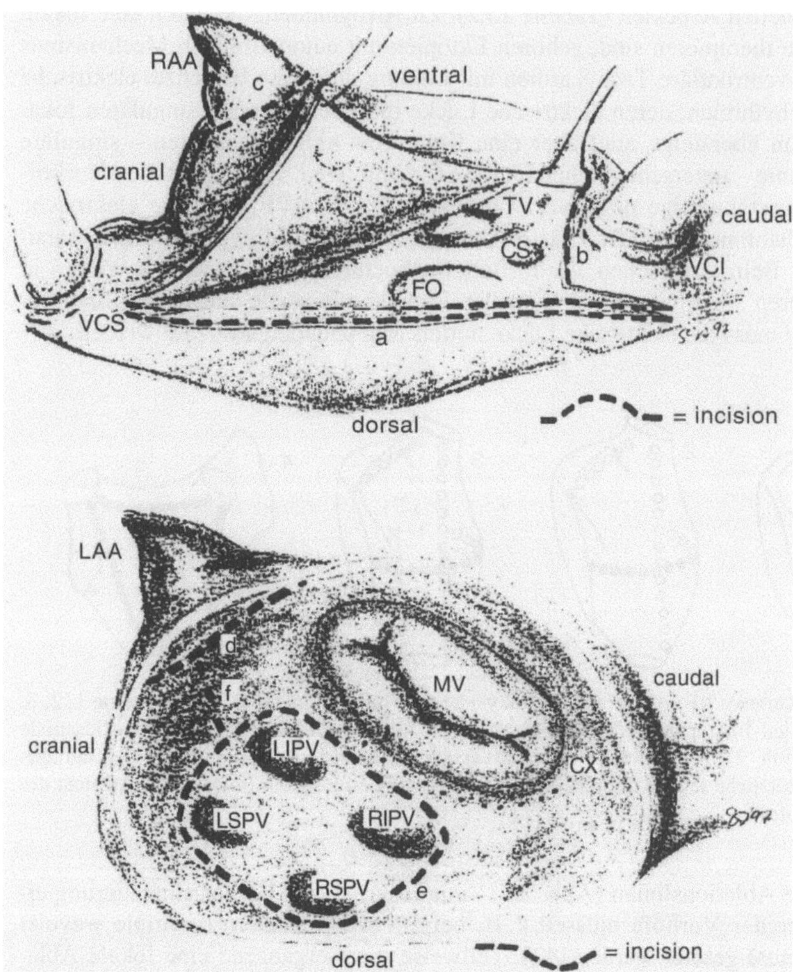

Abb. 15.2. Maze-Inzisionen [49] RAA = rechtes Vorhofohr, TV = Tricuspidalklappe, FO = Fossa ovalis, CS = Koronarsinus, VCS = Vena cava superior, VCI = Vena cava inferior, LAA = linkes Vorhofohr, CX = Arteria circumflexa, MV = Mitralklappe, LSPV = linke obere Pulmonalvene, LIPV = linke untere Pulmonalvene, RSPV = rechte obere Pulmonalvene, RIPV = rechte untere Pulmonalvene

15.2 Ventrikuläre Tachykardiebehandlung

Ausgangsorte ventrikulärer Tachykardien liegen meist in der Bifurkation des His-Bündels. In Frage kommen ferner Tawara-Schenkel, Purkinje-Fasern oder die Arbeitsmuskulatur. Meistens bestehen Reentry-Mechanismen, pathologische Spontandepolarisationen durch abnorme Automatie oder auch eine getriggerte Aktivität.

Eine Kammertachykardie besteht aus mindestens drei ventrikulären abnormen Depolarisationen in Folge mit einer Zykluslänge $\leq$ 600 ms. Sistiert die ventrikuläre Tachykardie (VT) innerhalb von 30 s, dann wird sie als nicht anhaltend (non-sustained VT) bezeichnet. Bei einer Dauer von mehr als 30 s handelt es sich um eine anhaltende VT (sustained VT).

Kammertachykardien weisen QRS-Komplexe von meist 150-200 ms auf. Die Amplituden der QRS-Komplexe sind vergrößert, die Kammerendteile in der Regel diskordant. Sind die QRS-Komplexe gleich, handelt es sich um eine monomorphe VT, bei wechselnder Konfiguration liegt eine polymorphe VT vor. Eine bidirektionale VT besteht, wenn die Polarität des QRS-Komplexes sich häufig von Schlag zu Schlag ändert. Wechselt die Form der QRS-Ausschläge kontinuierlich um die Null-Linie, wird von einer Torsades-de-points-Tachykardie gesprochen.

Eine sichere Zuordnung einer VT zu einem bestimmten Ursprungsort im Herzen ist über das Oberflächen-EKG nur begrenzt möglich. Rechtsschenkelmorphologie besagt häufig, dass die Tachykardie aus der linken Kammer entspringt. Tabelle 15.3 enthält EKG-Kriterien zur Abschätzung des Tachykardieursprungs [45].

Tabelle 15.3. EKG-Kriterien zur Abschätzung des Tachykardieursprungs [45]

V1	Achse in der Frontalebene	V4	LV endokardiale präsyst. Aktivität
LB	Links-superior	S od. qS	Apikales Septum
LB	Links-superior	R	Basales
LB	Inferior	--	Septum
RB	IL-superior	R od. rS	Anteriores Septum
RB	Links-superior	S	Infero-basal
RB	Rechts-superior	S od. rS	Apikales Septum od. apikale Unterwand
RB	Links-superior	R	Apikale Unterwand od. apikales Septum
RB	Superior	S	Infero-basal
RB	Rechts-superior	R	Antero-apikal / Basal, lateral

Abkürzungen: LB: Linksschenkelblock, RB: Rechtsschenkelblock

Die Vorhöfe wurden bei einer VT entweder retrograd nachfolgend an die Kammerdepolarisation oder antegrad vom Sinusknoten ausgehend depolarisiert. Bei retrograder Blockade besteht eine komplette AV-Dissoziation, d.h. Vorhöfe und Kammern schlagen unabhängig voneinander. Bei AV-Dissoziation und niedriger Frequenz der VT führen spontane P-Wellen zu einer Kammerdepolarisation. Es handelt sich dann um Capture Beats des Sinusrhythmus. Außerdem können Misch-QRS-Komplexe in Form sog. Fusionsschläge (Fusion Beats) auftreten (Abb. 15.3)

Über konventionelles Mapping und Induktion der VT durch programmierte Simulation wird ein Aktivierungs-Mapping möglich. Die Katheter befinden sich in Standardpositionen (RV-Spitze, RV-Ausflusstrakt, His-Position, Koronarsinus, Ablationskatheter mit steuerbarer Spitze im LV). Aus der Vielzahl abgeleiteter endokardialer Potentiale lässt sich der Ausgangsort bzw. der zugrundeliegende Arrhythmiemechanismus feststellen [20].

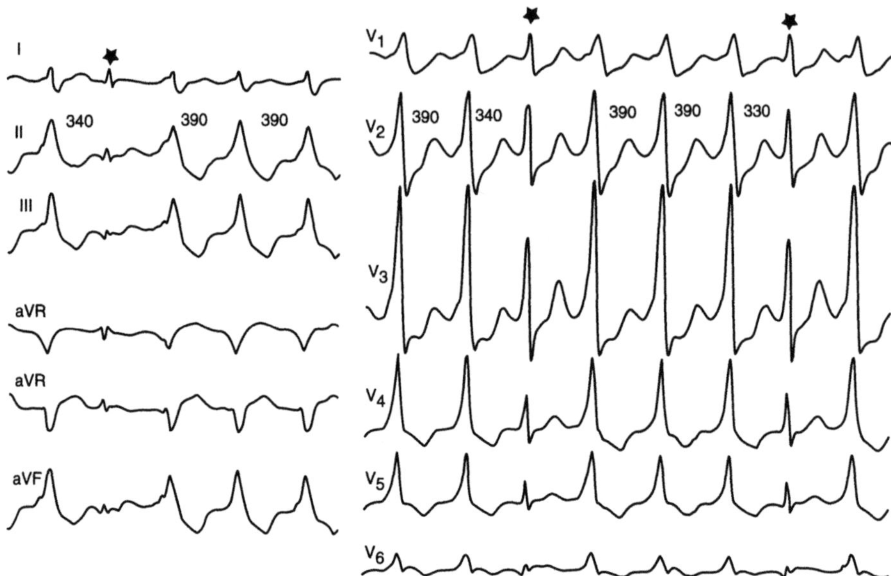

Abb. 15.3. Kammertachykardie mit Capture- und Fusion-Beats bei Hinterwandinfarkt. Die Extremitätenableitungen zeigen eine Aktion und im Brustwand-EKG finden sich 2 Aktionen mit anderer QRS-Morphologie [21].

Für eine erfolgreiche RF-Ablation sind nachweisbare sog. mittdiastolische Potenziale (MDP) wichtig (Abb. 15.4). Mittdiastolische Potenziale weisen darauf hin, dass man sich in einer „zone of slow conduction" (ZSL) bzw. in unmittelbarer Nähe befindet. MDPs finden sich aber auch im sog. bystand der Areale. Zum Beurteilen, ob das MDP einen Teil des Reentry-Kreises repräsentiert oder aus einer bystander-Region stammt, wurde ein Stimulationsverfahren bei bestehender VT eingeführt, das sog. „entrainmentmapping". Entrainment besagt, dass mit Stimuli die VT vorzuziehen bzw. auf die Stimulations-Zykluslänge zu beschleunigen ist. Entrainment charakterisiert die erregbare Lücke im Reentry-Kreis. Je nach Stimulationsort kommt es über orthodrome und antidrome Erregungsfronten zu Formveränderungen („progressiv fusion") oder zur ausbleibenden Änderung des QRS-Komplexes („entrainment without fusion" oder „concealed entrainment"). Concealed entrainment belegt die Stimulation in einer ZSL oder Bystander-Region. Die Analyse des sog. Postpacing-Intervalls (PPI) im Anschluss an den letzten Stimulus lässt eine weitere Differenzierung zu. Ist das PPI größer als die Zykluslänge der VT, so findet die Stimulation in einer Bystander Region statt, ist sie hingegen identisch mit der VT-Zykluslänge, so bedeutet dies die Region langsamer Erregungsausbreitung des Reentry-Kreises. Damit ist ein geeigneter Ablationsort gefunden [20]. Bei fehlendem Beleg einer strukturellen Herzerkrankung ist das arrhythmogene Substrat meist sehr unscharf. Erfolglose endokardiale Energieabgaben lassen häufig auf einen mehr epikardialen Ausgangsort der Ta-chykardie schließen. Besonders bei myokardialen Schäden im Rahmen einer KHK sind Langzeitergebnisse abzuwarten.

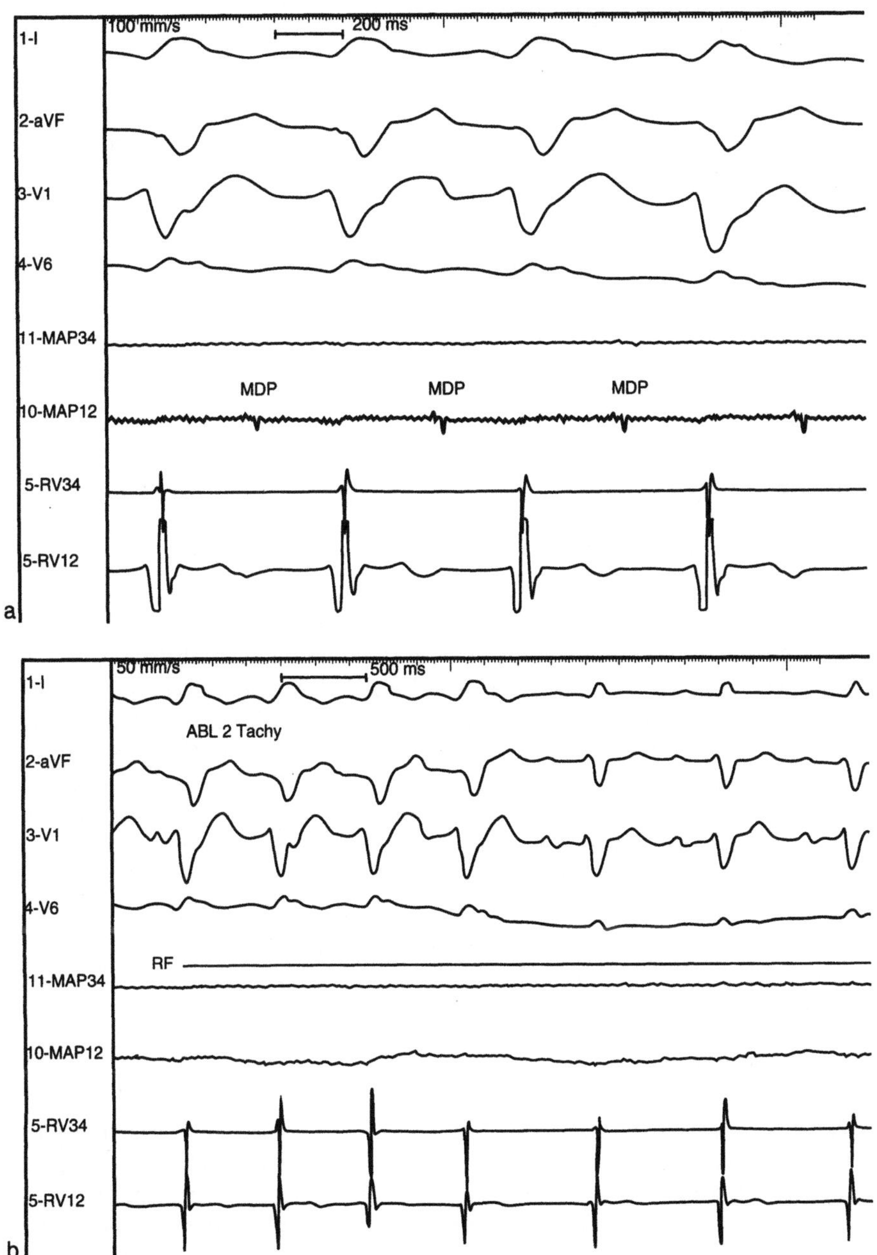

Abb. 15.4. Seit 3 Tagen anhaltende VT bei Anterolateralinfarkt (**a**) Im Aneurysmabereich lassen sich bei hoher Verstärkung isolierte mittdiastolische Potenziale (MDP) ableiten, **b**) Energieabgabe an dieser Stelle terminiert die VT, Sinusaktionen sind erkennbar [20])

15.3 Ablationsverfahren

Tabelle 15.4 bringt eine Übersicht möglicher Ablationsverfahren. Der RF-Ablation ist derzeit der höchste Stellenwert einzuräumen [18]. Für diese Art der Ablation liegen auch größere klinische Erfahrungen vor.

Tabelle 15.4 Mögliche Ablationsmethoden und Energiequellen

Gleichstrom-Ablation
Radiofrequenzenergie-Ablation (RF-Ablation)
 - Gepulste RF-Ablation
 - Cooled-Tip-Ablation
Mikrowellen-Ablation
Ultraschall-Ablation
Laser-Ablation
Kälte-Ablation (Kryoablation)
Fokale Bestrahlung
Chemische Ablation

Die Schädigung von arrhythmogenen Substraten durch Gleichstrom wurde zur Ablation von AV-Knoten, akzessorischen Leitungsbahnen und bei ventrikulären Tachykardien klinisch eingesetzt. Als Kathode diente die endokardial gelagerte Elektrode und als Anode die Hautelektrode. Über 2-10 ms wurden 100-400 J abgegeben. Die Läsionsgrößen waren direkt proportional zur Energiemenge. Als Mechanismen lagen eine Koagulationsnekrose, Membranschädigungen durch das elektrische Feld und Barotraumen infolge von Explosionen bei Drücken von mehreren Atmosphären zugrunde. Trotz hoher Erfolgsquote entstanden schwerwiegende Komplikationen wie Ventrikelperforation mit Tamponade, kardiogener Schock, Myokardinfizierungen, Koronarsinusruptur, Thrombenbildung und induzierte lebensbedrohlicher Arrythmien. Dieses Ablationsprinzip wird in der Klinik nicht mehr genutzt.

15.3.1 RF-Ablation

RF-Ablation wird mit Wechselstrom mit Frequenzen zwischen 300 und 750 kHz durchgeführt. Die Schädigung des Gewebes beruht fast ausschließlich auf der thermischen Wirkung der abgegebenen elektrischen Energie. Mit hoher Effektivität wurde die RF-Ablation zum Durchtrennen akzessorischer Bahnen beim WPW-Syndrom, zur AV-Knoten Ablation bei therapierefraktären Vorhofrhythmusstörungen, zur Modifikation des AV-Knotens bei AV-Knoten Reentry-Tachykardien, zur Ablation von atrialen und ventrikulären Tachykardien sowie zur Therapie von Vorhofflattern und Vorhofflimmern eingesetzt [18].

Abbildung 15.5 erläutert die abgegebene Applikation der RF-Energie. Während der RF-Ablation werden zur Kontrolle der Energieabgabe die abgegebene Leistung ($P = U \cdot I$), die Impedanz ($Z = U/I$) und die Temperatur der Katheterspitze kontinuierlich berechnet bzw. gemessen und als Verlaufskurven angezeigt. Die wesentliche Determinante der Nekrosegröße ist die Temperatur bzw. die Wärmemenge Q, die im Gewebe bei Abgabe der elektrischen Energie entsteht. Durch Erhitzen der Myokardzellen bewirkt sie eine Desikkation und eine Koagulationsnekrose. Es gilt: $Q = I^2 \cdot Z \cdot T$, wobei T für die Dauer der Energieabgabe steht.

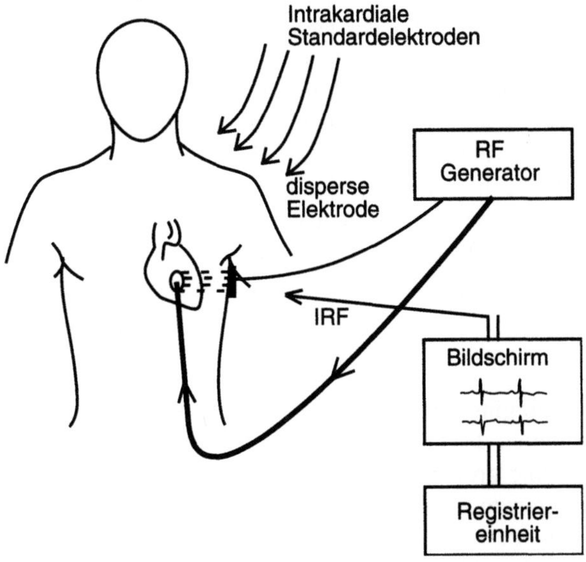

Abb. 15.5. Prinzip der RF-Ablationsanordnung

Aufgrund der Geometrieabhängigkeit der Impedanzverteilung wird die stärkste Temperaturerhöhung in der direkten Umgebung der Katheterspitze erzeugt. Dadurch wird die Gewebeläsion gut abgrenzbar. Bei nicht ausreichendem Wandkontakt resultieren hohe Impedanzwerte und damit eine geringere Gewebeschädigung [18, 53].

Als Kontrollverfahren der RF-Ablation diente zunächst die Leistungssteuerung. Leistungsstufen zwischen 5 und 50 Watt wurden vorgewählt und durch den RF-Generator konstant gehalten. Impedanz und Zeitspanne der Energieabgabe wurden kontinuierlich registriert. Eine Temperaturmessung erfolgte zunächst nicht. Hauptnachteil der leistungsgesteuerten RF-Ablation war das Auftreten von zu hohen Temperaturen (> 100° C) mit der Gefahr der Karbonisierung der Ablationselektrode. Bei fortgesetzter Energieabgabe konnte es zur Gasbildung und Explosionen infolge von Funkenschlag kommen. Daraus resultierende Komplikationen waren Thrombenbildung, Perforationen und Defekte am Katheter [36]. Bei der leistungsgesteuerten Ablation fehlte zudem eine Kontrolle des Wandkontaktes der Ablationselektrode und damit auch über die Effizienz der Energieabgabe.

In den letzten Jahren wurde daher zunehmend die temperaturgesteuerte RF-Ablation eingeführt. Durch den RF-Generator wird eine vorgegebene Temperatur der Katheterspitze konstant eingehalten. Wandkontakt und Nekroseausmass werden somit kontrollierbar, da eine eindeutige Korrelation von Temperatur und Läsionsgröße besteht [15]. Die thermische Gewebeläsion tritt ab Temperaturen von > 49° C auf. Tempe-raturen von 70-90° C sind als optimal für den Ablationserfolg einzuschätzen. Das Ausmaß der Gewebeschädigung hängt von der Elektrodengröße und der Zeitspanne der Energieabgabe ab. Für die Dauer der RF-Ablation sind mindestens 5 s und je nach Zielgewebe und Katheterstabilität bis zu 60-90 s zu veranschlagen. Das Nekroseausmaß beträgt bei diesen Parametern in der Länge ca. 10-15 mm, für in der Breite ca. 5 mm und in der Tiefe ca. 5-10 mm [15].

Als weiteres Kontrollprinzip wird eine impedanzgesteuerte Leistungstritation praktiziert. Hierfür wird die Ablation mit geringer Leistungsstufe (5 Watt) begonnen und der Impedanzverlauf kontinuierlich beobachtet. Da bei Abfällen von über 50 Ω bzw. Impedanzen unter 90 Ω ein erhöhtes Risiko eines Impedanzanstieges der weiteren RF-Applikation beobachtet die Energieabgabe wurde, beenden moderne Geräte in diesen Fällen. Tritt der Abfall nicht auf, wird die Leistung in 5 Watt Stufen ca. alle 5 s bis ca. 30 Watt erhöht. Das Auftreten von Impedanzanstiegen und die damit verbundenen Komplikationen lassen sich so verringern [17].

15.3.2. Gepulste RF-Ablation

Das Nutzen gepulster RF-Energie ging von der Hypothese aus, dass im Ergebnis ein geringerer Temperaturanstieg an der endokardialen Oberfläche resultiert. Auf diese Weise wäre es möglich, eine größere Energiemenge zu applizieren und so tiefere Läsionen zu setzen. Begrenzte in vitro Studien konnten jedoch keine Zunahme der Läsionsgröße durch die gepulste RF-Energieablation belegen [34].

Neuere in vitro Studie von NAKAGAWA [33] belegen, dass über gepulste RF-Energie und Spülung der Spitze des Ablationskatheters mit Kochsalzlösung größere Läsionen entstehen. Die Energieapplikation kann länger erfolgen und die Gewebeschäden sind kompletter. Der Stellenwert dieses Prinzips zur Therapie von Rhythmusstörungen ist jedoch noch nicht sicher einschätzbar. Das Applikationsverfahren muss weiter präzisiert werden.

15.3.3. Cooled-Tip-Ablation

Um eine weitreichende Gewebeerwärmung zu erzielen, aber das Problem der Karbonisierung und des damit verbundenen Impedanzanstiegs zu verhindern, wurde die Cooled-Tip-Ablation entwickelt. Hierbei wird die Katheterspitze während der RF-Abgabe kontinuierlich mit Kochsalzlösung gespült. Drei verschiedene Cooled-Tip-Ablationsmethoden wurden klinisch untersucht. Abbildung 15.6 veran-schaulicht die technischen Lösungen. Über den Kühlprozess lassen sich abrupte Impedanzanstiege an der Elektrodenspitze vermeiden [35]. Die Kühlung gestattet, eine höhere mittlere Energie von 22 ± 4,5 Watt zu applizieren, verglichen mit 6,1 ± 2,5 Watt bei Ablationskathetern ohne Kühlung. In experimentellen Analysen mit gekühlten Ablationskathetern ließen sich daher tiefere Läsionen (9, 9 ± 1,1 mm) setzen als ohne Kühlung (4,7 ± 0,6 mm) [32, 53]. Ebenso übt das Material der Katheterspitze einen Einfluss auf die Läsionstiefe aus [43]. So erzeugen z. B. Goldspitzen aufgrund ihrer höheren Wärmeleitung tiefere Läsionen als Platinspitzen.

Die Cooled-Tip-Radiofrequenzablation wird als eine alternative Methode genutzt, um im Rahmen von Herzoperationen tiefere atriale Läsionen zur Therapie des chronischen Vorhofflimmerns zu setzen [24]. Erfahrungen bestehen auch für RF-Ablationen ventrikulärer Tachykardien [5, 54]. Der Erfolg der gekühlten RF-VF-Ablation betrug 77 % und entspricht somit der normalen RF-Ablation. Die Komplikationsrate der gekühlten RF-Ablation betrug 6,7 %, wobei Thromboembolien mit 2,7 % vordergründig waren. Die zur Zeit laufenden Studien werden klären, ob sich diese Methodik durchsetzen wird [10].

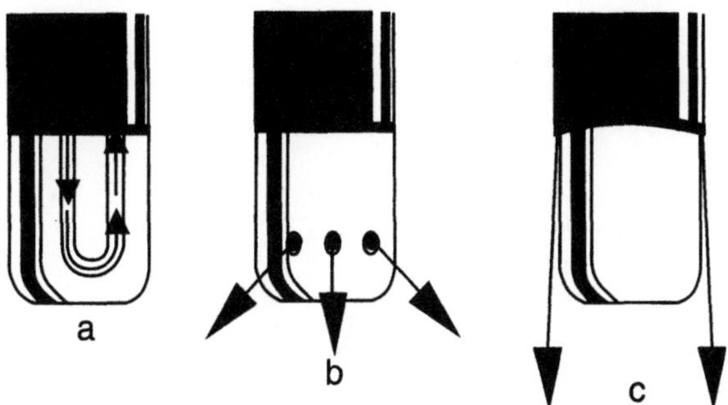

Abb. 15.6. Drei Cooled-Tip-Ablationsmethoden (**a**) Spülung mit geschlossenem System, **b**) Spülung über poröse Tip-Oberfläche, **c**) Spülung über ein Hülsenprinzip [2]).

15.3.4. Mikrowellen-Ablation

Die Mikrowellen-Ablation beruht auf der Absorption ausgestrahlter elektromagnetische Energie der Frequenz 915 oder 2450 MHz über spezielle Katheter, sodass kein enger myokardialer Kontakt erforderlich ist [1]. Die Mikrowellenenergie löst Oszillationen der Wasserdipole im Myokard aus, was zu einer molekularen Erwärmung führt („dielectric heating"). Die Katheter haben keine solide Elektrodenspitze, sondern eine Elektrodenwendel als Antenne [28]. Bei tangentialer Position der Katheterspitze in Bezug zum Endokard wird somit eine großflächige Läsion erzeugt (< 100 mm^3). Sie hängt ab von der Art der Antenne, von der Mikrowellenleistung und von der Dauer der Energieübertragung. Die Mikrowellen-Ablation ist experimentell und auch mit ersten klinischen Erprobungen bestätigt [25, 26, 29, 44]. Die Datenlage ist jedoch noch unzureichend, sodass in zwei aktuellen Studien weitere Erfahrungen gesammelt werden (MICRO-STAF: MICROwave application in surgical treatment of atrial fibrillation in patients undergoing mitral valve surgery; MICRO-PASS: MICROwave application for the treatment of atrial fibrillation in bypass-surgery). Als Vorteile der Mikrowellen-Ablation für den Einsatz in der Herzchirurgie werden aufgeführt:

- Die Methode schont die Endokardoberfläche.
- Mikrowellen penetrieren auch in nekrotisches und narbiges Gewebe.
- Linearläsionen können mit wenigen Applikationen visuell kontrolliert werden.
- Mikrowellen können auch epicardial eingesetzt werden.

Als nachteilig ist anzusehen, dass im Falle höherer Energie die Gewebetemperatur stärker ansteigen kann. Dabei wurde eine lokale Thrombusbildung beobachtet. Das Temperaturmonitoring wird daher als besonders wichtig eingeschätzt [53]. Abbildung 15.7 zeigt schematisch ein Mikrowellen Ablationssystem.

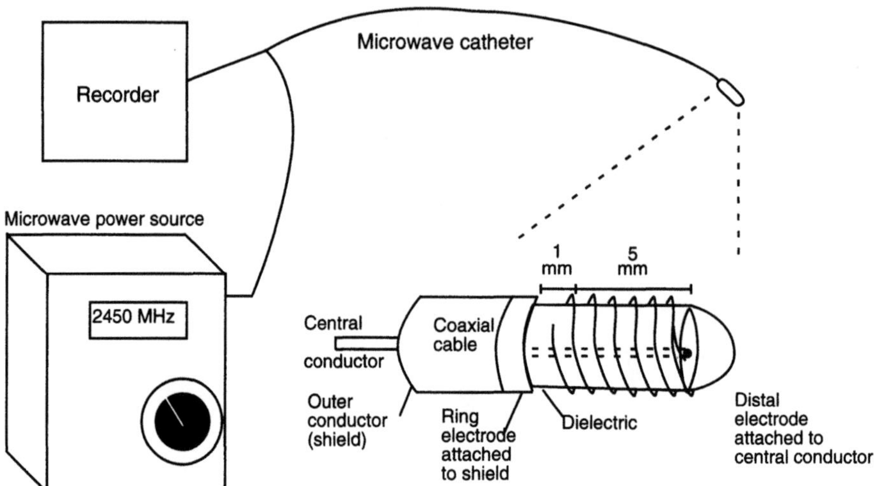

Abb. 15.7. Schema eines Mikrowellen-Ablationssystems. Der Katheter dient neben der Mikrowellenabgabe auch zum Potentialabgriff [26]

15.3.5 Ultraschall-Ablation

Eine weitere Energieform für die Ablationstherapie ist der Ultraschall. Ultraschall löst mechanische Druckwellen im Gewebe aus, deren Energie im Myokard zu Wärme umgewandelt wird. Das Ultraschall-Ablationssystem besteht aus einem Ultraschalltransducer und einer Energiequelle. Die genutzten Transducer (4,5 MHz, 6 MHz, 10 MHz) haben einen Durchmesser von 2,3 mm, sind 5 mm lang und werden auf einen 9F Katheter montiert. Bei 10 MHz werden Läsionen von 4,5 ± 1,2 mm Tiefe gesetzt. Entwicklungen zur Geradeausprojektion der Transducer sind erstrebenswert. Üblich ist die Leitprojektion der Ultraschall-Ablation mit der Ultraschallbildgebung. Für die Ultraschall-Ablation liegen nur vorläufige Daten vor [19]. Unter der Vorstellung [12], dass spontanes Entstehen von Vorhofflimmern häufig durch fokale Trigger aus den Mündungsgebieten der Pulmonalvenen stammen, wurde ein over-the-wire System mit zylindrischen Ultraschalltransducern entwickelt [27]. Transseptal werden der Draht und darüber der Ultraschall-Katheter positioniert. Die Pulmonalvene wird mit einem am Katheter zusätzlich montierten Ballon kurzfristig geblockt und die Ultraschallenergie übertragen. Dieses TTB-USA (through-the-balloon ultrasound ablation) System erlaubt es, an einem oder allen 4 Pulmonalvenen den oder die Dysrhythmieauslöser zu beseitigen. Damit gelingt die anatomische Isolation der Pulmonalvenen. Abbildung 15.8 übermittelt dazu eine Übersicht [27].

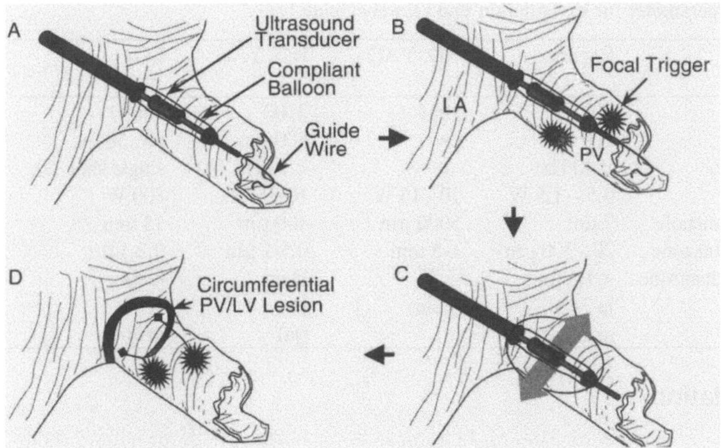

Abb. 15.8. Schema zur transseptalen Applikation des Ultraschallkatheters über einen Führungsdraht: **a)** Ultraschallkatheter, dekularer Ballon, Führungsdraht, **b)** Lage der focalen Trigger in der Pulmonalvene, **c)** entfalteter Ballon und Ultraschallstrahlung, **d)** zirkumferentielle PV/LA-Läsion [27])

15.3.6 Laser-Ablation

Bei der Laser-Ablation wird der Gewebeschaden durch Photokoagulation verursacht. Die Gewebereaktion hängt von der Wellenlänge ab. Die myokardiale Ablation ist vordergründig thermischer Natur. Die bisherigen Erfahrungen beziehen sich auf den Nd: YAG (1064 nm) und Argonlaser (488 nm, 515 nm). Die erreichten Läsionen hängen von der genutzten Technik ab. Der Nd: YAG (neodyniumrhyttriumaluminiumgarnet)-Laser erzeugt tiefere Defekte und ist besonders für die Ablation bei ventrikulären Tachykardien geeignet. Über die intraoperative Applikation des Nd: YAG-Lasers berichtet [46]. Bei 94 % der die Operation überlebenden Patienten war die Ablation erfolgreich. Die Katheterablation mit Argonlaser wurde bei supraventrikulären Tachykardien eingesetzt.

Der Gewebeeffekt des Lasers hängt von der Wellenlänge, der Pulsdauer und der Pulsrate ab [3]. Ein Laser mit großer optischer Penetrationstiefe (z. B. ND: YAG-Laser, 1064 nm, 80 W, cw) ist im Gewebeeffekt wie die Radiofrequenz- oder Mikrowellenablation einzuschätzen. Tabelle 15.5 vermittelt Daten zu Laserparametern. Grundlagen und Technik der Photoablation sind je nach der medizinischen Problematik für einen geplanten Lasereinsatz zu berücksichtigen [22]. Ein Kathetersystem setzt einen fiberoptischen Applikator neben dem Lasergrundgerät voraus. Kathetersysteme zum Einsatz für Ablation bei ventrikulären Tachykardien sind in Vorbereitung. Nachteilig bei der Laser-Ablation ist die optische Absorption des Blutes. Die Katheterspitze muss daher während der Energieabgabe an der Herzwand anliegen. Ferner ist eine Spülung mit Kochsalzlösung erforderlich.

Tabelle 15.5 Laserparameter für Koagulation und Gewebeabbau [7]

Lasertyp	Excimer	ND: YAG	HO: YAG	CO_2
Wellenlänge [nm]	308	1064	2100	10600
Pulsdauer	100 ns	cw	500 μm	cw; 50 ms
Pulsrate	< 40 Hz		< 10 Hz	single shot 20;
Mittlere Energie	0,5 – 1,5 W	10 – 15 W	10-25 W	800 W
Optische Penetrationstiefe	7 μm	5000 μm	400 μm	15 mm
Thermische Schadenszone	20 – 300 μm	1-5 mm	0,5-2 μm	0,2-1 μm
Mechanische Schadenszone	< 1,5 μm	-	klein	klein
Ablation	ja	(nein)	ja	ja
Koagulation	nein	ja	(ja)	nein

15.3.7 Kryoablation

Hypothermie verursacht ebenfalls von der Dauer und der Temperatur abhängige reversible oder irreversible Schäden am Myokard. Die Kryoablation wurde daher intraoperativ zum Setzen eines AV-Blockes oder zur Ablation atrialer und ventrikulärer tachykarder Rhythmusstörungen eingesetzt [44]. Die Temperaturen reichen von -50 °C -150 °C (und niedriger), die Applikationszeit liegt zwischen 0,5 und 5 min. Abhängig vom Wirkfeld und vom Gerät lassen sich Regionen, die für die Arrhythmieursache verantwortlich sind, über ein sog. Kälte-Mapping identifizieren und durch Kryoablation beseitigen. Über die perkutane Anwendung der Kryoablation existieren bisher nur tierexperimentelle Untersuchungen.

Die technischen Lösungen zur Abkühlung sind unterschiedlich. Genutzt wurde z. B. der Joule-Thompson-Effekt, bei dem das Entspannen eines Gases wie beim Kühlschrank zur signifikanten Temperaturabnahme bis zum Einfrieren führt. Dabei wird meist Stickoxid verwendet. Teilweise wurde ein Phasenwechsel eines Mediums zur Kälterzeugung angewandt. Ebenso wurde der Peltier-Effekt auf seine Verwendung geprüft [53]. Aufgrund des geringen Wirkungsgrades ist dieser Weg jedoch nur bedingt geeignet.

15.3.8 Chemische Ablation

Die chemische Ablation dient zum Sklerosieren der Koronararterie, die das arrhythmogene Areal versorgt. Erforderlich ist ein kryothermales Mapping. Die entsprechenden Koronararterien werden selektiv sondiert und mit Kochsalzlösung (4 °C) abgekühlt. Terminiert dabei die ventrikuläre Tachykardie, so werden nach Ballonoklusion dieses Koronarastes 0,5-2 ml 95%-iges Ethanol injiziert, wodurch dieses Gefäß sklerosiert.

Intramurale Injektionen sind klinisch nicht angewandt worden. Die Sklerosierungstherapie wurde von BRUGADA [4] entwickelt. Klinisch wurde sie kaum angewendet [23, 37]. Erwähnenswert ist ferner eine mikrokoronare Embolisation und Elektrothrombose [47]. Beide Methoden sind als Ausnahmeverfahren anzusehen. Ungeklärt ist, ob durch den künstlich provozierten Myokardinfarkt neue arrhythmogene Areale erzeugt werden.

15.4 Literatur

[1] Avitall B, et al. (1993) Physics and engineering of transcatheter cardiac tissue ablation. J Am Coll Cardiol 22: 921-932.

[2] Avitall B, Helms R (2000) Determinats of radiofrequency induced lesion size. In: Huang SKS, Wilber DJ (eds) Radiofrequency catheter ablation of cardiac arrhythmias. Futura Publishing Company, Armonk New York, pp. 47-80.

[3] Berlien HP, Müller G (1989) Angewandte Lasermedizin. Landsberg ecomed.

[4] Brugada P, Wellens HJJ (1984) Programmed electrical stimulation of the human heart. In: Josephson ME, Wellens HJJ (eds) Tachycardias, mechanisms diagnosis treatment. Lea & Febinger, Piladelphia.

[5] Calkins H, et al. (1998) Safety and efficacy of catheter ablation of ventricular tachycardia using the cooled ablation system: Final report. PACE 21: 842.

[6] Cox JL, et al. (1996) An 8 1/2-year clinical experience with surgery for atrial fibrillation. Ann Surg 224: 267-273; discussion 273-265.

[7] Dörschler K, Müller G (1999) The role of laser in cardiac surgery. Thorac Cardiovasc Surg 47 Suppl 3: 385-387.

[8] Evans GT, Scheinman MM, Zipes DP (1986) The percutaneous cardiac mapping and ablation registry: summary of results. Pacing Clin Electrophysiol 9: 923-926.

[9] Gallagher JJ, et al. (1982) Catheter technique for closed-chest ablation of the atrioventricular conduction system. N Engl J Med 306: 194-200.

[10] Gonska BD (2000) Neue Ablationstechniken bei ventrikulären Tachykardien. Z Kardiol 89: 171-176.

[11] Haissaguerre M, et al. (1996) Right and left atrial radiofrequency catheter therapy of paroxysmal atrial fibrillation. J Cardiovasc Electrophysiol 7: 1132-1144.

[12] Haissaguerre M, et al. (1998) Spontaneous initiation of atrial fibrillation by ectopic beats originating in the pulmonary veins. N Engl J Med 339: 659-666.

[13] Haissaguerre M, Shah DC, Jais P (1999) Catheter ablation of pulmonary vein foci for atrial fibrillation: PV foci ablation for atrial fibrillation. Thorac Cardiovasc Surg 47 Suppl 3: 352-356.

[14] He DS, et al. (1994) Preliminary results using ultrasound energy for ablation of the ventricular myocardium in dogs. Am J Cardiol 73: 1029-1031.

[15] Hindricks G, Haverkamp W (1995) Determinants of radiofrequency-induced lesion size: What are the important parameters to monitor during energy application. In: Huang SKS (ed) Radiofrequency catheter ablation of cardiac arrhythmias. Futura, New York, pp. 97-121.

[16] Hindricks G Kottkamp H, (1999) Catheter ablation of atrial flutter. Thorac Cardiovasc Surg 47 Suppl 3: 357-361.

[17] Hofmann E, Steinbeck G (1996) Katheterablation supraventrikulärer Tachykardien. Springer, Berlin Heidelberg New York, 75-79.

[18] Huang SKS, Wilber DJ (2000) Radiofrequency catheter ablation of cardiac arrhythmias. basic concepts and clinical applications. Futura Publishing Company Inc., Armonk, N. Y.

[19] Hynynen K, et al. (1997) Cylindrical ultrasonic transducers for cardiac catheter ablation. IEEE Trans Biomed Eng 44: 144-151.

[20] Kalusche D (2000) Konventionelle Mappingverfahren bei ventrikulären Tachykardien. In: Thamasett, Hombach (eds) Mappingverfahren in der Elektrophysiologie. Steinkopf, Darmstadt, pp. 69-80.

[21] Kalusche D, Csapa G (1997) Konventionelle und intrakardiale Elektrokardiographie. Novartis Pharma GmbH, Wehr /Baden.

[22] Kar H (1992) Grundlagen und Technik der Photoablation. In: Müller G, Berlien HP (eds) Advances in Laser Medicine. Landsberg ecomed.

[23] Kay GN, et al. (1992) Intracoronary ethanol ablation for the treatment of recurrent sustained ventricular tachycardia. J Am Coll Cardiol 19: 159-168.

[24] Khargi K (1999) The potential role of the cooled tip radiofrequency ablation catheter in the Cox-Maze III procedure. Thorac Cardiovasc Surg 47 Suppl 3: 373

[25] Knaut M, et al. (1999) Intraoperative microwave ablation for curative treatment of atrial fibrillation in open heart surgery--the MICRO-STAF and MICRO-PASS pilot trial. MICROwave Application in Surgical treatment of Atrial Fibrillation. MICROwave Application for the Treatment of Atrial Fibrillation in Bypass-Surgery. Thorac Cardiovasc Surg 47 Suppl 3: 379-384.

[26] Langberg JJ, et al. (1991) Catheter ablation of the atrioventricular junction using a helical microwave antenna: a novel means of coupling energy to the endocardium. Pacing Clin Electrophysiol 14: 2105-2113.

[27] Lesh MD, et al. (1999) An anatomic approach to prevention of atrial fibrillation: pulmonary vein isolation with through-the-balloon ultrasound ablation (TTB-USA). Thorac Cardiovasc Surg 47 Suppl 3: 347-351.

[28] Lin JC (1999) Catheter microwave ablation therapy for cardiac arrhythmias. Bioelectromagnetics Suppl: 120-132.

[29] Lin JC, Wang YJ, Hariman RJ (1994) Comparison of power deposition patterns produced by microwave and radiofrequency cardiac ablation catheters. Electronics Letter 30: 922-923.

[30] Lüderitz B (1998) Herzrhythmusstörungen. Springer, Berlin Heidelberg New York.

[31] Luderitz B, Jung W (1999) Intra-atrial defibrillation in humans. Thorac Cardiovasc Surg 47 Suppl 3: 342-346.

[32] Nakagawa H, et al. (1995) Comparison of in vivo tissue temperature profile and lesion geometry for radiofrequency ablation with a saline-irrigated electrode versus temperature control in a canine thigh muscle preparation. Circulation 91: 2264-2273.

[33] Nakagawa H, et al. (2000) Pulsed current delivery combined with saline irrigation produces deeper radiofrequency lesions without "steam" pop. Z Kardiol 89: III 172-III 176 A.

[34] Nath S, Whayene JG, Haines DE (1993) Does pulsed radiofrequency delivery result in greater tissue heating on lesion size from katheter ablation. PACE 16 (PtII): 947.

[35] Nibley C, et al. (1994) Prevention of impedance rise during radiofrequency current catheter ablation by intra-electrode tip chilling. Circulation 90: I 271.

[36] Notheis W (2000) Biophysikalische Grundlagen, Ablationsmethoden und Kontrollverfahren. In: Thamasett S, Hombach V (eds) Mappingverfahren in der Elektrophysiologie. Steinkopf, Darmstadt, pp. 1-10.

[37] Okishige K, Andrews TC, Friedman PL (1991) Suppression of incessant polymorphic ventricular tachycardia by selective intracoronary ethanol infusion. Pacing Clin Electrophysiol 14: 188-195.

[38] Pfeiffer D, et al. (2000) Katheterablationen von supraventrikulären Tachyarrhythmien. Z Kardiol Suppl 10: X43-X50.

[39] Saksena S (1999) Electrophysiologic study in patients with atrial fibrillation: an idea whose time has come yet again. J Interv Card Electrophysiol 3: 101-107

[40] Saksena S (1999) Pacing therapy for atrial fibrillation. Thorac Cardiovasc Surg 47 Suppl 3: 339-341.

[41] Scheinman MM, et al. (1982) Catheter-induced ablation of the atrioventricular junction to control refractory supraventricular arrhythmias. Jama 248: 851-855.

[42] Schwartzman D, Kuck KH (1998) Anatomy-guided linear atrial lesions for radiofrequency catheter ablation of atrial fibrillation. Pacing Clin Electrophysiol 21: 1959-1978.

[43] Simmons WN, et al. (1996) Comparison of gold versus platinum electrodes on myocardial lesion size using radiofrequency energy. Pacing Clin Electrophysiol 19: 398-402.

[44] Spitzer SG, et al. (1999) Treatment of atrial fibrillation in open heart surgery--the potential role of microwave energy. Thorac Cardiovasc Surg 47 Suppl 3: 374-378.

[45] Stevenson WG, Middlekauff HR (1995) Electrophysiologic evaluation of ventricular tachycardia. In: Mandel WJ (ed) Cardiac arrhythmias. Lippincott, Philadelphia, pp. 711-746

[46] Stevenson WG, et al. (1996) Radiofrequency ablation lesions produced by a cooled tip catheter in human infarction. Circulation 94: I 22.

[47] Sung RJ, et al. (1994) Intracoronary arterial embolization and electrothrombosis: a novel technique potentially useful for ablation of cardiac arrhythmias (abstr.). J Am coll Cardiol 24: 88A.

[48] Svenson RH, et al. (1992) Current status of lasers for arrhythmia ablation. J Cardiovasc Electrophysiol 3: 345-353.

[49] Szalay ZA, et al. (2000) Die Mazeoperation- chirurgische Therapie bei chronischem Vorhofflimmern: Modifikation zur Minimazeoperation. Z Kardiol 89: X 29- X 34.

[50] Thamasetts S, Hombach V (2000) Mappingverfahren in der Elektrophysiologie. Steinkopf Verlag, Darmstadt.

[51] Vallbracht G, Schlepper M, Poschmann U (2000) Zur Therapie der Herzrhythmusstörungen. Z Kardiol 89: Suppl 10.

[52] Vester EG, Strauer BE (2000) Update in rhythmology. Z Kardiol 89 Suppl 3.

[53] Wang PJ, Estes NAM (1998) Physics and biology of catheter ablation. In: Singer I, Barold SS, Camm AJ (eds) Nonpharmacological therapy of arrhythmies for the 21st century. The state of the art. Futura Publishing Co, Inc, Armonk, NY, pp. 3-26.

[54] Wilber O, Epstein A, Kay GN (1997) Prospective randomized multicenter study with a new cooled radiofrequency ablation system for the treatment of ventricular tachycardia. PACE 20: 1123.

16 Informationstechnik in der Kardiologie

Die Informationstechnik hielt 1957 mit der Einführung der portablen EKG-Auf-
zeichnung durch Dr. Norman Holter ihren Einzug in die Kardiologie. In den Anfängen dominierten Geräte auf der Basis von Kassettenrecordern, die in der Regel
nur wenige Signale mit geringer Auflösung zu speichern erlaubten. Seit dieser Zeit
erweiterte sich die Funktionalität derartiger unter dem Begriff „Holter-EKG" bekannt gewordenen Datenerfassungsgeräte signifikant. Mit dem Übergang zu digitalen Speichermedien vergrößerten sich vor allem Art und Menge der erfassten Informationen.

Die Einführung der Datenfernübertragung (DFÜ) und insbesondere der drahtlo-
sen Übertragungsstandards eröffnen aktuell technische Möglichkeiten, die eine
zentrale Datenhaltung sowie eine den realen Arbeitsabläufen angepasste Datenver-
teilung erlauben. Dies führt derzeit weltweit zu intensiven Diskussionen über ein
sog. integriertes Gesundheitswesen, das über eine einheitliche Informationsplattform internationalen Datenaustausch und damit eine uneingeschränkte Mobilität
des Patienten erlaubt (Abb. 16.1).

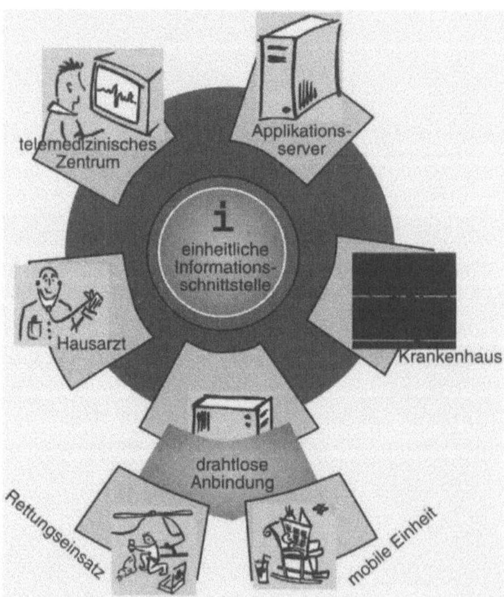

Abb. 16.1. Vision einer einheitlichen Informationsplattform im Gesundheitswesen, auf das der
Hausarzt, zentrale Befundungszentren, Krankenhäuser und Rettungsorganisationen in gleicher
Weise zugreifen können. Ein wesentlicher Zukunftsaspekt ist dabei auch die Überwachung von
Risikopatienten im häuslichen Bereich (Home Care) über mobile Datenerfassungseinheiten
[2,17]

Die Anwendung derartiger telematischer Verfahren bietet eine Reihe von Vorteilen wie z. B.:
- Qualitätsverbesserung durch allzeit und überall verfügbare behandlungsrelevante Daten [3, 18, 22]
- Entscheidungshilfe über PC-gestützte Auswertung diagnostischer Parameter
- Reduktion logistischer Aufwände
- Steigerung der Effizienz in Verwaltung und Rechnungswesen
- Schnelleren Wissensaustausch in der Forschung
- Innovative Wissenvermittlung in Lehre und Fortbildung
- Einholen einer zusätzlichen Stellungnahme in der Diagnostik („2nd opinion")
- Perspektivisch: Eine weltweit verfügbare Krankenakte.

Ziel dieses Kapitels ist es, die derzeit verfügbaren Grundlagen zu skizzieren und erste Ansätze zu diskutieren, die die weitere Entwicklung erahnen lassen. Auch wenn die dabei aufgeführten Konzepte stets aus dem Blickwinkel der Kardiologie betrachtet werden, so lassen sie sich doch auf andere medizinische Bereiche in gleicher Weise übertragen [4, 23].

16.1 Datenarten und deren Formate

Die in der Kardiologie anfallenden Daten lassen sich grob in 3 Arten unterscheiden:
- Standard-Patienten-Daten,
- Zeitreihen,
- Bild/Video Dokumente.

Für alle drei Arten existieren eine Reihe von Standards, die sich regional und inhaltlich unterschiedlich durchgesetzt haben und noch immer einer ständigen Aktualisierung unterliegen. Im Folgenden werden daher - soweit nicht anders angegeben - vorwiegend die europäischen Zustände berücksichtigt. Medizinische Software implementiert dabei oft nur Teilaspekte dieser Standards. So sieht z. B. der amerikanische HL7-Standard, der in weiten Bereichen des Krankenhauswesens Akzeptanz fand, die Speicherung sämtlicher im Verlauf des Krankenhausaufenthaltes relevanten Daten vor [7, 13]. Da nicht alle diese Elemente für jeden Benutzer der Daten relevant sind, verwenden spezialisierte Systeme aus Effizienzgründen oft nur Untermengen dieser Sammlungen. Dies führt zu Inkompatibilitäten zwischen den Systemen, wenn nicht klar ist, wie auf fehlende oder unerwartete Daten reagiert werden muss.

16.1.1 Standard-Patienten-Daten

Als Standard-Patienten-Daten werden alle Daten aufgefasst, deren Natur nicht aus der Anwendung der Kardiologie rührt, also z. B. Name, Anschrift, Kasse, abzurechnende Leistungen, Hausarzt oder überweisender Arzt. Diese Daten werden im Normalfall bei jeder Einweisung bzw. Aufnahme von neuem erfasst. Ansätze, diesen unnötigen Aufwand durch die Einführung von Patientenkarten oder anderen Speichermedien zu verringern, sind bis heute in den Kinderschuhen stecken geblieben (Abschn. 16.3).

Von den über 400 EDV Systemen, die derzeit für die Verwaltung von Patientendaten für niedergelassene Ärzte angeboten werden, arbeiten nahezu alle mit eigenen proprietären Datenformaten, die allesamt inkompatibel sind. Einzig der von der kassenärztlichen Bundesvereinigung (KBV) definierte BDT-Standard, der zum kompletten Export der Praxisdaten vorgesehen ist, ist von den meisten Plattformen implementiert.

Im Krankenhausbereich hat sich weitgehend der amerikanische Standard HL7 durchgesetzt, da er alle Prozesse innerhalb eines Krankenhauses - von der Bettenbelegung bis zu Diagnosen und Therapien - einheitlich abbildet [21, 25]. Alle wesentlichen Krankenhausinformationssysteme (KIS/HIS) bauen hierauf auf. Ein Basisdatensatz mit den wesentlichen Personalien eines Patienten liest sich demnach folgendermaßen:

PID|||3347979||Jones~Jane||19810415|F||U|2805 2ND
AVE~BRONX~NY~10499||||||||

In Klartext übersetzt bedeutet dies:

Interne Nummer:	3347979
Patientin :	Jane Jones
Geburtsdatum :	1981-04-15
Geschlecht:	F (Female)
Rasse:	U (unknown)
Adresse:	2805 2nd Ave, Bronx, NY, 10499

HL7 zeichnet sich damit durch eine hohe Kompaktheit aus. Als deutlicher Nachteil ist jedoch seine Unübersichtlichkeit zu nennen. Ebenso lassen sich Erweiterungen bei derart komplexen Formaten nur schwer integrieren [6].

16.1.2 Zeitreihen

Eine speziell für die Kardiologie sehr wesentliche Datenart stellen Zeitreihen dar, wie sie z. B. bei EKG-Aufzeichnungen entstehen. Hier werden Daten auf getrennten Kanälen über einen beliebigen Zeitraum mit meist konstanter Frequenz abgetastet. Zur Speicherung derartiger Daten wird in der Regel auf den EDF-Standard zurückgegriffen, da er vergleichsweise einfach und trotzdem flexibel strukturiert ist. Ein EDF Datensatz ist wie folgt aufgebaut:

```
HEADER RECORD
  8 ascii : version of this data format (0)
  80 ascii : local patient identification
  80 ascii : local recording identification
  8 ascii : startdate of recording (dd.mm.yy)
  8 ascii : starttime of recording (hh.mm.ss)
```

8 ascii : number of bytes in header record
44 ascii : reserved
8 ascii : number of data records (-1 if unknown)
8 ascii : duration of a data record, in seconds
4 ascii : number of signals (ns) in data record
ns * 16 ascii : ns * label (e.g. EEG FpzCz or Body temp)
ns * 80 ascii : ns * transducer type (e.g. AgAgCl electrode)
ns * 8 ascii : ns * physical dimension (e.g. uV or degreeC)
ns * 8 ascii : ns * physical minimum (e.g. -500 or 34)
ns * 8 ascii : ns * physical maximum (e.g. 500 or 40)
ns * 8 ascii : ns * digital minimum (e.g. -2048)
ns * 8 ascii : ns * digital maximum (e.g. 2047)
ns * 80 ascii : ns * prefiltering (e.g. HP:0.1Hz LP:75Hz)
ns * 8 ascii : ns * nr of samples in each data record
ns * 32 ascii : ns * reserved

DATA RECORD
nr of samples[1] * integer : first signal in the data record
nr of samples[2] * integer : second signal

    ....
nr of samples[ns] * integer : last signal

16.1.3 Bild/Video-Daten

Medizinische Bild-Daten wie Echokardiogramme, CRT- oder MRT-Scans werden
meist im DICOM-Standard abgelegt. DICOM unterstützt auch das Speichern von
Bildserien, wie sie bei CT Anwendungen oder der Angiokardiographie auftreten
[10]. Die einzelnen "Frames" einer Bildserie lassen sich explizit aus dem Daten-
satz extrahieren und darstellen. Auch Animationen bzw. das Durchblättern der
enthaltenen Bilder ist möglich. Zusätzlich zu den reinen Bild-Daten enthalten
DICOM-Datensätze noch diverse andere Informationen wie:
- Patienten-Daten (wer wurde aufgenommen).
- Aufnahme-Daten (wer hat aufgenommen, wo, wann).
- Verfahrens-Daten (welche Röntgendosis, Umgebungsbedingungen).

Bei Verwendung einer HL7 Datenbank sind die Inhalte damit teilweise redun-
dant. Trotzdem macht dies Sinn, da Bilddaten derzeit bereits zwischen Zentren zu
medizinischen Zwecken ausgetauscht werden, allgemeine Patientendaten jedoch
aus diversen Gründen noch weitgehend lokal gehalten werden.

16.1.4 XML als Universalformat

In letzter Zeit tritt ein eigentlich schon länger existierendes Datenmodell als
universell verwendbares Meta-Modell an, alle Inkompatibilitäten zwischen EDV-
Anlagen zu bekämpfen. XML ist eine sog. Markup-Sprache und eine Untermenge
von SGML. Standardisiert wird XML vom W3C Konsortium [15] und oft im Zu-

sammenhang mit web-basierten Informationssystemen gesehen. Aus medizinischer Sicht stellt XML ein Format dar, welches erlaubt, semistrukturierte Daten in menschen- und maschinenlesbarer Form darzustellen. In XML werden Daten in Form von Bäumen dargestellt. Ein Baum hat eine Wurzel, z.B. ein <Patient> Objekt, welches beliebige Kinder und Kindeskinder mit Attributen und Inhalten haben kann. Die Baum-Elemente sind jeweils durch sogenannte Tags eingegrenzt. Durch diese Selbstbeschreibung der Daten werden Fehlinterpretationen vermieden. Als Beispiel diene das Patientenobjekt aus Abschn. 16.1.1, nun aber in XML dargestellt.

```
<PID>
    <INTERNAL.PATIENT.ID>3347979</INTERNAL.PATIENT.ID>
    <PATIENT.NAME>Jones~Jane</PATIENT.NAME>
    <DATE.OF.BIRTH>19810415</DATE.OF.BIRTH>
    <SEX>F</SEX>
    <RACE>U</RACE>
    <ADDRESS>280 2nd Ave~BRONX~NY~10499</ADDRESS>
</PID>
```

Die im Datensatz enthaltenen Datenbeschreibungen vereinfachen das automatische Suchen („Parsen") eines XML Objektes und erleichtern damit das Konvertieren von und nach XML [1, 5, 20]. Außerdem ist es viel einfacher, kompatible Programme zu entwerfen, da Missverständnisse in der Interpretation der Daten kaum noch auftreten können.

HL7 wird in seiner Version 4 auf XML aufbauen. Auch die meisten neu entstehenden Datenformate setzen auf XML auf, um Inkompatibilitäten von vornherein zu vermeiden. Nachteil von XML ist jedoch, dass die Datenobjekte durch die darin enthaltenen Markup-Tags sehr groß werden, was durch entsprechende Komprimierung auf dem Transportweg zum Teil wieder ausgeglichen werden kann. Ferner ist XML primär für die Speicherung von Text-Daten konzipiert, so dass sich Binär-Daten wie Bilder oder Datenströme nur über Umwege abbilden lassen.

16.2 Datenhaltung

Prinzipiell sind zwei unterschiedliche Modelle für die Haltung medizinischer Daten geeignet. Der eine Ansatz ist, alle Prozesse abzubilden, also Vorgänge wie Überweisungen, Rezeptausstellungen und Arztbriefe als eigenständig anzusehen, die für den jeweiligen Prozess nötigen Daten auszuwählen und dem beteiligten Kommunikationspartner zur Verfügung zu stellen. Die andere Vorgehensweise sieht den Patient im Mittelpunkt, an dessen Akte sich alle benötigten Daten anhängen lassen. Dieser Ansatz ist ohne Zweifel umfänglicher, zugleich aber auch universeller in der Anwendung. In der Praxis wird das für den jeweiligen Anwendungsfall geeignete Modell gewählt. Der Grad der aktuellen Implementierung des technisch Möglichen ist ausgesprochen von den regionalen Gegebenheiten abhängig. Der hier wiedergegebene Stand gilt vorwiegend für Europa, wobei insbesondere die skandinavischen Länder teilweise bereits wesentlich weiter sind.

16.2.1 Das Prozess-Modell

Das Prozess-Modell ist aus der Sicht der Leistungsbringer im Gesundheitswesen entstanden. Der Arzt oder das Krankenhaus sollen bei der Behandlung von Patienten durch die EDV administrativ unterstützt werden. In diesem Modell wird insbesondere die Kommunikation aller Beteiligten elektronisch abgewickelt. So fasst bspw. der Hausarzt die nötigen Anamnese-Daten in einem elektronischen Brief zusammen und sendet ihn per DFÜ dem weiter behandelnden Spezialisten. Im Gegenzug erstellt der Facharzt einen Rücküberweisungsbrief, so dass die erforderlichen Informationen für jeden diagnostischen oder therapeutischen Schritt einzeln erfasst werden. Dieser Weg wird derzeit in den meisten Praxisnetzen beschritten.

Als sinnvolle Erweiterung der bereits etablierten Prozesse wird die Generierung eines elektronischen Rezeptes vorangetrieben. Allein in den Vereinigten Staaten sterben jährlich etwa 40.000 Patienten aufgrund einer falschen Medikation, da die Rezepte unleserlich waren und zu Fehlinterpretationen führten. Eine Reihe wieterer Aktivitäten werden aktuell im Aktionsforum Telematik im Gesundheitswesen (ATG) bearbeitet, das von der Bundesregierung zur Einführung der Informationstechnik in das deutsche Gesundheitswesen eingesetzt wurde.

Der entscheidende Vorteil des Prozess-Modells ist, dass die beteiligten Menschen ihre gewohnten Verhaltensweisen und Prozesse unverändert beibehalten können und durch die Informationstechnik lediglich unterstützt werden. Als Nachteil dieses Ansatzes ist jedoch zu sehen, dass sehr viele disjunkte Datenteile entstehen, die alle einen gemeinsamen Bezug zum Patienten haben, jedoch keine übersichtliche Gesamtakte zu generieren erlaubt. Daten, die aus medizinischer Sicht eigentlich zusammen gehören, werden so zerstückelt und inkompatibel gehalten.

16.2.2 Das patientenorientierte Modell

Einen anderen Ansatz stellt das patientenorientierte Modell dar. Hierbei werden alle auf einen Patienten bezogenen Daten in einem Zentralregister gesammelt und zur Verfügung gestellt. Speziell in der Bundesrepublik sollte diese Art der Datenhaltung schon bei Einführung der Versichertenkarte Anwendung finden, um die Krankengeschichte jederzeit verfügbar und trotzdem unter persönlicher Kontrolle zu halten. Technische und datenschutzrechtliche Schwierigkeiten sowie der Widerstand der Ärzteschaft haben dies jedoch verhindert. Vor allem die Verfügbarkeit von Lesegeräten und kompatibler Software hat diesen Ansatz nie wahr werden lassen. Durch die rapide fortschreitende Vernetzung durch das Internet bietet sich heutzutage jedoch die Möglichkeit, Patientendaten Web-basiert verfügbar zu machen. Die Datenhaltung ist dabei z. B. mit Hilfe einer gestaffelten Serverarchitektur (N-tier-Konzept) sowohl verteilt als auch zentral möglich.

16.3 Aktuell verfügbare Informationssysteme

Weitgehend Standard in den Praxen niedergelassener Ärzte sind Praxisinformationssysteme, die insbesondere die Abrechnung der ärztlichen Leistungen erleichtern. Teilweise erlauben sie auch, die bekannten Patientenkarteikarten zu ersetzen. Die Funktionaliät derartiger Systeme ist jedoch in Bezug auf die hier betrachtete Kardiologie stark eingeschränkt. Insbesondere erlauben sie keinen Datenaustausch mit anderen Systemen. Sie sollen daher im Folgenden nicht weiter verfolgt werden. Aus informationstechnischer Sicht anspruchsvoller sind die vielerorts aufkeimenden Praxisnetze, die krankenhausinternen Lösungen sowie insbesondere die digitale Patientenakte für die integrierte Patientenversorgung.

16.3.1 Praxisnetze

Bisher realisierte Kommunikationsplattformen im Gesundheitswesen sehen meist den Arzt im Zentrum ihrer Bemühungen. Diverse Praxisnetze ermöglichen heute bereits den Austausch von Daten zwischen Fach- und Hausärzten und erleichtern so das gesetzlich vorgeschriebene Überweisungswesen. Diese Netze sind daher regional begrenzt und binden meist keine Krankenhäuser ein. Allein in Deutschland gibt es derzeit etwa 400 solcher Praxisnetze (Stand: Anfang 2001). Durch den auf den Arzt zentrierten Blick solcher Netze ist es schwierig, andere Prozesse - z. B. das elektronische Rezept - in die Struktur des Systems abzubilden. Auch fehlt zumeist die Einbeziehung des Patienten in den geschlossenen Praxisverbund. Praxisnetze sind in aller Regel als ein geschlossenes System von „Punkt-zu-Punkt"-Verbindungen ausgeführt und weisen damit keinerlei Außenanbindung auf. Damit schränken sie die Mobilität des Patienten - mehr oder weniger bewusst ein.

Eine weitere, sehr zentraler Einschränkung der praktischen Verwendbarkeit solcher Netze stellt der Datenschutz dar. Aus teilweise übertriebenen oder aufgrund mangelnder informationstechnischer Kenntnisse inadäquaten Vorgaben ist die physikalische Trennung von internen Praxisinformationssystemen und regionalem Praxisnetz heute noch der Stand der Technik (Abb. 16.2).

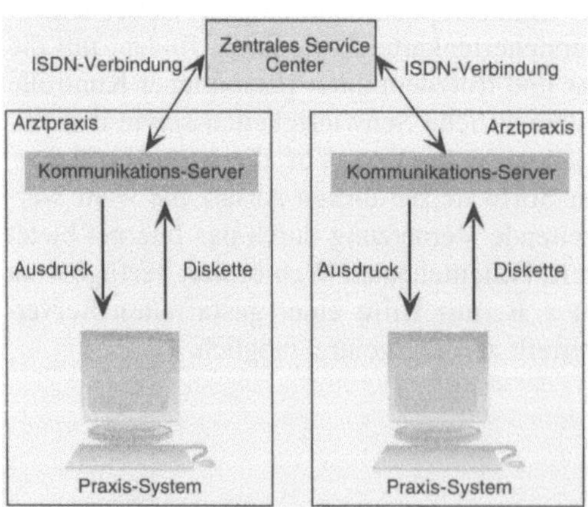

Abb. 16.2. Vereinfachter Aufbau eines Praxisnetzes mit physikalischer Trennung von praxisinternen EDV-Systemen und zentraler Kommunikationsstruktur

Überweisungsrelevante Patientendaten müssen in diesen Fällen per Diskette vom Praxissystem eines teilnehmenden Arztes in den Kommunikationsserver des Praxisnetzes eingegeben werden, der sie für den Empfänger lesbar auf dem zentralen Server des Systems ablegt. Dort werden auch Notfall-Daten des Patienten vorgehalten. Die Überweisungsdaten müssen dann vom anfordernden Arzt angefordert und von dessen Kommunikationsserver ausgedruckt werden, so dass der Arzt sie von Hand wieder in sein System einpflegen muss. Dieser Ansatz verhindert zwar jeglichen unbefugten Datenzugriff von außen, macht jedoch den Um-gang mit dem System derart umständlich, dass das eigentliche Rationalisierungspotential unausgeschöpft bleibt.

16.3.2 PACS-Systeme

Einen ersten Ansatz einer rationalen, patientenorientierten Datenhaltung stellen Installationen dar, die aktuell gerade in einigen großen Krankenhäusern eingeführt werden. Bereits seit einigen Jahren sind sog. PACS-Systeme (Picture Archiving and Communicating Systems) verfügbar (Abb. 16.3), die zumindest die bildgebenden Modalitäten miteinander verknüpfen und eine papierlose Verwaltung von diagnostisch wesentlichem Bildmaterial erlauben [9, 16].

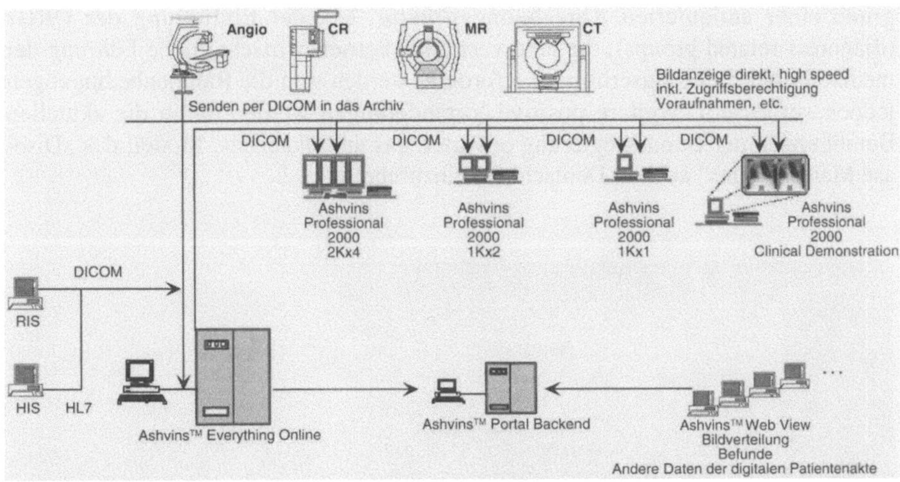

Abb. 16.3. Schematische Darstellung eines PACS-Systems mit optionaler, Web-basierter Teleradiologie (rechts unten) und Einbindung in das klinikinterne Informationssystem (RIS, KIS, linke Seite)

Aktuelle Entwicklungen ermöglichen darüber hinaus die Verteilung der Daten über das Internet (Webbasierte Teleradiologie) sowie die Einbindung in krankenhausinterne radiologische Informationssysteme (RIS) bzw. Krankenhausinformationssysteme (KIS) [8]. Aus vorwiegend ökonomischen Gründen haben sich derartige Systeme aber noch nicht in wesentlichem Umfang verbreitet.

16.3.3 Die integrierte Patientenakte

Die aufgezeigten technischen Lösungsansätze und die damit verbundenen logistischen Probleme belegen, dass der Weg der Zukunft die Web-basierte, integrierte Patientenakte ist, auf verteilter Datenhaltung beruht und über geeignete Authentifizierungswerkzeuge die Datensicherheit gewährleistet. Ein Beispiel einer solchen Akte ist in Abb. 16.4 dargestellt. Alle Daten sind patientenbezogen in chronologischer Reihenfolge archiviert. Über eine n-tier Architektur (Hintereinanderschaltung von n Servern, die alle unterschiedliche Aufgaben zu bewältigen haben) erfolgt eine effektive Sicherung gegen unbefugten Zugriff von außen. Die verteilte Datenhaltung ermöglicht, das Speichervolumen gering zu halten und zugleich die Datensicherheit zu erhöhen. Zugleich lassen sich patientenorientierte Datenhaltungskonzepte aber auch problemlos in interne prozessorientierte Insellösungen einfügen, um logistische Rationalisierungs-potentiale auszunutzen.

Vereinzelt existieren bereits derartige Konzepte. Als Beispiel sei die Patientenakte der Firma AVETANA angeführt, die mit Unterstützung großer Organisationen Einzelpersonen das Archivieren aller gesundheitsrelevanten Daten für Notfallzwecke anbietet. Durch die integrierte Übersetzungsfunktion eignet sich AVETANA auch für eine internationale Anwendung.

Hemmschuh für die flächendeckende und umfassende Einführung derartiger Konzepte sind jedoch noch immer fehlende betriebswirtschaftliche Anreize aufgrund einer antiquierten Abrechnungsstruktur. Mit der Einführung der DRGs (diagnosis related groups), die eine verstärkte betriebswirtschaftliche Führung der medizinischen Leistungserbringer erfordern, werden sich die Rahmenbedingungen jedoch verbessern. Weitere positive Veränderungen werden durch die aktuellen Bemühungen der Bundesregierung erwartet, das amerikanische Modell des „Disease Managements" auch in Deutschland einzuführen.

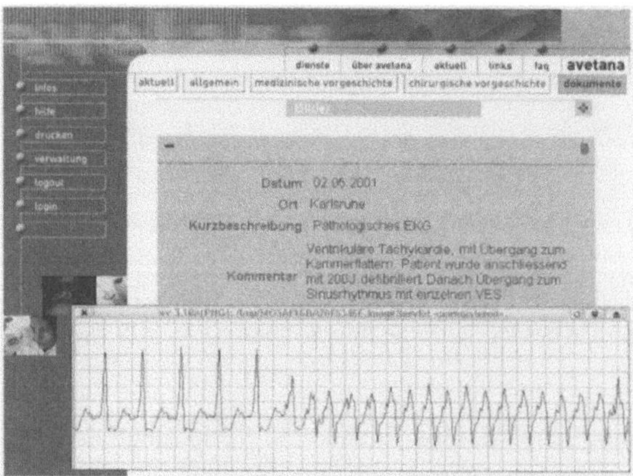

Abb. 16.4. Screenshot der integrierten Patientenakte der Firma AVETANA [11]. Neben regulären Stammdaten enthält diese Patientenakte Angaben zur medizinischen und chirurgischen Vorgeschichte sowie Grunderkrankungen. Röntgenbilder lassen sich ebenso einbinden wie Arztbriefe oder Trendkurven (s. Anhang).

16.4 Datensicherheit

Bei der Webbasierten Haltung von medizinischen Daten stehen zwei Datensicherheitsaspekte im Vordergrund, die Übertragungssicherheit sowie die Authentifizierung des Zugriffs [21, 24]. Der letzte Gesichtspunkt beinhaltet neben der reinen Personenidentifikation auch eine Verwaltung der Zugriffsrechte: Wer darf Daten lesen, wer darf schreiben, wer darf beides.

16.4.1 Übertragungssicherheit

Der Begriff Übertragungssicherheit von medizinischen Daten umfasst folgende Aspekte:
- Intimität: Die Daten dürfen von Unbefugten nicht abgehört werden können.
- Integrität: Die Daten dürfen von Unbefugten nicht verändert werden.
- Authentizität: Der Absender muss zweifelsfrei festgestellt werden können.
- Nicht-Abstreitbarkeit: Der Absender einer Nachricht darf deren Urheberschaft nicht abstreiten können.

Nur wenn alle Aspekte zweifelsfrei erfüllt sind, ist eine Datenübertragungsstrecke sicher.

16.4.1.1 Intimität der Daten

Verschlüsselungsverfahren lassen sich grob in zwei Kategorien unterteilen :
- Symmetrische Verfahren, bei denen die Kommunikationspartner einen gemeinsamen, gleichen Schlüssel zur Ver- und Entschlüsselung benutzen sind sehr schnell und kostengünstig zu realisieren. Problematisch ist bei symmetrischen Verfahren jedoch der Austausch des geheimen Schlüssels. Wird dieser Austausch kompromittiert, kann ein Angreifer die gesamte Kommunikation mithören.
- Bei asymetrischen Verfahren besitzt jeder Kommunikationspartner ein Schlüsselpaar S, bestehend aus einem öffentlichen Schlüssel Sö und einem geheimen Schlüssel Sg. Eine Nachricht, die mit dem öffentlichen Schlüssel SöA von A verschlüsselt wurde, kann nur mit dem geheimen Schlüssel SgA von A entschlüsselt werden. Ebenso kann eine mit dem geheimen Schlüssel verschlüsselte Nachricht nur mit den zugehörigen öffentlichen Schlüssel entschlüsselt werden. Vorteil dieser Verfahren ist die unproblematische Verteilung des öffentlichen Schlüssels. Nachteil ist der große Bedarf an Rechenzeit zum Ver- und Entschlüsseln.

In der Internettechnologie ist derzeit die SSL-Verschlüsselung am weitesten verbreitet. Sie basiert auf einer Kombination der beiden Verfahren: Per asymetrischer Verschlüsselung wird ein geheimer Schlüssel zwischen den Kommunikationspartnern ausgetauscht, mit dem dann die restliche Kommunikation verschlüsselt wird. Dieser Schlüsselaustausch muss in regelmäßigen Abständen wiederholt werden, da aus einer großen Menge verschlüsselter Daten bei symetrischen Verfahren der Schlüssel zurückgewonnen werden kann [12].

16.4.1.2 Integrität der Daten

Um eine Manipulation der zu übertragenden Daten zu vermeiden, wird zusätzlich zu den übertragenen Daten noch ein sogenannter Fingerprint der Daten übertragen. Dieser Fingerprint lässt sich beispielsweise mit Hilfe z.B. des MD-Algorithmus erstellen [19]. Solche Algorithmen erstellen zu einem vorhandenen Dokument eine unumkehrbare Quersumme, die nur extrem schwierig aus einem anderen Dokument nachvollzogen werden kann. Diese Prüfsumme wird dann mit dem öffentlichen Schlüssel des Kommunikationspartners verschlüsselt. Bei Erhalt der Nachricht kann der Empfänger dann selbst die Quersumme des Dokumentes erstellen und mit der mitgelieferten, die er entschlüsselt hat vergleichen.

16.4.1.3 Authentizität und Nicht-Abstreitbarkeit

Um die Herkunft der Daten sicherzustellen, also den Absender identifizieren und ihm das Absenden nachweisen zu können, muss dieser das Dokument mit seinem privaten Schlüssel verschlüsseln. Wenn der Empfänger das Dokument mit dem öffentlichen Schlüssel des Senders korrekt entschlüsseln kann (wieder die Prüfung per MD5 Fingerprint), dann ist der Versender der, der er laut Schlüssel zu sein behauptet.

Die Authentizität von Schlüsseln wird wiederum durch sogenannte Trustcenter verifiziert. Verisign, Thawte, Telekom, die Post und viele andere betreiben derartige Zentren. Dort können Schlüsselbesitzer die Zertifizierung ihres Schlüssels beantragen. Der Aufbau einer Public-Key Infrastruktur mit entsprechenden Trust-Centern ist Voraussetzung für die weitere Verbreitung von medizinischen Diensten im Internet oder ganz allgemein sicheren Diensten.

16.4.2 Authentifizierung von Benutzern

Zugriffs-Authentifizierungsverfahren lassen sich in wissensbasierte Systeme (Kenntnis einer geheimen PIN), besitzbasierte Systeme (Authentifizierungs-Token, Schlüssel) und biometrische Systeme (Finger-Abdruck, Retina-Scan, Unterschrift). Auch Kombinationen aus den drei Systemen sind denkbar. Biometrische Systeme scheiden aus Gründen der technischen Reife und der nicht gegebenen Verbreitung derzeit noch für die praktische Anwendung aus. Deshalb empfehlen sich aktuell für die Sicherung medizinischer Daten Kombinationen aus wissens- und tokenbasierten Systemen.

SecurID-System von RSA
Als Beispiel eines kombinierten Systems sei das SecurID-System von RSA genannt [14]. Jeder Benutzer ist hier im Besitz eines Schlüsselanhänger großen „Tokens", auf dem jede Minute ein Pseudozufälliges 6-stelliges Passwort dargestellt wird. Dieses Passwort in Zusammenhang mit einer nur dem Benutzer bekan-

nten (konstanten) PIN wird beim Anmelden von einem Authentifizierungs-Server kontrolliert, der intern die gleiche Pseudo-Zufallsfolge wie das Token generiert. Die Sicherheit basiert hier auf der Einmaligkeit des Startwertes der Zufallsfolge, des sog. Seeds. Nur wenn einem Angreifer der Seed eines Tokens bekannt ist, kann er die Zahlenfolge aufgrund des offenen Algorithmus mitverfolgen und die Sicherheit des Systems kompromittieren.

Health-Professional-Card

Die Health-Professional-Card (HPC), die derzeit in Deutschland eingeführt wird, stellt einen Besitz-basierten Authenthifizierungsschlüssel dar. Sie enthält die digitale Signatur (den geheimen und den öffentlichen Schlüssel) des Arztes. Sie dient der Signierung von Dokumenten zur eindeutigen Identifizierung des Autors und der Entschlüsselung verschlüsselter Nachrichten, die nur für diesen Arzt bestimmt sind.

In verschiedenen Praxisnetzen ist die HPC in Zusammenhang mit einer Patientenkarte als gekoppelter Zugriffsmechanismus auf Patientendaten geplant. Hierbei wird der Zugang zu geschützten Daten nur bei gleichzeitiger Eingabe der HPC und der Patientenkarte freigegeben. Dieser Ansatz beschneidet jedoch das al-leinige Verfügungsrecht des Patienten, obwohl seine Daten aus juristischer Sicht ihm allein zustehen. Als Hintergrund dieser Vorgehensweise ist insbesondere das Interesse der Ärzte anzunehmen, eine klare Lenkung der Patientenströme vorzunehmen. Es bleibt jedoch abzuwarten, inwieweit sich die HPC tatsächlich durchsetzt.

Datenkarten

Seit Einführung der allgemeinen Versichertenkarte gab es immer wieder Diskussionen, ob nicht die wesentlichsten Patientendaten sinnvollerweise auf der Karte gespeichert werden sollen. Hiermit wäre die Möglichkeit geschaffen, dem Patienten das Eigentum an seinen Daten zu sichern, und alle erforderlichen Stammdaten in aktueller Form dem behandelnden Arzt zur Verfügung zu stellen. Auf diese Weise ließen sich datenschutzrechtliche Probleme auf einfache Weise lösen, da der Patient über die Weitergabe seiner Karte selbst bestimmt. Er allein ist für die Entscheidung verantwortlich, wem er seine Daten zeigt und wer die gespeicherten Werte verändern darf.

Leider scheitert dieser Ansatz schon aus rein menschlichen Gründen. Die Erfahrung zeigt, dass bis zu 30% der Versicherten ihre Karte beim Arztbesuch schlicht vergessen. Des weiteren ist die erforderliche, proprietäre Infrastruktur zum Lesen und Schreiben der Daten von und auf die Karte sehr kostspielig. Erst allmählich rüsten sich die Praxen mit Lesegeräten aus, um wenigstens die einfachen persönlichen Daten automatisiert in ihr eigenes Praxisverwaltungssystem aufnehmen zu können. Letztendlich müssen jedoch auch in diesem Fall lobbyistische Gründe für das Scheitern des vielversprechenden Ansatzes verantwortlich gemacht werden.

Pointerkarten

Im Gegensatz zu Datenkarten enthalten Pointerkarten nicht die Daten selbst, sondern nur eine Menge von Verknüpfungen (Links) auf diese Daten, die verteilt in verschiedensten Praxis- oder Krankenhausinformationssystemen liegen. Unter Links werden im informationstechnischen Sinn „Ortsangaben" verstanden, die einem System angeben, auf welchem Rechner und in welcher Datei sich die Daten in welchem Format befinden. Der Zugriff erfolgt dann in aller Regel über das Internet.

Sinn einer solchen verteilten Datenhaltung ist es, große Datensammlungen zu vermeiden, um im Falle eines unbefugten Zuganges nicht Zugriff auf den gesamten Datenbestand zu ermöglichen. Dieser Ansatz bietet z. B. auch eine Möglichkeit zur Anonymisierung, indem Informationen zur Person (sog. Stammdaten) und medizinische Daten getrennt aufbewahrt werden. Pointerkarten besitzen ferner den Vorteil, dass der Patient auf seine gesammelten Daten zugreifen kann, auch wenn z. B. der Hausarzt (oder dessen Praxisnetz) weiterhin die Hoheit über die von ihm erstellten Daten besitzt. Bislang hat sich dieser Ansatz jedoch noch nicht durchgesetzt, da er eine durchgehende Digitalisierung der medizinischen Leistungserbringer voraussetzt, die derzeit noch nicht gegeben ist.

16.5 Mobile Datenerfassungsgeräte

Mobile Geräte zur Telenachsorge oder zum Telemonitoring von Patienten werden in Zukunft weite Verbreitung finden. Treibende Kraft hierfür ist wiederum der Kostendruck im Gesundheitswesen, der eine stärkere Beteiligung des Patienten erfordert und dadurch Personalkosten einsparen will. Derartige Konzepte bieten sich insbesondere für chronisch Kranke (z. B. CHF-Patienten) oder Risikopatienten an, für die eine kontinuierliche, häusliche Überwachung lebensnotwendig ist. Ein mögliches Szenario beschreibt Abb. 16.5.

Als technologische Basis bietet sich aufgrund der Überregionalität des Konzeptes die Webbasierte integrierte Patientenakte an (Abschn. 16.3.3). Damit sind Technologien zur sicheren, kostengünstigen und schnellen Datenübertragung von zentraler Bedeutung. Dieses Gebiet ist technologisch hoch komplex, so dass an dieser Stelle nur eine oberflächliche Übersicht möglich ist. Tabelle 16.1 fasst die aus medizintechnischer Sicht wesentlichen Kriterien der bekanntesten Übertragungsverfahren zusammen.

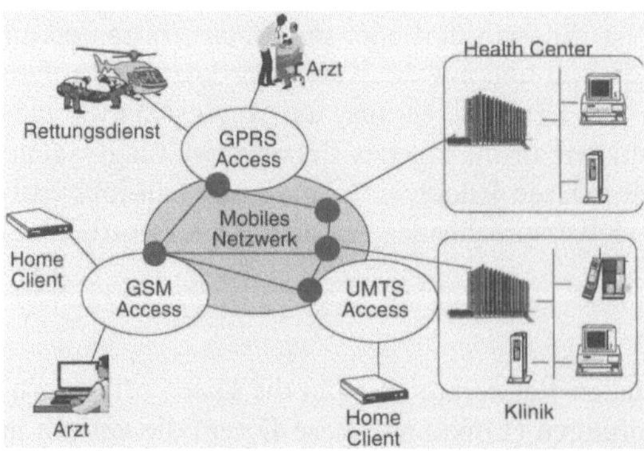

Abb. 16.5. Einbindung mobiler Datenerfassungsstationen über Mobilfunktechnologien in vorhandene Informationssysteme

Tabelle 16.1. Vergleich der verschiedenen Datenübertragungsverfahren.

Technologie	Baugröße	Datenrate	Reichweite	Leistungsaufnahme	Anschaffung- (A) und Transferkosten (T)	Sonstiges
Infrarotübertragung (IRDA)	3,0 x 12,2 x 5,1 mm	bis 4 MBit/s1,7G Byte/h)	1 m, bis 10 m mit ger. Datenrate	Etwa 10 mW bei 3,6 V	A: Unter 15 DM T: Kostenlos	Sichtverbindung erforderlich
DECT	Je nach Ansatz etwa 20 x 30 x 5 mm	19,2 kBit/s, bei Kanalbündelung bis zu 128 kBit/s	50 m in Gebäuden, bis zu 300 m im Freien	500 mW aktiv, 25 mW im Standby mode bei 5 V	A: Chipsatz etwa 15 DM, Module bis zu 40 DM T: Kostenlos	Mehrere Nutzer (max. 16) in einer Funkzelle möglich
Bluetooth	Etwa 30 x 15 x 5 mm	Asymmetrisch max. 723 kBit/s Forward, 57,6 kBit/s Reverse, Symmetr. max 433 kBit/s	Bis zu 10 m, Erweiterung auf 100 m geplant	170 mW aktiv, 2,5 mW im Standby mode bei 5 V	A: Keine Angaben möglich, derzeit aber noch vergleichsweise teuer T: Kostenlos	127 Geräte parallel nutzbar. Derzeit nur an Großkunden lieferbar
Transponder	Verschiedenste Ansätze	Verschiedenste Ansätze. Bis zu 440 kBit/s realisiert	Bis zu 1 m, zuverlässige Anwendung en wenige cm	Keine	A: Meist unter 1 DM, hohe Entwicklungskosten T: Kostenlos	Hohe elektromagnetische Belastung. ASIC-Entwicklung erforderlich
Anwendungsspez. Lösungen	Verschiedenste Ansätze, bis zu wenigen mm³ möglich	Abhängig von verwendetem Band, sinnvolle Datenraten unter 500 kBit/s	Zuverlässige Anwendungen. Auf Übertragung in geschlossenen Räumen beschränkt	Max 10 mW Sendeleistung, daher je nach Auslegung etwa 250 mW Aufnahme	A: Meist unter 5 DM T: Kostenlos	
Analoge Datenübertragung über Telefon	Analogmodem, meist mehr als 100 cm² Grundfläche	Max. 56 KBit/s Empfang, 33,6 KBit/s Senden	International	Unter 2 W	A: 100 bis 250 DM T: 30 bis 55 Pf/MByte	In jedem Haushalt verfügbar
ISDN	ISDN-Karte als PC-Steckkarte oder PCMCIA	64 KBit/s, 128 KBit/s mit Kanalbündelung	International	Unter 2 W	A: 100 bis 430 DM T: Monatsgebühr, 10 bis 20 Pf/Mbyte	Hohe und stabile Übertragung gewährleistet
ADSL	Peripheriegerät plus Steckkarte notwendig	Max. 8Mbit/s möglich. Derzeit beschränkt	Nationale Technologie, aber über Anbindung ans In-	Keine Angaben	A: 270 bis 340 DM T: Etwa 50 DM pro Monat, Stunden-	Nicht flächendeckend verfügbar

		auf 796 kBit/s Download 128 Kbit/s Upload	ternet international		abo für Datentransfer, etwa 0,01 DM/Mbyte	
GSM	Etwa 86 x 41 x 11 mm	9600 Bit/s (4 MByte/h)	Als Dual Band Modem international verwendbar außer USA und Südamerika	20 mA Standby, 225 mA im Betrieb bei 5 V	A: 400 bis 700 DM T: Kartenvertrag, 1,00 bis 2,25 DM/MByte	Infrastruktur auf besiedelte Gebiete beschränkt
HSCSD	Keine Angaben möglich, ähnlich GSM	38,4 KBit/s (16 MByte/h), download 33 KBit/s (14 MByte/h), upload	Abhängig von Netzbetreiber und Region, im Ausbau begriffen	Ähnlich GSM	A: Wie GSM T: Kartenvertrag, etwa 1,80 DM/Mbyte	Bandbreite abhängig von aktueller Nutzerzahl, Sprache hat höhere Priorität als Daten
Datenfunk (hier: WIMAM)	Steckkartenformat, u.U. Relaisstationen notwendig	128 KBit/s (54 MByte/h)	10 km Reichweite	Keine Angaben	A: 3.900 DM pro Station T: Kostenlos	
GPRS	Ähnlich GSM	Anfangs 50 KBit/s, in der zweiten Phase 115 KBit/s	Untermenge von GSM_Netz	Ähnlich GSM	Noch keine Angaben möglich	Paketorientierte Übertragung, Abrechnung nach Datenvolumen. Nutzer einer Zelle teilen sich die verfügbare Kapazität
EDGE	Ähnlich GSM	384 KBit/s	Noch keine Angaben möglich	Ähnlich GSM	Noch keine Angaben möglich	Verfügbarkeit noch nicht gesichert, noch in der Diskussion
UMTS	Noch keine Angaben möglich	Bis 2 MBit/s geplant, allerdings nur in "Hot Spots"	Noch keine Angaben möglich	Noch keine Angaben möglich	Noch keine Angaben möglich	Verfügbar nicht vor 2002

16.6 Literatur

[1] Abidi SS, Manickam S (2000) Transforming XML-based electronic patient records for use in medical case based reasoning systems. Stud Health Technol Inform 77: 709-713.

[2] Bolz A, et al. (2001) Informationsbroschüre des Forschungszentrums Informatik an der Universität Karlsruhe (TH), Abteilung „Medizinische Informationstechnik".

[3] Cheung ST, et al. (1998) The Ottawa telehealth project. Telemed J 4: 259-266.

[4] Cosyns B (1999) Internet in cardiology:a new toy or a new tool? Acta Cardiol 54: 253-255.

[5] Dugas M, Uberla K (2000) MedIDok--an Intranet tool for XML-based data modelling in medicine. Stud Health Technol Inform 77: 983-987.

[6] Goh A, et al. (2000) An XML-Java system for HL7-based healthcare informatics. Stud Health Technol Inform 77: 1051-1055.

[7] Hammond WE (1995) The status of healthcare standards in the United States. Int J Biomed Comput 39: 87-92.

[8] Hayes JC (1999) Project aims to get PACS- and HIS-systems talking to each other. Diagnost Imag 21: 63-64,91.

[9] Heupler F jun, et al. (2000) Cardio-PACS: a new opportunity. Presented at Med. Imaging 2000: PACS Design and Evaluation, San Diego pp. 148-162.

[10] Hilbel T, et al. (2000) Advantages of a cardiac DICOM network server/writer for viewing and permanent CD-R archiving of cardiovascular X-ray angiography images. Presented at Computers in Cardiology, Cambridge MA USA pp. 649-652.

[11] http://www.avetana.de

[12] http://developer.netscape.com/security/ssl/howitworks.html

[13] http://www.hl7.org

[14] http://www.rsa.com

[15] http://www.www.org

[16] Kincade K(1999) Cardiac image management: It's about time. Diagnost Imag 21: 67,69-71

[17] Meyer JU, et al. (2000) Telemodules and sevices for establishing a telematic homecare and ambultory care platform for patients and elderly. Presented at VDE World Microtechnol. Congress, Hannover pp. 233-235.

[18] Rissam HS, et al. (1998) Evaluation of cardiac symptoms by trans-telephonic electro-cardiographic monitoring (TTEM): preliminary experience. Indian Heart J 50: 55-58.

[19] Rivest RL (1992) „*The md5 message-digest algorithm,*" Request for Comments 1321, Internet Activities Board, Internet Privacy Task Force.

[20] Schweiger R, et al. (2000) XML structured clinical information: a practical example. Stud Health Technol Inform 77: 822-826.

[21] Sergl M (2000) Rollenbasiertes Konzept für den Zugriff auf Patientendaten im Mainzer Uniklinikum. Stud Health Technol Inform 77: 1080-1085.

[22] Shanit D, Greenbaum RA (1997) Towards a comprehensive telecardiology monitoring centre for community- based services. J Telemed Telecare 3: 60-62.

[23] Stahl JN, Zellner C, Chou TM (1999) Telemedicine in cardiology. Am Heart J 138: 1200.

[24] Takeda H, et al. (2000) Architecture for networked electronic patient record systems. Int J Med Inf 60: 161-167.

[25] Wentz B, et al. (1997) The Erlangen Hospital Communication Hub: migration from proprietary to standardised communication. Stud Health Technol Inform 45: 163-167.

Anhang – Farbabbildungen

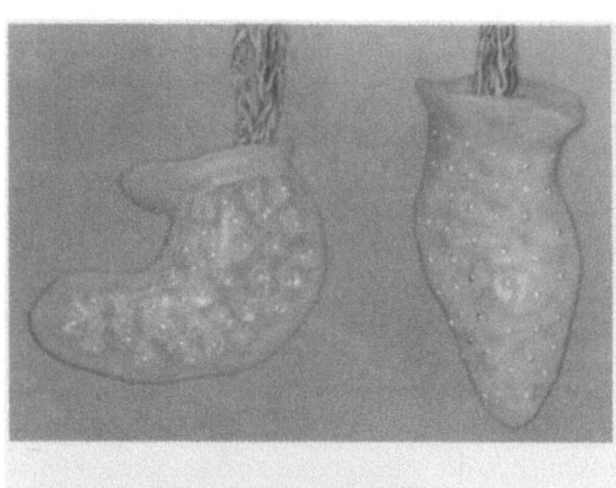

Abb. 5.40. Umfassendes ENDO-Mapping über Multielektrodensysteme für den rechten und linken Ventrikel [4]

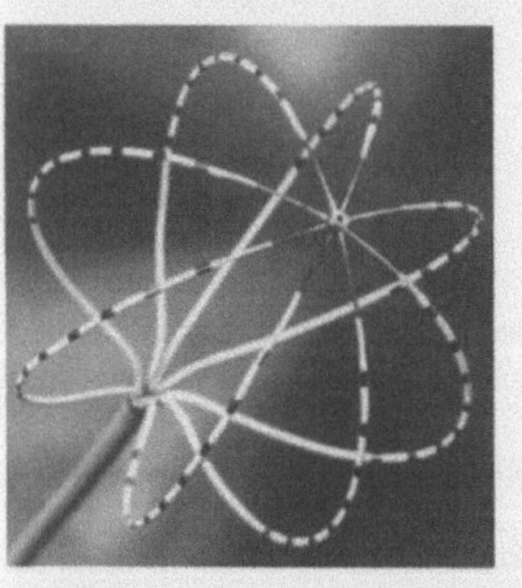

Abb. 5.44. Darstellung eines Basketkatheters

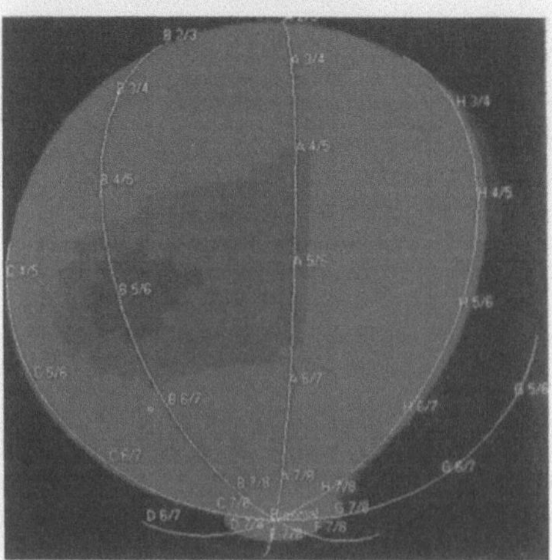

Abb. 5.46. Farbkodierte Animation der elektrischen Potenziale mit frühestem Erregungsbeginn auf dem Basketring B 5/6 [77]

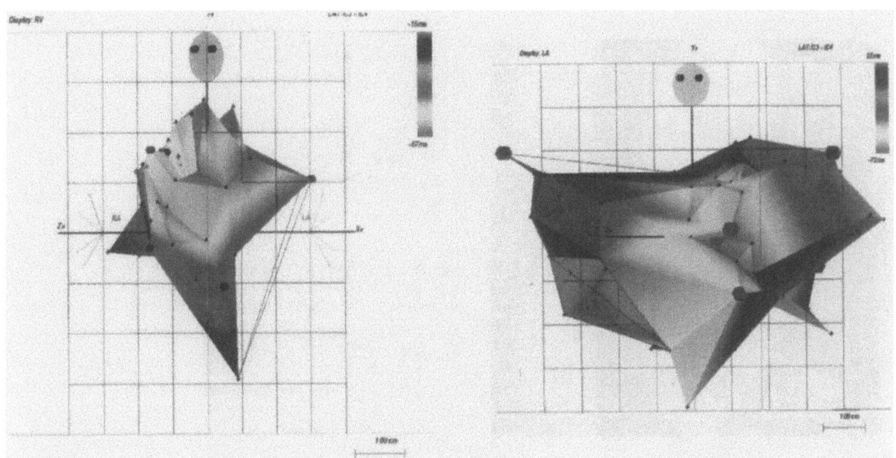

Abb. 5.47. Elektromagnetisches Mapping einer linksatrialen Tachykardie septumnah oberhalb des Mitralklappenannulus (links) und einer Tachykardie aus dem rechtsventrikulären Ausflusstrakt (rechtes Bild). Die früheste elektrische Aktivität ist rot gekennzeichnet und liegt septumnah oberhalb des Mitralklappenanulus. Die rot-braunen Sechsecke markieren Ablationspunkte, die grauen Sechsecke die Mündung der Pulmonalvenen [77].

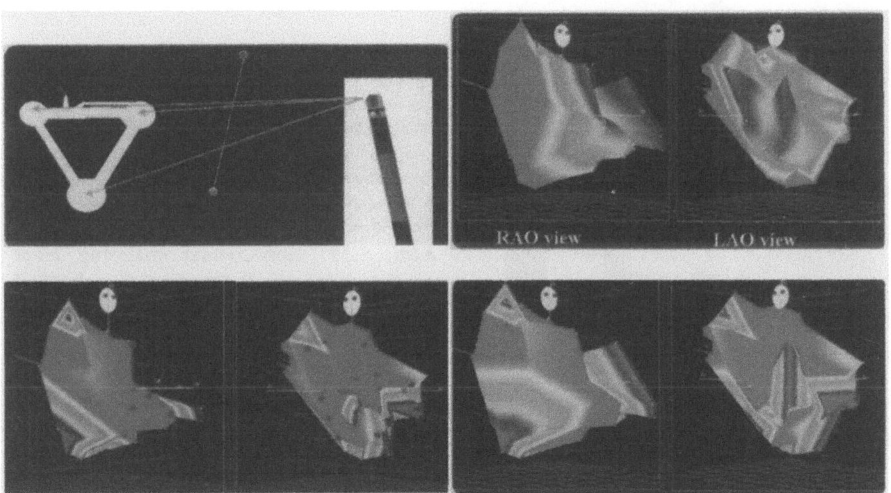

Abb. 5.48. Elektromechanisches Mapping (NOGA). Links oben: Anordnung der Elektromagneten sowie des Mapping-Katheters (NAVI-STAR, Cordis-Webster). Rechts oben: Farbkodiertes unipolares Voltage-Map, gelb und rot weisen erniedrigte Spannungen aus. Links unten: Braun markierte Laserkanäle in der Randzone zur kinetischen Region. Rechts unten: Farbkodiertes mechanisches Map mit akinetischer roter Region.

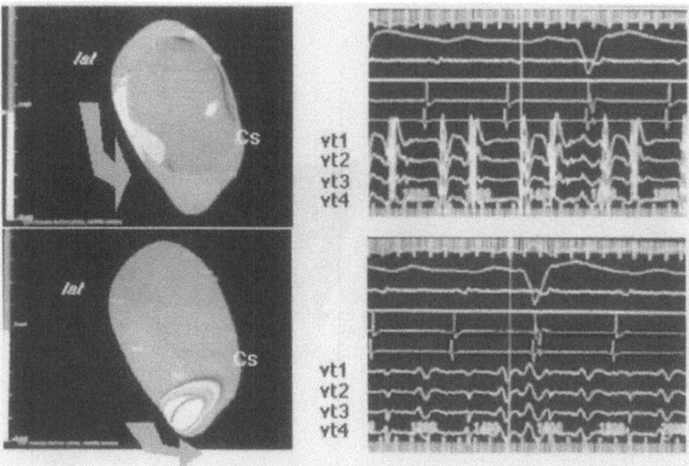

Abb. 5.50. Non-contact mapping von Vorhofflattern. Obere Bildhälfte: Aktivierungsfront entlang der Lateralwand des rechten Vorhofes (weißes Areal) mit registrierten Doppelpotenzialen in den virtuellen (vt) Elektrogrammen. Untere Bildhälfte: Erregungsfront in der Isthmusregion mit kleinen Potenzialen in dieser Region [77]

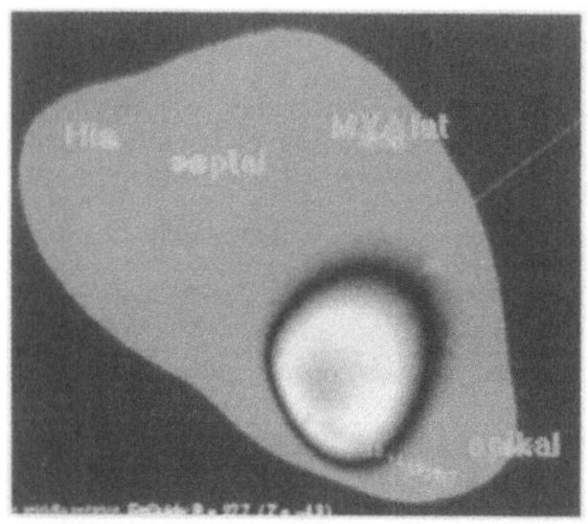

Abb. 5.51. Non-contact mapping einer ventrikulären Tachykardie. Septal-apikal findet sich die früheste Aktivierung (weiß) im linken Ventrikel [77]

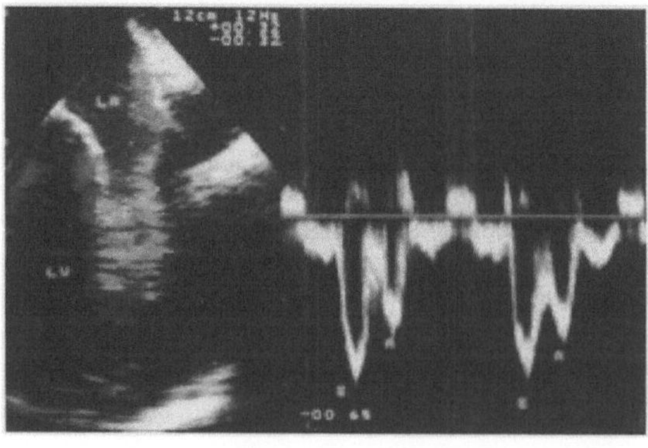

Abb. 7.14. Transösophageale Ultraschallaufnahme des Herzens (links) sowie mittels Doppler gemessener Blutfluss (rechts)

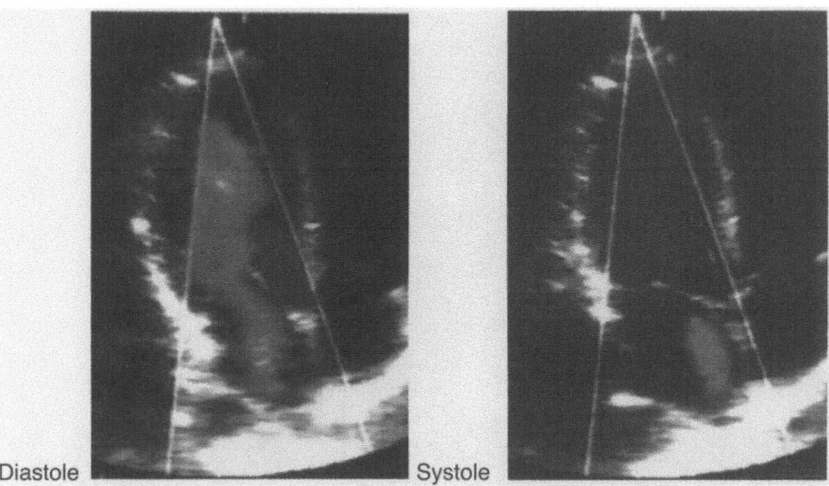

Abb. 10.9. Farbdopplerdarstellung des diastolischen Einstromes in den linken Ventrikel (Strömungsrichtung zum Schallkopf, rot kodiert) und des systolischen Ausstromes aus dem linken Ventrikel (Strömungsrichtung weg vom Schallkopf, blau kodiert)

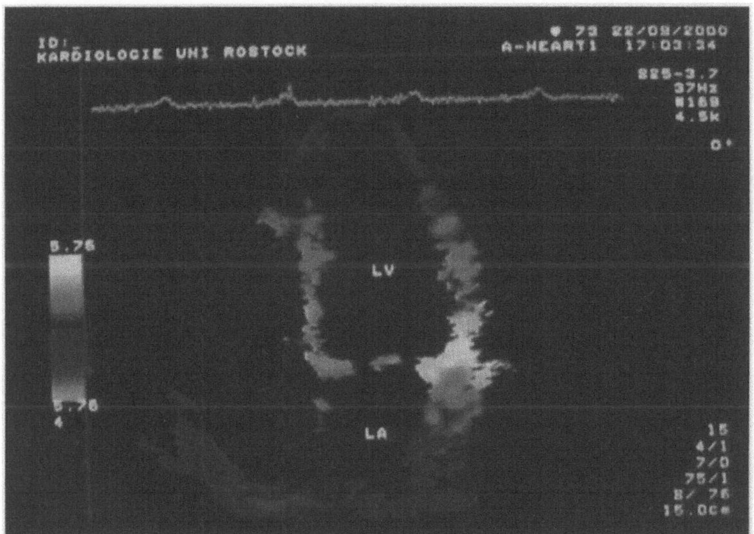

Abb. 10.10. Gewebedopplerdarstellung im apikalen 4-Kammer-Blick. Die rote Farbe kennzeichnet eine Bewegung zum Schallkopf, eine Bewegung weg vom Schallkopf wird blau kodiert (LA linker Vorhof, LV linker Ventrikel).

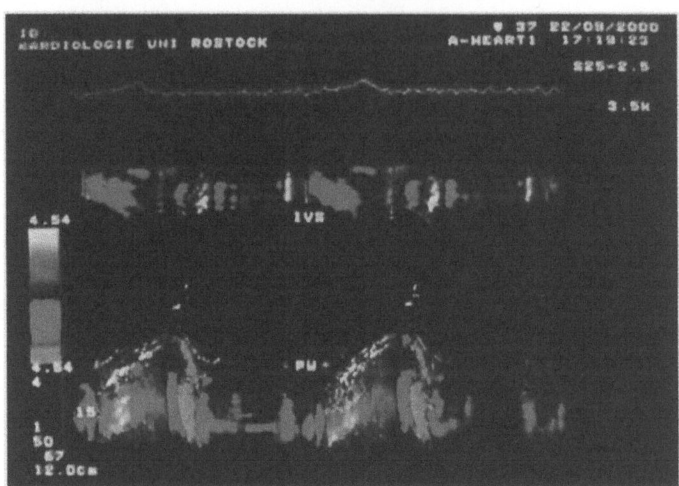

Abb. 10.11. Gewebedopplerdarstellung im M-Mode. Es ist ein Schnitt unterhalb der Mitralsegel vergleichbar der Abbildung 10.2. gelegt. Die rote Farbe kennzeichnet eine Bewegung zum Schallkopf, eine Bewegung weg vom Schallkopf wird blau kodiert (IVS Interventrikularseptum, PW linksventrikuläre Hinterwand).

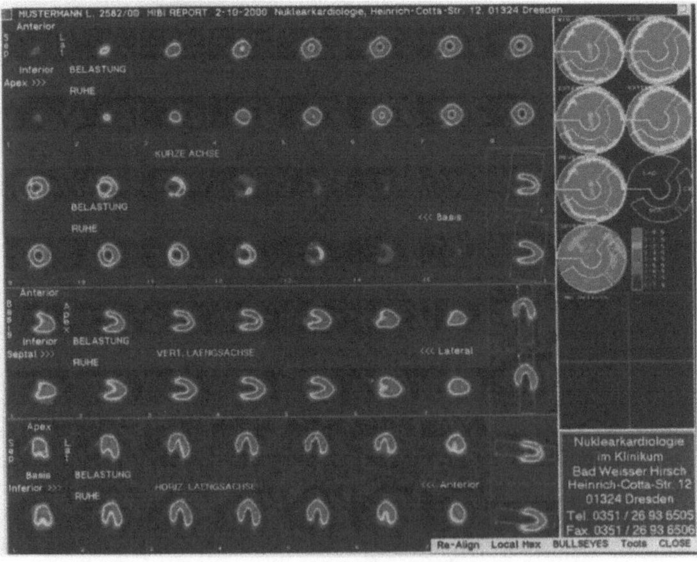

Abb. 11.1 Normalbefund einer SPECT-Myokardszintigraphie. Von oben nach unten sind die drei Standardschnittebenen kurze Achse (SA), vertikale Längsachse (VLA) und horizontale Längsachse (HLA) dargestellt. Paarweise befindet sich jeweils in der oberen Reihe die Belastungs-Szintigraphie und in der unteren Reihe die zugehörige Ruhe-Szintigraphie. Zur Erhöhung der diagnostischen Genauigkeit erfolgen eine rechnergestützte Quantifizierung und ein Vergleich mit einem Normalkollektiv (Cedars-Emory-Programm). Die „Bull's-Eye"- bzw. „Polarplot"-Darstellung erlaubt die Zuordnung zu den koronaren Gefäßterritorien (LAD, CX, RCA)).

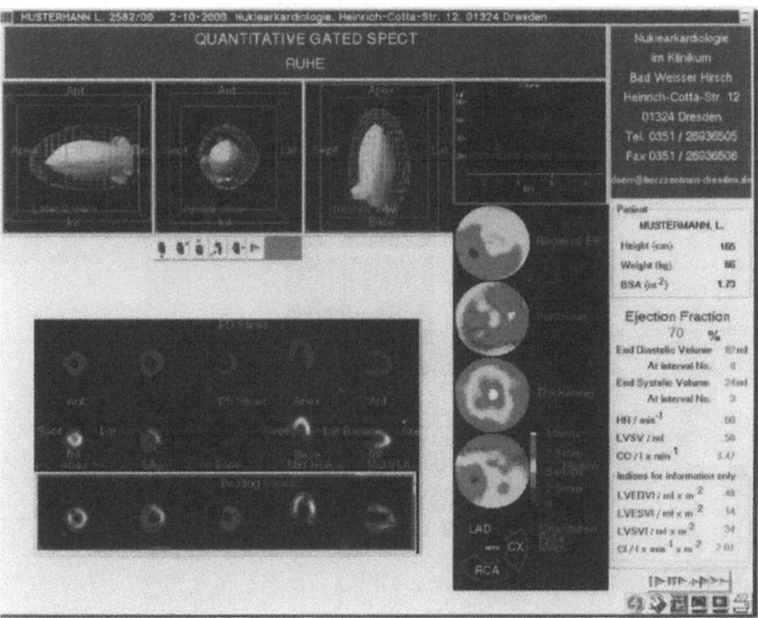

Abb. 11.3. Normalbefund einer EKG-getriggerten Gated-SPECT-Myokardszintigraphie

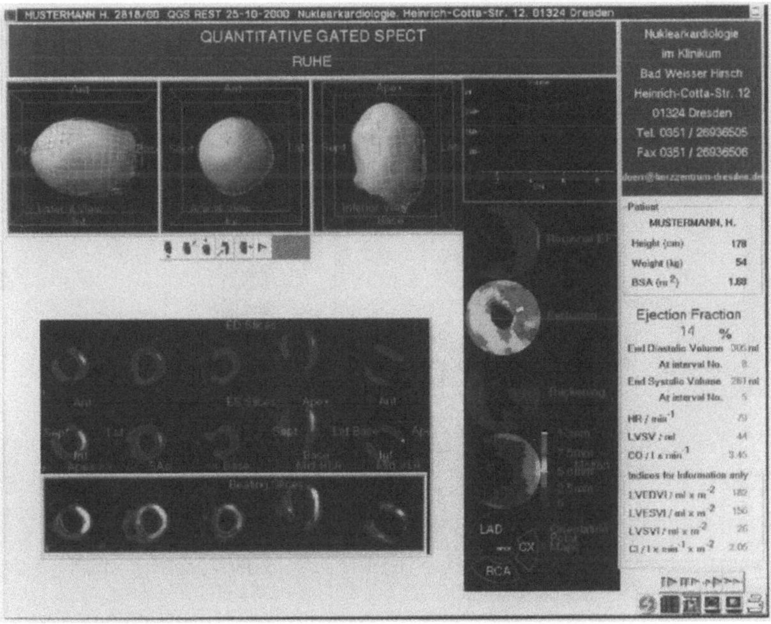

Abb. 11.4. Befund einer EKG-getriggerten Gated-SPECT-Myokardszintigraphie bei einem 73-jährigen Patienten mit schwerwiegender ischämischer Kardiomyopathie und massiv eingeschränkter linksventrikulärer Funktion (LVEF 14%)

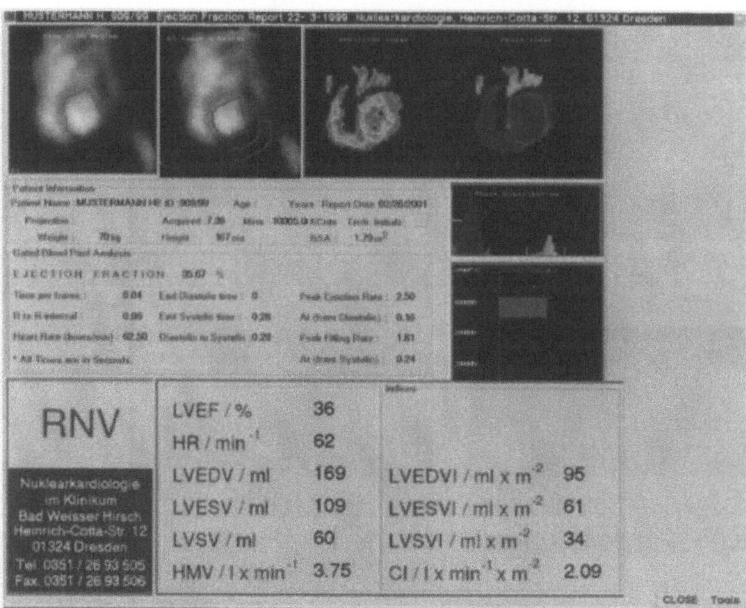

Abb. 11.5. Befund einer EKG-getriggerten Radionuklidventrikulographie (RNV) in Ruhe bei einem 70-jährigen Patienten mit reduzierter linksventrikulärer Funktion (LVEF 36%) bei bekannter dilatativer Kardiomyopathie

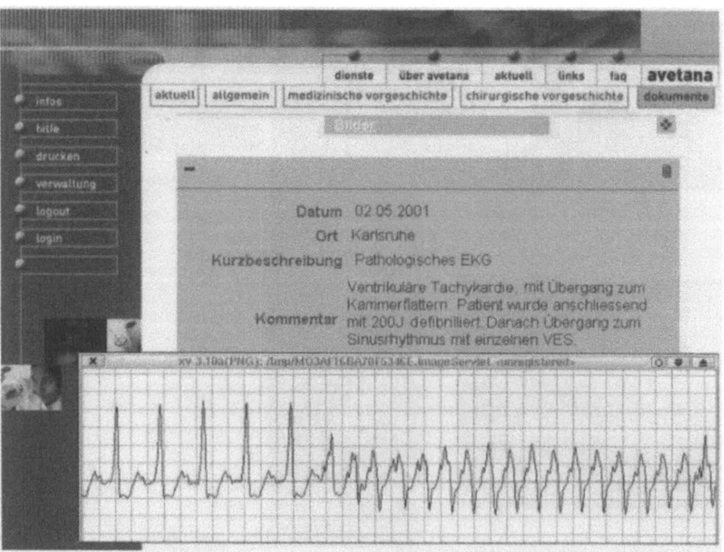

Abb. 16.4. Screenshot der integrierten Patientenakte der Firma AVETANA [11]. Neben regulären Stammdaten enthält diese Patientenakte Angaben zur medizinischen und chirurgischen Vorgeschichte sowie Grunderkrankungen. Röntgenbilder lassen sich ebenso einbinden wie Arztbriefe oder Trendkurven (z.B. für Diabetiker)

Sachverzeichnis

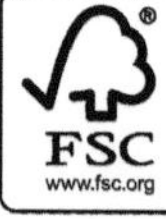